HANDBUCH DER NORMALEN UND PATHOLOGISCHEN PHYSIOLOGIE

MIT BERÜCKSICHTIGUNG DER EXPERIMENTELLEN PHARMAKOLOGIE

HERAUSGEGEBEN VON

A. BETHE · G. v. BERGMANN
G. EMBDEN · A. ELLINGER†

FRANKFURT A. M.

SIEBZEHNTER BAND

CORRELATIONEN III

(J/XVI—XXI. WÄRME- UND WASSERHAUSHALT
UMWELTFAKTOREN · SCHLAF · ALTERN UND
STERBEN · KONSTITUTION UND VERERBUNG)

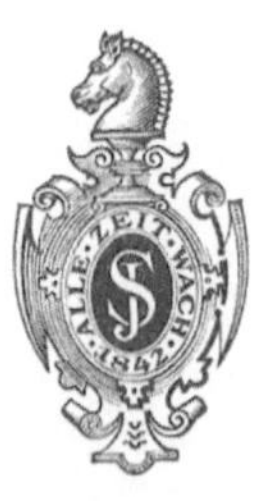

Springer-Verlag Berlin Heidelberg GmbH
1926

WÄRME- UND WASSERHAUSHALT UMWELTFAKTOREN · SCHLAF · ALTERN UND STERBEN · KONSTITUTION UND VERERBUNG

BEARBEITET VON

L. ADLER† · J. BAUER · W. CASPARI · U. EBBECKE
C. v. ECONOMO · H. FREUND · C. HERBST · S. HIRSCH · A. HOCHE
H. HOFFMANN · R. W. HOFFMANN · R. ISENSCHMID · A. JODLBAUER
O. KESTNER · H. W. KNIPPING · E. KORSCHELT · F. LENZ · F. LINKE
E. MEYER · H. H. MEYER · W. NONNENBRUCH · J. K. PARNAS
E. P. PICK · H. SCHADE · J. H. SCHULTZ · R. SIEBECK
R. STOPPEL · J. STRASBURGER

MIT 179 ABBILDUNGEN

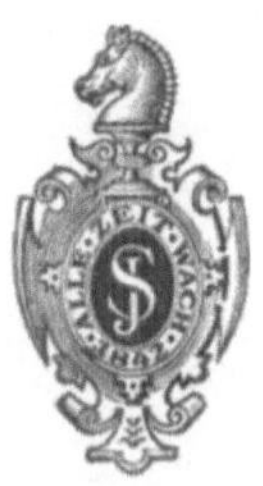

Springer-Verlag Berlin Heidelberg GmbH
1926

ISBN 978-3-540-01034-0   ISBN 978-3-662-21731-3 (eBook)
DOI 10.1007/978-3-662-21731-3

Inhaltsverzeichnis.

Die Wärmeregulation.

Die physiologischen Wirkungen physikalischer Umweltsfaktoren.

Altern und Sterben.

Konstitution und Vererbung.

Der Schlaf und schlafähnliche Zustände.

Physiologie des Schlafes.

Von

U. EBBECKE

Bonn.

Mit 6 Abbildungen.

Zusammenfassende Darstellungen.

GAUPP, R. und GOLDSCHEIDER: Über Wesen und Behandlung der Schlaflosigkeit. Dtsch. Kongr. f. inn. Med. Wiesbaden 1914. — PIÉRON, H.: Le problème physiologique du sommeil. Paris 1913. — PURKINJE, J. B.: Wachen, Schlaf und Traum und verwandte Zustände. Wagners Handw. d. Physiol. Bd. 3. Braunschweig 1846. — TRÖMNER, E.: Das Problem des Schlafes. Wiesbaden 1912. — VERWORN, M.: Schlaf. Handwörterbuch d. Naturw. Jena 1913. — WUNDT, W.: Physiologische Psychologie, 5. Aufl. Bd. 3. Leipzig 1903.

Wie Atmung und Herzschlag, und in rascherem Tempo die Entladungen der Nervenzellen, rhythmisch vor sich gehen und allgemein das Leben zwischen Ruhe und Tätigkeit, Ermüdung und Erholung periodisch wechselt, so beherrscht ein großer Rhythmus, in Zusammenhang mit dem siderischen Rhythmus von Tag und Nacht, das Lebensgeschehen, dessen Wellen in Ebbe und Flut auf und ab steigen. Das Wachen führt automatisch den Schlaf herbei, und wiederum ist der Schlaf die Vorbedingung für das Wachsein. Wenn auch die Lebensäußerungen des wachenden Organismus die Aufmerksamkeit in erster Linie auf sich ziehen, so ist doch diese Nachtseite des Lebens, die zeitlich etwa ein Drittel der gesamten menschlichen Lebensdauer in Anspruch nimmt, nicht minder wichtig; erst die beiden Seiten bilden ein Ganzes. Das Verständnis des Schlafes, mit dessen Erklärung sich mystische Phantasien der Jahrtausende beschäftigt haben, und dessen Bedeutung dem die Schlafstörungen behandelnden und die Folgen der Schlaflosigkeit beobachtenden Ärzte täglich vor Augen geführt wird, muß daher im selben Maße wie das Verständnis der Lebenserscheinungen überhaupt fortschreiten.

Da der Schlaf alle physischen und psychophysischen Lebenserscheinungen des Organismus beeinflußt, ist die Physiologie des Schlafes im Grunde so mannigfaltig wie die Physiologie des Gesamtorganismus. Kreislauf und Atmung, Drüsensekretion und Stoffwechsel, Muskel- und Nerventätigkeit erfahren im Schlaf auffällige Änderungen. Das Herz schlägt langsamer und schwächer, der Blutdruck sinkt, die Atemzüge sind verlangsamt und vertieft; einige Drüsen stellen ihre Sekretion ein; der Stoffwechsel und im Zusammenhange damit die Wärmeproduktion sind herabgesetzt; der Muskeltonus erschlafft und die Nervenfunktion sinkt bis zum Verlöschen des Bewußtseins. Während im Wachen das animale Leben dadurch gekennzeichnet ist, daß es mit allen Sinnesorganen die Beziehungen zur Außenwelt herstellt und unterhält und durch rasche Reaktionen sich den Veränderungen der Umgebung anpaßt, ist im Schlaf die Verbindung mit der Außenwelt nahezu unterbrochen und die Reaktion auf die Ereignisse der Umwelt auf ein Mindestmaß beschränkt, so daß nur ein vegetatives Leben übrigbleibt.

Zum Verständnis des Schlaflebens verhilft einmal die Betrachtung und Beschreibung der einzelnen Organfunktionen im schlafenden Organismus und zweitens die, möglichst experimentelle, Untersuchung und Bestimmung der Faktoren, welche den Schlaf begünstigen. Aus der Zusammenfassung der Daten muß sich dann eine „Theorie" des Schlafes von selbst entwickeln.

I. Die Tätigkeit der Organe im Schlaf.

Im ersten Hauptteil, der die Organfunktionen des Schlafenden behandelt, ergibt sich eine Herabsetzung der allgemeinen, zum mindesten der auf äußere Arbeitsleistung gerichteten Lebenstätigkeit, wovon die einzelnen Organe um so mehr betroffen werden, je mehr sie vom Zentralnervensystem abhängig sind. Das auffälligste Zeichen des Schlafes, die Muskelruhe, entsteht durch die abnehmende Zahl und Stärke der Impulse, die das, auch weniger Impulse von außen empfangende, Zentralnervensystem zu den Muskeln aussendet. Schon die Muskelruhe bringt eine ganze Reihe von Veränderungen der übrigen Organe mit sich, die aber auch ihrerseits durch die Abnahme der nervösen Impulse beeinflußt werden. Wenn wir im folgenden zunächst das Verhalten der Körperorgane und erst danach das motorische und sensorische Verhalten betrachten, so nähern wir uns gleichsam von der Peripherie her dem Kernpunkt, als welcher sich die Erregbarkeitsänderung des Zentralnervensystems, insbesondere des Gehirns, herausstellt.

Das Verhalten der Drüsen im Schlaf. Unter den Drüsen sind einige, deren Tätigkeit im Schlaf nicht wesentlich verändert erscheint. Dazu gehören die Verdauungsdrüsen, die den Magen-Darmkanal auskleiden, und ihre großen Adnexe, Leber und Pankreas. Zwar entfallen die zur Sekretion eines „Appetitsaftes" führenden, durch den Vagus vermittelten Reflexe und Psychoreflexe, aber die chemischen Reize der Verdauungsprodukte auf die Drüsentätigkeit bleiben nach wie vor wirksam. (Pawlow, London.) Nach Schüle[1]) findet sich im Schlaf ein hyperacider Magensaft. Eher scheint die Nierentätigkeit nachzulassen, insofern als die während des Schlafes produzierte Harnmenge deutlich, bis auf die Hälfte oder ein Drittel, vermindert ist. Doch könnte diese Verminderung auf der Abnahme des Blutdruckes im Schlafe beruhen und die erhebliche Konzentrationszunahme des Nachturins bedeutet eine gesteigerte osmotische Arbeit. Auf das Erwachen pflegt in den ersten Stunden eine Polyurie zu folgen. Unzweifelhaft herabgesetzt in ihrer Tätigkeit sind jene Drüsen, die es mit den Aufnahmeorganen (Auge, Nase, Mund) des Gesichts zu tun haben und die, von Hirnnerven innerviert, am engsten dem Einfluß des Zentralnervensystems unterstehen, Tränen-, Schleim- und Speicheldrüsen. Das vom Versiegen der Tränendrüsensekretion herrührende Austrocknungsgefühl von Jucken und Brennen an den Augen („Sandmann") ist ein deutliches Müdigkeitssymptom und führt beim Erwachen zu dem die Sekretion reflektorisch anregenden Augenreiben. Dem entspricht die leichte Trockenheit der Mundhöhle, die schon während des Schlafes zu unwillkürlichen Kaubewegungen führen kann. Von einer Innervation der Nasenschleimdrüsen wissen wir so gut wie nichts; um so deutlicher spricht die Tatsache, daß ein auch lebhafter Schnupfen während der Nacht versiegt, um beim Erwachen erneut auszubrechen.

---

[1]) Schüle: Klinische Beiträge zur Physiologie des Magens. Berl. klin. Wochenschr. 1895, S. 32.

Im Gegensatz hierzu findet sich eine Sekretionssteigerung bei den Schweißdrüsen. Am einschlafenden Säugling bedeckt sich das Gesicht mit kleinen Schweißperlen; am Erwachsenen sind die Nachtschweiße der Tuberkulösen oder der Wöchnerinnen nur die stärksten Grade der normalen nächtlichen Transpiration, wie sie sich in der Gewichtskurve des Menschen äußert, deren nächtlicher Abfall hauptsächlich auf Wasserverlust (MEYER-BISCH) beruht, wie sie sich aber auch in dem Schweißausbruch des ängstlich Träumenden oder des nach morgendlichem Erwachen wieder Einschlafenden bemerkbar macht[1]). Entsprechend findet sich der galvanische Hautreflex (psychogalvanische Reaktion) bei mäßigen Schlaftiefen erhalten, wie PEIPERS kürzlich an Kindern untersucht hat. Ältere Angaben über Schweißsekretion im Schlaf stammen von CZERNY[2]). Da die vegetativen Zentren für die sympathisch innervierten Schweißdrüsen im Zwischenhirn und verlängertem Mark gelegen sind, so ist das eigentümliche Verhalten der Schweißsekretion ein Zeichen, daß von der Erregbarkeitsherabsetzung nicht alle Gehirnteile gleichmäßig betroffen werden. Man kann zum Vergleich daran denken, daß bei heftigen Muskelanstrengungen der hauptsächliche Schweißausbruch erst nachträglich einsetzt und eine gewisse Entspannung bedeutet, und wird das Verhalten der Schweißdrüsen im Schlaf, das etwa durch eine vermehrte Hautdurchblutung nicht erklärt werden kann, mit dem nächtlichen Temperaturabfall in Beziehung bringen.

Das Verhalten von Herz und Kreislauf im Schlaf. Schon die horizontale Lage, die eine Erschlaffung des Muskeltonus mit sich bringt, führt zu den Kreislaufsymptomen, die, nur in verstärktem Maße, für den Schlaf charakteristisch sind. Die Verstärkung der Kreislauf- und ähnlich der Stoffwechselsymptome im Schlaf ergibt sich durch den höheren Grad von Muskelerschlaffung, den zu erreichen dem Wachenden selbst bei willkürlicher Entspannung nicht gelingt. Für die Verlangsamung und Abschwächung des Herzschlags sind besonders die klinischen Untersuchungen [KLEWITZ[3])] charakteristisch, die neuerdings unter Vermeidung jeder Schlafstörung, mittels Schlauchleitungen, die durch die Zimmerwand zum Beobachter geführt wurden, von KATSCH[4]) und WIECHMANN[5]) vervollkommnet sind und eine Unterscheidung organischer und funktioneller Tachykardien und Blutdrucksteigerungen gestatten. Zu der Wirkung der verminderten Herzaktion auf den Blutdruck addiert sich die Wirkung der Abnahme des Gefäßtonus im Schlaf, für die, besonders von MOSSO[6]) und WEBER[7]) zahlreiche plethysmographische Untersuchungen vorliegen. An den Hautgefäßen macht sich die Tonusherabsetzung in der erhöhten Durchblutung und Temperatur der Haut und subjektiv in dem Jucken kleiner Hautverletzungen, dem Brennen und Pulsieren von Wunden schon vor dem Eintreten des Schlafes als ein Zeichen allgemeiner Ermüdung bemerkbar. Mittels der Mossoschen Menschenwage wird der Eintritt des Schlafs mit seiner veränderten Blutverteilung durch eine Senkung des Wagebretts nach der Fußseite demonstriert; das Erwachen, ja schon jede,

---

[1]) Bei Säuglingen mit ihrer überwiegenden Flüssigkeitszufuhr ist infolge der renalen Wasserretention das Körpergewicht in der Nacht am größten (PUTZIG und VOLLMER: Die physiologischen Tagesschwankungen des Körpergewichtes und der Körpertemperatur im Säuglingsalter. Zeitschr. f. Kinderheilk. Bd. 37, S. 259. 1924).

[2]) CZERNY, A.: Beobachtungen über den Schlaf im Kindesalter unter physiologischen Verhältnissen. Jahrb. f. Kinderheilk. Bd. 33, S. 1. 1892. — Zur Kenntnis des physiologischen Schlafes. Jahrb. f. Kinderheilk. Bd. 41, S. 337. 1896.

[3]) KLEWITZ: Der Puls im Schlaf. Dtsch. Arch. f. klin. Med. 1913.

[4]) KATSCH und PANSDORF: Münch. med. Wochenschr. 1922, Nr. 50.

[5]) WIECHMANN und BAMBERGER: Puls und Blutdruck im Schlaf. Zeitschr. f. d. ges. exp. Med. Bd. 41, S. 37. 1924.

[6]) MOSSO, A.: Die Ermüdung. Leipzig 1892.

[7]) WEBER, E.: Körperliche Äußerungen psychischer Zustände. 1910.

nicht zum Erwachen führende, leichte Schlafstörung führt zur Senkung des Kopf-
teils. Die ursprüngliche Deutung, daß hierin eine Anämie und Hyperämie des
Gehirns zum Ausdruck komme, wurde durch Weber widerlegt, der zeigte, daß
mit der Menschenwage nur das Verhältnis der in den Bauchorganen und in den
Extremitäten vorhandenen Blutmengen registriert wird.

Während in bezug auf die Zunahme der Blutmenge in den Extremitäten
und Abnahme in den Eingeweiden allgemeine Übereinstimmung besteht, ist das
Verhalten der Gehirndurchblutung im Schlaf Gegenstand einer lebhaften, noch
nicht abgeschlossenen Diskussion, wobei für „Hyperämie" und „Anämie" etwa
gleich viel Gründe ins Feld geführt werden. Hier sei besonders auf die Arbeit von
Brodmann[1]) und auf die von Marchand[2]) gegebene Zusammenstellung verwiesen.
Wenn bisher eine Einigung nicht erzielt werden konnte, so liegt das einerseits in
der Verschiedenartigkeit der Methoden begründet — Betrachtung der freigelegten
Gehirnoberfläche und ihrer Gefäße, onkometrische Registrierung der Volum-
schwankungen am trepanierten Schädel, Vergleich des zentralen und peripheren
Blutdruckes in der Carotis unter Ausnutzung des Circulus Willisii (Hürthlesche
Methode), Messung der Venenausflußmenge — und andererseits in dem Umstand,
daß bisher im allgemeinen Begriff der Hyperämie und Anämie die notwendige
Unterscheidung zwischen der Änderung der Durchströmungsgeschwindigkeit und
der des Blutgehalts, zwischen dem Verhalten der Arterien und dem der Capillaren
und Venen unberücksichtigt geblieben ist. Aus demselben Grunde hat man auch
über die Wirkung der Narkotica und Gifte auf die Blutversorgung des Gehirns
oder in der Frage der Hirngefäßinnervation noch nicht zu einem abschließenden
Urteil kommen können. Nach Czerny und Brodmann scheinen besonders während des Einschlafens die sichtbaren Hirngefäße sich zu erweitern, wobei die
Pulsamplitude und das Hirnvolumen zunehmen; im späteren Schlaf stellen sich
allerlei spontane unregelmäßige Schwankungen des Hirnpulses und der Volum-
kurve ein. Das Erwachen macht keine wesentlichen Kreislaufänderungen, wenn
es ganz langsam und allmählich erfolgt. Je plötzlicher und unvermittelter der
Schläfer erweckt wird, um so mehr ähneln die Änderungen im Herzschlag, Blutdruck, Arm- und Hirnvolumen denjenigen, die sonst als vasomotorische Begleiterscheinungen eines Schreckes bekannt sind. Schon während des Schlafes bewirken, wie zuerst Mosso sah, Reize, die noch nicht zum Erwachen führen, eine
Abnahme des Armvolumens und Zunahme des Hirnvolumens und der Hirn-
pulsamplitude, entsprechend den vasomotorischen Begleiterscheinungen einer
Aufmerksamkeitsspannung. Wir haben Grund zu der Annahme, daß im Schlaf
infolge der auch die Capillaren und Venen betreffenden Gefäßerweiterung die
zu irgendeinem Zeitpunkt im Gehirn enthaltene Blutmenge vermehrt, dagegen
die während der Zeiteinheit durch das Gehirn fließende Blutmenge vermindert ist.

Im ganzen betrachtet ist der Kreislauf im Schlaf hauptsächlich charakteri-
siert durch die Abnahme der allgemeinen Strömungs- und Umlaufsgeschwindigkeit,
zu welchem Erfolge Herz und Gefäße zusammenwirken und wovon sämtliche
Organe, auch solche mit vermehrter Blutfüllung, betroffen werden, zumal das
Gehirn, dessen Durchblutungsgeschwindigkeit in erster Linie von der Höhe des
Blutdrucks abhängt. Entsprechend muß die Sauerstoffversorgung des ganzen
Organismus herabgesetzt sein. Denkt man aber an die normalerweise besonders
langsame Durchströmung der Leber und Niere und des wachsenden Embryo, so
scheint die langsame Durchblutung in weiten Gefäßen, so ungünstig sie für den

---

[1]) Brodmann, K.: Plethysmographische Studien am Menschen. Journ. f. Psychol.
u. Neurol. Bd. 1. 1902.
[2]) Marchand: Die Störungen der Blutverteilung in Krehl-Marchands Handb. d. allg.
Path, Bd. 2, S. 1. 1910,

Betriebsstoffwechsel ist, für den Baustoffwechsel die besten Bedingungen zu geben. Das Verhalten des Kreislaufs erleichtert demnach die dem Schlaf eigentümliche Aufgabe von Assimilation, Ersatz und Aufbau.

Das Verhalten der Atmung im Schlaf. Die altbekannte Tatsache der verlangsamten und vertieften Atmung, die sich auch durch ihre ruhige Gleichmäßigkeit von der Wachatmung unterscheidet und unter Umständen infolge der Erschlaffung von Mund- und Schlundmuskulatur durch Begleitgeräusche noch auffälliger wird, ist in ihren Einzelheiten nach der mechanischen und nach der chemischen Seite genauer analysiert. Die graphische Registrierung der Atembewegungen ergibt ein stärkeres Hervortreten der costalen Atmung gegenüber der abgeschwächten Zwerchfellatmung. Der absteigende Schenkel der Atemkurve ist steiler als im Wachen und schließt sich unmittelbar an die Einatmung an, während die Pause zwischen Ausatmung und folgender Einatmung meist verlängert ist. Im ganzen ähnelt die Schlafatmung am meisten dem experimentell durch Vagusdurchschneidung bewirkten Atemtypus, was darauf hindeutet, daß die von der Lunge herrührenden Vagusreflexe weniger wirksam geworden sind, sowie auch die Psychoreflexe im tiefen Schlafe fehlen. Ist hiernach eine Erregbarkeitsänderung des Atemzentrums zu vermuten, so spricht im selben Sinne das im tiefen Schlaf nicht so seltene, am ausgesprochensten beim Schlaf in großen Bergeshöhen beobachtete Auftreten der Cheyne-Stokesschen Atmung[1]), wie sie sonst in komatösen Zuständen und in der Agonie ein Zeichen versagender Atemtätigkeit zu sein pflegt.

Daß wirklich im Schlaf die Erregbarkeit des Atemzentrums sinkt, wird durch die neuen chemischen Untersuchungen bewiesen, die durch die Haldanesche Methode ermöglicht waren und eine Zunahme der alveolaren Kohlensäurespannung im Schlaf ergeben haben [H. STRAUB[2]), TRENDELENBURG, BASS und HERR[3])]. Die Zunahme der Atemtiefe genügt nicht, um die durch die verminderte Atemfrequenz bedingte Abnahme im Minutenvolumen der ausgetauschten Luft zu kompensieren, oft ist die Atmung im Schlaf auch flacher als im Wachen, und so kommt es zu einer Kohlensäurestauung. Während im Wachen jede Zunahme der alveolaren Kohlensäurespannung mit einer verstärkten Atemtätigkeit beantwortet und ausgeglichen wird, reagiert im Schlaf das Atemzentrum weniger empfindlich. Hierin unterscheidet sich die Schlafatmung von der gewöhnlichen Ruheatmung bei Ausschaltung von Muskelarbeit und ähnelt der Atmung in der Narkose.

Das Verhalten von Stoffwechsel und Körpertemperatur im Schlaf. Die Abnahme des Gasstoffwechsels und Gesamtstoffwechsels ist im Schlaf ebenso wie bei der Muskelruhe ohne weiteres verständlich. Die quantitativen Unterschiede zwischen Schlafstoffwechsel und Ruhestoffwechsel sind so gering, daß sie von einigen Autoren als innerhalb der Fehlergrenzen gelegen angesehen oder auf die im Schlaf vollkommene Entspannung und Bewegungslosigkeit zurückgeführt werden. [RUBNER[4]), TIGERSTEDT, JOHANSSON, MAGNUS-LEVY, A. LOEWI u. a.] Nur BENEDICT gibt eine größere Abweichung an. Eine qualitative Stoffwechseländerung war mit den früheren Methoden nicht zu finden. Der respiratorische Quotient, der im Winterschlaf erheblich (unter 0,6, DUBOIS) abnimmt, bleibt im gewöhnlichen Schlaf unverändert. Erst im Anschluß an die Untersuchungen der Alveolarluft hat sich neuerdings ergeben, daß im Schlaf, ähnlich wie in der Narkose, wenn auch längst nicht so ausgesprochen wie im Winterschlaf, eine gewisse Acidosis im Sinne einer verminderten titrierbaren Alkalireserve des Blutes

---

[1]) Mosso, A.: Atmung im Schlaf. Arch. f. Physiol. 1878 u. 1886.

[2]) STRAUB, H.: Über Schwankungen in der Tätigkeit des Atemzentrums, speziell im Schlaf. Dtsch. Arch. f. klin. Med. Bd. 117, S. 397. 1915.

[3]) BASS und HERR: Untersuchungen über die Erregbarkeit des Atemzentrums im Schlaf, gemessen an der Alveolarspannung der Kohlensäure. Zeitschr. f. Biol. Bd. 75, S. 279. 1922.

[4]) RUBNER, M.: Wärmehaushalt. Handb. d. Hygiene Bd. 1, S. 64.

besteht. (H. Straub.) Damit gehen aber auch noch einige andere Verschiebungen im Blutchemismus einher [Gollwitzer-Meier und Krötz[1])]. Der mit dem Hämatokrit gemessene Blutkörperchengehalt des Blutes und die Trockensubstanz des Serums nehmen ab, was als eine Verdünnung des Blutes durch Wassereinstrom aus dem Gewebe ins Blut aufzufassen ist. Die aus dem Gewebe einströmende Flüssigkeit ist eiweißarm, aber kochsalz- und phosphatreich, so daß es zu einer Zunahme der, vermutlich durch die Kohlensäure aus dem Gewebe verdrängten, Chloride und Phosphate im Blute kommt. Dem entspricht im Harn eine Zunahme der sauren Reaktion (Putzig und Vollmer).

So bewirkt die Verlangsamung des Kreislaufes zusammen mit dem verminderten Gasaustausch bei der Atmung einen Grad von Sauerstoffversorgung und Kohlensäureausscheidung, der für das wache Leben ungenügend wäre, für das Schlafleben aber wahrscheinlich vorteilhaft ist.

Aus der Herabsetzung des Stoffwechsels, aus der Hautgefäßerweiterung und vermehrten Schweißsekretion ergibt sich eine Verschiebung von Wärmebildung und Wärmeabgabe, die zum Sinken der Körpertemperatur führt. Die 24stündige Temperaturkurve der Menschen zeigt einen charakteristischen Verlauf mit einem gewöhnlich in die Nachmittagsstunden (5 Uhr) fallenden Maximum und einem in die frühen Morgenstunden (3—6 Uhr) fallenden Minimum.

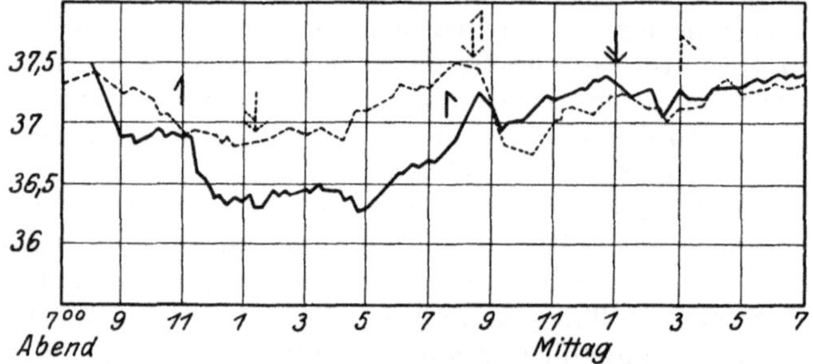

Abb. 39. Schwankungen der Körpertemperatur eines Menschen bei sitzender Lebensweise. (Nach Benedict und Snell.) Ausgezogene Kurve = Schlaf während der Nacht. Punktierte Kurve = Schlaf am Tage. Die Zeichen bedeuten: ↓ Frühstück; ↡ Hauptmahlzeit; ↑ zu Bett gehen; ↾ aufstehen.

Da diese Temperaturschwankungen, die normalerweise $1/2$—1° und bei Fieberkrankheiten unter Umständen mehrere Grade betragen, auch bei Bettruhe und Nahrungsentziehung fortbestehen, ja sogar noch vorhanden sind, wenn die Lebensweise verändert, nachts gewacht und tags geschlafen wird (vgl. nebenstehende Kurve), so scheint hier eine auf inneren Gründen beruhende Schwankung eine „autochthon periodische Lebenserscheinung" nach Zwaardemaker[2]) vorzuliegen. Allerdings läßt sich, im Experiment an Affen (Pembrey) durch eine monatelang durchgeführte Umkehr der Lebensbedingungen (künstliche Beleuchtung in der Nacht, Verdunkelung am Tage) doch schließlich die Temperaturkurve umkehren und findet sich bei Menschen, die seit Jahren berufsmäßig nachts arbeiten und tags ruhen (Bäcker, Krankenwärter) ein Typus inversus. Man könnte hieraus folgern, daß es sich bei dieser periodischen Schwankung, analog den Verhältnissen im Winterschlaf oder auch beim Laubwechsel der Bäume, um eine zunächst unter dem Einfluß äußerer Umstände (klimatische Faktoren und Ernährungsbedingungen) entstandene, dann aber durch eine Art Gewöhnung im Laufe vieler Generationen fixierte Eigenschaft handelt, die auch gegenüber veränderten Umständen festgehalten wird, und kann eine ähnliche Betrachtung auf den Schlaf als Ganzen anwenden. Einwandsfrei gelingt aber die Umkehr der Temperaturkurve unter Bedingungen, die am meisten physiologisch sind und

---

[1]) Gollwitzer-Meyer und Krötz: Biochem. Zeitschr. Bd. 154, S. 83. 1924.
[2]) Zwaardemaker, H.: Die Energetik der autochthon periodischen Lebenserscheinungen. Ergebn. d. Physiol. Bd. 7, S. 1. 1908.

eine unmerkliche Gewöhnung mit sich bringen, nämlich bei Schiffsreisen, welche den Menschen über viele Längengrade hinweg in Gegenden versetzen, deren Ortszeit um etwa 12 Stunden von der Ortszeit des Ausgangspunkts verschieden ist. Störungen im Verlauf der Tageskurve oder gar ein Typus inversus sind unter diesen Bedingungen nicht festzustellen[1]).

Im Vergleich zum Winterschlaf sind die Herabsetzung von Körpertemperatur und Stoffwechsel, Sauerstoffversorgung und Herztätigkeit freilich nur angedeutet. Immerhin wird auch im gewöhnlichen Schlaf das Sinken der Temperatur seinerseits wieder zu einer Einschränkung des Stoffwechsels beitragen. Während sonst ein Sinken der Körpertemperatur sofort mit temperaturerhöhenden Gegenmaßregeln beantwortet wird, ist im Schlaf, ähnlich wie es bei dem Atemzentrum der Fall ist, die Erregbarkeit des temperaturregulierenden „Zentrums" herabgesetzt, so daß es auf den normalen Reiz der sinkenden Bluttemperatur weniger empfindlich reagiert und die Körpertemperatur auf ein niedriges Niveau einstellt.

Das Verhalten des Zentralnervensystems. Schon die Betrachtung von Atmung und Temperaturregulierung wies auf die Erregbarkeitsänderungen des Zentralnervensystems als das Hauptmerkmal des Schlafes hin. Viel auffälliger kommen diese Änderungen in der Funktion der Muskeln und Sinne zum Ausdruck. Denn es versteht sich von selbst, daß die bekannten körperlichen Schlaferscheinungen, Abnahme von Muskeltonus, reflektorischen und spontanen Bewegungen, ebenso nur ein Symptom nervöser Funktionsänderung sind wie das Schwinden der Sinne und des Bewußtseins. Man wird also das motorische und sensorische Verhalten in Parallele setzen müssen, ebensowenig aber das psychische oder, wie es hier bezeichnet sein möge, das ideatorische (ideomotorische, ideosensorische) Verhalten abtrennen oder unberücksichtigt lassen dürfen. Aus der Analyse einer gewöhnlichen körperlichen Ermüdung durch Muskelarbeit geht hervor, daß weder der periphere Nerv, noch der Muskel oder das Sinnesorgan, sondern die nervöse Zentralstation Sitz der Ermüdung ist. Entsprechend werden in der Tierreihe die Schlaferscheinungen um so ausgeprägter, das Schlafbedürfnis um so zwingender sein, je höher das Nervensystem entwickelt ist. Während es bei vielen niederen wirbellosen Tieren zweifelhaft ist, ob man von Schlaf oder nur von unregelmäßigen Perioden größerer und geringerer Aktivität sprechen soll, ist bei den hochentwickelten Insekten, beispielsweise den Schmetterlingen, Fliegen und Bienen, der Wechsel von Wachen und Schlaf ganz ausgesprochen. In der Wirbeltierreihe zeigen zwar schon die Fische lethargische Zustände, die weniger von dem Wechsel der Belichtung als von der Temperatur und dem Sauerstoffgehalt des Wassers abhängig scheinen und in denen die Tiere weniger empfindlich reagieren oder gar die gewohnte Gleichgewichtslage verlieren und wie tot im Wasser treiben. In ausgesprochener Regelmäßigkeit erscheint der Schlaf aber erst bei den Warmblütern, den Vögeln und Säugetieren. Innerhalb des Zentralnervensystems werden die einzelnen Teile vom Schlaf verschieden stark betroffen, ähnlich wie eine Narkose die nervösen Funktionen nacheinander in einer bestimmten Reihenfolge ausschaltet. Und ebenso wie es in der Narkose die verschiedensten Grade zwischen leichter Bewußtseinstrübung und Koordinationsstörung bis zur totenähnlichen Reaktionslosigkeit gibt, so löst sich für die nähere Betrachtung der Schlaf in eine ganze Stufenfolge auf von Ermüdung, Mattigkeit, Schläfrigkeit, Schlummern, oberflächlichem leichtem Schlaf bis zum tiefen, schwer erweckbaren Schlaf. Es ist daher das motorische, sensorische und ideatorische Verhalten auf den einzelnen Stufen zu untersuchen, und es sind vorher die Befunde über Schlafverlauf und Schlaftiefe mitzuteilen.

---

[1]) Nähere Angaben bei A. Durig: Wärmehaushalt in Handb. d. Naturw. Jena, 1915; und R. Isenschmid: Wärmeregulation. Dieses Handb. Bd. 17.

Schlaftiefe. Quantitative Angaben über den Schlaf wurden zum ersten Male möglich, als Kohlschütter [1]) einen Gedanken Fechners zur Ausführung brachte und den zum Erwecken eines Schlafenden erforderlichen Schwellenreiz als Maß der Schlaftiefe wählte. Er benutzte dazu akustische Weckreize, den Schall eines aus verschiedener Höhe auf eine Schieferplatte fallenden Pendels. Seine Versuche wurden mit verbesserter Methode [Mönninghof und Piesbergen [2]), Michelson [3])] und auch unter Heranziehung taktiler, thermischer und elektrischer Hautreize (De Sanctis, Czerny) nachgeprüft, wobei sich in guter Übereinstimmung stehende, wenn auch individuell variierbare Schlafkurven ergeben, in denen die Weckreize als Ordinaten, die Zeiten als Abszissen eingetragen sind. In ihrer einfachsten Form zeigt die Schlafkurve (Abb. 40) das rasche Absinken der Erregbarkeit in der ersten Schlafstunde, nach

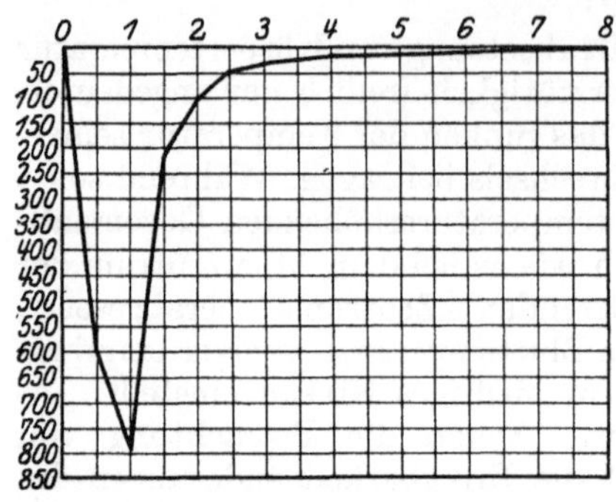

Abb. 40. Schlaftiefenkurve nach Kohlschütter.

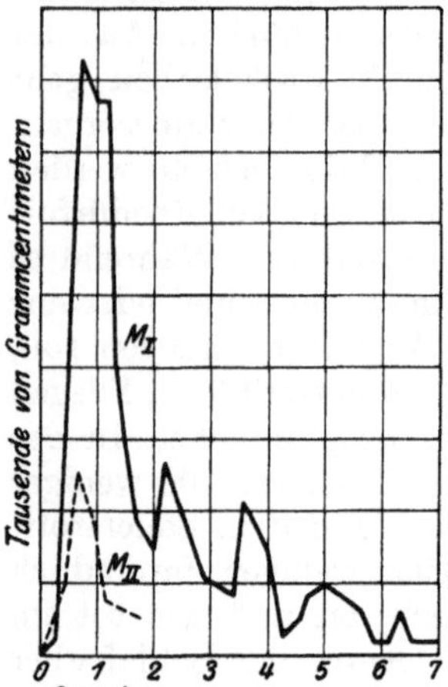

welcher der Schlaf seine größte Tiefe erreicht, um sich danach allmählich abzuflachen. Jedes auf ein Erwecken in der Nacht folgende Wiedereinschlafen geht mit einer neuen plötzlichen Vertiefung des Schlafes einher. Die gleiche Kurvenform hat auch der im ganzen kürzere und oberflächlichere Nachmittagsschlaf. Unregelmäßige kleine Zacken und spontane Schlaftiefenschwankungen zeigen sich um so mehr, je mehr die Methode verfeinert ist. Unter den individuellen Variationen heben sich zwei Schlaftypen als Extreme heraus. Im einen Fall findet sich die steile Schlafvertiefung bis zu einer sehr großen Tiefe, die aber nur kurz anhält, so daß in den späten Nacht- und frühen Morgenstunden die Schlaftiefe nur gering ist (Abb. 41). Zu diesem Typus des gesunden natürlichen Schlafes gehören die Menschen, welche leicht einschlafen, morgens mit dem Gefühl des Ausgeschlafenseins erwachen und in der ersten Hälfte des

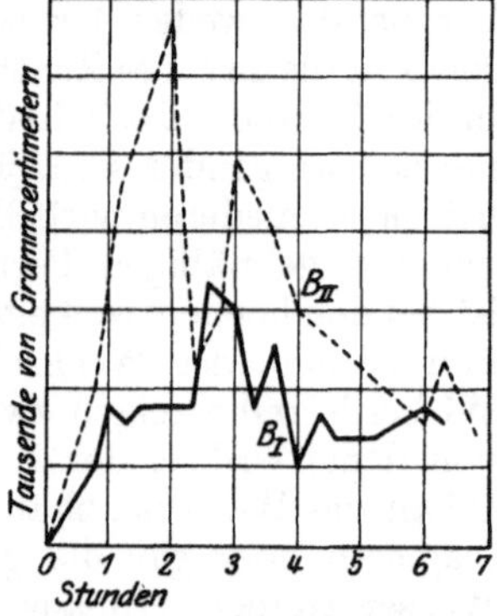

Abb. 41. Erster Schlaftypus (gestrichelt = Nachmittagsschlaf) nach Michelson.

Abb. 42. Zweiter Schlaftypus (gestrichelt = Schlafkurve derselben Vp. nach längerem Erholungsaufenthalt) nach Michelson.

Tages ihre größte Frische und Leistungsfähigkeit haben; es sind die Morgenarbeiter. Im anderen Falle sinkt die Schlafkurve viel langsamer und bis zu einer geringeren Tiefe, hält sich aber längere Zeit relativ niedrig, zeigt in den Morgenstunden eine

[1]) Kohlschütter: Messungen der Festigkeit des Schlafes. Zeitschr. f. ration. Med. Bd. 17. 1863.
[2]) Mönninghoff und Piesbergen: Messungen über die Tiefe des Schlafes. Zeitschr. f. Biol. Bd. 19. 1883.
[3]) Michelson: Untersuchungen über die Tiefe des Schlafes. Kraepelins psychol. Arb. Bd. 1. 1897.

erneute Vertiefung, und selbst kurz vor dem Erwachen ist die Schlaftiefe noch ziemlich groß (Abb. 42). Zu diesem Typus gehören die Menschen, die schwer und unruhig einschlafen, beim Erwecktwerden unlustig und unausgeschlafen sind, das Gefühl der Müdigkeit schwer loswerden und erst in den späteren Tagesstunden ihre volle Lebhaftigkeit und Arbeitskraft erreichen, so daß sie ihr Wachen bis in die Nacht auszudehnen lieben. In ausgesprochenem Maße zeigt die neurasthenische Konstitution diesen Typus, bei dem sich allerlei Schlafstörungen hinzugesellen können; aber auch die Mehrzahl der Geistesarbeiter, welche die Nachtarbeit bevor-

zugen, neigt zu der zweiten Form. Außer der Konstitution sprechen Gewohnheit und Lebensweise mit, und es kann daher bis zu einem gewissen Grade die erste Form durch Krankheit oder eine besondere anstrengende Arbeitszeit in die zweite oder die zweite Form, etwa während eines sommerlichen Erholungsaufenthaltes, in die erste Form umgewandelt werden.

Man hat gegenüber den Schlaftiefenbestimmungen auf die zahlreichen Fehlerquellen hingewiesen, mit denen sie behaftet und die zum Teil unvermeidlich sind. Um so wertvoller ist der neuerdings erhobene Befund [BASS und HERR[1])],

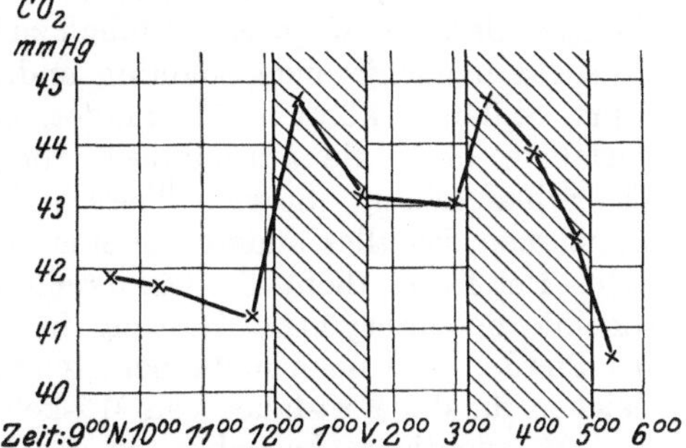

Abb. 43. Kohlensäurespannungskurve mit unterbrochenem Schlaf, nach BASS und HERR. Schlafzeit schraffiert.

wonach die Bestimmungen der Alveolarluft, die ohne Schlafstörung und ohne Reaktion der Versuchsperson die ganze Nacht hindurch fortgesetzt werden können, ganz den gleichen, mit den Erregbarkeitsänderungen des Atemzentrums

zusammenhängenden Kurvenverlauf ergeben, so daß an der Gültigkeit der Schlaftiefenkurve nicht mehr zu zweifeln ist. Nebenstehend sind (Abb. 43 und 44) die entsprechenden Kohlensäurespannungskurven wiedergegeben. Sie lehren ergänzend, daß in den Spätnachmittags- und Abendstunden die Kohlensäurespannung

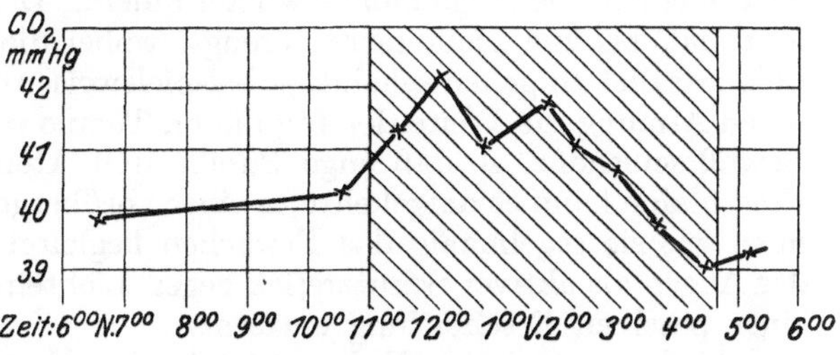

Abb. 44. Kohlensäurespannungskurve nach BASS und HERR. Schlafzeit schraffiert.

größer ist als in den frühen Morgenstunden des Schlafs. Auch das motorische Verhalten des Schlafes hat man zur Bestimmung von Schlafdauer und Schlaftiefe herangezogen durch Konstruktion besonderer Betten, die, als eine Art Schaukel (SZYMANSKY) oder auf dickwandige Gummiballons gestellt, irgendwelche Bewegungen in der Nacht automatisch registrieren.

Das motorische Verhalten im Schlaf. Ein Mensch, der in unbequemer sitzender Haltung „einnickt", gibt sozusagen in dem wechselnden Tonus seiner Nackenmuskulatur einen Maßstab für die Schwankungen seiner Schlaftiefe. Hier wären auch die neueren Verfahren zur Messung der Muskelhärte anwendbar. Am einschlafenden Hund hat ROJANSKY[2]) unter PAWLOW das Vornübersinken des Kopfes graphisch als Hypnogramm registriert, auf die Erschlaffung der Nacken- und

---

[1]) BASS u. HERR: Zitiert auf S. 567.

[2]) ROJANSKY, N. A.: Matériaux pour servir à la physiologie du sommeil. Arch. des sciences biol. Petersburg 1914. (Mit ausführlichem Literaturverzeichnis.)

Rumpfmuskulatur folgt dann das Nachlassen des Streckertonus an den Beinen. Der Tonusherabsetzung kann aber ein, bei den einzelnen Hunden verschieden stark ausgeprägtes, kataleptoides Stadium der Muskelsteifigkeit vorausgehen. Andeutungsweise findet sich beim Menschen das Stadium der starren, weitgeöffneten Augen, das zuweilen dem Herabsinken der Augenlider vorangeht. Das Lösen der Glieder im Schlaf ist eine so alte Grundtatsache, daß sie nur erwähnt zu werden braucht und es eher wichtig ist, die Ausnahmen von der Regel aufzuzählen, die das Fortbestehen bestimmter Innervationen beweisen. Hierher gehören die Beispiele vom Kutscher auf dem Bock und vom Reiter auf dem Pferd, die einschlafen ohne die Zügel fallen zu lassen oder das Gleichgewicht zu verlieren. Ja sogar marschierende Soldaten und, nach Nansens Bericht über seine Polarfahrt, Skiläufer können, übermüdet, in einen, wenn auch oberflächlichen Schlaf verfallen, ohne die automatisch fortgehenden Bewegungen zu unterbrechen. Die Schlafstellung, die viele Tiere und auch manche Menschen beim Einschlafen einnehmen, ist alles andere als eine gleichmäßige Entspannung sämtlicher Muskeln. Bei Tieren dient die Schlafstellung dem Wärmeschutz, bei kleinen Kindern scheint die embryonale Haltung im Schlaf zurückzukehren. Der Standschlaf bei Pferden und noch mehr bei Stelzvögeln, die auf einem Beine stehen, ist ein Zeichen für die Fortdauer von Muskelspannungen und Gleichgewichtsregulation.

Als wichtigste Ausnahme ist das Verhalten der inneren und äußeren Augenmuskeln im Schlaf bekannt. Eine Facialislähmung bewirkt Ptosis und Unfähigkeit zum Lidschluß, was deutlich anzeigt, daß der Lidschluß im Schlaf neben der Entspannung der M. levator palpebrae eine dauernde Orbicolariskontraktion voraussetzt. Die Augen stehen nicht etwa in Ruhestellung, sondern in starker Schielstellung, gewöhnlich nach innen und oben oder auch nach außen und oben verschoben und rücken beim Schlafenden, dessen Lider man zu öffnen versucht, noch mehr in die Augenhöhlenwinkel hinein. Die Pupillen sind im tiefen Schlaf maximal, bis zur Lichtstarre verengt, wobei die Weite der Pupille der Schlaftiefe parallel zu gehen scheint — beispielsweise schwankt bei der Cheyne-Stokesschen Atmung die Weite der Pupille im Tempo der wechselnden Atemarbeit und Bewußtseinshöhe, so daß enge Pupille und Atempause zusammentreffen; beim Einschlafen kann es umgekehrt zu einer vorübergehenden starken Mydriasis kommen, wie sie regelmäßig das Erwachen begleitet. Im ganzen ist das Verhalten der Augen als aktiver Schutzreflex gegen Lichteinfall verständlich, aber weit von einer passiven Erschlaffung entfernt.

An den motorischen Reflexen ist der Grundzug der Erregbarkeitsherabsetzung deutlich erkennbar. Es können Bauchdecken-, Cremaster- und Patellarreflex im Schlaf fehlen [Rosenbach [1])], was aber nur für große Schlaftiefe gilt. Auf Lichtreize, störende Berührungen, Unbequemlichkeiten der Lage antwortet der Schläfer automatisch in zweckmäßiger Weise durch Bewegungen, die sich durch ihre Langsamkeit und Mattigkeit sowie durch ihre lange Latenzzeit auszeichnen. Im tiefen Schlaf ist die Summationswirkung wiederholter Reize sehr deutlich; jeder, für sich noch unbeantwortete, Reiz bahnt, indem er wohl die Schlaftiefe mindert, dem nächsten Reiz den Weg. Daß Reflexe auf die Atmung, den Gefäßtonus und die Schweißsekretion erhalten sein können, wurde schon erwähnt. Ein nicht zum Erwachen führendes reflektorisches Husten im Schlafe findet sich häufig.

Die sekretorischen Reflexe sind in neuerer Zeit von Pawlow [2]) und seiner Schule an schlafenden Hunden genauer untersucht worden. Die ersten Reak-

---

[1]) Rosenbach: Das Verhalten der Sehnenreflexe bei Schlafenden. Zeitschr. f. klin. Med. 1880, S. 358.
[2]) Pawlow, J.: Psychische Erregung der Speicheldrüsen. Ergebn. d. Physiol. Bd. 3 (1). S. 177. 1904.

tionen, die beim Einschlafen verschwinden, sind die bedingten Reflexe. Erst im tiefen Schlaf verschwindet der unbedingte Speichelreflex völlig, aber schon während des Einschlafens gibt es ein vorübergehendes Stadium, in dem der Speichelreflex verschwunden ist, während der motorische Reflex (das Ergreifen eines vorgehaltenen Fleischstückes) positiv ausfällt; in einem späteren Stadium wird der motorische Reflex negativ oder null (der Hund wendet den Kopf ab und reagiert gar nicht) bei erhaltenem Speichelreflex, und erst danach bleiben im tiefen Schlaf sowohl der motorische wie der sekretorische Reflex aus [Pawlow und Woskressensky[1])]. Bei dem eigenartigen Wechsel des sekretorischen Reflexes in seiner Abhängigkeit von der Schlaftiefe wird man vielleicht an das Verhalten des vasomotorischen Erektionsreflexes denken, der, durch den propriozeptiven Reiz der Blasenfüllung im Sakralmark ausgelöst, in einer gewissen oberflächlichen Schlaftiefe deutlich ist, dagegen beim Übergang zu einer höheren Wachstufe oder größeren Schlaftiefe verschwindet.

Von spontanen Bewegungen lassen sich im Schlaf gelegentlich eine ganze Anzahl beobachten, wobei die Grenze zum Krankhaften nicht scharf zu ziehen ist. Unregelmäßige, zuckende Bewegungen einzelner Gliedmaßen, schreckhaftes Zusammenzucken des ganzen Körpers, Ausstoßen artikulierter oder unartikulierter Laute, Schlafsprechen (bei Laura Bridgman Schlafgestikulation mit den Fingern), unruhiges Hinundherwälzen gehören dem oberflächlichen Schlaf an. Dagegen kommt das Knirschen mit den Zähnen wohl auch im tieferen Schlaf vor. Spasmen und choreatische Bewegungen pflegen im Schlaf wie in der Narkose nachzulassen, was unter Umständen zur Differentialdiagnose von Muskelcontracturen verwertbar ist. Es gibt aber auch Fälle, bei denen athetotische und Tikbewegungen gerade nur im Schlaf auftreten, und von den epileptischen Krämpfen ist bekannt, daß sie größtenteils mitten aus dem Schlaf heraus ausbrechen. Hier ist auch die nächtliche Verstärkung der Wehentätigkeit anzuführen. Zuweilen findet sich, dem Einschlafen vorangehend, eine leichte motorische Unruhe. Bei Kindern kommt nicht so selten im Schlaf und Halbschlaf eine Jactatio nocturna vor, ein rhythmisches Schaukeln und Wiegen, Summen und Kopfwerfen, das Zappert[2]) untersucht hat. Am deutlichsten ist bei Hunden ein kataleptoides Vorstadium von Muskelsteifigkeit ausgeprägt, wie es Rojansky beschreibt. Alles dies sind Hinweise, daß im Schlaf nicht alle Bezirke des Zentralnervensystems gleichzeitig und gleich tief zu schlafen brauchen. Gerade solche monotonen, lange Zeit fortgesetzten rhythmischen Bewegungen, wie wir sie sonst von Geisteskranken (Katatonie) und Gehirnkranken (Encephalitis u. a.) kennen, deuten auf ein relatives Wachsein motorischer Unterzentren im Corpus striatum.

Das sensorische Verhalten im Schlaf. Die Abnahme der sensorischen Erregbarkeit, die zur Bestimmung der Schlaftiefe diente, kann der Einschlafende gelegentlich an sich selbst beobachten, wenn er während eines Vortrages einschlummert und, erwachend, die gleichmäßige Stimme des Redners plötzlich scheinbar verstärkt an sein Ohr dringen hört. Doch beruht die geringe Wirksamkeit der Sinneseindrücke, abgesehen davon, daß die Schlafvorbereitung in einer Ausschaltung der Sinneseindrücke besteht (Hund und Raubtier verdecken den Kopf mit den Pfoten, der Vogel versteckt den Kopf in das Gefieder), zum großen Teil darauf, daß die zu den perzipierenden Sinneszentren gelangenden Erregungen hier isoliert bleiben, ohne weitere Erregungen und Reaktionen auszulösen. Wenn ein Soldat heftigen Kanonendonner verschläft, von leisem Namensruf dagegen erweckt wird, wenn in den bekannten Beispielen eine Mutter wohl den Sturm

---

[1]) Pawlow und Woskressensky: Contribution à la physiologie du sommeil. Cpt. rend. des séances de la soc. de biol. Bd. 79, S. 1079. 1916.
[2]) Zappert: Über nächtliche Kopfbewegungen bei Kindern. Jahrb. f. Kinderheilk. 1905.

und das Gewitter, aber nicht die leisen Töne ihres Säuglings überhört oder Kapitän und Müller erwachen, wenn im Gang der Schiffsmaschine oder der Mühle Störungen eintreten, so erklärt sich das nur damit, daß die primitiven Sinneserregungen als solche zwar wirksam bleiben, ihre Weckkraft aber davon abhängt, welche „Bedeutung" sie für den Schläfer haben. Auch ein Hund, der noch im Schlaf wachsam ist, „gewöhnt" sich an Reize, wenn sie wiederholt vorgekommen und für ihn unwichtig geworden sind. Das leiseste Geräusch ermuntert ihn; wenn aber ein und derselbe Reiz mehrmals als Weckreiz gedient hat, so bleibt er unwirksam, selbst wenn es ein Trompetenstoß ist. Die Beteiligung weiterer, nach der Wernickeschen Bezeichnung „transcorticaler", nach unserer Bezeichnungsweise „ideatorischer" Erregungen ist also maßgebend für die Wirksamkeit des Reizes, nicht allein die physikalische Reizstärke und die Stärke der primitiven sensorischen Erregung. Wieder findet sich, wie beim motorischen Verhalten, unter Umständen ein dem Einschlafen vorangehendes Ermüdungsstadium mit scheinbar verstärkter Erregbarkeit, das etwa dem Exzitationsstadium der Narkose entspricht, sich durch größere Schreckhaftigkeit, durch übergroße Empfindlichkeit gegenüber Geräuschen, Gerüchen oder auch Schmerzen auszeichnet und mit einer deutlichen Affektlabilität eingergeht. Auch hier liegt höchstwahrscheinlich keine veränderte Sinnesschärfe vor, nur die anschließenden Affekte sind ungehemmter wirksam. Als vorübergehendes Zustandsbild und Symptom der Ermüdung entwickelt sich eine Art reizbare Schwäche, die sich bei Kindern in hemmungslosem, nahezu automatischen Lachen oder Weinen, bei Erwachsenen in einer gewissen Nervosität äußern kann und ähnlich wie die Stadien leichter Alkoholwirkung mit der nachlassenden Tätigkeit übergeordneter Zentren zusammenhängt.

Das ideatorische Verhalten im Schlaf. Eine Betrachtung der Schlafmerkmale wäre unvollkommen, wenn das wichtigste Symptom der veränderten Nerventätigkeit außer acht bliebe, nur weil es, mindestens unmittelbar, nur subjektiv erlebbar ist. Es erhebt sich im Anschluß an die Betrachtung des motorischen und sensorischen Verhaltens die Frage, welche Bewußtseinserscheinungen für den Schlaf in seinen verschiedenen Stadien charakteristisch sind. Da dem großen Kapitel der Träume ein besonderer Abschnitt vorbehalten ist, muß hier eine schematisch kurze Andeutung genügen.

Aus dem motorischen Verhalten können wir schließen, daß mit zunehmender Schläfrigkeit die Zahl und Stärke der auf einen Reiz erfolgenden Reaktionen immer mehr abnimmt. Es beantwortet etwa ein Hund einen Ruf statt mit ausgiebigen Ortsbewegungen nur mit einer Wendung des Kopfes oder gar nur mit Augenblinzeln oder Ohrenzucken. Dem entspricht auf psychischem Gebiete die Gleichgültigkeit, derzufolge immer mehr Vorgänge in der Außenwelt unbeachtet und daher unbeantwortet bleiben. Auch dieses für die Ermüdung und erst recht für den Schlaf charakteristische Nachlassen der Aufmerksamkeit ist nichts anderes als eine Abnahme in Zahl und Stärke der an die primäre Erregung sich anschließenden Erregungen. Das Dekrement in der Erregungsleitung, das für die zentral-nervöse Übertragung im Gegensatz zur peripheren Nervenleitung charakteristisch ist, nimmt entsprechend der Schlafvertiefung und dem Absinken der Erregbarkeit zu, die Erregungen werden schwächer, unbeständiger und isolierter, und hieraus müssen sich eine Reihe von Konsequenzen ergeben, von denen sich ein großer Teil unter dem Schlagwort „Dissoziation" zusammenfassen läßt. Durch die Lockerung und Auflösung großer Erregungskomplexe in isoliert bleibende, inkohärente Bruchstücke leiden am ersten solche Funktionen, bei denen das Festhalten von Zusammenhängen, das gleichzeitige Reproduzieren vieler, auch zum Teil widersprechender Teilkomplexe am wichtigsten ist, Funktionen, die als

Aufmerksamkeit oder Wille, Kritik oder Selbstkritik bezeichnet zu werden pflegen und die im Traumleben versagen, aber auch schon im ermüdeten, erschöpften oder alkoholisch, leicht narkotisch beeinflußten Wachleben nachlassen. Während die einzelnen primitiven Sinnesfunktionen noch gut erhalten sind, führt die Koordinationsstörung, wie sie sich motorisch in der Unsicherheit der Gleichgewichtsregulation beim stark ermüdeten, erschöpften oder schlaftrunkenen Menschen äußert, psychisch zu allerlei Urteils- und Sinnestäuschungen. Weil die gewöhnliche Verschmelzung und Verwertung der vielen gleichzeitigen Umgebungseindrücke wegfällt, kommt es zum Verlust der räumlichen und zeitlichen Orientierung, die aber in den Träumen des ganz oberflächlichen Schlafes noch erhalten sein kann. Mit fortschreitender Dissoziation kommt auch die persönliche Desorientierung hinzu, die Auflösung des Ichkomplexes, der Zerfall der Persönlichkeit. Es ist verständlich, weshalb das Schlafbewußtsein so viele Eigentümlichkeiten mit dem geschädigten Geistesleben der Irren einerseits, dem unentwickelten der kleinen Kinder andererseits gemeinsam hat; aus demselben Grunde nähert sich das Traumleben auch der Gedankenwelt primitiver Völkerschaften und wird zu einer Fundgrube für die einfachsten Formen des Seelenlebens.

Am leichtesten wird das Verständnis der Bewußtseinserscheinungen im Schlaf vermittelt durch Berücksichtigung der Anknüpfungen zum Wachbewußtsein, wie sie sich bei den Übergängen zwischen Wachen und Schlaf finden in Form von Müdigkeit, Schläfrigkeit, Dösen, Benommenheit, hypnagogen Zuständen, Schlaftrunkenheit, Nachtwandeln und allerlei Dämmerzuständen. Solche Übergangsstadien, auf deren Betrachtung hier verzichtet werden muß [vgl. Ebbecke[1]), die „corticalen Erregungen"], lehren deutlich, daß zwischen Wachen und Schlaf alle Stufen vorhanden sind. Nur weil gewöhnlich sowohl das Einschlafen wie das Aufwachen sich innerhalb kurzer Zeit vollzieht, erscheint die Gegensätzlichkeit stärker betont. In Wirklichkeit handelt es sich aber um verschiedene Helligkeitsgrade des Bewußtseins. Wie von verschiedenen Schlaftiefen, muß auch von verschiedenen Wachhöhen gesprochen werden, und es ist einigermaßen willkürlich, wo der Nullpunkt in der wellenförmigen Tageskurve angesetzt werden soll, von dem aus sich das Wachen erhebt und das Schlafen absinkt. Im Schlaf ist, entgegen der üblichen Meinung, das Bewußtsein keineswegs völlig erloschen. Auch das Wachen ist ein partieller Schlaf, auch der Schlaf ein partielles Wachen. Aus der durch die Schlaftiefenuntersuchungen festgestellten Tatsache der verschiedenen Erregbarkeitsgrade im Schlaf und aus der psychologisch festzustellenden Tatsache der verschiedenen Helligkeitsgrade des Bewußtseins ist die wichtige Folgerung abzuleiten, daß die zentrale Erregungshöhe, der allgemeine nervöse Tonus der Zentren variiert. Nach der üblichen Ausdrucksweise klingen im Schlaf die Erregungen ab. Aber nur im Tode sinkt die Erregung bis zum absoluten Nullpunkt. Während des Lebens behalten die Zentren dauernd eine, nur in ihrer Stärke wechselnde, Erregung; sie befinden sich in einer „Dauererregung", zu welcher sich die von der Peripherie herkommenden Impulse summieren. Je höher ihre Dauererregung ist, um so leichter sprechen sie auf periphere Reize an und um so zahlreicher und stärker sind die an eine einzelne zentrale Erregung sich anschließenden, durch die Irradiation der primären Erregung bewirkten Erregungsfolgen, die als lange Ketten und bestimmt zusammengesetzte Erregungsmuster in simultaner und sukzessiver Koordination ablaufen können. Die in der Reflexphysiologie angewandte Bezeichnung „Kettenreflexe" und „Erregungsmuster" (reflex pattern, Sherrington) sind auf die physischen Korrelate der psychischen Erregungen zu übertragen. Aber auch unabhängig von der durchschnittlichen Erregungshöhe, dem allgemeinen Erregungsniveau, das im Schlaf tiefer liegt als

---

[1]) Ebbecke, U.: Die corticalen Erregungen. Leipzig 1919.

im Wachen, variiert die Erregungshöhe der einzelnen Zentren und Komplexe. Wenn gesagt zu werden pflegt, daß durch äußere Eindrücke bestimmte zugehörige Erinnerungen (Vorstellungskomplexe) „geweckt" werden, so ist die Tatsache recht wörtlich so zu verstehen, daß diese Komplexe vorher schliefen, d. h. in ihrer Dauererregung unterhalb des jeweils herrschenden, allgemeinen Erregungsniveaus blieben, nun aber durch den Impuls über dieses Niveau und damit über die „Schwelle des Bewußtseins" gehoben werden. Da das Niveau schwankt, ist auch die Bewußtseinsschwelle, von der freilich fälschlich angenommen zu werden pflegt, daß sie eine bestimmte Erregungshöhe bedeute, in Wirklichkeit stark verschieblich. Dem Schlafenden kommen daher Erregungen zu Bewußtsein, die sonst im Wachniveau untergehen, auch wenn ihre absolute Stärke nur recht gering ist.

Es läßt sich nicht vermeiden, daß diese allgemeinen Ausführungen, die das Verständnis des Traumbewußtseins erleichtern und die, aus der Analyse vieler Einzelfälle gewonnen, erst durch die Anwendung auf Einzelfälle anschaulich werden, hier nur in schematischer Andeutung erscheinen, da das Traumkapitel vom Schlafkapitel abgetrennt ist. Nur an wenigen Beispielen seien die Haupteigentümlichkeiten des psychischen Schlaflebens angeführt.

Ein Mensch, der beim Anhören eines Vortrages, beim Lesen eines Buches von Müdigkeit überwältigt wird, empfindet die gehörten oder gelesenen Sätze zunächst als langweilig, weil sie für ihn keine Bedeutung mehr haben, in ihm keine entsprechenden sinn- und inhaltgebenden Begleitvorstellungen auslösen. Die Sätze gehen, ohne Eindruck zu hinterlassen, rasch vergessen, vorüber und lösen sich in eine Summe einzelner Wörter auf, ein an irgendeine Zufälligkeit anknüpfendes Assoziationsspiel spinnt sich ideenflüchtig selbsttätig weiter; mit dem Zusammenhang der Sätze untereinander und der Wörter innerhalb des Satzes lockert sich zuletzt auch die Beziehung zwischen Wort und zugehörigem Begriff oder Gegenstandsvorstellung, so daß die Wörter wie die einer fremden Sprache oder als bloße Geräusche wirken und eine Art sensorischer Aphasie vorliegt. Alles das ist noch ein Träumen mit offenen Augen, ohne eigentlichen Schlaf, aber doch schon mit den für das Schlafbewußtsein kennzeichnenden Eigentümlichkeiten der Vergeßlichkeit, Sinnlosigkeit, Ideenflucht und Inkohärenz.

Wie weit die Inkohärenz in sprachlicher Beziehung geht, zeigt sich etwa, wenn es beim Ermuntern aus oberflächlichem Schlaf gelingt, die Gedankenreste festzuhalten und zu reproduzieren, die sich in Form eines inneren Sprechens selbsttätig abspielten, zu welcher Beobachtung freilich einige Übung gehört. Die im Halbtraum innerlich gesprochenen Wörter erweisen sich dann häufig nur als ein sinnlos zusammengesetzter „Wortsalat"; darunter kommen auch Wörter vor, die sich in keiner Sprache finden, sondern als Neubildung aus Bruchstücken mehrerer Wörter entstanden sind. Eine Sammlung solcher Traumwörter, die ebenfalls an die sensorisch-aphasische Störung erinnern, hat Kraepelin[1]) gegeben. Wieder zeigt sich, wie das geordnete Gefüge sich in seine Bestandteile auflöst, die, wirr durcheinandergeschüttelt, in kaleidoskopartigem Wechsel zu einer flüchtigen Kombination zusammentreten. Das gleiche gilt für die übrigen, nicht sprachlichen Vorstellungen.

Daß für solche an sich schwachen, untereinander nicht verknüpften, flüchtig sich abwechselnden Erregungen nur eine sehr geringe Erinnerung bleibt, ist nicht verwunderlich. Wie bei der Hypnose ist die Amnesie um so vollständiger, je größer die Schlaftiefe ist. Hier kommen mehrere Umstände zusammen. Einmal sind die Traumerlebnisse ja nur die eigenen Vorstellungen des Schlafenden,

---

[1]) Kraepelin, E.: Über Sprachstörungen im Traume. Psychol. Arb. Bd. 5, S. 1. 1910.

und auch im wachen Zustand werden wir uns gewöhnlich kaum erinnern können, was alles vor ein, zwei Stunden uns durch den Kopf gegangen ist. Zweitens geht jede Herabsetzung des Bewußtseinsgrades mit verminderter Merkfähigkeit einher. Schon der nur Ermüdete behält schlechter, was er sich einzuprägen oder auswendig zu lernen sucht; erst recht wird ein Mensch, der, aus tiefem Schlaf geweckt und bald wieder einschlafend, in der Schlafpause scheinbar bei vollem Bewußtsein Rede und Antwort stand, häufig am nächsten Morgen nicht nur die Einzelheiten der nächtlichen Unterhaltung, sondern sogar die Tatsache der Schlafunterbrechung vergessen haben. Noch leichter werden sich die Spuren der Schlaferlebnisse selbst verwischen. Drittens bedeutet jedes rasche Erwachen eine Änderung der gesamten Situation und Konstellation, was die Reproduktion erschwert oder vereitelt, so daß erst durch einen zufälligen Anlaß oder auch in einem zweiten Traum beim Wiedereinschlafen (in einer zweiten Hypnose) die Erinnerung wiederkehrt. Zur Vermeidung dieses plötzlichen Konstellationswechsels ist daher das langsame Ausschleichen aus dem Schlaf mit einer noch im Halbschlaf beginnenden Reproduktion die erste, durch Übung erlernbare, Vorbedingung für genaue Beobachtung und Analyse von Träumen. Da solche Einstellung dem normalen Menschen fernliegt, der vielmehr im Gedanken an die Forderungen des Tages den Schlaf abschüttelt, so ist durchaus verständlich, weshalb es so viel Menschen gibt, die angeben, überhaupt nie zu träumen. Im Gegenteil wird entgegen der verbreiteten Meinung, daß die Träume eine Schlafstörung bedeuten, von geübten Beobachtern, die sich zu irgendeiner Nachtzeit wecken lassen, festgestellt, daß sie stets mitten aus einem Traum geweckt wurden. Ein traumloser Schlaf kommt höchstwahrscheinlich nicht vor; nur nimmt die Inkohärenz und Amnesie mit wachsender Schlaftiefe zu. Die Möglichkeit, sich morgens an langes ausführliches Träumen zu erinnern, ist freilich gewöhnlich ein Zeichen unruhigen gestörten Schlafes.

Die Vergeßlichkeit des Schlafes zeigt sich von einer anderen Seite darin, daß etwa der Träumende sich mit gestorbenen Personen zu unterhalten glaubt, ohne sich im Traum daran zu erinnern, daß sie gestorben sind. Doch ist diese Art von Vergessen nur ein Ausdruck der allgemeinen Eigentümlichkeit, daß im Schlafbewußtsein nur wenige zu einem Gesamtkomplex gehörigen Teilkomplexe isoliert auftauchen, während die anderen weiterschlafen, unerinnert und unberücksichtigt bleiben. Dieselbe Eigentümlichkeit äußert sich in anderer Beziehung als moralische Bedenkenlosigkeit — Traumhandlungen werden mit einer dem Wachzustand unverständlichen Rücksichtslosigkeit und bis zum Verbrechen gehenden Amoral geträumt — oder als logische Leichtgläubigkeit und Kritiklosigkeit, wofür Beispiele anzuführen sich erübrigt.

Nur eine wichtige Eigenschaft des Schlafbewußtseins sei noch vom physiologischen Standpunkt aus betrachtet, das illusionäre und halluzinatorische Erleben des Träumenden, die Umwandlung von Vorstellungen in Sinneswahrnehmungen, das für wahr und wirklich Halten des nur Vorgestellten. Dieser Punkt, der seit alters her am meisten auffiel und als ein Beweis für die Wanderung der Seele aus dem Körper heraus und für den Verkehr mit anderen Seelen, mit Gespenstern, Göttern oder Geistern der Abgeschiedenen galt und der den Schlaf- und hypnotischen Zuständen mit den Geisteskrankheiten gemeinsam ist, bedarf deshalb besonderer Überlegung, weil die festgewordene Meinung, daß ein sinnfällig-leibhaftes Vorstellen ein besonders intensives Vorstellen sei, große Verwirrung angerichtet hat. Denn wenn diese Meinung richtig ist, so ist freilich der Schlaf kein herabgesetztes, sondern ein gesteigertes Bewußtsein, und handelt es sich um eine dem wachen Bewußtsein nicht mögliche Mehrleistung. Daß solche besonders intensiven Erregungen so rasch und spurlos vergessen werden können, wird dann zu einem unaufgeklärten Rätsel. Aber der Schein dieser Meinung verflüchtigt sich bei näherem Zusehen. Als Bedingungen zur Erzeugung von Halluzinationen im Wachzustand finden sich längere Zeit fortgesetzte Nahrungs- und Schlafentziehung, wie sie etwa als Fasten und Wachen in mönchischen asketischen Übungen manche Teufels- und Heiligenerscheinungen heraufbeschworen hat, und fieberhafte Erkrankungen mit ihren nächtlichen Delirien, beides Zustände, die zu den Erschöpfungs- und Inanitionspsychosen überleiten können und mit einer Schwächung der Gehirnfunktion einhergehen. An Gesunden treten unter Umständen Halluzinationen auf in der Einzelhaft und nach Augenoperationen, wenn der Patient längere Zeit mit verbundenen Augen im Bett zuzubringen hat; in diesen Fällen bringt der Mangel an äußeren Eindrücken, Anregungen und Beschäftigungen ein halbwaches Vorsichhindämmern mit sich, das hinter einem lebhaften, regen Geistesleben deutlich zurückbleibt. Am lehrreichsten, weil durch zahlreiche Selbstbeobachtungen gestützt und der experimentellen Analyse zugänglich, sind die hypnagogen Phantasmen und Halluzinationen (Joh. Müller), die Sinnengedächtnisbilder (Henle) und die Anschauungsbilder der Eidetiker (Jänsch, Kroh). In diesen Fällen, die hier nur erwähnt werden können, werden bei wachem Bewußtsein die Halluzinationen als subjektiv und als Produkte der eignen Phantasie empfunden und nicht mit der Wirklichkeit verwechselt; es läßt sich aber verfolgen, wie die gleichen optischen, akustischen und kinästhetischen Phantasmen mit Realitätsurteil verbunden werden, wenn der Helligkeitsgrad des Bewußtseins weiter abnimmt. Statt zu sagen, daß ein Realitätsurteil hinzukommt, wäre besser zu sagen, daß die kritische Korrektur wegfällt, welche die Unterschiede gegenüber den wirklich wahrgenommenen Eindrücken erkennt. Die Analyse dieser Fälle ergibt, daß eine durch Nachwirkung peripherer Reize oder durch ideatorische Impulse entstandene Erregung in den Sinneszentren dann den Charakter einer Halluzination annimmt, wenn sie relativ zu den übrigen gleichzeitig vorhandenen Erregungen stark ist. Die relative, aber durchaus nicht absolute Höhe erreichen die zentralen Sinneserregungen im Schlaf um so leichter, als die höheren zentralnervösen Funktionen von der Schlaflähmung stärker betroffen werden als die primitiveren Sinneszentren, so wie auch bei aufgehobenem Bewußtsein die Reflexe noch fortbestehen können. In ähnlicher Weise läßt sich das Zustandekommen der Illusionen im Traum als eine Ausfallserscheinung verstehen.

Alle die vorstehend genannten Traumeigentümlichkeiten stellen formale Änderungen der psychischen Vorgänge dar. Was den Inhalt der Träume betrifft, so ist er ebenso verschieden wie die individuellen Tageserlebnisse der Träumenden, da er ja aus Erinnerungen und Kombinationen von Erinnerungsbruchstücken besteht. Als allgemeine Regel läßt sich aussprechen, daß der Inhalt der Träume um so mehr von den gewöhnlichen Tageserlebnissen sich entfernt und Erinnerungsbestandteile aus weit zurückliegenden Zeiten aufweist, je tiefer der Schlaf wird, was an die retrograde Amnesie der Korsakow-Psychose und Presbyophrenie denken läßt. Ferner spielt das Affekt- und Triebleben im Traumbewußtsein eine besonders große Rolle, entsprechend dem Überwiegen der primitiven Reaktionen — es ist bekannt, in welch einseitiger Weise die sogen. Psychoanalyse dieses Verhalten ausdeutet — und entsprechend dem Umstand, daß nach Ausschluß der meisten Sinnesreize die nicht zu beseitigenden Organempfindungen mit ihren Gemeingefühlen relativ an Bedeutung zunehmen.

Als traumauslösende Faktoren kommen, soweit es sich nicht um „freisteigende" oder durch assoziative Verknüpfung auftauchende Vorstellungen handelt, in erster Linie die Sinnesreize in Betracht, wie die zahlreichen experimentellen Reizträume beweisen, nach dem Typus des etwa durch Atmungsbehinderung ausgelösten Albdrucktraumes in seinen mannigfaltigen Variationen. Zugleich zeigen derartige Traumbeobachtungen — beispielsweise der von F. Hacker [1]) beschriebene Versuch, wo einem Schläfer mitten in der Nacht durch eine leise Spieluhr ein phantastisch ausgestalteter Musiktraum eingegeben oder, wie wir auch sagen können, suggeriert wurde —, daß im Schlafbewußtsein weniger die primäre Perzeption von Sinneseindrücken als ihre weitere psychische Verarbeitung gestört ist. Dabei ist die Möglichkeit, durch äußere Reize den Vorstellungsablauf zu beeinflussen und abzulenken, die „Suggestibilität" ebenso wie in den hypnotischen Zuständen gesteigert und pflegen die infolge der Bewußtseinsenge isolierten und relativ überwertigen Vorstellungen die Reizursache in vergrößertem Maßstab auszudeuten.

In bildlicher Zusammenfassung kann man etwa sagen, daß im parlamentarischen System der als Vertreter des Organismus fungierenden Großhirnrindenzellen eine Anarchie Platz gegriffen hat. Während sonst eine geregelte Abstimmung entscheidet, ob eine Meinung als Ansicht der Gesamtheit gültig ist, wird im Schlaf, wo sich die große Mehrzahl der Erregungen schweigend verhält, jede aus einer Zufallskonstellation hochgehobene Erregung zum unwidersprochenen und allein maßgeblichen Führer. Freilich nur, um, rasch erschöpft, das Wort seinem ebenso kurzlebigen Nachfolger zu übergeben.

II. Die Schlafbedingungen.

Die Schlafbedingungen. Nachdem die Symptomatologie des Schlafs im ganzen das Bild einer herabgesetzten Erregungshöhe gegeben hat, erhebt sich nun die zweite Frage, die nach den Schlafbedingungen. Früher fragte man nach der Schlafursache und stellte mit Angabe einer Schlafursache zugleich eine Theorie auf. Hier gibt es eine große Zahl rein spekulativer Theorien, von der Seelenwanderungstheorie bis zur Theorie von der amöboiden Beweglichkeit der Nervenzelldendriten, und eine andere Gruppe, wo ein Symptom mit der Ursache verwechselt wird wie bei der seinerzeit viel diskutierten Kohlensäure- und Milchsäuretheorie des Schlafs oder den verschiedenen Varianten der vasomotorischen Theorie (Hirnanämie oder -hyperämie). Heutzutage kleidet man die Frage lieber in die Form: Welche Bedingungen bewirken oder begünstigen den Schlaf und welche hindern oder stören ihn? und kann dann die verschiedenen schlaffördernden Faktoren mit Sicherheit in drei Gruppen ordnen, chemische, physikalische und psychische Faktoren, Ermüdung, Reizausschaltung und Hemmung. Bildlich ausgedrückt heißt Schlafen Nichtantwortenkönnen, Nichtgefragtsein und Nichtantwortenwollen. In dieser Reihenfolge sollen die Schlafbedingungen nunmehr besprochen werden.

Schlaf als Ermüdung. Die unbezwingliche Schläfrigkeit, die einen Menschen nach längerem Wachen befällt und wie durch fremde Gewalt gegen seinen Willen und trotz aller Ermunterungsversuche ihn in einen bleiernen, totenähnlichen Schlaf versenkt, ist in ihrer Wirkung einer Narkose oder Vergiftung so ähnlich, daß hier ein chemisches, im Stoffwechsel des Organismus oder der Nervenzellen entstandenes Agens wirksam erscheint. Sowohl allgemeinphysiologische Erwägungen wie experimentelle Befunde sind geeignet, diese Ansicht zu stützen.

Alle Versuche über Ermüdung bei willkürlichen Bewegungen oder Reflexen lehren, daß der Sitz der Ermüdung weder im peripheren Nerven noch im peripheren Receptor und Effector, sondern in der Zentralstation gelegen ist. Aus den Versuchen am isolierten Muskel, dessen Stoffwechsel weit besser bekannt ist,

---

[1]) Hacker, F.: Traumbeobachtungen. Arch. f. d. ges. Psychol. 1911.

geht mit Sicherheit hervor, daß die Ansammlung unvollkommen oxydierter, nicht
bis zu den kleinsten Bestandteilen abgebauter Stoffwechselprodukte die Ermüdung
bewirkt. Die Erfahrungen am Muskel ist man geneigt auf das Zentralnervensystem zu übertragen. Obgleich Assimilation und Dissimilation sich das Gleichgewicht halten und die bei der Dissimilation entstandenen Stoffe fortgeschafft
zu werden pflegen, scheint doch während des Wachens ein Rest solcher Stoffe,
die man zunächst nur allgemein als Ermüdungsstoffe bezeichnen kann, zu bleiben
und bei Ansammlung lähmend zu wirken. Mit der für das Leben charakteristischen Selbststeuerung oder Selbstregulierung führt dann die Schlaflähmung zu
der Ruhepause, in der bei herabgesetzter Dissimilation die Störung beseitigt wird.
Diese allgemeinphysiologische Anschauung, die besonders Verworn [1]) ausführlich
begründet hat, fordert zu ihrer Ergänzung eine Kenntnis der Ermüdungsgifte.

Da ältere Versuche in Analogie zu den Muskelbefunden das Auftreten einer
sauren Reaktion am absterbenden oder längere Zeit gereizten Zentralnervensystem angaben, suchte man zunächst die wirksamen Stoffe in den einfachsten
sauren Stoffwechselprodukten Kohlensäure und Milchsäure. Während die
Preyersche Milchsäuretheorie heute wohl keine Anhänger mehr hat, vertritt
besonders Dubois noch lebhaft die Annahme einer narkotischen Kohlensäure-
wirkung, wobei er sich auf die Untersuchungen an Winterschläfern stützt. Wenn
auch längst nicht so ausgesprochen wie im Winterschlaf, besteht doch im gewöhnlichen Schlaf eine geringfügige Acidosis als Zeichen allgemein herabgesetzter Oxydationen. Aber gerade die neueren Untersuchungen [Straub [2]), Bass und Herr [3])]
haben gelehrt, daß diese Acidosis nur eine Folge der Erregbarkeitsherabsetzung
im Atemzentrum ist, das auf den normalen Reiz der Wasserstoffionen weniger
empfindlich reagiert, und nicht ihrerseits die Ursache; sie ist also mit der bei
einer Narkose auftretenden Acidosis in Parallele zu setzen. So richtet man neuerdings die Aufmerksamkeit mehr auf die Eiweißspaltprodukte und spricht von
Ermüdungstoxinen (Kenotoxine Weichardts), die in ihrer chemischen Natur
noch unbekannt sind.

Hier sind am wichtigsten die Versuche, die Legendre und Piéron [4]) an Hunden
angestellt haben. Schon M. de Manacéine zeigte, daß fortgesetzte Schlafentziehung schneller als Nahrungsentziehung, an Hunden schon innerhalb einiger
Tage, den Tod herbeiführt, um so rascher, je jünger die Hunde sind. Legendre
und Piéron [4]) übermüdeten ihre Hunde, die sie tags zu sitzender Stellung zwangen
und nachts langsam herumführen ließen; wenn das Stadium des unbezwinglichen
Schlafbedürfnisses gekommen war, was bei dem resistentesten Tier 22 Tage,
bei anderen 5—7 Tage dauerte, untersuchten sie an frisch getöteten Tieren die
histologische Beschaffenheit des Gehirns und die toxische Wirksamkeit des Serums.
Sie fanden übereinstimmend deutliche Degenerationserscheinungen an den Ganglienzellen der Großhirnrinde, Schrumpfung, Vakuolisierung, exzentrische Kern-
lagerung, Verdoppelung des Nucleolus, Vermehrung der Plasmazellen, vor allem
eine Chromatolyse, Schwund der Nisslschen Tigroidschollen. Diese histologischen Veränderungen waren fast ausschließlich auf die Frontallappen beschränkt
und waren leicht restituierbar, da schon nach einmaligem Ausschlafen übermüde-
ter Hunde die Nervenzellen normal aussahen. Zweitens fanden die Autoren
Somnolenz und Schlaf und ähnliche, wenn auch schwächere Zelländerungen an
normalen Hunden, denen Serum, Hirnextrakt oder Liquor cerebrospinalis von

---

[1]) Verworn, M.: Schlaf im Handw. d. Naturw. Jena 1913.
[2]) Straub: Zitiert auf S. 567.
[3]) Bass und Herr: Zitiert auf S. 567.
[4]) Legendre und Piéron: Recherches sur le besoin de sommeil consécutif à une veille
prolongée. Zeitschr. f. allg. Physiol. 1913.

übermüdeten Hunden in den 4. Gehirnventrikel injiziert war. Als chemische Merkmale der durch den Übertragungsversuch nachgewiesenen Ermüdungsgifte gaben sie an, daß sie nicht dialysierbar, nicht ultrafiltrierbar, wasserlöslich und alkoholunlöslich sind und durch Sauerstoffzuleitung oder Erhitzen auf 65° zerstört werden. Trotz einiger Einwände, die gegen die Versuche erhoben sind, sprechen die Befunde doch recht deutlich für das Vorhandensein von Ermüdungsstoffen. Zugleich zeigen sie in mikroskopisch sichtbarer Weise die schädliche Wirkung der Schlafentziehung und die Erholungswirkung des Schlafes in Parallele zu den psychologischen Befunden, welche mittels Auswendiglernen sinnloser Silben, Addition von Zahlenreihen oder Assoziationsversuchen das Versagen geistiger Leistungen in der Ermüdung und die Zunahme der geistigen Leistungsfähigkeit nach dem Schlaf demonstrieren [RÖMER, WEYGANDT[1])]. Es wird hiernach verständlich, weshalb der Schlaf eine bestimmte, wenn auch individuell variierende, durchschnittlich beim Erwachsenen 8 Stunden betragende Zeit in Anspruch nimmt, die nicht ohne Schaden für die Gesundheit abgekürzt werden darf. Auch der Befund, daß im Tierexperiment die Schlafentziehung um so schneller und schwerer schädigt, je jünger die Individuen, je lebhafter Stoffwechsel und Wachstumsarbeit sind, entspricht der alten Erfahrung, daß die durchschnittliche Schlafdauer vom Säuglings- und Kindesalter bis zum Erwachsenenalter abnimmt und im Greisenalter nochmals verkürzt wird.

Als Nebenbefund ergaben jene Hundeversuche eine einschläfernde Wirkung auch nach intravenöser Injektion normalen Hundeserums in größeren Dosen. Im Zusammenhang hiermit sind wohl die bei der modernen Proteinkörpertherapie häufig gemachten Beobachtungen anzuführen, daß die parenterale Eiweißapplikation, bei der ja ebenfalls Gelegenheit zum Auftreten von Eiweißspaltprodukten gegeben ist, auch ohne begleitende Fiebererscheinungen eine leichte Schlafsucht zur Folge haben kann. Daß allerlei andere (urämische, diabetische) Toxämien, fieberhafte Infektionskrankheiten oder Gehirnschädigungen (Hirndruck, Tumoren) zu somnolenten, soporösen und komatösen Zuständen führen, sei nur erwähnt.

Wenn nach den geschilderten Befunden eine Ermüdungstheorie des Schlafes wohlbegründet erscheint, so ist doch dabei nicht zu vergessen, daß die Ermüdung, deren stärkste Erscheinungen untersucht wurden, normalerweise nur in ihren leichtesten Graden auftritt oder sogar vermißt wird. Wie CLAPARÈDE[2]) sagt, schläft der Mensch nicht, weil er ermüdet ist, sondern damit er nicht ermüdet. Der Schlaf erscheint als eine Art Instinkt und Gewohnheit zur Verminderung einer wirklichen Ermüdung, so wie gewöhnlich die Nahrungsaufnahme durch den Appetit, nicht erst durch den Hunger geregelt wird, um einer Erschöpfung der Körperreserven vorzubeugen. Umgekehrt sehen wir einen Menschen, der um die gewohnte Stunde Mühe hatte, den Schlaf zu vertreiben, danach munter oder gar übermunter werden, so daß er im stark ermüdeten Zustand Ruhe und Schlaf vergeblich sucht. Sicherlich ist also die Ermüdung nicht der einzige, für den gewöhnlichen Schlaf nicht einmal der hauptsächlichste Faktor. Übermüdung verscheucht die Müdigkeit; der nach durchschlafener Nacht Erwachende muß die Müdigkeit vertreiben, obwohl er nicht mehr ermüdet ist. Nicht die objektive Ermüdung, sondern die als subjektives Gefühl sich einstellende, scharf zu trennende Müdigkeit pflegt den gewöhnlichen Schlaf zu regeln. Welche Faktoren hierbei beteiligt sind, ist weiterhin zu erörtern.

---

[1]) WEYGANDT: Psychologische und anatomische Beiträge zur Lehre vom Schlaf. Sitzungsberichte d. physik.-med. Ges. zu Würzburg 1904 u. Münch. med. Wochenschr. 1904. — Experimentelle Beiträge zur Psychologie des Schlafs. Zeitschr. f. Psychol. u. Physiol. d. Sinnesorg. Bd. 39. 1905.

[2]) CLAPARÈDE: Esquisse d'une théorie biologique du Sommeil. Genf 1905.

Schlaf als Reizausschaltung. Die Vorbereitungen, die der Mensch beim Schlafengehen trifft und die erfahrungsgemäß den Schlaf begünstigen, sowie die Hygiene des Schlafzimmers bestehen im Ausschluß störender Reize; umgekehrt sind Reize aller Art die Mittel, welche einen Schläfrigen ermuntern, einen Schlafenden wecken oder die Erreichung einer größeren Schlaftiefe beeinträchtigen. Dies läßt sich auf allen Sinnesgebieten verfolgen. In optischer Beziehung ist schon subjektiv die beruhigende Wirkung des Augenschließens, des Übergangs aus Sonnenlicht in den Schatten, aus Tages- in Dämmerlicht leicht festzustellen, während grelles Licht etwas Aufreizendes hat. Der Schlaf im Sommer ist daher durchschnittlich etwas kürzer als im Winter, ganz besonders im hohen Norden mit seinen weißen Nächten, die den Menschen nicht recht zur Ruhe kommen lassen. Ein heller heiterer Tag macht die Menschen lebhaft, ein trüber grauer Himmel macht sie träge. Es gibt primitive Völkerschaften (Feuerländer, sibirische Bauern), welche den größten Teil des Polarwinters teils infolge der Dunkelheit, teils aus Nahrungsmangel im halben Dämmern auf der Lagerstatt zubringen, ein Zustand, der schon dem Winterschlaf des Bären vergleichbar ist. Im Tierexperiment verhält sich ein geblendeter Frosch ähnlich wie ein großhirnloser und zeigt auch herabgesetzten Stoffwechsel. Kurz gesagt, ist der Helligkeitsgrad des Bewußtseins, der funktionelle Nerventonus, unter anderem eine Funktion von Zahl und Stärke der optischen Erregungen, die aus der Peripherie ins Zentralnervensystem einströmen. In akustischer Beziehung sei nur auf die gegensätzliche Stimmung durch Lärm oder Stille verwiesen, wie sie etwa in mannigfaltigen Variationen bei der Musikwirkung zum Ausdruck kommt. Aber auch olfactorische Reize werden bei der Schlafvorbereitung ausgeschaltet, die taktilen Reize werden auf das Mindestmaß beschränkt durch die Sorge für Bekleidung und Lager, es wird für indifferente Temperatur gesorgt, da sowohl Kälte wie übermäßige Wärme das Einschlafen verhindert und den Schlaf unruhig macht. Besonders wichtig sind die kinästhetischen Empfindungen, indem der Übergang von der vertikalen in die horizontale Lage und die damit verbundene Muskelentspannung die Zahl der afferenten propriozeptiven Reize wesentlich herabsetzt. Morphium, an sich kein Schlafmittel, wirkt prompt, sobald es schlafstörende Schmerzen zu beseitigen hat. Umgekehrt lassen die schlafvertreibenden Mittel, das Aufrichten, Gähnen und Strecken, die Behandlung mit kaltem Wasser, eine große Zahl von propriozeptiven und Hautsinneserregungen ins Zentralnervensystem einströmen. Auch wenn gegen den klassischen Fall des Strümpellschen[1]) Bäckergesellen, der durch Verschluß der beiden einzigen in Funktion gebliebenen Sinnespforten, eines Auges und eines Ohres, regelmäßig in Schlaf zu versenken war, der Einwand möglich ist, daß es sich da um einen Fall von Hysterie mit geringer Intelligenz gehandelt habe, so ist doch der Einfluß der Sinnesreize und ihrer Ausschaltung, auf den schon Pflüger[2]) in seiner Theorie des Schlafes aufmerksam machte, außer allem Zweifel und ist auch physiologisch gut verständlich. Die beruhigende Wirkung des warmen Vollbades, das Müdigkeit, aber nicht Ermüdung herbeiführt [Plaut und Busch[3])], ist nur ein Spezialfall. In seiner einfachsten Form erscheint die Wirkung in dem am Rückenmarkspräparat angestellten Versuch der Hinterwurzeldurchschneidung, welche eine Abnahme des Reflextonus zur Folge hat. Eine Extremität, deren Sensibilität aufgehoben ist, verhält sich nahezu wie gelähmt. Wir können demnach zusammenfassend sagen, daß die allgemeine Erregungs-

---

[1]) Strümpell, A.: Ein Beitrag zur Theorie des Schlafs. Pflügers Arch. f. d. ges. Physiol. Bd. 15, S. 573. 1877.

[2]) Pflüger, E.: Theorie des Schlafes. Pflügers Arch. f. d. ges. Physiol. Bd. 10. 1875.

[3]) Busch und Plaut: Über die Einwirkung verlängerter warmer Bäder auf einige körperliche und geistige Funktionen. Kraepelins Psychol. Arb. Bd. 5, S. 505. 1910.

höhe, das Erregungsniveau des Zentralnervensystems, eine Funktion der von der Peripherie zuströmenden Reizstärke und Reizzahl ist; mit Verminderung der peripheren Reize nimmt ceteris paribus die Erregungshöhe von selbst ab, zumal dann auch die intrazentralen Erregungen vermindert sind, mit denen sich die Zentren gegenseitig wach halten. Reizausschaltung ist somit ein wichtiger Schlaffaktor, unter Umständen die Hauptbedingung, die Schlafursache, wie wir es am häufigsten bei Kindern sehen, die, anscheinend ganz munter ins Bett gebracht, sofort eingeschlafen sind.

Aber wie es einen Schlaf gibt, der nicht durch die Ermüdung bedingt ist, so gibt es auch einen Schlaf ohne Reizausschaltung. Wie viele Menschen gibt es, die gut schlafen in einer an sich dem Schlaf wenig günstigen Umgebung! Der extreme Fall ist verwirklicht etwa in dem Beispiel, das von Napoleon berichtet wird, der mitten in einer Schlacht, um sich auszuruhen, die Augen geschlossen und auf einem Stuhl sitzend kurze Zeit geschlafen habe. „Dormir, c'est se désintéresser" (BERGSON). Oder der vielgeplagte Geschäftsmann, der nur auf seinen Autofahrten guten Schlaf findet, weil er nur dann sich vor Anfragen und Ansprüchen sicher fühlt, würde in bezug auf Reizausschaltung im Schlafzimmer bessere Bedingungen haben. So kommt als ein drittes Moment, das freilich der reinen Physiologie am fernsten lag und von ihr bisher am wenigsten berücksichtigt worden ist, der Wille zum Schlaf oder das Gefühl der Beruhigung hinzu, als eine Schlafbedingung und unter Umständen als die entscheidende Bedingung in Fällen, wo weder Ermüdung noch Reizausschaltung für sich den Schlaf herbeizuführen imstande sind.

Schlaf als innere Hemmung. Die Schlafstörungen, die beim Erwachsenen am häufigsten vorkommen, sind die psychophysischen Dauererregungen — Gedanken und Sorgen, Anforderungen, Aufregungen, freudige oder ängstliche Erwartungen —, die als Nachwirkungen der Tageserlebnisse wach bleiben und den Menschen nicht zur Ruhe kommen lassen. Auch wenn es leicht ist, die äußeren Reize größtenteils auszuschalten, gelingt die Ausschaltung dieser intrazentralen ideatorischen Erregungen mit ihren inneren Reizen nicht immer. Es geht natürlich nicht an, diesen Faktor zu vernachlässigen, weil er nur psychisch oder psychogen sei, als ob ein psychisches Moment weniger wirklich oder auch nur weniger körperlich wirksam wäre. Ein Schreck verscheucht in gleicher Weise den Schlaf, ob er nun durch einen äußeren Reiz, Blitz oder Knall, oder in lautloser unsichtbarer Weise durch einen „Einfall", einen plötzlichen wichtigen Gedanken hervorgerufen war; in beiden Fällen bedeutet der Schreck eine Flut gleichzeitig eindringender Erregungsimpulse, die das gesamte Erregungsniveau hebt. Welche Mittel stehen zur Verfügung, um auch die inneren Reize zu dämpfen und das Absinken des Erregungsniveaus, d. h. den Schlaf zu erreichen? Die Mittel lassen sich in zwei Gruppen ordnen: Konzentration auf die Schlafvorstellung und Ablenkung von den störenden Vorstellungen. Das eine ist eine Art Willensakt, und insofern spricht JANET von einer „aboulie de sommeil" als einer psychisch bedingten Schlafstörung. Die ruhige passive Hingabe an den erwarteten Schlaf und die entsprechende Stimmung und Einstellung ist ein dem gesunden Menschen natürliches, ohne weiteres Überlegen befolgtes Verhalten, das aber unter Umständen verlorengehen kann. Zu der anderen Gruppe gehören alle jenen zahlreichen kleinen Hausmittel, welche die einzelnen Menschen als schlafbefördernd aus eigner Erfahrung kennen, vom Lesen eines Buches, das die Gedanken in Anspruch nimmt und ablenkt, ohne aufzuregen, bis zum Aufsagen von Zahlen oder Daten oder Versen, vom ruhigen Zuspruch bis zum Wiegenlied. Es sind dieselben Mittel, die auch bei Tage beruhigend und einschläfernd wirken, in akustischer Beziehung der gleichförmige Klang der Stimme, das Rauschen und Plätschern des Regens oder eines Flusses, das gleichmäßige Ticken der Uhr, das Rattern des Eisenbahnwagens, in optischer Beziehung das langsame Fallen der Schneeflocken, das Tanzen der Kerzenflamme oder des Kaminfeuers, das Vorüberziehen einer eintönigen Landschaft oder der Meereswellen, in taktiler Beziehung das Streichen der Stirn, das Schaukeln und Wiegen oder auch das Saugen und Lutschen. An Stelle der Ausschaltung von Sinnesreizen findet sich die fortgesetzte Wiederholung einförmiger Sinnesreize. Sowohl bei der Konzentrierung und Versenkung wie bei der eintönigen Reizung ist die Überzeugung von der Wirksamkeit und vom baldigen Schlafeintritt wesentlich, und es ist in dieser Zusammenstellung deutlich, daß genau dieselben Verhältnisse vorliegen wie in der Hypnose (vgl. den Abschnitt Hypnose von I. H. Schultz).

Denn alle hypnotischen Vorkehrungen in ihren vielen Varianten laufen darauf hinaus, unter Ausschaltung störender Reize und unter Zuhilfenahme längere Zeit fortgesetzter einförmiger Sinnesreize die Schlafvorstellung hervorzurufen oder zu suggerieren. So wie nur der hypnotisiert wird, der überzeugt ist, daß er hypnotisiert werden wird, so schläft auch der, der an den Eintritt des Schlafes glaubt; und der sehnliche Wunsch kann in beiden Fällen das Gelingen stören, erschweren oder vereiteln, weil die geheime Besorgnis des Mißlingens zugrunde liegt. Von diesem Standpunkt erscheint das Einschlafen als eine Autosuggestion der Hypnose nahe verwandt, und auch eine Heterosuggestion ist ja schon normalerweise beim Einschlafen wirksam, wenn etwa bei Kindern der energische, von autoritativer Seite gegebene Befehl: „Nun schlaft!“ prompten Erfolg hat. Daß der seelische Zustand in Traum und Hypnose große Ähnlichkeit hat (Bestimmbarkeit und Ablenkbarkeit des Vorstellungsverlaufes durch äußere Reize, Suggestibilität, Kritiklosigkeit, halluzinatorisches Vorstellen, Amnesie), ist ebenfalls unschwer zu ersehen. Der gewöhnlich zur Unterscheidung hervorgehobene Gegensatz, daß in der Hypnose ein Rapport bestehe, im Schlafe nicht, fällt weniger ins Gewicht, sobald man sich klarmacht, daß zwischen Mutter und Kind, Müller und Mühle, Landmann und Wetter ein „Rapport“ im Schlaf erhalten bleibt, daß also, allgemein gesagt, bestimmte überwertige Komplexe im Schlaf relativ wach bleiben und fortwirken können. So ist auch die in ihrem Zustandekommen noch ungenügend geklärte Terminsuggestion des Erwachens in beiden Fällen wirksam. Neuerdings gelang es J. H. Schultz, mit normalen Schläfern (Soldaten), ohne sie zu wecken, in Rapport zu treten, ähnlich etwa, wie es das Kleistsche Drama „Käthchen von Heilbronn“ schildert.

Wenn somit der normale und der hypnotische Schlaf durchaus untereinander in Beziehung zu setzen sind, so ist hierdurch insofern keine Erklärung gegeben, als Wille, Suggestion, Konzentrierung, Ablenkung zunächst noch keine physiologischen Begriffe sind und etwas Unerklärtes nicht gut durch ein anderes Unerklärtes erklärt werden kann. Aber hier haben gerade experimentelle Befunde der neuesten Zeit eine gute Grundlage geschaffen, und zwar sind das die Pawlowschen Tierversuche, deren Kenntnis teils infolge der Kriegsverhältnisse, teils wegen unzugänglicher Publikationsorte und eigenartiger Nomenklatur noch nicht die ihrer Wichtigkeit entsprechende Verbreitung gefunden hat und auf die nun näher einzugehen ist. Pawlow[1]) und seine Schule, die sich seit zwei Jahrzehnten mit der Untersuchung der bedingten Reflexe an Speichelfistelhunden beschäftigt, stieß bei den Versuchen auf eine häufige und lästige Störung; Hunde, die auf

---

[1]) Pawlow, J. P.: Die Erforschung der höheren Nerventätigkeit. Internat. Kongr. f. Physiol., Groningen 1913. — Die normale Tätigkeit und allgemeine Konstitution der Großhirnrinde. Skandinav. Arch. f. Physiol. Bd. 44, S. 32. 1923. — „Innere Hemmung“ der bedingten Reflexe und der Schlaf — ein und derselbe Prozeß. Skandinav. Arch. f. Physiol. Bd. 44, S. 42. 1923.

einen bestimmten, assoziativ mit Fütterung oder Säureeingießung verknüpften
Reiz regelmäßig mit einer gut konstant bleibenden Tropfenzahl reagierten, die also
einen gut ausgearbeiteten bedingten Reflex zeigten, verfielen bei weiteren Versuchen in eine unbezwingliche Schläfrigkeit und in Schlaf, so daß sie für das Experimentieren ganz unbrauchbar wurden. Am meisten war das der Fall bei der Ausbildung verzögerter oder bedingter Reflexe, wo der bedingte Reiz $1/_2$—3 Minuten
für sich ganz allein wirkte, bevor er vom unbedingten Reiz der Fütterung oder
Säureeingießung gefolgt und gestützt wird, aber auch beim „Auslöschen" der
Reflexe, wenn der bedingte Reiz zeitweilig ganz weggelassen wird, bei der „Differenzierungshemmung", wo ein Tier, das z. B. anfangs auf alle faradischen Hautreize reagiert, allmählich dazu gebracht wird, nur noch die Reizung einer bestimmten Hautregion mit Sekretion zu beantworten, und bei der „bedingten Hemmung",
bei der ein sonst wirksamer Reiz durch Kombination mit einem anderen indifferenten Reiz unwirksam gemacht wird. Bei den Bemühungen, die störende
Schläfrigkeit der Versuchshunde zu überwinden, sammelte sich eine Reihe von
Erfahrungen an, die schließlich zu einer genauen Kenntnis der Schlafbedingungen
führten. Als das Gemeinsame der mit Schläfrigkeit einhergehenden Versuche
(Verspätung, Verlöschung, Differenzierungshemmung, bedingte Hemmung)
stellte sich heraus, daß ein einzelner Reiz längere Zeit fortwirkt, ohne von einem
unbedingten Reiz, ja ohne überhaupt von einem anderen Reiz gefolgt und abgelöst
zu werden. Ob sich dabei die beabsichtigte Hemmung oder der unbeabsichtigte
Schlaf einstellte, hing von Nebenumständen ab und wechselte an einem und demselben Versuchshund. Durch die Versuche gelangte PAWLOW [1]) zu der Anschauung:
Schlaf und innere Hemmung ist im Grunde der gleiche Vorgang. Hemmung ist
lokalisierter Schlaf, Schlaf ist ausgedehnte Hemmung; ein Schlaf, der sich verengt, wird zur Hemmung, eine Hemmung, die sich ausbreitet, wird zum Schlaf.
Jeder länger andauernde Reiz, der einen Punkt der Großhirnrinde trifft, ohne von
anderen Reizen begleitet oder abgelöst zu werden, führt zu Schläfrigkeit und Schlaf.

Wohl in seiner einfachsten und am leichtesten reproduzierbaren Form verläuft der Versuch folgendermaßen. Ein Hund wird in einem Zimmer sich selbst
überlassen und nur von einem Nebenzimmer aus beobachtet. Schon das genügt
bei einigen Hunden, um sie schläfrig zu machen, zumal wenn sie durch Einbringen in ein Versuchsgestell in der normalen Bewegungsfreiheit, die selbst
immer neue, wechselnde propriozeptive Reize zu schaffen pflegt, behindert sind
(Wirkung der einförmigen Umgebung). Nunmehr wird bei gut wachem Hunde
ein akustischer Reiz gesetzt (Zischen, Klopfen, Klatschen, Pfeifen), jedesmal
reagiert der Hund mit Aufblicken und Aufhorchen (Orientierungsreflex). Wird
dann ein bestimmter akustischer Reiz immer wieder in gleicher Weise mit Abständen wiederholt, so wird die Reaktion bald schwächer und erlischt. Daß dieses
Verlöschen in der Tat eine Hemmung bedeutet, die von der Großhirnrinde ausgeht, zeigt der großhirnlose Hund, der in unveränderter Weise jeden Reiz wie
beim erstenmal beantwortet. Wird am normalen Hund der akustische Reiz noch
immer weiter wiederholt, so wird aus der Gleichgültigkeit die Schläfrigkeit und
der Schlaf, und waren öfter solche Versuche angestellt, so wird der bestimmte
Reiz gleichsam zum Signal für den Eintritt des Schlafes, so daß man von einem
bedingten Schlafreflex sprechen könnte. Die durch fortgesetzte Reizung eines
Großhirnpunktes entstandene Hemmung hat sich, wie PAWLOW[1]) sagt, über das
ganze Gehirn ausgebreitet. Am meisten zur Schläfrigkeit geneigt sind, was scheinbar ein Widerspruch ist, lebhafte, agile, zapplige Individuen unter den Versuchs-
hunden, die nicht lange bei einer Sache bleiben können, ohne zu ermüden; auch

---

[1]) PAWLOW, J.: Die normale Tätigkeit und allgemeine Konstitution der Großhirnrinde. Skandinav. Arch. f. Physiol. Bd. 44, S. 32. 1923.

Hunde, die erschöpft und ausgehungert oder denen Großhirnteile exstirpiert sind, lassen sich leicht einschläfern. Bemerkenswerterweise kommt es als Ausnahme vor, daß ein Hund, statt mit Muskelerschlaffung einzuschlafen, unter Muskelsteifigkeit unbeweglich stehenbleibt und in einen kataleptischen stuporösen Zustand gerät. Da scheint die Hemmung zwar das Großhirn überzogen, aber nicht das Mittelhirn erreicht zu haben. Zweifellos sind diese Versuche für das Verständnis des hypnotischen und normalen Einschlafens auch beim Menschen von großer Bedeutung.

Über den Mechanismus der Hemmungsvorgänge äußert sich Pawlow unbestimmt. Wie er annimmt, tritt in dem gegebenen Punkt durch seine dauernde Reizung Erschöpfung ein, und „irgendwie im Zusammenhang mit der Erschöpfung" entwickelt sich ein Zustand allgemeiner Untätigkeit. In der gereizten Zelle, welche gearbeitet und sich verausgabt habe, werde durch die Erschöpfung ein spezieller Prozeß oder Stoff hervorgerufen, der die weitere Tätigkeit der Zelle aufhebe, aber auch auf die umgebenden Zellen übertragen werden könne, welche an der Arbeit gar nicht teilgenommen haben. In dieser Form bleibt unter anderem unerklärt, weshalb diese Art Ermüdung nur am normalen, nicht am großhirnlosen Hunde zustande kommt, obwohl doch auch der großhirnlose Hund schläft. Aber vielleicht kommen wir weiter, wenn wir im Anschluß an die Untersuchungen von Goltz, Freusberg und Sherrington über antagonistische Reflexe die Hemmung, ganz abgesehen von ihrem noch ungeklärten Mechanismus, als eine Begleiterscheinung der Erregung definieren. Jede Erregung einer Neuronengruppe im Rückenmark und Gehirn hemmt die Erregung benachbarter Neuronengruppen oder Komplexe, sofern sie nicht in assoziativem oder synergistischem Zusammenhang stehen, und läßt deren Erregungshöhe absinken, was sich zugleich in einer verminderten Erregbarkeit äußert. Danach können wir etwa folgende Anschauung bilden. Eine Erregung wird dominierend, wenn sie infolge der Reizstärke oder infolge ihrer Verknüpfung mit anderen Komplexen (Konstellation) stärker wird als die übrigen gleichzeitig vorhandenen Erregungen; eine dominierende Erregung hemmt und senkt alle übrigen, nicht mit ihr verknüpften Erregungen um so mehr, je stärker sie ist. Psychologisch ausgedrückt, fesselt ein Vorgang oder Gegenstand die Aufmerksamkeit dann, wenn er durch seine äußere Gewalt oder innere Bedeutung wichtig wird; durch die Aufmerksamkeitskonzentration wird der Mensch für alle übrigen Vorgänge um so teilnahmloser und weniger aufnahmefähig, je intensiver die Aufmerksamkeit ist. Als zweites Moment kommt hinzu, daß jede länger dauernde zentrale Erregung mit der Zeit, von selbst oder durch Hemmungsrückwirkung, absinkt. Sowohl die Reflexphysiologie wie die Sinnesphysiologie lehrt diese Tatsache, beispielsweise in dem Unwirksamwerden eines unverändert andauernden Hautsinnesreizes oder Geruchsreizes oder eines unbewegt fixierten optischen Reizes. Es ist zweckmäßig, diesen Vorgang nicht als Ermüdung, sondern als lokale Adaptation (Gewöhnung, Anpassung) zu bezeichnen. Aus diesen beiden Tatsachen und Sätzen ergibt sich in Anwendung auf unseren Fall: Der bedingte Reiz führt bei dem Hund zu einer dominierenden Erregung, weil er mit dem Freßakt verknüpft ist, und hemmt daher alle übrigen Erregungen, die nun absinken; wird die dominierende Erregung selbst längere Zeit isoliert aufrechterhalten, so sinkt sie ihrerseits allmählich ab, und damit ist die gesamte Erregungshöhe gesunken, Beruhigung, Schläfrigkeit oder Schlaf eingetreten.

Zur Veranschaulichung unseres Standpunktes sei noch ein vom Menschen hergenommenes Beispiel angeführt, das zwar bisher noch nicht physiologisch verwertet, aber in diesem Zusammenhang ein reiner Schulfall ist. Am kleinen Kinde finden wir die typische Angewohnheit, daß es beim Müdewerden oder vorm

Einschlafen irgendeinen Gegenstand (Schnuller, Finger, Bettzipfel) in den Mund steckt, eine Gewohnheit, die dem kleinen Kinde zum Einschlafen nahezu unentbehrlich scheint und schwer abzugewöhnen ist. In der Tat ist der Mechanismus jetzt gut verständlich. Das Saugen und der taktile Lippenreiz ist als bedingter Reiz sehr fest mit dem Vorgang der primitivsten und lebenswichtigsten Nahrungsaufnahme verbunden. Die Nahrungszufuhr heißt mit Recht „Stillen", denn der Säugling, der vor Hunger unruhig wird und schreit, hat mit seinen noch unentwickelten Großhirnfunktionen, sobald sein Nahrungstrieb befriedigt ist, keine anderen Erregungskomplexe mehr in sich und muß daher, zumal er gegen äußere Reize noch unempfindlich ist, einschlafen. Dadurch ist der bedingte Reiz des Lutschens sowohl mit der Nahrungsaufnahme wie mit dem Schlaf verknüpft, und sobald er für sich allein längere Zeit einwirkt, ohne vom bedingten Reiz der Nahrungsaufnahme oder von anderen Reizen gefolgt zu sein, wird er, der zunächst die übrigen Erregungen verdrängte und im Vorgefühl von Sättigung und Schlaf die friedliche Stimmung herstellte, schließlich selber absinken, und damit ist der Schlaf eingetreten.

Die Anwendung auf die normale oder hypnotische Schlafsuggestion versteht sich hiernach von selbst. Die Kunst des Hypnotisierenden besteht darin, irgendeinen Reiz für längere Zeit dominierend und wichtig zu machen. Die Rolle, die der Schlafvorstellung dabei zukommt, werden wir jetzt dahin formulieren, daß die aus dem vielfachen Erlebnis des Einschlafens entstandene Schlafvorstellung, mit dem Vorgang des Einschlafens assoziativ verknüpft, nun selbst zu einem bedingten Reiz (inneren Reiz) und Signal zum Einschlafen werden kann. So ist etwa bei manchen Personen ein materiell ganz unwirksames Krümchen Aspirin zum bedingten Reiz für den Schlaf geworden, nachdem erst durch wiederholte Erfahrung die feste assoziative Verknüpfung zwischen der Einnahme des Medikamentes und der Schlafgewißheit hergestellt war; und das Verhalten anderer Personen, denen es schon genügt, wenn sie nur das Medikament auf dem Nachttisch neben sich liegen haben, wäre demnach ein Beispiel für die sekundäre Verknüpfung eines weiteren Reizes mit einem bedingten Reiz, für die Wirksamkeit eines bedingten Reizes höherer Ordnung. Gewöhnlich genügen die üblichen Schlafvorbereitungen als materielle Unterstützung der Schlafvorstellung, zumal wenn die Schlafbedingungen zeitlich und räumlich mit schematisch festgehaltener Regelmäßigkeit wiederkehren.

Zur Veranschaulichung unserer Anschauung von dem zentralnervösen Schlafmechanismus seien zum Schluß einige Tatsachen herangezogen, die von dem so gewonnenen Standpunkt aus in neue Beleuchtung und Zusammenhang treten, wobei zugleich die Frage nach dem Sitz eines „Schlafzentrums" berührt wird. Die mit der Grippeencephalitis verbundene Schlafsucht oder Schlaflosigkeit hat dazu geführt, die Thalamusgegend, deren entzündliche Veränderung sowohl aus den motorischen Symptomen der Kranken wie aus dem Sektionsbefund hervorgeht, als Sitz eines Schlafzentrums anzusehen, was mit älteren Theorien von MAUTHNER[1]), OPPENHEIMER[2]), FOREL, VERONESE[3]), TRÖMNER übereinstimmt. Die klinischerseits vorliegenden Gründe finden sich in der folgenden Abhandlung über Schlafstörungen von ECONOMO angegeben. Es ist nun nachzusehen, welchen Beitrag etwa physiologische Experimente zu der Frage liefern können. Die Pawlowschen Versuche sagen hierüber nichts aus, da sie nur an Großhirnhunden gelingen und an großhirnlosen Tieren überhaupt keine assoziativen Verknüpfungen

---

[1]) MAUTHNER: Polioencephalitis und Schlaf. Wien. med. Wochenschr. 1891; Wien. klin. Wochenschr. 1890, Nr. 11, 22, 23.

[2]) OPPENHEIMER: Physiologie des Schlafs. Arch. f. Physiol. 1902, S. 68.

[3]) VERONESE: Versuch einer Physiologie des Schlafes und Traumes. 1910.

und bedingten Reflexe zu erzielen sind. Es schläft aber, wie seit Goltz bekannt und von anderen Untersuchern (Rothmann, Karplus und Kreidl) bestätigt ist, auch das großhirnlose Tier, bei dem ja die anderen Schlafbedingungen, Ermüdung und Reizausschaltung, unverändert wirksam bleiben. Welche aus Tierversuchen bekannten Funktionen der Hirnunterzentren nun sind für diesen Zusammenhang verwertbar?

Hier ist als Vorbemerkung einmal die von Sherrington festgestellte Enthirnungsstarre anzuführen, die Neigung zur Muskelrigidität, die infolge Verstärkung der propriozeptiven Muskelreflexe höherer Ordnung nach Abtrennung von den Oberzentren auftritt und auch neben anderen motorischen Symptomen bei jenen Encephalitiskranken auftritt. Zweitens kommt ein einfacher, leicht am Menschen anzustellender Versuch in Betracht, der erst seit kurzem die wissenschaftliche Aufmerksamkeit auf sich gezogen hat, als „katatonieartige Erscheinung am Gesunden" von Cohnstamm beschrieben, als „Residualkontraktion" von Pinkhof[1]), als „Nachbewegung" von Matthaei[2]) untersucht ist. Nach einer längeren intensiven isometrischen Anspannung von Muskeln hinterbleibt eine unwillkürliche und unbewußte Innervation, die sich als eine typische Nacherregung subcorticaler Zentren herausstellt und wiederum zeigt, daß jene Zentren besonders geneigt sind, einmal gegebene Erregungskombinationen festzuhalten. Diese beiden Tatsachen (Enthirnungsstarre und Nachbewegung) leiten nun zu dem dritten, schon am längsten bekannten und für uns wichtigsten Punkt, der tierischen Hypnose, von der wir hier nur einiges herausgreifen.

Am großhirnlosen Tier gelingt die Hypnose ebensogut, ja noch besser als am normalen Tier; sie hat also entgegen früherer Meinungen weder mit einem Affektzustand noch mit suggestiver Beeinflussung etwas zu tun, da Vorstellungen und Suggestionsmöglichkeiten beim großhirnlosen Tier fehlen. Nach Verworn[3]) war demnach dieser Zustand von der eigentlichen Hypnose wesensverschieden und auch einem Schlaf ganz unähnlich, da es sich um einen krampfhaften Spannungszustand handelt, und wurde definiert als ein Reflexkrampf, der entsteht, wenn ein durch die plötzliche Lageveränderung hervorgerufener Umdrehreflex passiv verhindert wird. Aber doch tritt dieser Zustand jetzt wieder in nahe Beziehung zu Schlaf und Hypnose des Menschen. Auch Mangold[4]) kommt in seinen Untersuchungen dazu, die Gemeinsamkeiten zu betonen. Sowohl die motorischen wie die sensiblen Symptome entsprechen sich, es ist ein Übergang aus der tierischen Hypnose in echten Schlaf möglich, und besonders lassen sich die Erscheinungen auf den gleichen Mechanismus zurückführen. Motorisch findet sich bei den Tieren Muskelsteifigkeit oder Muskelerschlaffung, so wie am Menschen des lethargische und kataleptische Stadium in der Hypnose vorkommt, wobei das eine Stadium in das andere überführbar ist. Die hypnotische Analgesie geht so weit, daß beim Huhn die Laparotomie, am Menschen die Entbindung ohne Erwecken möglich ist. Für den Übergang in den echten Schlaf sind besonders die alten Tierversuche von Heubel[5]) von Bedeutung. Bei seinen sehr sorgfältigen Beobachtungen an Fröschen und Vögeln sieht er, wie beispielsweise ein Frosch, der zunächst mit krampfhaft hochgestrecktem Arm regungslos auf dem Rücken liegt, nach einer Stunde oder auch früher den in die Luft gestreckten Arm absinken läßt. Damit

---

[1]) Pinkhof, J.: Contraction résiduelle. Arch. néerland. de physiol. de l'homme et des anim. Bd. 6, S. 516. 1922.

[2]) Matthaei, R.: Nachbewegungen beim Menschen. Pflügers Arch. f. d. ges. Physiol. Bd. 202, S. 88 u. Bd. 204, S. 587. 1924.

[3]) Verworn, M.: Die sogenannte Hypnose der Tiere. Jena 1898.

[4]) Mangold, E.: Hypnose und Katalepsie bei Tieren. Jena 1914.

[5]) Heubel, E.: Über die Abhängigkeit des wachen Gehirnzustandes von äußeren Erregungen. Pflügers Arch. f. d. ges. Physiol. Bd. 14, S. 157. 1877.

ein solcher Schlaf mit seinen typischen Kennzeichen der Pupillenverengung, Abnahme der Reflexerregbarkeit und Abnahme von Herz- und Atemfrequenz auftritt, ist freilich lange Versuchsdauer und Fernhaltung von Reizen (Experimentieren im Halbdunkeln, geräusch- und erschütterungsfreier Raum) erforderlich. Auch die Schlaftrunkenheitszustände beim Erwachen aus diesem künstlichen Schlaf, wobei der Frosch noch eine Zeitlang gleichsam funktionell großhirnlos ist und reflektorisch zwangsmäßig auf Rückenberührung hin quakt, beschreibt HEUBEL sehr anschaulich. Die Heubelsche Deutung, daß dieser künstliche Schlaf nur auf der Beseitigung von Reizen beruhe, berücksichtigt freilich nur den einen Faktor. Als den für das Einschlafen wichtigeren Faktor erkennen wir nun denselben Mechanismus der Schlafhemmung wieder. Es kommt zuerst zu einer längere Zeit gleichmäßig fortdauernden starken isolierten Erregung bestimmter Zentren. Diese Zentren sind im Gegensatz zu den angeführten Fällen nicht sensorisch, sondern motorisch, nicht Großhirnzentren, sondern Hirnstammzentren, nicht psychisch, sondern reflektorisch beeinflußt, zeigen aber den zugrunde liegenden Mechanismus um so deutlicher. Daß die afferenten Nerven eines Muskels den größten Einfluß auf die Kontraktion des Muskels haben, lehrt schon der bekannte Sehnen- oder Eigenreflex. Auf höherer Stufe stehen Bewegungsempfindung (Bewegungsvorstellung) und aktive Bewegung in ähnlich enger Verbindung; die assoziative Verknüpfung durch Gleichzeitigkeit wird hier immer wieder erneuert, ist aber schon, wie die großhirnlosen Tiere und die Krankheitsfälle zeigen, im Hirnstamm festgelegt. Ein bestimmter Komplex kinästhetischer Empfindungen, wie er durch passive Lagerung eines Gliedes gegeben ist, führt bei funktioneller oder organischer Ausschaltung der Oberzentren zur aktiven Festhaltung dieser Stellung (Katalepsie, Flexibilitas cerea), übt einen „suggestiven" Zwang zu einer entsprechenden motorischen Erregung aus, die nun infolge ihrer Stärke und auf Grund der für die Unterzentren charakteristischen Funktionsweise (Nachbewegung, Enthirnungsstarre) zu einer Dauererregung wird. Von diesem isoliert festgehaltenen Erregungskomplex wird die Hemmung auf alle anderen Erregungen übergreifen. Obgleich die motorische Dauererregung recht lange anhalten kann — man denke etwa an die hypnotische „Brücke" des nur mit Hinterkopf und Hacken zwischen zwei Stühlen gestützten Patienten —, verfällt sie doch mit der Zeit dem langsamen Absinken, und wenn während dieser Zeit andere Reize und Erregungen fernbleiben, so schläft mit den zuerst gehemmten Gehirnteilen schließlich auch das primär erregte und hemmende Zentrum selbst. In diesen Fällen der tierischen Hypnose und, wie wir von hier aus weiter schließen können, vermutlich auch in jenen Krankheitsfällen mit entzündlichen Reizherden, geht also in der Tat die zum Schlaf führende Hemmung von den Unterzentren und der Thalamusgegend aus, ohne daß wir freilich dadurch berechtigt sind, allgemein ein in der Thalamusgegend gelegenes Schlafzentrum anzunehmen. Wie gerade die Pawlowschen Versuche lehren, kann jede Großhirnrindengegend zum schlafinduzierenden Zentrum gemacht werden; allenfalls könnte man den psychophysischen Komplex der Schlafvorstellung als ein Schlafzentrum bezeichnen, das dann aber auch nicht in der Thalamusgegend zu suchen wäre. Nicht ganz selten sind bei der allmählichen Ausbreitung des Schlafes jene Unterzentren noch relativ wach zu einer Zeit, wo die Oberzentren schon zum größten Teil eingeschlafen sind. Aber auch innerhalb der Oberzentren werden die einzelnen Komplexe je nach der Höhe ihrer Eigenerregung der sich ausbreitenden Schlafhemmung verschiedene Widerstände entgegensetzen und werden verschieden spät und stark vom Schlaf betroffen.

Es ließ sich nicht vermeiden, daß in dieser zusammenfassenden Darstellung der Schlafbedingungen, wenn sie statt einer nur referierenden Nebeneinanderstellung eine innere Verarbeitung der vorliegenden Befunde geben wollte, auch die in besonderen Abschnitten des Handbuchs behandelten Nachbargebiete der menschlichen Hypnose, der Schlafstörungen, der Traumerscheinungen und der tierischen Akinesen berührt werden mußten, und ebensowenig vermeidbar war es, daß gerade durch die Verarbeitung der aus verschiedenen Gebieten zusammenkommenden Befunde sich eine Anschauung über den Hemmungsmechanismus des Schlafes ergab, die, weil sonst noch nicht veröffentlicht, auch die zu einer lehrbuchmäßigen Darstellung erforderliche Bewährungsprobe noch nicht bestanden hat. Aber gerade weil hier ein neues und nicht unfruchtbares Kapitel der Gehirnphysiologie im Entstehen begriffen ist, glaubte Verf. die ihm notwendige Anschauung, die zum mindesten den Vorzug der Einheitlichkeit hat, nicht unterdrücken zu dürfen.

Statt „der" Schlafursache und „des" Schlafzentrums ergab sich ein gleichsam polyphyletischer Ursprung, wobei freilich die drei Faktoren Ermüdung, Reizausschaltung und Hemmung normalerweise zusammenwirken. Im Einzelfall wird bald dieser, bald jener Faktor zur Hauptbedingung. Eine Ermüdung und Erschöpfung mit ihrer chemisch wirkenden Stoffwechselstörung kann sich mit dem chemischen Gift des Narkoticums in ihrer schlafmachenden Wirkung summieren; es ist dem Arzt bekannt, eine wie geringe Narkoticummenge ausreicht, um etwa eine durch Wehen oder Blutverlust erschöpfte Patientin einzuschläfern. Aber ebenso bekannt ist dem erfahrenen Chirurgen, wie wesentlich für eine gute Narkose die Fernhaltung störender Reize und die psychische Beruhigung des Patienten ist. Hier erscheinen Reizausschaltung und Hemmung oder Beruhigung als die Nebenbedingungen, welche den chemischen Faktor unterstützen. Umgekehrt wird der chemische Faktor zur unterstützenden Nebenbedingung, wenn bei der Hypnose in schwierigen Fällen der psychische Hauptfaktor allein nicht zum Ziele führt.

Daß das „Wesen" des Schlafes eine Herabsetzung der Erregung und Erregbarkeit, in erster Linie des Zentralnervensystems, ist, erscheint nicht zweifelhaft. Während dieses Absinkens der allgemeinen Erregungshöhe bleiben jene nervösen Komplexe am wachsten, welche für das Individuum am lebenswichtigsten sind und welche die ungefährdete Sicherheit der Schlafruhe gewährleisten. Welche intracellularen physikalisch-chemischen Vorgänge dieser Umstellung der Erregungshöhe entsprechen, darüber werden die Kenntnisse im selben Maße zunehmen, wie das Verständnis der Erregungs- und Hemmungsvorgänge fortschreitet; die Betrachtung des Schlafes zeigt sehr deutlich, wieviel hier noch fehlt.

Unabhängig von aller Theorie erscheint der Schlaf nach wie vor als ein typisches Beispiel der immer wieder wunderbaren Selbststeuerung im lebenden Organismus, mit Hilfe deren sich in rhythmischen Erholungspausen Betriebsstörungen ausgleichen, wobei die Störungen selbst zur Ursache der Erholung werden. Wie durch die neuen Muskeluntersuchungen dem Erholungsstadium des Muskels mit seiner Milchsäureverbrennung und Glykogenrestitution eine besondere Bedeutung für das „Aufladen des Akkumulators" und „Anspannen der Feder" zugewiesen wird, so ist auch die erholende, kräftesammelnde Schlafpause als eine aktive Stoffwechselarbeit einzuschätzen, deren nähere Einzelheiten der Aufklärung bedürfen und bei der gewiß auch die Oxydationen eine Rolle spielen, obgleich, wie die Schlafacidosis und die allgemeine Verlangsamung der Blutströmung zeigt, Sauerstoffzufuhr und Kohlensäureentfernung unter die Norm herabgesetzt sind.

Die Pathologie des Schlafes.

Von

C. v. ECONOMO
Wien.

Mit 2 Abbildungen.

Zusammenfassende Darstellungen.

Die Grundlagen findet man in den allgemeinen Zusammenstellungen über den Schlaf, so z. B. PIÉRON: Le problème physiologique du sommeil. Paris 1903. — VERWORN: Schlaf, im Handb. d. Naturwiss. Bd. 8. — EXNER, S.: Der Schlaf. Hermanns Handb. d. Physiol. Bd. II. 1879. — TROEMNER, E.: Das Problem des Schlafes. Wiesbaden: J. F. Bergmann 1912. Ferner dieses Handbuch, Kapitel über den Schlaf von EBBECKE. — Allgemeines über die Pathologie des Schlafes findet man in allen Hand- und Lehrbüchern der Neurologie und der Psychiatrie, so z. B. in: OPPENHEIM, H.: Lehrb. d. Nervenkrankh. Berlin: Karger. — KRAEPELIN, E.: Psychiatrie. Leipzig: J. A. Barth. — STRANSKY, E.: Lehrb. d. allg. u. spez. Psychiatrie. Leipzig: F. C. W. Vogel. — ZIEHEN, TH.: Psychiatrie. Leipzig: S. Hirzel. — ASCHAFFENBURG, G.: Allgemeine Symptomatologie der Psychosen. Kap. 4: Der Schlaf. Im Handb. d. Psychiatrie, herausgeg. von ASCHAFFENBURG, A. 3. Abt. Leipzig u. Wien: Deuticke. — Spezielle Behandlung erfahren die Schlafstörungen mit besonderer Berücksichtigung der Schlaflosigkeit in: Abhandl. d. Kongr. f. inn. Med. in Wiesbaden, Sitzung vom 20.—23. IV. 1914 durch GAUPP, GOLDSCHEIDER, FRIEDLÄNDER u. a. m. — LECHNER, K.: Die klinischen Formen der Schlaflosigkeit. Wien u. Leipzig: Deuticke 1909. — WUNDERLICH: Über nervöse Schlaflosigkeit und deren Behandlung. Volkmanns Samml. klin. Vorträge, Nr. 239. Leipzig 1899. — VISMARD: De l'insomnie, ses causes et son traitement. Thèse de Montpellier Nr. 34. 1902. — TRAUGOTT: Die nervöse Schlaflosigkeit und ihre Behandlung. Würzburg: Kabitzsch 1913. — BREGMANN: Die Schlafstörungen und ihre Behandlung. Berlin: S. Karger 1920. — PEARSON, C. B.: Insomnia. Med. record Bd. 29, S. 53. 1921. — Über die Stellungnahme der Psychoanalytiker zu diesen Problemen orientiert: EISLER, J. M.: Über Schlafsucht und gestörte Schlaffähigkeit. Beitrag zur Kenntnis der oralen Phase der Libidoentwicklung. Ref. Internat. Zeitschr. f. Psychoanalyse 1921, S. 166. — Über Krankheiten mit Schlafsymptomen s.: ECONOMO, C. v.: Die Encephalitis lethargica. Wien u. Leipzig: Deuticke 1917. — ACHARD: L'encéphalite léthargique. Paris 1921. — STERN, F.: Die epidemische Encephalitis. Berlin: Julius Springer 1922. — LA TORRE, M.: Encefalite epidem. Sassari 1923. — MOTT, F. W.: Chronic epidemic Encephalitis. Kopenhagen 1924.

Schlafen und Wachen als periodischer Wechsel der Gesamtfunktionen der Lebewesen unserer Erde stehen genetisch ursprünglich wohl in unmittelbarem Zusammenhange mit den Tag-Nachtperioden unseres Planeten, um im Laufe der Entwicklung bei Lockerung dieser Abhängigkeit vom Lichtwechsel[1]) zu *eigenperiodischen* Schwankungen der Organismen zu werden, den Gezeiten von Flut und Ebbe vergleichbar.

---

[1]) Es handelt sich dabei nicht allein um den *Licht*wechsel, sondern überhaupt um die Tag-Nachtperiode, die auch in den Temperatur-, Luftdruck-, Radioaktivitäts-, elektrischen Schwankungen sowie wahrscheinlich auch in tagperiodischen Schwankungen noch anderer *unbekannter* Faktoren zum Ausdruck kommt. Siehe darüber ROSE STOPPEL: Tagesperiodische Erscheinungen bei Pflanzen (s. S. 660 dieses Bandes).

Als solcher ist der Schlaf (ebenso wie das Wachen) ein komplexer biologischer Zustand, bei dem bekanntlich die meisten, wenn nicht alle Organfunktionen unabhängig voneinander einen eigenen Typus ihres Ablaufes aufweisen, der sich vom Typus im Wachen unterscheidet und deren *Gesamtsumme* den Schlaf ausmachen. Man ist nun nicht von vornherein berechtigt, eine kausale Abhängigkeit der für den Schlaf eigentümlichen Funktionsart der einzelnen Organe voneinander anzunehmen; schon deshalb nicht, weil sie einzeln alle der Reihe nach abgeändert sein können, ohne daß, wenn nur die Mehrzahl der übrigen anderen in entsprechender Art verlaufen, der Gesamteindruck des Schlafes Abbruch leide. Alle bisherigen Theorien über den Schlaf, d. h. alle Versuche, welche aus *einer* Erscheinung dieses komplexen biologischen Zustandes alle übrigen Eigentümlichkeiten desselben ableiten wollen, sei es aus den Stoffwechselveränderungen, aus dem Blutdruck oder aus Wirkungen des Zentralnervensystems usw., leiden daher an demselben Mangel der Einseitigkeit, da sie zu wenig berücksichtigen, daß die meisten Organe unabhängig voneinander an beiden Teilen dieses periodischen Wechsels (Schlaf-Wachen) teilnehmen.

Mit der in der Tierreihe aufwärts zunehmenden Rolle des Zentralnervensystems, da allmählich die allermeisten Lebensvorgänge entweder in unmittelbar von ihm determinierte Abhängigkeit (sog. Innervation) oder wenigstens in mittelbare Beziehung zu ihm treten, ist es sehr wahrscheinlich, daß das *Zentralnervensystem* bei höheren Tieren, abgesehen von einer ebenfalls eigenen charakteristischen, gleichsam passiven Teilnahme am Schlafzustande als solchem, auch außerdem ebenso wie bei den meisten übrigen Lebensvorgängen noch einen aktiven Einfluß auf den Eintritt, den Ablauf und die Beendigung des Schlafes ausübt; d. h. daß dem Zentralnervensystem wahrscheinlich die Steuerung des Schlafes ganz oder großenteils zufällt, insbesondere auch die Steuerung des Schlafes des Zentralnervensystems selbst. Schon der normaliter recht plötzlich vor sich gehende Umschlag vom Wachen zum Schlaf, der etwas Reflexartiges an sich hat, legt diesen Gedanken nahe. An diese sowie an viele andere Überlegungen knüpfen jene Schlaftheorien an, welche im Zentralnervensystem die Ursache und Erklärung für das Auftreten des Schlafes suchen und diesen Vorgang an eine bestimmte Stelle des Zentralnervensystems, ein sog. *Schlafzentrum*, lokalisieren möchten. Als was eine derartige Wirkung eines solchen hypothetischen Zentrums aufzufassen wäre, ist noch unbestimmt, doch haben es die Pawlowschen[1] neuesten Untersuchungen über bedingte (anerzogene) Reflexe und deren experimentelle Hemmung, bei welch letzterer es oft zu Schlaf kommt, wahrscheinlich gemacht, daß diese Wirkung, welche den Schlaf bedingt, ein auf das Gehirn wirkendes *Hemmungsphänomen* sein dürfte[2]. Auf diese Frage des Schlaf*zentrums* wollen wir vorderhand nicht weiter eingehen; wir werden aber im Laufe unserer Besprechung über die Pathologie des Schlafes schließlich doch darauf zurückkommen müssen, da gerade die genaue Kenntnis gewisser Krankheiten in den letzten Jahren ganz neue Ausblicke in dieser Frage eröffnet hat, welche die Lokalisierbarkeit ins Zentralnervensystem gewisser für die Steuerung des Schlafes höherer Tiere wichtiger Vorgänge höchstwahrscheinlich machen. Dabei darf aber auch bei einer derartigen Lokalisation *nie vergessen* werden, daß der Schlaf daneben noch ein komplexer biologischer Zustand ist, der auch die übrigen Organfunktionen in sich bezieht.

---

[1]) Pawlow, J. P.: Die Charakteristik der Rindenmasse der Großhirnhemisphären vom Standpunkte der Erregbarkeitsveränderungen usw. Schweiz. Arch. f. Neurol. u. Psychiatrie Bd. 13, S. 568. 1923 u. Skandinav. Arch. f. Physiol. Bd. 44. 1923.

[2]) Schon Brown-Séquard hatte den Schlaf wegen der Spontaneität und Plötzlichkeit seines Auftretens als eine aktive *Inhibition* aufgefaßt. Arch. de physiol. 1889.

Sehen wir also von der besprochenen zentralen Steuerung vorerst ganz ab, so nimmt das Zentralnervensystem wie *alle* übrigen Organe auch selbst am Schlafe teil, und zwar mit so charakteristischen Änderungen seiner Funktionen, sowohl der rezeptiven als der reaktiven, daß wir, gewohnt, die Individualität schon bei höheren Tieren und ganz besonders beim Menschen hauptsächlich, ja beinahe ausschließlich nach den Auswirkungen seines Zentralnervensystems oder gar bloß seines Großhirns zu erfassen, so auch den auffallenden Funktionszustand des Zentralnervensystems im Schlafe brevi manu gleichsam für den Schlaf selbst als pars pro toto anzusprechen gewohnt sind, und im alltäglichen Sprachgebrauch gleichsam den *Hirn*schlaf für Schlaf überhaupt setzen; ist doch der Schlaf des Menschen durch keine andere Eigenschaft besser charakterisiert als durch das seelische Verhalten des Schlafenden, so tief er sich daneben auch ins Vegetative hinein auswirken mag. Unter *Hirnschlaf* im engeren Sinne wollen wir also jetzt bloß den Zustand der spezifisch *nervösen* und *psychischen* Funktionen des Gehirns im Schlafe verstehen, während wir demgegenüber unter der Bezeichnung *Körperschlaf* nicht nur den Zustand aller übrigen *Körperorgane* im Schlafe subsummieren, sondern auch jene Änderungen im Stoffwechsel, in der Blut- und Lymphströmung also alle diejenigen anatomischen, chemischen und weiteren Vorgänge des *Gehirns* selbst dazurechnen, welche nicht *unmittelbar* als nervöse oder psychische Effekte zum Ausdruck kommen.

Eine vollständige Pathologie des Schlafes sollte sich also ebensowohl mit den krankhaften Abweichungen des Körperschlafes, d. h. mit den Abweichungen der Funktionen aller Organe, wie Ausscheidung, Regeneration usw., eines krankhaft veränderten Schlafes befassen als mit dem krankhaft veränderten Hirnschlaf. Leider ist aber die Forschung über die Pathologie des Schlafes noch nicht so weit gediehen, daß es möglich wäre, eine nur annähernd derartige vollständige Darstellung davon zu geben. Besonders die Pathologie des Körperschlafes ist so gut wie überhaupt unbekannt bis auf einige wenige Angaben, welche uns doch darauf hinweisen, daß auch auf diesem Gebiet spezielle Studien imstande wären, ganz neue Zusammenhänge zu entdecken; so kann als Beispiel für diese Annahme angeführt werden, daß die Mehrzahl der epileptischen Anfälle[1] (zwei Drittel aller Anfälle) in der nächtlichen Periode erfolgt, ebenso der Hauptteil der Geburten; Enuresis und Pollutionen[2] sind ferner im Wachzustande höchste Seltenheiten, und man kann nicht etwa bloß einen Mangel an zentraler Kontrolle für diese beiden letzteren Umstände verantwortlich machen, denn wieso setzt die Kontrolle über die Atmung und viele andere zentral gestimmten Vorgänge doch im Schlafe nie aus?. Auch eine gewisse Herabsetzung der Abwehrkräfte des Organismus scheint im Schlafe vielleicht zu bestehen [TRÖMNER[3]], wenigstens nach der Häufigkeit des nächtlichen ersten Auftretens von Erkrankungen zu folgern. Anderseits kann aber auch eine oft direkt heilsame Wirkung des Schlafes bei vielen Zuständen (z. B. als Abschluß des Säuferwahnsinnes — Delirium tremens) und sogar bei Infektionskrankheiten (Grippe) ebenfalls nicht in Abrede gestellt werden; auch diese scheint auf einer tieferen organischen Ursache als der bloßen Erholung zu beruhen. — Das eben Gesagte zeigt, daß die Beobachtung der krankhaften Zustände des *Körper*schlafes sicher mit der Zeit wertvolle Aufschlüsse über eine große Reihe uns noch unbekannter Vorgänge im Schlafe geben wird. Mehr läßt sich aber derzeit darüber kaum sagen.

---

[1] FÉRÉ: Die Epilepsie. (Deutsch von EBERS übers.) 1896.

[2] POPPER, M.: Therapie der Pollutionen. Wien. med. Blätter 1899. — PFISTER: Die Enuresis nocturna usw. Monatsschr. f. Psychiatrie u. Neurol. Bd. 15, S. 113.

[3] TRÖMNER, E.: Das Problem des Schlafes. Wiesbaden 1912.

Besser orientiert sind wir heute schon über den Hirnschlaf, zumal, wie gesagt, bei der präponderanten Rolle, welche das Gehirn in den Lebensäußerungen höherer Lebewesen spielt, und bei dem Interesse, die dessen Funktionen beanspruchen, man sich allmählich (allerdings zu Unrecht) im Sprachgebrauche, wie schon oben gesagt, gewöhnt hat, unter Schlaf hauptsächlich den *Hirn*schlaf zu meinen und sogar die wissenschaftlichen Untersuchungen über den Schlaf meist nur die nervöse und psychische Seite dieses Phänomens in den Kreis ihrer Beobachtung gezogen haben. Als ein Hinweis darauf, daß aber auch die *einzelnen Teile* des Zentralnervensystems noch gleichsam gesondert voneinander dem periodischen Schlaf-Wach-Wechsel unterliegen, kann der Umstand gelten, daß großhirnlose Hunde (Goltz) und Affen [Kreidl und Karplus [1])] ebenfalls noch denselben aufweisen [2]).

Die auffallendsten Anzeichen des Hirnschlafes, oder wir wollen ebenfalls kurz sagen des *Schlafes* (bei Abstraktion vom Körperschlaf), sind erstens die *partielle, evtl. beinahe totale Absperrung der ganzen afferenten (sensiblen) sowie auch der efferenten (motorischen und tonischen) Erregungsleitung*, welche also eine beinahe totale Ausschaltung von der Außenwelt bedingt, und zweitens die *partielle, evtl. beinahe totale Auslöschung des Bewußtseins*, aus welchem „anderen Zustand" Reize von mehr oder minderer Stärke, die aber noch nicht die Schmerzschwelle übersteigen, schon imstande sind, den anderen (periodischen) Zustand des Wachens und die Bewußtseinsklarheit wieder hervorzurufen. Auf das Wort „beinahe" ist hier ein spezielles Gewicht zu legen, da schon nicht extreme Reize zu der *für den Schlafzustand typischen Erweckbarkeit* führen. Für den Schlaf typisch ist es also auch, daß er einen *reversiblen* Zustand darstellt!

Die quantitativ recht verschiedenen Grade der Bewußtseins- und der Reizleitungssperrung beim Schlaf berechtigen nicht, etwa den Schlaf als einen vom Wachen bloß quantitativ im Sinne einer Funktionsherabminderung verschiedenen Zustand anzusehen, sondern er ist daneben noch *qualitativ* verschieden. Subjektiv sogar schon normaliter fühlbar an der reflexartig plötzlichen Abkehr unserer psychischen Funktionen von der Außenwelt im Moment des Einschlafens, d. h. an dem Gefühl, das wir das „*Schwinden der Sinne*" nennen, ist dieser qualitative Unterschied noch viel auffallender z. B. in jenen pathologischen Fällen von gesteigerter nervöser Reizbarkeit, bei welchem die Plötzlichkeit dieses „Schwindens der Sinne", wie jedes andere plötzliche Geschehen, selbst als Schreckreiz wirkt und den einnickenden Patienten im Augenblicke des Einnickens auffahren und immer wieder erwachen läßt; aber auch der ebenfalls pathologische Zustand des Schlafwandelns, bei dem die davon Befallenen oft sogar mit offenen Augen schlafend aus dem Bette steigen und auch ziemlich komplizierte Handlungen verrichten können, ohne ihr Wachbewußtsein zu erlangen und ohne spätere Erinnerung an diese Handlungen, zeigt, daß im Schlaf ein qualitativ vom Wachen verschiedener „anderer" Zustand des Gehirns besteht. Worin das *Wesen* dieses qualitativen Unterschiedes besteht, ist unbekannt; vielleicht ist es das oben erwähnte Pawlowsche Hemmungsphänomen; und es ist ferner möglich, daß diese Hemmung vom hypothetischen sog. *Schlafzentrum* ausgeübt wird, dessen Existenz durch die Pathologie, wie wir später sehen werden, sehr wahrscheinlich gemacht wird. Die oben erwähnte (partielle) Auslöschung des Bewußtseins dürfte im *Großhirn* vor sich gehen, die Absperrung der Reizleitung könnte schon in *tieferen Zentren* (Zwischen- oder Mittelhirn) erfolgen. Forscher, welche dazu neigen,

---

[1]) Karplus, J. P. u. A. Kreidl: Über Totalexstirpationen usw. Arch. f. Anat. u. Physiol. 1914.
    [2]) Interessant und von großer Bedeutung wäre zu erfahren, ob solche Hund im Schlafe evtl. auch Zeichen von Träumen geben.

auch bei biologischen Vorgängen immer nur eine einzige und primäre Ursache
für jedes Geschehen anzuerkennen, wollen die Absperrung der Reizleitung, und
zwar meist bloß der rezeptiven, als primäres Schlafsymptom ansehen, aus dem
die Bewußtseinsänderung als mittelbare (sekundäre) Folge aus *Reizmangel*
zu erklären wäre; STRÜMPELLS[1]) Erfahrung bei einem Patienten, dessen taktile Sensibilität geschwunden war und der bei Schließung der Augen und Ohren einschlief,
und andere ähnliche Fälle der Pathologie schienen einst dieser Annahme recht
zu geben; doch ist hier zu berücksichtigen, daß diese Beobachtungen sich auf
hysterische Patienten beziehen, welche auffallend leicht suggestiven Beeinflussungen unterliegen, deren Schlaf also in diesen Experimenten nicht eine
unmittelbare physiologische Folge der Reizabsperrung gewesen sein dürfte,
sondern eher die Folge ihrer eigenen krankhaft veränderten Vorstellungen
[s. Kap. Hypnose und Suggestion[2])]. Wollte man wirklich die Absperrung der
Reize als primäre Ursache des Schlafes ansprechen, so müßte man den Schlaf
als den eigentlich primären Normalzustand des Gehirns ansehen und das Wachen
bloß als Reaktion auf Reize exogener oder evtl. endogener Natur. Dies war
bekanntlich einst die Ansicht BURDACHS[3]), der das Schlafproblem eher in die
Frage gekleidet wissen wollte: „Warum sind wir wach?" Auch der Dauerschlum-
mer des Säuglings spricht scheinbar in diesem Sinne. Immerhin ist es doch wahrscheinlich, daß die *Schlaf-Wach-Periodizität* in unserem ganzen Organismus im
Sinne einer *Eigenperiodik* viel tiefer wurzelt, als daß sie bloß eine Folge von
Reiz oder Reizmangel wäre, sonst müßte man doch dem Erwachen jede Spontaneität absprechen; solche Fälle müßten bei Abhaltung von äußeren Reizen
dann im Dauerschlaf verharren, außer man wollte dann endogene Reize zur
Erklärung des spontanen Erwachens in Anspruch nehmen, wofür es aber dann
weder im positiven noch im negativen Sinne eine Beweismöglichkeit gibt und
man mindestens ein spontanes Erwachen der übrigen Organe mit Ausnahme
des Gehirns annehmen müßte! Sehr wahrscheinlich erscheint uns jedoch,
wie oben gesagt, eine so gezwungene Annahme nicht, in gewissem Sinne spricht
auch gegen dieselbe, daß die Schlafkurven von Blinden, ja sogar von Taub-
und Blinden keine nennenswerten Unterschiede aufweisen gegenüber der Schlafkurve Normaler, wie KREIDL und HERZ[4]) gezeigt haben; denn beim Ausfall der
beiden für die Hirnfunktion wichtigsten Sinne wäre bei obiger Annahme mindestens eine *Änderung* der Schlafkurve zu erwarten. Dies macht es doch wahrscheinlich, daß auch die beiden Komponenten des Hirnschlafes — die Be-
wußtseinslöschung und die Reizleitungssperrung — voneinander kausal unabhängig sind und nebeneinander autonom als Teile des Schlafzustandes des Gehirns
bestehen; daß sie beide im normalen Schlafe nur *partiell* entwickelt sind, d. h., daß
es sich dabei *nicht* um eine *totale* Absperrung handelt, haben wir ausdrücklich betont.

Wir haben als eine ferner wichtigste Eigenschaft des Schlafes die *Erweckbarkeit* bezeichnet und sind eigentlich erstaunt, die Erwähnung dieses Symptoms
bei den meisten Autoren, die über den Schlaf berichten, zu vermissen, obschon
es landläufig allgemein bekannt ist. Und doch ist dieses charakteristische Zeichen
von großer Wichtigkeit zur Unterscheidung des Schlafes von mehreren pathologischen Zuständen, welche eine gewisse Ähnlichkeit mit dem Schlafe haben.
Unter Erweckbarkeit verstehen wir, wie oben gesagt, die Möglichkeit durch *nicht
extreme* Reize den Schlafenden zur Bewußtseinsklarheit zurückzubringen; die

---

[1]) STRÜMPELL: Pflügers Arch. f. d. ges. Physiol. Bd. 15. 1878.
[2]) Dieses Handbuch. SCHULTZ, J. H.: Hypnose und Suggestion beim Menschen.
[3]) BURDACH: Von dem Bau und Leben des Gehirns. Leipzig 1825.
[4]) KREIDL, A. u. F. HERZ: Über den Schlaf des Mindersinnigen. Pflügers Arch. f. d.
ges. Physiol. 1924.

schlafähnlichen pathologischen Zustände von Bewußtlosigkeit, und zwar die *Ohnmacht* (Synkope), meist infolge starker akuter Hirnanämie, das *Koma* meist die Folge schwerer Vergiftungen, die *Hirnerschütterung* (Commotio) meist Folge traumatischer, miliarer, capillärer Blutungen und molekulärer Schädigung der Nervenelemente, die Bewußtlosigkeit *Ertrunkener* und die *Agone*, d. i. die meist prämortale Funktionsherabsetzung aller übrigen Organe und auch des Gehirnes, weisen die Erweckbarkeit in diesem Sinne nicht auf; auch *extreme Reize*, d. h. solche, die auch schon eine körperliche Schädigung bedingen, können hier außer meist bloß reflektorischer Bewegungsakte höchstens eine sehr unvollkommene psychische Reaktion mit nur geringer Bewußtseinsaufhellung herbeiführen, ohne die *Benommenheit* entfernen zu können. Bei einer Betrachtung der Pathologie des *Schlafes* fällt also die weitere Erörterung über diese schlaf*ähnlichen* Zustände eigentlich weg und wir werden dieselben nur gelegentlich wieder berühren; daß wir uns bei der Pathologie hauptsächlich an die menschliche Pathologie halten müssen, liegt daran, daß nur bezüglich des Menschen genügende Beobachtungen über die krankhaften Veränderungen des Schlafes vorliegen. Der Übersicht halber wollen wir bei dieser Besprechung eine Einteilung der Materie treffen, die mehr aus praktischen Gründen als aus dem Wesen der Pathologie sich ergibt; und zwar wollen wir A. zuerst verschiedene krankhafte Störungen des Schlafablaufs besprechen und an zweiter Stelle B. krankhafte Zustände erörtern, bei welchen der Schlaf selbst das wichtigste Krankheitssymptom bildet.

A. Krankhafte Schlafstörungen.

Die Schlafstörungen können quantitativer und qualitativer Natur sein. Am häufigsten sind die Störungen im Sinne der Schlaf*abnahme*, also die verschiedenen Formen der Schlaflosigkeit, weniger häufig schon die Störungen im Sinne einer *Zunahme* (soweit sie nicht im Abschnitt B. besprochen werden), und dann noch die *qualitativen Änderungen*, und zwar das Schlafwandeln, andere ähnliche Zustände und die Schlafumkehr. Außerdem kennen wir auch die normale Schlafkurve (s. vorherig. Kap.) recht genau, und wir dürfen daher starke Abweichungen von derselben als pathologisch betrachten[1]). Bei der starken individuellen Verschiedenheit, die der Schlaf der einzelnen Personen zeigt, ist es manchmal im Einzelfalle schwer, zu entscheiden, was schon als pathologisch zu bezeichnen ist und was noch innerhalb normaler Grenzen fällt. Im großen ganzen läßt sich jedoch eine gewisse Erfahrungsnorm geben, wenn man an die im Kapitel über den normalen Schlaf gegebenen Daten sich als Regel hält. Wir wissen, daß im ersten Lebensjahre[2]) im ersten Quartal desselben beinahe ein nur von den Ernährungspausen unterbrochener Dauerschlaf besteht, im zweiten Quartal werden die Pausen größer, im dritten Quartal ist der Mensch schon einige Stunden am Tage wach, im vierten Quartal nimmt der Schlaf nur mehr 18 Stunden ein, vom 2.—5. Jahr 14 Stunden, und zwar 12 Stunden Nachtschlaf und 2 Stunden Tagschlaf, vom 6.—18. Jahr dauert der Nachtschlaf ungefähr 10 Stunden, später beim Erwachsenen 8—7 Stunden (ein Drittel des Lebens!), um schon vom 50.—55. Jahre

---

[1]) Was gewöhnlich als Schlafkurve gezeigt wird (s. auch unsere Abb. 45) ist eine Schlaf-*tiefen*kurve, d. h. eine Kurve, die die Intensität der zu den verschiedenen Stunden des Schlafes erforderlichen Weckreize angibt. Mit mehr Recht könnte man als Schlafkurve die mit dem Szymanskischen *Aktographen* im Schlafe gewonnene Bewegungskurve bezeichnen; s. darüber Szymanski: Zeitschr. f. angew. Psychol. Bd. 20. 1922, ferner Kreidl u. Herz: Pflügers Arch. f. d. ges. Physiol. Bd. 203, H. 5/6. 1924.

[2]) Aschaffenburg: Der Schlaf im Kindesalter und seine Störungen. Wiesbaden 1909. — Hamburger: Über seltene Formen kindlicher Schlafstörung. Jahrb. f. Kinderheilk. 1915, S. 164.

allmählich wieder abzunehmen, so daß zwischen 65—75 Jahren der Nachtschlaf bloß 3—4 Stunden dauert; innerhalb dieser Skala gibt es aber auch ziemlich starke individuelle Verschiedenheiten, die noch nicht als pathologisch bezeichnet werden können.

Die gewöhnlichste und subjektiv unangenehmste Schlafstörung ist die Schlaflosigkeit (Agrypnie, Insomnie). Von der durch mechanische exogene Reize, z. B. durch ungewohnten Lärm oder durch Schmerz hervorgerufenen Schlaflosigkeit wollen wir hier natürlich ganz absehen. Auch toxische exogene Einflüsse können Schlaflosigkeit bedingen, bekanntlich erzeugt starker schwarzer Kaffee durch das in ihm enthaltene Alkaloid Coffein (ähnlich wirkt Tee, evtl. auch Cola und Kakao) eine gesteigerte Munterkeit und infolgedessen Schlaflosigkeit; ähnlich und noch viel stärker wirkt schon in kleinen Dosen Cocain; die Wirkung ist hier eine doppelte, und zwar eine unmittelbare aufs Nervensystem und ferner eine auf das Blutgefäßsystem, so daß, wenn auch Schlaf eintritt, derselbe infolge der gesteigerten und gestörten Herztätigkeit (Herzklopfen usw.) durch Angstgefühle, Angstträume u. a. m. gestört oder unterbrochen werden kann.

Interessant zu wissen ist es, daß es auch eine *konstitutionelle Schlaflosigkeit* gibt, d. h. es gibt einzelne Menschen, welche nie oder höchstens während ganz weniger Stunden den vollkommenen Zustand des Schlafes aufweisen; sie ruhen wie andere des Nachts, ohne jedoch ihr Bewußtsein zu verlieren oder in den „anderen" Bewußtseinszustand zu kommen; dabei kann es sich um sonst normale Menschen handeln, die auch gesund bleiben, da das Ruhen offenbar zur Erholung vollkommen genügt. Dieses Vorkommnis zerstört die Legende von der unbedingten Notwendigkeit des Schlafes (im Sinne des Hirnschlafes); wenn Tiere bei Verhinderung des Schlafes nach 5 Tagen sterben, so liegt das an den zur Störung des Schlafes angewandten experimentellen Mitteln, die eine Erschöpfung herbeiführen; ein Mensch kann durch starke Willensanstrengung wohl kaum länger als 4 Tage ohne Schlaf bleiben, ohne von Schlaf übermannt zu werden, es sei denn, er wende ebenfalls erschöpfende oder giftige Mittel dazu an, die seinen Organismus auch sonst schädigen. Ein Fall von solcher konstitutioneller Agrypnie oder Oligohypnie, den ich kannte, wies eine auffallende dauernde Bradykardie auf, und zwar hatte er bloß 40—44 Pulsschläge in der Minute.

Es ist ferner bekannt, daß Schlafstörungen, und zwar besonders Schlaflosigkeit bei Klimawechsel auftritt, bevor sich eine Akklimatisation vollzogen hat, und zwar sowohl bei Reisenden, die in die Tropen ziehen als auch besonders bei Besuchern subpolarer Gegenden; die Gebirgsagrypnie, die wochen- und monatelang andauern kann, gehört auch hierher [HELLPACH[1])]. Ebenso ist auch die Schlaflosigkeit vieler empfindlicher Menschen bei Scirocco (Föhn) sehr bekannt. MICHELSON[2]) hat gefunden, daß die Schlafkurve im Sommer flacher ist als im Winter.

Während ferner die Müdigkeit, d. h. die Ermüdungsstoffe gewöhnlich schlaffördernd wirken, kann die Übermüdung zur Schlaflosigkeit führen. Von sonstigen Ursachen der Schlaflosigkeit kennen wir kaum eine körperliche Erkrankung, welche nicht schon an und für sich, ganz abgesehen vom Schmerz, den wir bei den exogenen Reizen angeführt haben, mittelbar oder unmittelbar zur Schlaflosigkeit führen könnte[3]), auch Krankheiten des Magens und Darms[4]), der Nieren,

---

[1]) HELLPACH, W.: Die geopsychischen Erscheinungen. S. 218 u. 247. Leipzig: Engelmann 1917. — SCHRUMPF: Die Schlaflosigkeit im Hochgebirge. 31. Kongr. f. inn. Med. in Wiesbaden 1914.

[2]) MICHELSON: in Kraepelins Psychol. Arbeiten Bd. 2.

[3]) Z. B. sogar Refraktionsstörungen; s. TROUSSEAU: L'insomnie due aux troubles de refractions. Rev. neurol. 1900, S. 924.

[4]) RÖNCHELD: Die Schlaflosigkeit der Dyspeptiker usw. 31. Kongr. f. inn. Med. in Wiesbaden 1914. — RUBIN: Über Agrypnia gastrica. Zeitschr. f. ärztl. Fortbild. 1922, S. 720.

Lunge, Leber, insbesondere aber Herzkrankheiten[1]). Ganz besonders ist aber die Schlafstörung und speziell die Schlaflosigkeit ein besonders feines Reagens für jede Art nervöser Erkrankung. Kann doch schon jede seelische Erregung sowohl freudiger wie besonders trauriger Natur, jeder quälende Gedanke schon zu Schlaflosigkeit führen. So macht sich auch jede psychische Erkrankung gleich durch eine Störung des Schlafes bemerkbar[2]), jede nervöse Überreizung, sog. Nervosität, jede psychische Erschöpfung wie die Erschöpfungsneurasthenie, aber auch die konstitutionelle Neurasthenie hat gewöhnlich mehr oder minder ausgeprägte Schlaflosigkeit in ihrer Begleitung; aber auch wirkliche Geisteskrankheiten sind meist von Schlafstörungen sehr unangenehmer Art begleitet, und oft ist die Schlaflosigkeit und unruhiger Schlaf mit wirren Träumen das prämonitorische Symptom, welches die noch keimende Geistesstörung wie einen ominösen Schatten vorauswirft[3]). Diese Agrypnie ist nur in der Minderzahl der Fälle die Folge von krankhaften Affekten, erregenden Wahnideen oder gesteigerten Bewegungsdrang, meist handelt es sich dabei um eine primäre — symptomatische — Agrypnie ohne spezielle Ursache. Konstant ist die Schlaflosigkeit bei der Manie; bei der Melancholie (Trübsinn) ist der Schlaf stets mangelhaft und fehlt oft ganz auf der Höhe der Erkrankung (Angstträume); auch bei der Amentia (akute Verwirrtheit) ist der Schlaf mangelhaft; bei der Dementia praecox (Jugendirresein) und dem chronischen Verfolgungswahn (Paranoia) ist der Schlaf nur fallweise (im Rahmen der Wahnbildungen) gestört und im großen ganzen eher normal; dagegen kann eine monatelange Agrypnie wieder oft ein Prodromalsymptom einer ausbrechenden progressiven Paralyse (metaluetischer Hirnschwund) sein; beim Altersblödsinn (Dementia senilis) ist die Agrypnie ebenfalls ein ziemlich regelmäßiges Symptom, oft mit bunter Verwirrtheit (Delirien) verbunden; während die arteriosklerotische Demenz, d. h. der geistige Verfall infolge Verkalkung der Hirngefäße bald mit hartnäckiger Schlaflosigkeit und bald mit Schlafsucht einhergehen kann. Der ausbrechende Säuferwahnsinn (Delirium tremens) und der Anfall der Quartalsäufer (Dipsomanie) beginnt mit Schlaflosigkeit, sein Ende findet er in einem tiefen Heilschlaf (kritischer Schlaf). Schlaflosigkeit bei chronischem Giftkonsum, sog. Süchtigkeit, Morphinismus, Cocainismus, Ätherismus usw. ist ein häufiges Symptom und besonders als Abstinenzerscheinung bei den Entwöhnungskuren eines der unangenehmsten. Bei gewissen Formen der im Abschnitt B. zu erwähnenden Encephalitis lethargica epidemica ist quälende Schlaflosigkeit ein Anfangssymptom. Auch die Psychosen infolge chronischer Bleivergiftung (Saturnismus) sind von Agrypnie begleitet. Auch die traumatischen Neurosen (Unfallskrankheiten des Nervensystems) weisen vielfache Schlafstörungen auf; ebenso die Hysterie[4]), bei der die Schlaflosigkeit allerdings nicht die häufigste Art der Schlafstörung ist, sondern eher Schlafsucht eintritt oder vielfach Träume von auffallender Lebhaftigkeit oder gar dämmerhafte Zustände den Schlaf beeinträchtigen. Von der Schlaflosigkeit der Neurastheniker haben wir schon gesprochen, sie kann sowohl eine sekundäre sein infolge allgemeiner Unruhe oder primär. Häufig zeigt sich bei letzteren die Schlaflosigkeit in der Form des verspäteten Einschlafens mit leichtem, oft unterbrochenem Schlaf und einem relativ tiefen Morgenschlummer mit verspätetem und unerquicktem Erwachen.

---

[1]) Feilchenfeld, L.: Zur Diagnose und Behandlung besonders der kardialen Formen der Schlaflosigkeit. Berlin. klin. Wochenschr. 1904.

[2]) S. diesbezügl. z. B. Kraepelins Lehrb. „Die Psychiatrie". Leipzig: J. A. Barth. 2. Aufl.

[3]) Lomer, G.: Schlaf und Geisteskrankheit. Psychiatr.-neurol. Wochenschr. 1907, S. 7. Ferner die verschiedenen Lehrbücher der Psychiatrie und Neurologie.

[4]) Raecke: Über hysterische Schlafzustände. Berlin. klin. Wochenschr. 1904, S. 1323. — Barth, E.: Über hysterische Schlafzustände. Dissert. Kiel 1898.

Dies führt uns zur Besprechung der verschiedenen Typen von Schlafstörungen. Man kann im allgemeinen nicht sagen, daß für die eine oder andere Erkrankung der eine oder andere Typus von Störung charakteristisch (pathognomonisch) sei, denn die meisten Typen, insbesondere die der Schlaflosigkeit, können wahllos bei den meisten der angeführten Erkrankungen vorkommen, mit Ausnahme jener Störungen, die wir im Kapitel B. besprechen wollen[1].

Es kann sowohl die Schlafdauer als die Schlaftiefe, als der Verlauf des Schlafes (Schlafkurve), als auch die Art des Schlafes verändert sein.

Über die normale Schlafdauer in den verschiedenen Lebensaltern haben wir schon gesprochen, aber auch innerhalb dieser Grenzen ist die individuelle Schlafbedürftigkeit eine sehr verschiedene und die Grenze des Pathologischen schwer anzugeben; es gibt viele sonst normale Menschen in mittleren Lebensjahren, die weit über die ihrem Alter zukommenden 7—8 Stunden schlafen und weit in den Vormittag hineinschlafen, wenn sie nicht geweckt werden; dagegen werden wir ein Herabsinken der Schlafzeit in mittleren Jahren auf 6 oder gar 5 Stunden schon nicht mehr als normal, sondern als eine schon etwas pathologische Agrypnie bezeichnen müssen, falls sie nicht durch äußere Momente (lärmende Umgebung usw.) verursacht ist.

Auch die Schlaftiefe zeigt noch innerhalb der Grenze des Normalen sehr verschiedene Grade. Wir haben die Erweckbarkeit geradezu als eine charakteristische Eigenschaft des Schlafzustandes bezeichnet und sie als Unterscheidungsmerkmal gegenüber einer Reihe anderer Arten von Bewußtlosigkeit angeführt; die Erweckbarkeit ist aber im Verlaufe der 8 stündigen Schlafperiode eine der Zeit nach sehr verschiedene; nach der Reizstärke, die zum Erwecken nötig ist, dem sog. Weckwert, ist bekanntlich die *Schlaftiefenkurve* bestimmt worden; die Weckwerte liegen natürlich mehrmals tausendfach höher als die sehr niederen Reizwerte des Wachens; immerhin sind es aber, wie gesagt, normaliter nie extreme Reize, welche auch nicht die Schmerzgrenze und geschweige denn die einer körperlichen Schädigung erreichen. Schlaftiefen, welche jedoch an diese Grenzen reichender Weckreize bedürfen, wo also auch nicht mehr das bloße Aufrütteln recht imstande ist, die Leute zu erwecken, sind entschieden als abnorm oder pathologisch zu bezeichnen. Fallweise können sie nach Erschöpfungen, nach Alkoholexzessen oder sonstigen Intoxikationen vorkommen; es gibt aber auch — wenn auch selten — auf konstitutioneller Grundlage solche Schlaftiefenabnormitäten; aus persönlicher Erfahrung kennen wir solche bei Erwachsenen bloß bei geistig etwas minderwertigen Personen, bei welchen dann meist im Schlafe auch Harnabgang stattfinden kann, ohne daß sie noch darüber erwachen; in solchen Fällen besteht aber immerhin schon ein gewisser Verdacht auf larvierte *Epilepsie*. Näheres über ähnliche Zustände wollen wir im Abschnitt B. besprechen[2].

Viel häufiger als eine pathologische Steigerung der Schlaftiefe ist die Verminderung derselben, die *Verflachung* des Schlafes; sie ist eine der häufigsten Formen der Agrypnien, die sich am besten an Hand der Schlaftiefenkurve besprechen lassen (ähnlich wie dies LECHNER [zit. auf S. 591] getan hat). Die normale Schlafkurve I zeigt auf unserer Abb. 45, daß die Schlaftiefe schon 1—2 Stunden nach dem Einschlafen ihr Maximum erreicht, bei dem sie nur kurz verweilt, um zuerst rasch wieder abzunehmen und unter leichten Schwankungen sich zu verflachen, oft noch gegen die sechste Schlafensstunde eine neuerliche, jedoch geringe Vertiefung aufzu-

---

[1] Eine eingehende, wenn auch zu sehr systematisierte Studie über die Agrypnie hat K. LECHNER gegeben in „Die klinischen Formen der Schlaflosigkeit“. Wien 1909.

[2] PFISTER, H.: Enuresis nocturna und ähnliche Störungen usw. Monatsschr. f. Psychiatrie Bd. 15, S. 113.

weisen und dann zum spontanen Erwachen ziemlich allmählich zu führen. Die Schwankungen und Knickungen der Linien zeigen, daß im Schlaf ein kontinuierlicher Antagosnismus zwischen Schlafen und Wecken besteht. Schon bei stärkerer geistiger Anstrengung ändert sich die Kurve; sie wird im ganzen etwas flacher, die größte Tiefe wird erst später erreicht, die Schwankungen sind tiefer, besonders gegen den Morgen zu ist die Schlaftiefe noch eine größere als normal (ähnlich wie Kurve II). Bei Starknervösen (Kurve III) wird die größte Schlaftiefe meistens erst sehr spät erreicht und sie ist überhaupt nicht bedeutend, die Schwankungen von hier an sind größer als normaliter und der Morgenschlaf oft beinahe so tief wie die größte erreichte Tiefe, d. h. also, daß die ganze Kurve flacher ist und unregelmäßiger.

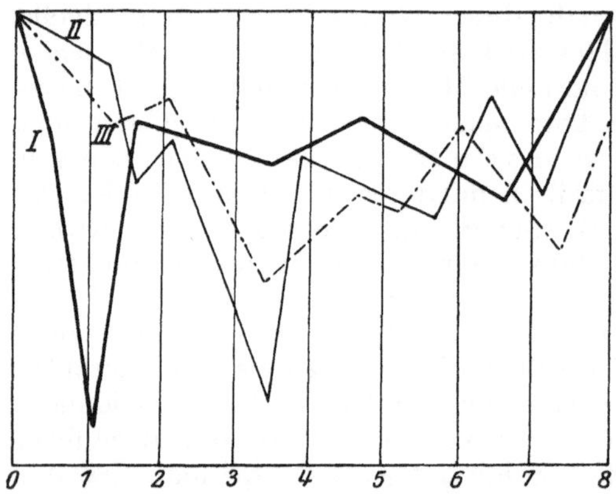

Abb. 45. Schlaftiefenkurven, *I* normale, *II* und *III* krankhaft veränderte, in Anlehnung an Hellpach von uns zusammengestellt.

Die Veränderungen in der Schlafkurve können aber noch vieler Art sein, und in allen 3 Abschnitten der Schlafkurve kann die Agrypnie (Schlaflosigkeit) zum Ausdruck kommen, sowohl beim *Einschlafen* als auch im *Schlafverlauf* und in der letzten Periode der *Schlafabnahme* (Erwachen). Es kann schon das Einschlafen selbst gestört sein, und zwar sowohl dadurch, daß sich trotz Müdigkeit das Einschlafen verspätet oder dadurch, daß sich nach dem Niederlegen direkt Munterkeit einstellt und erst nach vielen Stunden der Schlaf eintritt; bei vielen Nervösen hindert Angst vor der eventuellen Schlaflosigkeit den Eintritt des Schlafes, oft aber auch eine sonderbare Angst vor der Bewußtlosigkeit des Schlafes selbst; in anderen Fällen wirkt wieder — wie schon S. 594 gesagt — das Gefühl des „Schwinden der Sinne" im Moment des Einschlafens als plötzlicher Weckreiz und läßt die Einnickenden immer wieder auffahren; denselben Effekt kann die Reflexsteigerung haben[1]), welche im Stadium des ersten Schlafes sich einstellt und durch eine reflektorische Zuckung auf einen geringfügigen äußeren Reiz hin (Druck der Decke) den Einschlafenden aufschreckt; diese beiden letzteren Umstände bedingen häufig traumhaft umgesetzt die Fallempfindung, über die viele Nervöse beim Einschlafen klagen und die sie immer wieder aufweckt; auch in einer etwas späteren Periode des Einschlafens um die erste Stunde herum, dort, wo die Kurve I, II und III ihre allererste Knickung aufweisen (bevor die Kurve mehr oder minder rapid zu ihrer größten Tiefe absteigt), kann aus der raschen Änderung ein Weckreiz entstehen und zu dem häufigen schreckhaften Aufwachen Nervöser in den ersten Schlafstunden führen. Ebenso können die im Einschlafen auftretenden häufigen sog. hypnagogen Sinnestäuschungen bei Nervösen schreckhaften Charakter annehmen und den Einschlummernden erwecken.

Es können auch nach dem Einschlafen im Schlafverlauf agrypnische Störungen auftreten. Die ganze Kurve kann seichter werden (*Halbschlaf*) und die Schwankungen können die „Schlafgrenze" übersteigen, so daß es zu einem fortwährenden Wiederaufwachen und kurzem Wiedereinschlafen, zum sog. *Nickschlaf* kommt, in beiden Fällen hat der Schlafende infolge einer zu geringen oder unterbrochenen

---

[1]) Rosenbach, O.: Das Verhalten der Reflexe bei Schlafenden. Zentralbl. f. Psychiatrie 1880.

Bewußtseinsverdunklung oft das Gefühl, die ganze Zeit gewacht zu haben, obgleich hier das zeitweise Überhören von Sinneseindrücken, z. B. einer Turmuhr, die in der Nähe die Stunden oder gar Viertelstunden schlägt, überzeugen kann, daß der Betreffende doch immer wieder auf kurze Zeit wenigstens in einen leichten Schlaf gesunken ist.

Auch der letzte Teil der Schlafkurve kann agrypnisch verändert sein, indem man aus der Tiefe des Schlafes zum Bewußtsein rascher zurückkehrt und der eine oder andere Wellengipfel der Schlafkurve schon vorzeitig zum vollen Erwachen führt; seltener ist dies schon beim ersten Anstieg aus der größten Schlaftiefe (also um die 2. Stunde) der Fall, häufiger aus den späteren Vertiefungen, besonders um die 4.—5. Schlafensstunde; aus je größerer Tiefe und mit je größerer Raschheit dieses spontane Erwachen erfolgt, desto schockartiger und oft schreckhafter wirkt es. Der Rest des Schlafes geht dann ganz verloren oder verläuft meist bloß noch in der Form des Nickschlafes, aus dem die Kranken ohne das Gefühl der Erholung erwachen. Manchmal stellt sich aber auch noch in den Morgenstunden ein kurzer Nachschlaf ein.

Alle diese erwähnten Formen der partiellen Schlaflosigkeit sowie auch eine evtl. totale Schlaflosigkeit können bei allen vorhin erwähnten, mit Agrypnie einhergehenden Krankheiten auftreten, ohne daß man aus der Form der Schlaflosigkeit auf die Art der Erkrankung besondere spezifische Schlüsse bisher zu ziehen imstande wäre.

Noch einer Schlafstörung müssen wir gedenken, die mehr eine qualitative Änderung der Art des Schlafes darstellt, und zwar die *Dämmerzustände* des Schlafes, deren wir nach ZIEHEN[1]) drei unterscheiden können: die Schlaftrunkenheit, das Traumwachen und das Schlafwandeln (Schlafsprechen). Die *Schlaftrunkenheit* ist ein eigentümlicher psychischer Zustand, der dem Einschlafen vorausgehen oder dem Erwachen folgen kann; in dieser Zeit des Zwischenzustandes, die sich meist bloß über mehrere Minuten, in pathologischen Fällen jedoch auch länger hinziehen kann, können die Merkmale eines Dämmerzustandes bestehen, d. h. einer gänzlichen oder teilweisen geistigen Verwirrtheit, welche jäh beginnt und jäh aufhört und zeitlich beschränkt ist und für die nach ihrem Ablauf meist die Erinnerung fehlt (Amnesie). Meist ist allerdings nicht das spontane Einschlafen oder spontane Erwachen die Ursache dafür, sondern eher ein plötzliches brüskes Wecken um die Zeit der größten Schlaftiefe. Der Schlaftrunkene ist noch nicht normal orientiert, hat oft aus vorausgegangenen Träumen stammende wahnhafte Vorstellungen noch nicht abgeschüttelt, die oft Folgen des Schreckens des Weckreizes sein können, und es kann in diesem Zustand zu schweren Gewalttätigkeiten gegen die unmittelbare Umgebung kommen, für die, wie gesagt, meist dann keine oder nur eine unvollständige Erinnerung besteht[2]). Psychopathische Veranlagung, große geistige oder körperliche Erschöpfung oder vorausgegangene Alkoholexzesse, manchmal auch die Überheizung des Schlafzimmers spielen hierbei gelegentlich eine wichtige Rolle. Das *Traumwachen* läßt sich schwer von der Schlaftrunkenheit scharf abgrenzen. Man versteht darunter meist jenen Dämmerzustand, der bei manchen Leuten auf das spontane Aufschrecken aus einem Angsttraum folgt, wobei bei dem Halberwachten aber noch Halluzinationen, Illusionen, ja sogar Wahnvorstellungen *neu hinzutreten*, Fratzen und Gespenster gesehen werden u. a. m. Die Dauer beträgt meist bloß einige Minuten, ausnahmsweise jedoch $^{1}/_{2}$—1 Stunde. Die Klärung er-

---

[1]) ZIEHEN, TH.: Psychiatrie. Leipzig: S. Hirzel.
[2]) GROSS, H.: Zur Frage der Schlaftrunkenheit. Arch. f. Kriminalanthropol. Bd. 14, S. 189. — MARKOVITZ: Ein Beitrag zur Kasuistik der Schlaftrunkenheit. Ebenda Bd. 13, S. 161.

folgt ziemlich plötzlich; es besteht meist ein wesentlicher Erinnerungsdefekt. Bei Kindern kommt das Traumwachen ziemlich häufig vor. Erbliche Belastung spielt ätiologisch die größte Rolle. Der Pavor nocturnus der nervösen Kinder gehört auch in diese Gruppe[1]). Das *Schlafwandeln*[2]) (Somnambulismus) oder das Schlafsprechen (Somniloquie) stellt die wichtigste, häufigste und auffallendste dieser qualitativen Schlafänderungen dar; von den beiden anderen eben angeführten Dämmerzuständen des Schlafes unterscheidet sich der Somnambulismus dadurch, daß es nicht zum Erwachen kommt, er also keine Zwischenphase, sondern einen richtigen Schlafzustand darstellt; vom Träumen des normalen Schlafes unterscheidet er sich dadurch, daß die Übertragung der Traumvorstellungen in das motorische Gebiet, welche bei dem normalen Schlaf eine höchst beschränkte ist, hier im ausgiebigsten Maße stattfindet, so daß man den Zustand als mimischen Traum bezeichnet hat (Mesner). Bei der schwächeren Form, der sog. Somniloquie beschränkt sich die motorische Reaktion auf das Sprechen, höchstens setzt sich der Schlafsprecher im Bett auf; der Schlafwandler verläßt aber sein Bett und wandert; dabei legt er recht komplizierte Wege zurück und führt verschiedene, zum Teil sinnlose, zum Teil geordnete Handlungen aus, er spricht, schreibt, holt Gegenstände herbei und sperrt sie ein usw. Die Augen sind dabei meist offen und starr geradeaus gerichtet; er weicht Gegenständen aus; aus all diesen Handlungen merkt man, daß neben der bei ihm bestehenden Traumvorstellung die Gegenstände der Außenwelt ebenfalls Empfindungen auslösen; doch ist es wahrscheinlich, daß diese Eindrücke im Sinne der Traumvorstellungen transformiert werden, z. B. Personen werden verkannt oder nicht beachtet; die Wahrnehmung ist auch eine sehr beschränkte, da sie nur Gegenstände bemerken, die gerade vor ihnen stehen; die Dauer des somnambulen Zustandes schwankt zwischen Minuten und mehreren Stunden. Oft kehrt der Nachtwandler in sein Bett zurück oder legt sich an einen anderen Ort hin und schläft dann seinen normalen Schlaf ruhig zu Ende; ohne jede Erinnerung für die Vorgänge der Nacht erwacht er oft sehr erstaunt in einem ganz anderen Zimmer als da, wo er sich abends hingelegt hat. Es ist richtig, daß bei dazu veranlagten Personen der schwache Reiz eines Lichtstrahles das Schlafwandeln hervorrufen kann, daher im Volksmund von Mondsüchtigkeit gesprochen wird; der Nachtwandler folgt auch der Richtung einer einstrahlenden Lichtquelle, geht also z. B. zum Fenster. Man kann in solchen Fällen experimentell die Richtung des Schlafwandelns ändern, indem man ins Nebenzimmer eine Lampe stellt und die Türe offen läßt. Mit dem Mondlichte als solchem steht aber der Noktambulismus, wie er auch genannt wird, in keinem ursächlichen Zusammenhang. Die Kletterpartien an Dachsimsen usw. sind seltene Vorkommnisse; doch ist es ein Aberglaube, in solchen Fällen von besonderer Geschicklichkeit zu sprechen, soweit dieselbe nicht durch die Unkenntnis der Gefahr bedingt ist, denn Fälle, wo Nachtwandler, die aus dem Fenster steigen, verunglücken, kommen auch leider in entsprechender Anzahl vor. Das Erwecken der Noktambulen erfolgt wie das sonstige Erwecken aus dem Schlaf, häufig jedoch stellt sich schreckhaftes Traumwachen für kurze Zeit ein; dies hat die Sage von der Gefährlichkeit des Aufweckens Somnambuler hervorgerufen; freilich wäre es wegen

---

[1]) Reh, Th.: Agrypnie avec agitations nocturnes chez les enfants. Rev. méd. de la Suisse romande 1921.

[2]) Lotichius, J.: De noctambulis. Gießen 1665. — Macario: Du sommeil, des rêves, du somnambulisme dans l'état de santé et de maladie. Lyon 1857. — Steinen, v. d. E.: Über natürlichen Somnambulismus. Heidelberg 1881. — Boldemann: Zur Erklärung der Träume und des Nachtwandelns. Lübeck 1848. — Trömner, E.: Über motorische Träume. Dtsch. Zeitschr. f. Nervenheilk. 1910. — Trömner, E.: Motorische Schlafstörungen. 4. Jahresversamml. dtsch. Nervenärzte in Berlin 6. X. 1910.

der oben genannten Umstände nicht ratsam, einen Somnambulen, der sich zufällig gerade an einer gefährlichen Stelle befindet, durch Anschreien aufzuwecken. Am häufigsten tritt der Somnambulismus im Pubertätsalter auf, jedoch ist er auch zu anderen Zeiten nicht so selten. Erbliche Belastung ist oft nachweisbar; er kann bei sonst als normal zu bezeichnenden Personen auftreten, bald sporadisch, bald periodisch mit größeren Zwischenpausen; meist jedoch sind es nervöse (neurasthenische) Personen, bei denen er vorkommt, und die größte Anzahl der Fälle gehören zu den Krankheitsbildern der Hysterie und auch der Epilepsie, Krankheiten, welche auch sonst Dämmerzustände aufweisen, besonders nach ihren Anfällen, die ja dem Somnambulismus schon an und für sich jedenfalls nahe verwandt sind. Interessant ist, daß es gerade bei Somniloquen und manchmal bei Somnambulen gelingen kann, ohne den Schlafenden aufzuwecken, sich mit ihm in Rapport zu setzen durch sanftes Einreden auf ihn, ohne ihn zu erwecken und auch auf diese Art ihn psychisch suggestiv zu beeinflussen; dadurch wird dieser Dämmerzustand auch der Hypnose (siehe dieses Kapitel) sehr nahegebracht.

Als eine letzte pathologische qualitative Änderung der Schlafform möchte ich hier kurz die *Inversion* des Schlafes anführen[1]), d. h. die Form der Schlafstörung, bei der die Kranken nachts über munter sind und bei Tag schlafen, und zwar nicht etwa infolge äußerer Reize oder infolge innerer Erregung, d. h. also nicht sekundär, sondern primär durch eine *Umkehr der eigenperiodischen Schwankungen des Organismus,* die Wachen und Schlafen bedingen. Da diese Form der Schlafstörung besonders bei einer Erkrankung (Encephalitis lethargica epidemica) auftritt, die wir im nächsten Abschnitt B näher besprechen wollen, werden wir auch diese pathologische Variante des Schlafes erst dort näher ausführen.

Obschon nicht zu den Schlafzuständen gehörig, müssen hier doch die unter dem Namen der *Katalepsie* zusammengefaßten Symptomenkomplexe der Vollständigkeit halber erwähnt werden. Es handelt sich dabei um eigentümliche Zustände von Willenssperrung mit vollkommener auch auf die Mimik sich erstreckender Regungslosigkeit. Die Muskulatur ist dabei manchmal ganz erschlafft, häufiger jedoch eigenartig gespannt; in letzteren Fällen ruft oft der Versuch zu passiven Bewegungen eine bis zur vollständigen Starre gehende Steigerung der Spannung hervor, andere Male wieder ist eine sog. *Flexibilitas cerea* vorhanden, d. h. die Glieder verharren in gegebenen auch sehr unbequemen Stellungen stundenlang ohne Zeichen von Ermüdung, oder es besteht eine gewisse Automatie, und eingeleitete Bewegungen, wie das Rotieren der Arme, werden ohne Unterbrechung lange fortgesetzt. Kataleptische Zustände kommen vorübergehend bei der Hypnose vor, besonders häufig aber bei einer Gruppe von Geisteskrankheiten der katatonischen Dementia praecox; hier können sie tage-, monate-, ja jahrelang andauern. Das Bewußtsein ist dabei häufig das dem allgemeinen jeweiligen Krankheitszustande entsprechende Tagesbewußtsein oder auch oft wieder ein Zustand lebhaftester traumhafter phantastischer Delirien, über welche die Kranken später Auskunft geben können, und die auffallend mit der äußerlichen Regungslosigkeit kontrastieren. Früher pflegte man diese Unbeweglichkeit (Akinese) mit irgendwelchen wahnhaften Vorstellungen der Kranken zu erklären oder — bei der Hypnose — durch vermeinte imperative Aufträge des Hypnotiseurs. In letzter Zeit hat man jedoch immer mehr der Katalepsie ähnliche Zustände kennen gelernt bei der Lokalisation krankhafter Prozesse (Tumoren oder Entzündungen) im Stirnhirn und besonders in den

---

[1]) ROASENDA, G.: Inversione del ritmo del sonno etc. Pensiero med. 1921, Nr. 29.

Streifenhügeln. Diese Lokalisierbarkeit des Symptomenkomplexes legt den Gedanken nahe, daß es sich dabei um einen vorgebildeten Mechanismus handeln könnte, einen Hemmungsmechanismus dieser Zentren, der gewöhnlich gedämpft gehalten ist und bei bestimmten Erkrankungen und Geistesstörungen manifest wird. In dieser Form wurde die Katalepsie an die Immobilisationsreflexe im Tierreich erinnern[1]), und es wäre möglich, daß die Hypnose ebenfalls diese anzestralen Immobilisationszustände manifest werden läßt[2]).

B. Der Schlaf als Krankheitssymptom.

Wir kommen jetzt zur Besprechung einer Reihe von pathologischen Zuständen, bei welchen der „Schlaf" (d. h. Hirnschlaf) als direkte Folge und Symptom der krankhaften Agentien aufzufassen ist. An diesen müssen wir unterscheiden erstens solche *allgemeiner* oder wenigstens sehr ausgebreiteter Wirkung auf das ganze Zentralnervensystem, diese Wirkung kann z. B. toxisch, chemisch sein oder mehr anatomisch-mechanisch oder physikalisch und *zweitens* solche einer mehr weniger ausgesprochenen *lokalen* Wirkung auf ganz bestimmte Teile des Zentralnervensystems.

1. Zu den auf das *ganze Nervensystem wirkenden einschläfernden Agentien* müssen wir, wie gesagt, zählen:

a) Die *toxisch-chemischen*; hierzu gehören alle exogenen sowie endogenen Giftstoffe mit Schlafwirkung. Die exogenen, *Narkotica* oder Hypnotica genannt, werden in ihrer Zusammensetzung und Wirkungsweise im nächsten Abschnitt separat besprochen werden; ebenso Giftwirkungen verschiedener Art, Leuchtgas- und Kohlensäurevergiftungen usw. Daß endogene Stoffwechselprodukte beim Zustandekommen des Schlafes eine große Rolle spielen, die sog. *Ermüdungsstoffe*, ist bei der Besprechung der Ursachen des Schlafes (s. vorher. Kap.) schon gesagt worden. Daß die vollkommene Erschöpfung zu einer krankhaften Steigerung dieser Abfallsprodukte und gleichsam pathologisch zum tiefsten Schlafe unter Umständen führen kann, ist naheliegend. Ob nach einem schweren epileptischen Anfall der denselben häufig abschließende tiefe Schlaf als Erschöpfungsschlaf infolge des motorischen Exzesses des Anfalles zu werten ist oder als Folge der den Organismus überschwemmenden Giftstoffe, die den Anfall selbst auslösen, ist zweifelhaft. Sehr bekannt ist andererseits auch der kritische tiefe Schlaf, mit dem der schlaflos erregte Säuferwahnsinn seinen Abschluß findet. Auch andere krankhafte Zustände scheinen durch anderweitige Produkte Schlaf herbeizuführen; bei höherem Fieber ist dies bekanntlich ziemlich regelmäßig der Fall; hier mag neben den im Blute kreisenden Giftstoffen auch noch die hohe Temperatur des Blutes eine hypnotische Wirkung haben (s. Wärmeschlaf); aber auch ohne hohe Temperaturen kann es bei vielen Infektionskrankheiten zum Schlaf, und zwar auch zu mehrtägigem Schlaf kommen, am häufigsten ist dies bei der Influenza (Grippe) der Fall, meist zur Zeit, wenn die akuteste Phase schon überschritten ist. Es ist wahrscheinlich, daß Zerfallsprodukte des Eiweiß diese narkotische Wirkung ausüben. Etwas Ähnliches findet auch bei Stoffwechselerkrankungen statt, bei der schweren Bewußtlosigkeit, welche die Zuckerharnruhr in ihren schweren Stadien begleitet (Coma diabeticum) oder bei schwerer Nierenentzündung (Coma nephriticum); hier handelt es sich um Selbstvergiftungen (Autointoxikationen) mit Abfallsprodukten des eigenen Körpers. Bei allen diesen Schlafzuständen infolge endogener oder exogener Giftstoffe handelt es sich aber, wie schon angedeutet, mehr um einen schlafähnlichen Zustand (zu dem evtl.

---

[1]) Siehe S. 690 dieses Bandes R. W. Hoffmann: Die reflektorischen Immobilisationszustände im Tierreich.

[2]) Schilder: Wesen der Hypnose. Berlin: Julius Springer 1922.

dann auch ein echter Schlaf sich dazu gesellen kann) als um den gewöhnlichen normalen Schlaf. Bei allen diesen Zuständen handelt es sich nämlich, sobald sie etwas stärker ausgeprägt sind, um eine mehr oder minder ausgesprochene allgemeine *Betäubung* des Großhirns (Benommenheit) und des ganzen Nervensystems; die dabei auftretende Bewußtlosigkeit, die wie ein Schlaf aussieht, ist meist bloß dem Grade der Betäubung proportional; die Weckreize, die hier zur Erreichung einer Unterbrechung der Bewußtlosigkeit nötig sind, übersteigen um ein Vielfaches die des gewöhnlichen Schlafes, sind extreme Weckreize; meist gelingt es überhaupt nicht, die Bewußtlosigkeit zu unterbrechen; wenn dies jedoch gelingt, dann tritt eben die Betäubung und Benommenheit ganz deutlich zutage; dies zeigt eben, daß hierbei das Nervensystem in allen seinen Teilen geschädigt ist, und daß seine Funktionen insgesamt inhibiert sind. Der echte *Schlaf* jedoch ist ein reversibler Zustand des Nervensystems, dessen Bewußtlosigkeit durch nicht extreme Weckreize unterbrochen werden kann, worauf die Bewußtseins*helligkeit* wieder ungeschmälert erreicht wird ohne jede Betäubung und Benommenheit. Bloß bei einer sehr schwachen toxischen Betäubung mag der Unterschied gegenüber dem normalen Schlaf fallweise schwer zu demonstrieren sein; in ausgeprägten Fällen ist aber dieser prinzipielle Unterschied ein sehr auffallender und jedenfalls ein *fundamentaler*!

b) *Die physikalischen und mechanisch-anatomisch wirkenden Agentien.* Es ist bekannt, daß extreme Hitze- und extreme Kältegrade einen schlafähnlichen Zustand erzeugen, den *Hitzeschlaf* und den *Erfrierungsschlaf.* (Auch der Winterschlaf der Tiere ist wahrscheinlich großenteils ein Kälteschlaf.) Ob hier direkt nur die Temperaturdifferenz als solche den Zustand bedingt oder ob auch hier intermediär erst dem Stoffwechsel noch eine Rolle zukommt, können wir nicht sagen; jedenfalls wird dieser schlafähnliche Zustand nicht sofort durch die Ausgleichung der Ursache (Erwärmung oder Abkühlung) behoben, sondern dauert darüber noch eine Zeitlang hinaus. Nur der Vollständigkeit halber sei hier auch noch der durch eine hohe Unterbrechungsanzahl eines durch den Kopf geschickten konstanten elektrischen Stromes hervorgerufene Leducsche *elektrische Schlaf*[1]) erwähnt, aus dem das schlafende Tier nicht geweckt werden kann, solange das Durchschicken des Stromes nicht sistiert wird.

Bei Anämie des Gehirnes tritt ein schlafähnlicher Zustand ein, bei stärkerer *Anämie* aber Ohnmacht. Aber auch *Hyperämien* des Gehirnes (bei Hirnentzündungen) erzeugen Schlaf.

Prozesse, welche den intrakraniellen *Druck* steigern, wie z. B. *Hirngeschwülste* oder die starke Produktion der Flüssigkeit im Schädel-Rückenmarksraume, wie sie beim Wasserkopf (*Hydrocephalus*) stattfindet, erzeugt Schlafsucht und Schlaf gleichzeitig mit Benommenheit; ob dies ein direkter Effekt des Druckes auf die Hirnsubstanz ist oder erst durch die infolge des Druckes sich einstellende Anämisierung des Gehirns, läßt sich schwer sagen; beides ist möglich.

Auch *ausgebreitete Entzündungen*, welche die ganze oder große Teile der Großhirn*oberfläche*, d. h. seiner grauen Rinde in Mitleidenschaft ziehen, bedingen schlummerhafte Zustände, am häufigsten die Hirnhautentzündung (Meningitis), aber auch *neoplasmatische* (krebsartige) *ausgebreitete Durchsetzungen* der Hirnhäute oder der grauen Rinde des Großhirns führen zum Schlaf. Besteht dabei ein Reizzustand der grauen Rinde, so kommt es gleichzeitig zu Delirien wie man sie so häufig gerade bei Hirnhautentzündungen und Hirnentzündungen sieht; auch die Delirien des Säuferwahnsinns sind wohl durch den Reiz der ödematösen Durchtränkung der Hirnhäute und Hirnrinde bei diesen Erkrankungen bedingt. Die

---

[1]) LEDUC, ST.: Le sommeil electrique. Presse méd. 1907, S. 7.

Nelanane oder afrikanische Schlafkrankheit, bei welcher die Kranken monatelang schlafen bis zum tödlichen Ausgang des Leidens, ist auch eine ausgebreitete Hirnentzündung durch das Trypanosoma gambiense hervorgerufen. Auch bei all diesen eben genannten schlafähnlichen Zuständen ist aber zum Unterschiede vom wirklichen Schlaf der Grad der Bewußtlosigkeit dem Grade der allgemeinen Benommenheit proportional und der Zustand kein vollkommen reversibler, wie beim echten Schlaf.

2. *Agentien, die durch eine bestimmte lokalisierte Wirkung auf das Zentralnervensystem schlaferzeugend wirken.* Wir kommen nun zu einer Gruppe von Erkrankungen, zu deren Symptomen auch der Schlaf gehört, bei denen aber der Krankheitsprozeß eine anatomisch recht konstante Lokalisation aufweist, ein Umstand, der bezüglich des Schlafproblems überhaupt ganz neue Ausblicke eröffnet hat. Ich habe im Jahre 1916/17 eine bis dahin unbekannte, epidemisch auftretende Krankheit beschrieben, zu deren reichhaltiger sonstiger nervöser Symptomatologie als konstanteste und auffallendste Symptome Augenmuskelstörungen (Schielstellung der Augen mit Doppeltsehen) und *Schlafsucht* gehören[1]). Die Erkrankung ist anatomisch eine in vielen kleinen Herden auftretende infektiöse Entzündung der ganzen grauen Hirnsubstanz, besonders aber des Mittelhirns; ich bezeichnete sie als *Encephalitis lethargica epidemica.* Seither ist die Krankheit in der ganzen Welt in größeren und kleineren Epidemien schon aufgetreten und ist heute allgemein bekannt. Auch der Laienwelt ist das Symptom des Schlafes dabei am stärksten aufgefallen, von leichter Schlummersucht und Schläfrigkeit sich steigernd bis zum tiefen Schlaf, der über Tage und Wochen, in manchen Fällen sogar über Monate sich erstreckt. Die Kranken schlafen beim Gehen, Stehen und Sitzen ein sowie beim Essen mit dem Bissen im Munde. Man kann sie durch Ansprechen oder Aufrütteln erwecken, dadurch kommen sie wieder zum klaren Bewußtsein wie auch sonst ein Schlafender, geben geordnet Antwort, sind klar und orientiert, nicken aber sofort wieder ein, sobald sie sich selbst überlassen werden. Die Krankheit ist nicht ungefährlich und kann in mehr als einem Drittel der Fälle sogar zum Tode führen. Die pathologisch-anatomische Untersuchung zeigt, daß es sich — wie schon aus der Symptomatologie zu erwarten war — vor allem um eine Entzündung der grauen Substanz der Haube des vorderen Teiles des Mittelhirnes handelt, welche das Höhlengrau um den Aquädukt, die vorderen Teile des Oculomotoriuskernes, die hintere Wand des 3. Ventrikels bis zur Infundibulargegend ergreift; im weiteren Verlaufe kann sich die Entzündung auch auf weiter frontale und caudale benachbarte Teile erstrecken. Für die Schlafsucht dieser Fälle läßt sich kein allgemeines Symptom dieser Erkrankung verantwortlich machen, denn weder sind dabei gesteigerter Hirndruck, noch auch Fieber oder Intoxikationserscheinungen vorhanden; auch stellt sich der Schlaf meist als erstes Symptom gleichzeitig mit den Augenmuskelstörungen, besonders mit der für das Ergriffensein des vordersten Teiles des Oculomotoriuskerns (Nucleus levator palpebrae) charakteristischen Ptosis (Lidlähmung) ein zu einer Zeit, wo der Krankheitsprozeß das übrige Gehirn noch vollkommen intakt läßt, so daß auch die Frage der allgemeinen Entzündung und meningealen Reizung als Schlafursache hier noch gar nicht in Betracht kommen kann.

Nun wissen wir auch sonst aus der Pathologie, daß noch eine Reihe von anderen Erkrankungen mit dieser Kombination von Schlafsucht und Ergriffensein der Augenmuskelkerne einhergehen kann. Aus der älteren Literatur ver-

---

[1]) Economo, C. v.: Encephalitis lethargica. Wien. klin. Wochenschr. 1917 u. Neue Beiträge zur Encephalitis lethargica. Neurol. Zentralbl. 1917. Die Encephalitis lethargica. Monographie. Leipzig u. Wien: Deuticke 1917.

gangener Jahrhunderte schon sind solche Fälle berichtet worden; aus neuerer Zeit wollen wir GAYET[1]) erwähnen, der 1875 einen Fall von monatelanger Schlafsucht und Augenmuskelstörungen bei einem Kranken mit einer Erweichung des Mittelhirns und Zwischenhirns erwähnt; die sog. *Maladie der Gerlier* geht mit Schlummersucht und Augenmuskelstörungen einher; 1882 beschreibt WERNICKE[2]) seine *Polioencephalitis haemorrhagica superior*, eine Erkrankung der Säufer, die mit Schlafsucht, Augenmuskellähmungen und taumelndem Gang einhergeht; bei dieser handelt es sich um anatomisch nachweisbare, punktförmige Blutungen und um eine Gliawucherung in der grauen Substanz der caudalen Partien der Wandungen des 3. Ventrikels und des Aquaeductus; ferner wissen wir aus mehreren Fällen von *Erkrankungsprozessen* (besonders Tumoren) *der hinteren Wand des 3. Ventrikels*, daß Schlummersucht zu den typischen Symptomen solcher Erkrankungen dieser Gegend gehört — *Syndrome infundibulaire* von SALMON CLAUDE LHERMITE. Alle diese Einzelfälle und nun noch die *massenhaften* Beobachtungen bei unserer *Encephalitis lethargica* führen uns zu der Erkenntnis, daß, wenn Erkrankungen so verschiedener Art und Genese, welche bloß die *Lokalisation* in der Hinterwand des 3. Ventrikels und der Infundibulargegend und des Aquaeductus, also der Gegend unmittelbar vor dem Oculomotoriuskern gemeinsam haben, dasselbe Symptom der *Schlummersucht* immer wieder aufweisen, wir annehmen müssen, daß die Ursache für dieses Symptom eben in dieser Lokalisation gelegen sein muß. Es ist versucht worden, das Symptom des Schlafes in solchen Fällen als ein sekundäres zu erklären, und zwar haben einige angenommen, daß die sensiblen Leitungsbahnen, welche in der Haube des Mittelhirns verlaufen, durch den entzündlichen Prozeß eine Unterbrechung erfahren [MAUTHNER[3])], andere, daß diese Unterbrechung durch den Krankheitsprozeß im Thalamus erfolge[GAYET, VERONESE[4]), TRÖMNER[5])], und daß der Schlaf in diesen Fällen dann gleichsam aus Reizmangel sekundär eintrete; wieder andere [STERN[6])] wollten annehmen, daß die Erkrankung dieser Gegend die Tonusleitung vom Kleinhirn zum Zwischenhirn unterbrechen und der Tonusmangel die Erschlaffung den Schlaf hervorrufe [MARINESCU[7]), STERN]. Die zahlreichen Erkrankungsfälle an Encephalitis lethargica, an welchen weder eine Tonus- noch eine Sensibilitätsstörung irgendeines Grades nachweisbar ist, zeigen, daß diese Wirkungen höchstens eine Rolle zweiten Ranges spielen können, und daß der Schlaf bei Erkrankungen dieser Gegend als ein primäres Symptom aufzufassen ist, d. h. daß in dieser Gegend ein *Zentrum* gelegen sein muß, von welchem aus eine *Regulation des Schlafes* erfolgt — also ein wirkliches *Schlafsteuerungszentrum.* Welcher Art die Wirkung eines solchen Zentrums wäre, ist nicht mit Bestimmtheit zu sagen, doch machen es die eingangs erwähnten Pawlowschen Versuche über die bedingten Reflexe sehr wahrscheinlich, daß *für den Eintritt des Schlafes, d. h. des Hirnschlafes, von diesem Zentrum aus eine Hemmung auf das Großhirn die Bewußtseinsauslöschung und eine Hemmung auf das Zwischenhirn die Sperrung der Erregungsleitung bedingen dürfte, während wahrscheinlich durch Beeinflussung der zahlreichen sympathischen, parasympathischen und vegetativen Zentren, welche die neuere Forschung in den unmittelbar benachbarten Zwischenhirnboden verlegt, eine*

---

[1]) GAYET: Arch. de physiol. 1875, S. 341.
[2]) WERNICKE: Lehrb. d. Gehirnkrankheiten.
[3]) MAUTHNER: Wien. med. Wochenschr. 1890 (enthält auch die Angaben über GERLIER).
[4]) VERONESE: Versuch einer Physiologie des Schlafes und des Traumes. Leipzig u. Wien 1910.
[5]) TRÖMNER: Neurol. Zentralbl. 1910.
[6]) STERN, F.: Die epidemische Encephalitis. Berlin: Julius Springer 1922.
[7]) MARINESCO: Études du système nerveux ... enceph. letharg. Rev. neurol. 1920 u. 1921.

Wirkung auch auf den Körperschlaf möglich wäre. Das Erwachen würde dann durch die Enthemmung erfolgen.

Es ist sehr wahrscheinlich, daß auch einige andere Erkrankungen, bei welchen der Schlaf als Symptom eine Rolle spielt, auf Störungen dieses Schlafsteuerungszentrums zurückzuführen wären. Insbesondere möchten wir hier die *Narkolepsie* [Gelineau[1]) 1880] erwähnen; bei dieser Erkrankung kommt es zu blitzartig einsetzenden Schlafanfällen mit allgemeiner Erschlaffung, so daß die Kranken plötzlich zusammenfallen, einige Augenblicke oder einige Minuten schlafen und dann spontan erwachen; diese Anfälle treten wiederholt am Tage spontan auf oder auch bei Affekterregungen. Die große Ähnlichkeit mit gewissen Arten von *Immobilisationsreflexen* bei Tieren ist sehr auffallend (s. dieses Kapitel von R. W. Hoffmann). Früher hat man zwar die Erkrankung auf eine allgemeine Hirnermüdbarkeit zurückführen wollen u. a. m. Redlich[2]), der diese interessante Erkrankung neuerlich genauest durchstudiert hat, neigt aber zu der Ansicht, daß es auch bei der Narkolepsie sich um eine Störung handeln dürfte der von mir angenommenen *Schlafsteuerungsmechanismen*, die in dem Übergangsteil vom Mittel- zum Zwischenhirn liegen. Nun ist es auch weiters möglich, daß *einzelne* jener Erkrankungen, bei welchen wir den Schlaf heute noch als eine Allgemeinschädigung des Gehirns auffassen, doch auch auf eine spezielle Schädigung dieses Schlafsteuerungsmechanismus beruhen könnten; insbesondere wäre dies möglich bei der Nelanane (Schlafkrankheit der Neger), dann beim kritischen Schlafe des Säuferwahnsinnes, da sich beim Säuferwahnsinn pathologisch-anatomisch meist eine ödematöse Durchtränkung und kleine Blutungen in dieser Mittelhirngegend nachweisen lassen. Möglich wäre es auch, daß einzelne Narkotica direkt auf das Schlafsteuerungszentrum wirken; speziell vom *Veronal* könnte man dies erwarten, da dasselbe bei tödlichen Vergiftungen ebenfalls anatomisch greifbare *Veränderungen in dieser Gegend* aufweist (Oppenheim).

Das Bestehen eines solchen *Schlafsteuerungszentrum* wird aber noch durch andere Umstände erwiesen. Die Schlafsucht ist nämlich nicht die einzige Schlafstörung, die bei der Encephalitis lethargica vorkommt, sondern es kann dieselbe manchmal direkt mit quälendster Schlaflosigkeit einsetzen[3]); diese Fälle gehen dann aber nicht mit Augenmuskelstörungen einher, sondern sie sind häufig von einer veitstanzähnlichen (choreatischen) Unruhe begleitet; da die pathologisch-anatomischen Erfahrungen der letzten Jahre die krankhafte Ursache für diese choreatische Unruhe in das Zwischenhirn und die Stammganglien (Nucleus caudatus und lenticularis) verlegt, also in eine weiter vorn gelegene Gegend, ist es wahrscheinlich, daß das *Schlafsteuerungszentrum* sich ebenfalls im Höhlengrau des 3. Ventrikels weiter nach vorne erstreckt, und zwar mit jenem Teile, dessen Ergriffensein ein *krankhaftes Wachen* bedingen würde, ebenso wie die Erkrankung seiner weiter rückwärts bei den Augenmuskelkernen gelegenen Partien ein *krankhaftes Schlafen* bedingen. Nun geschieht es nicht selten, daß ein solcher Encephalitiskranker, der in der ersten Periode seiner Erkrankung choreatische Unruhe gepaart mit Schlaflosigkeit aufwies, im weiteren Verlaufe der Erkrankung einschlummert und dann Augenmuskelstörungen zeigt; in diesen Fällen muß man annehmen, daß die entzündliche Erkrankung von vorne nach hinten im Hirnstamm sich weitergeschlichen hat. Wir müssen also in unserem

---

[1]) Gelineau: Gaz. des hop. civ. et milit. 1880.

[2]) Redlich, E.: Über Narkolepsie. Verhandl. d. Ges. dtsch. Nervenärzte 1924 u. Zeitschr. f. d. ges. Neurol. u. Psychiatrie 1925.

[3]) Economo, C. v.: Über Enceph. leth. epidem. Wien. med. Wochenschr. 1921, Nr. 30. — Rutimeyer: Über postencephalitische Schlafstörungen. Schweiz. med. Wochenschr. 1921, S. 7.

Schlafsteuerungszentrum am Übergang vom Zwischen- ins Mittelhirn sowohl
ein *Schlaf*- als ein *Wachzentrum* annehmen, d. h. verschiedene Stellen, welche
die Hemmung und wieder die Enthemmung beim *Hirnschlaf* bedingen; welches
von ihnen weiter vorne und welches wir weiter rückwärts anzunehmen haben,
hängt davon ab, ob wir annehmen dürfen, daß die encephalitische Erkrankung
des Schlafsteuerzentrums als Lähmung oder aber als Reiz auf dasselbe wirkt.
Abb. 46 zeigt am schematischen Längsschnitt durch den Hirnstamm die mutmaßliche Lage des Schlafsteuerungs-
zentrum innerhalb der punktierten
Linie *a*. Die wagrechten Schraffen
zeigen die mutmaßliche Gegend,
deren Läsion *Schlaflosigkeit*, die senk-
rechten Schraffen jene, deren Läsion
Schlaf erzeugen dürfte.

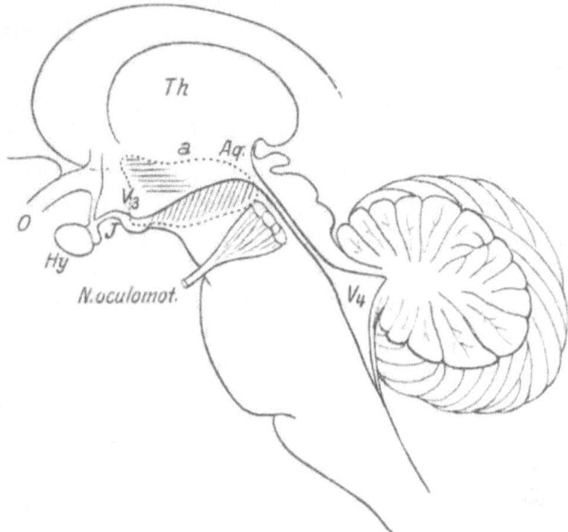

Aber auch Schlaf und Schlaflosigkeit sind nicht die einzigen Symptome, welche die encephalitische
Erkrankung unseres *Schlafsteuerungszentrums* hervorrufen kann.
Ein noch merkwürdigeres Symptom ist die *Schlafumkehr* [Inver-
sion[1])], bei der die Patienten nachts
vollkommen munter sind und bloß
tagsüber schlafen können. Daß es
sich hier um die direkte Umkehr der
eigenperiodischen Schwankungen des
Organismus handelt, ersieht man
daraus, daß Versuche mit Verdunkelung des Zimmers in solchen Fällen
keine Änderung in diesen verkehrten
Zyklus bringen können.

Abb. 46. Mutmaßliche Lokalisation des *Schlafsteuerungszentrums* durch die punktierte Linie *a*
im Übergang vom Zwischen- zum Mittelhirn
gekennzeichnet. *Aq.* Aquädukt, *Hy* Hypophyse, *J* Infundibulum, *O* Chiasma nervi optici,
Th Thalamus opticus, V_3, V_4 dritter und vierter
Ventrikel. Senkrecht schraffiert: Gegend, deren
Erkrankung Schlaf erzeugt; wagrecht schraffiert:
Gegend, deren Erkrankung Schlaflosigkeit hervorruft.

Und noch eine eigenartige Störung der Schlafsteuerung kommt vor,
die sich als eine *Dissoziation von Hirnschlaf und Körperschlaf* darstellt. Normaliter
stellen diese, wie anfangs gesagt, zwei Teile des Schlafes, die gleichzeitig und
parallel ablaufen. Nun gibt es Patienten, die während oder nach Überstehen
der Encephalitis lethargica ein ganz merkwürdiges Verhalten aufweisen; des
Morgens besonders und auch den Rest des Tages sind sie, obschon wach, vollkommen bewegungslos (akinetisch), stieren vor sich hin, sind zu keiner Handlung
zu bewegen, können nicht einmal essen; sie bleiben meistens in ihren langsamen
Bewegungen in den unbequemsten Stellungen stecken; es macht den Eindruck,
als ob sie geistig schwer geschädigt wären oder mit offenen Augen schliefen.
Dem ist aber nicht so; sie sind bei Bewußtsein und, wenn man sie veranlassen
kann, sich zu äußern, so merkt man, daß sie alles vollkommen richtig auffassen und
beobachten, es fehlt ihnen bloß jede *Spontaneität*. Gegen Abend jedoch werden sie
rühriger, die Starre löst sich, sie werden vollkommen munter und heiter, sprechen,
gehen herum und tanzen sogar wie normale Menschen. Wenn sie dann schlafen
gehen und auch wirklich rechtzeitig einschlafen, so dauert gleichsam diese Rührig-
keit noch an; der Schlaf ist in den ersten Stunden sehr unruhig, deliröse und
nachtwandlerische Zustände stellen sich ein und erst gegen Morgen wird der

---

[1]) Economo, C. v.: Enceph. leth. epidem. Verhandl. d. dtsch. Ges. f. inn. Med., Wien
1923.

Schlaf ruhig; diese nun endlich gefundene Ruhe setzt sich nun nach dem Erwachen in die Bewegungs- und Energielosigkeit (Akinese und Mangel an Spontaneität) des Tageswachzustandes um, bis sich abends diese Starre wieder löst. So macht es hier wieder den Eindruck, als ob gleichsam Hirnschlaf und Körperschlaf zeitlich *dissoziiert* wären, so daß sie sich nicht vollkommen decken, so daß bei wachem Hirn die Starre des Körperschlafes noch tagsüber anhält, bis abends der Körper auch vollkommen erwacht und nun der Kranke bei gleichzeitig wachem Geist und Körper einen normalen Eindruck macht; nun tritt aber in der Nacht der Hirnschlaf früher ein als der Körperschlaf, und da ist der Schlaf wieder durch die körperliche Erregung anfangs gestört.

Alle diese pathologischen Erkenntnisse veranlassen uns also, anzunehmen, daß von dem großen wohl bloß zum Teil auf nervösen, zum anderen Teil aber wohl auch auf hormonalen, peripheren und anderen Ursachen beruhendem Apparat, der die eigenperiodischen Schwankungen des Schlafens und Wachens, die Gezeiten unseres Organismus, der Ebbe und Flut vergleichbar, bedingt, eines der wichtigsten Kettenglieder des nervösen Teiles dieses Apparates, speziell der dem Hirnschlafe vorstehende Schlafsteuerungsmechanismus im Übergangsteile des Zwischen- zum Mittelhirne eingeschaltet ist. Schlafen und Wachen — Hemmung und Enthemmung — wird von hier aus reguliert und man kann also von einem **Schlafsteuerungszentrum** *sprechen. Seine Wirkung ist eine rein innervatorische Aktion, die reversibel ist* und sich prinzipiell *unterscheidet* von toxischen und anderen Agenzien, die die gesamte Hirntätigkeit unmittelbar schädigen und herabsetzen und andere schlaf*ähnliche* Zustände bedingen können.

Hypnotica.

Von

HANS H. MEYER und ERNST P. PICK

Wien.

Zusammenfassende Darstellungen.

MEYER, H. H. u. R. GOTTLIEB: Die experimentelle Pharmakologie. 7. Aufl. Berlin u. Wien 1925. — POULSSON, E.: Lehrb. d. Pharmacologie. 7. Aufl. Leipzig u. Oslo 1925. — CUSHNY, A. R.: Text-Book of Pharmakology and Therapeutics. Eighth Edition. Philadelphia u. New York 1924. — SOLLMANN, T.: Manual of Pharmacology. 2. Aufl. Philadelphia u. London 1922. — KOCHMANN, M.: Schlafmittel, in Heffters Handb. d. exp. Pharmakol. Bd. I, S. 388. 1923. — FRÄNKEL, S.: Die Arzneimittel-Synthese. 5. Aufl. Berlin 1922. — RENNER, A.: Schlafmitteltherapie (Schlafmittel und Behandlung der Schlaflosigkeit. Ergebn. d. inn. Med. u. Kinderheilk. Bd. 23). Berlin: Julius Springer 1925.

Hypnotica, Schlafmittel, sind Arzneimittel, die geeignet sind, nach angemessener einmaliger Gabe den Eintritt von Schlaf zu *erleichtern* oder wenn nötig, auch zu *erzwingen,* sowie den so eingetretenen Schlaf noch eine Zeitlang zu unterhalten.

Gewöhnlich vergeht eine halbe Stunde oder mehr, bis das Schlafmittel resorbiert ist und seine Wirkung auf das Gehirn zu entfalten beginnt. War die Gabe genügend groß, um einen *tiefen* Schlaf zu erzeugen, so läßt er sich nun nicht ohne weiteres unterbrechen, und selbst starke Weckreize sind nicht dazu imstande: erst durch die allmähliche Ausscheidung oder Zerstörung des Schlafmittels gewinnt das Hirn die Fähigkeit zu erwachen und der Körper wieder seine Freiheit. *Beides,* die Langsamkeit des Eintritts und die Schwierigkeit, zu einem beliebigen Zeitpunkt den tiefen Schlaf zu unterbrechen, unterscheidet *grundsätzlich* die tiefe *Schlafmittelnarkose* von der für Operationen viel besser geeigneten *Inhalationsnarkose.* Bei dieser wird der dampf- oder gasförmige Narkosestoff so rasch vom Lungenblut aufgenommen, daß er bei genügendem Teildruck in der Atemluft schon nach wenigen Minuten Rausch und Betäubung des Zentralnervensystems herbeiführt und diesen Zustand so lange, aber auch nicht länger, unterhält, als die Zufuhr durch die Atmung andauert: sobald sie aufhört und reine Luft geatmet wird, entweicht das flüchtige Mittel — entsprechend seinem Siedepunkt — so rasch aus dem Körper, daß die Narkose alsbald schwindet und nur noch einen kurzdauernden Zustand schwacher Benommenheit hinterläßt.

Ein leichter, durch *Schlafmittel* herbeigeführter Schlaf ist wie der natürliche Schlaf *erweckbar,* reversibel und von ihm überhaupt nicht sehr merklich unterschieden.

VERWORN[1]) hat allerdings einen ganz wesentlichen Unterschied darin finden wollen, daß im natürlichen *Schlaf* unter Sauerstoffaufnahme eine „anabolische" Erholung der er-

---

[1]) VERWORN: Arch. f. (Anat. u.) Physiol. 1900, Suppl. S. 152; ferner: Narkose, Jena 1912 u. Dtsch. med. Wochenschr. Bd. 35, S. 1593. 1909.

müdeten Hirnzellen sich vollziehe, während in der *Narkose* diese Erholung ebenso wie die Erregung gehemmt sei. Das ist aus Versuchen geschlossen worden, in welchen durch *Erstickung* gelähmte Frösche oder ihr ebenso behandeltes isoliertes Rückenmark nebst Nerven während einer darauf gesetzten Narkose (mit Äther, Chloroform, Alkohol usw.) nicht imstande waren, nun angebotenen Sauerstoff aufzunehmen und sich zu erholen, sondern dies erst nach dem Aufhören der Narkose konnten. Es ist aber namentlich von Winterstein[1]), der selbst einen Teil jener Versuche ausgeführt hatte, später gezeigt worden, daß an nicht vorher asphyktisch gemachten Tieren oder Organen die Sauerstoffaufnahme und auch die oxydative Reinigung von etwa gebildeten Erstickungsstoffen, also doch wohl die Erholung, auch unter fortdauernder Narkose vor sich gehen kann. Dies mit vielen anderen gleichsinnig ausgefallenen Versuchen, über die in Wintersteins „Narkose" ausführlich berichtet ist, stimmt auch mit der allbekannten Tatsache, daß ein durch *geeignete Schlafmittelgabe* bewirkter ruhiger und auch langer Schlaf erquickend ist wie ein sonst normaler und nach dem Erwachen kein Gefühl von Erschöpfung zu hinterlassen pflegt. Aber auf einen anderen, sicherer begründeten Unterschied macht Economo[2]) aufmerksam: auf die sofortige Klarheit des Bewußtseins beim Erwachen aus natürlichem Schlaf gegenüber der noch einige Zeit anhaltenden leichten Benommenheit nach dem Erwecken aus dem narkotischen Schlaf. Freilich ist auch dieser Unterschied nicht *ganz* durchschlagend; denn auch aus einem natürlichen, aber sehr tiefen und schwer erweckbaren Ermüdungsschlaf erwacht das Bewußtsein langsamer als die anderen Hirntätigkeiten. Immerhin ist es sicher, daß bei der Narkose Beides, die *Hirnrindenganglien* wie die *Zentren des Hirnstammes*, mit den Schlafsteuervorrichtungen im Mittelhirn von dem narkotischen Gift chemisch-physikalisch, d. h. stofflich, betroffen und in ihrem Zustand reversibel verändert werden; zu allererst, d. h. schon durch die schwächsten Grade der Vergiftung werden, wie messende Untersuchungen am Menschen [s. Kraepelins Arbeiten[3])] gezeigt haben, die Bewußtseinsfunktionen gestört; sie werden daher naturgemäß auch bei der Entgiftung des Organismus die *letzten* sein, die sich vollkommen erholen. Beim gewohnten, natürlichen, nicht durch narkoseartig wirkende Ermüdungsstoffe verstärkten Schlaf dagegen ist nach den voranstehenden Auseinandersetzungen Economos anzunehmen, daß durch den Schlafeinsatz vom Mittelhirn aus die Rindenzentren sozusagen nur dynamisch gehemmt und außer Tätigkeit gesetzt werden und daher, sobald diese Hemmung aufgehoben wird, sofort wieder klar sind zur Arbeit.

In der Norm werden der Eintritt wie auch die Fortdauer des Schlafes von bestimmten physiologischen periodischen Zustandsänderungen des Zentralnervensystems herbeigeführt, wofern nicht *störende Umstände* es verhindern. Solche störenden Umstände sind u. a. corticale Erregung oder Übererregbarkeit: Unlustempfindungen von zureichender Stärke, wie *körperliche Schmerzen*, Atemnot, Herzklopfen, Frieren usw. oder auch *seelische* Qualen, Sorgen, Angst, Aufregung aller Art. Die Übererregbarkeit kann nach Moritas[4]) Ergebnissen durch Genußmittel (Coffein) und Gift (Cocain) verursacht sein. Aber auch subcorticale, unbewußte Erregung im Hirnstamm infolge von krankhafter Hyperämie, von Vergiftung [z. B. durch sympathomimetische Gifte: Ephedrin, Adrenalin, siehe Morita[4])] kann Schlaflosigkeit machen.

Nach Economos auf klinischen und pathologisch-anatomischen Beobachtungen gegründeter Annahme handelt es sich bei der essentiellen Schlaflosigkeit vielleicht um eine pathologische Störung in dem an der Übergangsstelle des Zwischen- zum Mittelhirn eingeschalteten *Schlafsteuerungsapparate*, der wie alle periodisch schaukelnden vegetativen Zentralapparate doppelsinnig eingerichtet einerseits — mit einem „*Schlafzentrum*" — eine einschläfernde *Hemmung* auf das Großhirn ausübt und dann wohl auch die Erregungsleitungen zu ihm sperrt — anderseits — mit einem „*Wachzentrum*" — den Hirnschlaf aufhebt und zeitweilig verhindert.

Wir wissen nicht, ob irgendein Mittel, das erfahrungsgemäß Schlaf macht, das „*Schlafzentrum*" *unmittelbar* erregt oder erregbarer macht; wennschon manches dafür spricht, daß

---

[1]) Winterstein: Die Narkose. Berlin 1919; ferner Biochem. Zeitschr. Bd. 51, S. 143. 1913.
[2]) Economo: Die Pathologie des Schlafes. Dieses Handbuch Bd. 17.
[3]) Kraepelin: Psychophysische Arbeiten Bd. 2, H. 2. 1897; vgl. daselbst Hänel.
[4]) Morita: Untersuchungen an großhirnlosen Kaninchen. Arch. f. exp. Pathol. u. Pharmakol. Bd. 78, S. 208—231. 1915.

bei dem später zu behandelnden Scopolamin, vielleicht auch bei dem Morphin, eine solche Wirkung angenommen werden kann. Mittelbar aber, d. h. durch Lähmung des antagonistisch mit ihm gekoppelten „*Wachzentrums*" wirken wahrscheinlich so alle übrigen allgemeinen Schlafmittel, die nacheinander die Hirnrinden- samt den Stammganglien betäuben.

Wo, wie oben angedeutet wurde, die Schlaflosigkeit ihren Grund in erkennbaren und mit Arzneimitteln angreifbaren Störungen hat, werden die entsprechend wirksamen Mittel mit jenen Störungen auch die Schlaflosigkeit beseitigen helfen: bei Herzinsuffizienz, bei Atemnot die üblichen Herz- und Respirationsmittel, also etwa Digitalis, Theobromin, Morphin; bei Frostempfindung oder allgemeinen Unlustgefühlen Mittel der antipyretischen Gruppe; bei Schmerzen oder auch bei störendem Husten Morphin oder Kodein usf. Wo aber diese symptomatisch mittelbar den Schlaf fördernden Stoffe nicht zum Ziele führen, wo es sich also um die sog. essentielle Schlaflosigkeit handelt, da bedarf es der *eigentlichen*, unmittelbar wirkenden *Schlafmittel*.

Als *eigentliche* Schlafmittel bezeichnen wir solche, die ganz allgemein alle tierischen Wesen, und zwar grundsätzlich in gleichartiger Weise, in Schlaf zu versetzen vermögen. Das sind sämtlich Stoffe, die der *pharmakologischen Gruppe des Alkohols* angehören, mögen sie auch chemisch von ihm ganz entfernt sein: d. h. lauter chemisch nahezu oder ganz *indifferente*, organische, fettlösliche, nicht leicht flüchtige Kohlenstoffverbindungen (mit Ausschluß der in Wasser völlig unlöslichen und deshalb unresorbierbaren Kohlenwasserstoffe), also etwa Alkohole, Aldehyde, Ketone, Ester, Säureamide, Harnstoffverbindungen u. a. m. Für die ärztliche Anwendung kommt von dieser unbegrenzten Reihe selbstverständlich nur eine beschränkte Zahl von Substanzen in Betracht, deren wichtigste Typen weiter unten sollen besprochen werden. Wie die ihnen in der Wirkung grundsätzlich und wesentlich gleichartigen, zur vorübergehenden Narkose verwendeten, *flüchtigen* Betäubungsmittel (Äther, Chloroform usw.) greifen auch die eigentlichen *Schlafmittel* in der Regel zu allererst die Großhirnrinde in einzelnen ihrer Teile an und lähmen sie. Das läßt sich ohne alle messenden Untersuchungen schon schließen aus der dem tiefen Narkoseschlaf vorausgehenden bewußten Empfindung von Unaufmerksamkeit und Müdigkeit; dem zunehmenden Einschlummern der *Hirnrinde* entspricht dann weiter die Verdunkelung des urteilenden Bewußtseins und die Hemmung des Willens. Die *Ruhigstellung*, die Schlafstellung des *Körpers*, also der eigentliche volle *Schlaf* aber hängt ab vom Einschlummern des *Hirnstammes*. Denn Tiere, denen beide Großhirnhemisphären vollständig entfernt worden, liegen keineswegs ruhig im Schlaf, sondern stehen und sitzen aufrecht und wechseln zwischen *Wachen* mit lebhaften Bewegungen und *Schlafen* in Ruhe, ähnlich wie gesunde Tiere (Hunde von GOLTZ; Affen von KARPLUS und KREIDL; Kaninchen von MORITA usw.); sie lassen sich nicht ohne Widerstand legen und antworten auf Anfassen oder Drücken mit heftiger Abwehr- oder Fluchtbewegung, die in der Regel mit dem Anstoßen an ein Hindernis endet. Alle taktilen und dolorosen Reflexe sind bei solchen großhirnlosen Tieren hochgradig gesteigert. *Trotzdem genügen kleinere Mengen eines Schlafmittels als beim normalen Tier, um tiefen und langen Schlaf herbeizuführen*: MORITA[1]) fand, daß großhirnlose Kaninchen, obwohl sie sehr lebhaft sich bewegten und reflektorisch übererregbar waren, schon durch so kleine Gaben von Chloralhydrat oder Urethan in Schlaf versetzt wurden, wie sie an gesunden Tieren überhaupt ohne merkliche Wirkung sind. Daraus folgt mit Gewißheit, daß die mittelbaren, aus dem Großhirnstapel (zentrifugal) dem Hirnstamm fortlaufend zugesandten Erregungen an Zahl und Stärke die ihm unmittelbar (zentripetal) von der Peripherie jeweils zuströmenden erheblich

---

[1]) MORITA: Zitiert auf S. 612.

übertreffen und dementsprechend auch der Narkose und Einschläferung einen viel größeren Widerstand entgegensetzen.

Die verschiedenen Glieder der „hypnotischen Alkoholgruppe" führen nun zwar, wie schon gesagt, alle zu einer grundsätzlich gleichartigen, an allen zentralen Nervenzellen in dem gleichen physikalisch-chemischen Vorgang sich auswirkenden Funktionshemmung oder Narkose (vgl. dazu den Abschnitt über Theorie der Narkose und die Bedeutung der Zellipoide für sie im I. Band, Kap. 6 dieses Werkes); der *Zeit* aber und, was hier fast dasselbe bedeutet, der Stärke nach, werden *weder* von *einem bestimmten* Schlafmittel alle Hirnzentren und Nervenzellen gleichmäßig betroffen, sondern die einen Zentren leichter und schneller als die anderen: in der Regel, aber nicht ausnahmslos, zu allererst die Sensibilitäts-Rindenzentren, welche den Empfindungen von *Gemeingefühlen* und von *Schmerzen* dienen; *noch* auch ist die Reihenfolge der nach und nach dem narkotischen Einfluß erliegenden Zentren oder Funktionen bei den *verschiedenen* Schlafmitteln die gleiche. So daß bei manchen im allmählichen Verlauf der Narkose anfangs nur eine mehr psychisch-sensorische Verdunkelung und Betäubung bei erhaltenem, ja oft sogar gesteigertem, schlafhinderndem Bewegungsdrang und -vermögen beobachtet wird (z. B. bei Alkohol, Amylenhydrat), während bei anderen die Wirkung sich zuerst nur in *Gliederschwere* und Bewegungsträgheit, sogar bis zur Lähmung, namentlich der unteren Gliedmaßen (z. B. bei manchen „schweren" Weinen) ohne sehr merkliche Bewußtseinsstörung geltend macht, bei noch anderen durch Gaben, die noch gar nicht einschläfern, nur die Erregbarkeit der epileptogenen Krampfzentren gedämpft wird (z. B. Luminal). Worauf diese und ähnliche Unterschiede beruhen, ist im einzelnen unbekannt; daß sie im allgemeinen mit dem jedem eigenen *chemisch-physikalischen Bau* der Schlafmittel und ihren dadurch besonders abgestuften Lösungsverwandtschaften zu den verschiedenen Zellipoiden des Nervensystems zusammenhängen, kann mit Sicherheit angenommen werden.

Die verschiedene *Schnelligkeit* des Eintritts und die jeweilige *Dauer* der Wirkung der Hypnotica lassen sich unschwer ableiten aus ihrer verschiedenen Löslichkeit und damit gradweise zusammenhängenden Geschwindigkeit sowohl des Aufsaugens in Blut und Gewebe wie des Ausscheidens aus dem Körper. Dazu kommt noch die von ihrer chemischen Angreifbarkeit abhängende Zerstörung und Entgiftung der eingeführten Narkotica: manche von ihnen sind sehr widerstandsfähig, wie die *Disulfone* und das *Veronal* mit seinen Verwandten: sie können deshalb bei wiederholten Gaben zu unerwünscht starker Kumulativwirkung führen; sie wirken auch nach einmaliger Gabe anhaltender und nachhaltiger als die leichter zerstörbaren Hypnotica, die durch Oxydation oder Reduktion unter Paarung mit Stoffwechselprodukten oder auch durch hydrolytische Spaltung rasch entgiftet werden. Einige von ihnen, insbesondere die halogenhaltigen Mittel (wie *Chloralhydrat* und Verwandte) verursachen in großen und lang wirkenden Gaben eine Schädigung namentlich von *Herz* und *Gefäßen*, bei chronischer Vergiftung auch von *Leber* und *Niere*. Bei dauerndem Gebrauch der meisten Schlafmittel entsteht *Gewöhnung*, die gelegentlich auch zu üblem Mißbrauch führen kann. In angemessen geringen, zur Erzeugung eines gewöhnlich tiefen Schlafes ausreichende Gaben rufen die Hypnotica keine nennenswerte Störung des Kreislaufs, der Atmung, der Wärmeregulation und des Stoffwechsels hervor; wo indes größere Gaben zur Beruhigung und Einschläferung erforderlich sind, wie z. B. bei heftigen Erregungszuständen, können allerdings merkliche Störungen der genannten Art eintreten: so beispielsweise durch *Chloralhydrat* Schwächung des Blutkreislaufs und der Wärmeregulation, so daß dann die Körperwärme tief sinkt; auch die Atmung kann bei empfindlichen

Personen bedenklich verflacht und verlangsamt werden. In geringerem Grade gilt dasselbe auch vom *Amylenhydrat*. Die *Sulfone* wiederum können in großen oder wiederholten Gaben gefährlich werden durch schwere Verdauungsstörungen (Magenschmerz, Verstopfung usw.), Nierenerkrankung und Blutzersetzung (Porphyrinurie). Endlich bedarf es kaum der Bemerkung, daß in übermäßiger Gabe *alle* diese Mittel schließlich auch die lebenswichtigen Zentren der *Atmung* und der *Vasomotoren* lähmen und dadurch tödlich sein können.

Einige Besonderheiten der Wirkungen einzelner der hierhergehörigen Mittel sollen bei der nun folgenden Übersicht der wichtigsten dieser Gruppe noch kurz erwähnt werden.

Die wichtigsten Schlafmittel der „Alkoholgruppe" sind:

1. Chloralhydrat [LIEBREICH[1]) 1869], Hydrat des Trichloracetaldehyds (Chloral) $CCl_3CH(OH)_2$, farblose, stechend riechende und bitterschmeckende Krystalle, leicht in Wasser und organischen Lösungsmitteln löslich, Schmelzp. bei 53°. Schlafmittelgabe für Erwachsene 1,0; Schlaf tritt nach einer halben Stunde ein und dauert gegen 8 Stunden an, ohne beim Erwachen Benommenheit zu hinterlassen. In großen oder oft wiederholten Gaben schädlich für den Kreislauf, bedenklich bei bestehender Herzmuskelerkrankung. Wird zum größten Teil als Trichloräthylglykuronsäure (Urochloralsäure) im Harn ausgeschieden.

Chloralamid, Chloralum formamidatum [v. MERING[2]) 1889], $CCl_3 \cdot COH \cdot HCO \cdot NH_2$, entstanden durch Vereinigung des wasserfreien Chlorals mit Formamid (weiße, bitterschmeckende, in Wasser und organischen Lösungsmitteln lösliche Krystalle vom Schmelzp. 114—115°) und *Dormiol*, $CCl_3 \cdot CH \cdot OH \cdot OC\begin{smallmatrix}(CH_3)_2\\C_2H_5\end{smallmatrix}$, ein Kondensationsprodukt des Chloralhydrats mit Amylenhydrat, ölige, campherartig riechende und brennend schmeckende Flüssigkeit. Beide wirken durch allmähliche Abspaltung des Chlorals, sind daher weniger sicher und langsamer wirksam wie dieses, im übrigen in der Beeinflussung von Kreislauf, Atmung und Wärmehaushalt bei großen Dosen dem Chloralhydrat gleich. 3 g Chloralamid entsprechen 2 g Chloralhydrat; vom Dormiol bewirken 0,5—1,5 g, in $^1/_2$ g Gelatinekapseln verabreicht, Schlaf. Auch andere Verbindungen des Chlorals, wie *Hypnal* (Chloralhydrat und Antipyrin), *Viferral* (ein Polymerisationsprodukt des Chlorals), *Chloralurethan* und dessen äthylierte Verbindung *Somnal* haben vor dem Chloralhydrat nur geringe Vorzüge. Ein weiteres, für manche Zwecke gut verwendbares Kondensationsprodukt des Chlorals ist die *Chloralose*, von HEFFTER[3]) durch Erhitzen von Chloral mit Glykose hergestellt (in kaltem Wasser leicht lösliche, bitter schmeckende und die Fehlingsche Lösung reduzierende Krystalle vom Schmelzp. 180°). Nach HANRIOT und RICHET[4]) verhalten sich Hunde, welchen 0,25 g pro Kilogramm Chloralose per os verabreicht wurden, wie Tiere mit motorisch und sensibel gelähmter *Großhirnrinde* bei erhaltenen tiefen Reflexen; der Kreislaufapparat bleibt durch Chloralose völlig unbeeinträchtigt, der Tod erfolgt durch Atemlähmung.

Sehr *brauchbar* und *in der Wirkung* schon etwas abweichend das *Isopral* (sec. Trichlorpropylalkohol $CCl_3 \cdot CH \cdot OH \cdot CH_3$, Krystalle von campherähnlichem Geruch und Schmelzp. 49°, in Wasser und organischen Lösungsmitteln

[1]) LIEBREICH: Das Chloralhydrat, ein neues Hypnoticum und Anaestheticum. Berlin 1869.
[2]) v. MERING: Therapeut. Monatshefte 1889, S. 565.
[3]) HEFFTER: Ber. d. dtsch. chem. Ges. Bd. 22, S. 1050. 1889 u. Berlin. klin. Wochenschrift 1893, S. 475.
[4]) HANRIOT u. CH. RICHET: Arch. internat. de pharmaco-dyn. et de thérapie Bd. 3, S. 191. 1897.

gut löslich) und *Chloreton* (Trichlorpseudobutylalkohol $CCl_3 \cdot C \cdot OH : (CH_3)_2$, farblose Krystalle in Wasser unlöslich, bei 96—97° schmelzend). Sie wirken in Gaben von 0,5—1,0 rasch schlafmachend, hemmen in nicht narkotisierenden Gaben ziemlich sicher das *Erbrechen* und auch für Stunden die *Diurese*. Beides zeigt, daß sie zu allermeist an den Zentren des *Hirnstammes* angreifen.

Voluntal [WILLSTÄTTER[1]), STRAUB und HAUPTMANN]: Carbaminsäuretrichloräthylester, Trichlorurethan $NH_2C : O \cdot OCH_2 \cdot CCl_3$ (weiße Nadeln vom Schmelzp. 64—65°, in warmem Wasser und organischen Lösungsmitteln löslich), wirkt stärker narkotisch als Chloral und Urethan (innerlich an Kaninchen verabreicht, erzeugen 0,2 g Voluntal pro Kilogramm die gleiche Wirkung wie 0,42 g Chloralhydrat oder 1,25 g Urethan), ist vom Magen-Darm so gut resorbierbar wie Chloral und wird im Organismus vollständig zersetzt, besitzt also keine Nierenwirkung. Ist in Gaben von 0,5—1—2 g ein gutes Einschlafmittel, wo keine Schmerzen und keine motorische Unruhe vorhanden sind; auch bei Kindern unschädlich und ohne Nebenwirkung.

2. Paraldehyd [V. CERVELLO[2])] $(CH_3C : OH)_3$. Polymerisationsprodukt von Acetaldehyd, flüssig, von unangenehmem Geschmack. Gaben 3—6 g; bewirkt in 10—15 Minuten Schlaf. Gar keine schädlichen Nebenwirkungen, ungefährlich, mitunter, aber nicht immer Gewöhnung.

Amylenhydrat, Dimethyläthylcarbinol $(OH \cdot C : [CH_3]_2 \cdot C_2H_5)$ flüssig. Etwas stärker wirksam. Gaben von 2—3 g. Leichte Störungen von Atmung und Kreislauf, vor dem Einschlafen öfters rauschartige Unruhe. Führt leicht zur Gewöhnung.

3. Harnstoffabkömmlinge. *Urethan* [SCHMIEDEBERG[3])]. Carbaminsäureäthylester $(NH_2COOC_2H_5)$ (farblose Krystalle, sehr leicht in Wasser und in organischen Lösungsmitteln löslich, Schmelzp. 47—50°). Keine schädlichen Nebenwirkungen. Ungefährlich, aber beim Menschen auch wenig wirksam. Gaben bei Kindern 1—3 g.

Hedonal [DRESER[4])]. Methylpropylcarbinolurethan $NH_2 \cdot C : O \cdot O \cdot CH \cdot CH_3$ $\cdot C_3H_7$ (weiße, pfefferminzartig schmeckende, in Wasser schwer lösliche Krystalle vom Schmelzp. 76°) bewirkt bei Warmblütern und Menschen, bei letzteren in Gaben von 1,5—2 g Schlaf, ohne Blutdruck und Atmung zu beeinflussen; ist wirksamer wie Chloralhydrat und Urethan, erzeugt aber starke Polyurie; im Körper wird Hedonal vollständig verbrannt; keine Kumulierung, mitunter Angewöhnung.

Phenylurethan (Euphorin) $C_6H_5 \cdot NH \cdot C : O \cdot O \cdot C_2H_5$) besitzt antipyretische und analgetische Wirkungen und erzeugt nach STRAUB[5]) nur rasch vorübergehende Narkose.

Aleudrin, der Carbaminsäureester des Dichlorisopropylalkohols $(CH_2 \cdot Cl)_2$ $: CH \cdot (OC : O \cdot NH_2)$ und *Aponal*, der Carbaminsäureester des Amylenhydrats $(CH_3)_2 \cdot C_2H_5 \cdot C(O \cdot C : O \cdot NH_2)$, beide weiße, in Wasser schwer lösliche Krystallkörper, rufen in Gaben von 1—2 g einen langsam einsetzenden, mehrstündigen Schlaf hervor, Aleudrin mit Schwinden der Schmerzempfindung, ohne wesentliche Herz- und Gefäßwirkung und ohne Störungen nach dem Erwachen.

---

[1]) WILLSTÄTTER, STRAUB u. HAUPTMANN: Münch. med. Wochenschr. 1922, Nr. 48, S. 1651.

[2]) CERVELLO, V.: Arch. f. exp. Pathol. u. Pharmakol. Bd. 16, S. 265. 1883.

[3]) SCHMIEDEBERG: Arch. f. exp. Pathol. u. Pharmakol. Bd. 20, S. 203. 1885.

[4]) DRESER: Versamml. d. Naturforsch. u. Arzte 1899.

[5]) STRAUB s. bei FROMHERZ: Arch. f. exp. Pathol. u. Pharmakol. Bd. 76, S. 257. 1914.

Veronal [E. FISCHER[1]) und v. MERING], Diäthylmalonylharnstoff, Diäthyl-
barbitursäure $\begin{matrix} C_2H_5 \\ C_2H_5 \end{matrix}>C<\begin{matrix} CO \cdot NH \\ CO \cdot NH \end{matrix}>CO$ (farblose, geruchlose, bitter schmeckende
Krystallplättchen vom Schmelzp. 190—191°, in Wasser bei 15° 1 : 170, in kochen-
dem Wasser 1 : 17, in organischen Lösungsmitteln gut löslich). Schlafwirkung
tritt beim Menschen bei mittleren Dosen von 0,5 g nach $^1/_2$—1—2 Stunden ein
und dauert ungefähr 7—8 Stunden; in hypnotischen Gaben keine Wirkung
auf Kreislauf, Atmung und Stoffwechsel, bei toxischer Gabe Blutdrucksenkung
durch Gefäßerweiterung infolge Lähmung des Vasomotorenzentrums und Schädigung der contractilen Elemente der Capillaren oder Arteriolen [JACOBJ[2]) und
ROEMER] und Temperaturabfall (durch Wärmzentrumlähmung, Einschränkung
des Stoffwechsels und Erweiterung der Hautgefäße; Aufhebung des Wärme-
stichfiebers durch Veronal), keine Herzschädigung. Veronal wird sehr langsam
(nach 1 g beim Menschen in 4 Tagen, bei wiederholtem Darreichen nach 9 bis
12 Tagen) im Harn ausgeschieden; kleinere Mengen erscheinen bis zu 70—90%
allmählich unverändert im Harne, von größeren werden 40—50% im Körper zerstört [BACHEM[3])]; fortgesetzte Zufuhr bewirkt daher leicht Kumulierung mit Nieren-
und zuweilen Blutkörperchenschädigung (Hämatoporphyrinurie). Tödliche
Gaben bei 4,5—5—8 g (Tod durch Lähmung des Atemzentrums, Miosis und
Pupillenstarre wie bei Morphium, keine Herzschädigung). Bei lang fortgesetztem
Abusus auch chronische Vergiftung.

Medinal: Veronalnatrium, in Wasser leicht löslich, *Paranoval*, entbitterte
und wasserlösliche Additionsverbindung des Veronals mit Trinatriumphosphat
[W. STRAUB[4]) und v. RAD], in Tabletten zu 0,5 g = 0,25 g Veronal; *Codeonal*,
Mischung von 11,76% Codeinum diaethylbarbituricum, einer krystallinischen
Verbindung mit 88,24% Veronalnatrium, soll bei Aufregungszuständen und bei
Schlaflosigkeit infolge Hustens und Schmerzen gut wirksam sein. 2 Tabletten
zu 0,17 g enthalten 0,036 g Codein und 0,3 g Veronalnatrium. Hierher gehören
ferner *Proponal*: Dipropylbarbitursäure, mit etwas rascherer und doppelt stärkerer Wirkung als Veronal, und *Diogenal*: Dibrompropyldiäthylbarbitursäure
mit 41% Brom (in Gaben von 1—2 g zu nehmen) und das *Noctal*: β-Brom-
propenyl-isopropylbarbitursäure, dem in Gaben von 0,1—0,2—0,4 g viel stärkere
hypnotische Wirkungen als dem Veronal ohne Nebenschädigungen nachgerühmt
werden; bei Schmerzen wirkungslos.

Von größerer praktischer Bedeutung wurde *Luminal* und *Dial*.

Luminal [IMPENS[5])], Phenyläthylmalonylharnstoff, Phenyläthylbarbitursäure
$\begin{matrix} C_6H_5 \\ C_2H_5 \end{matrix}>C<\begin{matrix} CO \cdot NH \\ CO \cdot NH \end{matrix}>CO$ (weißes, geruchloses, schwach bitter schmeckendes,
krystallinisches Pulver vom Schmelzp. 173—174°, schlecht in Wasser, gut in
organischen Lösungsmitteln löslich, mit Alkalien gut lösliche, für subcutane
Injektion geeignete Salze, z. B. Luminalnatrium mit 90% Luminal), ist schon
in kleineren Gaben wirksam wie Veronal; beim Menschen tritt schon $^1/_2$ bis
1 Stunde nach oraler oder subcutaner Verabreichung von 0,2—0,3 g Luminal
resp. Luminalnatrium mehrstündiger Schlaf ein; besonders bemerkenswert ist

---

[1]) FISCHER, E. u. v. MERING: Therapie d. Gegenw. Bd. 45, S. 97. 1903 u. Med. Klinik
1905, Nr. 52, S. 1327.
[2]) JACOBJ u. ROEMER: Arch. f. exp. Pathol. u. Pharmakol. Bd. 66, S. 261. 1911. —
JACOBJ: Ebenda S. 296.
[3]) BACHEM: Arch. f. exp. Pathol. u. Pharmakol. Bd. 63, S. 228. 1910.
[4]) STRAUB, W. u. C. v. RAD: Dtsch. med. Wochenschr. 1924, Nr. 11.
[5]) IMPENS, E.: Dtsch. med. Wochenschr. 1912, S. 945.

die von H. Hauptmann beobachtete krampfstillende Wirkung bei Epilepsie,
selbst dort, wo Brom versagt; nach großen Gaben Lähmung des Wärmezentrums
[Symes[1])], des Vasomotorenzentrums und der Atmung bei kräftig schlagendem
Herzen. Luminal wird wie Veronal zum größten Teil unverändert durch die
Nieren ausgeschieden.

Dial[2]) und das mit ihm wohl identische *Curral*, Diallylbarbitursäure
$$\begin{matrix} C_3:H_5 \\ \\ C_3:H_5 \end{matrix}\!\!>\!\!C\!\!<\!\!\begin{matrix} CO\cdot NH \\ \\ CO\cdot NH \end{matrix}\!\!>\!\!CO$$ (weiße, leicht bitter schmeckende Plättchen vom
Schmelzp. 170—171°, schlecht in Wasser, gut in organischen Lösungsmitteln
löslich), bewirken schon in Mengen von 0,05—0,3 g per os eine rasche Beruhigung
und Schlaf ohne Nebenwirkungen auf Kreislauf und Nieren und ohne unangenehme Nachwirkungen; doch tritt zuweilen rasch Gewöhnung ein; nach Gaben
von 2,4 g beim Menschen ist Vergiftung beobachtet worden.

Von neueren einschlägigen Verbindungen haben Eingang in die Therapie
gefunden *Somnifen, Somnacetin* und *Allonal*. Das erstere Mittel ist eine Lösung
der Diäthylaminsalze von 0,1 g Diäthyl- und 0,1 g Dipropenylbarbitursäure in
1 ccm Wasser: 20—30—50 Tropfen per os [Liebmann[3])], 2—4 ccm subcutan
(Vorsicht wegen starker lokaler Reizwirkung!) und 3—4 ccm intravenös erzeugen
augenblicklich eintretenden Schlaf; mit nach 6—10 Stunden wiederholten
Injektionen von 2 ccm wurde bei Geisteskranken (Dementia praecox) 6—7 Tage
währender Schlaf erzeugt; doch kamen in solchen Fällen auch bedrohliche Erscheinungen und Todesfälle vor.

Somnacetin früher *Veronacetin* [v. Noorden[4])] ist ein Gemenge von 0,3 g
Diäthylbarbitursäure mit 0,25 g Phenacetin und 0,025 g Codein. phosphor.
und soll sich auch bei Unterstützung der Äthernarkose, des Dämmerschlafes, bei
Erregungszuständen bewährt haben.

Ein ähnliches Anwendungsgebiet als schmerzstillendes Beruhigungs- und
Schlafmittel hat das *Allonal*, eine Verbindung von Pyramidon mit der Isopropylpropenylbarbitursäure, die ein gelbes, krystallinisches, bitter schmeckendes,
in Wasser wenig lösliches Pulver darstellt und in Tabletten zu 0,16 g (enthaltend
0,06 Isopropylpropenylbarbitursäure und 0,1 g Pyramidon) genommen wird;
1—2 Tabletten genügen zur Erzeugung der Schlafwirkung.

Dem Veronal und insbesondere dem Luminal steht sowohl nach Zusammensetzung als auch nach Wirkungsweise sehr nahe das *Nirvanol* (Piotrowski
und W. Straub[5]), Phenyläthylhydantoin, $\begin{matrix} C_6H_5 \\ \\ C_2H_5 \end{matrix}\!\!>\!\!C\!\!<\!\!\begin{matrix} CO-NH \\ | \\ NH-CO \end{matrix}$ (weiße, geschmack-
und geruchlose Nadeln vom Schmelzp. 197°, leicht löslich in organischen Lösungs-
mitteln, schwer löslich in Wasser, das Natriumsalz in Wasser leicht löslich),
welches in Gaben von 0,25—1 g ohne lokale Reizerscheinungen, ohne Beeinflussung des Kreislaufapparates und ohne schädliche Nachwirkungen vielstündigen
Schlaf von erheblicher Schlaftiefe bewirkt; seine Giftigkeit ist weit geringer als
die des Luminals; Hunde schlafen nach 0,1 g Nirvanol pro 1 kg 20 Stunden
lang und sind durch weitere 24 Stunden noch schlaftrunken, nach 0,17 g erfolgt
eine 2 Tage anhaltende Narkose ohne weitere Schädigung. Auch beim Menschen

---

[1]) Symes, W. L.: Journ. of physiol. Bd. 49, S. 126. 1915.
[2]) Castaldi, L.: Arch. di farmacol. sperim. e scienze aff. Bd. 19, S. 289. 1915. —
Tiffeneau: Cpt. rend. des séances de la soc. de biol. Bd. 84, S. 540. 1921.
[3]) Liebmann: Schweiz. med. Wochenschr. 1920, Nr. 48.
[4]) v. Noorden: Therapeut. Monatshefte 1919, Nr. 11, S. 413.
[5]) Piotrowski u. W. Straub: Münch. med. Wochenschr. 1916, S. 1512.

trat zuweilen nach vergiftenden Dosen mehrtägiger Schlaf ohne dauernde Gesundheitsstörung ein.

Von anderen Harnstoffabkömmlingen erfreuen sich verschiedene bromierte Verbindungen als milde Schlafmittel einer häufigen Anwendung; hierzu sind zu zählen *Neuronal, Bromural* und *Adalin*; sie zeichnen sich alle dadurch aus, daß sie in Mengen von 0,5—1 g den Schlaf herbeiführen, Herz und Gefäße in keiner Weise schädigen und weder eine Kumulierung noch eine Gewöhnung am Menschen oder Tiere hervorrufen; das fest gebundene Brom wirkt in diesen Verbindungen nur als Halogen, die hypnotische Wirkung des ganzen Moleküls verstärkend, nicht als Ion mit spezifischer Bromwirkung.

Das *Neuronal*[1]) ist Bromdiäthylacetamid $([C_2H_5]_2 : \overset{\overset{\displaystyle Br}{|}}{C} \cdot CO \cdot NH_2)$, ein farbloses, bitter schmeckendes, in Wasser schwer lösliches krystallinisches Pulver vom Schmelzp. 66—70°, *Bromural*[2]) α-Monobromisovalerianylharnstoff:

$$(CH_3)_2 \cdot CH \cdot \overset{\overset{\displaystyle Br}{|}}{\underset{\underset{\displaystyle H}{|}}{C}} \cdot CO \cdot NH—CO \cdot NH_2,$$

weiße, schwach bitter schmeckende Krystalle vom Schmelzp. 147—149°, die sich leicht in heißem Wasser und organischen Lösungsmitteln lösen, und *Adalin*[3]) Bromdiäthylacetylharnstoff

$$(C_2H_5)_2 \cdot \overset{\overset{\displaystyle Br}{|}}{C} \cdot CO \cdot NH \cdot CO \cdot NH_2,$$

ein fast unlösliches, geruch- und geschmackloses Krystallpulver mit dem Schmelzp. von 116°, das meist unverändert im Harn ausgeschieden wird; nur nach großen Dosen findet teilweise eine Zersetzung im Körper statt. Ein acetyliertes Adalin wird als *Abasin* in Tabletten zu 0,25 g in den Handel gebracht; es ist ein in kaltem Wasser lösliches Pulver, das in Mengen von 0,25—0,75 g mehr sedativ als hypnotisch wirkt.

4. Sulfonalgruppe. Von den Körpern dieser Reihe, Sulfonal, Trional und Tetronal, haben nur die beiden ersten praktische Bedeutung erlangt; alle diese Körper sind mehr minder schwer löslich, am leichtesten das Trional, am schwersten das Sulfonal. Sie werden nur langsam resorbiert, müssen daher 1—2 Stunden vor dem Schlafengehen genommen werden und werden nur ungemein verzögert, oft über Tage — bis zu 4 Tagen nach einmaliger Einnahme —, zum Teil unverändert, im Harne ausgeschieden. Dies bedingt, wie schon früher gesagt wurde, daß sie im Gegensatze zu den rasch wirkenden Einschlafmitteln der Chloralhydratgruppe nur allmählich Schlaf bringen, aber dann Vertiefung und Dauer des Schlafes günstig beeinflussen; die langsame Ausscheidung erzeugt Nachwirkungen, wie Schwindel beim Erwachen, Schläfrigkeit am nächsten Tage, begünstigt die Kumulierung und Entstehung von Nierenschädigungen, Veränderungen der Erythrocyten (Erscheinen von punktierten Erythrocyten), Hämatoporphyrin- und Harnporphyrinbildung. Nach längerem Gebrauch können sich Obstipation, Erbrechen, Hautschädigungen, Leberveränderungen, zuweilen auch Störungen von seiten des Zentralnervensystems, wie Ataxie, Benommenheit und Polyneuritiden einstellen. Herz, Gefäße und Atmung bleiben bei mittleren Gaben unbeeinflußt; dagegen tritt Gewöhnung leicht ein.

---

[1]) Fuchs u. E. Schultze: Münch. med. Wochenschr. 1904, Nr. 25, S. 1102.
[2]) Krieger u. v. d. Velden: Dtsch. med. Wochenschr. 1907, Nr. 6, S. 213. — van de Eeckhout, A.: Arch. f. exp. Pathol. u. Pharmakol. Bd. 57, S. 338. 1907.
[3]) Impens, Fleischmann, Finkh: Med. Klinik 1910, Nr. 47, S. 1859.

Sulfonal [Baumann[1]) und Kast], Diäthylsulfondimethylmethan: $(CH_3)_2 : C : (SO_2 \cdot C_2H_5)_2$, farb-, geruch- und geschmacklose Krystallblättchen vom .Schmelzp. 125—126°, die in kaltem Wasser sehr schlecht, in warmem 1 : 15 und in organischen Lösungsmitteln gut löslich sind; in Mengen von 1 g bei Frauen und höchstens bis 2 g bei Männern zu verwenden.

Trional, Methylsulfonal, Diäthylsulfonmethyläthylmethan: $C_2H_5 \cdot CH_3 : C$ $: (SO_2 \cdot C_2H_5)_2$, lipoidlöslicher als Sulfonal, daher rascher wirksam als dieses; Trional wird im Organismus schneller abgebaut, daher auch die Kumulierungsgefahr geringer. Gaben von 1—1,25 g wirken schon nach einer halben Stunde, doch sollen sie nicht täglich wiederholt werden.

Wesentlich anders als bei den Mitteln der Alkoholgruppe ist die schlafmachende Wirkung gewisser *Alkaloide*, nämlich des *Morphins* und des *Scopolamins*; und wiederum von beiden Wirkungsarten verschieden die der *Bromide*.

Morphium. Der Name *Papaver somniferum* deutet ganz richtig die *schlafbringende* Wirkung des im Mohn enthaltenen *Opiums* oder *Morphins* an. Dabei kann von der nur mittelbar *schlaffördernden* Hypalgesie und auch von der im gleichen Sinne förderlichen Atemberuhigung durch Morphin abgesehen werden; beides tritt schon nach kleinen, an sich nicht einschläfernden Gaben ein. *Große* Gaben aber (mehrere Zentigramm Morphinsalz z. B.) erzwingen *unmittelbar* einen festen und anhaltenden Schlaf; jedoch in ganz anderer Weise als die voranstehenden „indifferenten Hypnotica": erstlich tritt der Schlaferfolg keineswegs bei allen Tierarten ein, sondern viele von ihnen, z. B. Katzen, Rinder, Pferde, Ziegen, Schafe anworten auf die Vergiftung — selbst durch große Gaben — nur mit gesteigerter Unruhe, heftigem Bewegungstrieb mit Taumeln und mit Krämpfen.

Zweitens zeigen aber auch die morphinschlafempfänglichen Menschen und Hunde nahezu regelmäßig vor dem Eintritt der Betäubung deutliche Erscheinungen zentralelektiver, direkter oder indirekter Erregung: Erbrechen Vagus- und Oculomotoriuserregung; und bei allen Wirbeltieren wird die *spinale Reflexerregbarkeit* durch große Morphingaben bis zu tetanischen Krämpfen gesteigert, sofern nicht vorher schon die Atmung gelähmt worden. Auch an peripheren Nervenvorrichtungen des Körpers, an Magen, Darm und Blase verursacht Morphin Erscheinungen tonischer Erregung.

Aus alledem geht hervor, daß der *Morphinschlaf* nicht ohne weiteres als Folge einer *unmittelbaren Narkose* des Großhirns und Hirnstammes aufgefaßt werden müsse, sondern daß die Annahme einer *mittelbaren* Wirkung durch Beeinflussung des *Schlafsteuerungsapparates* nicht von der Hand zu weisen ist, und zwar durch primäre — bei verschiedenen Tieren verschieden stark ansprechende — *Erregung des Schlafzentrums.*

Ähnliche Überlegungen mögen auch zur Erklärung der beruhigenden und schlafbringenden Wirkung des *Scopolamins* dienen. Auch dieses, dem *Atropin* ähnlich gebaute und in den meisten Richtungen gleichartig wirksame Alkaloid gehört *nicht* zu den allgemein zentral *lähmenden* Giften; der anfänglich motorischen Beruhigung bei Hunden folgt Unruhe und Aufregung, in Gaben von 1 mg und darüber sogar in sehr heftiger Art, beim Menschen wird vor der schließlich auch eintretenden Verdunkelung des Bewußtseins zunächst nur die *motorische* Innervation der Muskeln erschwert, so daß sie erschlaffen und — wie namentlich bei der Paralysis agitans und auch bei maniakalisch erregten Menschen — ruhig gestellt werden; nach größeren Gaben (über 2 mg) kommt es aber zu hef-

---

[1]) Baumann u. Kast: Hoppe-Seylers Zeitschr. f. physiol. Chem. Bd. 14, S. 52. 1889. — Kast: Berlin. klin. Wochenschr. 1888, S. 247, sowie Therapeut. Monatshefte 1888; ferner Arch. f. exp. Pathol. u. Pharmakol. Bd. 31, S. 69. 1892.

tiger Erregung und auch zu Krämpfen. Das alles sieht mehr aus nach einer anfänglichen *Reflexhemmung* psychomotorischer Leitungsbahnen oder Zentren durch Erregung subcorticaler Hemmungsapparate, als wie nach einer direkt narkotischen Lähmung. Während bei der Morphinnarkose die *Schmerzreaktionen* schwinden, bleiben sie selbst in tiefer Scopolaminbetäubung erhalten [M. KOCH-MANN[1]) 1903]; bei beiden Formen der „Narkose" aber bleibt die Erregbarkeit der motorischen Rindenfelder für elektrische Reizung unvermindert bestehen [HITZIG[2]) 1873, SOHRT-KOBERT 1886], während sie in der *Äther-* oder *Chloral*narkose stark herabgesetzt oder aufgehoben ist [ALBERTONI 1881[3])]. — Endlich spricht gegen eine direkte Scopolamin-Lähmungswirkung als Ursache der erst motorischen und dann auch psychischen Beruhigung und Einschläferung wohl unzweideutig der sonst kaum verständliche Abstand der schlafmachenden von der schließlich tödlich lähmenden Scopolamingabe: bei Hund und Katze geht er bis an das *Tausendfache*, und beim Menschen scheint es auch nicht viel anders zu sein.

Zum Schluß sind als eine ganz besondere Art von Beruhigungsmitteln die *Bromsalze* anzuführen. Eigentliche Schlafmittel sind sie nicht; selbst ganz große Gaben, wie etwa 10 g und mehr rufen beim Menschen nur eine leichte Erschwerung der Aufmerksamkeit, der Auffassung und der Sprechbewegungen hervor. Gaben von 2—4 g lassen solche Benommenheit nicht wahrnehmen, sind aber imstande, etwa bestehende Unlustgefühle und nervöse Spannungen zu beseitigen [LOEWALD-KRAEPELIN[4]) 1892] und so das Einschlafen zu erleichtern; mit dem wirklichen Schlafapparat hängt danach die Bromidwirkung wahrscheinlich gar nicht zusammen. In großen, oft wiederholten Gaben dienen die Bromide bekanntlich zur Einschränkung und Verhinderung *epileptischer Krampfanfälle*; und ALBERTONI[3]) hat feststellen können, daß die epileptogenen Hirnmantelzonen gegen elektrische Reizung durch Bromkalium beträchtlich abgestumpft werden. Meerschweinchen lassen sich durch sehr große Gaben von Bromnatrium (mehrere Gramm subcutan) in eine langdauernde, tiefe Betäubung bringen; es genügen bei ihnen aber schon Gaben, die noch gar keine sichtbare Betäubung machen, um die sonst krampferregenden Wirkungen von Campher oder Cocain zu verhindern [JANUSCHKE[5]) 1913]. Fortgesetzte Zufuhr von Bromiden ist imstande, die normalen und lebenswichtigen Chloride der Gewebsflüssigkeiten auszutreiben und teilweise zu ersetzen: *experimentell* kann das sogar bis zu tödlicher Chloridverarmung führen [GRÜNWALD[6])]. Umgekehrt vertreibt zugeführtes Kochsalz die kreisenden Bromide und mindert oder beseitigt ihre betäubende Wirkung.

---

[1]) KOCHMANN, M.: Arch. internat. de pharmaco-dyn. et de thérapie Bd. 13, S. 99. 1903.
[2]) HITZIG: Reicherts u. Du Bois' Arch. f. Anat. u. Physiol. 1873, S. 402. — KOBERT u. SOHRT: Arch. f. exp. Pathol. u. Pharmakol. Bd. 22. 1886.
[3]) ALBERTONI: Arch. f. exp. Pathol. u. Pharmakol. Bd. 15, S. 248. 1882.
[4]) LOEWALD-KRAEPELIN: Kraepelins psychophysische Arbeiten Bd. 1, H. 4. 1892.
[5]) JANUSCHKE u. INABA: Zeitschr. f. d. ges. exp. Med. Bd. 1, S. 129. 1913.
[6]) GRÜNWALD: Arch. f. exp. Pathol. u. Pharmakol. Bd. 60, S. 360. 1909.

Der Traum.

Von

A. Hoche
Freiburg i. Br.

Eine ausführliche Zusammenstellung der Traum-Literatur findet sich bei DE SANCTIS: Die Träume. Deutsch von O. SCHMIDT. Halle a. S.: Marhold 1901. — Hier seien im einzelnen folgende Hauptschriften erwähnt: KANT: Anthropologie § 35. Von der unwillkürlichen Dichtung im gesunden Zustande, d. i. vom Traume. — SCHOPENHAUER: Versuch über Geistersehen und was damit zusammenhängt; Parerga und Paralipomena. — FECHNER: Elemente der Psychophysik. Bd. II, S. 524. — WUNDT: Schlaf und Traum in: Physiologische Psychologie. 5. Aufl. Bd. III, S. 649ff. — MAUDSLEY: Physiologie und Pathologie der Seele. 1870. — TAINE, H.: Der Verstand. Deutsche Ausgabe 1880. — STRÜMPELL, L.: Die Natur und Entstehung der Träume. 1874. — VOLKELT: Die Traumphantasie. 1875. — SIEBECK: Das Traumleben der Seele. 1877. — MAURY: Le sommeil et les rêves. 1878. — RADESTOCK: Schlaf und Traum. 1879. — WEYGANDT: Entstehung der Träume. 1893. — HÖFFDING: Psychologie in Umrissen. S. 97ff. 1887. — HEERWAGEN: Statistische Untersuchungen über Träume und Schlaf. Philosophische Studien Bd. V. 1888. — SPITTA: Die Schlaf- und Traumzustände der menschlichen Seele. Tübingen 1878. — GIESSLER: Aus den Tiefen des Traumlebens. Halle 1890. — JODL: Lehrb. d. Psychol., 2. Aufl. 1903, S. 110ff. — DESSOIR: Das Doppel-Ich. 2. Aufl. 1896. — RUTHS, CH.: Induktive Untersuchungen über die Fundamentalgesetze der psychischen Phänomene. 1898. — LASSWITZ, K.: Unsere Träume. In „Wirklichkeiten", Verlag Emil Felber, S. 359. — BÜHLER: Tatsachen und Probleme zu einer Psychologie der Denkvorgänge. Pflügers Arch. f. d. ges. Physiol. 1907. — MEYER, S.: Zum Traumproblem. Zeitschr. f. Psychol. u. Physiol. d. Sinnesorg., I. Abt., Bd. 53. 1909. — FREUD, S.: Die Traumdeutung. Verlag Deuticke. — HOCHE: Über den Wert der Psychoanalyse. Arch. f. Psychiatrie u. Nervenkrankh. Bd. 51, H. 3. — KRAEPELIN: Über Sprachstörungen im Traume. Kraepelins Psychol. Arbeiten Bd. V, H. 1. — HACKER: Systematische Traumbeobachtungen mit besonderer Berücksichtigung der Gedanken. Pflügers Arch. f. d. ges. Physiol. Bd. 21. 1911. — HEYMANS und BRÜGMANS: Eine Enquete über die spezielle Psychologie der Träume. Zeitschr. f. angew. Psychol. Bd. 18, H. 4/6, S. 201ff. 1921. — RIVERS: Methods of dream-analysis. Brit. journ. of psychol., med. sect. Bd. 2, S. 101ff. 1922. — CAMPORA: Osservazioni intorno al fenomeno del sogno. Arch. ital. di psicol. Bd. 1, H. 4, S. 364ff.

Wenn in einem Handbuch der Physiologie auch der Traum erörtert werden soll, so ist damit nicht gemeint, daß vorwiegend von dem *animalischen* Teil der dabei ablaufenden Vorgänge die Rede sein wird; diese werden uns als wenig wesentliche Dinge so gut wie gar nicht beschäftigen.

Der Traum ist nur in sehr beschränktem Maße der *objektiven Beobachtung* von außen zugänglich. Der Weg zu seiner Erforschung führt fast ausschließlich über die *Selbstbeobachtung*; die dieser schon für den wachen Zustand des Menschen anhaftenden, niemals ganz auszuschaltenden Fehlerquellen vervielfachen sich durch die besondere Art der Bewußtseinsveränderung, die das eigentliche Wesen des Traumes ausmacht.

Erfahrungsgemäß üben die weniger klar faßbaren, konturlosen, dunkleren Vorgänge des Seelenlebens, gleichviel, ob des wachenden oder des schlummernden, eine besondere Anziehungskraft aus, zwar nicht auf das scharfe Denken, wohl aber auf das Ahnen, Fühlen und Meinen der Menschen; es gibt wohl keine Seite psychischen Geschehens, die in solchem Maße wie das Traumleben seit Jahrtausenden und bis in unsere Tage hinein Gegenstand einer abergläubischen, mystischen, phantastischen, unkritischen Betrachtungsweise geworden ist (*Traumdeutung* in alten und neuen Formen, Glaube an Fernträume, prophetische Träume usw.). Von dieser Seite des Traumproblems wird hier nicht die Rede sein; sie hat eine kulturgeschichtliche, aber keine physiologische Bedeutung.

Ich kann meine Aufgabe auch nicht in einer erneuten Aufwicklung des ganzen, seit Generationen mitgeschleppten Ballens von allen möglichen ärztlichen und laienhaften Behauptungen erblicken; daran fehlt es in der bisherigen Traumliteratur so wenig wie an Theorien und Hypothesen. Woran es aber fehlt, das ist ein breiteres, mit schärfster Selbstkritik, ja Skepsis, gesiebtes Material von guten Beobachtungen durch wissenschaftlich geschulte Persönlichkeiten; in dieser Hinsicht stehen wir heute noch ganz im Vorhofe.

Meine eigene Berechtigung, vielleicht auch Verpflichtung zur literarischen Befassung mit der Traumfrage erblicke ich in dem Umstande, daß ich als schlechter Schläfer und guter Träumer ein halbes Jahrhundert einer erst naiven, dann bewußten und schließlich wissenschaftlichen Aufmerksamkeit auf die Vorgänge im Schlafe verwendet habe. Es wird sich in den folgenden Blättern keine Behauptung finden, die mir nicht bei peinlichster Kritik auf Grund eigener Feststellungen zur subjektiven Sicherheit geworden wäre; der Leser wird in diesem Bemühen um nüchterne Zuverlässigkeit eine Entschädigung dafür suchen müssen, daß Modeströmungen und Tagesmeinungen keine liebevollere Behandlung erfahren; mein eigener Standpunkt dazu wird auch ohne besondere Auseinandersetzungen nicht verborgen bleiben.

(Belege für zahlreiche Einzelheiten, die ich hier auf beschränktem Raume werde schuldig bleiben müssen, finden sich in der im Verlag G. Fischer, Jena erscheinenden *Monographie* über das gleiche Thema.)

Es ist nicht möglich, eine alle Wesenseigentümlichkeiten umfassende *Definition* des „*Traumes*" zu geben und das um so weniger, als die Bezeichnung selbst nur einen Sammelnamen für Vorgänge abgibt, die, wie wir sehen werden, nach Inhalt und Form sehr verschieden sind; gemeinsam ist jedenfalls zunächst nur ein Negatives, daß es sich um den Ablauf geistigen Geschehens außerhalb des wachen Zustandes handelt; dieser unwache Zustand, der am häufigsten im normalen Schlafe gegeben ist, könnte, um Träume zu ermöglichen, auch durch Gifte (Rausch, Narkose usw.) oder durch krankhafte organische Hirnveränderungen hervorgebracht werden. Tatsächlich sehen wir unter so veränderten Bewußtseinsbedingungen traumhafte subjektive Erlebnisse sich abspielen, z. B. Delirien der verschiedensten Art. In stillschweigender Verabredung ist man aber dazu gekommen, als Traum nur das Spiel seelischer Vorgänge im Schlafe zu bezeichnen, wobei es nicht erheblich ist, ob es sich um Vollschlaf oder um Abstufungen davon (Halbschlaf, Einschlafen, Erwachen), ob um einen natürlichen oder einen durch irgendwelche Einflüsse (Alkohol, Hypnose) beeinflußten Schlaf handelt.

Wir werden, ganz allgemein gesagt, hier unter Traum *alle diejenigen seelischen Vorgänge verstehen, die sich im Schlafe abspielen.*

Von einem Standpunkte aus, der jede mystische Betrachtungsweise des Traumes ablehnt, könnte man die Frage aufwerfen, ob es überhaupt *Zweck* hat, sich mit solchen vielfach kompromittierten, scheinbar regellosen und unsystematischen Vorgängen ernstlich zu befassen. Diese Frage wird nicht selten verneint, und zwar in erster Linie von solchen, die dank ihrer zufälligen persönlichen Struktur kein Talent zum Träumen haben und daher über eigenes überzeugendes Beobachtungsmaterial nicht verfügen; sie tun, wenn dem so ist, gut daran, nicht mitzureden, wie das in ähnlicher Weise für unmusikalische Leute bei Gesprächen über Musik gelten würde. Wer selber viel träumt und dabei beobachten gelernt hat, erkennt im Traume nicht nur eine *Quelle intellektuellen und ästhetischen Genusses*, sondern auch eine *seelische Provinz*, in der nach vielen Richtungen hin *Einsichten* zu gewinnen sind.

Zunächst dient das Traumstudium der *Befriedigung eines ganz allgemeinen Bedürfnisses* nach Erkenntnis, und zwar eines Bedürfnisses derselben Art, wie es in uns den Wunsch erweckt, auch ohne Aussicht auf unmittelbaren Nutzen, in die weißen Stellen auf dem Erdglobus, z. B. um die Pole herum oder im Innern Afrikas, tatsächliche Einzelheiten eintragen zu können. Unser Wissen gerade von der Summe derjenigen Erscheinungen, die wir als „Bewußtsein" zusammenfassen, ist so dürftig, daß es unerlaubt wäre, eine Gelegenheit, unter besonderen Verhältnissen hinter den Vorhang zu blicken, ungenutzt vorbeigehen zu lassen. Der Versuchung, der etwaigen Dürftigkeit unseres Gewinnes an Einsicht durch die Energie subjektiver Deutungen aufzuhelfen, wie es die Traumdeutung der psychoanalytischen Richtung tut, müssen wir dabei allerdings widerstehen.

Wenn wir im Rahmen dieses Programmes nach Feststellung allgemeiner Gesetzmäßigkeiten streben, so erhoffen wir noch mehr Förderung in bezug auf das, was wir als *vergleichende Individualpsychologie* bezeichnen. Es ist falsch, von „dem Traum" wie von etwas Einheitlichem zu sprechen. Es gibt so viele Arten des Träumens, als es Schläfer und Träumer gibt. *Eine* unserer Aufgaben ist, zu trennen, was *allgemeine menschliche Eigentümlichkeit*, was Sache der *persönlichen Formel* ist. Wir sehen, daß der formale Charakter eines Menschen, (viel weniger der intellektuelle und gar nicht der moralische), im Traume bestehen bleibt; die großen Linien der Wachpsychologie einer gegebenen Persönlichkeit finden wir im Traume wieder. Wenn wir die psychologische Zerlegung und Charakterisierung eines Menschen erstreben, gehört die Feststellung seiner Art, zu träumen, zu den wesentlichen Erfordernissen.

Endlich liefert uns die Traumbeobachtung wertvolles Material für unser *Studium des krankhaften Seelenlebens*. Bei Geisteskrankheiten tritt ja nichts grundsätzlich Neues auf; es handelt sich dabei nur um andere Anordnungen, andere Motivierungen und andere ursächliche Abhängigkeiten von Vorgängen, denen wir auch sonst im wachen oder träumenden Zustande begegnen. Im Traume sind wir verhältnismäßig objektive Zuschauer eigener abnormer Seelenvorgänge, und wir erleben die ganze allgemeine Symptomatologie der Geistesstörungen: Sinnestäuschungen, Erinnerungsfälschungen, Personenverkennung, Hemmung, Sperrung, Ideenflucht, Verbigerieren und andere Sprachstörungen, abnormes Glücksgefühl, schwere Depression, Angstzustände, Spaltung der Persönlichkeit, Symbolisierung und vieles andere. Hier ist nicht der Ort, um näher auszuführen, welche Abschnitte der speziellen Pathologie von dieser Seite her Förderung zu erwarten haben.

Von den *Methoden* zur Verwertung der Träume ist die älteste und natürlichste der auf Grund eigener Erinnerung erfolgende mündliche oder schriftliche *Bericht* über das Geträumte. Wenn wir von den zufälligen oder planmäßigen äußerlichen Beobachtungen Schlafender, evtl. Träumender, seien es Erwachsene, Kinder oder Tiere, absehen, bleibt die *Selbstbeobachtung* immer in das Verfahren eingeschaltet, auch dann, wenn wir die statistische Erfassung der Träume einer größeren Anzahl von Menschen auf Grund einer bestimmt formulierten *Rundfrage* oder die *experimentelle Erzeugung von Träumen* durch äußere Sinnesreize versuchen; ungewollte Experimente dieser Art erlebt jeder Träumende an sich selbst.

Für eine feinere Analyse ist mit der *Rundfrage* nicht viel zu gewinnen; erfahrbar auf diesem Wege sind z. B. die Beziehungen von Schlaftypus und Traumtypus, die Häufigkeit dieses oder jenes Trauminhaltes in bezug auf Herkunft, Alter, Gefühlsbetonung, die Häufigkeit der Beteiligung einzelner Sinnesgebiete an den Erlebnissen des Traumes, der am häufigsten vorkommende Stimmungsgehalt u. dgl. mehr, aber auch hierzu erhält man keine unmittelbar verwertbaren Ergebnisse, sondern nur *Äquivalente* von solchen, wenn man gewisse gemeinsame Fehlerquellen gleichmäßig in Rechnung setzt; was wir dabei erfahren, sind ja nicht die Träume, sondern nur das, was die Erinnerung des einzelnen darüber hergibt, und dies wird wiederum sowohl von den allgemeinen Reproduktionsmängeln, wie von der persönlichen, oft ungenügenden Fähigkeit, überhaupt etwas vom eigenen Innenleben zu beobachten, in störendem Sinne beeinflußt. Ein Teil der scheinbar großen Unterschiede im Träumen bedeutet somit nur Unterschiede der erwähnten Art. Wieviel das Interesse und die Aufmerksamkeit für die scheinbar größere oder geringere Häufigkeit der Träume bedeutet, habe ich selbst oft genug erfahren; zu Zeiten lebhafterer Beschäftigung mit den Traumfragen erlebte ich regelmäßig mehr registrierbare Träume als sonst.

Die Schwierigkeiten einer einigermaßen richtigen *Wiedergabe von Traumerlebnissen* liegen teils im Gegenstande, teils in der Person des Beobachters. Zur Darstellung des Erlebten ist, wenn wir von Malern, Bildhauern oder Musikern absehen, als einziges Werkzeug die *Sprache* vorhanden. Es erwächst dabei die Aufgabe, gleichzeitige Vorgänge in der Beschreibung durch ein Nacheinander dem Hörer oder Leser lebendig werden zu lassen; es erwächst die weitere Aufgabe, die oft unbestimmten, wenig scharfen, schwebenden, rasch wechselnden, bunten Traumbilder durch Worte anschaulich werden zu lassen; die Fähigkeit dazu ist äußerst selten und nur bei dichterischer .Gestaltungskraft vorauszusetzen, die aber wieder die andere Gefahr einer unbewußten Fälschung des Inhaltes der Erlebnisse mit sich führt. Wer viel und gut träumt, dem kommt die tiefe, unüberbrückbare Kluft zwischen dem Bild des Erlebten und der bestmöglichen Wortbeschreibung auf das schmerzlichste zum Bewußtsein.

Ein zweiter dem Gegenstande anhaftender Mangel ist die meist außerordentlich *geringe Nachhaltigkeit der Traumeindrücke*, die vom Momente des Erwachens an, namentlich im Tageslichte, mit einer Geschwindigkeit verblassen und wegschmelzen, die weit über das Tempo des Schwindens der im wachen Zustande aufgenommenen Erinnerungsbilder hinausgeht. Verwertbar sind daher für wissenschaftliche Zwecke überhaupt nur *Aufzeichnungen*, die unmittelbar nach dem Erwachen in vollster Ehrlichkeit der Selbstprüfung und mit voller Sammlung der Aufmerksamkeit auf die Aufgabe gemacht werden. Schon aus diesem Grunde sind die von der psychoanalytischen Gruppe geübten Traumbemühungen, die sich auf Erinnerungsmaterial stützen, das im Laufe des Tages, z. B. in der Sprechstunde des Arztes, produziert und durchdeutet wird, völlig wertlos.

Eine besondere Art von Traumvorgängen ist bei guter Technik allen diesen genannten Fehlerquellen *nicht* unterworfen, das sind die *sprachlichen Traumprodukte*, wenn man sie beim Erwachen scharf in Erinnerung hat und sofort aufzeichnet. Sie bestehen schon, gleichviel ob es sich im Traume um gehörte, gelesene, gesprochene oder gedachte Worte handelt, aus dem Material, in das alle anderen Traumvorgänge erst mühsam und doch .schließlich unzulänglich *umgesetzt* werden müssen. Sie sind einwandfrei aufzuzeigen; man kann sie auf ihre Beziehungen prüfen und untersuchend zerlegen; man kann darüber diskutieren und sich verständigen; wenn solche sprachliche Gebilde des Traumes auch nur einen kleinen, bei manchen Träumern einen verschwindend kleinen Bestandteil der Gesamtheit der Vorgänge ausmachen, so nehmen sie doch durch die erwähnten Besonderheiten in wissenschaftlicher Hinsicht eine durchaus *bevorzugte Stellung* ein, und es wird ihnen deswegen auch in der folgenden Darstellung ein eigener Abschnitt gewidmet werden.

Die Frage, wie weit *rückwärts in der Entwicklungsreihe* Träume vorkommen mögen, ist nur im allgemeinen zu beantworten. Wo sich bewußte Prozesse an einem Nervensystem abspielen, und wo Zustände von Wachen und Schlafen miteinander abwechseln, sind die Voraussetzungen für das Träumen gegeben. Wenn wir die in den niedrigsten Organismen vermuteten Seelenzustände „traumhaft" nennen, oder wenn wir Versuchungen zu der Hypothese nachgeben, daß die Traumvorgänge des Menschen ein atavistisches Hineinragen primitiver Bewußtseinsstufen in gehobenes Seelenleben bedeuten könnten, so bewegen wir uns auf einem Boden, auf dem alle Beweismittel fehlen.

Da wir nur über eigenes Traumleben Aussagen machen können und schon für die uns gleichstehenden Mitgeschöpfe auf Schlüsse angewiesen sind, sind wir für ferner stehende Gruppen von Wesen gänzlich auf Vermutungen beschränkt; aber wir können bei *Tieren* Träume dann annehmen, wenn sie sich in ähnlicher Weise wie beim Menschen nach außen bemerkbar machen, nämlich in Änderungen des körperlichen Verhaltens im Schlafe, aus denen wir auf veränderte innere Zustände schließen. Auf Grund solcher Anzeichen dürfen wir es für wahrscheinlich halten, daß Reptilien, Vögel und Säugetiere träumen, und zwar in der Reihenfolge der Aufzählung in steigender Häufigkeit. Für Pferde, Kühe, Löwen, namentlich aber Hunde und unter diesen besonders für Jagdhunde liegen sichere Beobachtungen vor.

Menschliche *Kinder* träumen wohl sehr früh, Kinder von 2 Jahren sicher. Ich selbst entsinne mich keiner entferntesten, überhaupt noch vom Lichte der Erinnerung beschienenen Kindheitsphase, in der ich nicht geträumt hätte. Die besonderen pathologischen Zustände im Kindesalter — pavor nocturnus — mit den Hauptkennzeichen lebhaftester Angstträume und erschwerten Erwachens kommen schon im 3. Lebensjahre vor.

Untersuchungen über die Häufigkeit der Träume beim *erwachsenen Menschen* sind auf statistischem Wege wiederholt angestellt worden. Ich selbst habe bei einer *Umfrage* unter 100 Universitätslehrern 40 gefunden, die selten, 7, die äußerst selten träumten, und 2, die angaben, daß sie den Traum aus eigenem Erleben überhaupt nicht kennten. Man wird nicht fehlgehen mit der Annahme, daß es sich bei diesen beiden letzteren weniger um ein tatsächliches Fehlen des Träumens, als um ungenügendes Talent oder geringe Neigung zur Selbstbeobachtung handelt.

Es ergab sich bei Gelegenheit dieser Rundfrage eine Bestätigung der Vermutung, daß im großen und ganzen die *Güte des Schlafes* und die *Häufigkeit und Lebhaftigkeit des Träumens* im *umgekehrten Verhältnis* stehen, ein Zusammenhang, der schon darum wahrscheinlich ist, weil die überwiegende Mehrzahl der Träume dem Zustande unmittelbar vor dem Erwachen angehört. Wer das Unglück hat, seinen Schlaf 10 mal im Laufe der Nacht unterbrochen zu sehen, hat die 10fache Wahrscheinlichkeit registrierbarer Träume.

Die *Häufigkeitskurve*, nach dem *Lebensalter* gezeichnet, fällt mit zunehmenden Jahren; es ist dabei die Fehlerquelle eines allgemeinen Sinkens des Interesses im letzten Lebensdrittel in Rechnung zu setzen.

Zu der Frage, *welche Menschentypen* am meisten träumen, möchte ich als Niederschlag aus ärztlicher Befassung, der allerdings nicht in Zahlen zu geben ist, bekunden, daß im ganzen genommen *Frauen* mehr träumen als Männer und bei beiden Geschlechtern am meisten die *künstlerisch begabten* und die *psychopathischen* Persönlichkeiten — zwei Wesenskreise, die sich auch sonst in der einzelnen Psyche mit größeren oder kleineren Segmenten überschneiden.

Über die *Verteilung der Träume auf die Verlaufsstrecke des Schlafes* wissen wir nur unzulänglich Bescheid. Die von philosophischer Seite vertretene Meinung, daß es Schlaf ohne Träume nicht gebe und nicht geben könne, dürfen wir als unbegründet abweisen; sie stützt sich nicht auf Tatsachen, sondern auf eine dogmatische Forderung, die von bestimmten Voraussetzungen aus eine ununterbrochene Kontinuität des Seelenlebens verlangt. Wir können bei nüchterner Erwägung der Dinge nicht daran zweifeln, daß *im tiefsten Schlafe* so wenig irgendein bewußtes Geschehen abläuft wie in tiefer Ohnmacht, in Vollnarkose oder im Koma des epileptischen Anfalls. Daß ein scheinbar tiefer Schlaf das Träumen nicht immer ausschließt, läßt sich aus der Beobachtung schlafender Zimmergenossen, neben denen man wachliegt, ableiten. Man bemerkt, auch ohne daß ein Erwachen darauf folgt, episodische Veränderungen des Atmungstypus, Stöhnen, Laute, auch Worte und Bewegungen; man muß dann eben annehmen, daß es sich zur Zeit dieser äußerlich bemerkbaren Reaktion nicht um tiefsten Schlaf handelt. Augenscheinlich verläuft die *Kurve der Schlaftiefe*, auch auf der Höhe des Schlafes, nicht als ebene Linie, sondern in *Wellenform*.

Unsere *eigene Erinnerung* gibt uns keine Handhabe, um über das Träumen während längerer zusammenhängender Schlafstrecken etwas auszusagen. Beobachten können wir die sog. *hypnagogen Träume*, die Träume des Einschlafens, von denen wir meist nichts haben, weil ihr Erinnerungsbild den darauf folgenden Schlaf nicht überdauert; sie kommen nur dann zur reflektierenden Auffassung, wenn wir in Schüben, d. h. in immer erneuten, durch Wiederhellwerden unterbrochenen Anläufen, einschlafen.

Die eigentlich fruchtbare Zone für die subjektive Traumbeobachtung ist die Zeitspanne *unmittelbar nach dem Erwachen* und *während des Auftauchens aus dem Schlafe*; es kommt hier — wir werden davon noch zu sprechen haben — ein *Hinüberreichen* von Traumvorgängen in den wachen Zustand vor. Man kann durch planmäßige Aufmerksamkeit, indem man gewissermaßen dauernd auf dem Anstand sitzt, seine Fähigkeit zur Traumbeobachtung beträchtlich steigern, sozusagen trainieren; aber auch im besten Falle leuchtet unser Wach-Licht nur in die *Randpartien* des dunklen Dickichts hinein, und niemand wird jemals etwas aus den zentralsten Partien erfahren; vermutlich verlieren wir dabei nicht allzuviel.

Man könnte, ohne eine Widerlegung durch Tatsachen befürchten zu müssen, die Behauptung aufstellen, *daß der Traum zu den das Erwachen einleitenden Vorgängen* gehört, wenn man sich dabei nur darüber klar ist, daß nicht jeder aus inneren oder äußeren Gründen erfolgende Anlauf zum Erwachen auch jedesmal zu diesem Erfolge führt.

Die Erörterung über die *Dauer der Träume* hat immer einen Tummelplatz unbegründeter Vermutungen und unbewiesener Behauptungen abgegeben. Zunächst wäre zu bemerken, daß die *Frage* in sich *unverständig* ist; es ist ganz willkürlich, wenn man das noch zufällig in der Erinnerung haftende Stück des Traumes als „den Traum" bezeichnet. Zeitlich genau abgeschlossene Traumvorgänge kennen wir kaum; das Ende ist dann, wenn es mit dem Erwachen zusammenfällt, allerdings zu bestimmen; der Anfang fast niemals, außer — mit einer gewissen Wahrscheinlichkeit — in den Fällen experimenteller Erzeugung durch äußere Reize. Die *eigene Schätzung* der Traumesdauer ist noch viel mangelhafter als die Beurteilung von wach erlebten Zeiträumen durch Ungeschulte; es besteht immer die Neigung, weit *nach oben hin falsch* zu greifen, wenn der Schätzer nicht überhaupt, was auch vorkommt, in den gröblichen Fehler verfällt, geträumten Vorgängen die Dauer zu unterlegen, die dasselbe Geschehen in Wirklichkeit beansprucht haben würde, und danach die Traumdauer zu bemessen. Der rasche Wechsel und die oft große Fülle der Traumbilder verführt auch den kritischen Beobachter leicht zur *Überschätzung* der träumend durchlebten Zeitstrecke. Man konstatiert das sowohl bei den planmäßig zur Erzeugung von Träumen vorgenommenen Reiz- und Weckexperimenten, wie bei den vom Zufall an uns angestellten Versuchen durch lebhafte, uns dem Schlafe entreißende Sinneseinwirkungen, namentlich akustischer Art. Wir erfahren dabei, daß wir in wenigen Sekunden reich ausgestattete, szenische Bildfolgen erleben können, für die das naive Denken wesentlich längere Fristen ansetzen würde.

Die meisten Träume, die dem Erwachen vorausgehen und von ihm abgeschlossen werden, sind sicherlich von *sehr kurzer* objektiver Dauer; Beobachtungen an Schlafenden lehren aber in überzeugender Weise, wenn man gleichbleibende äußere Reaktionen, z. B. ängstliche Färbung des Verhaltens, als Index eines in sich zusammengehörigen Traumes anerkennt, daß inmitten einer Schlafstrecke Träume von der *Dauer mehrerer Minuten* vorkommen, oft veranlaßt und unterhalten durch einen von der Körperlage ausgehenden Reiz. Es gilt dies für gesunde Schläfer unter normalen Verhältnissen; bei *abnormen* Bedingungen kommen Träume von *viel längerer Dauer* vor, so bei schmerzhaften oder beklemmenden körperlichen Krankheiten, im Fieber und unter Gifteinfluß (Alkohol, Opium u. dgl.); man könnte unter solchen Verhältnissen, wenn sich stundenlang ein Traumglied an das andere fügt, alle gleichmäßig gefärbt und sozusagen aufgereiht auf einer gleichbleibenden Mißempfindung irgendwelcher Art, von *Kettenträumen* sprechen.

Der *Inhalt der Träume* wird später in seinen Bestandteilen verfolgt werden; hier mögen nur einige allgemeine Feststellungen ihren Platz finden. Die inhaltliche Beschaffenheit der Traumbilder hat für alle Arten von Traumdeutung bis hinein in die moderne pseudowissenschaftliche Betätigung der Freudschen Richtung eine große Anziehungskraft ausgeübt und ist immer hoch bewertet worden. Wir werden bei der Erörterung über die Herkunft der Bausteine des Traumes auseinanderzusetzen haben, wie *wenig ernstliches Interesse* die *Substanz* des Traumes im Verhältnis zu den formalen Vorgängen dabei zu beanspruchen hat. Es zeigt sich dies für jede unbefangene Betrachtung, z. B. schon bei den oben erwähnten Kettenträumen, bei denen ein durchgehender, körperlich ausgelöster Stimmungsgehalt in vielleicht stundenlang sich hinspinnenden Traumbildern in immer neuen Verkleidungen, Personifikationen und Symbolisierungen auftritt. Der selbstbeobachtende Träumer kommt bei häufigem Erwachen sehr rasch dazu, diesen psychologischen Mechanismus zu durchschauen und wartet mit einem gewissen selbstverspottenden Interesse darauf, in welcher neuen quälenden Form im nächsten Traume der Schmerz der Angina, das Herzklopfen oder das Bauchweh auftauchen wird.

Bei dieser gewissermaßen selbstexperimentellen Situation erkennt man am schärfsten die für den Traum überhaupt geltende Regel der *Regellosigkeit des Einzelinhaltes*; selbstverständlich soll das nicht bedeuten, daß es sich um Vorgänge handle, die jeder Gesetzmäßigkeit entbehrten; nur liegt diese nicht da, wo sie meist gesucht wird. Eine nur scheinbare Ausnahme von der Regellosigkeit bilden die „*typischen*" und die „*periodischen*" Träume. Die meisten Träumer kennen den Sachverhalt, einmal, daß auf eine bestimmte Gefühlsspannung, namentlich Angst, mit einem jedesmal wiederkehrenden Trauminhalt reagiert wird und dann, daß auch unabhängig von einem erkennbaren Gefühlshintergrunde gewisse Träume in Abständen von Wochen oder Monaten immer wiederkehren, bis sie schließlich bei disziplinierten Träumern noch im Traume selbst ein gewisses dunkles Bekanntheitsgefühl auslösen. Die *Regelhaftigkeit* gilt hierbei nicht für den Inhalt, sondern für das *formale Moment* der periodischen Wiederholung ähnlicher oder gleicher Vorgänge, die wiederum Schlüsse auf die persönliche Struktur des Träumers erlauben.

Die *Form* der im Schlafe ablaufenden seelischen Vorgänge, die unter dem Sammelnamen „Träume" zusammengefaßt werden, zeigt fast ebensoviele verschiedene Gestaltungen wie die innerlichen Vorgänge des wachen Lebens; einige allerdings von diesen, und zwar sehr wichtige, fehlen, und dadurch wird der Traum zu dem besonderen Ding, das er ist. Entsprechend dem Überwiegen der optischen Vorgänge im wachen Vorstellungsleben ist die weitaus häufigste Erscheinungsform des Traumes das *Sehen* von irgend etwas. Das ohne Reflexion geformte und hingenommene Wort „Traumbild" als Bezeichnung für alles, was im Traume erlebt wird, bringt dies zahlenmäßige Verhältnis zum Ausdruck. Viele Menschen kennen überhaupt nur Sehträume oder, wohl richtiger gesagt, sie erinnern sich nur an solche. Auch der geschulte Träumer stellt bei sich selbst das gewaltige *Überwiegen* dieser Art des Traumes fest; er kennt aber auch die sowohl weniger häufigen als weniger leicht zu beobachtenden anderen Formen, die im Vergleich mit der Gestaltenfülle der szenischen Träume etwas Ärmliches, Rudimentäres behalten. Neben der Beteiligung der anderen Sinne, von deren relativer Häufigkeit noch zu reden sein wird, heben sich da drei besondere Traumformen heraus; bei ihnen werden die Geschehnisse *nicht* wie sonst *irgendwohin verlegt*; sie bleiben auch im Traume *innerliche Vorgänge*: das eine ist das mit Vorliebe im Einschlafen auftretende *Ablaufen von Sprachvorstellungen* oder auch Sprachinnervationsgefühlen in Wortformen, gleichviel ob diese sinnvoll oder unsinnig sind; das andere ist das *Hören von Musik*, das dritte das *Träumen in Stimmungen oder Allgemeingefühlen*, die frei schwebend, ohne begleitendes sonstiges Erleben, erscheinen können; letztere Form tritt mit Vorliebe als Traumreaktion auf irgendwelche körperlichen Zustände auf; sie kombiniert sich natürlich oft auch mit optischen oder sonstigen Zutaten.

Die *optischen Traumerlebnisse* stehen für den Träumer im objektiven Raume. Mir, der ich durch lebenslängliche Beobachtung der entoptischen Erscheinungen darin eine gewisse Virtuosität erworben habe, gelingt es in seltenen glücklichen Momenten, den *Übergang* einer entoptischen Bildform in ein Traumgebilde direkt zu beobachten; es ist eine sehr merkwürdige Sensation, wenn das entoptische, im *subjektiven* Raume stehende Gebilde plötzlich in den *objektiven* Raum des Traumes hinausspringt und auch sonst etwas wird, zu dem man ein ganz anderes Verhältnis hat.

Dieser objektive Raum des Traumes steht immer *vor* uns; ich glaube nicht, daß jemand jemals optisch von Dingen, die hinter ihm sind, geträumt hat.

In der *Anordnung*, in der *Helligkeit* und *Schärfe* des Gesehenen finden sich nun nach allen Richtungen hin weitgehende Abstufungen; wir sehen ruhende und bewegte, kommende und gehende Gegenstände und Personen, einfache monotone Formen und reichste bunte Bilder, z. B. Architektur, weite Landschaft oder Szenen, die von Gestalten wimmeln usw. Die *Helligkeit* der Traumbilder wird in der Regel weit überschätzt; gewiß kommen ausnahmsweise Eindrücke vor, die an Lichtstärke bis zum Gefühl der Blendung gehen; meist aber ist es doch nur ein gedämpftes Licht, in das die Dinge getaucht sind, etwa wie die Gegenstände in einem matt beleuchteten Zimmer, durch welches man rasch hindurchgeht, oder in der Dämmerung oder wie das ganz flüchtige Sichtbarwerden von Einzelheiten einer Nachtlandschaft, über die das Licht eines Scheinwerfers hinweghuscht. Wie gering die Helligkeit für gewöhnlich ist, erfährt man immer wieder mit Überraschung, wenn bei plötzlichem Erwachen Traumbilder unmittelbar mit dem Tageslicht *konfrontiert* werden; ihr Glanz bedeutet dann nicht mehr als die Pracht des Sternenhimmels am Tage.

Auch die *Schärfe* der Linienführung und der flächenhaften Begrenzung ist meist viel geringer, als die Beschreibungen von Träumen vermuten lassen; gewiß kommt es vor, daß wir in besonderen Träumen kleinste Einzelheiten mit bewußter Aufmerksamkeit scharf auffassen, also etwa die Züge eines Antlitzes oder die Zahl der Grade an einem Thermometer oder, was bei mir sehr häufig ist, Farbe und Form von Drucktypen auf Buchtiteln oder Plakaten u. dgl. Das sind aber Ausnahmen, deren sich ein sachverständiger Beobachter beim Erwachen als solcher bewußt wird. Das Überzeugende und Eindrucksvolle verdanken die meisten optischen Bilder des Traumes nicht der Schärfe ihrer Ausprägung, sondern dem leicht zu befriedigenden unkritischen Gesamtzustand des Träumenden. Eine Wortbeschreibung muß wegen der meist geringen Bestimmtheit der Formen fast immer versagen; unsere Dingbezeichnungen gelten den hartkonturierten Gegenständen des Tageslichts, und der Traum wird in der Erzählung zu etwas ganz anderem, wenn jene Bezeichnungen auf die verschwimmenden, schwebenden, zerfließenden Traumgebilde angewendet werden. Die *Wiedergabe* der Mehrzahl der Träume müßte, wenn sie korrekt sein sollte, in den fortgesetzten *Vorbehalten* bestehen, daß es eigentlich gar nicht so war, wie die Worte besagen, sondern ganz anders.

Wenn wir nach diesen allgemeinen Vorbemerkungen auf *Einzelheiten* eingehen, so beginnen wir zweckmäßigerweise mit den elementarsten Vorgängen, mit den sinnlichen Bestandteilen des Traumes.

Mit wenigen Ausnahmen bestehen alle Träume aus Eindrücken vom Charakter der *Sinneswahrnehmung* oder der *sinnlichen Vorstellung*. Von den Vorstellungen des wachen Lebens unterscheiden sich diese Eindrücke für uns dadurch, daß sie nicht als etwas Subjektives erkannt, sondern als Bestandteile realer Wahrnehmungen hingenommen und für die Dauer des Traumes als solche verwertet werden. Was sich beim Erwachen für den geistesgesunden Menschen ändert, ist nur das *Verhältnis des Urteils* zu jenen Traumerlebnissen; auch in der Erinnerung behalten sie den Charakter von verflossenen realen Eindrücken, nur daß sie als Teilerscheinungen eines uns bekannten, abweichenden Bedingungen unterworfenen Zustandes von uns eine besondere Klassifikation erfahren. *Dieser Akt* kann bei Kindern, bei psychopathischen Persönlichkeiten, bei Geisteskranken, wahrscheinlich aber auch bei Angehörigen primitiver menschlicher Stufen, *ausbleiben*. Die erinnerten Traumbilder stehen dann in Reih und Glied mit den Erinnerungen an wirkliche Erlebnisse des wachen Zustandes und können in dieser Eigenschaft auf Meinungen und Handlungen Einfluß gewinnen.

Der *Realitätscharakter* der Traumeindrücke hat diese namentlich für die psychiatrische Betrachtungsweise schon lange in die Nähe der *Sinnestäuschungen* der Geisteskranken gerückt, und es war bisher eine kaum bestrittene Auffassung, daß wir allesamt im Traume halluzinieren. Mir ist diese Meinung schon lange *zweifelhaft* geworden, und es lohnt sich, einen Augenblick bei dieser Frage zu verweilen.

Es wird notwendig sein, eine scharfe *Umgrenzung* dessen, was wir unter *Halluzinationen* verstehen, vorauszuschicken. Dies ist um so notwendiger, als neuerdings die Tendenz besteht, die grundsätzlichen Unterschiede zwischen

Wahrnehmung und Vorstellung und somit von Erinnerungsbild und Halluzination zu verwischen. Wir wollen unter Halluzinationen verstehen: *Wahrnehmungen von sinnlicher Bestimmtheit ohne ein dazu gehöriges Objekt, die, unabhängig vom Willen, gleichwertig mit realen Wahrnehmungen ins Bewußtsein einziehen.* Diese Gleichwertigkeit beruht nicht auf irgendeinem verstandesmäßigen Vorgange, sondern auf einem nicht näher zu zerlegenden *Realitätsgefühl.* Zur Definition gehört nicht, daß eine Fälschung des Bewußtseinsinhaltes in bezug auf das äußere Weltbild entsteht; diese Wirkung tritt nur bei Geisteskranken ein. Bei wachen Geistesgesunden werden Trugwahrnehmungen schließlich immer als solche erkannt. Während die Illusionen die Verfälschung eines auf äußeren oder inneren Reizen beruhenden Sinnesvorganges darstellen, bedeuten Halluzinationen eine Neuschaffung.

Die *Beteiligung der einzelnen Sinnesgebiete* an der Häufigkeit der Traumbilder ist sehr verschieden. Bei allen Menschen überwiegen, wie schon erwähnt, bei weitem *optische* Traumbilder. Es ist dies nicht wunderbar, wenn man erwägt, daß wir auch im wachen Zustande, sobald wir überhaupt nur die Augen offen haben, dauernd Seheindrücke und im Vergleich damit verhältnismäßig selten andersartige Sinneseindrücke empfangen. Dem Gesichtssinne am nächsten steht in der Traumhäufigkeit die *Tastsphäre.* Ein wirkliches *Hören* im Traum ist nicht häufig, nur 6—7% kennen es. Meist bleibt im Traum der zu irgendwelchen Vorgängen gehörende akustische Eindruck aus (losgehender Schluß ohne Knall usw.). Ich selbst höre sehr häufig im Traume Musik in einer sinnlichen Lebhaftigkeit, wie sie mir im wachen Zustande die Reproduktion nie liefert. Die Reden anderer, die man im Traume hört, kommen für die Halluzinationsfrage nicht in Betracht; dabei handelt es sich nur um lebhafte Vorstellungen. *Riechträume* finden sich in 6%, das *Schmecken* noch seltener; jedenfalls ist die ältere Lehre, daß man im Traum nicht schmeckt, dahin einzuschränken, daß man nur sehr selten schmeckt. DUBOIS-REYMOND erzählte uns Studenten von einem Physiologen, der in der Zeit, als man die chemischen Zuckerproben noch nicht kannte, im Traume seinen Urin kostete und mit Schreck erwachte, als er ihm süß schmeckte.

Ein großer Teil aller dieser Traumbilder ist sicher *illusionären Charakters:* Verfälschungen, Umwandlungen, Multiplikationen wirklicher Eindrücke, die ja im Schlafe von der Tastsphäre immer, von seiten der Zunge, der Nase und des Ohres sich häufig darbieten, während für die optischen Traumbilder äußere Anstöße die Ausnahme bilden.

Wenn wir an der Hand der oben gegebenen Umgrenzung unseres Halluzinationsbegriffes die einzelnen Bestandteile an den Traumbildern aufsuchen, so haben sie zunächst das Gemeinsame, daß sie *unabhängig von unserem Willen* kommen und gehen, daß sie einen *sinnlich bestimmten Charakter* haben und von dem Träumenden als *Realitäten* genommen werden. Die Gleichwertigkeit mit wirklichen Wahrnehmungen ist infolge des Bewußtseinszustandes des Träumenden nicht zu prüfen. Wenn beim Einbrechen der Wirklichkeit in das Traumbewußtsein die Traumbilder einen Moment mit realen Wahrnehmungen zusammengeraten, so werden sie sofort als Trugbilder erkannt. Sie sind insofern *keine* Halluzinationen, als der eine charakteristische Zug, das Realitätsgefühl, nicht ausschließlich dem Phänomen als solchem, sondern auch dem anspruchsloseren Bewußtseinszustande des Traumes zuzuschreiben ist.

Andererseits sind die Traumbilder *nicht bloß Erinnerungsbilder.* Es ist nicht möglich, durch gewollte passive Hingabe an die eigenen Vorstellungen oder durch noch so energischen Willen im wachen Zustande die farbige Lebhaftigkeit und Bestimmtheit von Traumbildern zu erzeugen. Die Selbstbeobachtungen derjenigen, die im wachen Zustande keiner Reproduktion farbiger Erinnerungsbilder fähig waren und die dennoch farbig träumten, beweisen, daß der Traum ein *neues, sinnesmäßiges Moment* zu mobilisieren vermag. Die Traumbilder besitzen auch bei vielen Menschen ein dem wachen Phantasiespiel versagtes Maß von *Selbständigkeit in Formung* und Kombination und eine *Fähigkeit zu künstlerischer Neuschaffung.* Sie stehen auch *nicht im subjektiven Raume* wie die Erinnerungsbilder, sondern für den Träumenden im objektiven Raum.

Es ist in ihnen also doch ein *sinnlicher Bestandteil* vorhanden, der nicht allein auf der Bewußtseinsveränderung des Traumes beruht, sondern einen *selbständigen Erregungsvorgang* irgendwelcher sinnesphysiologischer Felder oder Bahnen — gleichviel welcher Lokalisation — bedeutet.

Die *Energie der sinnlichen Bestimmtheit* bei den optischen Traumbildern ist von Mensch zu Mensch und im einzelnen von Traum zu Traum sehr verschieden. Die Reihe reicht von matten, verschwommenen, konturschwachen Bildern bis zur schärfsten Prägnanz. Dies allein aber würde nicht unter allen Umständen ausreichen, um diesen Bildern den Charakter der Halluzination zuzusprechen. Es ergeben sich vielmehr für die optischen Traumbilder *zwei Gruppen*, von denen die eine der Stärke nach den *Erinnerungsbildern*, die andere der Art nach den *Halluzinationen* nahesteht.

Zur Entscheidung der Frage wäre — was zunächst paradox klingt — eine unmittelbare Vergleichung der Traumbilder im träumenden und im wachen Zustande nicht nur erwünscht, sondern notwendig. Den meisten Träumenden ist eine solche Möglichkeit versagt. Wer systematisch Selbstschulung im Traumbeobachten geübt hat, kann nicht so selten ein *Hineinreichen von sinnlichen Traumbestandteilen* in den wachen Zustand beobachten, und zwar in einer Dauer, die genügt, um die wache Kritik auf die Erscheinung zu richten, die allerdings nach längstens wenigen Sekunden wegschwindet, von der man somit nur noch sozusagen ein Stückchen Schwanz erwischt.

Ich selbst habe das Hinüberreichen von sinnlichen Traumbestandteilen in den wachen Zustand häufig beobachtet, und zwar für alle Sinne, mit Ausschluß der optischen Erscheinungen. Es ist im höchsten Grade frappierend, am eigenen Leibe mit wachem Bewußtsein eine zweifellos halluzinatorische Wahrnehmung von vollem Realitätscharakter zu erleben, wobei man Zeit und Ruhe hat, um festzustellen, daß keine illusionäre Verfälschung eines zufälligen realen Sinnesreizes vorliegt. Für Haut- und Organgefühl, Geruch und Geschmack ist der Beweis meist nicht schwer. Für Gehörseindrücke bleibt zunächst der Einwand offen, daß doch ein Gehörsreiz eingewirkt haben könnte. Für bestimmte Gehörstäuschungen des Traumes läßt sich aber auch das widerlegen. Ich erwache nicht selten von einem halluzinierten Klingeln des Telephons, welches mit solcher Bestimmtheit in den wachen Zustand hineinreicht, daß ich über keinerlei Kriterium verfüge, um es als subjektiv zu erkennen. Die Entscheidung, ob subjektiv oder objektiv, wird nun durch eine experimental wirkende Neuregelung unseres telephonischen Signalsystems gebracht, vermöge deren das Klingelsignal automatisch sich alle 10 Sekunden wiederholt, bis der Hörer abgehängt wird. Ich kann mit Bestimmtheit feststellen, daß die durch Ausbleiben der Wiederholung als subjektiv gekennzeichneten *Traumklingelsignale*, die in den wachen Zustand hineinreichen, *sich durch kein faßbares Merkmal von echten unterscheiden.*

Aus meinen Beobachtungen geht jedenfalls das mit Sicherheit hervor: Wenn auch das meiste an unseren Traumbildern keinen halluzinatorischen Charakter hat, so *gibt es doch zweifellos auch im Traume echte Halluzinationen* bei Geistesgesunden, und zwar, wie es scheint, um so häufiger, je primitiver die Sinne sind, d. h. bei Geruch und Geschmack. Die Einzelheiten möchte ich zunächst nur als für mich gültig bezeichnen; als allgemein gültig ist aber wohl das *gewaltige Überwiegen der optischen Traumbilder* von *nicht* halluzinatorischem Charakter zu bezeichnen. Die Mehrzahl der Menschen kennt überhaupt nichts anderes.

Für die Theorie der *sekundären Sinnesempfindung* ist etwas an den Traumbeobachtungen von Bedeutung. Die Meinungen über das Wesen der Synästhesien sind bekanntlich geteilt; die einen sehen darin eine verstandesmäßig vermittelte Analogieempfindung, die anderen eine unmittelbare Miterregung eines anderen zentralen Sinnesgebietes. Wer das Phänomen aus eigenem Erleben kennt, zweifelt nicht an der Richtigkeit der letzteren Erklärung, die im Traume mit fast experimenteller Schärfe bestätigt wird. Wenn ich z. B. von dem schmetternden Geräusche eines Weckers erwache, so geht dem häufig im Traume das Sehen einer unruhig zuckenden, schwarzen, verworrenen Figur voraus, die im Rhythmus des Weckwerkes keulenförmige Fortsätze abschießt, oder das dreimalige Klopfen an der Türe wird im Traume zu einer dreifachen auffahrenden schwarzen Linie. Von Interesse ist dabei die Reihenfolge der einzelnen seelischen Vorgänge, die in kürzesten Abständen, aber doch getrennt nacheinander, zum Bewußtsein kommen; im Weckerfall erscheint zuerst die schwarze Figur, dann das schreckhafte Zusammenfahren und zuletzt der Sinn, den es am meisten angeht, das Hören. Von einer irgendwie *intellektuell* vermittelten Teilnahme des Sehens an dem Hörvorgang kann nach Lage der Dinge *keine Rede* sein.

Der *Stimmungsgehalt* vieler Träume ist ohne besondere Färbung, gleichgültig grau, auf dem Indifferenzpunkte. In einem gewissen, nicht näher zu bestimmenden, von Mensch zu Mensch sehr verschieden großen Bruchteil ist der Traum aber durchtränkt von *starken Stimmungen und Allgemeingefühlen* verschiedener Richtung.

Ich habe die Überzeugung gewonnen, daß in dem Verhältnis zwischen Vorstellungsinhalt des Traumes und Stimmung fast immer die *gefühlsmäßigen Vorgänge das Primäre* sind; es ist in der Regel nicht so, daß der Träumende von der gefühlsmäßigen Färbung irgendwelcher Erlebnisse seine Stimmung bezieht, während das Gegenteil sehr häufig ganz offenkundig ist, daß vorhandene, meist im Zustande des Träumenden begründete *Stimmungslagen* den materiellen Trauminhalt *bestimmen* und formen, indem sie die ihnen entsprechenden Bilder heraufbringen. Wir haben im Traume nicht Angst, weil wir von einem Einbrecher gewürgt werden, sondern weil wir Angst haben, würgt uns der Einbrecher. Die *Grundlage* der Stimmungen und Allgemeingefühle ist gewöhnlich *körperlicher Art*: Druck des Armes, der über Herz oder Magen liegt, Beengung der Atmung durch Kissen oder Decke, Verlegung der Nase durch Schnupfen, Herzunruhe durch Kaffee, Nicotin, Alkohol u. dgl. Diese Belastungen, Behinderungen oder Reizungen unterliegen dem *Gesetze der Vervielfachung*, mit dem alle realen Eindrücke in das Traumleben hineinwirken. Störungen, Bedrückungen, die im wachen Zustande von uns nicht einmal deutlich aufgefaßt würden, denen wir jedenfalls keinen Einfluß auf unsere Gemütsverfassung erlauben würden, können sich im Traume zu schweren Erlebnissen von höchst qualvollem Inhalte umgestalten.

Der Gang der *Traumstimmungen* durchmißt die ganze Reihe der Möglichkeiten von höchster Unlust bis zur höchsten Lust. Ich jedenfalls erlebe im Traume nach beiden Richtungen Grade, die mir im Wachen versagt sind.

Entsprechend der Verteilung von Lust und Unlust im durchschnittlichen Wachleben *überwiegen* durchaus die *unangenehmen* Gemütszustände. In der schon erwähnten Umfrage bei 100 Universitätslehrern erinnerten sich in bezug auf den häufigsten Stimmungsgehalt nur 13 an vorwiegend heitere Träume gegenüber 58, die hauptsächlich depressive Färbungen erlebten; bei 29 war der gefühlsmäßig gleichgültige Inhalt die Regel; bei mir selbst ist das Verhältnis von angenehmen und unangenehmen Träumen höchstens wie 1 : 10. Auch das entspricht dem wachen Erleben, daß die *Einzelgestaltungen* und Schattierungen der depressiven Träume *viel zahlreicher* sind als die der glücklichen; (dasselbe kehrt bei den Wahnbildungen der Geisteskranken wieder).

Die *häufigste* unangenehme Färbung des Traumes ist die *Angst* in allen ihren Abstufungen vom dunklen, gerade eben noch merkbaren Beklemmungsgefühl bis zu ihren fürchterlichsten Graden; bei den Angstträumen ist die oben erwähnte Gleichgültigkeit des wechselbaren Inhaltes gegenüber der Stimmungsgrundlage besonders deutlich. Die Angstträume stellen auch ein ziemlich großes Kontingent zu den typischen und periodischen Träumen.

Ihnen verwandt sind die *Verlegenheits-, Warte-, Such-* und *Spannungs*träume; es erscheinen aber auch als Stimmungsgehalte *Mitleid, Trauer* und *Wehmut* in solcher Stärke, daß bei manchen Menschen naßgeweinte Kissen von den subjektiven Erlebnissen Zeugnis ablegen, selbst ohne daß die Träumenden sich immer dessen entsännen.

Zu den unangenehmen Traumaffekten gehören auch *Ekel, Scham, Ungeduld, Zorn, Entrüstung, Wut, Schrecken, Grauen, Entsetzen, Sorge*; dagegen kommt *ein* peinlicher Zustand des wachen Lebens nicht vor: die *Langeweile*; das Gefühl der Langeweile tritt auf, wenn uns ein zu langsamer Zeitablauf in peinlicher Weise zum Bewußtsein kommt, weil ein Mißverhältnis zwischen Zeitspanne und Zeitinhalt besteht. Der Träumende hat keine objektive Zeit; das subjektive Mißverhältnis, welches der Wachende als Langeweile empfindet, hat gar nicht die Möglichkeit, sich zu entwickeln; außerdem *kennt der Traum keine toten Strecken*; so lange man träumt, schließen sich die bunten Bilder so eng und so reich aneinander, daß auch, unabhängig von der Zeitfrage, die Empfindung eines ärmlichen Inhaltes gar nicht aufkommen kann.

Ebensowenig entsinne ich mich, im Traume jemals das Gefühl des *Erstaunens* oder der *Überraschung* erlebt zu haben; wir nehmen die ungeheuerlichsten Dinge als selbstverständlich hin.

Die *angenehmen* Traumstimmungen reichen von einfachem Behagen bis zu hoch gesteigertem Glücksgefühle; dieses letztere ist manchmal an körperliche Grundlagen gebunden, wie bei den erotischen Träumen, ist aber auch bei diesen nicht etwa beschränkt auf das animalische Wohlgefühl, sondern ist der feinsten Färbungen fähig; zum Teil entsteht es ohne auslösendes körperliches Moment, wie etwa die starke Freude an vermeintlichen wissenschaftlichen Entdeckungen und sonstigem reizvollem Erleben oder das intensive Hochgefühl, von welchem das Fliegenkönnen begleitet wird. Die ganz starken *Glücksträume* sind leider *sehr selten*. Nicht jedesmal sind die starken Gefühle und Stimmungen mit Denkinhalt verkuppelt; es gibt Träume, in denen sie ganz losgelöst und frei schwebend erscheinen; andere Male sind sie zwar nicht mit Denkinhalt verbunden, treten aber in merkwürdigen *Personifizierungen* und *Symbolisierungen* auf, so, wenn ein Angstgefühl nicht das Bild einer ängstlichen Lage erzeugt, sondern selber als ein scheußliches, grünes Etwas oder als häßlich anzufühlender, feuchtkalter, formloser, schwarzer Klumpen zum Bewußtsein kommt — Erlebnisse, deren Eigenart durch keine Wortbeschreibung vermittelt werden kann.

Alle starken *Stimmungen* des Traumes haben bei sensiblen Menschen die Neigung und die Fähigkeit, in den wachen Zustand hinein eine Weile *nachzuwirken*. Die Glücksgefühle verblassen allerdings sehr rasch; aber es gibt nervöse Menschen, die vormittags stundenlang unter dem Späteinfluß von trüben Traumstimmungen stehen; häufiger, als die Träger dieser Reaktionsform es wissen, mögen unerfreuliche Morgenstimmungen auf solchen Zusammenhang zurückgehen, wobei es für die Wirkung keineswegs notwendig ist, daß der Vorstellungsinhalt des Traumes noch in der Erinnerung haftet — wiederum ein Hinweis auf die relative Gleichgültigkeit der intellektuellen Bestandteile der Traumsubstanz.

Mit der Erörterung der *Vorstellungstätigkeit* im Traume kommen wir zu den zentralen Problemen unseres Gegenstandes.

Jedem ist der gewaltige Unterschied zwischen der geistigen Tätigkeit im wachen Zustande und der im Schlafe ohne weiteres sicher; aber weniger einfach ist es, sich darüber klar zu werden, auf welchen Einzelheiten psychologischer Art dieser Unterschied beruht.

Ein fast mehr *äußerlicher Unterschied* liegt darin, daß die Traumbilder *unserem Willen nicht untertan* sind; gewiß sind wir auch im wachen Zustande nicht immer völlig Herren unseres Denkens; aber allein die Tatsache, daß gewisse krankhafte Zustände, in denen sich uns Vorstellungen gegen unseren Willen aufdrängen, scharf abgrenzbar sind — Zwangsvorstellungen usw. — zeigt, daß im allgemeinen der gesunde, erwachsene, disziplinierte Mensch, so wenig er auch seinen Gefühlen und Stimmungen kommandieren kann, doch in dem Ruf steht, sich das Vorstellungsmaterial aussuchen zu können, mit dem er sich befassen will.

Eine entfernte und äußerlich bleibende Annäherung an den Traum können wir künstlich erstreben, ohne sie zu erreichen, wenn wir uns „*Wachträumen*" hingeben, d. h. bewußtermaßen so passiv als möglich dem Kommen und Gehen der Vorstellungen zuschauen — meist aber auch hier nicht ganz ohne Willenstätigkeit, indem wir die uns willkommenen Vorstellungsgruppen begünstigen, die störenden und lästigen möglichst nicht zulassen.

Im Traume sind wir nur *Zuschauer*; das Eigenartige dabei ist, daß die Vorgänge, die sich unabhängig von unserem Zutun vor uns abspielen, doch wieder Bestandteile unseres Ich sind; wir sind gleichzeitig im Parkett und auf der Bühne.

Wir wollen die äußerst schwierige *Frage des Ich* hier nicht anschneiden; wir erkennen aber in der *Ausschaltung* oder mindestens *sehr starken Einschränkung des Ichbewußtseins* eines der wesentlichsten intellektuellen Traummerkmale.

Diese Reduktion äußert sich nicht nur in dem zunächst aufdringlichsten erwähnten Kennzeichen der Stillegung des Willenseinflusses auf die Geschehnisse des Traumes, sondern auch in einem zweiten, mindestens ebenso wichtigen Merkmale, in dem *Ausfall der zentralen Instanz*, die im Wachen unsere *Vorstellungstätigkeit kontrolliert und reguliert*. Das wache Ich nimmt dauernd und sofort Stellung zu allen äußeren und inneren Erlebnissen; es prüft, vergleicht, billigt, mißbilligt, erkennt an, lehnt ab, findet angenehm und unangenehm, vergißt oder nimmt in sein Depot auf — alles das von denjenigen Gesamtvoraussetzungen aus, die nach Hirnstruktur und Schicksalen das Wesen des Menschen, so wie er nun einmal ist, ausmachen. Im Traume ist hiervon gar keine Rede. Das *Zentralbewußtsein*, in dem alle Verbindungen zusammenlaufen und durch ihre mannigfachen Verknüpfungen und Verwertungen das Ich schaffen, *schläft* bald ganz tief, bald in allen Abstufungen des Halbschlummers. Die aufmerksame Selbstbeobachtung kann bei jedem äußerlichen Erwachen dem höchst merkwürdigen Vorgang beiwohnen, wenn wir unser uns im Schlafe *abhanden gekommenes Ich* gewissermaßen erst *wieder zusammensuchen* und uns unserer Beziehungen zur Welt und unseres eigenen Denkbesitzes, unserer Erlebnisse und herrschenden Interessen mit ihren Gefühlsbetonungen von neuem bewußt werden und das heutige Ich als eine Fortsetzung des gestrigen identifizieren. Dieser ganze hochdifferenzierte Apparat steht nun im Traume nicht zu unserer Verfügung. Die Zentralstelle reagiert auf keinen Anruf, gleichgültig ob darum, weil Leitungen unterbrochen sind oder weil sie selber schläft oder aus beiden Gründen, und in den Außenstellen, denen die Aufsicht fehlt, treibt man, was man will. Im Erwachen wird das sich wieder auf sich selbst besinnende Wachbewußtsein noch Zeuge des letzten Abschnittes jener Vorgänge; es merkt sich einiges davon und kann dies zum Gegenstand der ihm geläufigen registrierenden und kritischen Verarbeitung machen — Traumbeobachtung, Traumbeurteilung.

Die im Traume zunächst erkennbare gröbste *Wirkung* dieser Ausschaltung der Zentralstelle mit allen ihren Maßstäben ist die schon erwähnte *falsche Beurteilung der Helligkeit* des Traumes, die *falsche Verwertung und Bewertung* äußerer und innerer Reize, die, wenn sie überhaupt stark genug sind, um Bewußtseinsvorgänge auszulösen, meist in vervielfachter Stärke aufgefaßt werden, der *Fortfall der Zeitempfindung*, das *unkritische Hinnehmen* jeder Art und jeden Grades von sachlicher Unwahrscheinlichkeit. Der Schlaf des Ichbewußtseins ermöglicht aber auch durch sein Nichteingreifen eine Reihe von *besonderen Eigentümlichkeiten* im Vorstellungsablauf des Traumes, die etwas Selbständiges bedeuten.

Das eine ist der Vorgang, den man als *Dissoziation* am besten bezeichnet und der darin besteht, daß Vorstellungen, Gefühle, Impulse, losgelöst aus ihrem sonstigen Verbande, *isoliert* ihren *eigenen Weg gehen*; Vorstellungen erscheinen ohne den ihnen sonst im Wachen regelmäßig anhaftenden Gefühlston, Stimmungen schweben ohne einen sie sonst begleitenden Denkinhalt, Impulse werden rege ohne den ihnen angemessenen Affekt und ohne zureichende Motivierung.

Dieses mehr *negative Geschehen* wird nun erst zum *Traumgestalter* durch einen zweiten damit Hand in Hand gehenden Prozeß, für den man an mannigfache Bezeichnungen denken könnte: Kombination — Synthese — Verkupplung — Verschmelzung — Legierung, für den ich aber als am meisten charakteristisch den Namen *Amalgamierung* einführen möchte. (Hacker nennt es falsche Zuordnung.) Sein Wesen besteht darin, daß die ihren Eigenweg gehenden, von ihren normalen Beziehungen entbundenen seelischen Akte *neue engste Verbindungen* eingehen, die im Traume als *natürliche Einheiten* wirken, obgleich sie von der wachen Kritik als völlig paradox sofort abgelehnt werden: Verstorbene treten auf, haben aber die Eigenschaften des Lebens; wir sehen Herrn Meyer mit allen uns wohlbekannten Kennzeichen seiner äußeren Erscheinung, es ist aber Herr Lehmann (bei Geisteskranken „Personenverkennung"); wir töten jemand, der uns nahesteht, und haben dabei ein Gefühl der Befriedigung; wir essen Wurst, aber sie schmeckt wie Maibowle; wir hören den Brautchor aus Lohengrin, aber es ist Heil Dir im Siegerkranz; es erscheint ein Stiefelknecht, aber es ist der kategorische Imperativ. Jeder Traum liefert für diese fast am meisten charakteristische Eigenart des Traumbewußtseins Beispiele. Die *unbegrenzte Freizügigkeit aller Gebilde* und ihre *unbegrenzte Fähigkeit zu neuen Verbindungen* schafft eine unbegrenzte Zahl von Möglichkeiten der Amalgamierung, die auch gerade für die erwähnten Akte der Personifizierung und Symbolisierung von allgemeinen Gefühlen und Stimmungen schöpferisch wird.

Dieser Vorgang der trügenden Amalgamierung braucht *keineswegs immer* aufzutreten. In zahlreichen Träumen, namentlich in solchen, die (für den sein Ich räumlich Empfindenden) dem Zentrum dieses Ich näher stehen, sind die Dinge und Begriffe das, was sie auch sonst sind; es gibt Träume, in denen es in Handlungen und Worten so sachlich korrekt zugeht wie im wachen Leben; das ist aber die Ausnahme.

Einer *merkwürdigen Traumeigenheit* wird man sich gerade bei der Beobachtung der Amalgamierung bewußt, nämlich der großen Rolle, die das *Denken ohne Worte* spielt. Im wachen Zustande werden zwar nicht Gefühle und Stimmungen, wohl aber alle intellektuellen Vorgänge von Sprachvorstellungen begleitet; das gehobene abstrakte Denken ist überhaupt ohne Worte nicht möglich; aber auch unsere Dingvorstellungen gehen immer mit inneren sprachlichen Vorgängen einher und sind erst dann für uns ein wirklicher Besitz, wenn wir das bezeichnende Wort dazu haben; das *intuitive* Denken ist der *Ausnahmefall*. Im Traum ist es anders; der Vorgang der Dissoziation, der Vorstellungen von Gefühlen löst, trennt auch Vorstellung und Wortbild, und wir erleben *Dinge, Beziehungen* und *Begriffe ohne Worte*; es tritt dann das ein, was wir im wachen Zustande als „*meinen*" bezeichnen; wenn wir z. B. uns versprochen und eine falsche Bezeichnung für eine Person oder Sache gebraucht haben, verbessern wir uns in der Fassung: „Ich meinte den und den oder das und das." Dieser innerlichste Vorgang des Meinens enthält im Traume sehr oft irgend etwas in einer durchaus anschaulichen Schärfe der Vorstellung oder des Begriffes, aber ein Wortbild überhaupt oder das dazu gehörige Wortbild ist nicht gleichzeitig im Bewußtsein anwesend. Man kann dann auch beobachten, daß eine *Gedankenkette* in dieser innerlichen Form abläuft und *nebenher* gleichzeitig eine *Reihe von Sprachvorstellungen*, die mit jenen Gedanken *nicht das geringste* zu tun haben, Worte, die vielleicht überhaupt ganz unsinnig sind. Aufgefaßt wird diese Inkongruenz erst beim Erwachen; im Traume kann der Akt der Amalgamierung jenes Meinen und diese unsinnige Wortreihe zu einer Einheit verschmelzen, die dank dem Schlummer der Zentrale als etwas hingenommen wird, was vollkommen in Ordnung ist.

Von der Bedeutung einer systematischen Verwertung der *sprachlichen Verhältnisse im Traume* ist in der Einleitung die Rede gewesen; es ist merkwürdig, wie wenig im ganzen bisher von dieser Möglichkeit Gebrauch gemacht worden ist; einzelne mehr gelegentliche, ernst zu nehmende Beobachtungen finden sich in der Traumliteratur verstreut; an planmäßige Verwendung ist zuerst KRAEPELIN herangegangen, der 281 eigene (und auch von anderen beobachtete) Beispiele zu einer sehr eindringlichen Analyse der Sprachveränderungen im Traume verarbeitet hat. Sein ursprünglicher Ausgangspunkt und zum Teil auch sein Ziel waren in erster Linie Gesichtspunkte aus der Pathologie der Sprache, die für uns an dieser Stelle weniger von Bedeutung sind. Mein Ausgangspunkt bei eigener umfangreicher Sammlung von sprachlichen Traumbelegen war nicht die Pathologie, sondern die rein psychologische Betrachtungsweise; um so bemerkenswerter ist die Übereinstimmung in der Feststellung zahlreicher formaler Einzelheiten bei zwei Leuten, die in ihrer Seelenstruktur so verschieden sind wie KRAEPELIN und ich.

Die *Zahl* der Individuen ist *nicht allzu groß*, die überhaupt Beobachtungen über Traumsprache machen; lebhafte Bilder fallen dem durchschnittlichen Träumer weit mehr auf.

Die *Umstände*, unter denen im Traume sprachliche Vorgänge auftreten, sind sehr verschieden.

Zunächst einmal gibt es eine besondere Traumform des *eigenen inneren Sprechens*: sehr lebhafte sprachliche Vorstellungen, sinnlich deutlicher als das wache Denken, fast immer mit Anklingen optischer Wortbilder, selten mit abortiven motorischen Sprachempfindungen, Vorstellungen, die nirgend wohin verlegt werden, entweder innerlich frei schwebend erscheinen oder im Träumenden mit dem Wissen, daß er als Sprechender oder auch als Vortragender auftritt, verbunden sind.

Die *nächsthäufige Form ist das Sprechen anderer*. Fast niemals handelt es sich dabei um echte Hörhalluzinationen. Der Vorgang des Sprechens anderer im

Traume ist vielmehr meist so, daß jemand gesehen wird, während gleichzeitig lebhafte, innere Sprachvorstellungen ablaufen, die dank der erwähnten Amalgamierung mit dem Bilde des Gesehenen zu einer Einheit verschmelzen und als seine Äußerungen erscheinen. Die Teilnehmer der Traumgespräche zeigen fast niemals Mundbewegungen oder begleitende Mimik, ohne daß dieser Mangel an Vollständigkeit des Vorganges dem Träumenden auffällt.

Die *dritte Form* ist das *Ablesen* sprachlicher Formen von Schildern, Plakaten, Buchtiteln, Druckseiten, amtlichen Papieren u. dgl. Sehr häufig ist hierbei der Vorgang der gleiche wie bei dem Sprechen anderer, d. h. die optischen Bilder der Worte wären eigentlich gar nicht nötig, weil der Sprachinhalt dem Träumenden schon gegeben ist. Andere Male aber handelt es sich um *echt halluzinatorische Vorgänge*, bei denen die sinnliche Lebhaftigkeit des Eindruckes, z. B. bei beleuchteten weißen Flächen, bis zum Gefühle der Blendung gehen kann. Bei solchen halluzinatorisch gesehenen Worten und Sätzen kommt es auch vor, daß man erst umblättern muß, um die Fortsetzung der Phrase zu finden, was bei den optischen pseudohalluzinatorisch gesehenen Worten und Sätzen nicht vorkommt. Bei mir machen diese echt halluzinatorisch gesehenen Sprachformen fast 10% aus.

Der *Inhalt der sprachlichen Äußerungen* ist augenscheinlich großen persönlichen Verschiedenheiten unterworfen. Ich selbst habe so gut wie niemals Träume aus dem Gebiete affektbetonter Bewußtseinsinhalte des Wachens.

Die *assoziative Entstehung* meiner Traumsprachbilder ist in einem Fünftel der Fälle mit genügender Sicherheit erkennbar, und zwar ist es in diesen Fällen Vorstellungsmaterial *gleichgültigen Inhalts*, das, meist am Tage zuvor, irgendwie Gegenstand eines, wenn auch ganz flüchtigen Interesses war (Gespräche, Lektüre, Tätigkeit usw.). Welche näheren Umstände aus den Tausenden von Möglichkeiten diese oder jene Bilder herausheben und zu Traummaterial werden lassen, ist nicht erkennbar. Jedenfalls wird es *nicht* durch *Gefühlswerte* bestimmt. Nicht selten wirkt deutlich das mit, was die Psychologie schon länger als *Konstellation* bezeichnet; ein Beispiel zeigt leicht, was gemeint ist: Eine Dame meines Kreises braucht mit Vorliebe Wendungen wie „goldfroh", „liebendgern" usw. Am Abend lese ich die Geschichte von dem Löwen des Androclus, der aus Dankbarkeit für Ausziehung eines Dornes später den Wohltäter verschonte. Im Traume sagt mir jene Dame: „Ich bin Ihnen löwendankbar für Ihre Mitteilung."

Der *innere Wert* der Sprachprodukte ist im ganzen recht gering. 3,3% sind in meiner Sammlung witzig, ironisch oder sarkastisch, auch im Sinne der Kritik des wachen Zustandes, so wenn mir ein Hofprediger mit dem Namen „Heiligenschein" vorgestellt wird, oder wenn ein Trautext lautet: „Baar und baar gesellt sich gern." Die pseudogeistreichen Bemerkungen des Traumes, d. h. solche, die uns im Traume ausgezeichnet gut gefallen, mit Rübezahls Gold aber das Schicksal teilen, sich morgens als welkes Zeug zu entpuppen, sind recht häufig; diejenigen, die auch im Wachen noch einigermaßen nach etwas aussehen, betragen bei mir 14%.

Vermeintliche wissenschaftliche Einsichten, Entdeckungen oder Formulierungen finde ich in 3%, so wenn ich z. B. die Idee entwickle, eine „Individualhistologie" zu schreiben oder eine Vorlesung über „Ätioskopie" anzuzeigen, oder wenn jemand von der „geistigen Ataxie der Dummheit" oder von der „metaphysischen Gangart der Hand" bei einem Anfalle von lokalisierter Epilepsie spricht. Man darf hierbei nicht vergessen, daß es sich dabei gar nicht um selbständige intellektuelle Leistungen des Traumes handeln muß, sondern um Äußerungen der *immanenten Vernunft der Sprache*, die ja auch in der poetischen Technik des wachen Menschen eine so große Rolle spielt.

Was die Form anbetrifft, so sind bei mir 20% der Sprachgebilde *fremd-sprachlich* (lateinisch, griechisch, fránzösisch, englisch, italienisch, hebräisch und auch russisch, von dem ich so gut wie nichts weiß). Im richtigen *Sprach-charakter* sind dabei vier Fünftel dieser Gebilde.

10,7% zeigen rhythmische Gliederung, und zwar sind 4% sinnvoll und könnten ebensogut im wachen Zustand konzipiert sein; sinnlos sind 3,3%, ge-mischt aus Sinn und Unsinn über 3%. Die assoziative Bestimmbarkeit durch Klangwirkung tritt dabei deutlich hervor.

Volle normale Sätze in Prosa finde ich in 20,7%, wobei nur 1,3% falsche grammatische Konstruktion erkennen lassen. Eigentliches Versprechen, welches schon im Traume als solches aufgefaßt, evtl. korrigiert wird, findet sich mit 1,7% selten gegenüber den motorischen Paraphrasien mit 14,7%, die im Traume als richtig hingenommen werden und erst im Wachen erkannt werden. Es handelt sich dabei um Verunstaltungen von Worten durch falsche Buchstaben oder Silben, Verstümmelungen, Anhängsel usw. Ziemlich häufig sind unsinnige Wort-kombinationen aus verschiedenen an sich richtigen Worten, 9,1%, fast ebenso häufig, 8,1%, Neuschaffungen ohne Verwendung von alten Wortresten. Die Neubildungen von Eigennamen fremdsprachiger Art, aber nach richtigem Schema, 10,8%, bedürfen, ehe sie wirklich als Neubildungen anerkannt werden, einer besonderen Kontrolle. Mehrfach wurden mir von einem klassischen Philo-logen, dem ich das Material vorlegte, griechische und lateinische Namen, die ich für neu hielt, als Altmaterial nachgewiesen, ebenso vermeintliche neue Pflanzen-namen vom Botaniker.

Die Entstehung einzelner Wortbildungen bezeichne ich als *Kreuzung*, wenn das neu entstandene Wort Bestandteile beider Eltern zeigt. Wenn ich z. B. in St. Moritz, dem Hotel Kalonder gegenüber wohnend, in der Nacht nach einem Gespräche über Mailand träume, daß ich ein „Fräulein von Mailonder" kennen-lerne, oder wenn aus „Gutleutgasse" und „Heiliggeistgasse" „Heiligleutgasse" wird. Eine andere Entstehung möchte ich als die durch *Patenworte* bezeichnen, bei denen ein entfernter bestimmender Einfluß erkennbar ist, so z. B. „moriscum" unter dem Einfluß von „vobiscum" oder „Tenerast" unter dem Einfluß von „Päderast".

Zahllose weitere Einzelheiten müssen ausführlicherer späterer Veröffent-lichung vorbehalten bleiben.

Was nun endlich das Verhältnis von Inhalt und Form anbetrifft, so gleichen die Sprachbildungen des Traumes vielfach einer *leergehenden Mühle*, d. h. einem Geklapper ohne Inhalt. Man wird sich dabei sprachlicher, rasch ablaufender Formen bewußt, *ohne überhaupt irgendwelche Vorstellungen damit zu verbinden*.

Andere Male handelt es sich um sprachlich richtige Formen, die aber inhalt-lich unsinnig sind; es ist dies recht häufig (19,5%).

Die angegebenen Prozentzahlen beziehen sich auf 700 sorgfältig behandelte Beobachtungen von Sprachprodukten, an denen ich 14 Jahre lang gesammelt habe; es entfällt somit auf jede Woche im Durchschnitt *ein* Beispiel bei 30 bis 40 registrierbaren Träumen in diesem Zeitraume; ich kann mit Bestimmtheit sagen, daß die schließlich aufgezeichneten Fälle sprachlicher Betätigung nur einen *kleinen Teil* der überhaupt vorkommenden umfassen; der größere Teil zerfließt, bei aller systematischen Schulung der Aufmerksamkeit, ehe man zur Aufzeichnung kommt, oder ist nicht genügend sicher aufgefaßt, um eine Ver-wertung zu erlauben; die sprachlichen Gebilde zeigen, wie auch KRAEPELIN beobachtet hat, eine ganz besonders geringe Widerstandsfähigkeit gegen den Vorgang des Vergessenwerdens, ebenso wie sie sich entschieden schwerer aus-wendig lernen lassen als anderweitige Sätze oder Verse. Der Unterschied ist so groß, daß man in Versuchung kommt, an irgendwelche spezifische Hinderungen zu denken; es kann aber natürlich nur an der ungenügenden logischen oder grammatischen Struktur oder an inhaltlicher Unsinnigkeit liegen, die keine assoziativen Verbindungen erlaubt; man empfindet dieselbe Schwierigkeit z. B. beim wachen Versuche, Worte einer Sprache, die nach Stämmen und Klängen dem Deutschen, Lateinischen usw. ferne steht (wie z. B. ungarisch oder grönländisch), sich dauerhaft einzuprägen.

Eine weitere Kraepelinsche Beobachtung kann ich bestätigen, das manchmal, trotz dem subjektiven Gefühle, vollwach zu sein, merkwürdig *zögernd eintretende kritische Verhältnis* zu den Traumgebilden der Sprache; die Abstufungen im Erwachen sind augenscheinlich auf der schon dem Lichte zugekehrten Seite ebenso mannigfaltig wie auf der dem Schlafe zugewendeten Front.

Was bleibt von den *Kategorien* des wachen Denkens im Traume erhalten?

Daß das subjektive Verhältnis des Träumenden zur *Zeit* schwere Störungen erleidet, wurde bei der Frage nach dem Vorkommen der Langenweile erwähnt; eine irgendwie zuverlässige gefühlsmäßige Zeitschätzung findet nicht statt; eine andere käme ja sowieso nicht in Frage. Die Kategorie der Zeit an sich ist nicht aufgehoben; es gibt auch im Traume ein Vorher und ein Nachher; ja, es gibt auch ein Bewußtsein zögernden Ablaufes der Zeit in den Warte- und Spannungsträumen, aber nicht etwa in Abhängigkeit von der Zahl der in einer Zeiteinheit ablaufenden Vorstellungen, sondern als etwas, was der Traum als solcher selbständig liefert; auch hier kann die Amalgamierung merkwürdige, im wachen Zustande nicht vorkommende Kombinationen schaffen, indem sie z. B. ein ärmliches, aus wenigen Vorgängen bestehendes Traumgeschehen sich mit dem Gefühl einer unendlich langen Zeitspanne verschmelzen läßt.

Im allgemeinen lebt der Träumende nur in der Gegenwart; die Meinung Hackers, daß er überhaupt keine Vergangenheit und keine Zukunft kenne, ist für mich jedenfalls nicht ganz richtig; ich setze sehr oft im Traume Vergangenes und Gegenwärtiges in Beziehung, so z. B. schon, wenn man sich der Wiederholung einer früheren Traumsituation bewußt wird, was gar nicht so selten ist; natürlich darf man sich dabei nicht durch die *Fehlerquelle* mißleiten lassen, daß ein augenblickliches Bild durch Amalgamierung mit einem vom Traume gelieferten *Bekanntheitsgefühle* den Charakter der Wiederholung erhält. Dieser Täuschung kann man aber entgehen, wenn man weiß, daß sie vorkommt.

Das im Zusammenhange mit dem Zeitsinne stehende *Gefühl für Rhythmus* ist im Traume nicht aufgehoben, meist aber wohl abgeschwächt; Musik, die ich höre, zeigt in ihren prägnanteren Erscheinungsformen korrekte rhythmische Gliederung. Ich besitze eine im Traume konzipierte untadelhafte Walzerkomposition eines schöpferisch begabten Musikers. Die bei mir große Häufigkeit von *Versgebilden* unter meinen Sprachbeispielen ist ein Ausdruck des auch im Traume weiter schwingenden rhythmischen Gefühles, welches aber doch nicht die volle Empfindlichkeit wie im normalen Bewußtsein besitzt. In geträumten Versen nehme ich manchmal rhythmische Inkorrektheiten hin, die mir beim wachen Reproduzieren sofort zum Bewußtsein kommen.

Die *Kategorie der Zeit* ist also im Traume *nicht aufgehoben*; ihr *empirischer Inhalt* ist aber *verändert*.

Auch die *Kategorie des Raumes* ist nicht aufgehoben; gewiß stehen nicht alle Traumerlebnisse im Raume; aber das ist ja auch im wachen Zustande nicht anders; für die einer räumlichen Anordnung überhaupt zugänglichen Erlebnisse ist *dieselbe Anschauungsform* vorhanden wie sonst; was sich anders darstellt, sind die *mechanischen Verhältnisse* im Raume; man geht durch Wände, Personen schweben in der Luft, werden durchsichtig, verändern ihren Umfang usw. Eine *Veränderung der perspektivischen Verhältnisse* z. B. habe ich im Traume *nie* erlebt.

Schwieriger ist die Beurteilung in bezug auf die *Kategorie der Kausalität*; sie erscheint weit stärker beeinflußt als Raum und Zeit. Auch im Denken des Traumes kommen zwar die *Beziehungen zwischen Ursache und Wirkung* in dunkler Weise zum Bewußtsein; aber *meist wird die ganze Frage gar nicht aufgeworfen*; ein Drang nach kausaler Verknüpfung der Geschehnisse, der schon in dem Gefühle des Erstaunens oder des sich Wunderns anheben könnte, kommt äußerst selten oder gar nicht vor. Die jeder Erfahrung des wachen Menschen widersprechenden Vorkommnisse, z. B. die Aufhebung der Schwerkraft in ihren verschiedenen Ausgestaltungen, die plötzlichen Verwandlungen der einen Form in die andere, von Menschen in Tiere oder Geräte oder Blumen oder umgekehrt, werden hingenommen, ohne daß Zweifel oder berichtigende Vorstellungen mobil würden.

Die gleiche *Unempfindlichkeit für Widersprüche* zeigt sich gegenüber den im Traume herausspringenden Denkergebnissen, bei deren Entstehung die *Gesetze der Logik* so wenig mitwirken, als sie zu ihrer Kontrolle oder Widerlegung beitragen.

Das *Urteil* ist im Traume nicht völlig ausgeschaltet. Wenn wir von Kritiklosigkeit oder Urteilslosigkeit sprechen, so meinen wir das, gemessen an den Möglichkeiten des wachen Zustandes, *bescheidene Gesamtergebnis* der urteilenden Tätigkeit. Urteile überhaupt fällen wir sehr oft im Traume; wir finden Dinge größer oder kleiner, richtig oder falsch, schön oder häßlich usw. Diese Urteile decken sich in ihren Resultaten keineswegs immer mit denen, die der wache Mensch gegenüber den gleichen Tatbeständen abgeben würde; aber eine urteilende Tätigkeit findet statt; sie bleibt allerdings vorwiegend beschränkt auf *Anschauungsurteile*; es ist mir zweifelhaft, ob *Begriffsurteile* vorkommen. Auch bei dem Zustandekommen der Urteile wirkt der Vorgang der Amalgamierung mit, wenn z. B. ein falsches Urteil — etwa irrtümliche Anerkennung einer für die wache Kritik nicht stimmenden Addition — mit dem Zahleninhalt sich zu einer den Träumenden vollauf befriedigenden Einheit verbindet.

Das Vorkommen von Urteilsakten im Traume ist nicht die Regel. Eine große Anzahl der Stimmungsträume und der in sprachlich motorischem Leerlauf bestehenden Vorgänge und der unbestimmten, huschenden, flüchtigen, schemenhaften Erlebnisse bringt nichts davon mit sich. Es sind dies dieselben Träume, die sich gewissermaßen an der Peripherie, in einer größeren räumlichen Entfernung vom Ich abspielen.

Diese Tatsache des *größeren oder geringeren Abstandes der Traumgebilde vom Zentrum des Ich* kommt den meisten Träumern nicht zum Bewußtsein. Wer sein Ich räumlich empfindet, weiß, daß manche Träume sich *weit draußen* abspielen, während wir in anderen *mitten darin* stehen; letztere sind in Farbe, Gestalten, Schärfe der Bilder und Ausbildung der Gefühlsbestandteile viel reicher ausgestattet. Diese räumliche Betrachtungsweise hat für viele gar keinen Sinn; man muß ihre Berechtigung erleben. —

Während wir uns in der bisherigen Darstellung auf Tatsachen stützten, die zwar nicht mathematisch beweisbar sind, aber doch für den Beobachtenden subjektive Sicherheit besitzen, führt uns die Frage, welche Umstände die *Auswahl und die Gestaltung der Traumbilder* bestimmen, auf ein völlig hypothetisches und äußerst unsicheres Gebiet. Hier ist der gegebene Boden für jede Art von naiver oder wissenschaftlicher Phantasietätigkeit und Mythenbildung — die *Traumdeutung*.

Wer meinen Darlegungen bisher gefolgt ist, wird sich dem Eindruck nicht verschließen, daß schon die *Beobachtung* der Träume mit einer *großen Anzahl von Fehlerquellen* belastet ist, die selbst bei starker kritischer Selbstdisziplin nur zum Teil ausgeschaltet werden können.

Das getrübte und unvollständige Bild des Traumes, welches dann schließlich in der Erinnerung haftet, ist wieder nur ein *kleiner Teil tatsächlich abgelaufener Traumgeschehnisse*, über deren relative Größe und Bedeutung im Verhältnis zu der Summe der Träume der gleichen Schlafstrecke wir gar kein Urteil haben können. Die *Bilder* selbst, die unsere Erinnerung uns liefert, sind flüchtiger, zerfließender Art und können nur unter starken Verlusten an wesentlichen Zügen und mit schweren Verfälschungen in Beschreibung umgesetzt werden.

Angesichts dieser Beschaffenheit der Methode und des Gegenstandes gehört ein starker Glaube oder eine große Kühnheit dazu, um in dogmatischer Form und mit sicherer Miene Erklärungen über die Gesetze der Herkunft des Traummaterials und ihre seelischen Tragweiten abzugeben, wie es die Freudsche Richtung tut. Der Umfang der Wirkung dieser Lehre würde für den nüchtern Gebliebenen etwas Erschreckendes haben, wenn man nicht wüßte, daß die tönernen Füße dieses Gebildes nicht ewig tragen werden. Man wird später unsere Zeit nicht verstehen, die sich in zahlreichen Vertretern des Gefühls für das *Wesen eines wissenschaftlichen Beweises* völlig begeben hat. Es ist selbstverständlich, daß eine Lehre, die in priesterhafter Form Auskunft gibt über Dinge, von denen niemand etwas wissen kann, sich des Traumes als eines *willkommenen Objektes* bemächtigen mußte. Seine weiten dunklen Gebiete sind herrlich geeignet, um sie mit Behauptungen zu bevölkern, die zwar nicht beweisbar, aber auch zum Teil nicht widerlegbar sind. Es gehört hier wie sonst zu dem *Handwerkszeug* der Sekte, die wissenschaftliche Pflicht zum Erbringen von Beweisen zu ignorieren und das *als bewiesen* hinzustellen und zu verwerten, *was nicht zu widerlegen* ist. Sie operiert in dieser Hinsicht genau wie die *religiöse Dogmenbildung*, und schon wegen dieser Art der Technik handelt es sich bei den Freudianern nicht um eine wissenschaftliche Schule, sondern um eine gläubige Sekte.

An dieser Stelle interessiert uns von dem Freudschen Lehrgebäude nur seine *Traumdeutung*.

Der Kern seiner Behauptungen ist der, daß hinter dem, was wir im Traume erleben und nachher reproduzieren, dem *manifesten Trauminhalt*, der *wahre Trauminhalt* steht, für den jener nur eine Verkleidung, eine Maske bedeutet. Dieser wahre Inhalt kann und muß auf dem Wege der Deutung gefunden werden. Bei dieser Gelegenheit findet man dann unter anderem, daß sich hinter allen Traumbildern eine *Wunscherfüllung* verbirgt; „ein im Optativ stehender Gedanke ist durch eine Anschauung im Präsenz ersetzt". Diese Erfüllung wird sowohl den unverhüllten Wünschen wie denjenigen zuteil, die durch den (im Freudschen Dogmensystem eine große Rolle spielenden) Akt der *Verdrängung* im Bewußtsein nicht mehr selbst anzutreffen sind.

Ich habe mir redlich Mühe gegeben, an meinem reichen sorgfältigst beobachteten Traummaterial diese Zusammenhänge wiederzufinden; aber es war vergebene Mühe. Bestätigen kann ich durchaus, daß, was auch Freud erwähnt, für eine große Anzahl von Traumbildern die *Herkunft aus Tagesmaterial zu erkennen* ist; leugnen aber muß ich auf das bestimmteste, daß es sich bei den Träumen in nennenswerter Zahl um eine Wunscherfüllung handelt. Schon eine Erwägung aus der *Wahrscheinlichkeitsrechnung* macht diese Annahme wenig glaubhaft; wenn man die geringe Zahl der einen erwachsenen Mann beherrschenden Wunschkategorien und die Unzahl der Träume einander gegenüberstellt, so ergibt sich für *jeden Wunsch eine solche Riesensumme verschiedener Ver-*

kleidungen, in denen er erscheinen soll, daß die *Willkürlichkeit* der jedesmaligen Deutung ohne weiteres auf der Hand liegt. Man muß, um im Traume immer eine Wunscherfüllung zu finden, von der Richtigkeit der Behauptung dieses Zusammenhanges *schon vorher* überzeugt sein; dann kann man ihn finden; es ist etwa so wie mit dem Dogma des Waltens einer himmlischen Gerechtigkeit; wer nicht schon vorher stark daran glaubt, wird aus der Beobachtung des tatsächlichen Weltgeschehens heraus gewiß nicht zu der Überzeugung von ihrer Existenz geführt werden. Richtig ist, daß ein gewisser Prozentsatz von Träumen *körperlichen* Wünschen (Hunger, Durst, Entleerung von Blase und Darm, Erotica, Bedürfnis nach freierer Atmung, Lagewechsel u. dgl.) seine Entstehung, Färbung und Gestaltung verdankt. Gegenüber den *in der Vorstellung lebenden Wünschen* des wachen Zustandes verhalten sich die Träumer aber *sehr verschieden,* wie überhaupt gegenüber gefühlsbetonten Vorstellungsgruppen. Die Schematisierung, deren Freud zur Aufstellung seiner Gesetze bedarf, kennt diesen Tatbestand nicht oder verschweigt ihn. *Ein Teil der Menschen träumt so gut wie nie von dem, was sie im wachen Zustande, sei es in angenehmer oder depressiver Form, beschäftigt* — was für die erholsame Wirkung der Unterbrechung des Tagesbewußtseins mit seinen Nöten zweifellos dienlicher ist als die Traumformel derjenigen, die sich auch noch im Schlafe mit ihren Sorgen herumschlagen.

Ich selbst besitze die hygienischere Art des Träumens und entsinne mich aus vielen Tausenden von Beobachtungen nur ganz vereinzelter Träume, in welche vitale Interessen oder starke Gefühlsdinge meiner Tageswirklichkeit hineingewirkt haben, während ich für eine sehr große Zahl von Träumen die *Herkunft aus der assoziativen Anknüpfung an gleichgültiges Zufallsmaterial* habe feststellen können; namentlich diejenigen sprachlichen Produkte, mit denen *gar keine Vorstellungen oder Gefühle* verbunden sind, haben hierin etwas sehr Überzeugendes.

Die Freudsche Traumlehre hat den Vorzug, „tief" und „bedeutend" zu sein, aber leider den einen Fehler, daß sie nicht wahr ist.

In Freuds Auffassung ist der Traum ein planvolles, symbolisches Drama, dessen Vorgänge nicht das bedeuten, was sie scheinen, und deren Sinn gesucht werden muß und gefunden werden kann.

Für eine wissenschaftliche nüchterne Betrachtung handelt es sich dagegen um die Aufführung eines von niemand geschriebenen Stückes, die ohne Regisseur und Souffleur abläuft, und zwar so, daß bald von rechts, bald von links jemand aus der Kulisse tritt und irgend etwas behauptet.

Was man mit gutem Gewissen über die *Herkunft der Traumbilder* aussagen kann, ist dürftig genug.

Den Anstoß zur Entstehung von Träumen geben *äußere* und *innere Reize;* die Substanz selbst stammt aus dem *Depot* von *Erinnerungsmaterial* aller Art, das, je nach den Hilfsquellen der Persönlichkeit, in rohem Zustande verwendet oder künstlerisch verändert wird. Die *Auswahl* dessen, was als Traumbild erscheint, wird zum kleineren Teil durch *gröbere oder feinere gefühlsmäßige Tendenzen* bestimmt. Für den größeren Teil können wir *Gesetzmäßigkeiten nicht erkennen,* nicht weil sie nicht irgendwie vorauszusetzen wären, sondern weil *die Art des Gegenstandes* und die *unvermeidlichen Mängel der möglichen Methoden* der Beobachtung den Nachweis der Gesetzmäßigkeit verhindern.

Periodischer Tageswechsel und andere biologische Rhythmen bei den poikilothermen Tieren.
(Reptilien, Amphibien, Fische, Wirbellose.)

Von

R. W. Hoffmann

Göttingen.

Mit 9 Abbildungen.

Zusammenfassende Darstellungen.

Bohn, G.: Die Entstehung des Denkvermögens, Übersetzung von R. Thesing. Thomas: Leipzig 1910. — Polimanti, O.: Activité et repos chez les animaux marins. Bull. de l'inst. gén. psychol. Bd. 11, S. 125. 1911. — Piéron, H.: Le Problème physiologique du Sommeil. Introduction S. 1—35. Paris: Masson et Cie. 1913. — Szymanski, J. S.: Aktivität und Ruhe bei Tieren und Menschen. Zeitschr. f. allg. Physiol. Bd. 18, S. 105. 1920.

A. Allgemeines über die Rhythmen.

Wie bei den Säugern und Vögeln, so läßt sich auch bei den übrigen tierischen Organismen innerhalb des 24 stündigen Tages meist ein bestimmter Wechsel zwischen Aktivität und Ruhe erkennen. In einer größeren Anzahl von Fällen, wo über diese Fragen Beobachtungen und Versuche vorliegen, hatte sich gezeigt, daß diese Rhythmen durch äußere Reize ausgelöst werden. In erster Linie kommen hier die Beleuchtungsunterschiede in Betracht, wie sie durch die Achsendrehung der Erde und ihre Stellung zur Sonne hervorgerufen werden. Alle Tiere des optischen Reaktionstypus sind hierauf mehr oder minder eingestellt. Anders verhalten sich die Formen des osmatischen und des taktilen Typus. Auch hier gibt es Tagesrhythmen, wenn sie auch häufig nicht so ausgesprochen sind wie bei den optischen Formen. Ist bei diesen die Einwirkung des Lichts als Erregerin des Rhythmus klar, und läßt sie sich hier leicht durch das Experiment nachweisen, so ist die Herkunft des Rhythmus für die Nicht-Augentiere meist noch unbekannt. Bei einer Anzahl Meerestiere wurde der regelmäßige Wechsel von Trockenheit und Feuchtigkeit, der Anprall der Wellen oder der auf den Tieren lastende Wasserdruck während des Ebbe- und Flutspiels als Erreger gewisser Rhythmen festgestellt. In anderen Fällen scheinen kosmische Ursachen, die mit den verschiedenen Mondphasen zusammenfallen, daran schuld zu sein.

Neben solchen regelmäßigen, von äußeren Komponenten abhängigen Rhythmen kommen aber zweifellos häufig noch andere, hiervon unabhängige vor, die meist erst nach Ausschaltung der von außen kommenden Reize sichtbar werden. Zum Teil dürfte es sich hier um das Ergebnis ererbter Mechanismen handeln, so, wenn unabhängig von Hunger oder Sättigung oder dem Vorhandensein oder Fehlen äußerer Reize, wie z. B. Licht oder Wärme, zu einer bestimmten Zeit des Tagesturnus ein Aktivitätsmaximum eintritt. In anderen Fällen aber, wo Wirkungen, die ganz zweifellos durch äußere Umstände hervorgerufen wurden (z. B. Gezeitenrhythmen) nach Aufhören der Ursachen noch anhalten, haben wir es wohl mit auf nervösen Veränderungen beruhenden „Modifikationen" zu tun, die sehr schnell wieder erlöschen.

Fälle, wo letztere sich „vererben", d. h. zu Dauermodifikationen werden, die noch einige Generationen, wenn auch in abgeschwächtem Grade fortbestehen, um schließlich völlig zu erlöschen, sind bisher nicht bekannt geworden.

B. Ruhe im Verhältnis zur Aktivität der poikilothermen Tiere.

Bei der Feststellung von biologischen Rhythmen der poikilothermen Tiere ist von den Forschern bisher fast nie untersucht worden, ob es sich bei den Inaktivitätsstadien um Ruhe- oder Schlafzustände handelt. Daß Ruhe an und für sich, auch wenn sie noch so vollkommen erscheint und beträchtliche Zeit andauert, noch kein Schlaf zu sein braucht, läßt sich bei vielen Vertretern des optischen Typus (Augentiere) mühelos feststellen. Viele *Reptilien, Amphibien, Insekten* können Minuten, ja stundenlang völlig regungslos auf einer Stelle sitzen. Die Annäherung eines fremden Gegenstandes versetzt sie jedoch augenblicklich in Abwehrreaktion oder in heftige Fluchtbewegungen. Deutlich sichtbar wird auch äußerlich der Schlaf, wenn hiermit gewisse Stellungen (sogen. Schlafstellungen) verbunden sind. So charakteristisch diese auch bei manchen Formen sind, so finden sie sich doch keineswegs bei allen schlafenden Tieren. Im *allgemeinen* wird man erst dann von dem Schlaf eines Tieres sprechen können, wenn seine Sinnesfunktionen eine deutliche Herabminderung zeigen. Andererseits ist es erwiesen, daß dies Kriterium keinen *prinzipiellen* Unterschied gegenüber dem gewöhnlichen Ruhezustand darstellt, da dieser selbst schon eine Minderung der Reaktionsfähigkeit auf äußere Reize aufweisen kann und somit ganz allmählich in den Schlaf überführt. Es gibt also keine *scharfen* Unterschiede zwischen Ruhe und Schlaf. Fassen wir für den Augenblick beide Zustände unter den Begriff „Ruhe" zusammen, so ist nach SZYMANSKI[1]) *das Unterscheidungsmoment für Aktivität und Ruhe die aktive Bewegung, welche ein Tier zu einer neuen Orientierung zu seiner Umgebung führt.* Hiernach wäre die Ruhe überhaupt kein positiver Begriff. Man dürfte eigentlich nur von Intensitätsgraden der Aktivität reden. Sinkt die Aktivität unter die Motilitätsschwelle, so tritt der Ruhezustand ein. Bei noch weiterem Sinken erfolgt gewöhnlicher Schlaf. Nimmt die Aktivitätsintensität *noch* weiter ab, so erfolgt je nach Umständen und Tierart — Ohnmacht, Winterschlaf (vielleicht auch Katalepsie). Bei Aufhebung jeder Aktivitätsintensität erfolgt der Tod (SZYMANSKI). (Siehe hierzu auch den Abschnitt „Schlaf und Immobilisationsreflexe" in dem Kapitel über „die reflektorischen Immobilisationszustände im Tierreich"; dieser Band S. 709.)

C. Tiere ohne erkennbaren Tagesrhythmus.

Für eine ganze Anzahl von Tierformen hat sich bis jetzt kein *regelmäßiger* Turnus zwischen Ruhe- und Aktivitätszuständen feststellen lassen. Aber auch dort, wo ein solcher nicht vorhanden ist, sehen wir in der Regel auf Zeiten der Aktivität solche der Ruhe folgen. Dies trifft selbst für die niedrigst organisierten

---

[1]) SZYMANSKI, J. S.: Aktivität und Ruhe bei Tieren und Menschen. Zeitschr. f. allg. Physiol. Bd. 18, S. 105. 1920.

Formen zu. So fanden Gibbs und Dellinger[1]), daß *Amoeba proteus* so lange nach Nahrung herumkriecht, bis sie sich genügend damit angefüllt hat, worauf sie dann für einige Zeit in Ruhe verharrt. Diese Perioden haben anscheinend nichts mit der Wirkung von Licht und Dunkelheit oder mit Tag und Nacht zu tun. Hingegen zeigte es sich, daß der Grad und die Dauer der Ruhe zum Grad und zur Dauer der Aktivität in einem gewissen Verhältnis stehen. Anders verhielt sich allerdings eine von Hodge und Aikins studierte *Vorticelle*, die während 21 Stunden ununterbrochen beobachtet wurde und während dieser Zeit nicht aufhörte sich in kurzen, regelmäßigen Intervallen zu kontrahieren, ihre Cilien zu bewegen und Nahrungsstoffe aufzunehmen[2]).

Nur eine scheinbare Ausnahme von der Regel, daß im Leben der Tiere Ruheperioden auftreten, bilden hingegen die *Medusen*, deren Schirme sich unaufhörlich oder in kurzen Perioden ihr ganzes Leben lang rhythmisch kontrahieren. Hier haben wir es mit nichts weiter als Respirationsbewegungen zu tun, die für den nötigen Wasserwechsel sorgen; ebenso wie die Lunge der Wirbeltiere auch bei schlafenden Individuen weiter arbeitet. Eine ähnliche Bedeutung haben wohl auch die unaufhörlichen Bewegungen der Rippenblättchen der *Ctenophoren* (Rippenquallen), obgleich natürlich beide Bewegungsapparate außer dem Wasserwechsel die allgemeine Fortbewegung vermitteln.

Interessant wäre es, festzustellen, ob für diese Formen der Atemrhythmus sich stets in gleichen Intervallen vollzieht, oder ob nicht auch hier, wie bei höheren Tieren, Perioden der Verlangsamung auftreten. Diese würden dann den Ruhestadien entsprechen.

Auch für mehrere Seerosen (*Actinien*), die Polimanti[3]) in den Aquarien der Neapler Station studierte, konnte er keine bestimmten Perioden größerer oder geringerer Aktivität feststellen. Während die einen in allen Lagen mit allen ihren Tentakeln mehr oder minder starke Bewegungen vollführten, zeigten andere an ihnen nur geringe Oszillationen. Eine dritte Gruppe hatte ihre Tentakeln sogar völlig zurückgezogen. Vielfach dürfte hier das aktive Verhalten allein durch Nahrungsreize bedingt sein. Brachte man z. B. in ein Aquarium mit *Cereactis* und *Actinia equina*, die immer ihre Tentakeln mehr oder minder eingezogen hatten, Fischstückchen, so wurden erstere ausgestülpt und in Bewegung gesetzt.

Daß bei *Actinia equina* jedes rhythmische Verhalten fehlen kann, beobachtete auch Piéron an einem in strömendem Wasser im Aquarium gehaltenen Exemplar, das 10 Tage ununterbrochen entfaltet war, sich dann für einige Stunden schloß, um sich abermals für 15 Tage auszubreiten.

Ebensowenig wie bei den *Hexacorallien* ließen sich die Bewegungen zahlreicher *Octocorallien*, *Hydrozoenpolypen* und *Siphonophoren* auf einen gewissen Rhythmus zurückführen. Bei den letzteren Formen können sich z. B. in ein- und derselben Kolonie gleichzeitig die verschiedensten Personen in ganz verschiedenen Phasen der Bewegung oder der Kontraktion befinden. Auch hier sind es häufig Nahrungsreize, die Bewegungsreaktionen auslösen. Tritt z. B. ein Nesselfaden eines Fangfadens mit einem Beutetier in Berührung, so verlängern sich alle Nesselfäden derselben Seite. Endlich ließen sich auch für allerhand Vertreter aus sämtlichen *Echinodermen*-Gruppen keinerlei Rhythmen nachweisen. Auch hier war es der Nahrungsreiz, der die Tiere in Bewegung setzte; so bei Seesternen, die für gewöhnlich träge unter Sand hausten. Warf man Fische und Schalentiere

---

[1]) David Gibbs u. O. P. Dellinger: The daily life of *Amoeba proteus*. Americ. journ. of psychol. Bd. 19, S. 232. 1908.
[2]) Hodge, C. F. u. H. A. Aikins: The daily life of a *Protozoan*. Americ. Journ. of psychol. Bd. 6, S. 524. 1895.
[3]) Polimanti, O.: Activité et repos chez les animaux marins. Bull. de l'inst. gén. psychol. Bd. 11, S. 125. 1911.

in ihr Bassin, so verließen sie ihre Schlupfwinkel und begaben sich zu den Nahrungsstoffen hin.

Wenn von POLIMANTI bei allen diesen Formen im Aquarium kein regelmäßiger Wechsel zwischen Aktivität und Ruhe festgestellt werden konnte, so darf hieraus noch nicht geschlossen werden, daß dies für *alle* Fälle gelten muß, schon deshalb nicht, weil die Tiere in der Freiheit sicher ganz anderen Einflüssen ausgesetzt sind als in der Gefangenschaft. So ließ sich z. B. für die obenerwähnte *Actinia equina* nach BOHN im freien Mittelmeer ein deutlicher Tagesturnus mit Entfaltung der Tentakeln bei Tag und Einziehen derselben bei Nacht feststellen (siehe auch das im Abschnitt über Gezeitenrhythmen Gesagte). Die Seerose *Sagartia* hingegen entfaltet sich nach PIÉRON bei Dunkelheit und schließt sich bei eintretender Helligkeit.

D. Tiere mit erkennbarem Rhythmus von Aktivität und Ruhe innerhalb des 24 stündigen Tagesturnus.

Nur wenige experimentelle Untersuchungen sind bisher auf diesem Gebiet angestellt worden. Fast alle verdanken wir SZYMANSKI, der die Wissenschaft zur Prüfung dieser Fragen mit einer Anzahl wertvoller Apparate, sog. *Aktographen,* beschenkt hat[1]).

Ein Teil dieser Instrumente ist nach dem Prinzip der chemischen Wage gebaut: im einfachsten Fall ist das Versuchstier oder der Behälter, in dem es arbeitet, mit dem einen Hebelarm der Wage verbunden, während der andere mit einer Schreibspitze in Verbindung steht, welche die Bewegung des Tieres auf einer Kymographionwalze mit 24 stündiger Umlaufszeit notiert. Durch ein Laufgewicht an demselben Arm wird die Equilibrierung der Wage, die auf der Spitze eines Prismas ruht, ermöglicht. In anderen Fällen sind die Apparate je nach der Eigenart der Versuchstiere entsprechend modifiziert. Es ist klar, daß man aus den Experimenten an einzelnen Tieren keine Schlüsse auf ganze Tiergruppen machen darf, ja nicht einmal auf nah verwandte Formen, da innerhalb einer selbst kleinen systematischen Abteilung die verschiedensten Anpassungstypen vorkommen (z. B. Tag-, Dämmerungs- und Nachttiere). Auch ist das Verhalten der Tiere innerhalb der verschiedenen Jahresperioden und physiologischen Zuständen häufig total verschieden. Endlich ist auch im Einzelfall bei Auswertung jedes aktographischen Resultates große Vorsicht geboten, da nur in seltenen Fällen die Versuchsanordnung es gestattet, dem betreffenden Tier einigermaßen normale Lebensbedingungen zu schaffen.

Der regelmäßige Wechsel zwischen Ruhe und Aktivität kann in zweierlei Weise zum Ausdruck kommen: als monophasischer und als polyphasischer Typus.

I. Monophasie.

Zu dem monophasischen Typus gehören solche Formen, die während des 24 stündigen Tages im großen ganzen *eine* Ruhe- und *eine* Aktivitätsperiode zeigen. Nach den Untersuchungen SZYMANSKIS sind folgende Formen hierher zu rechnen: *Tropidonotus natrix L.* (Ringelnatter), *Carassius carassius auratus L.* (Goldfisch), *Calliphora erythrocephala Meig.* (Schmeißfliege).

Die Monophasie steht aufs innigste in Beziehung zu dem Wechsel von Tag und Nacht, derart, daß Vertreter dieses Typus während der Dunkelheit ruhen, während des Tageslichts in Tätigkeit sind. Hieraus geht schon hervor, daß wir es mit Augentieren zu tun haben. Die Folge ist, daß die Ruhe- und Aktivitätsintervalle mit der Dauer der Beleuchtung wechseln. Ganz besonders charakteristisch ist dies in den Ländern um den Polarkreis, wo die Sonne zur Zeit der Sommersonnenwende überhaupt nicht untergeht, so daß man von einem wochenlangen Sommertag sprechen kann. Wie R. HESSE[2]) berichtet, nutzen die Hum-

---

[1]) SZYMANSKI, J. S.: Eine Methode zur Untersuchung der Ruhe- und Aktivitätsperioden bei Tieren. Pflügers Arch. f. d. ges. Physiol. Bd. 158, S. 379. 1914. Eine Zusammenstellung sämtlicher Resultate und Instrumente findet sich in „Aktivität und Ruhe bei Tieren und Menschen“, Zeitschr. f. allg. Physiol. Bd. 18, S. 103. 1920.

[2]) HESSE, R.: Tiergeographie auf ökologischer Grundlage. Jena. Fischer. 1924.

meln in den arktischen Gegenden den ganzen Tag zur Nahrungssuche aus, um nur gegen Mitternacht für kurze Zeit zu ruhen. Indessen ist die Dauer von Licht und Dunkelheit auch bei den monophasischen Tieren nicht die einzige Quelle für die Verteilung der Ruhe- und Aktivitätsperioden. Das sieht man schon daraus, daß letztere häufig nicht genau mit ersteren übereinstimmen. So machen die wahrscheinlich monophasischen Bienen nach Friese während der heißesten Jahreszeit zwischen 2 und 4 Uhr regelmäßig eine Ruhepause. Im Gegensatz hierzu hatte die Ringelnatter in Szymanskis Untersuchungen [16. bis 17. September[1])] gerade um die Mittagszeit ihre kurze Aktivitätsperiode von noch nicht 2 Stunden, während sie in der ganzen übrigen Zeit ruhte. Hier löste, wie er glaubte, erst der Wärmereiz die Bewegung aus[2]). Diese Betrachtungen machen es verständlich, warum gelegentlich auch bei ausgesprochen optischen Tieren die Monophasie nicht ganz rein zum Ausdruck kommt (siehe Aktogramm der Schmeißfliege), ja, daß sie unter Umständen, wenn die nichtoptischen Einflüsse überwiegen, in Polyphasie umschlagen kann. Letzteres beweist nach Szymanski[3]) das Beispiel des Laubfrosches (siehe das Aktogramm), der, obgleich er dem optischen Typus angehört, zur Beobachtungszeit zwei kurze Aktivitätsperioden zwischen $^1/_2$12 bis $^1/_2$1 Uhr mittags und $^1/_2$9 bis 10 Uhr abends aufwies. Nach Szymanski sind dies die Zeiten, deren Feuchtigkeits- und Temperaturverhältnisse dem Tier gerade zusagen.

II. Polyphasie.

Unter den polyphasischen Typus fallen alle Tiere, welche während des 24 stündigen Tages *mehr* als eine *große* Ruhe- und eine *große* Aktivitätsperiode zeigen. Hierher gehören nach Szymanski außer der schon erwähnten *Hyla arborea L.* (Laubfrosch), *Helix pomatia L.* (Weinbergschnecke), *Potamobius astacus L.* (Flußkrebs), *Periplaneta orientalis L.* (Küchenschabe), der „Regenwurm". (Art nicht angegeben.)

Über die Faktoren, welche bei den polyphasischen Tieren die Zahl und Verteilung der Ruhe- und Aktivitätsperioden bedingen, können wir nur Vermutungen anstellen. Auch hier können Augentiere vorkommen, wie der schon erwähnte Laubfrosch. Bei den meisten polyphasischen Tieren herrschen jedoch andere Sinnesorgane vor. Trotzdem zeigt sich auch bei ihnen ein gewisser Einfluß des Tagesgestirns auf die Aktivität, nur im umgekehrten Sinn wie bei den Augentieren, d. h. bewegungshemmend. Es mag hier ununtersucht bleiben, ob immer der Lichtreiz oder auch andere Faktoren die aktivitätsbeschränkende Rolle während der Tageszeit ausüben. Soviel ist jedoch sicher, daß das Licht diese Wirkung haben *kann*. So verfallen Stabheuschrecken unter dem Einfluß des Tageslichtes in einen katalepsieartigen Zustand der Inaktivität. Werden sie in Dunkelheit gebracht, so setzen sie sich nach einigen Minuten wieder in Bewegung[4]). Auf plötzliche Beleuchtung auch während der eigentlichen Aktivitätsperiode, der Nacht — erfolgt sofortige Sistierung der Bewegung. Trotzdem gibt es auch am Tag, wie ich mich mehrfach überzeugen konnte, kurze Bewegungs-

---

[1]) Szymanski, J. S.: Die Haupttiertypen in bezug auf die Verteilung der Ruhe- und Aktivitätsperioden im 24 stündigen Zyklus. Biol. Zentralbl. Bd. 36, S. 537. 1916.

[2]) Im Freien ist die Ringelnatter sicher sehr viel beweglicher. Im März und April soll sie sich nach Brehm in den Morgenstunden begatten. Sie hat also auch gelegentlich noch andere Aktivitätszeiten als die während des Wärmemaximums.

[3]) Szymanski, J. S.: Aktivität und Ruhe bei Tieren und Menschen. Zeitschr. f. allg. Physiol. Bd. 18, S. 105. 1920.

[4]) Stockard, Ch. R.: Habits, reaktions and mating instincts of the „walking stick". Publications of the Carnegie-Inst. Nr. 103. 1906, sowie W. Schleip: Der Farbenwechsel von *Dixippus morosus*. Zool. Jahrb., Abt. Zoologie Bd. 30, S. 55. 1910.

und Freßzeiten — bei Nacht oft stundenlange Ruhezeiten. Wir können also, wenn wir wollen, von einer Polyphasie sprechen[1]).

Im allgemeinen scheint die Polyphasie, besonders bei Tieren des osmatischen und taktilen Typus vorzukommen. Ob und wieweit diese Rezeptionen für diese Erscheinung verantwortlich gemacht werden können, wissen wir nicht. Sicher werden auch hier außer Lichtverhältnissen Temperatur, Trockenheits- und Feuchtigkeitsgrade innere Dispositionen (z. B. Hunger und Geschlechtsreife) eine Rolle spielen. Da alle diese Faktoren im Lauf des Jahres wechseln, so müssen sich notwendig auch die Ruhe- und Aktivitätsintervalle mit der Zeit ändern, wenn

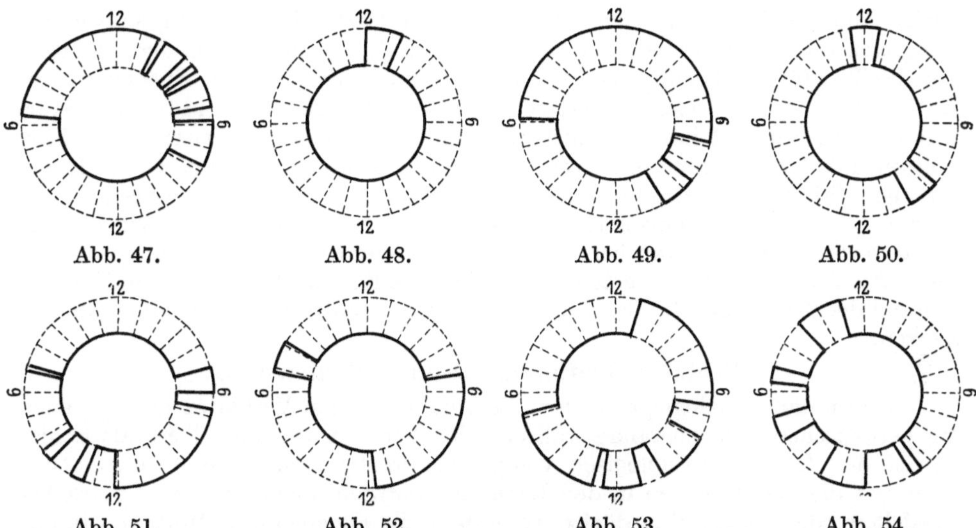

Abb. 47.   Abb. 48.   Abb. 49.   Abb. 50.

Abb. 51.   Abb. 52.   Abb. 53.   Abb. 54.

Abb. 47—54. Aktogramme mono- und polyphasischer Tiere. Auf dem inneren Kreis jeder Abbildung sind die Ruheperioden, auf dem äußeren die Aktivitätsperioden des 24stündigen Tageszyklus als ausgezogene Linien dargestellt. Die obere 12 bedeutet Mittag, die untere Mitternacht. 47. Schmeißfliege. 48. Ringelnatter. 49. Goldfisch. 50. Laubfrosch. 51. Flußkrebs. 52. Küchenschabe. 53. Regenwurm. 54. Weinbergschnecke. Nach J. S. SZYMANSKI.

vielleicht auch ein gewisser Charakter der Periodizität engrammatisch erhalten bleibt, weil ein Teil der Aktivität aus einer inneren Disposition des Nervensystems hervorgeht und bis zu einem gewissen Grade von äußeren Reizen unabhängig ist.

SZYMANSKI[2]) kommt auf Grund seiner Ergebnisse überdies zu dem Schluß, daß der Gesamtbetrag der Aktivität einer Tierart in einem 24stündigen Zyklus während eines bestimmten Jahres- und Lebensabschnittes *unter günstigsten Verhältnissen* ungefähr konstant ist. Bei Tieren mit Winterschlaf nimmt er gegen das letzte Jahresviertel immer ab, um schließlich bei Null anzugelangen. Eine eigenartige Erfahrung bildet die Tatsache, daß gerade einige der als träge bezeichneten Tiere einen hohen Grad von Aktivität entwickeln; so hatten im Monat September Regenwürmer in 24stündigem Zyklus 13, Weinbergschnecken (Sept.) 10 Aktivitätsstunden[3]).

---

[1]) Allerdings hat die Lichtruhe physiologisch meist einen anderen Charakter als die Nachtruhe (siehe das Kapitel über „reflekt. Immobilisationen"), wenn auch die Tageszeit durch fast völlige Inaktivität von der Nachtzeit ziemlich scharf geschieden ist.

[2]) SZYMANSKI, J. S.: Aktivität und Ruhe bei Tieren und Menschen. Zeitschr. f. allg. Physiol. Bd. 18, S. 105. 1920.

[3]) Es bleibt jedoch zu untersuchen, ob ein Teil dieser Bewegungen nicht als Fluchtreaktionen durch inadäquate Bedingungen hervorgerufen wurden.

Innerhalb der Bewegungszeiten des 24stündigen Zyklus lassen sich nun wiederum bei vielen Tieren deutlich eine oder zwei durch *besondere* Aktivitätsintensität charakterisierte Perioden erkennen, die für jede Tierart in bestimmte Tages- oder Nachtstunden fallen. So zeigt die monophasische Schmeißfliege zwei Hauptaktivitätsperioden: eine in den Vormittagsstunden, eine andere am Abend, die polyphasischen Weinbergschnecken, Küchenschaben, Flußkrebse, Regenwürmer hingegen nur eine einzige in den Nachtstunden. Die Dauer der Hauptperiode kann sehr verschieden sein. Charakteristisch für sie ist, daß sie nicht auf äußere, sondern auf innere Faktoren zurückzuführen ist. Es liegt nahe zu vermuten, daß vielleicht der Hunger eine Steigerung der Aktivitätsintensität bewirkt; indessen machen nach Szymanski gesättigte Tiere genau so wie die hungrigen ihre Hauptperiode der Aktivität durch[1]). Auch soll sich der Zeitraum, den das Tier für das Ernährungsgeschäft aufwendet, nicht mit der Epoche größter Aktivitätsintensität decken. Letztere ist in ihrer Ausdehnung und Stärke natürlich von äußeren und inneren Einflüssen abhängig. Sie wird notwendig wachsen müssen mit der Zunahme der Gesamtvitalität und abnehmen mit deren Herabsetzung. Wie zäh der Organismus an ihr festzuhalten vermag, beweisen Untersuchungen an der Ringelnatter, die bekanntlich im Herbst in eine Art Winterschlaf verfällt. Am 25. Oktober, als ein solches Tier schon völlig regungslos war, zeigte das Aktogramm, wenigstens im Bereich des Kurvenstückes, das im Normalzustand des Tieres das Maximum der Bewegungsintensität aufwies, einen kleinen Zacken.

E. Schlaf, Schlafintensität und Schlafstellung.

Wir sind aus Analogiegründen zu dem menschlichen Verhalten geneigt, auch die periodischen Ruhezustände während des Tagesturnus aller Tiere als Schlaf zu deuten. Ob sie physiologisch völlig gleichwertig sind, muß — namentlich wenn wir die Evertebraten in den Kreis der Betrachtungen ziehen — stark bezweifelt werden. Immerhin dürfte wenigstens die allgemeine Definition, die uns Piéron[2]) für den menschlichen und tierischen Schlaf gegeben hat — daß er ein Zustand sei, in dem die sensomotorische Anpassung an die Umwelt fast völlig erloschen sei — auch für die periodischen Ruhezustände vieler niederer Tiere zutreffen. Daneben wurde auch gelegentlich bei ihnen schon wie bei den höheren Tieren, während des sog. Schlafzustandes, eine deutliche Herabsetzung gewisser automatisch sich vollziehender Prozesse festgestellt.

Sieht man von der Periodizität ab, an die ja auch bei höheren Formen der Schlaf nicht gebunden zu sein braucht, so finden sich nach R. Pearl[3]) solche Zustände schon bei gewissen Planarien, die stundenlang mit deutlicher Muskelerschlaffung und relativer Unempfindlichkeit gegen allerhand Reize unter Felsen gefunden wurden, die aber bei stärkeren Stimuli geradezu ein Erwachen zur Tätigkeit und Erregbarkeit zeigten. Ein ähnliches Verhalten fand Piéron[4]) auch bei gewissen Wasserschnecken (*Limneen*). Noch deutlicher ist die Schlafartigkeit gewisser Ruhezustände von Tintenfischen. So konnte A. Lafond[5]) bei *Octopus*

---

[1]) Diese Angabe erscheint einigermaßen fraglich für jene Schlangen, die nach eingenommenem Mahl für viele Stunden, ja Tage gänzlich apathisch werden können. Es ist indessen möglich, daß sich auch bei diesen noch die Intensitätsperioden durch minimale Bewegungsrudimente kenntlich machen.

[2]) Piéron, H.: Le Problème physiologique du Sommeil. Introduction S. 1—35. Paris: Masson et Cie. 1913.

[3]) Pearl, R.: The movements and reactions of fresh-water Planarions. A study in animal behavior. Quart. journ. of microscop. science Bd. 46, S. 509. 1903.

[4]) Piéron, H.: Le Problème physiologique du Sommeil. Introduction S. 1—35. Paris: Musson et Cie. 1913.

[5]) Zit. nach Piéron, H.: ibid.

vulgaris zu gewissen Tagesstunden neben Unbeweglichkeit und Unerregbarkeit — Verengerung der Pupillen und Herabsetzung der respiratorischen Bewegungen von 32 auf 13 Impulse pro Minute feststellen. Bei *Sepia officinalis* wurden letztere von 45 auf 37 Rhythmen in der Minute reduziert.

Ein wesentliches Unterscheidungsmoment der tierischen Schlafzustände untereinander bildet ihre Intensität oder Tiefe. Sie ließe sich am besten an der zahlenmäßig ermittelten Stärke eines bestimmten Reizes erkennen, der nötig wäre, um ein Tier aus dem Schlaf zu wecken. Leider gibt es für niedere Wirbeltiere und Wirbellose derartige Versuche nicht. Einen gewissen Ersatz hierfür bieten nun vielleicht die aktographischen Kurven, insofern aus ihnen nach Maßgabe ihrer Glätte, auf den Grad der Schlafintensität des betr. Tieres geschlossen werden kann. Hierbei wird jedoch vorausgesetzt, daß die Aktographen empfindlich genug sind, um auch die *feinen* Bewegungen *kleinerer* Tiere (wie z. B. von Insekten) zu notieren.

Andererseits müßte man sich vergewissern, daß nicht minimale automatische Bewegungen, wie sie z. B. durch die Atmung zum Ausdruck kommen, als Schlafstörungen gedeutet werden.

Es zeigte sich nun, daß die Schlafkurven der monophasischen, also vorwiegend optischen Tiertypen, in der Regel eine viel größere Gleichmäßigkeit aufwiesen als die der polyphasischen, also vorwiegend osmatischen und taktilen Formen. Wir können hieraus mit Szymanski schließen, daß die Intensität des Schlafes eine Funktion der Schlafdauer ist; je kürzer die Schlafzeit, desto oberflächlicher der Schlaf, je länger die Schlafzeit, desto tiefer der Schlaf. Auch innerhalb der Gruppe der polyphasischen Typen würde sich der Grad der Schlafintensität nach der Größe des Schlafintervalls richten.

In manchen Fällen ist bei den Tieren mit dem Eintritt des Schlafs eine gewisse Schlafstellung verbunden, aus der unter Umständen auch auf die Intensität des Schlafs geschlossen werden kann. Meist wird sich jedoch die Schlafstellung nicht sehr von der Ruhestellung unterscheiden. Fast immer jedoch sucht sich das Tier für den Schlaf einen geschützten Ort auf, da der Schlaf, im Gegensatz zur einfachen Ruhe, während welcher die Sinnesfunktionen noch ziemlich intakt bleiben können, gegen Feinde wehrlos macht. Eine Ausnahme von obiger Regel scheinen jedoch gewisse Fische zu machen, die man gelegentlich schlafend an der Oberfläche des Wassers antrifft. So beobachtete Werner[1]) am oberen Nil den Panzerwels, *Synodontes nigrita* Cuv., der sich vollständig bewegungslos vor ihm vorbeitreiben ließ. Die Kiemendeckelbewegung war hierbei viel langsamer, die Brustflossen waren horizontal ausgebreitet. Trotzdem regulierten letztere sowie die Schwanzflossen das Gleichgewicht.

Auch Haie und Rochen sah man flottierend und anscheinend schlafend auf der Meeresoberfläche schwimmen. Über die Schlafstellungen von Zahnkarpfen im Aquarium machte Reinhart[2]) interessante Beobachtungen: Nach Ruhe und Dunkelheit fanden sich in der Regel *Xiphophorus strigatus*, *Girardinus januarius* und *Poecilia reticulata* schlafend in zwei Stellungen: entweder frei an der Oberfläche des Wasserspiegels hängend oder auf Blättern oder dem Boden auf dem Bauche liegend. Hierbei waren jedesmal alle Flossen völlig bewegungslos. Nur die Kiemendeckel führten kaum merkliche Atembewegungen aus. Wedeln bei irgendwelchen Fischen noch die Brustflossen, so ist das nach Reinhart ein Zeichen, daß der Schlaf noch nicht tief ist. Manche Fische, wie Flußbarsche und allerhand Aquariumfische, stehen nachts regungslos zwischen Pflanzendickicht,

¹) Werner, F.: Über die Schlafstellung der Fische. Biol. Zentralbl. Bd. 31, S. 41. 1911.
²) Reinhart, H.: Neues vom Schlaf der Fische. Wochenschr. f. Aquar.- u. Terr.-Kunde Jg. 10, S. 906. 1913.

andere, wie die sog. Maulbrüter (*Cichlidae*), liegen dann auf der Bauchseite, indem sie sich auf die regungslos ausgebreiteten Bauch- und Brustflossen stützen; wieder andere Fische liegen schlafend auf der Seite[1]). Eine eigenartige Schlafstellung, die aber vielleicht mehr zu den reflektorischen Immobilisationszuständen (siehe dort) gehört, hat Werner von dem Zwergwels, *Amiurus nebulosus Raf.*, beschrieben. Er fand öfters ein Exemplar halbmondförmig gekrümmt unter vollständiger Sistierung der Atembewegung, entweder frei an der Wasseroberfläche schwimmend oder an Wasserpflanzen hängend.

Hier möge nun noch auf die höchst merkwürdigen Schlafstellungen gewisser Insekten, besonders *Hymenopteren*, hingewiesen werden, während welchen sich die Tiere viele Stunden lang frei schwebend entweder mit der Mandibel allein oder mit der Mandibel und anderen Körperteilen in für jede Art charakteristischer Weise an Pflanzenteilen festhalten. Bei einzelnen Wespen herrscht hierbei eine äußerst starke „Schlafintensität", so daß nur sehr starke Reize die Tiere zu wecken vermögen.

Daß wirklich die Dunkelheit bei gewissen Insekten eine Art Schlafzustand auszulösen vermag, läßt sich bei manchen Tagesschmetterlingen geradezu experimentell nachweisen. Verdunkelt man z. B. die Augen des Taubenschwanzes (*Macroglossum stellatarum*), so krallt sich das Tier sofort an der Unterlage fest, klappt die Flügel dachziegelförmig über den Körper zurück und legt die Fühler an die Flanken des Thorax an. „Der Taubenschwanz verbringt auf diese Weise die Nächte schlafend und erwacht in der Frühe durch das Morgenlicht"[2]).

Hierher gehören auch die von Rádl bei *Lycaeniden* gemachten Beobachtungen über den durch Augenverdunkelung erzeugten Flügelschlußreflex. Alle Tagesschmetterlinge sollen nach Arnlod Pictet von 5 bis 6 Uhr abends bis gegen 9 bis 10 Uhr morgens schlafen, die Nachtschmetterlinge von Tagesanbruch an bis 9 bis 10 Uhr abends, so daß beide Gruppen an 16 Stunden der Ruhe pflegen [zitiert nach Piéron[3])].

Zweifellos handelt es sich hier um periodische, mit dem Tageswechsel auftretende Ruhestellungen, bei denen übrigens sehr häufig dieselben Örtlichkeiten aufgesucht werden. Ein Vergleich dieser Zustände mit dem Schlaf der höheren Tiere und des Menschen ist indessen wegen ihres mehr reflektorischen Charakters nur mit großer Vorsicht anzustellen [siehe auch den Abschnitt „Schlaf und Immobilisationsreflexe" S. 709[4])].

Daß bei diesen Ruhezuständen der Insekten, im Gegensatz zum Schlaf der höheren Tiere, meist keine Entspannung der Muskulatur, sondern häufig eine Hypertonie derselben eintritt, ist allerdings noch kein Gegenargument, denn auch bei Vögeln und manchen Huftieren, die stehend schlafen, werden während des Schlafes Muskelgruppen in Spannung gehalten.

Außer den im Tageswechsel zum Ausdruck kommenden rhythmischen Vorgängen gibt es nun noch andere periodische Erscheinungen kosmischen Ursprungs, die auf den Lebenslauf von Organismen modifizierend und bestimmend wirken

---

[1]) Romeis, B.: Zur Frage der Schlafstellung der Fische. Biol. Zentralbl. Bd. 21, S. 183. 1911.

[2]) Knoll, Fr.: Insekten und Blumen. Abhandl. d. zool.-bot. Gesellsch. in Wien Bd. 12, S. 131. 1921.

[3]) Piéron, H.: Le Problème physiologique du Sommeil. Introduction S. 1—35. Paris: Musson et Cie. 1913.

[4]) Zur Orientierung diene sodann Phil. Rau u. Nellie Rau: The sleep of insekt. Americ. ann. of entom. society Bd. 9, S. 227. 1916. — Fiebrig, Karl: Schlafende Insekten. Jenaische Zeitschr. f. Naturw. Bd. 48, S. 315. 1912.

können: die Gezeitenrhythmen und die durch die Mondphasen charakterisierten cyclischen Veränderungen, welche der Mond beim Durchlaufen seiner Bahn durchmacht.

Während nun die Art der Wirkung des durch Mond und Sonne hervorgerufenen Ebbe- und Flutspiels auf die in Betracht kommenden Organismen meist leicht zu durchschauen ist — womit nicht gesagt sein soll, daß nun auch alle sich hieraus ergebenden Fragen gelöst sind —, bleibt uns die Art des Mondeinflusses auf die Organismenwelt in den sog. lunaren Rhythmen vor der Hand rätselhaft.

F. Biologische Gezeitenrhythmen[1]).

Wie oben angedeutet, verstehen wir hierunter eine durch das Ebbe- und Flutspiel hervorgerufene Periodizität im äußeren Verhalten gewisser Organismen. Wenn hierbei ein Ruhezustand mit einer aktiven Periode alterniert, wie dies häufig der Fall ist, so erhalten wir eine Art Parallele zu den Erscheinungen des Tageswechsels, wobei es ununtersucht bleibe, um welche Art Ruhezustand es sich hierbei handeln kann.

Es sind verschiedene Ursachen, durch welche der Gezeitenwechsel bei Organismen eine gewisse Rhythmik hervorzurufen vermag. In manchen Fällen ist es der Wechsel zwischen Austrocknung und Benetzung, den eine in der Flutgrenze angesiedelte Form erleidet, so z. B. bei der Seerose, *Actinia equina*. GEORGES BOHN[2]) untersuchte Exemplare dieser Form, die an vertikalen Felsenwänden saßen. Nur während der Flutzeit befanden sich die Tiere unter Wasser und waren dann entfaltet; während der Ebbe hingegen lagen sie trocken und hatten dann ihre Tentakeln völlig eingezogen. Offenbar handelt es sich hier um eine Schutzreaktion gegen die Austrocknung. Interessant ist es nun, daß diese Periodizität nach Aufhebung der Ursachen noch einige Zeit nachzuwirken vermochte. Brachte man nämlich die Tiere in ein Aquarium, so zeigten sie auch dort — gleichgültig, ob man sie erleuchtet hielt oder sie hinter einer dunklen Hülle verbarg — während 2 bis 3 Tagen den Ebbe- und Flutrhythmus derart, daß sie zur Ebbezeit sich kontrahierten und zur Flutzeit sich entfalteten. Durch einen Kunstgriff — indem man die Tiere unter einen kontinuierlichen Wasserstrom setzte — konnte man die Periodizität sogar bis 8 Tage bewahren.

PIÉRON[3]) fand für dieselbe Form an einer anderen Örtlichkeit, wo wohl die Verhältnisse während der Gezeiten nicht so gegensätzlich waren wie im Fall BOHNS, zwar keine Nachwirkung des Rhythmus im Aquarium, jedoch im Freien das Auftreten eines sog. *Anticipationsreflexes*, der die Wirkungen des Ebbe- und Flutspiels sozusagen schon vorwegnahm, indem er die Tiere, noch bevor sie durch die Ebbe außer Wasser waren, sich kontrahieren und vor Eintreten der vollen Flut sich entfalten ließ. Hier scheint es sich um eine Vorstufe des im ersteren Fall bis zu einem gewissen Grad fixierten Rhythmus zu handeln[4]).

Bei einer anderen Form, einem kleinen an der bretagnischen Küste lebenden Strudelwurm, *Convoluta roscoffensis*[5]), der von einer symbiotisch in ihm vorkommenden Alge grün gefärbt ist, wird der biologische Gezeitenrhythmus durch

---

[1]) Siehe hierzu auch GEORGES BOHN: Die Entstehung des Denkvermögens. S. 93. (Übersetz. von Dr. THESING). Leipzig: Thomas 1910.

[2]) BOHN, GEORGES: La Persistance de Rythmes des marées chez l'*Actinia equina*. Cpt. rend. des seances de la soc. de biol. Bd. 61, S. 661. 1906.

[3]) PIÉRON, M. H.: La Réaction aux Marées par Anticipation Réflex chéz Actinia equina. Cpt. rend. des séances de la soc. de biol. Bd. 61, S. 658. 1906.

[4]) BOHN, GEORGES u. HENRI PIÉRON: Les Rythmes des Marées et le Phénomène de l'Anticipation Réflexe, Cpt. rend. des séances de la soc. de biol. Bd. 61, S. 660. 1906.

[5]) BOHN, GEORGES: Sur les mouvements oscillatoires des convoluta roscoffensis. Cpt. rend. hebdom. des seances de l'acad. des sciences Bd. 37, S. 576. 1903.

den Anprall der Flut hervorgerufen. Das Tier schützt sich davor, indem es sich vertikal in den Sand einbohrt, sowie die Wogen seinen Aufenthaltsort erreichen. Wenn sich hingegen das Meer vom Strand zurückzieht, erscheint der Wurm wieder auf der Sandoberfläche und bildet hier charakteristische, lebhaft grüngefärbte Flecke. Es tritt also bei ihm synchron zum Ebbe- und Flutspiel eine *Geotaxis* mit wechselndem Vorzeichen ein. Dieser Rhythmus erhält sich nun auch, wenn man die Tiere in eine mit feuchtem Sand erfüllte Glasröhre, bringt noch längere Zeit. Man sieht dann, wie gleichzeitig mit Ebbe und Flut ein grüner Ring nach aufwärts und abwärts steigt. Das Merkwürdigste ist aber, daß die Würmer auch den *großen* 14tägigen Gezeitenrhythmus zwischen Nippflut und Springflut an erniedrigter und erhöhter Reaktibilität erkennen lassen[1]).

Die oben erwähnte Erscheinung wird noch deutlicher bei gewissen Gastropoden und Ringelwürmern, so bei der Schnecke *Littorina rudis*. Sie lebt auf Felsen der Küstenzone und oft so hoch an ihnen, daß sie nur zur Zeit der Springflut vom Meer erreicht wird. Für solche Tiere wechselt also eine 8tägige Periode der Benetzung während der Springflut mit einer 8tägigen Trockenperiode wärend der Nippflut ab. Letztere bewirkt, daß sie sich in ihr Gehäuse zurückziehen und dasselbe mit ihrem Deckel verschließen müssen, um sich vor dem Vertrocknen zu schützen. Erst wenn die Springflut sie wieder benetzt, werden sie wieder beweglich und kriechen dann zu höher gelegenen Orten, die sie später wieder verlassen, um weiter herabzusteigen. Sie zeigen dann nach Bohn zuerst negative Phototaxis, die sich allmählich in positive umwandelt. Dieser Rhythmus kann in Aquarien noch monatelang anhalten[2]). Während der Nippflut führen die Tiere dort ein geruhsames Leben, um dann zur Zeit, wo die Wogen der Springflut ihren Wohnfelsen erreichen, mobil zu werden, um den Schatten aufzusuchen, auch wenn sich gar nichts in ihrer Umgebung verändert hat.

Am deutlichsten zeigt sich die Wirkung des Ebbe- und Flutspiels, wenn sich nachweisen läßt, daß sie zwar bei gewissen Tieren eines Gezeitenmeers auftritt, nicht aber bei denselben Formen in einem gezeitenlosen Meer. Hierfür hat uns Anna Drzewina[3]) ein schönes Beispiel geliefert. Der Einsiedlerkrebs, *Clibanarius misanthropus Rino*, ist in *Banyuls sur Mer* an der Küste des gezeitenlosen Mittelmeers stets positiv phototaktisch, während er bei *Arcachon*, an der Küste des atlantischen Ozeans, in regelmäßigen Intervallen bald positiv, bald negativ phototaktisch reagiert. Die Verfasserin gibt folgende Erklärung hierfür. Während der Nippflut zwischen 12 und 6 Uhr sind die Krebse am Fuß der Landungsbrücke in Arcachon nur durch eine dünne Wasserschicht von den Sonnenstrahlen getrennt. Um sich vor ihnen zu schützen, verkriechen sie sich unter die Felsen. Zur Zeit der Springflut hingegen sind sie während derselben Stunden von einer mächtigen Wasserschicht bedeckt, die sie vor den Sonnenstrahlen genügend schützt, so daß sie sich nun nicht mehr zu verbergen brauchen. Sie wandern dann

---

[1]) Piéron, H.: Sur les facteurs des mouvements d'Ascension et de descente chez les Convoluta. (Cpt. rend. des séances de la soc. de biol. Jg. 60, Bd. 2, S. 673. 1908) erklärt das Verhalten der Tiere, auf Grund eigener Experimente anders: Ihr Untertauchen während der Flut geschieht infolge des mechanischen Reizes des Wogenanpralls, das Aufsteigen infolge der positiven Phototaxis. Das Nichtauftauchen nach eingetretener Flut, ist auf den Wasserdruck, der auf den Tieren lastet, zurückzuführen. Über die Erhaltung des Rhythmus im Aquarium spricht sich der Forscher nicht aus.

[2]) Bohn, Georges: Périodicités vitale des animaux soumis aux oscillations du niveau des hautes mers. Cpt. rend. hebdom. des séances de l'acad. des sciences Bd. 139, S. 610. 1904. Siehe auch G. Bohn: Die Entstehung des Denkvermögens l. c. (Die Angaben beider Arbeiten stimmen nicht ganz überein, gefolgt wurde hier mehr jenen der letzteren Schrift.)

[3]) Drzewina, Anna: Contribution a la Biologie des Pagures Misanthropes. Arch. de zool. exp. et gen. Ser. 5, Bd. 5, S. 43. 1910. Notes et Revue. Cpt. rend. hebdom. des séances de l'acad. des sciences Bd. 145, S. 1208. 1907.

aber häufig bedeutende Strecken in die Höhe, um dem erhöhten Wasserdruck zu entgehen. Bringt man nun die Tiere dieses Ortes in ein zur Hälfte verdunkeltes Aquarium, so zeigen sie deutlich einen 14tägigen Rhythmus: während der Zeit der Nippflut halten sie sich im unverdunkelten Teil, während der Zeit der Springflut hingegen im erhellten Teil des Aquariums auf.

Daß es sich bei diesem Rhythmus wirklich um die Umkehr des Vorzeichens einer Phototaxis handelt, scheint mir keineswegs erwiesen, sofern wir unter einer Taxis einen Automatismus im Sinne LOEBS und BOHNS verstehen. (Siehe das Kapitel „Phototropismus der Tiere".) Wenn ANNA DRZEWINA im Fall der Einsiedlerkrebse für das Verhalten bei der Nippflut den Sonnenbrand und für jenes bei der Springflut den Wasserdruck verantwortlich macht, so läßt es sich schwer verstehen, wie zur Erklärung des Verhaltens der Tiere im Aquarium die Umkehr der Phototaxis herangezogen wird, welche die Verfasserin für das Verhalten der Tiere in der Freiheit ja gar nicht gebraucht hatte. Sollten wirklich bei den Krebsen im Aquarium die Gezeitenrhythmen eine Zeitlang weiterbestehen, so liegt es weit näher, als an eine Umkehr der Phototaxis an das Hervortreten einer Gewohnheitshandlung zu denken, die sich im Anschluß an den erzwungenen biologischen Gezeitenrhythmus auf assoziativem Wege herausgebildet hatte. Ähnliche Erwägungen lassen sich natürlich auch für die übrigen Fälle der Nachwirkung eines Gezeitenrhythmus mit Umkehr einer Taxisform anstellen.

Die lunaren Rhythmen der Borstenwürmer.

Zu den merkwürdigsten und rätselhaftesten Rhythmen gehören zweifellos die an gewisse Mondphasen gebundenen periodischen Wanderungen verschiedener mariner Tierformen. Sie wurden bisher bei einer Anzahl Borstenwürmer, mariner Krebse und einem Seeigel beobachtet[1]). Wir wollen uns hier indessen nur mit den Mondrhythmen gewisser *Polychäten* aus der Familie der *Lycoriden* und *Euniciden* beschäftigen, bei denen diese Erscheinungen bisher am genauesten studiert worden sind.

Die interessierenden Formen sind sämtlich Küstenbewohner, die in geringen Meerestiefen leben und hier im unreifen (atoken) Zustand in selbstgefertigten Sandgalerien, in Felsenlöchern, Korallenstöcken u. dgl. wohnen. Zur Zeit der Geschlechtsreife macht sich bei vielen dieser Tiere eine tiefgehende äußere und innere Metamorphose (Epitokie) geltend. So werden bei den *Lycoriden* die Augen sehr voluminös, hingegen der Kopf (das Prostomium) und die Palpen stark reduziert. Im extremen Fall zerfällt sodann der Körper in zwei deutliche Abschnitte: in eine mehr oder weniger rückgebildete vordere Partie, in der bei den *Lycoriden* die Fußstummeln (Parapodien) das asexuelle Aussehen bewahren, und in eine hintere Partie, die mit Geschlechtsstoffen vollgepfropft ist und deren Parapodien mit großen gelappten und reich vascularisierten, blattartigen Verbreiterungen sowie mit ruderartigen Schwimmborsten versehen sind.

Diese Geschlechtsform der *Lycoriden* (Heteronereisform) erreicht nun schwimmend die oberen Wasserschichten. Sie wird hiermit aus einer Kriechform zu einer pelagischen Form. In diesem Zustand erfolgt das Freiwerden der Keimstoffe bei beiden Geschlechtern — meist durch Ruptur der Körperwand.

Nach LILLIE und JUSTS Untersuchungen wird dieser Vorgang beim ♂ von *Nereis limbata Ehl.* bereits durch den Reiz chemischer Stoffe hervorgerufen, die das reife *intakte* ♀ in das Wasser ausscheidet, während er beim ♀ erst durch die Wirkung von Substanzen des freigewordenen Spermas ausgelöst wird[2]).

---

[1]) MUNROE FOX, H.: Lunar Periodicity in living Organism. Cairo Scient. Journ. 1923, S. 45 (war mir nicht zugängig).

[2]) LILLIE, FR. R. u. E. E. JUST: Breeding habits of the Heteronereisform of *Nereis limbata* at Woods Hole. Bull. de la soc. de chim.-biol. Bd. 24, S. 149. 1913.

Etwas anders verhält sich der hierhergehörige japanische *Lycoride Cerato-cephala osawai Izuka*, der im Brakwasser des Sumidaflusses lebt. Im epitoken Zustand löst sich bei ihm das *vordere* Körperdrittel, in dem sich allein die Keim-stoffe finden, von dem Hinterende ab und gelangt schwimmend an die Oberfläche des Gewässers, wo es seine Geschlechtsprodukte ausstreut.

Dieses Verhalten führt uns zu zwei anderen wichtigen Formen hinüber, die zu der Familie der *Euniciden* gehören. Die eine, *Eunice viridis Grey*, lebt im Pazifischen Ozean in den Gewässern bei den Samoainseln, die andere, *Eunice fucata Ehl.*, im Atlantischen Ozean an der Küste von Florida. Bei beiden Tieren reifen die Geschlechtsprodukte allein in dem stark verdünnten *hinteren* Ab-schnitt. Bei *Eunice viridis* löst sich dieser Teil zur Zeit der Geschlechtsreife vom sterilen Vorderende ab und gelangt als sog. *Palolo* schwimmend an die Oberfläche des Meeres, wo er seine Geschlechtsprodukte unter Zuckungen und Windungen ausstreut. Hier gehen nach dem Laichgeschäft beide Teile des Wurms zugrunde. Bei *Eunice fucata* hingegen steigt der ganze Wurm zur Meeresober-fläche empor. Nachdem er durch Ruptur der Körperwand seine Geschlechtsstoffe verloren hat, sinkt er wieder zu Boden und entledigt sich nun des hinteren, leeren Körperabschnittes. Das sterile Vorderende begibt sich sodann wieder in den Spalt eines Korallenstockes und regeneriert ein neues Hinterende[1]).

Für annähernd ein Dutzend dieser *Polychäten* wurde nun bereits festgestellt, daß die Wanderungen, welche die Tiere oder ihre reifen Körperabschnitte während der Geschlechtsperiode unternehmen, mit gewissen Mondphasen zusammen-fallen. Fast immer erstreckt sich die Zeit der Geschlechtsreife über mehrere Monate. In jedem Monat erfolgt dann das Schwärmen allein während der Mond-phase oder den Mondphasen (es können auch zwei sein), auf die das betr. Tier eingestellt ist. Alle Mondphasen können solche Wirkungen auslösen. So schwärmt *Platynereis dumerilii Aud.* u. *M. E.* nach Fage und Legendre bei *Concarneau* an der französisch-atlantischen Küste und *Bayuls* zwischen Mai und September im ersten und letzten Viertel. Fänge bei der Laterne, von der die Tiere angezogen werden — eine Stunde nach Sonnenuntergang — hatten stets dasselbe Ergebnis: bei Vollmond waren keine Individuen zu sehen, bei Neumond nur wenige, im letzten und ersten Viertel jedoch unzählige[2]). Hempelmann[3]) machte in Neapel für diese Form genau dieselbe Beobachtung; indessen schwärmten hier die Tiere nicht am Abend, sondern kurz vor Tagesanbruch.

Während des ersten Mondviertels erscheint nach Herpin[4]) im Mai und Juni der *Lycoride Perinereis cultrifera* an den Küsten von Cherbourg, hingegen im letzten Viertel folgende Würmer: *Leptonereis glauca* von Mai bis Juli bei Con-carneau, der pazifische *Palolo Eunice viridis* im Oktober und November bei den Samoainseln und der atlantische *Palolo Eunice fucata Ehl.* vom 29. Juni bis 28. Juli im Antillenmeer; letztere Form vielleicht auch noch im ersten Viertel. Allein während der Vollmondphase von April bis Mai schwärmt *Perenereis cultri-fera* bei *Concarneau*. Dagegen nach Herpin während Neumond im Juli *Perenereis marioni* und *Nereis pelagica*, beide bei *Cherbourg*. Endlich schwärmt nach Lillie und Just während Neumond und Vollmond in den Monaten Juni bis September der *Lycoride Nereis limbata Ehl.* bei *Woodshole*.

---

[1]) Gravier, Ch.: La Ponte et l'incubation chez les Annélides Polychètes. Ann. sc. naturw. zool. Serie 10, Bd. 5, S. 153. 1922.

[2]) Fage, L. u. R. Legendre: Rythmes lunaires de quelques Néreidiens. Cpt. rend. hebdom. des séances de l'acad. des sciences Bd. 177, S. 982. 1923.

[3]) Hempelmann, F.: Zur Naturgeschichte von Nereis Dumerilli Aud et Edw. Zoologica Bd. 25, S. 1. 1911.

[4]) Herpin, R.: Les periodes d'épitoquie de quelques Néreidiens et leur relation avec les phases de la lune. Cpt. rend. hebdom. des séances de l'acad. des sciences Bd. 178, S. 426. 1924.

Über die Ursachen dieser lunaren Rhythmen, die meist eine ganz bemerkenswerte Exaktheit erreichen, konnte man bisher nichts Näheres ermitteln. Keiner der gegebenen Erklärungsversuche befriedigt vollständig.

Einige Forscher, wie HEMPELMANN oder A. G. MAYER[1]), machen in bestimmten Fällen den vom Mond ausgehenden Lichtreiz für das Schwärmen verantwortlich. Und in der Tat scheint das häufige Auftreten stark vergrößerter Augen oder einer Häufung primitiver Lichtsinnesapparate gerade an den epitoken Abschnitten die Annahme einer positiven Phototaxis zu begünstigen. Auch konnte A. G. MAYER für den atlantischen Palolo feststellen, daß er nicht schwärmt, wenn man die Mondstrahlen in der kritischen Zeit von ihm fernhält, eine Angabe, die übrigens nach eigenem Bericht MAYERS durch ein Experiment A. L. TREADWELLS an demselben Wurm wieder in Frage gestellt wird. Indessen ließe sich auch

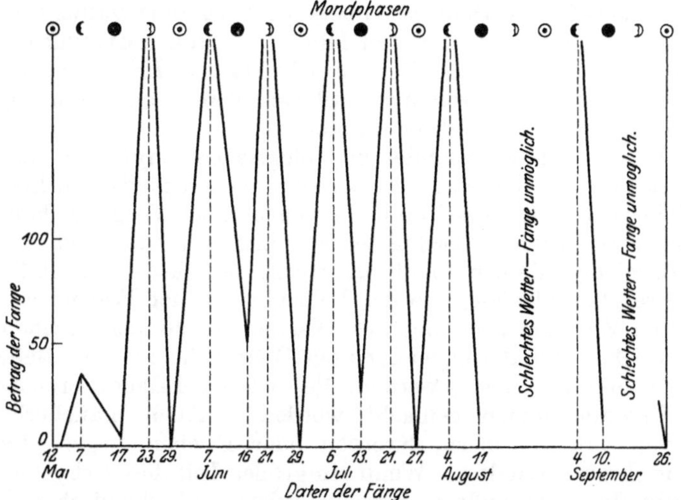

Abb. 55. Diagramm der lunaren Rhythmen von Platynereis dumerilii Aud. u. M. E. nach L. FAGE u. R. LEGENDRE.

im positiven Fall hierdurch die Tatsache der Einstellung auf eine *bestimmte* Mondphase *nicht* erklären. Daß die Lichtwirkung des Monds in anderen Fällen überhaupt keine Rolle beim Schwärmen spielen kann, geht schon daraus hervor, daß letzteres bei gewissen Formen bei Neumond, bei anderen sowohl bei Vollmond wie bei Neumond geschieht, und daß es, wie für einige nicht auf Neumond eingestellte Formen nachgewiesen werden konnte, auch bei bedecktem nächtlichen Himmel stattfinden kann.

Eine andere Theorie stammt von ARRHENIUS. Sie bringt das Phänomen mit der durch den Mond bestimmten Periodizität der Luftelektrizität in Zusammenhang, die über das Nervensystem auf die Reifung der Geschlechtsstoffe Einfluß gewinnen soll. Auch sie hat sich nicht durchzusetzen vermocht, denn einerseits ist die Theorie nur auf den pazifischen *Palolo* zugeschnitten, andererseits ist ihre physikalische und noch mehr ihre physiologische Grundlage recht unsicher.

Sodann hat man die mechanisch-physikalischen Wirkungen des Ebbe- und Flutspiels zur Erklärung der lunaren Biorhythmen herangezogen. Aber schon die Tatsache, daß das Schwärmen der einzelnen mondexakten Arten zu sehr ver-

---

[1]) MAYER, A. G.: The annual breeding swarm of the atlantic Palolo (Eunice fucata). Carnegie Institution Nr. 102. Washington 1908.

schiedenen Gezeitenabschnitten stattfindet, macht diese Annahme hinfällig. Immerhin scheint das Ebbe- und Flutspiel in manchen Fällen einen gewissen Einfluß auf das Schwärmen auszuüben. Herpin erklärt hiermit die sich widersprechenden Angaben, daß *Perinereis cultrifera* bei *Concarneau* während Vollmond, bei *Cherbourg* während des ersten Viertels schwärmte. An ersterem Ort waren die Beobachtungen im Boot und 200 m vom Ufer entfernt gemacht worden, in *Cherbourg* hingegen in der Küstenzone, wo während der Nacht des Vollmondes, ebenso wie die vorhergehenden Nächte, infolge Ebbe Trockenheit herrschte, so daß die Tiere nicht ausschwärmen konnten. Ein ursächlicher Zusammenhang des Gezeitenwechsels mit der Schwärmeperiode ist hiermit aber ebenfalls nicht festgestellt, denn wir wissen nun allenfalls, warum die Würmer in *Cherbourg* nicht bei Vollmond schwärmten — nicht aber, weshalb sie es gerade beim ersten Viertel taten. Immerhin hat es doch den Anschein, als ob gewisse durch das Ebbe- und Flutspiel hervorgerufene Verhältnisse imstande seien, eine zeitliche Verschiebung der Schwärmezeit nach einer anderen Mondphase hin hervorzurufen[1]).

Auch A. G. Mayer konnte für den atlantischen *Palolo* experimentell den Nachweis liefern, daß der Gezeitenwechsel zwar keinen notwendigen, jedoch ein das Schwärmen fördernden Faktor darstellt.

Sicher bilden die hier behandelten biologischen Rhythmen nur einen verschwindend kleinen Teil der bei Tieren vorkommenden cyclischen Erscheinungen, wenn es sich hierbei auch nur selten um so regelmäßige Vorgänge handeln dürfte, wie sie in den vorstehenden Abschnitten geschildert worden sind. So wissen wir z. B. von zahlreichen kleinen Planktonformen, daß sie — veranlaßt durch den Wechsel äußerer Verhältnisse, wie der Beleuchtung, der Wärmeverteilung oder der chemischen Zusammensetzung des Wassers — zu periodischen, täglichen oder jahreszeitlichen Wanderungen nach der Oberfläche oder den tieferen Schichten des Wasserraumes veranlaßt werden. Besonders bei Rädertieren sind hierüber eingehende Untersuchungen gemacht worden[2]). Auch mancherlei pelagisch lebende Larven von Würmern, Krebsen oder Fischen zeigen eine derartige Periodizität in ihrem Verhalten. Wenn ein großer Teil dieser rhythmischen Vorgänge auf den Wechsel äußerer physikalischer und chemischer Verhältnisse zurückzuführen ist, so darf doch nicht vergessen werden, daß für alle Organismen auch eine innere Rhythmizität besteht. Neben der allgemeinbekannten Rhythmik gewisser Organsysteme, wie des Gefäß-, Darm- und Drüsensystems, gibt es vielfach noch andere periodische innere Vorgänge, die wir allerdings nur aus dem äußeren periodischen Verhalten der Tiere erschließen können, sowie aus der Erkenntnis, daß hier klimatische, kosmische und physikalisch-chemische Faktoren nur eine bedingte Rolle spielen können. Ich erinnere nur an die verschiedenartigen jahreszeitigen Wanderungen besonders vieler Vögel und Säugetiere. Diese Erscheinungen machen auch vor dem Menschen nicht Halt. Gerade die neuere Forschung glaubt mehrfach (siehe die Arbeiten von Möbius, Fliess, Swoboda, Hellpach) im Leben des Menschen ein cyclisches Verhalten nachweisen zu können. Ein Studium der einfacheren Vorgänge im Tierreich wird die Einsicht hierfür nur fördern können.

---

[1]) Eine Besprechung anderer Theorien über den lunaren Rhythmus findet sich bei Hempelmann, l. c., sowie bei G. Brunelli und H. Schöner: Die Frage der Fortpflanzungsperiodizität des Palolowurms im Lichte der allg. Biologie der Chaetopoden. Cpt. rend. hebdom. des séances de l'acad. des sciences 6me Congr. internat. de Zoologie 1904/1905, S. 747.

[2]) Siehe z. B. W. E. Ewald: Über Orientierung, Lokomotion und Lichtreaktion einiger Chladoceren und deren Bedeutung für die Theorie des Tropismus. Biol. Zentralbl. Bd. 30, S. 1. 1910.

Tagesperiodische Erscheinungen bei Pflanzen.

Von

ROSE STOPPEL

Hamburg.

Mit 5 Abbildungen.

Zusammenfassende Darstellungen.

ZINN, JOH. GOTTFR.: Von dem Schlaf der Pflanzen. Hamburg. Magazin Bd. 22, Stück 1, S. 40—50. Hamburg-Leipzig 1759. Auch abgedruckt als Anhang in der deutschen Über setzung von HILL: Der Schlaf der Pflanzen. Nürnberg 1768. — HILL, D. J.: Der Schlaf der Pflanzen. Übersetzt Nürnberg 1768. — PFEFFER, W.: Die periodischen Bewegungen der Blattorgane. Leipzig 1875. — PFEFFER, W.: Untersuchungen über die Entstehung der Schlafbewegungen der Blattorgane. Abh. d. math.-phys. Kl. d. Kgl. sächs. Ges. d. Wiss. Bd. 30, S. 259—472. Leipzig 1907. — PFEFFER, W.: Beiträge zur Kenntnis der Entstehung der Schlafbewegungen. Abh. d. math.-phys. Kl. d. Kgl. sächs. Ges. d. Wiss. Bd. 34, I, S. 1 bis 154. 1915. — STOPPEL, R.: Über den Einfluß des Lichtes auf das Öffnen und Schließen einiger Blüten. Zeitschr. f. Botanik Bd. 2, S. 369—453. 1910. — STOPPEL, R.: Die Abhängig keit der Schlafbewegungen von Phaseolus multiflorus von verschiedenen Außenfaktoren. Zeitschr. f. Botanik Bd. 8, S. 609—684. 1916. — STOPPEL, R.: Die Pflanze in ihrer Beziehung zur atmosphärischen Elektrizität. Zeitschr. f. Botanik Bd. 12, S. 529—575. 1920. — CREMER, H.: Untersuchungen über die periodischen Bewegungen der Laubblätter. Zeitschr. f. Botanik Bd. 15, S. 593—672. 1923.

Es gibt im pflanzlichen Organismus eine Anzahl physiologischer Vorgänge, bei denen ein regelmäßiger, tagesperiodischer Intensitätswechsel bekannt ist. In vielen Fällen ist die Abhängigkeit dieses Intensitätswechsels von dem Wechsel äußerer Faktoren leicht nachweisbar, es bleiben aber noch eine ganze Anzahl von Fällen übrig, bei denen die Ursache der Schwankungen noch strittig oder gänzlich unbekannt ist. Zu diesen gehört der sog. Pflanzenschlaf.

Der Pflanzenschlaf äußert sich darin, daß die Stellung der Blattorgane bei vielen Pflanzen entsprechend dem Wechsel der Tagesstunden sich ändert. So schließen sich viele Blüten zur Nachtzeit, während sie sich am Tage weit öffnen (Bellis perennis, Gänseblümchen; Calendula arvensis, Ringelblume), andere öffnen sich nachts und schließen sich während des Tages (Cereus grandi florus Königin der Nacht, Victoria regia und andere tropische Seerosenarten).

Viele Laubblätter senken sich nachts (Phaseolus, Bohne; Oxalis, Sauerklee), oder es legen sich bei Fiederblättern die gegenüberstehenden Blättchen an einander, während sich der Blattstiel senkt (Mimosa pudica, Sinnpflanze; Robinia pseudacacia, Akazie). Da die Bewegungen sich täglich wiederholen, wie im Tierreich die Erscheinung des Schlafes, so prägte LINNÉ schon um die Mitte des 18. Jahrhunderts den Ausdruck „Pflanzenschlaf".

Von ihm stammt auch die sog. Blumenuhr[1]). Es ist dies eine Tabelle, in der die Namen solcher Pflanzen aufgeführt sind, deren Blüten sich zu bestimmten Tagesstunden öffnen und schließen, ohne von den jeweiligen Witterungsverhältnissen darin abhängig zu sein. Neben dem Namen der Pflanzen war die Stunde des Öffnens und Schließens ihrer Blüten angegeben, so daß bei Beobachtung dieser Pflanzen mit Hilfe der Tabelle ein Rückschluß gemacht werden konnte auf die betreffende Tagesstunde (Abb. 56).

Die Schlafbewegungen der Laubblätter sind bei einer sehr großen Anzahl von Pflanzen zu beobachten, aber nur bei einer beschränkten so augenfällig, daß sie schon frühzeitig das Interesse der Naturforscher auf sich lenkten. Und da war es besonders die Mimose, die zu experimentellen Untersuchungen, mehr jedoch noch für philosophische Spekulationen herangezogen wurde, da sie eine Empfindlichkeit gegen Berührungsreize hat, und die Reaktion nach einer Berührung die gleiche ist wie beim Schlaf. Es wurden daher diese beiden Erscheinungen vielfach nicht deutlich voneinander geschieden[2]). Dennoch finden

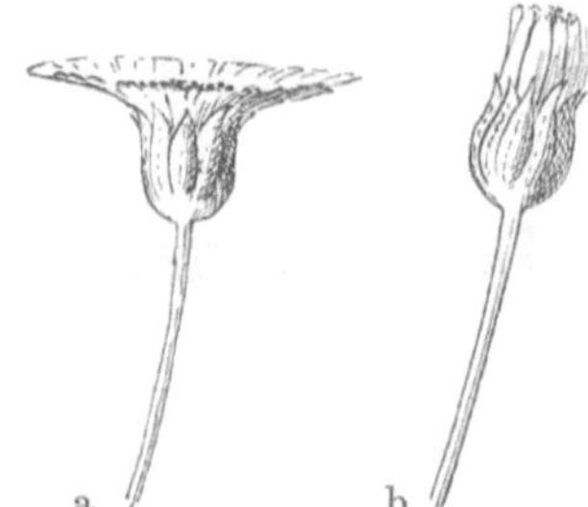

Abb. 56. Calendula arvensis. Freilandpflanze. 18. Juli 1923. a Blüte geöffnet, morgens 10 Uhr; b dieselbe Blüte geschlossen, abends 6 Uhr.

sich schon in der Naturgeschichte der Bäume bei Du Hamel[3]) sehr sichere Beobachtungen über die Ursachen der Schlafbewegungen der Mimose. Er stellte fest, daß diese Bewegungen der „Sensitiva" nicht wesentlich vom Licht und auch nicht von der Wärme herkommen, und daß die Zeit, die nach einem Berührungsreiz erforderlich ist, damit die Blättchen wieder in ihre alte Stellung zurückkehren, vom Wetter, vom Stand der Sonne und von dem physiologischen Zustand der Pflanze abhängt.

Zu einer abweichenden Ansicht gelangte zunächst der englische Gelehrte Hill (1768), der sich durch seine Untersuchungen davon überzeugte, daß weder Veränderungen der Temperatur noch der Feuchtigkeit das abendliche Senken der Blätter der Glycine noch ihr Ausbreiten am Morgen herbeiführen. Er machte in erster Linie die Schwankungen des Lichtes dafür verantwortlich.

Dieser Ansicht trat jedoch bereits 1759 der Göttinger Professor der Arzneygelahrtheit Gottfr. Zinn entgegen. Er wies nach, daß bei Mimosa varigata das abnehmende Tageslicht am Abend so wenig wie das zunehmende am Morgen die Nacht- bzw. Tagstellung der Blätter herbeiführe, wenn auch plötzlicher Lichtentzug oder Belichtung nach vorangehender Dunkelheit entsprechende Blattbewegungen auslösen. Er nahm an, daß eine andere Ursache vorhanden sein müsse, welche zu einer bestimmten Tageszeit „ihre Wirkung zu äußern anfange und wieder zu wirken aufhöre", ganz unabhängig von Licht, Wärme und Trockenheit. Indem Zinn auf die tagesperiodischen und ebenfalls noch unerforschten Bewegungen der Blüten hinwies, schloß er seine Abhandlung mit den Worten:

„Solange wir also die eigentliche Ursache der Veränderung an besagten Blumen nicht bestimmen können, so lange werden wir auch auser Stande seyn, von dem Schlaf der Pflanzen eine Erklärung zu geben, da bei beeden ähnliche Ursachen nach ähnlichen Gesetzen zu handeln scheinen."

---

[1]) Linné: Philosophia botanica. 4. Ausg. 1787, S. 273 u. f.

[2]) Meyer, Ernst: Über den Pflanzenschlaf. Vorträge aus dem Gebiete der Naturwissenschaften und der Ökonomie. Bd. 1, S. 127—158. Königsberg 1834.

[3]) Du Hamel: Naturgeschichte der Bäume. Übersetzt von Schoellenbach. II. Teil, S. 124 u. 132 u. f. Nürnberg 1765.

Auch über die Mechanik der Bewegungen liegen schon ältere Angaben vor, so von DUTROCHET (1836)[1]), BRÜCKE (1848)[2]) und HOFMEISTER (1862)[3]). Letzterer führte die Schlafbewegungen bereits auf eine Veränderung des kolloidalen Zustandes des Plasmas in den Gelenkzellen zurück, ein Gedanke, auf den neuerdings wieder durch SUESSENGUTH[4]) hingewiesen wurde auf Grund seiner Versuche über den Einfluß verschiedener Narkotica auf die Schlafbewegungen.

Schon 1875 war durch PFEFFER nachgewiesen worden, daß sich die Bewegungen der Laubblätter mit Gelenken in ihrer Mechanik prinzipiell unterscheiden von denjenigen der Blumenblätter und der gelenklosen Laubblätter.

Die Gelenke sind äußerlich erkennbare Achsenteile, die sich stets an der Basis der Blätter oder Blattstiele befinden. In diesem Achsenstück sind die mechanischen Elemente vom Rande nach der Mitte zu verlagert und oberseits und unterseits von einem leicht schwellbaren Gewebekomplex umgeben. Durch Ausscheiden von Zellsaft in die Interzellulare oder durch Erhöhung des Turgors der Zellen durch Wasseraufnahme wird die Spannung dieses Gewebepolsters verändert, wodurch eine entsprechende Bewegung des über dem Gelenk befindlichen Organs verursacht wird. Bewegungen, die auf Grund dieses Mechanismus ausgeführt werden, nennt man Variationsbewegungen, und nur mit diesen beschäftigt sich die Arbeit von SUESSENGUTH. Die Blumen und gelenkfreien Laubblätter führen dagegen Nutationsbewegungen aus. Es handelt sich bei diesen um Wachstumserscheinungen der oberen bzw. unteren Zellagen. Bei nutierenden Blattorganen erlöschen die Bewegungen mit dem Wachstum in einem gewissen Altersstadium.

Nachdem ZINN die Frage nach dem auslösenden Faktor für die Schlafbewegungen offengelassen hatte, blieb bis über die Mitte des 19. Jahrhunderts die Auffassung die herrschende, daß diese täglich wiederkehrenden Bewegungen nicht durch den Wechsel von Hell und Dunkel ausgelöst werden, sondern daß der Licht- und Temperaturfaktor nur der Regulator einer etwa 24stündigen autonomen Bewegung sei[5]). Da noch jeder Anhaltspunkt für die Annahme eines anderweitigen periodisch sich ändernden Außenfaktors fehlte, so wurde in der Neigung der Pflanzen zu tagesperiodischen Bewegungen vielfach eine auf Grund von Vererbung erworbene Eigenschaft gesehen.

PFEFFER nahm das Problem des Pflanzenschlafes neu auf, widmete demselben von 1875—1915 eine Reihe ausführlicher Arbeiten, die sich durch die sorgsame Methode von allen früheren diesbezüglichen Untersuchungen unterscheiden. Er verwendete ein Kymographion mit einer Umdrehungsgeschwindigkeit von 8 Tagen. Das Blatt schrieb selbsttätig seine Bewegungskurve auf mit Hilfe einer Hebelübertragung. Diese Kurven gestatteten natürlich eine weitergehende Analyse, als sie durch die Vorarbeiter auf dem Gebiet hatte angewendet werden können.

Abb. 57 stellt eine automatisch registrierte Bewegungskurve eines Bohnenblattes in dauernder Dunkelheit und bei konstanter Temperatur dar. Infolge der Hebelübertragung entspricht einem Steigen

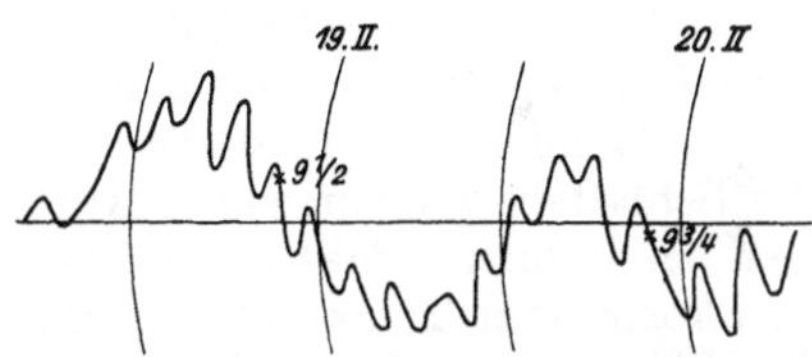

Abb. 57. Kurve der Schlafbewegungen eines Blattes von Phaseolus multiflorus automatisch von der Pflanze selbst aufgezeichnet. Hebelarme 7½ : 11. Dauernde Dunkelheit. Konstante Temperatur (21°) Straßburg 1913. Mitternacht ist durch eine Zeitkurve ohne Datum, die Mittagsstunde durch die Kurve mit Datum gekennzeichnet.

der Kurve eine Senkbewegung des Blattes, einem Fallen eine Hebebewegung.

[1]) DUTROCHET: Reveil et sommeil des plantes. Ann. des sc. nat. II. Bd. 6, S. 177—189. 1836.
[2]) BRÜCKE: Über die Bewegungen der Mimosa pudica. Arch. f. Anat. u. Physiol. 1848, außerdem Ostwalds Klassiker Nr. 95.
[3]) HOFMEISTER: Reizbewegungen von Pflanzenteilen. Flora Bd. 20, S. 497—417. 1862.
[4]) SUESSENGUTH: Variationsbewegungen von Blättern. Jena 1922. 68S.
[5]) DUTROCHET: 1836; HOFMEISTER: 1862; SACHS: Handb. d. Experimentalphysiologie. 1865, S. 496.

Die betreffende Pflanze war von der Krümmung an in konstanter Temperatur und dauernder Dunkelheit gehalten worden. Solche etiolierte Blätter können unter diesen Umständen bei den Schlafbewegungen Winkel bis etwa 90° durchlaufen, grüne Blätter im Tageslicht noch größere.

Neben den großen tagesperiodischen Schwingungen kommen vielfach noch andere zustande, die in kürzerer Zeit und bei kleineren Ausschlagswinkeln verlaufen. Diese sind ausschließlich durch Faktoren bestimmt, die im Organismus selber liegen, ohne eine direkte Beziehung zu dem Wechsel äußerer Faktoren. Sie werden deshalb als autonom bezeichnet, während Pfeffer die tagesperiodischen Bewegungen für aitionastisch bedingt hielt. Es zeigte sich immer wieder, daß Schwankungen von Lichtintensität und Temperatur die Bewegungen beeinflußten, derart, daß Belichtung eine Hebebewegung des Blattes auslöst, Verdunkelung und Temperaturanstieg ein Senken, und so sah Pfeffer die Variations- sowie die Mutationsbewegungen an als Reizerfolge, ausgelöst bei einigen Pflanzen mehr durch den Wechsel von Hell und Dunkel, bei einigen Blüten dagegen hauptsächlich durch Temperaturschwankungen.

Da die tagesperiodischen Bewegungen sowohl bei dauernder Belichtung als auch in dauernder Dunkelheit bei konstanter Temperatur erst allmählich ausklingen, so nahm Pfeffer weiter an, daß jeder Beleuchtungswechsel nicht nur eine einmalige Bewegung auslöst, sondern auch eine Reihe von Nachschwingungen, gleichwie ein Pendel, das nach einmaligem Anstoß eine Reihe von Schwingungen im gleichen Zeitmaß ausführt. Demnach hätte man sich das Zustandekommen der Schlafbewegungen so vorzustellen, daß der Übergang von Dunkel zu Licht zunächst einen Übergang zur Tagstellung des Blattes herbeiführt, jedoch länger andauernde Lichtwirkung auch die abendliche Senkbewegung bewirkt, so daß diese zustande käme durch Summation der Reaktionen auf den dauernden Lichtreiz, auf die Verdunkelung und die Nachschwingungen der Reaktionen der vorhergehenden Tage. — Indem Pfeffer das Bild des Pendels vor Augen hatte, versuchte er, Laubblättern durch künstlichen Lichtwechsel Schwingungen zu induzieren, in einem Rhythmus, der länger oder kürzer war als der 12:12stündige. Es zeigte sich jedoch, daß die nach der Induktion unter konstanten Bedingungen ausgeführten Bewegungen nur ausnahmsweise und vorübergehend das Zeitmaß innehielten, das der Pflanze vorher künstlich induziert worden war. Es blieb eine Bevorzugung des 12:12stündigen Rhythmus bei den Nachschwingungen bestehen.

Bei dauernder künstlicher Beleuchtung stellen die Blätter die tagesperiodischen Bewegungen sehr bald ein, behalten sie jedoch mit annähernd gleichem Ausschlagswinkel bei, wenn nur das Gelenk vor Lichtstrahlen geschützt wird. Dieses Resultat spricht dagegen, daß der Lichtwechsel für das Zustandekommen der Schlafbewegungen verantwortlich zu machen ist. Stoppel zeigte außerdem, daß bei Bohnen (Phaseolus), die von der Keimung an in dauernder Dunkelheit und konstanter Temperatur gehalten wurden, die tagesperiodischen Bewegungen der Blätter auch ferner in dauernder Dunkelheit fortgesetzt werden, wenn nur durch geeignete Maßnahmen (zeitiges Entfernen aller Sprosse) dafür gesorgt wird, daß möglichst alle in den Kotyledonen gespeicherten Nährstoffe den Primärblättern zugute kommen. Diese in dauernder Dunkelheit erzogenen Bohnenblätter bevorzugen ganz auffallend gewisse Tagesstunden für ihre Bewegungen. Trotz der konstanten Außenbedingungen besteht ein gewisser zeitlicher Parallelismus ihrer Bewegungen zu denen normaler Lichtpflanzen. So wird die tiefste Stellung der Blätter in weitaus den meisten Fällen in den frühen Morgenstunden zwischen 2 und 4 Uhr erreicht. Dieser Parallelismus läßt sich jedoch nicht durch die Annahme einer zuerst erworbenen, dann weiter vererbten Anlage erklären, etwa als mnemisch ausgelöste Periodizität[1]), denn Pflanzen, die aus japanischem und amerikanischem Saatgut in dauernder Dunkelheit und bei konstanter Temperatur in Europa erzogen worden waren, hielten zeitlich die

---

[1]) Semon, R.: Erblichkeit der Tagesperiode. Biol. Zentralbl. Bd. 25, S. 241. 1905 und Bd. 28, S. 225. 1908.

gleichen Perioden inne wie die deutschen Bohnenpflanzen. Es blieb also nichts weiter übrig als nach einem weiteren periodisch wirkenden Außenfaktor zu suchen.

Da bei den Untersuchungen Licht, Temperatur und Feuchtigkeit konstant gehalten worden waren — die Untersuchungen waren in einem Kellerraum ohne Fenster angestellt worden — so glaubte STOPPEL eine elektrische Erscheinung als Auslösungsfaktor annehmen zu müssen. Diese Vermutung wurde durch zwei Tatsachen gestützt: 1. zeigte es sich, daß elektrische Einflüsse sich bei den Schlafbewegungen bemerkbar machen. So hatte das Einstellen der Pflanze in einen negativ geladenen Faradaykäfig Störungen in den Bewegungen zur Folge, während sich das direkte statische Aufladen des Topfes als günstig erwies.

Der Faradaykäfig war entweder ein Zinkkasten oder ein sehr engmaschiges verzinntes Drahtnetz mit Zinkuntersatz und Deckel. Ferner zeigte es sich, daß in gewöhnlichen Kellerräumen die elektrische Leitfähigkeit der Atmosphäre in ihrer Intensität starke periodische Schwankungen aufweist (Abb. 58). Diese Wellen der Leitfähigkeit der Atmosphäre gehen annähernd parallel mit den Schlafbewegungen

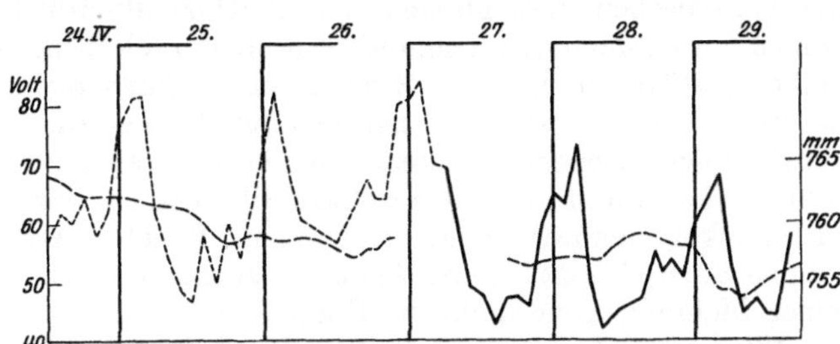

Abb. 58. Kurve der elektrischen Leitfähigkeit der Atmosphäre in einem geschlossenen Kellerraum des Bot. Instituts Hamburg 24.—29.April 1919. Auf der Abzisse ist die Zeit, auf der Ordinate der Ladungsabfall des Zerstreuungskörpers in Volt abgetragen. Jede zweite Stunde eine Beobachtung. Der Vertikallinie entspricht Mitternacht. Vom 24.—27. dauerndes Licht im Versuchsraum (punktierte Kurve. Osramlampe 200 Kerzen). Vom 27.—29. dauernde Dunkelheit (Kurve nicht unterbrochen). Die gestrichelte Kurve zeigt den Barometerstand an. Temperatur konstant.

der Bohnenblätter, sind nur durch spontane meteorologische Faktoren leicht gestört, während die Bohnenblätter nur bisweilen bei Gewittern einen solchen Einfluß zu erkennen geben. Die Zeit der größten Zerstreuung in der Atmosphäre liegt auch in den frühen Morgenstunden zwischen 2 und 4 Uhr, zu der Zeit, in der die Bohnenblätter ihre tiefste Schlafstellung erreichen.

Künstliche Ionisation der Atmosphäre durch Thorium oder Radium blieb entweder ohne Wirkung auf die Bohnenblätter, oder die Pflanzen wurden geschädigt. STOPPEL ließ es deshalb offen, ob die elektrische Leitfähigkeit der Atmosphäre direkt den Gang der Blattbewegungen beeinflußt, oder ob beide Erscheinungen von einem bislang unbekannten äußeren Faktor abhängen[1].

Gleichzeitige Untersuchungen über die Leitfähigkeit der Atmosphäre und den Schlaf der Bohnenblätter wurden daraufhin von v. SCHWEIDLER und SPERLICH[2] angestellt, durch die die physikalischen Beobachtungen von STOPPEL bestätigt und erweitert wurden. Hinsichtlich der Blattbewegungen zeitigten jedoch die Untersuchungen andere Resultate, doch scheint dies an ungünstigem Pflanzenmaterial gelegen zu haben, denn in biologischer Hinsicht wurden STOPPELS Befunde bestätigt und erweitert durch Versuche, die von CREMER[3] angestellt wurden.

---

[1] Diese Annahme wird durch neuere Untersuchungen gestützt. S. Anm. 5, S. 668.

[2] v. SCHWEIDLER u. SPERLICH: Die Bewegungen der Primärblätter bei etiolierten Keimpflanzen von Phaseolus multiflorus. Zeitschr. f. Botanik Bd. 14, S. 577—597. 1921.

[3] CREMER, H.: Die periodischen Bewegungen der Laubblätter. Zeitschr. f. Botanik Bd. 15, S. 593—672. 1923.

Es ist demnach das Bestehen einer Periodizität der Leitfähigkeit im geschlossenen Raum mit einem Maximum zwischen 2 und 4 Uhr morgens als gesichert anzunehmen, wie auch, daß die Blätter der Bohnen etwa zur gleichen Zeit bei sonst konstanten Bedingungen ihre tiefste Schlafstellung erreichen. Eine Abhängigkeit der Schlafbewegungen von luftelektrischen Erscheinungen besteht nach Cremers Ansicht jedoch nicht, da er die durch Stoppel beobachteten Störungen der Bewegungskurven durch elektrische Einflüsse teilweise nicht bestätigen, teilweise anders deuten konnte. So blieb der Einfluß eines Faradaykäfigs (Zinkkasten) aus, wenn zwischen Pflanze und Zinkkasten ein Glasbehälter eingeschaltet wurde. Da Cremer ferner zeigen konnte, daß die tagesperiodischen Bewegungen der Blätter allmählich aufhören, und nur die kleinen autonomen Schwingungen bestehen bleiben, wenn er gut schlaftätige etiolierte Pflanzen in einen Schacht eines Salzbergwerkes bei Heilbronn unter die Erde brachte, während zurückgebracht auf die Erdoberfläche die großen Schwingungen wieder einsetzten, so macht er einen uns vorläufig noch unbekannten Faktor, der durch die Atmosphäre übertragen wird, verantwortlich für das Zustandekommen der Schlafbewegungen. Welcher Art dieser Faktor sei, darüber vermag auch Cremer keine Angaben zu machen, die Elektrizität kommt nach seiner Meinung aber nicht in Frage.

Wir stehen somit dem auslösenden Faktor für die Schlafbewegungen gegenüber noch vor einem Rätsel, das dadurch vielleicht noch schwieriger wird, da die Richtung der Blattbewegungen unabhängig von der Periodizität beeinflußbar ist durch Veränderung der Angriffsrichtung der Schwerkraft.

Dieser Einfluß der Schwerkraft war schon von Sachs und Pfeffer festgestellt worden, dann von A. Fischer[1]) näher untersucht. Dieser fand, daß

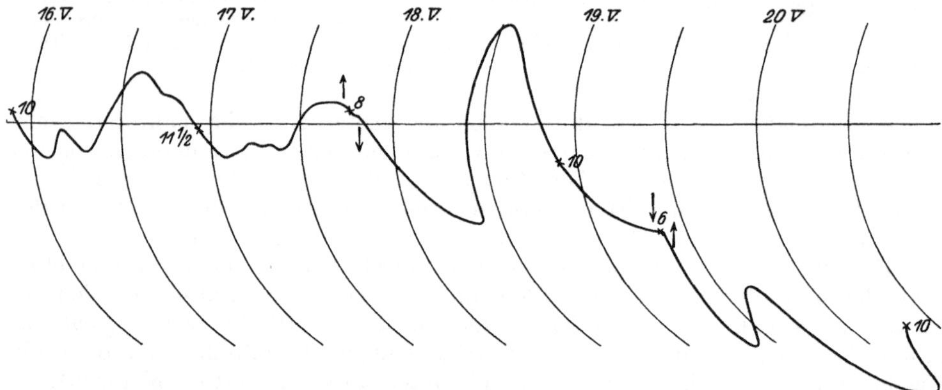

Abb. 59. Kurve der Bewegungen eines Blattes von Phaseolus multiflorus bei normal aufrechter und inverser Stellung der Pflanze (Pfeil).
↑ normal aufrecht vom 16. V. 10 m bis 18. V. 8 m und vom 19. V. 6 ab. — 20. V. 10 ab.
↓ invers aufgestellt vom 18. V. 8 m bis 19. V. 6 ab.
Der Knick in der Kurve am 19. V. 6 ab. ist die Folge davon, daß sich durch das Umkehren der Pflanze die Gleichgewichtslage des Blattes verändert hat. Trotzdem ist unverkennbar, daß sich das Blatt immer in den frühen Morgenstunden bei jeder Stellung
der Pflanze am meisten der Erde zuneigt.

einige der schlaftätigen Gewächse wie Phaseolus, Lupinus bei Inversstellung der Pflanze die Richtung ihrer Bewegung mit Bezug auf die Pflanze selbst gerade umkehren, also mit Bezug auf die Erde beibehalten. Diese Blätter stellen bei

---

¹) Fischer, A.: Einfluß der Schwerkraft auf die Schlafbewegungen. Botan. Zeit. Bd. 48, S. 673, 689, 705 u. f. 1890.

gleichmäßiger Reaktion um eine horizontale Achse ihre Bewegungen ein. Fischer bezeichnete diese Pflanzen deshalb als geonyctitropisch, während die autonyctitropischen, zu denen Trifolium (Klee), Oxalis lasiandra (Sauerklee) gehören, ihre Bewegungen bei einer Rotation nicht einstellen, und die Richtung derselben bei Inversstellung der Pflanze nicht ändern. Fischers Versuche, die nur bei Tageslicht gemacht worden waren, wurden durch Stoppel bestätigt durch Versuche mit Pflanzen, die von der Keimung an in dauernder Dunkelheit gehalten wurden. Hierbei zeigte sich zudem, daß die Bewegungen der Blätter sich nach der Inversstellung zeitlich kaum verschieben, d. h. die Blattspitzen neigen sich in den frühen Morgenstunden am meisten der Erde zu (Abb. 58). Versuche mit autonyctitropischen Pflanzen sind in dauernder Dunkelheit wegen der Kultur-schwierigkeiten bisher nicht gemacht worden.

Die Beantwortung der Frage, wie die Wirkung der Schwerkraft, und wie die des unbekannten Faktors, der die Bewegungen zeitlich reguliert, zu denken ist, und was der Einfluß beider in der Pflanze bewirkt, muß der Zukunft noch überlassen bleiben.

Das Verhalten der Blumenblätter weicht in mancher Hinsicht von dem der Laubblätter ab. So ist kein Einfluß der Schwerkraft auf das Öffnen und Schließen der Blüten zu erkennen. Diese Nutationsbewegungen kommen nach Pfeffer zustande bei einigen Pflanzen mehr durch Lichtwechsel, bei anderen, so bei Tulpe und Crocus, durch Temperaturveränderungen. Der Schlaf der Blüten, also ihr Schließen zur Nachtzeit, das Öffnen am Tage soll allein durch den Intensitätswechsel dieser beiden Faktoren bedingt sein. Diese Ansicht steht bis zu einem gewissen Grade im Widerspruch mit den Beobachtungen Linnés, die ihn zur Aufstellung seiner Blumenuhr führten, nach denen die Öffnungs- und Schließzeiten der Blüten sich nicht nach der Stärke der Sonnenstrahlung, sondern nach der Tagesstunde richten sollen. Während einige Pflanzen ihre Blumenblätter schon vor Sonnenaufgang noch in völliger Dunkelheit weit ausbreiten und sich schon im Laufe des Vormittages wieder schließen, wenn die Lichtintensität noch zunimmt, öffnen sich andere erst, wenn die Sonne schon stundenlang am Himmel steht, und sie schließen sich zu einer bestimmten Zeit ohne Rücksicht darauf, ob es ein sonniger oder ein trüber Tag ist. Auch ist mehrfach in der Literatur darauf hingewiesen worden, daß viele Blüten sich zwar durch Licht und Temperatureinflüsse zum Öffnen und Schließen bringen lassen, daß aber das Reaktionsvermögen in den verschiedenen Tagesstunden nicht das gleiche ist. Eine Tulpe, die morgens durch Erwärmung leicht zum Öffnen gebracht wurde, wird sich gleich danach gar nicht oder wenigstens sehr viel schwieriger als in den Nachmittagsstunden durch Abkühlung zum Schließen der Blüten bewegen lassen. Ebenso wird bald nach der abendlichen Schließbewegung das Öffnen durch Erwärmung nicht als Folge eines so geringen Anstoßes vonstatten gehen wie am Morgen. Untersuchungen von Stoppel an Calendula arvensis (Ringelblume) zeigten dann auch, daß die Öffnungs- und Schließbewegungen dieser Blüten noch durch einen weiteren Faktor reguliert werden. Die Blumen dieser Pflanze öffnen und schließen sich in dauernder Dunkelheit und bei konstanter Temperatur in 24 stündigen Perioden, auch wenn die Verdunkelung schon einige Tage vor dem Aufblühen der Knospe einsetzte. Es zeigte sich weiter, daß die zeitliche Orientierung dieser „autonomen" Bewegung abhängt von der Tagesstunde, in der die Knospe gänzlich verdunkelt wurde[1]). Die Blume wird etwa zu der Stunde in völliger Dunkelheit ihre größte Öffnungsweite erreichen, in der die Knospe verdunkelt worden war. War dies z. B. abends der Fall, so

---

[1]) Stoppel und Kniep: Öffnen und Schließen der Blüten. Zeitschr. f. Botanik Bd. 3, S. 369. 1911.

wird sich auch die Blume zum Abend öffnen; wurde die Knospe noch bis in die
Nacht hinein künstlich belichtet, so tritt die Öffnung zur Stunde der Verdunkelung
ein, jedoch verschiebt sich in diesem Fall die Stunde entgegengesetzt mit der
Intensität der Belichtung. — Scheinbar ist diese Erfahrung unvereinbar mit der
Tatsache, daß sich die Blüten in der freien Natur morgens öffnen, während doch
die Knospe stets abends verdunkelt wird. Das hängt damit zusammen, daß der
Lichtreiz nach Überschreiten eines bestimmten Entwicklungsstadiums ein
Öffnen zur Folge hat. Die voraufgehende Dunkelperiode muß freilich eine bestimmte Zeit gewährt haben, damit der Lichtreiz
die normale 24 stündige Periodizität überwinden
kann. Dies zeigt sich in dem Verhalten der
Blüten bei einem künstlichen Wechsel von Licht
und Dunkelheit in Perioden, die kürzer sind als
12 : 12 stündig. Bei einem 8 : 8 stündigen Beleuch-
tungsrhythmus folgt die Blüte diesem in ihren
Bewegungen noch völlig. Bei einem 6 : 6 stündigen
wechselt eine größere Öffnungsbewegung schon
mit einer kleineren ab. Bei 4 : 4 stündigem Wechsel
(Abb. 60) tritt eine 24 stündige Bewegung hauptsächlich hervor, die Kurve bekommt nur nach
jedem Lichtwechsel eine kleine Zacke; bei einem
2 : 2 stündigen Rhythmus fällt auch diese ganz
fort, es bleiben nur noch die großen tagesperiodischen Schwingungen übrig.

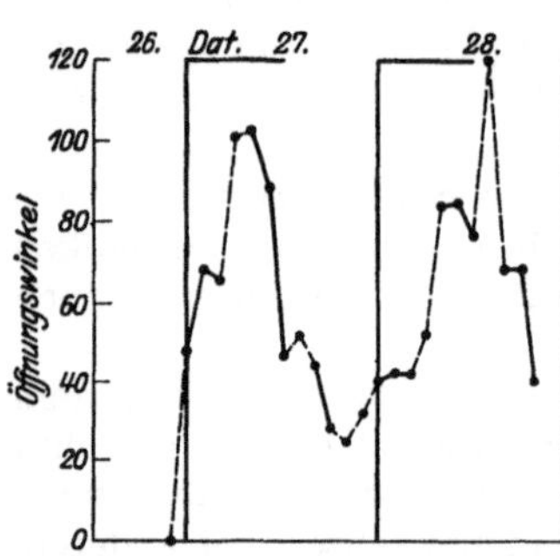

Abb. 60. Kurve der Öffnungs-
und Schließbewegungen der Blüten von Calendula arvensis bei
einem 4 : 4 stündigen Beleuchtungswechsel. Auf der Abzisse
ist die Zeit, auf der Ordinate die
Öffnungswinkel der Blumenblätter abgetragen. Die Vertikallinie bezeichnet Mitternacht. Die
gebrochene Kurve entspricht den
Bewegungen der Blätter während
der Lichtperiode, die ausgezogene denjenigen während der
Dunkelperiode. Ablesungen zwei-
stündlich. Temperatur konstant.

Diese autonomen 24 stündigen Perioden
werden in ihrem zeitlichen Ablauf nicht von der
ganzen Pflanze reguliert, sondern sie sind eine
Funktion des Plasmas jeder einzelnen Blüte. So
können den verschiedenen Blüten ein und derselben Pflanze gleichzeitig verschiedene Öffnungs-
zeiten induziert werden durch eine entsprechende
zeitliche Verschiebung der Verdunkelung der
Knospen. Wird eine Knospe etwa morgens ver-
dunkelt, eine andere abends, und die ganze Pflanze bis mitten in der Nacht künstlich belichtet, so wird sich in der folgenden Dunkelperiode die erste Blüte morgens
öffnen, während die zweite geschlossen ist, die dann erst zum Abend aufgehen
wird, und alle übrigen erreichen in der Nacht ihre größte Öffnungsweite. Dies
wird sich täglich wiederholen bis zum Verblühen der einzelnen Blumen.

Da bei den nutierenden Pflanzenorganen, wozu auch die Blüten gehören, die
periodischen Bewegungen, wie PFEFFER nachwies, zustande kommen durch
eine Veränderung der Wachstumsintensität bestimmter Zellagen, so geht aus
dem Gesagten hervor, daß Belichtung einen Wachstumsreiz darstellt, der, einmal
induziert, auch in völliger Dunkelheit in 24 stündigen Perioden in dem betreffenden Organ abläuft. Wenden wir uns daher weiteren periodischen Wachstumsvorgängen zu.

Das Längenwachstum der ober- und unterirdischen Sprosse kommt zustande
durch zwei verschiedene Vorgänge. Einmal handelt es sich um eine Zellvermehrung, die hauptsächlich stattfindet in der Nähe der Vegetationspunkte.
Weit mehr noch wird jedoch die Längenzunahme bedingt durch eine Zellstreckung,
die in einer Zone stattfindet, die bei oberirdischen Sprossen etwas unterhalb,
bei unterirdischen etwa 1 cm oberhalb des Vegetationspunktes liegt.

Die Zellvermehrung läßt sich annähernd bestimmen aus der Anzahl der

Kern- und Zellteilungsfiguren im mikroskopischen Bilde. Über den Ablauf der Zellstreckung kann man nur Schlüsse ziehen aus dem Ablauf des Gesamtwachstums.

Die ersten Angaben über eine Periodizität der Teilungsvorgänge bei oberirdischen Sprossen (Coleoptile von Avena) stammen von KARSTEN[1]). Nach seinen Untersuchungen liegt das Maximum derselben in den frühen Morgenstunden, das Minimum fällt in die Tagesstunden. Diese Angaben wurden später von STÅLFELDT[2]) bestätigt, und die Untersuchungen auch auf unterirdische Organe ausgedehnt. Aus seinen Versuchsergebnissen folgert STÅLFELDT, daß auch die Zellteilungsvorgänge in der Wurzel einem periodischen Wechsel unterliegen, der aber im Gegensatz zu dem der oberirdischen Sprosse bei verschiedenen Pflanzen nicht parallel geht. Bei einer Pflanze kann das Maximum in die Tagesstunden fallen, bei einer anderen in die Nacht, jedoch hält jede annähernd einen 24 stündigen Rhythmus ein. Die Zellteilungen in der Wurzel würden sich demnach gegenüber den Zellteilungen in den oberirdischen Organen ähnlich verhalten wie die rhythmischen Bewegungen der Blüten gegenüber den Bewegungen der Laubblätter, in allen Fällen in dauernder Dunkelheit und bei konstanter Temperatur beobachtet. Erstere haben eine Tagesperiodizität, die nicht parallel zu gehen braucht mit der Tagesstunde, letztere sind innerhalb kurzfristiger Schwankungen an die Tagesstunde gebunden. Den Angaben von STÅLFELDT über die Zellteilungsvorgänge in der Wurzel stehen andere von KELLICOT[3]) und FRIESNER[4]) gegenüber. KELLICOT fand bei den Wurzeln der Zwiebel täglich 2 Maxima und 2 Minima, die sich bei verschiedenen Pflanzen zeitlich ziemlich deckten, FRIESNER beobachtete meist 3 Maxima, die sich bei den einzelnen Individuen aber verschieben. Er nimmt an, daß ihre Lage abhängig ist von der Tagesstunde, in der das Wachstum zuerst einsetzte. Die Angaben von KELLICOT und FRIESNER stimmen jedoch darin überein, daß die Kurve des gesamten Längenzuwachses bei den Wurzeln gerade invers läuft der Kurve der Zellteilungszahlen. In dem Stadium des größten Längenwachstums sind die Zellteilungen am spärlichsten, nehmen diese an Zahl zu, dann vermindert sich das Längenwachstum. Aus früheren weiteren Untersuchungen ist zu entnehmen, daß das Längenwachstum von oberirdischen Organen täglich nur ein Maximum und ein Minimum hat, es mangelte jedoch bei diesen Beobachtungen meist an der Konstanz der Außenfaktoren.

Eine zeitlich festgelegte Periodizität der Zellteilungsvorgänge ist auch noch bei anderen Objekten bekannt. So teilt sich der Kern der Süßwasseralge Spirogyra stets nachts zwischen 2 und 3 Uhr, während die Kopulation bei derselben Alge abends zwischen 10 und 11 Uhr stattfindet. Bei einer anderen Grünalge, Vaucheria, ist der Zeitpunkt der Befruchtung stets morgens zwischen 2 und 4 Uhr. Nach OLTMANNS[5]), der weitere Einzelangaben über Periodizität bei Algen bringt, zeichnen sich viele derselben durch ihre große Pünktlichkeit aus. Meist findet das Öffnen der Gametangien in den frühen Morgenstunden statt, seltener in den späten Abendstunden, während des Tages ist dieser Vorgang nur bei vereinzelten Arten beobachtet worden.

---

[1]) KARSTEN: Über embryonales Wachstum und seine Tagesperiode. Zeitschr. f. Botanik Bd. 7, S. 1—34. 1915.

[2]) STÅLFELDT: Schwankungen in den Zellteilungsfrequenzen. Svensk Bot. Tidskr. Bd. 13, S. 61—70. 1919.

[3]) KELLICOT, W. E.: The daily periodicity of cell division. Bull. Torrey Bot. Club. Bd. 31, S. 529—550. 1904.

[4]) FRIESNER, R.: Daily rhythmus of elongation and cell division. Americ. journ. of bot. Bd. 7, S. 380—407. 1920.

[5]) OLTMANNS: FR.: Morphologie und Biologie der Algen. 1. Aufl. Bd. 2, S. 59. Jena 1905.

Was die Ursache für die Periodizität dieser Erscheinung anbetrifft, so gibt Oltmanns für einige Arten den Einfluß von Licht und Temperatur als Auslösungsfaktor an. Er glaubt jedoch nicht an eine sofortige Wirkung derselben, sondern an eine Periodizität, die von langer Hand erworben ist durch den täglich wiederkehrenden Tageswechsel.

Einige braune Meeresalgen (Fucaceae) haben bei dem Ausschlüpfen ihrer Geschlechtsprodukte zwar keine bestimmte Beziehung zum Tageswechsel, wohl aber eine solche zu den Zeiten von Ebbe und Flut.

Die bisher besprochenen tagesperiodischen Erscheinungen, die Schlafbewegungen, Wachstums- und Zellteilungsvorgänge gehören sicherlich zu den verwickeltsten Vorgängen in den Pflanzen, und es ist deshalb anzunehmen, daß ihre Periodizität nicht primär ist, sondern die Folge anderer einfacherer, periodisch sich ändernder Lebensvorgänge. Es ist auch eine Tagesperiodizität bei anscheinend einfacheren Lebenserscheinungen beobachtet worden. — So unterliegt der osmotische Wert der Zellen nach Ursprung und Blum[1]) einem tagesperiodischen Wechsel. Hier liegt das Minimum in den frühen Morgenstunden.

Auch das Bluten der Pflanzen bei Verletzung hat nach Jost[2]) einen tagesperiodischen Intensitätswechsel. Er beobachtete nachts den geringsten Saftaustritt. Diesen Angaben stehen jüngere von Romell[3]) gegenüber, der den Blutungsdruck bei Brassica (Kohl) untersuchte, der im Dauerlicht erzogen worden war. Romell fand den höchsten Blutungsdruck zwischen 3 Uhr morgens und 3 Uhr nachmittags, während die tiefsten Werte zwischen 6 Uhr abends und 12 Uhr nachts beobachtet wurden.

Ebenso sollen Wasseraufnahme und Transpiration[4]) unter konstanten Außenbedingungen einem regelmäßigen 24stündigen Wechsel der Intensität unterworfen sein. Hinsichtlich der Atmung liegen widersprechende Angaben vor.

Wie aus der Übersicht hervorgeht, sind unsere Kenntnisse der tagesperiodischen Erscheinungen bei Pflanzen noch sehr lückenhaft. Über die Ursache dieser Periodizität stehen wir vorläufig nur vor Vermutungen. Stellt man jedoch die bei Pflanzen gemachten Erfahrungen zusammen mit denen der tierischen Physiologie (Körpertemperatur, Atmungsintensität, Pulsfrequenz, Blutdruck, Stickstoff-Ausscheidung), nach denen auch die frühen Morgenstunden meist die Kurvenwendepunkte sind, so kann man sich nicht des Eindruckes erwehren, daß der Stoffwechsel aller Organismen durch einen äußeren physikalischen Faktor zeitlich reguliert wird[5]). Über das Wesen dieses Faktors läßt sich heute jedoch noch nichts Näheres aussagen. Wir sind somit in unserer Erkenntnis noch nicht viel weiter als Zinn im Jahre 1759.

---

[1]) Ursprung und Blum: Der periodische Wechsel des osmotischen Druckes. Ber. d. dtsch. botan. Ges. 1916, S. 105—123.

[2]) Jost: Versuche über die Wasserleitung in der Pflanze. Zeitschr. f. Botanik Bd. 8, S. 1—55. 1916.

[3]) Romell, L. G.: Eine neue anscheinend tagesautomatische Periodizität. Svensk bot. tidskr. Bd. 12, S. 446—463. 1918.

[4]) Eberdt, O.: Die Transpiration der Pflanze und ihre Abhängigkeit von äußeren Bedingungen. Marburg 1889. Ref. Botan. Zentralbl. Bd. 39, S. 257—261. 1889.

[5]) Demnächst werden die Ergebnisse von Untersuchungen in Island veröffentlicht werden über die periodischen Erscheinungen bei Pflanzen, beim Menschen, und über die Perioden der Leitfähigkeit der Atmosphäre in dauernder Dunkelheit und unter dem Einfluß der Mitternachtssonne.

Hypnose und Suggestion beim Menschen.

Von

J. H. Schultz
Berlin.

Zusammenfassende Darstellungen.

Die Literaturangaben stellen nur Hinweise dar; es liegen zahlreiche wissenschaftliche Zusammenfassungen unseres Gebietes vor, so von Forel, Hilger, Löwenfeld, Trömner, Schrenck-Notzing in Eulenburgs Enzyklopädie; die beste und umfassendste Behandlung erfuhr es wohl in dem Handbuch von A. Moll (Der Hypnotismus. 5. Aufl. Berlin: Fischer 1924), auf das hier besonders verwiesen sei.

Deutsche Spezial-Zeitschriften: Zeitschr. f. Hypnotismus, jetzt Journ. f. Psychol. u. Neurol. (O. Vogt). Leipzig: J. A. Barth. — Zeitschr. f. Psychotherapie (A. Moll). Stuttgart: F. Enke.

Bibliographien: Möbius (Schmidts Jahrbücher); Hilger und Mohr (Journ. f. Psychol. u. Neurol.).

Vorbemerkung.

Die *Lehre von Hypnose und Suggestion beim Menschen* ist in ihren Grundzügen seit ungefähr 20 Jahren abgeschlossen. Sie spiegelt in ihrer historischen Entwicklung aus unklar mystischen Anfängen zu einer beschränkt materialistischen Auffassung, die in allerlei Hirnmythologien „*die* Theorie der Hypnose und Suggestion" in kurzem Schema glaubte wagen zu können, in lebendigster Weise die gegenständlichen und methodischen Kämpfe der letzten $1^1/_2$ Jahrhunderte Psychologie. Hier, wie so oft, erweckten zuerst auffallende Ausnahmebeobachtungen das Interesse wissenschaftlicher Forschung. Suggestive und z. T. auch hypnotische Prozeduren sind in der Volks- und Kunstmedizin aller Völker und Zeiten nachweislich, engstverbunden mit prälogisch-magischen Erlebnisweisen und Denkgewohnheiten, die sich jetzt noch ubiquitär im „Besprechen", „Gesundbeten", in Heilwunder — und Heilzauber — am Werke zeigen. In der Geschichte der europäischen Medizin ist unser Problem besonders häufig mit seltsamen Persönlichkeiten verknüpft: Paracelsus, Greatrake (1666), Santanelli (1718) und besonders Mesmer. Ernsthafte wissenschaftliche Bearbeitung erfuhr unser Gebiet vor 100 Jahren im Anschluß an das Auftreten von Mesmer, dem Propheten des „tierischen Magnetismus", ferner in den 80er Jahren des vorigen Jahrhunderts, angeregt durch die sensationellen Schaustellungen des Laienhypnotiseurs Hansen und in neuester Zeit mit Einsetzen der modernen psychotherapeutischen Entwicklung (Kriegsneurosen!).

Wesen der Suggestion.

Obwohl dem Hypnotismus das Verdienst zukommt, historisch die Erforschung des *Suggestionsproblems* ins Leben gerufen zu haben, geht die systematische Darstellung, um Wiederholung zu vermeiden, besser von dem allgemeineren Begriff der Suggestion aus. Unter „*Suggestion*" verstand ursprünglich die schottische Psychologenschule (Th. Brown 1778—1820 u. a.) die Erweckung von Vorstellungen durch andere Vorstellungen. Schon Brandis [1818[1])] verwendete das Wort etwa in seiner heutigen Bedeutung, die erst allgemeiner durch Braids „Neurypnology" [1843[2])] in Aufnahme kam. *Das Grundprinzip der Suggestion ist in einem außerordentlichen einfachen Lebensvorgange gegeben: intensive psychische Vergegenwärtigung, „konzentriertes" Erleben, bedingt je nach Veranlagung und Training Realisierung einschließlich, je nach konstitutionellen Möglichkeiten, körperlicher Vorgänge.* Das *Suggestionsproblem* ist also innigst verknüpft mit dem großen letzten Problem von Leib und Seele und je nach metaphysischem Standpunkte in spiritualistischer, materialistischer, Wechselbeziehungs- oder Parallelitätsterminologie ausdrückbar. *Entscheidend für seine richtige Auffassung ist eine genügend scharfe Begrenzung*; sobald es irgendwie unscharf und allzu allgemein aufgefaßt und angewendet wird, etwa im Sinn von „seelischer Beeinflussung" überhaupt, wird es ins Grenzenlose überdehnt und praktisch wertlos. „*Suggestion*" im eigentlichen Sinne ist daher *genau abzugrenzen gegen eine Reihe anderer Erscheinungen*, die im praktischen Fall wohl mitspielen können, aber nicht mit dem Wesen der Suggestion gleichbedeutend sind. Von solchen Nachbarerscheinungen seien besonders genannt: 1. *Affektvorgänge* jeder Art, die mit dem Suggestivmechanismus die starke Auswirkungsmöglichkeit in der körperlichen Sphäre gemeinsam haben, aber nicht mit suggestiver Wirkung gleichgesetzt werden dürfen. Beeinflussungen durch Liebe, Schreck, Begeisterung, Ehrfurcht usw. haben ihre ergründbaren Eigengesetze [Scheler[3])]. 2. *Nachahmung* und sog. *seelische Ansteckung.* Die Wahrnehmung fremder Ausdrucksbewegungen oder auch nur ihrer Nachbildung, z. B. das phonographierte Lachen, disponieren zur Ausführung derselben Ausdrucksbewegung, besonders wenn gleiche Stimmung oder Auslösungsverstärkung durch Verbothemmung (Lachen bei traurigen oder feierlichen Anlässen) vorliegt. Hier wird nicht direkt und unmittelbar eine Erlebniseinheit aktiviert wie bei der Suggestion, sondern die mit einer Stimmung verbundenen Ausdrucksbewegungen führen im Sinne einer Gewöhnung oder eines psychischen Reflexes das Erlebnis herbei. 3. Alle *psychischen Einwirkungen*, die *nach psychologischem Verständnis adäquat motiviert* sind: Befehl, Auftrag, Bitte, Belehrung, Überzeugung u. v. a., die ebenso wie die ersterwähnten Affektvorgänge klare und nachweisliche Eigengesetze und Sonderabläufe haben. Ganz besonders, wenn derartige Maßnahmen das Gefühlsleben beeinflussen, und seiner engen Verbindung mit körperlichen Zuständen und Reaktionen entsprechend zu funktionellen Umstellungen führen, wird häufig ganz zu Unrecht von Suggestion gesprochen. Es ist aber völlig überflüssig und der klaren Begrenzung des Suggestionsbegriffes durchaus abträglich, wenn diese Vorgänge nicht in ihrem eigentlichen Wesen erkannt und beschrieben, sondern durch das Schlagwort Suggestion verschleiert werden; daß z. B. in einem Falle vasomotorischer Unruhe die vernünftige und ruhige Aufklärung des Arztes, „es liege keinerlei ernstes Leiden vor", zum Verschwinden der quälenden Angioneurosen führen kann, ist durchaus jenseits jeder suggestiven Beeinflussung möglich, handelt es sich doch hier im Prinzip um einen restlos einfühlbaren Vorgang.

Demgegenüber ist der *ausgesprochene Vorgang der Suggestion dem Unvorbereiteten und Unpsychologischen durchaus nicht einfühlbar.* Daß lediglich die konzentrative Versenkung in eine „Vorstellung" oder in anderen Fällen ihre

---

[1]) Brandis: Über psychische Heilmittel. Magnetismus. Kopenhagen 1818.
[2]) Braid, J.: Neurypnology. London-Edinburgh 1845. (Deutsch von W. Preyer: Hypnotismus. Wien u. Leipzig: Urban & Schwarzenberg 1890.)
[3]) Scheler, M.: Wesen und Formen der Sympathie. Bonn: Cohen 1923.

geschickte, anscheinend beiläufige Anregung imstande sein soll, nachhaltige Wirkungen zu erzielen, steht in zu starkem Widerspruche mit dem Bedürfnis nach Selbsttätigkeit und „Willensfreiheit", als daß sie ohne weiteres erlebbar sei. So bleibt der Grundvorgang der Suggestion nur zu oft unbeachtet und unverstanden. Versuchen wir ihn zu definieren, so ergeben sich begreifliche Schwierigkeiten. CLAPARÈDE und BAADE konnten noch 1909[1]) auf dem Psychologenkongreß über ein Dutzend verschiedener, sich zum großen Teil in ihren Konsequenzen widersprechender Theorien zusammenstellen. Am einfachsten wird unter Suggestion „das unmittelbare Einbringen oder Anregen psychischer Inhalte oder Vorgänge verstanden, bei denen keinerlei kritische, rationale oder affektiv verständliche Mitarbeit der Versuchsperson nachweislich ist" [I. H. SCHULTZ[2])]. Daß derartigen Erlebnissen eine „Wirkung" zukommt, ist nicht für die Suggestion charakteristisch, sondern tiefer psychophysisch begründet. FOREL[3]) sprach in diesem Sinne sehr mit Recht voneinem „ideoplastischen Grundvermögen". DESSOIR[4]) benutzt besonders die gesteigerte „Wort"wirkung zur Kennzeichnung der Suggestion, MOLL empfiehlt im Anschluß an LIPPS die Fassung: „Suggestion ist ein Vorgang, bei dem unter inadäquaten Bedingungen eine Wirkung dadurch eintritt, daß man die Vorstellung vor deren Eintritt erweckt." Hierdurch wird u. E. die Suggestion zu einseitig im Sinne einer „Einstellung" gekennzeichnet.

Formen der Suggestion.

Am klarsten zeigt sich der *Suggestionsvorgang* im *selbstgeleiteten Eigenerleben* als *Autosuggestion* (Meditation, Konzentration). Wird eine Versuchsperson angeleitet, sich störungsfrei und ohne Willensspannung [LEVY-PARIS[5])] in eine „Vorstellung" zu versenken, besonders eine solche, die geeignet ist, zu körperlichen Umstellungen zu führen, etwa „meine Hand ist kalt", so tritt je nach Disposition und Übung mehr oder weniger schnell und deutlich die körperliche Umstellung ein. Stellen wir hinter eine Versuchsperson einen bequemen Sessel, lassen sie die Augen schließen und „intensiv denken" „ich falle nach hinten", so kommt es, wie durch ausgedehntere Erfahrungen von meinen Mitarbeitern und mir bestätigt wird, bei der Hälfte normaler Versuchspersonen im ersten Experiment zum Umfallen [COUÈ[6])]. *Das Ergebnis ist durchaus persönlichkeitsfremd.* Gut selbstbeobachtende Versuchspersonen schildern übereinstimmend, „es zieht mich rückwärts". Die eigene „Vorstellung" wird zur „fremden Macht".

Wird das entsprechende seelische Erlebnis durch einen anderen Menschen hergestellt, so spricht man von Suggestion i. a. oder, um den Gegensatz zur Autosuggestion zu betonen, von *Fremd-* oder *Heterosuggestion.* Diese kann *direkt* geschehen, indem das Erlebnis als solches erzeugt wird, oder *indirekt* („larviert") durch Bindung der suggestiven Anregung an eine beliebige Maßnahme. Ist diese Maßnahme an und für sich bedeutungslos und nur als Suggestionsträger von Belang (unwirksames Medikament mit Wirkungsversicherung), so liegt eine *primitive indirekte* Suggestion, ein Täuschungsmanöver vor. Wird eine an sich physiologisch sinnvolle Maßnahme als Vehikel benutzt, so daß außer der suggestiven auch eine sinnvoll begründete Anordnung geschieht, so handelt es sich

---

[1]) CLAPARÈDE und BAADE: Arch. d. psychol. Bd. 32, Juli 1909.
[2]) SCHULTZ, I. H.: Seelische Krankenbehandlung. 3. Aufl. Jena: Fischer 1922.
[3]) FOREL, A.: Hypnotismus. Stuttgart: Enke 1919.
[4]) DESSOIR, M.: Vom Jenseits der Seele. V. Stuttgart: Enke 1920.
[5]) LÉVY-PARIS: Natürliche Willensbildung. Leipzig 1909.
[6]) COUÈ, EMILE: La Maitrise de Soi-Même, Nancy, chez l'auteur. Paris: Olivier 1922.

um *rationelle indirekte Suggestion*, um deren Ausarbeitung sich besonders Mohr[1]) verdient gemacht hat. Dabei können nach Mohr (1911) ganz oder teilweise unbewußt bleibende „primär psychische Wirkungen" eines Mittels (Euphorisierung durch Alkohol z. B.) benutzt werden oder besonders auch physikalische adäquate Reize. Alle diese chemischen und physikalischen Reize können in so geringer Stärke angewendet werden, daß die Versuchsperson erst durch besondere Einstellungen der Aufmerksamkeit die Beeinflussung wahrnimmt (*Schwellenwerts-Reizwirkungen* nach Mohr), und weiter das Reizerlebnis fest durch Übung und Konzentration in den Erinnerungsmechanismus eingebaut werden, so daß es später als Kern zum Wiederlebendigmachen des gewünschten Zustandes dienen kann. Diese „*Reizerinnerungsmethode*" trennt Mohr (1912) mit Recht von der eigentlichen Suggestion ab, die Versuchsanordnung mußte aber gerade um der scharfen Abgrenzung des Suggestionsvorganges willen hier erwähnt werden. Endlich unterscheidet man die gewöhnliche oder Wachsuggestion von der Suggestion in Hypnose, doch sei hier gleich betont, daß diese Trennung nichts weniger als scharf ist.

Wesen der Hypnose.

Rein beschreibend kann gesagt werden: es gelingt durch verschiedene Maßnahmen bei vielen Menschen, einen eigenartigen Zustand psychischer Veränderung herzustellen; diese ist charakterisiert durch eine fast unbeschränkte Herrschaft der von außen oder durch den Eigenmechanismus eintretenden Erlebnisse, die nach Ablauf des Zustandes vielfach bald mit, bald ohne subjektive Erinnerung zwanghaft nachwirken. Je nach Anlage des Individuums und der Behandlung in diesem Zustande treten Veränderungen der Psychomotilität, Psychosensibilität oder der höheren psychischen Funktion (Wundts „Traumbewußtsein") mehr in den Vordergrund, und nach denselben Faktoren richtet sich der Grad der Erinnerungsmöglichkeit, wenn der Zustand „spontan" oder durch Einwirkung von außen abgeschlossen wird. Obwohl nur in Ausnahmefällen der Zustand, wie in der sog. tierischen Hypnose, schlagartig plötzlich hervorgerufen wird, bei Menschen als *Kataplexie* (Preyer, Muck) bezeichnet, bestehen doch deutliche Gemeinsamkeiten der tierischen und menschlichen Hypnose (vgl. S. 690 dieses Bandes „Die reflektorischen Immobilisationszustände im Tierreich" von Hoffmann, Göttingen), wie besonders Mangold (1914) und Eckstein (1919) mit Recht hervorhoben. Sehr wichtig ist die Feststellung von Pawlow [1924[2])] über die Identität innerer Hemmung der bedingten Reflexe und des Schlafes, in der mitgeteilt wird, daß die andauernde Auslösung bedingter Reflexe beim Tiere zu so tiefer Schläfrigkeit führt, daß auch nach 24stündigem Hungern die Tiere zum Fressen wachgerüttelt werden müssen. Pawlow versucht auf Grund dieser Beobachtung zu der gesetzmäßigen Auffassung zu kommen, daß ein „Punktreiz" im Zentralnervensystem schlafmachend wirke. Damit sind zum erstenmal im Tierexperiment Bedingungen geschaffen, die dem Vorgehen bei den meisten Hypnotisierungen am Menschen weitgehend entsprechen. Das hier nur in seinem prinzipiellen Gehalt interessierende technische Vorgehen bei der menschlichen Hypnotisierung läßt sich dahin umschreiben, daß *unter Störungsausschaltung Hinlenkung auf gleichförmige Reize* stattfindet, mit denen die *Versicherung fortschreitender Müdigkeit, Schläfrigkeit und passiver Hingenommenheit* verbunden wird. Bemerkenswerterweise führt auch konsequente, krampflos gelöste autosuggestive Versenkung selbsttätig zur Bewußtseinsumschaltung, zum suggestiven „Einschlafen". Derselbe Mechanismus

---

[1]) Mohr, Fr.: Journ. f. Psychol. u. Neurol. Bd. 17. 1911. — Mohr, Fr.: Ergebn. d. inn. Med. 1912.

[2]) Pawlow: Zentralbl. f. d. ges. Neurol. Bd. 35, S. 299. 1924.

rollt noch schneller und sicherer ab, wenn nach dieser Richtung hin Suggestionen erteilt werden, so daß es wohl verständlich ist, wenn manche Autoren die Hypnose als suggestiven „Schlafzustand" bezeichnen. Das Wesen der Hypnose läßt sich psychologisch verständlich machen, wenn wir uns mit MOLL vergegenwärtigen, daß 1. der Mensch die Neigung hat, sich von anderen beeinflussen zu lassen und dabei auch vieles ohne logische Schlußfolgerung zu glauben (Gläubigkeit). 2. Wenn der Mensch etwas glaubt, entsteht die Neigung zum Eintritt der entsprechenden psychologischen und physiologischen Vorgänge. 3. Die durch die beiden Tatsachen begründete Beeinflußbarkeit des Menschen besteht oft besonders gegenüber bestimmten Personen. 4. Die Fähigkeit einer Person, beeinflußt zu werden, nimmt im allgemeinen zu, wenn diese Person ihre Neigung dazu bereits durch entsprechende Vorgänge erfahren hat. 5. Außer dem gewöhnlichen Zustande des Wachbewußtseins gibt es einen Zustand, den wir als den des Traumbewußtseins bezeichnen, der unter bestimmten, sei es physiologischen, sei es pathologischen Bedingungen eintritt, der die genannten Eigenschaften des Menschen erheblich steigern kann und sich in verschiedenen Funktionsänderungen (Motilität, Sinneswahrnehmung, Gedächtnis) äußert und durch ein Zurücktreten der zentralsten Funktionen: Kritik, Selbstbestimmung, Selbstbewußtsein charakterisiert ist. Ebenso wie der Nachtschlaf ist der hypnotische Zustand zweifellos in einer weitgehenden Umstellung der Hirnfunktionen begründet, ohne daß der jetzige Stand physiologischer Erkenntnis hier wie dort (vgl. S. 563 dieses Bandes „Der Schlaf" von EBBECKE, Bonn) eine abschließende Erklärung erlaubte. *Sicherlich entscheidend für das Verständnis der menschlichen Hypnose* ebenso wie für den normalen Nachtschlaf im Gegensatz zur chemischen Narkose oder Bewußtseinsverlust durch Erschöpfungsvergiftung *ist die psychologische Seite*, bei der Hypnose der überragende Einfluß suggestiver Momente, besonders in dem Sinn, daß die Versuchsperson weiß, die Maßnahmen des Versuchsleiters haben die Herbeiführung einer Hypnose zum Ziel.

I. Die Hypnose des Menschen.

Während für das Wesensverständnis von Suggestion und Hypnose der Suggestionsmechanismus notwendiger Ausgangspunkt ist, knüpft die Darstellung der Erscheinungen im einzelnen besser an die Hypnose an, einmal weil die Zusammenhänge in Hypnose deutlicher hervortreten, zum anderen weil die meisten Beobachtungen exakterer Art an Hypnotisierten gewonnen sind. Da es sich bei der menschlichen Hypnose in ausgesprochenstem Maße um eine allgemeine psycho-physische Umstellung handelt, kommen für ihre Beschreibung und Erforschung beinahe alle psychologischen und physiologischen Methoden in Frage, ohne daß es immer möglich wäre, eine ganz strenge Trennung durchzuführen. Bloß der Übersichtlichkeit wegen soll im folgenden eine Anordnung nach dem Hauptgesichtspunkte erfolgen.

1. Die Herbeiführung der Hypnose.

In Übereinstimmung mit MOLL u. a. ist für die größte Mehrzahl der Fälle mit Sicherheit anzunehmen, daß die äußeren Hypnotisierungsmaßnahmen an sich nicht so wesentlich sind, wie der vielmehr entscheidende Umstand, daß sie entsprechend gewählt werden, um der Versuchsperson die gewünschte *seelische* Einstellung zu vermitteln. Dementsprechend sind zahlreiche verschiedene Vorschläge gemacht und vielfach von ihren Autoren fälschlich als besonders wirksame Einzelmaßnahmen gepriesen, während in Wirklichkeit das entscheidende Moment viel allgemeinerer Art war. Man kann unterscheiden:

A. Spontanhypnosen (Hypnosen ohne Willen des Arztes, hypnoses fortuites, einschließlich der „Autohypnosen“).

B. Sensorielle Hypnosen.

    a) Hautsinn (Mesmer).

    b) Gesichtssinn: Fixation, Faszination.

    c) Gehörsinn (Sidis: „Monotonoidation“).

    d) Allgemeinsinn (Benutzung von Schwindelgefühl usw.).

C. Verbalsuggestionshypnosen:

    a) Reine Verbalsuggestionsmethode.

    b) Aus dem Normalschlafe.

    c) Mit Unterstützung von narkotischen Mitteln.

A. Von „*Spontanhypnosen*“ ist in der älteren hypnotischen Literatur vor etwa 30 Jahren häufiger die Rede; man verstand darunter Zustände eingeengten Bewußtseins, die sich ohne hypnotisierende Absicht eines anderen bei irgendwelchen Gelegenheiten (Elektrisieren!) einstellten. Wie ich schon 1911 hervorgehoben habe, tragen sie ihren Namen zumeist mit Unrecht[1]. Es handelt sich um *Ausnahmezustände verschiedenster Art*, deren Einbeziehung in die Hypnose unzweckmäßig ist. Dagegen kann ein *sachliches* (ärztlich geleitete Autosuggestion) oder *laienhaftes* (Spiritismus!) *autosuggestives Training* sehr wohl zu echt hypnotischen Zuständen führen; hier ist infolge der Übung die Versuchsperson zugleich Hypnotiseur und Hypnotisierter, wenn man es mit Mabille so ausdrücken will.

B. Sinnesreize der verschiedensten Art können bei gleichförmiger Anwendung zu Hypnotisierung benutzt werden. Die älteste derartige Methode in Europa ist die der *Mesmerischen Striche* oder „Passes“, die ursprünglich mystischen Anschauungen von Ausstrahlungen lebensmagnetischer Kräfte ihre Erfindung danken. Psychologisch bestehen nahe Beziehungen zu der beruhigenden und entspannenden Wirkung durch Streicheln, leichte gleichmäßige Massage oder ruhige Auflegung angenehm temperierter menschlicher Hand. Die immer wieder auftauchenden, in neuester Zeit von Alrutz[2]) und Kindborg wieder ausgegrabenen Phantasien über irgendeinen auf diesem Wege vermittelten Krafteinfluß sind bisher völlig unbewiesen und durchaus überflüssig. Sachliche Beobachtung lehrt ohne weiteres, daß, abgesehen von besonderen suggestiven Einstellungen, die „magnetischen Striche“ beruhigend wirken, wenn sie gleichförmig und ruhig in der dem Versuchsleiter natürlichen bequemsten Bewegungsrichtung erfolgen, und, mit Rücksicht auf die Behaarung der Versuchsperson, nicht „gegen den Strich“ laufen, während ruckhafte, ungleichmäßige Bewegungen umgekehrter Art „weckend“ wirken. Moll hat das Verdienst, experimentell nachgewiesen zu haben, daß bei entsprechender Suggestion die Strichrichtung gleichgültig ist. Rhythmus, Schnelligkeit usw. vermitteln das Verständnis. Die zahlreichen Einzelvorschriften verschiedener Hypnotisten sind nur insofern von Bedeutung, als eine durch gute Übung mechanisierte Strichführung Schnelligkeit und Sicherheit der Arbeit erleichtert.

Der *Hautsinn* erfordert noch günstige Temperaturberücksichtigung, indem Überwärmung, namentlich aber Frösteln den Versuch stört, ebenso zu kalte oder zu heiße Hände des Versuchsleiters. Die früher von Pitres vermuteten „*Hypnosigenen Hautzonen*“ sind unbewiesen.

Den *Gesichtssinn* zog in der europäischen Geschichte der Hypnose zum ersten Male Braid systematisch heran („Braidismus“, *Fixationsmethode*). Braid

---

[1]) Schultz, J. H.: Hypnose. (Vogts Handb. d. Therap. d. Nervenkrankh. Jena: Fischer 1916.)

[2]) Alrutz, S.: Berlin. klin. Wochenschr. 1921, S. 20.

selbst (1843) war ein viel zu guter Beobachter, um etwa wie jetzt vielfach fälschlich von ihm ausgegeben wird, lediglich in den durch das Fixieren entstehenden
örtlichen Ermüdungsempfindungen der Augen den entscheidenden Gesichtspunkt
für die Hypnotisierung zu sehen. Er betont in seiner Neurypnology ausdrücklich
(PREYERS Übersetzung): „außerdem muß man dem Patienten einschärfen, daß
er die Augen immer fest auf den einen Gegenstand gerichtet halten solle und daß
die Gedanken sich ebenfalls nur mit dem Vorhaben beschäftigen sollten." So
brauchbar die Fixationsmethode ist, um die Hypnotisierung einzuleiten und zu
unterstützen, so sehr muß vor ihrer einseitigen Übersteigung gewarnt werden,
da übermäßig langes Fixieren (1—2 Minuten sind schon als lange anzusehen!),
häufig unangenehme Nacherscheinungen wie Kopfschmerz, subjektive Sehstörung,
Akkommodationskrampf, Schwindel usw. nach sich zieht. Außerdem läuft man
bei empfänglichen Personen Gefahr, einen Dressurmechanismus einzuarbeiten,
der bei beliebigem Fixieren glänzender Gegenstände zu Spontanhypnosen führt,
wie in jüngster Zeit wieder sehr mit Recht besonders von v. SCHRENCK-NOTZING [1])
hervorgehoben worden ist. Als *Fixationsobjekt* kann ein beliebiger, am besten
glänzender Gegenstand gewählt werden, oder auch das Auge des Versuchsleiters.
Dieser fixiert zweckmäßig die Glabella der Versuchsperson, wodurch erreicht
wird, das die Versuchsperson den Blick des Versuchsleiters nicht mehr fassen
kann; sie fühlt sich angesehen und vermag doch den Blick nicht fest einzustellen.
Laienhypnotiseure geben gern den Rat, beim Hypnotisieren den Blick ganz gerade
aus zu stellen, so daß man der Versuchsperson in beide Augen blickt, ein Kunst-
stück, das nicht jedem möglich sein dürfte. Wirklich wesentlich ist nur, daß der
Arzt nicht durch Bindehautkatarrh oder andere Störungen im gleichmäßigen
Schauen behindert ist, da sonst Unsicherheit entsteht. Je mehr er sich selbst
von dem Vorgang der Hypnotisierungsfixierung ablenkt, um so glatter wird seine
Arbeit gehen, was er z. B. ohne weiteres dadurch erreichen kann, daß er gleichmäßig schauend die Pupillenbewegungen an einem Auge der Versuchsperson
beobachtet. Wichtig ist hier wie überall bei der hypnotischen Arbeit nicht die
Absonderlichkeit, sondern die Gleichförmigkeit des Eindruckes für die Versuchsperson, so daß alles fratzenhafte Aufreißen der Augen u. dgl. durchaus überflüssig ist. Wird die Hypnotisierung ohne viel Sprachbegleitung durch plötzliches
intensives Anstarren herbeigeführt („*Faszination*"), so ergeben sich bei Erst-
hypnosen leicht die unangenehmen Erscheinungen ängstlicher Beeinflussung.

Fixationsobjekte besonderer Art zur Hypnotisierung sind zahlreich angegeben.
LUYS empfahl einen rotierenden Hohlspiegel, der z. B. auch v. SCHRENCK-
NOTZING gute Dienste leistete. „*Hypnoskope*" sind weiter angegeben von SCHUPP
(Silberstück auf quadratmetergroßem schwarzem Tuchdeckel), MOHR (geome-
trische Figuren), von französischen Autoren matte Glühbirnen usw. CHARCOT
benutzte gern plötzlich aufblitzendes Drummondsches Kalklicht, explodierende
Schießbaumwolle u. dgl. Solche Schreckreize sind verwerflich, da sie eine Schock-
wirkung auslösen [BRODMANN [2])]. LEVY-SUHL [3]) gab 1909 den Rat, eine Erscheinung
aus dem Gebiete der physiologischen Optik für die Hypnotisierung zu benutzen,
den „Simultankontrast". Graue schmale Pappstreifen erscheinen auf farbiger
Unterlage bekanntlich bald in der Komplementärfarbe, was den Versuchspersonen
als „Suggestion" in Aussicht gestellt wird. LEMESLE [4]) veröffentlichte im selben
Jahre sein „bandeau hypnogène", das durch Augen- und Ohrenschluß äußere
Reizabstellung bedingt.

---

[1]) v. SCHRENCK-NOTZING: Eulenburgs Enzyklopädie Bd. III.
[2]) BRODMANN, C.: Zeitschr. f. Hypnotismus Bd. 6, 7, 10.
[3]) LEVY-SUHL, M.: Journ. f. Psychol. u. Neurol. Bd. 12, S. 72. 1908.
[4]) LEMESLE, H.: Rev. de l'hynotisme 1909.

Auch *Gehörsreize* der verschiedensten Art können wohl benutzt werden. Faszinierung durch Gongschlag [Charcot[1])], Einschläferung durch Taschenuhrticken (Heidenhain), Musik (Mesmer), Schnurren des Wagnerschen Hammers (Hartenberg), Wasserrauschen (Boerhaave, J. H. Schultz) u. v. a. sind mit Erfolg erprobt. Als besondere Methode hat Boris Sidis[2]) die Zuführung gleichmäßiger Tonreize zur Herbeiführung eines Wachtraumzustandes (*„Monotonoidation"*) ausgearbeitet, besonders für Versuchspersonen mit Hemmungen gegen „die Hypnose". Er geht so weit, die so herbeigeführten Zustände im prinzipiellen Gegensatz zur Hypnose zu setzen.

Allgemeine Sensationen (Schwindel, Atemstillstand usw.) sind besonders von rücksichtslosen Laien herangezogen worden. Forel empfahl schon 1893 vorsichtiges Wiegen im Schaukelstuhl. Wichtig ist in diesem Gebiet nur das *Muskelerlebnis*, besonders das durch innere Entspannung fundierte, plötzliche Bleischwerwerden der Arme (*Initiale Hypotonie*, Schultz), das durch loses Erheben und Fallenlassen der Extremitäten demonstriert werden kann, ferner weitgehende Entspannung der Kopfhalter mit leichten passiven Rückwärtsbeugen des Kopfes, in stark refraktären Fällen Umwerfen des Oberkörpers aus dem Sitzen (Grossmann), ein Vorgehen, das bei geschickter Anordnung stets außerordentlich intensive Erlebnisse vermittelt.

C. Alle bisher erwähnten Maßnahmen stellen zwar wesentliche, aber entbehrliche mehr „technische Hilfen" dar. *Absolut beherrschend für die Herbeiführung der Hypnose ist die psychische Führung* der Versuchsperson, *das Wort* des Versuchsleiters, die *„Verbalsuggestion"*. Die klare Erkenntnis dieses Umstandes ist die wichtigste Frucht der kritischen Bearbeitung des Magnetismus vor 100 Jahren und der Auseinandersetzung zwischen der mehr physiologisch eingestellten Pariser Schule Charcots[1]), und der kritisch-psychologisch forschenden Naziger Schule Bernheims[3]). Das Prinzip der Verbalsuggestion ist durchaus einfach, es besteht darin, der Versuchsperson durch *anschauliche*, den *Widerspruch nicht unnötig alarmierende Schilderung des Abstellungserlebnisses* zu diesem zu verhelfen, ihr erst Müdigkeit, Schläfrigkeit, Spannungsfreiheit und Passivität, Ruhe im ganzen und erwartungsfreie Natürlichkeit zu ermöglichen, und nun Schritt für Schritt durch Hinweise je nach Bedarf mit suggestiven Hilfen das Selbsterleben zu verstärken und zu vertiefen. (Ausführliche neueste Sammlung von Beispielen in des Verfassers „Hypnotherapie" in Heinrichs Vogts Handbuch der Therapie der Nervenkrankheiten. Jena: Fischer 1916.) Einen wirklich prinzipiellen Fortschritt auf diesem Gebiete hat nur die *fraktionierte Methode* von Oskar Vogt[4]) gebracht, deren Wesen darin besteht, daß man die Versuchsperson nach der ersten kurzen Hypnotisierung weckt, genau über ihre Selbstbeobachtung ausfragt und auf Grund dieser Angaben erneut bearbeitet, was 5—6mal wiederholt wird. Dies durchaus psychologische Verfahren ermöglicht ein außerordentlich individuelles Vorgehen und ist daher besonders bei gebildeten kritischen Versuchspersonen am Platze.

Begegnet die Herbeiführung der Hypnose außergewöhnlichen Schwierigkeiten, so kann sie durch Verabreichung schlafmachender Medikamente vor der oder narkotischer Mittel während der Hypnotisierung unterstützt werden [Hypnonarkose und Narkohypnose, Friedländer[5])].

---

[1]) Charcot: Poliklinische Vorträge. I. (Freud). 1887/88. — Charcot: Poliklinische Vorträge. II. (Kahave). 1887/88.

[2]) Boris-Sidis: Psychopathological researches. New York: Stechert 1902.

[3]) Bernheim, H.: Suggestion. Leipzig u. Wien: Deuticke. — Bernheim, H.: Neue Studien. Leipzig u. Wien: Deuticke.

[4]) Vogt, O.: Zeitschr. f. Hypnotismus Bd. 3—10. 1895—1902.

[5]) Friedländer, A. A.: Hypno-Narkose. Stuttgart: Enke 1920.

2. Die hypnotischen Erscheinungen.

A. Psychologisch. In dem Wesen der Hypnose als einer psycho-physischen Umstellung unter abgeänderten psychischen Bedingungen liegt es begründet, daß vor allen Dingen *geschulte Selbstbeobachtung* der Versuchsperson wesentliche Aufschlüsse gibt, wie sie von zahlreichen Sachverständigen [BLEULER[1]), OBERSTEINER, FOREL, HEIDENHAIN, WUNDT[2]), MARCINOWSKI, v. STRAATEN und C. VOGT] vorliegt. Sie geben von dem hypnotischen Erlebnis übereinstimmend das Bild, daß unter zunehmender Schwere- und Müdigkeitsempfindung des Körpers ein Absinken der äußeren Sinneseindrücke stattfindet, mit dem sich ein zunehmendes Lebhafterwerden innerer Erlebnisse verbindet. Häufig wird ein allgemeines angenehmes Wärmegefühl geschildert; der Denkverlauf wird zunehmend ungeordnet, bis schließlich ein Erlebnis eintritt, daß auch von solchen Beobachtern, die prinzipiell scharfe Trennung von Hypnose und Schlaf verlangen, nur als „Einschlafen" vergleichsweise geschildert werden kann, jene Lösung ins Bewußtseinsleere, die den abendlichen Einschlafakt charakterisiert. Aber auch wenn dieses Erlebnis ausbleibt, entwickeln sich Veränderungen, die unbedingt als hypnotisch anzusprechen sind. BLEULER sagt: „Mein Zustand war nun der einer angenehmen, behaglichen Ruhe; es fiel mir auf, daß ich gar kein Bedürfnis hatte, meine Lage zu ändern, die mir unter anderen Umständen auf die Dauer nicht ganz bequem gewesen wäre. Psychisch war ich vollständig klar mich beobachtend; mein Hypnotiseur konnte alles Objektive, das ich nachher erzählte, bestätigen. *Durch die folgenden Suggestionen wurde mein bewußter Gedankeninhalt nicht anders als im Wachen beeinflußt; denn noch realisierten sich dieselben zum größten Teil.* Ich richtete meine besondere Aufmerksamkeit gar nicht auf den Hypnotiseur, sondern allein auf mich." In dem so geschilderten Zustande, der durchaus mit kritischem Stellungnehmen über Vorgehen und Technik des versuchsleitenden Kollegen durchsetzt war, kamen trotzdem Änderungen der Muskelspannungen im Sinne der Katalepsie, Herabsetzung des Hautschmerzes und Sperrung willkürlicher Muskelleistung, sowie eine Geschmacksillusion (überraschend eigenartiger, süßlicher, bitterer salziger Geschmack im Gegensatz zu dem erwarteten aloeartigen Bittergeschmack) zustande. Die zeitliche Aufeinanderfolge der Experimente wurde vergessen, ebenso ein kurzer Moment in der dritten Hypnose, dagegen stand der logische Zusammenhang immer zur Verfügung.

Von O. VOGT, O. KOHNSTAMM u. a. wurde ferner die hypnotische Selbstbeobachtung dazu benutzt, über psychologische Erlebnisse allgemeiner Art, etwa Selbständigkeit und Eigenart primitivster Gefühlslagen Aufschluß zu erhalten. Derartige Versuche sind immer durch ungewollte Suggestionen vom Versuchsleiter stark gefährdet, wenn auch nicht so absolut, wie es WUNDT annimmt. Bemerkenswerte Aufschlüsse vermag dagegen die hypnotische Selbstbeobachtung dann zu geben, wenn die Versuchsperson über die Fragestellung vollkommen im unklaren ist. Stellt man z. B. die Versuchsperson auf ihr optisches Eigenerleben ein, verwertet aber ihre Angaben nicht so sehr nach der Richtung einzelnen inhaltlicher Angaben, sondern nach ihren formalen und strukturellen Eigentümlichkeiten, so ergibt sich ganz natürliches autochthones Material, daß gerade auf diesem Wege eine „Schichtenbildung im hypnotischen Selbstbeobachten" [J. H. SCHULTZ (1921)][3]) deutlich werden läßt. In den ersten beiden Schichten werden zunächst zusammenhanglose optische Elemente, Netze, Gitter, Farbflecke usw. („amorphe Schicht") und dann Bilderreihen erlebt

---

[1]) BLEULER, E.: Münch. med. Wochenschr. 1889, S. 5. — BLEULER, E.: Affektibilität — Suggestibilität. Halle: Marhold 1906.

[2]) WUNDT, W.: Hypnotismus, Suggestion. 2. Aufl. Leipzig: Engelmann 1911.

[3]) SCHULTZ, J. H.: Monatsschr. f Psychiatrie u. Neurol. Bd. 49, S. 137.

(„visualisiertes Denken"), die beide als zur Persönlichkeit gehörig, als Eigenerleben in Erscheinung treten. In der dritten Schicht, die mit tieferen hypnotischen Zuständen verknüpft ist, ergeben sich dagegen durchaus plastisch-leibhaftige Fremderlebnisse, vielfach eigentümlich eindrucksvoller Art, mit Beziehung zu manchen halluzinatorischen Erlebnissen bei Psychosen („Primitivschicht"). Mit dieser letzten Anwendung hypnotischer Selbstbeobachtung sind sicher noch mannigfaltige wesentliche Ergebnisse zu erzielen, wenn ihre Versuchsanordnung in jedem Punkte den strengsten Anforderungen wissenschaftlicher Selbstbeobachtung genügt.

Die *psychologische Allgemeinbeobachtung* Hypnotisierter zeigt sehr wechselvolle Bilder. Daß es einen spezifischen hypnotischen Gesichtsausdruck gibt, kann ich ebensowenig wie Moll, Forel u. v. a. bestätigen, es scheint mir hier dieselbe Mannigfaltigkeit zu herrschen wie im Normalschlaf. Nicht selten tritt im Beginn der Hypnotisierung bei ungeübten Versuchspersonen ein etwas gespannter, an Angst erinnernder Gesichtsausdruck auf, der mit Vertiefung der Hypnose und suggestiver Beruhigung sich wieder löst. Bewegungsarmut ist anfangs immer zu beobachten, die Sprache ist meist leise, langsam, zögernd, oft direkt gehemmt, so daß sie erst durch besondere Suggestionen frei gemacht werden muß. Die Gedankenfindung erscheint oft erschwert, in anderen Fällen auffallend beweglich, stets sehr bestimmbar. In „tieferen" Zuständen herrscht ein phantastisches Traumleben; tote Gegenstände werden als Tiere behandelt, jede Suggestion ruft lebhafte szenische Darstellung und beliebige, blitzschnell wechselnde Situationsverkennung hervor; unsichtbarer Wein wird geschlürft und führt zu Rauschbildern, rohe Kartoffeln werden als Obst verspeist und gepriesen usw. Auch intensive Schmerzreize (Hals- oder Armdurchstechungen) lösen keinerlei psychische Reaktion, oft auch keine Blutung aus, das Bild ist phantastisch-dramatisch, meist stark theatralisch („Somnambulismus"). Demgegenüber bietet die Versuchsperson im Beginn des Versuches äußerlich das Verhalten eines ruhig Schlafenden oder Schlummernden.

Leistungspsychologisch sind zahlreiche Untersuchungen nach den verschiedensten Richtungen angestellt; Sinnesempfindungen, Vorstellungsverlauf, Gedächtnisvorgänge sind eingehend geprüft. Aber auch die sorgfältigsten Studien dieser Art, die von Döllken[1]), vermochten nicht, allgemeingesetzliche Besonderheiten aufzudecken. Es läßt sich vielmehr das Resultat all dieser Bemühungen kurz dahin zusammenfassen, daß im hypnotischen Normalverlauf ohne besondere Suggestion eine Tendenz zu allgemeiner Leistungsverminderung vorliegt, während unter entsprechender suggestiver Einstellung auf den verschiedensten Gebieten Leistungssteigerungen darstellbar sind, so besonders auf dem Gebiete der Empfindung und der reproduktiven Gedächtniskomponente. Diese letzten Leistungssteigerungen sind so charakteristisch, daß sie schon seit vielen Jahren (fälschlich) als spezifische „*hypnotische Hypermnesie*" bezeichnet worden sind. Je mehr bei der Beurteilung der Hypnose das richtige Verständnis für die entscheidende Bedeutung des allgemeinen Zustandes sich durchsetzt, desto klarer erkennt die Forschung, daß in fast allen diesen Experimenten das eigentliche Ziel, die nähere Erkenntnis der Hypnose allzu sehr schon in der Methodik selbst Voraussetzung war. Frühere Forschung sah den Zustand viel zu mechanisch äußerlich und unlebendig und versuchte darum auch viel zu sehr, ihn von der peripheren Seite aufzuklären. Das kommt auch in der seit Jahren üblichen Terminologie zur Geltung. So wird z. B. das bekannte Experiment, wo eine Versuchsperson in Hypnose den Auftrag erhält, bestimmte Gegenstände oder Menschen nicht zu

---

[1]) Döllken: Zeitschr. f. Hypnotismus Bd. 4.

sehen und sich nun auftraggemäß so verhält, als wären die betreffenden Objekte für sie nicht vorhanden, immer noch sehr unzweckmäßig als „*negative Halluzination*" bezeichnet. Für diese Frage ist die Erkenntnis entscheidend, daß die Versuchsperson das Objekt „erkennen" muß, um es „nicht wahrzunehmen". BINET [1]), FÉRÉ, CORYS u. a. haben von MOLL ergänzte und bestätigte Versuche über diese Frage angestellt. Wird der Versuchsperson z. B. ein Blatt weißes Papier mit einer unregelmäßigen Linie gezeigt und die Suggestion erteilt, das Blatt sei leer, so gibt die Versuchsperson an, auf dem Blatte nichts zu sehen. Werden nun 15 gerade Linien auf das Blatt gezeichnet, so erklärt die Versuchsperson, 15 Linien zu sehen. Exponiert man aber im Erstversuche eine gerade Linie, der man nachher 15 gleichartige beifügt, so zählt die Versuchsperson 16, also die „unsichtbare" Linie mit, weil sie sich nicht mehr von den anderen unterscheidet. Nimmt man (MOLL) ein Streichholz, das auf einer Seite eine Tintenmarke trägt, und macht es suggestiv unsichtbar, so wird es beim Zählen von Streichhölzern nur dann ausgelassen, wenn es mit der Tintenmarke nach oben exponiert und ohne weiteres erkenntlich ist. Bei all diesen Versuchen ist nicht zu vergessen, daß sensible Versuchspersonen wahre Virtuosen im Raten der Versuchsabsicht sind und häufig anscheinend gleichartige Gegenstände an kleinsten Merkmalen erkennen, so etwa Rückseiten von Spielkarten an kleinen Verschiebungen des Musterdruckes u. dgl. Diese Steigerung der Eindrucksfähigkeit für minimale Reizeindrücke ist sicher auch für die Beurteilung positiver halluzinatorischer Erlebnisse in Hypnose von Belang, die wohl in der Mehrzahl der Fälle illusionäre Erlebnissteigerungen oder, dies besonders, Urteilsfälschungen unter suggestivem Einfluß darstellen.

Gefühle, Triebe und *Willenserlebnisse* („Affektivität") zeigen in der Hypnose die Veränderungen, die man bei einer Herabsetzung der zentralsten Persönlichkeitsfunktionen erwarten darf; sie kommen und gehen im hypnotischen Spontanverlauf traumhaft regellos, oft mit subjektiver Lebhaftigkeitssteigerung und sind zum andern durch entsprechende Suggestionen weitgehend bestimmbar. Daß in neuester Zeit, wo die vordem allmächtige Vorstellungspsychologie durch eine noch allmächtigere, besonders auch das Unbewußte umfassende Affektpsychologie abgelöst wird, auch für die Hypnose eine allein seligmachende Affektformel gefunden ist, wird bei der Behandlung der Hypnosetheorien zu berücksichtigen sein. Hier sei nur noch bemerkt, daß von einer willenlosen Auslieferung der Versuchsperson an den Versuchsleiter nach Urteil aller Sachverständigen nicht die Rede sein kann. Besonders Suggestionen, von denen die Versuchsperson fürchtet, lächerlich gemacht zu werden, werden oft abgelehnt, ebenso Suggestionen die in ausgesprochenem Maße im Widerspruch zu ihrem inneren Wesen stehen. Gerade auch nach dieser Richtung ist es wichtig, sich darüber klar zu sein, daß ebenso wie im Normalschlaf und im Gegensatz zur Narkose in der Hypnose ein Persönlichkeitsrest (BINET) erhalten bleibt; wie eine besorgte Mutter im normalen Nachtschlafe durch gleichgültige Geräusche unbeeinflußt bleibt, aber die geringste Äußerung des Kindes sofort mit Erwachen beantwortet, also eine sinngemäße Reizauswahl trifft („Rapport"), steht auch hinter der scheinbar automatisierten Versuchsperson eine auswählende, verstehende, in kompliziertester Weise reagierende Instanz; es ist deshalb theoretisch möglich, an hypnotisierten Versuchspersonen durch Täuschung kriminelle Handlungen vorzunehmen, aber nach Urteil aller Sachverständigen im höchsten Maße unwahrscheinlich, daß es je gelingen wird, eine Versuchsperson in Hypnose zur Ausführung eines Verbrechens zu bestimmen, bei dem eine der inneren Persönlichkeit widersprechende aktive Betätigung erforderlich ist.

---

[1]) BINET, A.: La suggestibilité. Paris: Schleicher 1900.

Die eben berührte komplizierte Problemlage auf dem Willensgebiet leitet
zu der weiteren Frage nach *Bewußtsein* und *Gedächtnis* in Hypnose über. Gut
ansprechende Versuchspersonen können oft schon nach der ersten Sitzung auf
Befragen nicht angeben, was vorgefallen ist. Sie erinnern sich meistens an die
Einleitungssituation, aber das daran Anschließende vermögen sie nicht anzugeben, auch wenn in der Hypnose eine besondere dahingehende Suggestion vermieden wird. Nicht ganz selten findet sich auch eine *retrograde Amnesie*, so daß
nicht nur die Hypnotisierung, sondern auch vorhergehende Ereignisse zu fehlen
scheinen. Ein 60 jähriger Arbeiter z. B., den ich eine halbe Stunde nach seinem
Eintreffen mit der Bahn in Jena hypnotisierte, und schonend und genau weckte,
war nachher längere Zeit darüber im unklaren, wo er sich befand, wußte seine
Reise nicht mehr anzugeben und war bei im übrigen völlig klarem Verhalten
ohne irgendwelche Zeichen von Bewußtseinstrübung nur in der Lage, über die
Ereignisse bis zu einem halben Tage vor der Hypnotisierung Auskunft zu geben.
Die fehlenden Erinnerungen standen in erneuter Hypnose sogleich zur Verfügung
und blieben nach deren Aufhebung und dahingehender spezieller Suggestion
disponibel. Die neuere Erforschung der Amnesie [Wiersma, Schilder[1]), J. H.
Schultz[2])] hat erkennen lassen, daß der Amnesiemechanismus eine selbständige
psychophysische Reaktionseinheit ohne bestimmte ätiologische Bindung ist;
die retrograde Amnesie kann rein psychologisch experimentell dargestellt werden
und Amnesien auf ausgesprochen organischer Grundlage sind weitgehend rück-
bildungsfähig und häufig suggestiv aufhebbar. Zudem kommen kurzdauernde
Zustände retrograder Amnesie auch nach Affektstößen, tiefem Nachtschlaf usw.
vor. Es ist daher nicht verwunderlich, daß sie gelegentlich auch an die hypnotische Umschaltung anschließen. Immerhin bilden sie Ausnahmen; meistens
können nur die hypnotischen Erlebnisse in ihrer Gesamtheit oder teilweise nachher nicht angegeben werden, stehen aber sofort in erneuter Hypnose zur Verfügung. In vielen Fällen ist auch diese Hilfe nicht notwendig, sondern die Versuchsperson kann auf eindringliches Befragen im Wachzustand doch Auskunft
geben [Bernheim[3])]. Sie darf nur nicht durch besonders feste dahingehende
Suggestionen gebunden und in ihrem Innersten dementsprechend überzeugt sein,
daß der Versuchsleiter ein „Vergessen" wünscht. Nicht selten stellt sich das
anscheinend fehlende Material durch spätere assoziative Anregung wieder ein;
Versuchsperson hat etwa in der Hypnose eine Reise nach Paris erlebt, liest später
oder hört irgendwo das Wort Paris, und nun steigen die Hypnoseerlebnisse frei
in der Erinnerung auf. Auch im Nachtträumen können Erinnerungen aus
hypnotischen Zuständen sich spontan einfinden. Die hypnotische Erinnerungslosigkeit darf eben nicht mit der völligen Auslöschung durch schwere Vergiftungen,
Hirnerschütterungen u. dgl. verwechselt werden. Wird das Gedächtnis schematisch in Aufnahme, Bewahrung und Reproduktion getrennt, so ist ohne weiteres
einleuchtend, daß die beiden ersten Komponenten des Mechanismus durch die
Hypnotisierung unberührt bleiben; nicht ein Gedächtnis„verlust" im engeren
Sinne, sondern eine Reproduktionsstörung liegt der hypnotischen Erinnerungslosigkeit zugrunde, wie wohl überhaupt der großen Mehrzahl der Fälle des Ver-
gessens. Auch in dieser Hinsicht ist der Vergleich mit dem normalen Nachtschlaf und der Erinnerungsschwierigkeit nächtlicher Traumerlebnisse, besonders
bei plötzlichem Erwachen, naheliegend und aufschlußreich. Die Tatsache, daß
Versuchspersonen in Hypnose komplizierte Dinge erleben, sie nachher nicht
angeben können, aber in erneuter Hypnose sofort wieder zur Verfügung haben,

<hr>

[1]) Schilder, P.: Wesen der Hypnose. 2. Aufl. Berlin: Julius Springer 1922.
[2]) Schultz, J. H.: Zeitschr. f. d. ges. Neurol. u. Psychiatrie Bd. 89, S. 107. 1924.
[3]) Bernheim, H: Zitiert auf S. 676.

das Absinken indifferenter Außenreize, die traumhafte Erlebnissteigerung und das subjektive Erleben der Umschaltung als „Einschlafen" und „Erwachen" haben zu zahlreichen Hypothesen über den *Bewußtseinszustand* in Hypnose geführt, die sich nicht immer auf genügend breite Basis und kritische Verarbeitung stützten. Ganz besonders der Umstand, daß man bei vielen, wenn auch nicht allen, namentlich aber gut eingearbeiteten Versuchspersonen Suggestionen erteilen kann, die sich erst später aus dem Alltage durchsetzen, ist als merkwürdig bezeichnet worden („*Posthypnotische Suggestion*"). Für ihr Verständnis sind vor allen Dingen Hinweise auf das *Vorsatzerlebnis* wichtig. Wie so häufig, hat man das Problematische alltäglicher Erscheinungen auf diesem Gebiete zu gering geachtet. Wenn jemand morgens einen Brief zu sich nimmt mit dem Vorsatze, ihn nachmittags einem bestimmten Menschen zu geben, so ist diese Einstellung durchaus nicht den ganzen Tag bewußt vorhanden, realisiert sich aber in der entsprechenden Situation beinahe automatisch. Sagen wir einer Versuchsperson im Laufe eines Gespräches nachdrücklich, sie werde nachts um 3 Uhr erwachen, Licht anzünden, nach der Uhr sehen, dann wieder einschlafen, so wird dieser eingepflanzte Vorsatz sich bei der Mehrzahl ohne weiteres durchsetzen, ganz besonders, wenn etwa Auflehnung und Widerspruch gegen eine solche Zumutung Gefühlsspannungen schafft, die geeignet sind, den Eindruck zu verstärken. Zahlreiche Menschen können ihren Nachtschlaf willkürlich oft mit großer Genauigkeit zu einem bestimmten Termine beenden, fast jedem Menschen geschieht dies ohne weiteres, wenn Erwartung, besonders freudiger Art die Spannung erhöht. Die gesteigerte Empfänglichkeit des Hypnotisierten für seelische Beeinflussung erklärt daher durchaus, daß hypnotisch gesetzte Vorsatzeinstellungen besonders intensiv nachwirken. Versuche nach dieser Richtung liegen bis über 365 Tage vor; oft ist die Zeitschätzung ungemein exakt, wie bei dem Selbstwecken vieler Normaler aus dem Nachtschlafe. Bemerkenswert, nach den obenstehenden Ausführungen über die Erinnerungsfähigkeit Hypnotisierter nicht verwunderlich ist der Umstand, daß im durchschnittlichen, gelungenen Versuche Versuchsperson die posthypnotische Suggestion erfüllt, aber auf Befragen anders motiviert. Sie hat z. B. 33 Minuten nach der Hypnose mitten aus einer Unterhaltung einen Stuhl auf den Tisch gestellt und sich dann weiter unterhalten. Nach dem Motiv ihrer Handlung befragt, gibt sie entweder an, es sei ihr „nur so eingefallen", „sie habe sehen wollen, ob der Stuhl über den Schrank hinausreiche" od. dgl. Durch O. Vogts[1]) grundlegende Untersuchungen wissen wir aber, daß Versuchspersonen, die in psychologischer Selbstbeobachtung geschult sind, selbständig dem wahren Sachverhalte auf die Spur kommen können. Auch hier liegt die Erfahrung ähnlich, wie mit den Nachtträumen, die von Unbefangenen meist vergessen, bei näherer psychologischer Bearbeitung, entsprechender Aufmerksamkeitsleitung und Gesamteinstellung aber immer klarer und greifbarer werden.

Auch in dieser Richtung erfordert sachliche Beurteilung weitgehende Berücksichtigung *ungewollter suggestiver Fälschung*. Der Zustand der Versuchsperson bei der Ausführung posthypnotischer Suggestion ist verschieden; es kann eine neue Hypnose mit Erinnerungslosigkeit auftreten, aus der Versuchsperson wieder geweckt werden muß, oder eine isolierte Realisierung des posthypnotischen Auftrages ohne sonstige irgendwelche Hypnosesymptome, ferner ein kurzer amnestischer Zustand besonders hinsichtlich der ausgeführten posthypnotischen Handlung, endlich ein „hypnoider" Zustand ohne Amnesie aber mit dem subjektiven Gefühl schlafähnlicher Veränderung (Moll). Gelegentlich

---

[1]) Vogt, O.: Zitiert auf S. 676.

ist der Gesichtsausdruck bei der posthypnotischen Erfüllung „trance"artig verändert. Werden ganz gleichgültige Aufträge erteilt, wie in dem Fall von Forel[1]), der einer Versuchsperson suggerierte, sie werde sich jedesmal, wenn sie einem bestimmten Arzte „Herr Doktor" sage, mit der rechten Hand rechts an der Stirn kratzen, so laufen sie ganz besonders leicht völlig automatisch; Versuchsperson kann sich dabei unterhalten, arbeiten usw., ein Vorgang, der in der allgemeinen Automatisierung alltäglich ist, die es erlaubt, Gehen, Reiten und auch kompliziertere Verrichtungen, wie Klavierspielen, Schreibmaschinenschreiben glatt ablaufen zu lassen und dabei andere Erlebnisse zu vollziehen. Es ist daher, wie Schilder jüngst für die gesamte Frage „des Unbewußten" mit Recht hervorhob, durchaus verfehlt, von den Ausnahmeerscheinungen her Gesetze entwickeln zu wollen und die komplexe Natur des geschlossenen normalpsychischen Erlebnisstromes zu unterschätzen!

Immerhin hat der Versuchsleiter zu beachten, daß die erhöhte Empfänglichkeit in *Hypnose* bei ihrer *Aufhebung* genau berücksichtigt werden muß, wenn nicht ungewünschte posthypnotische Suggestionen in den Wachzustand übergreifen sollen, die von psychologisch Ungeschulten nicht aufgelöst und verarbeitet werden können. Verstimmungen, wenn z. B. ein trauriges Hypnoseerlebnis nicht zurückgenommen wird, allgemeine Unlustempfindungen mehr körperlicher Art u. v. a. können sonst als unliebsame Folgen auftreten.

B. Physiologisch. Die *physiologischen* Untersuchungen an Hypnotisierten unterstehen teils dem Gesichtspunkt *kennzeichnender Veränderungen für den Zustand als solchen* festzustellen, teils demonstrieren sie durch Anwendung exakter Methoden Art und Reichweite hypnotischer Suggestion.

Unter dem Einflusse Charcots wurde namentlich in der früheren Periode der neueren wissenschaftlichen Bearbeitung des Hypnotismus nach *direkten Veränderungen des Nervmuskelapparates* gesucht, am eingehendsten von Schaffer [1895[2])]. Er glaubte an seinen Versuchspersonen Bewegungsauslösungen „reflektorischer" Art nach Berührung der über den Muskeln liegenden Haut nachweisen zu können, die er als direkt physisch-hypnotische Erscheinungen im Gegensatz zu Suggestionswirkungen stellte. Die kritische Durchsicht seiner ausführlichen illustrierten Monographie läßt keine zwingende Beweisführung vermissen, ebenso bei den verwandten neueren Versuchen von Alrutz[3]). Die physiologische Fragestellung primitiver Art ist ein viel zu suggestives Verfahren, als daß sie nicht der Versuchsperson ohne weiteres die Wege wiese. Die Klinik der Hysterie hat ähnliche suggestive Pseudosymptombildungen in der Alltagspraxis überreichlich und sehr zum Nachteil wirklicher Erkenntnis produziert. Charakteristische Veränderungen echter Reflexe in Hypnose sind nicht bekannt, ebensowenig solche der elektrischen Erregbarkeit. Damit steht nicht im Gegensatz, daß der hypnotische Zustand gewisse quantitative Verschiebungen am Reflexverlauf begünstigen mag; doch sind sie beim Menschen bisher nicht einwandfrei nachgewiesen. Die häufigen eigenartigen Veränderungen der Muskeltätigkeit insbesondere im Sinne der Katalepsie bedürfen noch weiterer Bearbeitung. Die bisher vorliegenden Einzelresultate [Fröhlich-Meyer, Rehn[4]), Grafe[5])] sind noch nicht zu einer abschließenden Beurteilung ausreichend, um so weniger, als viel gröbere verwandte Motilitätsänderungen bei Geistes- und Hirnkranken weder in ihrem Einfluß auf den Gesamtstoffwechsel, noch in muskelphysiologischer Beziehung (Pharmako-

---

[1]) Forel, A.: Zitiert auf S. 671.
[2]) Schaffer, K.: Suggestion und Reflex. Jena: Fischer 1895.
[3]) Alrutz, S.: Zitiert auf S. 674.
[4]) Rehn, E.: Klin. Wochenschr. 1922, S. 7.
[5]) Grafe, E.: Dtsch. Zeitschr. f. Nervenheilk. Bd. 79, S. 359. 1923.

physiologie, Saitengalvanometer) restlose Klärung gefunden haben. Die Resultate der älteren, sehr flüchtigen Stoffwechselstichproben an Hypnotisierten halten ernsthaften methodischen Anforderungen nicht stand und widersprechen sich zudem in ihren Resultaten. GRAFE [1920[1])] fand in Allgemeinhypnose Stoffwechselsenkung. Ebenso ist es mit der Mehrzahl kreislaufphysiologischer Beobachtungen, die allgemein charakteristische Veränderungen für die Hypnose suchten. Sie sind methodisch unzulänglich und in ihren Resultaten widersprechend; kritische Bearbeiter, wie neuerdings DEUTSCH und KAUF[2]), LENK u. a. erkannten, daß hier viel kompliziertere Mechanismen spielen.

Während so die Ausbeute physiologischer Untersuchungen für die Erkenntnis des hypnotischen Zustandes als solchen außerordentlich gering ist, liegen namentlich aus neuerer Zeit eine Reihe Untersuchungen vor, die durch *exakte physiologische Analyse hypnotischer Einwirkung* wertvolles Material beigebracht haben. HEYER[3]) und seine Mitarbeiter haben an der zweiten medizinischen Klinik in München (FR. VON MÜLLER) den Einfluß der Suggestion auf die sekretorischen und motorischen Funktionen von *Magen, Darm* und *Duodenum* geprüft (1921/22). HEYER ging so vor, daß den Versuchspersonen in hypnotischer Empfindungslosigkeit der Magen ausgespült, die Sonde belassen und nun ein *Eßerlebnis suggeriert* wurde, unter möglichst deutlichem Hinweis auf Art, Menge, Geschmack usw. Die Versuchspersonen „verzehrten" „stets mit dem größten Appetit". Die „Fütterung" dauerte in der Regel $2^1/_2$ Minuten lang. Es erwies sich für die Resultate als gleichgültig, ob diese suggestive Fütterung als posthypnotischer Auftrag oder beim ununterbrochen weiterschlafenden Patienten erfolgte, so daß HEYER in letzter Zeit nur dieses Verfahren — weil einfacher — anwandte. Nach einer gewissen Latenzzeit, 5 (bis 12) Minuten nach Beginn der „Fütterung", erschien dann der erste Saft, der dann in 5 Minuten Perioden in Reagensgläsern aufgefangen und untersucht wurde. Als Suggestion wurde gegeben: „kräftiges helles Bauernbrot, eine Scheibe", „eine Tasse voll Fleischbrühe, nicht fett, aber kräftig", „Milch eine Tasse voll". Die kurvenmäßig gegebenen Untersuchungsresultate zeigten wie in den Pawlowschen Hundeversuchen einen *durch psychische Eindrücke erregten, je nach der Vorstellung des Nahrungsmittels eingestellten Appetitssaft.* Die Wirkung der Suggestion erwies sich stark abhängig von der gesamten psychischen Lage, besonders in affektiver Beziehung, und in manchen Fällen beeinflußbar durch Atropin. Ist die psychische Sekretion voll im Gang, so bleibt Atropin ohne Wirkung. Prinzipiell gleichlaufende positive Versuche stellte LANGHEINRICH auf HEYERS Anregung mit der Duodenalsonde an, die auch für die Gallenabsonderung dieselbe Bedingtheit ergaben. Die Motilität von Magen und Darm durch Röntgenaufnahme kontrolliert, zeigte ebenso weitgehende Anhängigkeit.

GRAFE[1]) und seine Mitarbeiter (1920) haben das Verdienst, in exakten *Stoffwechseluntersuchungen* den *Einfluß hypnotischer Affekterlebnisse* nachgeprüft zu haben; es ergab sich besonders eine intensive Stoffwechselbeeinflussung durch quälende Gefühlserlebnisse (Steigerung bis 12%), während die hypnotische Vorstellung von Muskelarbeit ohne Einfluß blieb. In dem Versuchen von HEYER und GROTE [1923[4])], die unter ähnlicher Anordnung bei genau eingehaltener

---

[1]) GRAFE, E: Zeitschr. f. d. ges. Neurol. u. Psychiatrie Bd. 62, S. 237. 1920. — GRAFE, E.: Münch. med. Wochenschr. 1921, S. 346. — GRAFE, E.: Dtsch. Zeitschr. f. Nervenheilk. Bd. 79, S. 359. 1923.

[2]) DEUTSCH und KAUF: Zeitschr. f. exp. Med. Bd. 32, S. 197; Bd. 34, S. 71. 1923.

[3]) HEYER, R.: Arch. f. Verdauungskrankh. Bd. 27, H. 4/5. 1921; Bd. 29, H. 1/2. 1922. — HEYER, R.: Münch. med. Wochenschr. 1922, S. 1527. — HEYER, R.: Klin. Wochenschr. 1923, S. 2274. — HEYER, R.: Schweiz. med. Wochenschr. 1923, S. 283.

[4]) HEYER, R.: Schweiz. med. Wochenschr. 1923. S. 283.

Standardkost die Phosphatausscheidung prüften, ergab sich bei nicht phosphaturischen Patienten eine Steigerung der Phosphorausscheidung von 100% nach Erregung. Sorgfältige *Muskelarbeitsversuche* in Hypnose von Nicholson [1920[1])] ließen unter suggestivem Einflusse Erhöhung der Arbeitskapazität- und ausdauer und starke Herabsetzung der Ermüdbarkeit erkennen, wie dies mit einfacheren Versuchsanordnungen (Dynamometer) früher schon häufig, neuestens von Koster (1922), demonstriert wurde. Deutsch und Kauf [1923[2])] stellten *psychophysische Kreislaufsstudien* an Hypnotisierten an; bei der Suggestion körperlicher Arbeit ergab sich eine leichte Erhöhung der Kreislaufarbeit, die von den Autoren wohl mit Recht auf einen mitschwingenden Erwartungsaffekt bezogen wird (s. o. Stoffwechseluntersuchungen: Grafe!). Die außerordentliche Ansprechbarkeit des *Vasomotorenapparates* für Suggestion ist besonders durch die klassischen Untersuchungen von E. Weber[3]) analysiert, der bei suggestiver Konzentration auf eine Extremität die begleitenden Blutverschiebungen mit verschiedener Methodik darstellen konnte. Hiermit in Verbindung stehen wohl auch die neuerdings von Berger[4]) wieder bestätigten (1922) vielfachen Beobachtungen über örtliche suggestive *Hauttemperaturveränderung* (A. Lehmann, Hellich, Krafft-Ebing, Dumontpailliers[5]) u. a.). Auch Eichelberg [1921[6])] teilte neuerdings wieder einen Fall suggestiver Veränderung der Körpertemperatur mit. Bei besonders Disponierten lassen sich auch „*trophische*" *Veränderungen der Haut* suggestiv hervorrufen, so in neuerer Zeit in Versuchen von Kreibich[7]), Kohnstamm und Pinner[8]), Heller und J. H. Schultz u. a. Als Suggestion genügt die Vorstellung an und für sich, daß eine Veränderung eintreten werde; die begleitenden Schmerz- und Angsterlebnisse können ausdrücklich ausgeschaltet werden, ohne daß dadurch der Versuch mißlingt [Heller und J. H. Schultz (1909)]. Die Untersuchung des Inhaltes so hervorgerufener Blasen, die durchaus nicht mit einer Urticaria zu verwechseln sind, ergab wenige Tropfen einer schnell gerinnenden Flüssigkeit mit vereinzelten Epithelien (Heller). Kreibich (1906) fand bei einer exzidierten hypnotisch erzeugten Blase eine partielle Nekrose des Epithels und sogar der Papillarschicht bei reichlicher zelliger Infiltration der Cutis. Die suggestive Beeinflussung der Hautfunktionen arbeitet überhaupt erstaunlich fein, so daß Georgi [1921[9])] das *psycho-galvanische Phänomen hypnotisch aufheben* konnte.

Direkte *Umstellung der Pulsfrequenz* wird vielfach als schwierig bezeichnet und von begleitenden Affekterlebnissen abhängig gemacht. Ich glaube das unbedingt bestreiten zu müssen. Wird die Versuchsperson gut auf das subjektive Herzerlebnis eingestellt, was durch entsprechende ruhige Hinlenkung auf die normalerweise unterschwelligen Herzempfindungen bei den meisten Versuchspersonen ohne weiteres gelingt, so ist durch die vollkommen affektlose Suggestion „das Herz schlägt schneller" oder „langsamer", ohne weiteres die entsprechende Veränderung auslösbar. Ihr Eintreten ist keineswegs an eine besondere Konstitution gebunden. In engem Zusammenhang mit dieser allgemeinen Ansprechbarkeit des Gefäßapparates steht wohl die weitgehende Beeinflussungsmöglichkeit der Menstruation. Der weibliche Geschlechtsapparat ist so intensiv zentral

---

[1]) Nicholsohn: Ref. Neurol. Zentralbl. 1920.
[2]) Deutsch und Kauf: Zitiert auf S. 683.
[3]) Weber, E.: Einfluß psychischer Vorgänge auf den Körper. Berlin 1910.
[4]) Berger, H.: Journ. f. Psychol. u. Neurol. Bd. 27, S. 209. 1922.
[5]) Dumontpailliers: Rev. de l'hypnotisme 1896.
[6]) Eichelberg: Dtsch. Zeitschr. f. Nervenheilk. 1921, S. 352.
[7]) Kreibisch, E.: IX. Kongr. d. Dtsch. Derm.-Ges., Bern 1907.
[8]) Kohnstamm, P.: X. Kongr. d. Dtsch. Derm.-Ges., Frankfurt 1908.
[9]) Georgi, F.: Arch. f. Psychiatrie u. Nervenkrankh. Bd. 63, S. 3. 1921.

gebunden, daß sogar eine beginnende Schwangerschaft durch Hypnose unterbrochen werden kann. (Eigenbeobachtung mit mikroskopischer Kontrolle.)

C. Pathophysiologisch. Die Entdeckung der Hypnose als eines praktischen Heilsverfahrens und ihre vorwiegend ärztliche Bearbeitung haben eine unübersehbare Literatur aller Sprachen über ihre *Heilwirkung* entstehen lassen, derentwegen auf die größeren speziellen Handbuchdarstellungen und Sonderzeitschriften hingewiesen sei. Leider steht der Wert dieser Literatur mit wenig Ausnahmen im umgekehrten Verhältnis zu ihrem Umfange, und die klinische Anwendung der Hypnose hat kaum Gesichtspunkte prinzipieller Bedeutung über das Normalhypnotische hinaus ergeben. Es seien daher nur einige wenige Punkte gestreift. So ist allgemein bedeutungsvoll, die schon seit 100 Jahren genau bekannte, in den letzten Jahren namentlich von Frauenärzten wieder eifrig entdeckte weitgehende Möglichkeit *hypnotischer Schmerzausschaltungen* bei Geburten und Operationen. Esdaile hat bereits 1852 über 300 hypnotisch schmerzlose Operationen berichtet, Versuche, die später durch die Entdeckung der chemischen Narkose vernachlässigt worden sind. Für ihre Beurteilung ist wichtig, daß das Schmerzerlebnis ein sehr komplexer Vorgang ist, der gerade im praktisch ärztlichen Arbeiten zu einem großen Teil aus Angst- und Erwartungsaffekten seine Macht gewinnt: Es ist daher ohne weiteres zu erwarten, daß gerade dieses Erlebnis suggestiv besonders bestimmbar ist. Von großer *prinzipieller Bedeutung für die Pathophysiologie* ist der *zum erstenmal durch die Hypnose empirisch gesicherte Nachweis,* daß *in außerordentlich viel mehr pathologischen Erscheinungen psychische Komponenten bedingend beteiligt sind,* als man oft anzunehmen geneigt war, so daß außerordentlich viele, besonders anfallsartige Störungen durch *Beseitigung psychischer Auslösungen* zur *Latenz* gebracht werden können, was leider früher häufig zu unkritischen Heilwunderberichten führte. *Grobe Störungen der Hirnfunktionen* in ihren höchsten Apparaten schließen Hypnose aus. Wesentlich ist dagegen, daß bei den Folgezuständen der epidemischen Encephalitis, die sich besonders aus Krankheitsprozessen im striären Apparat erklären, während die Hirnrinde weniger oder gar nicht beteiligt ist, außerordentliche, wenn auch leider meist nur vorübergehende bessernde Umstellungen hypnotisch erzielt werden können, weil in der Hypnose „offenbar ganz allgemein das Objekt auf die, ich möchte sagen, rindenreflektorische Ausführung der geforderten Handlung unter Ausschaltung des eigenen Willens eingestellt ist“, wie O. Förster es 1922[1]) in seiner klassischen Bearbeitung der striären Motilitätsstörungen darstellte.

3. Einteilung der Hypnose.

Zur rascheren Verständigung über hypnotische Beobachtungen ist von vielen Seiten der Versuch einer *Einteilung* gemacht worden. Stets wurden die beginnenden, unansehnlicheren Erscheinungen zu dem vollentwickelten Bild hypnotischen Traumbewußtseins, das meist Erinnerungslosigkeit hinterläßt, in Gegensatz gebracht. Bernheim unterschied zwei Hauptgruppen mit und ohne Amnesie, von denen die erste 6, die zweite 3 Unterabteilungen enthält. So ergibt sich ein Schema von *neun Graden:*

I. 1. Neigung zum Einschlafen. Schweregefühl in den Extremitäten und im Kopfe, leichte Erschwerung spontaner Bewegungen.

2. Die Augen sind mit intensivem Schwergefühl bisweilen krampfhaft geschlossen und können nicht willkürlich geöffnet werden.

3. „Passive Katalepsie“, d. h. die Extremitäten folgen mit gleichmäßig leichter Spannung jeder erteilten Bewegung und behalten die gegebene Stellung

---

1) Förster, O.: Zeitschr. f. d. ges. Neurol. u. Psychiatrie Bd. 73, S. 1. 1922.

bei, doch kann diese Muskelspannung überwunden, von Versuchspersonen die Gliederstellung geändert werden.

4. Unüberwindliche Katalepsie.

5. Sensibilitätsstörungen, Contracturen auf Suggestionen.

6. Bewegungen und Handlungen werden widerstandslos ausgeführt, „Automatismus" erteilte Bewegungsimpulse werden „mechanisch" fortgeführt („fortgesetzte Bewegungen", Dessoirs). Während bei diesen 6 Graden Rückerinnerung besteht, ist die Versuchsperson amnestisch für die folgenden 3 Grade:

II. 7. Lediglich Störung des Wiedererinnerns, Amnesie bei Bestehen von 1—6.

8. Es lassen sich Halluzinationen hervorrufen mit entsprechender Darstellung durch die Versuchspersonen.

9. Diese Halluzinationen gehen bei entsprechender Suggestion auch in den Wachzustand über („posthypnotische Halluzinationen").

Selbstverständlich wird dies Schema durch individuelle Disposition, Technik usw. durchbrochen. Liebeault[1]) unterschied sechs, Forel *drei* Stufen[2]):

1. Somnolenz, suggestive Schläfrigkeit, Glieder- und Augenschwere.

2. Hypotaxie (charme) Annahme von Suggestionen, Katalepsie, Automatismus, oft Analgesie und Halluzinationen ohne Amnesie.

3. Somnambulismus mit denselben Erscheinungen mit Amnesie oft posthypnotischen Suggestionen, bisweilen posthypnotischen Halluzinationen.

Zweiteilungen, wobei die ersten beiden Grade als somnambuloid [Crocq-Fils[3])], Captivation [M. Hirsch[4])], Pseudohypnose [Hirschlaff[4])] im prinzipiellen Gegensatz zur „eigentlichen" evtl. „pathologischen" (Hirschlaff) Hypnose gesetzt werden, sind wegen der in Wahrheit sehr fließenden Grenzen unzweckmäßig. Auch nach der Ausdehnung der Funktionsstörungen ist eine innere Systematik der Hypnose, wie es Krafft-Ebing, Dessoir, Moll u. a. versuchten, nur künstlich möglich. Trömner[5]) betont mit Grund, daß der Zweck all dieser Abgrenzungen nur die Übersichtlichkeit ist. Mit Recht verlassen ist die Einteilung von Charcot (kataleptische, lethargische und somnambule Hypnose). Dagegen liegt ein berechtigter Hinweis in dem Versuche, *aktive* und *passive* Hypnosen zu unterscheiden (Braid, Liebeault); bei passiven Hypnosen herrscht Entspannung und Schlaffheit, der Rapport geht leicht verloren, und es besteht Disposition zu den eigentümlichen scheintotähnlichen Bildern des „Lethargus", in denen die Versuchsperson bleich, mit kaum fühlbarem Pulse und fast unmerklicher Atmung in sich zusammensinkt, so daß für den Unkundigen ein bedrohliches Bild entsteht. Bei richtiger Technik gelingt es auch mit diesen Versuchspersonen Fühlung zu bekommen und den Zustand zu beenden, der sonst oft einige Stunden anhalten kann (ich verfüge nur über eine solche Beobachtung). Demgegenüber bleibt in der aktiven Hypnose Versuchsperson guter und zuverlässiger Mitarbeiter.

4. Theorie der Hypnose.

Die *physiologischen* Theorien der Hypnose haben rein hypothetischen Charakter. Tätigkeitshemmungen der Großhirnganglien (Heidenhain), Konstruktionen von Schlaf- und Wachzentren, Hirnkreislaufsspekulation u. v. a. m. sind vertreten worden. Wundt fordert als physiologische Grundlage für die Hypnose

[1]) Liébeault, A. A.: Du sommeil et des états analogues. Paris 1866. (Deutsch Wien u. Leipzig: Deuticke 1891.)
[2]) Forel, A.: Zitiert auf S. 671.
[3]) Crocq-Fils: L'hypnotisme scientifique. Bd. II. Paris 1900.
[4]) Hirschlaff, L.: Hypnotismus. Leipzig: Barth 1905 (n. d. 1. Aufl. von M. Hirsch).
[5]) Trömner, E.: Hypnotismus. Bd. III. Leipzig-Berlin: Teubner 1919.

eine doppelte, neurodynamische und vasomotorische Wechselwirkung, durch welche Erregbarkeit und Durchblutung zusammengeschalteter Elemente gegenseitig voneinander abhängig seien. O. Vogt suchte getrennte Tätigkeit verschiedener Hirnteile heranzuziehen, um das „partielle Wachsein" der Hypnose zu erklären. In kritischer Hinsicht sei besonders auf die Auseinandersetzung Molls mit diesen Versuchen verwiesen. Schilder[1] nimmt neuestens (1922) an, daß der körperliche Apparat, der beim hypnotischen Einschlafen in Gang gesetzt werde, auf Grund pathologischer Erfahrung besonders bei der Encephalitis epidemica in der Umgebung des 3. Gehirnventrikels zu suchen sei, ohne zu verkennen, daß hier sicher wesentliche individuelle Unterschiede bestehen, und weist auch hypothetisch vorsichtig darauf hin, daß in der Nähe des 3. Ventrikels, in den Stammganglien, Apparate vorgebildet sind, deren Tätigkeit oder Störung auffallende Beziehung zu hypnotischen Erscheinungen hat (Rigor, Katalepsie!). Anscheinend gibt es überdies hypnoid disponierende Stellungshaltungen mit innerer Beziehung zur Decerebrated-rigidity Sherringhtons und den Magnus-de-Kleynschen Stellungsreflexen [K. Goldstein (1923)[2]]. Für das wirkliche Verständnis der hypnotischen Erscheinungen und das Wagnis einer Theorie dürfte einstweilen der *psychologische* Weg aussichtsreicher sein; in diese Beziehung versucht Schilder mit Moll und vielen anderen namhaften Forschern, *prinzipielle Unterschiede zwischen Nachtschlaf und Hypnose* zu machen, besonders mit Rücksicht auf die Bindung der Versuchsperson an den Versuchsleiter, den sog. „*Rapport*", der namentlich bei suggestiver Nachhilfe zum „*Isolierrapport*" gesteigert werden kann, wo die Versuchsperson nur vom Versuchsleiter Suggestionen annimmt, allerdings nur so weit, als es ihr möglich ist, zu erkennen, ob die Einwirkung vom Versuchsleiter oder einer anderen sich technisch geschickt einschleichenden Person ausgeht. Mit vielen anderen Autoren kann ich die bisher für eine prinzipielle Scheidung von Schlaf und Hypnose beigebrachten Gründe nicht für zwingend erachten und glaube, daß man einstweilen besser *einen* Mechanismus annimmt, der nur in verschiedener Anregung arbeitet. Ganz besonders das Rapportverhältnis genügt m. E. nicht zu grundsätzlicher Trennung, was die Rapporterlebnisse im Nachtschlafe beweisen. Die seelische Bindung zwischen Versuchsperson und Versuchsleiter ist von Schilder im Anschlusse an Freud, Férenczi u. a. als unbewußte Affektübertragung aufgefaßt worden. Es ist ohne weiteres zuzugeben, daß derartige Momente häufig mitklingen; sie in den Mittelpunkt zu stellen, dürfte im Interesse der Brauchbarkeit des Affektbegriffes und der komplexen Natur des Problems nicht statthaft sein. Die natürliche theoretische Ableitung der hypnotischen Erscheinungen aus dem Zentralerlebnis der Suggestion und autosuggestiver Versenkung ohne irgendwelchen Versuchsleiter dürfte dabei ungebührlich vernachlässigt werden.

5. Grenzgebiete der Hypnose.

Die psychopathologische, psychotherapeutische, forensische, pädagogische, soziale und sonstige *allgemeine Bedeutung der Hypnose soll hier nicht Erwähnung finden*; wichtig erscheint nur ein kurzer Hinweis, daß auch sachgemäße Hypnotisierung *bei krankhaft Disponierten Schaden stiften* kann (Schizophrenie! Hysterie!); *es ist daher dem nicht nervenärztlich Spezialisierten dringend zu empfehlen, Versuchspersonen vor Experimenten nervenärztlich kontrollieren zu lassen.* Bei sachlicher Mitarbeit sind Gesunde immer, Nervöse schwieriger, Geisteskranke meist gar nicht zu hypnotisieren; tiefere Hypnosegrade erfordern meist längeres

---

[1] Schilder, P.: Zitiert auf S. 680.
[2] Goldstein: Zentralbl. f. d. ges. Neurol. u. Psychiatrie Bd. 33, S. 129. 1923.

Training; Kinder unter 5—6 Jahren sind begreiflicherweise ungeeignet, ebenso vielfach Versuchspersonen im Greisenalter. Das Geschlecht hat keinen entscheidenden Einfluß. Wegen aller allgemeinen Fragen sei ausdrücklich auf die monographischen Gesamtdarstellungen des Gebietes verwiesen[1]).

II. Die Suggestion.

Die Mehrzahl der oben geschilderten psychologischen und physiologischen Erscheinungen ist nicht an den Zustand gebunden, der ihre Entdeckung veranlaßte, die Hypnose, sondern Darstellung *suggestiver Wirkung*. Die *Empfänglichkeit für solche* ist *tiefliegende normalpsychische Eigenheit*, die als *Suggestibilität*, nach Moll und Dessoir besser Suggerribilität bezeichnet wird. Zu ihrer Prüfung benutzen Praktiker sehr einfache Methoden. Sie lassen z. B. eine Reihe Menschen die Hände mit den Flächen aneinander halten und versichern, das die Lösung nicht gelingen werde. Wo ein so einfacher Versuch gelingt, ist starke Suggestibilität anzunehmen. Im selben Sinne kann man leichte Probehypnotisierungen oder Anleitungen zu einem der erwähnten Autosuggestionsexperimente vornehmen. In der *experimentellen Psychologie* sind eine Reihe von Methoden zu *exakter Prüfung* angegeben, besonders von Binet[2]), der die Frage monographisch bearbeitete. Die Verfahren sind im Prinzip meistens so, daß Versuchsperson in eine gewisse Einstellung gedrängt wird, die dann unmerklich aufhört. Wirkt die Einstellung nach, so spricht es für die Prüfeigenschaft. So exponierte Binet 1905 und 1911 5 Kartenblätter. Drei enthielten zwei verschieden lange Linien, die letzten beiden gleichlange; der Versuchsleiter fragte immer, welche Linie ist die größere? oder vom vierten Blatt an „und hier?" Zahlreich sind die Versuche, die Schilderung vordem exponierter Bilder durch fälschende „Suggestivfragen" zu beeinflussen, wie dies zuerst von William Stern[3]) im Anschluß an seine Bearbeitung der Aussagepsychologie systematisch geschah. Weniger systematische Prüfungen der Art finden sich schon zahlreich in der früheren Bearbeitung von Suggestion und Hypnotismus, wie namentlich Moll mit Recht hervorgehoben hat. *Suggestibilität* ist eine *moralisch völlig neutrale Grundeigenschaft* und völlig *unabhängig von Willensstärke, Kritik* und sonstigen zentralen Eigenschaften, die nur *für die Persönlichkeitsverarbeitung der primären suggestiven Veranlagung entscheidend sind*; es darf im Gegenteil gesagt werden, daß ein Mangel an Suggestibilität als Nachteil anzusehen ist.

Auch die *Theorie der Suggestion* hat dieselben Entwicklungen durchlaufen wie die der Hypnose; man sprach von der „Einführung einer Idee ins Gehirn" u. a. m. Der heutige Stand unseres Wissens gestattet nur, den Suggestionsvorgang als ein psychologisch Letztes, ein ganz primäres Geschehen aufzufassen, mit dessen Gegebenheit und fast *Allgegenwart* gerechnet werden muß. Ganz besonders *wichtig* ist dies *für die Beurteilung* irgendwelcher *psychophysiologischer Experimente*, die nur dann beweisend sein können, wenn die Versuchsperson in keiner Weise durch Erwartung eines Resultates oder Kenntnis der Aufgabe bestimmt ist.

---

[1]) Forel, A.: Hypnotismus. Stuttgart: Enke 1919. — Hilger, W.: Hypnose. Jena: Fischer 1909. — Hirschlaff, L.: Hypnotismus. Leipzig: Barth 1905 (n. d. 1. Aufl. von M. Hirsch). — Hirschlaff, L.: Suggestion und Erziehung. Berlin: Julius Springer 1914. — Lehmann, A.: Hypnose. Leipzig 1890. — Levy-Suhl, M.: Hypnotische Heilweise. Stuttgart: Enke 1921. — Löwenfeld, L.: Hypnotismus. München u. Wiesbaden 1922. — Schultz: J. H.: Seelische Krankenbehandlung. 3. Aufl. Jena: Fischer 1922. — Trömner, E.: Hypnotismus. III. Leipzig-Berlin: Teubner 1919.

[2]) Binet, A.: Zitiert auf S. 679.

[3]) Stern, William: Differentielle Psychologie. Leipzig: Barth 1911. — Stern, William: Methodensammlung. Leipzig: Barth 1922.

Völlig entscheidend ist klare Erkenntnis des Suggestionsmechanismus für die Erscheinungen der Hypnose; seine richtige Einschätzung zeigt namentlich, wie berechtigt Schilders Warnung ist, nach einem Einteilungsschema sich „tiefe" Hypnose mit Traumhandlungen allzusehr vom Wachbewußtsein abgerückt zu denken. Es scheinen vielmehr unter suggestivem Einfluß gerade diese Zustände sich dem Wachleben oft außerordentlich zu nähern. Trotzdem scheint Schilder selbst in anderen Versuchen, die er als „prinzipiell" für die Hypnose bezeichnete, durch ungewollte suggestive Einmischungen oder nicht ausreichend psychologische Einstellung irregeleitet zu sein. Er gab (mit Bauer 1920) Hypnotisierten die Suggestion des Drehschwindels, wie er für cerebellare Affektiosen charakteristisch ist, und schloß aus den dazu auftretenden Zeigestörungen auf eine „Kleinhirnhypnose". Schultz und Reichmann[1]) sowie Löwy hoben außer dem Fehlen des Nystagmus hervor, daß subjektiv quälende Erlebnisse sich im höheren psychischen Komplex ausdrucksmotorisch umsetzen. Auch Vestibularreizungen bei Versuchspersonen mit lebhaften subjektiven Anschauungsbildern führten nicht zu *physiologisch*-gesetzmäßigen Reaktionen. Die kühne Hypothese Schilders muß daher einstweilen in suspenso bleiben.

Sehr interessante, noch kaum ernstlich in Angriff genommene Aufgaben werden sich der Psychophysiologie und reinen Psychologie an Versuchspersonen ergeben, die kritisch autosuggestiv trainiert worden sind. Ein schwer psychopathischer Laie, der diesen Weg allein und technisch falsch gegangen war, und durch zahlreiche Röntgendurchleuchtungen ein ausgedehntes Geschwür am Rücken davon trug, das sekundär (?) zum Cocainismus führte, hat viele Jahre physiologischer Beobachtung interessante Aufgaben gestellt. Er konnte außerordentliche Organverlagerungen durch eigenartige Muskelanspannungen und viele andere Phänomene darstellen, die Anlaß zu Fragestellungen gaben, für die bei autosuggestiv trainierten, psychisch einwandfreien Versuchspersonen noch weit bessere Ausnutzbarkeit bestanden hätte.

---

[1]) Reichmann, Fr.: (J. H. Schultz) Vers. dtsch. Irrenärzte 1921.

Die reflektorischen Immobilisationszustände im Tierreich.

Von

R. W. HOFFMANN
Göttingen.

Zusammenfassende Darstellungen.

1. BAGLIONI, S.: Physiologie des Nervensystems. Handb. d. vergl. Physiol., herausg. von H. WINTERSTEIN. Bd. 4, S. 23. Jena: Fischer 1913. — 2. CZERMAK, I. N.: Beobachtungen und Versuche über hypnotische Zustände bei Tieren. Pflügers Arch. f. d. ges. Physiol. Bd. 7, S. 107. 1873. — 3. HEIDENHAIN, R.: Der sogenannte tierische Magnetismus. Leipzig: Breitkopf & Härtel 1880. — 4. HOFFMANN, L.: Die Hypnose bei den Tieren. Berlin. tierärztl. Wochenschr. 1900, S. 517. — 5. MANGOLD, ERNST: Hypnose und Katalepsie bei Tieren im Vergleich zur menschlichen Hypnose. Jena: Fischer 1914. — 6. MANGOLD, ERNST: Die tierische Hypnose. Ergebn. d. Physiol. Jg. 18. 1920. — 7. PREYER, W.: Die Kataplexie und der tierische Hypnotismus. Jena: Fischer 1878. — 8. VERWORN, MAX: Beiträge zur Physiologie des Zentralnervensystems. I. Die sog. Hypnose der Tiere. Jena: Fischer 1898. — 9. RABAUD, ETIENNE: L'immobilisation réflexe et l'activité normale des Arthropodes. Bull. biol. de la France et de la Belgique Bd. 53. 1919.

A. Einleitung.

Die eigentümlichen Inaktivitätszustände, die in diesem Kapitel näher besprochen werden sollen, sind bisher fast ausschließlich bei *Vertebraten* und *Arthropoden* gefunden worden, doch ist die Annahme begründet, daß sie sich bei eingehender Prüfung auch bei den übrigen Tiergruppen nachweisen lassen.

Folgendes sind die Bezeichnungen, unter welchen hierhergehörige Zustände bisher beschrieben worden sind:

Hypnose, tierische Hypnose, Katalepsie, Kataplexie, Sichtotstellen, Scheintot, Totstellreflex, Starrkrampfreflex, Akinese, Immobilisation, Immobilisationsreflex[1]).

In allen Fällen handelt es sich um eine reflektorisch erzeugte, tonische Hemmung der Zentren für Ortsbewegung und Lagekorrektion, mit der häufig charakteristische Veränderungen des Muskeltonus, der Reflexerregbarkeit und der Sinnesfunktionen verbunden sind (MANGOLD). Bevor wir näher auf unseren Stoff eingehen, mögen kurz einige historische Daten folgen.

---

[1]) Die in Deutschland wenig gebrauchte Bezeichnung Immobilisationsreflex oder auch nur Immobilisation, als zusammenfassender Begriff, wurde deshalb hier angewandt, weil sie allein eine gewisse Indifferenz besitzt, während alle anderen Termini — neuerdings auch wieder Akinese — mehr oder minder für bestimmte Spezialfälle oder nur bei bestimmten Tiergruppen verwandt werden.

Historisches. Die nachweislich erste Schilderung eines echten Immobilisationsreflexes findet sich in einem Buch von SCHWENTER [1]) aus dem Jahre 1636, in dem zwischen allerlei technischen, mathematischen und physikalischen Schnurrpfeifereien auch die folgende „Aufgabe" gestellt wird: „Eine gantz wilde Hännen / so zaam zu machen / dass sie von sich selbst / vnbeweglich still vnd in grossen forchten sitze." Die Lösung ist folgende: „ ... setze sie auff einen Tisch / halt jhr den Schnabel auff den Tisch / fahr jhr mit einer Kreyden über den Schnabel her nach der läng hinauss / dass die Kreyde von dem Schnabel an einen starcken langen strich auff den Tisch mache / lass die Hänne also ledig / so wird sie gantz erschrocken still sitzen / den strich mit vnverenderten Augen ansehen / vnd wann nur die Vmbstehenden sich still halten / nicht leichtlich von dannen fliegen. Eben dies geschiehet auch / wann man sie auff einen Tisch hält / vnd jhr über die Augen einen Span leget."

Zehn Jahre später veröffentlichte der gelehrte Jesuitenpater KIRCHER [2]) denselben Versuch mit einer interessanten Modifikation: Er ließ das Huhn nicht festhalten, sondern ihm die Füße zusammenbinden, wonach es zunächst eine Zeitlang mit den Flügeln schlug, sich dann aber beruhigte und immobil wurde. — Diese interessanten Experimente blieben lange Zeit ohne Beachtung. Erst 190 Jahre nach KIRCHER findet sich bei OKEN [3]) eine neue Angabe über experimentell erzeugte Immobilisation, diesmal für eine Schlange. Hiernach gelang es GEOFFROY ST. HILAIRE, das Geheimnis der ägyptischen Schlangenbeschwörer für die Aspisnatter (*Naia haie* L.) zu lösen. Er zeigte nämlich, daß ein einfacher Druck auf die Kopfregion das soeben noch in Angriffsstellung befindliche Tier zur Bewegungslosigkeit verurteilt.

Der erste Forscher, welcher die wissenschaftliche Seite dieser Erscheinungen einer näheren Prüfung unterzog, war JOH. CZERMAK [4]). 1856 entdeckte er das Immobilisationsphänomen bei *Molge cristata* Laur., aber erst 1872 (2), als er durch eine gelegentliche Notiz über das „Magnetisieren" der Flußkrebse zur Prüfung dieses Zustandes auch bei Vögeln veranlaßt wurde, versuchte er eine wissenschaftliche Deutung desselben, indem er ihn auf Grund gewisser Analogien als echte Hypnose erklärte. Seitdem ist unser Gegenstand vielfachen Untersuchungen unterworfen worden.

Als Marksteine der Forschung sind ferner die monographischen Bearbeitungen von PREYER (7), VERWORN (8) und MANGOLD (5, 6) zu nennen, von denen jeder eine andere physiologische Auffassung der Vorgänge vertritt. Besonders der letztere Forscher hat durch seine erfolgreichen, viele Tiergruppen umfassende Forschungen in neuerer Zeit sehr zur Klärung der Frage beigetragen. Endlich verdient in diesem Zusammenhang noch RABAUD (9) genannt zu werden, der seit 1915 in einer Fülle von Arbeiten — Schreiber kennt nicht weniger als elf — die Immobilisation, besonders der Arthropoden, behandelt und hierbei zum Teil zu ganz neuen Vorstellungen gelangt ist. Seltsamerweise ist bisher keine einzige dieser Arbeiten, trotz ihrer großen Bedeutung für die Spezialforschung, in Deutschland bekannt geworden [5]).

B. Die Immobilisationserscheinungen bei den verschiedenen Tiergruppen.

Wenn wir die Gesamtheit der Immobilisationsreflexe überblicken, so zeigen sie eine erstaunliche Vielseitigkeit, sowohl in bezug auf die sie auslösenden Faktoren als auf die Art ihrer Manifestationen und ihrer Begleiterscheinungen. Indessen ergibt sich zur Zeit kein stichhaltiges physiologisches Einteilungsprinzip. Eine Einteilung nach dem Grade der Muskelspannung in hypertonische und hypotonische Akinesen, wie MANGOLD (6) es unternommen hat, erscheint mir deshalb nicht opportun, weil ersterer kein wesentliches Element des Immobilisationsreflexes bildet und weil zudem die Grenzen fließend sind. Nicht nur,

---

[1]) SCHWENTER, M. D.: Deliciae physico-mathematicae. S. 562. Nürnberg 1636.

[2]) KIRCHER, A.: Ars magna lucis et umbrae. S. 154. Rom 1646.

[3]) OKEN: Allg. Naturgesch., Tierr. III. S. 565. Stuttgart 1836.

[4]) CZERMAK, J. N.: Eine neurophys. Beobachtung an einem Triton crist. Zeitschr. f. wiss. Zool. Bd. 37, S. 342. 1856; Nachweis echter „hypnotischer" Erscheinungen bei Tieren. Sitzungsber. d. Akad. Wien, Mathem.-naturw. Kl. III, Bd. 66, S. 364. 1872; sowie Beobachtungen und Versuche über „hypnotische Zustände bei Tieren". Pflügers Arch. f. d. ges. Physiol. Bd. 7, S. 107.

[5]) Der Grund hierfür dürfte die Armut Deutschlands sein, die den Bibliotheken in der Anschaffung fremder Zeitschriften die größte Beschränkung auferlegt. Übrigens scheint auch RABAUD kaum eine Ahnung von der reichhaltigen deutschen Fachliteratur über unseren Gegenstand zu besitzen. Nicht einmal ältere Werke wie VERWORNS Monographie kennt er.

daß bei nahverwandten Tierformen sehr verschiedene Tonusgrade während der Immobilisation auftreten können, auch bei ein und demselben Individuum kann unter Umständen sowohl die eine wie die andere Tonusform vorkommen (z. B. beim Meerschweinchen). Wir wollen deshalb auf eine physiologische Einteilung der Immobilisationen zugunsten einer biologischen verzichten. Auch empfiehlt es sich, die Immobilisationszustände der Wirbeltiere gesondert von jenen der Wirbellosen zu behandeln, nicht nur wegen der Verschiedenheit der Organisation, besonders des Nervensystems, sondern auch deshalb, weil in beiden Gruppen die Immobilisationen tatsächlich einen etwas anderen Charakter haben; womit jedoch nicht gesagt werden soll, daß sie prinzipiell voneinander verschieden sind.

Folgendes sind die Einwirkungen, durch welche beeinflußbare Tiere zur reflektorischen Immobilisation gebracht werden konnten:

    1. Verhinderung der Abwehr- und Umkehrreaktionen.

    2. Versetzung in Rückenlage, wobei das Tier erst eine Weile zappelt, bis es reflektorisch immobil wird.

    3. Einfaches Festhalten an einem Körperteil mit derselben Wirkung.

    4. Vorübergehendes Pressen eines Körperteils oder mehrerer Körperterritorien nacheinander, wobei dann die Immobilisation sukzessive fortschreitet.

    5. Mechanischer Schock.

        a) Plötzliche Umkehr.

        b) Plötzliches Erfassen eines Körperteils.

        c) Erschütterung.

    6. Elektrischer Schock.

    7. Andauernder sanfter Berührungsreiz.

    8. Lichtreize.

    9. Chemische Reize (?).

    10. Psychischer Schock (Schreckwirkung).

Am häufigsten führen mechanische Reize zum Ziel. Nicht selten können jedoch *verschiedene* Reizqualitäten angewandt werden. Allerdings hat dann der ausgelöste Reflex nicht immer genau denselben Charakter.

Eine große Rolle bei dem Verhalten des Tieres gegen Immobilisationsreize spielen Individualität und Disposition. Fast bei jeder Art gibt es refraktäre Tiere. Häufig verhält sich ein und dasselbe Individuum verschieden zu verschiedenen Zeiten und nach Maßgabe der bereits von ihm absolvierten Immobilisationen. Die Reflexdauer variiert je nach Art und Umständen zwischen einigen Sekunden und vielen Stunden. Ebenso geschieht das Erwachen plötzlich oder allmählich unter Zeichen von Somnolenz.

I. Wirbeltiere.

1. Säugetiere. Es liegt auf der Hand, daß schon aus mechanischen Gründen zunächst nur die kleineren Säugetiere für diese Experimente in Betracht kommen. Doch gelang es verschiedentlich auch, größere Säuger zu immobilisieren. Die Methode ist hier fast stets dieselbe: Man kehrt das Tier schnell auf den Rücken und verhindert durch Festhalten von Kopf und Extremitäten seine Abwehrbewegungen. Sobald es sich beruhigt hat, entfernt man die Hände. Nur muß man darauf achten, daß die Körperteile des Versuchstiers während der Immobilisation nicht die Gleichgewichtslage verlieren; deshalb gibt man ihnen am besten eine Stütze [Mangold (5)]. Manchmal genügt einfache Umkehr oder ein plötzliches Aufheben an einem Fuß oder dem Schwanz (Maus, Ratte, Meerschweinchen). Auch beweglich in Hängelage gebrachte Meerschweinchen[1]) lassen sich immobilisieren

---

[1]) Am besten unter den Säugetieren eignen sich übrigens diese harmlosen Nager zu Versuchen, daher besitzen wir über sie die meisten Erfahrungen.

[MANGOLD (5)]. War das Tier vor Eintritt der Immobilisation in großer Aufregung, so zeigt sie sich auch noch im Anfang des Ruhezustandes durch Erhöhung der Puls- und Atemfrequenz, sowie der Peristaltik. Bald aber flaut diese Erregung ab. Selbst die anfangs weit aufgerissenen Augen können sich schließen. Einige Zeit vor dem Erwachen macht der Zustand häufig einen schlafähnlichen Eindruck. Oft erstarrt das Meerschweinchen in Abwehrstellung mit weit abgespreizten Extremitäten, an denen deutlich eine Erhöhung des Muskeltonus zu konstatieren ist. Diese Erscheinung, die sich auch bei anderen Säugern vorfindet (z. B. Kaninchen), gab VERWORN Veranlassung zur Deutung des Vorgangs als *„tonisch gewordenen Lagereflex"*; hiervon später mehr. Tatsächlich kann die Immobilisation auch bei erschlaffter Körpermuskulatur stattfinden. Bisher galten junge, eben geborene Säugetiere entweder für *nicht* immobilisierbar [PREYER (7) für Meerschweinchen, Kaninchen, Mäuse] oder doch nur für sehr wenig beeinflußbar [MANGOLD (5) für Meerschweinchen am Geburtstag 3—4 Sekunden]. Mir gelang es jedoch, bei besonderen Vorsichtsmaßnahmen gegen äußere Störungen ein 30 stündiges Meerschweinchen 7,24 Minuten, ein 1 stündiges eines anderen Wurfs 22 Minuten zu immobilisieren, obgleich für erwachsene Tiere meist nur ganz wenige Minuten Immobilisationszeit angegeben werden.

Die Sinnesempfindlichkeit ist zwar verringert, jedoch nicht aufgehoben. Optische, akustische und taktile Reize, sowie Gerüche, werden häufig wahrgenommen und durch Reflexbewegungen beantwortet. Auf das Pfeifen der Mutter antwortete ein immobilisiertes Meerschweinchen stets mit Quieken (eigene Beobachtung). Verborgene Annäherung eines Rübenstückes kann zu Schnupperbewegungen führen [VERWORN (8)].

Nur spärliche Mitteilungen besitzen wir über Affen, obgleich ihr Verhalten in dieser Frage wegen ihrer nahen verwandtschaftlichen Stellung zum Menschen ganz besonderes Interesse beansprucht. Daß auch sie, ähnlich wie die Meerschweinchen, durch mechanischen Schock immobilisiert werden können, geht aus einem nicht näher geschilderten Versuch MANGOLDS (5) hervor, der einen kleinen *Macacus cynomolgus* durch plötzliches Abziehen der Beine auf den Rücken warf, worauf er eine Zeitlang ruhig liegen blieb. Eine andere Methode wandte CLAPARÈDE[1]) an: er „hypnotisierte" durch mesmerische Striche (passes) und Fixierung durch den Blick einen sehr lebhaften, undressierten weiblichen *Cynocephalus*. Fast augenblicklich trat vollständige Ruhe ein, in der der Affe unbeweglich auf dem Rücken liegen blieb und seine Extremitäten in kataleptischer Starre die Stellung beibehielten, die man ihnen gab. Darüber später mehr. Das Erwachen der immobilisierten Säuger geschieht meistens ziemlich plötzlich.

In folgendem seien nun noch die Säugetiere genannt, bei welchen bisher Immobilisationen gelungen sind:

Insectivoren: Sorex araneus L (eigene Beobachtung), *Fledermäuse* (MANGOLD). *Nagetiere:* Kaninchen, Eichhörnchen, Mäuse (PREYER), Meerschweinchen. *Raubtiere:* Hund, Katze [MANGOLD[2])]. *Huftiere:* Pferd (OCHOROWICZ). *Affen:*

---

[1]) CLAPARÈDE, ED.: ... observations sur un etat hypnoide chez un singe. Arch. des sciences phys. et nat. Jg. 116, Bd. 32, S. 161. 1911.

[2]) Diese Tiere sind schwer immobilisierbar, indessen gelingt es, vermittelst des Mangold-Ecksteinschen Hypnoseapparates (MANGOLD und ECKSTEIN: Ein Apparat zur tierischen Hypnose. Zeitschr. f. biol. Techn. Bd. 3, S. 155. 1913) nach Angabe der Verfasser ziemlich leicht. Der wesentliche Teil dieses Apparates besteht aus einem um eine Achse drehbaren Brett, unter dem das Tier zu sitzen kommt und an dem es durch Bänder leicht befestigt wird. Die Achse des Brettes tritt in eine vertikal gestellte, mit Bandfurche versehene Holzscheibe, in welcher eine Lederschnur befestigt ist, an deren Ende ein Gewicht hängt. Wird der Gewichtsabzug entsichert, so rotiert die Scheibe mit dem Brett um 180°, wobei das Versuchstier auf das Brett und in Rückenlage zu liegen kommt und hierbei immobil wird.

Cynocephalus sp. (Claparède), Macacus cynomolgus (Mangold), Cercopithecus callitrichus und Cebus capucinus (Kieser).

Nachdem wir nun auf die Immobilisationszustände der Säuger näher eingegangen sind, werden wir uns für die übrigen Wirbeltiergruppen kürzer fassen können.

2. Vögel. Die Immobilisationsmethoden bestehen auch hier zunächst wieder in der Unterdrückung der Abwehr- und Umkehrreaktionen oder in Schockwirkung durch plötzliche Umkehr oder momentanes Versetzen in Hängelage durch Emporheben an einem Bein. Aber auch die Kirchersche Methode des Zusammenbindens der Beine (Nr. 2 der methodolog. Übersicht) oder ein einfaches Herabdrücken des Kopfes des sitzenden Vogels auf die Unterlage können zum Ziel führen. Kleinere Singvögel, wie Kanarienvögel und Stieglitze, werden manchmal schon durch Anfassen immobilisiert. Hier ist die Frage, ob es sich nicht um psychischen Schock handelt. Weniger leicht werden es Tauben [Czermak (2)] sowie Krähen und Raubvögel [Mangold (5)]. Hier können indessen gewisse Beihilfen nützlich sein. Seit Schwenter (l. c.) wissen wir, daß optische Reize die Immobilisation *befördern.* Czermak (2) kam zu schnelleren Resultaten, wenn er seinen Versuchstauben kleine Gegenstände zum Fixieren in die Nähe gab, am besten, wenn er ihnen kleine Gaskugeln, einen Kork oder eine kleine Wachskerze auf die Glabella klebte. Nach Erhard[1]) sollen solche Mittel sogar *allein* zur Erzeugung von Immobilisationen, und zwar — wie Verfasser es deutet — echter Hypnose dienen können. Im Dunkeln sollen Hühner vor einem Lichtkegel — bei Tage durch Vorhalten eines Rings bei gleichzeitiger Beschattung der Augen — „hypnotisiert" werden können. Denselben Effekt erreichte er beim Huhn „durch rhythmisches Auf- und Abheben in der Hand". Im Zustand der Hypnose konnte man das Huhn an einem Bein erheben und wieder niedersetzen. Da optische Reize auch während der Immobilisation wirksam sind, so können sie auch dazu dienen, in einem kritischen Augenblick das Erwachen zu verhindern [Mangold (5)]. Schon hieraus ergibt sich die relative Intaktheit der Sinnesfunktionen. Noch deutlicher wird dies, wenn das Tier imstande ist, während der Inaktivität Futterstoffe wahrzunehmen oder gar sie zu fressen [Verworn (8)]. Dem gegenüber erscheint es auffallend, daß meist gleichzeitig eine hochgradige Analgesie vorhanden ist, so daß während der Immobilisation schwere Operationen wie Tracheo- und Laparotomie ohne Gefahr des Erwachens vollführt werden können. Sehr charakteristisch für die Vogelimmobilisation sind gewisse kataleptische Erscheinungen: schon Czermak[2]) erwähnt, daß der Hals des Huhns während „der tierischen Hypnose" wie aus Wachs erscheint, so daß er in jeder Stellung verharrt, die man ihm gibt. Hingegen zeigen die Flügel eine gewisse Schlaffheit, während wiederum die Beine nach Rabaud[3]) ziemlich stark kontrahiert sind.

Versuche liegen vor für Haushuhn, Perlhuhn, Cochinchinahuhn, Truthühner, Rebhuhn, Pfau, Schwan, Taube, Enten, Gänse, Dohle, Nebelkrähe, Bussard, Schleiereule, Stieglitz, Zeisig, Kanarien. Die meisten Vögel haben Czermak und Mangold untersucht.

3. Reptilien. Was hier von Immobilisationszuständen bekannt geworden ist, wird meist auf ähnliche Weise wie bei Säugern und Vögeln erhalten. Besonders gut gelingt das Experiment bei unseren einheimischen Eidechsen durch

---

[1]) Erhard, N.: Über tierische Hypnose. Verhandl. d. dtsch. zool. Ges., 27. Jahresvers. S. 64. 1922.

[2]) Czermak, Joh.: Nachweis echter „hypnotischer" Erscheinungen bei Tieren. Sitzungsber. d. Akad. Wien, Mathem.-naturw. Kl. III, Bd. 66, S. 364. 1872.

[3]) Rabaud, E.: La simulation de la mort chez les vertébrés. Bull. de la soc. zool. de France Bd. 41, S. 117. 1916.

Versetzung in Rückenlage und Unterdrückung der Abwehrbewegungen. So gelang es mir stets, *Lacerta agilis* und *vivipara* unbeweglich zu machen, letztere auch in trächtigem Zustand. Bei VERWORN (8) blieb eine *Lacerta viridis* oft eine Stunde und länger auf dem Rücken liegen, ebenso gelang ihm die Immobilisation von Krokodilen und Alligatoren leicht. DANILEWSKY[1]) experimentierte ebenfalls mit einem jungen Krokodil, das er sowohl im Freien wie im Wasser für 10 bis 15 Minuten unbeweglich machen konnte. Wurde die Immobilisation in der Luft hervorgerufen und dann der Kopf des Tieres unter die Wasseroberfläche getaucht, so suspendierte die Atmung, trotzdem blieb es ruhig in Rückenlage liegen. Auch mit Ringelnattern gelang es VERWORN und mir, für 1—3 Minuten Immobilisation durch Umkehr- und Bewegungshemmung zu erzielen. Es ist jedoch nicht ganz leicht, den langen Körper mit zwei Händen zu bewältigen, immer wieder stellen sich leicht schlängelnde Bewegungen ein. Genauere Untersuchungen über die verschiedenen physiologischen Zustände während der Immobilisation liegen für alle diese Formen nicht vor, mit einziger Ausnahme des interessantesten Falles, d. h. jenem der Aspisnatter (*Naia haie L.*). Wie wir schon erfahren haben (S. 691), verstehen es die ägyptischen Schlangenbeschwörer (HAUI), das sehr giftige Tier, das sich beim geringsten Reiz aufrichtet, vorne schildförmig erweitert und dann wütend um sich beißt, durch einen einzigen Druck in der Nackengegend zum Zusammenbrechen zu bringen. Dieses Verfahren, das schon GEOFFROY ST. HILAIRE kannte, hat seinerzeit VERWORN an zwei nach Jena eingeführten Aspisnattern eingehend geprüft. Hierbei konnte er feststellen, daß die Schlange nicht — wie die Legende behauptet — zum starren Aaronsstab wird, sondern ganz im Gegenteil sich in einen biegsamen, weichen Körper umwandelt, den man beliebig einrollen oder in anderer Form zusammenlegen kann; nur an einzelnen Stellen findet sich ein ganz schwacher Tonus. Es handelt sich demnach hier um eine ausgesprochene *Hypotonie*.

4. Amphibien. Erfaßt man einen unserer einheimischen *Urodelen, Molge cristata, M. vulgaris, M. alpestris*, mit einer Pinzette plötzlich scharf am Schwanz oder am Bein, so tritt sofort Immobilisation ein. Dieselbe Wirkung erzielt man, wenn man das Gefäß, in welchem sich der Molch befindet, erschüttert. Beide Versuche stammen von CZERMAK[2]). Sie bilden 2 schöne Beispiele für die Wirkung des mechanischen Schocks (Nr. 4b und 4c). Neuerdings wandte HINSCHE[3]) diese Methode mit Erfolg auch bei *Anuren* an, so für *Bufo vulgaris* und *viridis*, ja sogar bei Frosch- und Krötenquappen, deren grade erst sich zeigende Beine er plötzlich unter Wasser mit einer Pinzette erfaßte. Bei Frosch und Kröte führt häufig schon die einfache Umkehr in der hohlen, bedeckten Hand zum Ziel. Gelegentlich bedarf es sogar nicht einmal dieser, sondern nur weniger Minuten der Beruhigung. Entfernt man nun die obere Hand, so liegt das Tier mit angezogenen Beinen und geschlossenen Augen ruhig da. Man kann es jetzt an einem Bein ergreifen und in Hängelage bringen, ohne daß es sich rührt. Natürlich gelingt das Experiment auch bei Rückenlage und Unterdrückung der Lagekorrektionsbewegungen, wobei das Tier meist in der zuletzt eingenommenen Stellung erstarrt (VERWORN). HEUBEL[4]) gelang es — namentlich im Anfang der Immobilisation — *kataleptische* Zustände nachzuweisen. Es war ihm dann

---

[1]) DANILEWSKY, B.: Nachtrag zu der Abhandlung über Hypnotismus. Pflügers Arch. f. d. ges. Physiol. Bd. 24, S. 595. 1881.

[2]) CZERMAK: l. c. 1856.

[3]) HINSCHE, G.: Über Bewegungs- und Haltungsreaktionen bei Kröten. Biol. Zentralbl. Bd. 43, S. 16. 1924.

[4]) HEUBEL, E.: Über die Abhängigkeit des wachen Gehirnzustandes von äußeren Erregungen. Pflügers Arch. f. d. ges. Physiol. Bd. 14, S. 158. 1877.

möglich, einen Arm im Ellenbogen- oder Schultergelenk in beliebiger Lage zu fixieren. Bei der ersterwähnten Methode (Umkehr in der hohlen Hand), oder wenn der Frosch vor der Immobilisation stark ermüdet wurde (Verworn), ist jedoch von einer Erhöhung des Muskeltonus im Sinne einer Flexibilitas cerea nichts zu spüren. Hier herrscht eher Hypotonie. Bemerkenswert ist auch die außerordentlich lange Immobilisationsdauer, die für den Frosch angegeben wird. Im allgemeinen dürften 1—2 Stunden nicht überschritten werden. Heubel und Preyer berichten jedoch von 6stündigen Immobilisationszuständen. Nach Angabe des letzteren sollen aber solche Tiere nicht selten noch während dieses Zustands oder später, infolge weitgehender Reflexdepression, sterben. Bei folgenden Tieren der Anurengruppe wurden Immobilisationen erzielt: Rana esculenta und fusca (Preyer u. a.), *Bufo vulgaris, viridis, calamita* (eigene Experimente), *Alytes obstetricans* (Mangold), *Bombinator igneus* und *pachypus* (Mangold).

5. **Fische.** Wohl am spätesten unter den Wirbeltieren sind die Immobilisationszustände der Fische bekannt geworden. Nach einer Bemerkung von E. Babák[1]) hat zuerst J. Drasta[2]) über die „Hypnose" bei Goldfischen und Schleien Mitteilungen gemacht. Auch hier war die Methode Umkehr und Festhalten in Rückenlage. Später berichtet dann Kreidl[3]) über ähnliche Versuche an diesen Formen, der Rotfeder und der Forelle. Letztere soll sich besonders gut für das Experiment eignen. Durch Andrücken an die Breitseite einer mit Wasser gefüllten Wanne kann das auf dem Rücken liegende Tier gelegentlich schon in 10 Sekunden „hypnotisiert" werden. Die Immobilisationsdauer schwankt zwischen 1—33 Minuten. Mechanische Reize können das Tier erwecken, optische und akustische bleiben hingegen wirkungslos. Der Katzenhai (*Scyllium canicula*) ließ sich auch außerhalb des Wassers in Rückenlage oder frei in der Luft mit dem Kopf nach abwärts hängend immobilisieren, in welcher letzteren Lage Ruhe erst nach einer kurzen Periode lebhafter Bewegung eintrat (Nr. 2 der Tabelle). Beim Schlammpeitzger (*Cobitis fossilis*) kann Immobilisation auch in Bauchlage hervorgerufen werden.

In den bis hierher erwähnten Fällen ist die eintretende Bewegungslosigkeit im allgemeinen mit einem Sinken des Muskeltonus verknüpft. Bei *Raja clavata* hingegen findet bei der Immobilisation in Rückenlage eine Steigerung desselben statt[4]).

Haben wir es in den vorliegenden Fällen mit relativ groben mechanischen Reizen zu tun, welche zur Immobilisation führen, so scheinen bei anderen Arten, wie z. B. dem indischen Kletterfisch, *Anabas scandens*, schon geringe Berührungsreize, wie sie bei der Herausnahme des Fisches aus dem Wasser mit einem Netz erzeugt werden, ja vielleicht schon längerdauernde Berührung mit der Luft zur Bewegungslosigkeit zu führen. Ein anderes wirksames Moment kann Erschrecken sein. Doch hiermit sind wir bereits bei einem Gebiet angelangt, das uns im Abschnitt: Biologische Immobilisationsreflexe beschäftigen wird.

II. Wirbellose Tiere.

Es muß wundernehmen, daß in der großen Abteilung der Wirbellosen fast einzig bei Arthropoden reflektorische Immobilisationen beschrieben worden sind. Hierfür gibt es zwei Gründe: Der eine ist bereits von Mangold (5) angegeben

---

[1]) Babák, E.: Bemerkungen über die Hypnose usw. Pflügers Arch. f. d. ges. Physiol. Bd. 116, S. 203. 1916.

[2]) Drasta, J.: Akvaristický Obzor II. 1911/12.

[3]) Kreidl, A.: Über Hypnose bei Fischen. Pflügers Arch. f. d. ges. Physiol. Bd. 164, S. 441. 1916.

[4]) Schaefer, G.: Über den Lagereflextonus von Raja clavata. Biol. Zentralbl. Bd. 41, S. 289. 1921.

worden: nämlich daß es sich bei den Vertretern anderer Ordnungen meist um trägere Tiere handelt, bei denen eine plötzlich auftretende Inaktivität nicht so deutlich vor Augen tritt, wie bei den rasch reagierenden Wirbeltieren. Ein anderer Grund liegt aber wahrscheinlich darin, daß bei gewissen Tiergruppen vom taktilen Reaktionstypus reflektorische Immobilisationen unter dem Begriff des Stereotropismus angeführt werden. Hiervon später mehr.

1. Arthropoden. a) *Krebse.* Hier bildet der Flußkrebs das klassische Objekt, das durch CZERMAK[1]) in die Wissenschaft eingeführt worden ist. Später haben DANILEWSKY[2]), VERWORN (8), MANGOLD (5), SZYMANSKI[3]) eingehend mit dem Tier experimentiert. Dem erstgenannten Forscher gelangen auch Versuche mit Hummer und Languste. Die einfachste Methode zur Erzeugung von Immobilisation besteht wieder darin, daß man das Tier auf den Rücken legt und seine Umkehrbewegungen unterdrückt. Die Bewegungslosigkeit tritt jedoch meist erst nach einigen Minuten ein. Ist sie erreicht, so kann man dem Tier die merkwürdigsten Stellungen geben, indem man es z. B. auf dem Rostrum und den großen Scheren balancieren läßt, während das Hinterende in die Luft ragt. Auch kann man es bei großer Vorsicht an einer großen Schere oder am Schwanz in die Luft heben. Indessen bedarf es nicht einmal des Festhaltens, um das Tier zur Immobilisation zu veranlassen. Häufig geschieht es, daß ein auf dem Rücken liegender Krebs, der sich auf ebener Fläche meist nicht umzudrehen vermag, nachdem er sich einige Zeit erfolglos abgemüht hat, für längere Zeit immobil wird (CZERMAK 1872). Diese Inaktivität ist nicht mit gewissen Ermüdungszuständen zu verwechseln, während welcher alle Funktionen ungestört bleiben. Auch in Bauchlage läßt sich *Potamobius* immobilisieren. Die Immobilisation kann länger als eine Stunde dauern (VERWORN). Eine Steigerung des Muskeltonus ist hierbei nicht nachweisbar, eher an manchen Anhängen, wie den großen Scheren, eine Verminderung. Die Erweckung geschieht meist leicht durch mechanische Reize[4]).

b) *Tracheaten.* Bis vor wenigen Jahren kannte man in dieser Tiergruppe die reflektorische Immobilisation nur in Gestalt des sich „Totstellens", bis RABAUD[5]) nachwies, daß der Reflex auch bei solchen Formen erzeugt werden kann, die in der freien Natur nicht immobil werden. Wahrscheinlich gibt es kaum einen Tracheaten, der sich nicht wenigstens für einige Augenblicke immobilisieren läßt; allerdings sind hierzu oft besondere Maßnahmen nötig. Wohl bei keiner Tiergruppe kann Immobilisation auf so mannigfaltige Weise erzeugt werden wie bei Insekten. Häufig können bei derselben Art mehrere Methoden unserer Reiztabelle angewandt werden, so z. B. bei der Küchenschabe (*Blatta orientalis*) [R. W. HOFFMANN[6])]. Legt man ein solches Tier auf den Rücken und verhindert man durch seitlichen Fingerdruck auf die Extremitäten die Umkehrbewegungen, so tritt gewöhnlich nach einigen Sekunden bis Minuten Immobilisation ein (Nr. 1). Für manche Individuen genügt jedoch schon *plötzliche* Umkehr (Nr. 5a), in an-

---

[1]) CZERMAK: Zitiert auf S. 694.

[2]) DANILEWSKY, B.: Recherches physiol. sur l'hypnotisme des animaux. Cpt. rend. sur le 1. congrès intern. de psych. physiologique de Paris, S. 79. 1890.

[3]) SZYMANSKI, S.: Über künstliche Modifikationen des sog. hypnotischen Zustandes bei Tieren. Pflügers Arch. f. d. ges. Physiol. Bd. 148, S. 111. 1912.

[4]) Gewisse Fälle VERWORNS, wo ein Krebs, der auf dem Kopf gestanden hatte, 5 bis 10 Minuten mißhandelt werden mußte, ehe er sich wieder bewegte, dürften wohl infolge traumatischen Schocks zustande gekommen sein.

[5]) RABAUD, E.: Généralité du réflexe d'immobilisation chez les arthropodes. Cpt. rend. des science et mem. soc. biol. Paris Bd. 79, S. 823. 1916.

[6]) HOFFMANN, R. W.: Untersuchungen über experimentelle Hypnose bei Insekten und ihre Beziehung zum Berührungsreiz. I. Nachr. v. d. Kgl. Ges. d. Wiss., Göttingen, Math.-physik. Klasse, S. 171. 1921.

deren Fällen einfache Umkehr auf glatter Unterlage, auf der sie sich nicht aufrichten können, wobei nach längerer Zappelbewegung ebenfalls reflektorische Immobilisation eintreten kann (Nr. 2). Eine 4. Immobilisierungsmethode bei diesem Tier bildet nach Rabaud (9) das sukzessive Pressen bestimmter Körperteile (Nr. 4), worauf ich später zurückkommen werde.

Kleinere Insekten wie *Collembolen* kann man dadurch immobilisieren, daß man sie in eine Glaskammer setzt und diese auf eine harte Unterlage fallen läßt. Die hierdurch erzeugte Erschütterung teilt sich dem Tierkörper mit, was zur Immobilisation führt (Nr. 5c)[1]. Momentane Immobilisation erzielt man weiterhin bei gewissen Insekten durch *plötzliche* Erfassung einer Extremität mit einer feinen Pinzette[2]. Geschieht dies bei der Wasserwanze *Limnotrechus lacustris*, so erstarrt das Tier augenblicklich mit ausgespreizten Beinen und Hypertonie der Muskulatur, die jedoch im Laufe der Erfassung zu niedrigeren Tonusgraden herabsinken kann. Anders verhält sich das Tier, das im zappelnden Zustand in die Pinzette gespannt wird. Nach längerer Zeit des Zappelns erfolgt auch hier Immobilisation, jedoch in beliebiger Beinstellung und mit geringerem Tonusgrad der Muskeln. Ähnlich wie dies auch bei Tieren der Fall ist, die in Rückenlage mit Unterdrückung der Abwehrbewegungen immobilisiert werden. Das Tier kann unter Umständen stundenlang in der Pinzette immobil bleiben. Von Zeit zu Zeit erwacht es, jedoch nur, um nach kürzeren oder längeren Zappelperioden von neuem zu erstarren. Daß dieser Immobilisationszustand aber auch unabhängig von der Erfassung fortbestehen kann, läßt sich erweisen, wenn man das Insekt vorsichtig mit dem Rücken auf ein Papierblatt legt; es bleibt dann noch längere Zeit (bis 20 Minuten) in Erstarrung. Nur ändert sich hiermit zugleich auch der Charakter der Immobilisation: Während bei dem an der Pinzette hängenden immobilen Tier selbst heftige mechanische Reize nicht das Erwachen herbeiführen, ja im Gegenteil hierbei den absinkenden Muskeltonus immer wieder von neuem bis zur tetanischen Starre erhöhen, bedarf es bei dem auf dem Rücken liegenden Tier nur einer ganz schwachen Berührung, um es zu erwecken. *Wir haben hier also offenbar 2 Arten von Immobilisationszuständen,* von denen der ersterwähnte, wie ich schon jetzt bemerken will, in seinem Verhalten mit gewissen Formen des Totstellreflexes übereinstimmen dürfte, während der letztere Zustand größere Ähnlichkeit mit der Immobilisation der Wirbeltiere besitzt.

Doch wenden wir uns nun zu den Rabaudschen Ergebnissen:

Nach diesem Forscher besitzen alle *Arthropoden* an ihrem Körper sensible Zonen, deren Erregung zur Immobilisation führen sowie andere, die erregt einen antagonistischen Reflex hervorrufen, der die Beweglichkeit wieder herstellt. Diese sensiblen Zonen variieren von einer Art zur anderen, ja es kommt vor, daß bei der einen Art die Erregung einer bestimmten Zone Immobilisation erzeugt, die bei der anderen Mobilität hervorruft. Endlich gibt es Fälle, wo die Erregung ein und derselben Zone je nach dem Grad der Intensität des Reizes bald Immobilisation, bald Aktivität erzeugt. Die Immobilisationszonen der Insekten finden sich immer auf der cephalothorakalen Region. Die antagonistischen Zonen kommen auch auf dem Abdomen vor. Fast immer ist es nötig, das Tier zur Immobilisation auf den Rücken zu legen, denn die Berührung der Tarsen mit der Unterlage erzeugt einen der Immobilisationstendenz entgegengerichteten Reiz. Bei einigen Arthropoden genügt schon die Beseitigung des letzteren durch Umkehr, um Immobilisation zu erzeugen. Ergreift man z. B. den *Odonaten Lestes viridis* v. d. J. am äußersten Ende des Vorder- oder Hinterflügels und legt

¹) Hoffmann, R. W.: Zitiert auf S. 697.
²) Hoffmann, R. W.: Die experimentelle und biologische Hypnose bei Limnotrechus lacustris. II. Nachr. v. d. Kgl. Ges. d. Wiss., Göttingen, Math.-physik. Klasse, S. 193. 1921.

ihn behutsam auf den Rücken, so krümmen sich die Beine einwärts und es erfolgt eine bis 10 Minuten andauernde Phase der Bewegungslosigkeit[1]). Andere Insekten müssen zur Erlangung der Immobilität an bestimmten Körperteilen gedrückt werden, wie z. B. die Eintagsfliege *Ephemera vulgata L.* an der Flügelwurzel. Vertreter der Gattung *Sialis* werden durch bilateralen Druck des Thorax immobilisiert. Bei anderen Formen ist ein kombiniertes Verfahren hierzu nötig, z. B. bei dem *Staphyliniden Ocypus oleus Muel.*, der bis 30 Minuten unbeweglich wird, wenn man ihn auf den Rücken legt, ihn mit einer stumpfen Nadel sternal preßt und den Kopf mit einer Pinzette drückt. Immobilisationszonen können weiterhin die Femoral- und Tibialabschnitte der Beine sein, während das Pressen des Tarsalabschnitts wirkungslos ist (z. B. die Käfer: *Nebria* und *Harpalus*), sodann die Antennen (verschiedene Wanzen wie *Pyrrhocoris*). Jeder immobilisierte Arthropode kann nach RABAUD, abgesehen von dem natürlichen Erwachen, durch länger andauernde Erschütterungen — oft genügt ein längeres Anblasen — wieder in Bewegung gesetzt werden. Dies geschieht jedoch nur dadurch, daß diese Erschütterungen gewisse periphere Zonen erreichen, deren Erregung auch sonst Bewegung herbeiführen. Es gibt zwei Kategorien von antagonistischen Zonen: Solche, die *allen Arthropoden* zukommen, nämlich die Tarsen und die Terminalsegmente des Abdomens, und solche, die nur einige von ihnen besitzen. Von letzteren Zonen erwähne ich die Antennen. Bei *Rhopaloceren* genügt das Pressen der Endkeule, um den best immobilisiertesten Schmetterling zum Davonfliegen zu bringen — ähnlich verhalten sich gewisse *Carabiden*. Merkwürdig liegen die Verhältnisse bei der Käfergattung *Crioceris*, besonders *12-punctata*, bei der ein leichtes Streicheln der Antenne Immobilisation, hingegen Drücken derselben Erwachen hervorruft. Bei dem *Hymenopter Stilbum splendidum* liegt die antagonistische Zone am proximalen Teil des Flügels. Hingegen kann man das immobilisierte Tier ruhig am freien Flügelende aufheben, ohne daß es beweglich wird. Endlich bei dem Schmetterling *Acontia luctuosa Esp.* und anderen Formen finden sich am Vorderflügel beide Zonen, nämlich in der proximalen Hälfte die antagonistische, in der distalen die Immobilisationszone. In keinem Fall hat der antagonistische Reflex seinen Sitz am Sternum.

Auch die *Myriapoden* und *Arachniden* haben solche Immobilisations- und Mobilisationszonen. Wir werden gelegentlich des Totstellreflexes noch davon hören.

2. **Echinodermen.** Schon PREYER[2]) stellte fest, daß gewisse Schlangensterne (*Ophiuridae*) durch unsanftes Anfassen oder Fallenlassen auf harte Fläche in einen mehrere Minuten anhaltenden starreartigen Zustand mit abnormer Stellung der Arme versetzt werden können. Gelegentlich sah er auch bei *Ophionyxa* und *Ophioderma* nur einzelne Arme in solchen Spasmus geraten. Er deutete diesen Zustand als reflektorische allgemeine Muskelzusammenziehung und bezeichnete ihn, gemäß seiner früheren Ausdrucksweise, als Schreckstarre. MANGOLD[3]) konnte diese Ergebnisse bestätigen und noch erweitern: bei einer in Starre versetzten *Ophioderma* stehen die sonst schlangenartig gewundenen Arme kerzengerad ab. Sie sind so stark hypertonisch, daß man das ganze Tier an einer Armspitze in wagrechter Lage in die Höhe heben kann. Rückenlage löst in diesem Zustand keine Umkehrreflexe aus. Auf ventrale elektrische Reizung erfolgt

---

[1]) RABAUD, E.: L'immobilisation réflexe des Arthropodes par renversement simple. Bull. de la soc. zool. de France Bd. 42, S. 140. 1917.

[2]) PREYER, W.: Über die Bewegung der Seesterne. II. Mitt. d. zool. Stat. Neapel Bd. 7, S. 226. 1886/87.

[3]) MANGOLD, E.: Tierische Hypnose bei Echinodermen. Biol. Zentralbl. Bd. 42, S. 456. 1921.

schwache Bewegung. Bei immer neuem Ergreifen wird gelegentlich ein Arm von dem erstarrten Tier autotomiert, der dann ebenso wie der Mutterkörper noch einige Zeit im Starrezustand verbleibt. Auch einzelne beweglich gebliebene abgetrennte Arme von *Ophioglypha lacertosa* konnten gelegentlich noch nachträglich durch mechanische Reizung zur Immobilisation gebracht werden. Aus Experimenten v. Uexkülls an *Ophioglyphen* schließt Mangold übrigens, daß bei Schlangensternen außer den geschilderten hypertonischen Akinesen noch tonuslose (hypotonische) auftreten.

C. Biologische Immobilisationen.

Hierunter sollen alle echten reflektorischen Immobilisationszustände verstanden sein, die frei in der Natur vorkommen und den Charakter der Anpassung oder der Beziehung zu bestimmten Lebensumständen tragen. Sehr häufig wird es zweifelhaft bleiben, ob tatsächlich das letztere Moment vorhanden ist; in diesem Fall dürfen wir auch nur mit Vorbehalt von einer biologischen Immobilisation reden. Wir wollen sehen, ob sich vielleicht auch eine physiologische Übereinstimmung dieser Zustände ergibt.

I. Sexuelle Immobilisationen.

In einer Anzahl Wirbeltier- und Wirbellosengruppen sind Immobilisationen bekannt geworden, die zweifellos eine gewisse Abhängigkeit von sexuellen Erregungszuständen erkennen lassen. Es ist leicht möglich, daß später einmal auch für den Geschlechtsakt höherer Formen etwas Ähnliches festgestellt werden wird. So vermutet z. B. Mangold[1]) wohl mit Recht, daß der Zustand von Bewegungslosigkeit, den das Haushuhn bei der *Copula* zeigt, durch das Treten des Hahnes — das häufig auch mit Schnabelhieben in den Nacken verbunden ist — verursacht ist, und daß es sich hier prinzipiell um denselben Vorgang handelt, wie er bei einem auf dem Tisch festgehaltenen Huhn durch Niederstoßen des Kopfes ausgelöst wird.

In vorliegendem Beispiel ist eine direkte Einwirkung des Sexualzustandes auf die Erzeugung der Immobilisation nicht nachzuweisen. Dies ist jedoch der Fall für den Klammerreflex der männlichen *Anuren* der ausschließlich an die Brunstperiode gebunden ist und die Bedeutung hat, das ♂ im Begattungsakt festzuhalten, wobei ihm entweder die Fäuste in die Achselhöhle gepreßt werden (Kröten) oder es brustwärts (Frösche) oder lendenwärts (Knoblauchkröte) umfaßt wird. Der Reflex wird ausgelöst durch mechanische Reizung der Brusthaut und der Haut der Beugefläche der Arme. Die Armmuskulatur bleibt hierbei oft in tage- ja wochenlanger Dauerverkürzung.

Schon aus letzterem Umstand und dem offenbaren Fehlen jeder Ermüdung ist man geneigt, einen *echten* tonischen Reflex anzunehmen und in der Tat glaubten Kahn[2]) einerseits, Fröhlich und Meyer[3]) andererseits durch galvanometrische Messungen das *Fehlen* von Aktionsströmen nachgewiesen zu haben. Nun konnte aber neuerdings Wachholder[4]) bei ungestörter Umklammerung des Frosches und der Kröte durch Nadelelektroden von dem kontrahierten Vorderarmbeugern schwache Aktionsströme ableiten, die bei der geringsten

---

[1]) Mangold, E.: Zur tierischen Hypnose. Pflügers Arch. f. d. ges. Physiol. Bd. 150, S. 55. 1913.

[2]) Kahn, R. H.: Beiträge zur Lehre vom Muskeltonus. I. Pflügers Arch. f. d. ges. Physiol. Bd. 177, S. 294. 1919, sowie II. Ebenda Bd. 192, S. 93. 1921.

[3]) Fröhlich, A., und H. H. Meyer: Über Dauerverkürzung der gestreiften Warmblütermuskeln. Arch. f. exp. Pathol. u. Pharmakol. Bd. 87, S. 173. 1920.

[4]) Wachholder, K.: Über den Kontraktionszustand der Muskeln der Vorderextremitäten des Frosches während der Umklammerung. Pflügers Arch. f. d. ges. Physiol. Bd. 200, S. 511. 1923. Eigenbericht in Rona: Ber. d. Phys. Bd. 24, S. 62. 1924.

Störung stärker wurden. Soweit man aus dem Aktionsstrombild schließen könne, meint der Forscher, gehe die Stärke der tetanischen Innervation der Stärke der Umklammerung parallel. — Die Frage bedarf also noch der Klärung.

Dem *Klammerreflex* des Männchens steht beim weiblichen Frosch (namentlich von *Rana temporaria*, aber auch *esculenta*) der *Brückenstellungsreflex* (WEITBRECHT) gegenüber. Wie VERWORN[1]) nachwies, wird derselbe durch kurzes Reiben oder Drücken der Seiten oder Rückenhaut des Rumpfes ausgelöst. Er ist charakterisiert durch eine tonische Kontraktion der Muskeln verschiedener Körpergebiete. Durch den Reiz erheben sich die Tiere auf alle 4 Extremitäten und stehen in Katzenbuckelstellung still, ohne mit dem Bauch den Boden zu berühren. Legt man einen Frosch in diesem Zustand auf den Rücken, so bleibt er in der Regel ohne Lagekorrektionsbewegung oft stundenlang liegen und um so eher, wenn er vorher, wie WEITBRECHT[2]) fand, den natürlichen Bedingungen des Winterschlafs, wie niedriger Temperatur und Dunkelheit, ausgesetzt war. Bei der Besteigung des ♀s durch das ♂ werden nun bei ersterem ungefähr die Reize wie im obigen Experiment erzeugt, worauf dann wie dort der Brückenstellreflex ausgelöst wird. Seine biologische Bedeutung besteht nach WEITBRECHT offenbar darin, dem ♂ durch Ausschließung des Widerstands von seiten des ♀s die Umklammerung zu ermöglichen.

Was die sexuelle Immobilisation bei *Wirbellosen* anbelangt, so sei hier zunächst mit Vorbehalt ein eigentümlicher passiver Zustand des ♀s von *Octopus vulgaris* erwähnt, den RACOVITZA[3]) nach Einführung des *hectocotylisierten* 3. Armes des ♂s in die Mantelhöhle des ♀s beobachtet haben will. Indessen machte BERGMANN für dieselbe Form ganz entgegengesetzte Beobachtungen. Die Sache bedarf also noch der Klärung.

Einen sicheren Fall von sexueller Immobilisation schildert hingegen HEYMONS[4]) für die asiatische Walzenspinne *Galeodes caspius turkestanus Heym.*: Zur Begattung springt hier das ♂ mit voller Wucht auf das auserwählte ♀, wobei es gleichzeitig dessen Hinterleib mit den Cheliceren erfaßt, während es sich mit den Maxillarpalpen an seinem Vorderleib festhält und mit den Vorderbeinen Rumpf und Beine des ♀s umklammert. Durch diesen Angriff wird das ♀ wie mit Zauberschlag in einen passiven Zustand versetzt, in dem es von dem schwächeren ♂ in Rückenlage gebracht und mit Sperma versehen wird. Daß es sich hier um eine echte, durch mechanischen Schock hervorgerufene reflektorische Immobilisation handelt, konnte HEYMONS nachweisen, indem er denselben Effekt durch schnelle Erfassung des Abdomens mit einer Pinzette erzeugte[5]). Das Experiment soll indessen nur bei *reifen* Weibchen gelingen, was den Charakter der Anpassung dieses Reflexes besonders unterstreicht.

Der Heymonsche Fall einer Sexualimmobilisation bei Spinnen steht übrigens m. E. nicht vereinzelt da, wenigstens scheint bei der Kopulation von *Agalena labyrinthica Cl.* und *Cybaeus angustiarum* C. L. K. ganz Ähnliches vorzukommen. So schildert GERHARDT den uns interessierenden Teil des Kopulationsaktes letzterer Art folgendermaßen: „Dies (das ♂) drückte seine Cheliceren auf den Cephalothorax des ♀s, trommelte mit Tastern und Vorderfüßen auf ihm herum, während es im Kreise um das regungslos daliegende Weibchen

---

[1]) VERWORN, M.: Tonische Reflexe. Pflügers Arch. f. d. ges. Physiol. Bd. 65, S. 63. 1897, sowie VERWORN: l. c. 1898.

[2]) WEITBRECHT, E.: Über den Tonus der Brückenstellung beim Frosch. Zeitschr. f. Biol. Bd. 70, S. 413. 1920.

[3]) Zitiert nach GODLEWSKI: Physiologie der Zeugung. Wintersteins Handb. d. Physiol. Bd. 3, S. 718. 1910—14.

[4]) HEYMONS, R.: Biologische Beobachtungen an asiatischen *Solifugen*. Anhang zur Abhandl. d. preuß. Akad. d. Wiss., S. 39. 1901.

[5]) Wir sehen, für diesen *Arthropoden* gilt die RABAUDsche These, daß die Immobilisationsreize der *Arthropoden* sämtlich auf den cephalothorakalen Abschnitt lokalisiert seien, nicht.

herumlief, bis es schließlich von vorn auf dessen Brustrücken aufstieg ... und seinen rechten Taster einführte" (siehe Gerhardt: Vergleichende Studien über die Morphologie des männlichen Tasters und die Biologie der Kopulation der Spinnen. Arch. f. Naturgesch. Jg. 87, Abt. A, S. 174 u. 182. 1921).

Schließlich ist von R. W. Hoffmann[1]) auch eine sexuelle Immobilisation für Insekten beschrieben worden. Insofern liegen die Verhältnisse jedoch anders als in den vorerwähnten Fällen, als hier beide Geschlechtstiere in Bewegungslosigkeit verfallen. Bei der Kopula von *Limnotrechus* springt das kleine schmächtige ♂ auf den Rücken des ♀s und umklammert mit seinen Vorderbeinen den Prothorax. Hieran anschließend folgt die Vereinigung der Geschlechtsorgane. Bei gelungenem Sprung tritt *sofort* bei den Geschlechtstieren Immobilisation ein. Mißlingt jedoch die Umfassung des ♀s durch das ♂, so treten häufig zwischen beiden Geschlechtstieren geradezu Kämpfe auf; ein Zeichen dafür, daß dem mechanischen Schock eine bedeutsame Rolle zukommt. Diese Art der Immobilisierung ist der plötzlichen Pinzettierung zu vergleichen (s. o.).

Daß jedoch auch die *langsame* Erfassung wie auch bei der experimentellen Immobilisation allmählich noch zur Erstarrung führen kann, beweisen die Fälle, wo es einem ♂ nach mißlungenem Sprung und längeren ·Kämpfen mit dem ♀ doch noch gelingt, das ♀ zu besteigen.

II. Freßimmobilisationen.

Hier möge noch eine der seltsamsten Immobilisationen, die es gibt, und die ebenfalls bei demselben Tier — *Limnotrechus lacustris* — vorkommt, erwähnt werden:

Zum Nahrungserwerb erfaßt gewöhnlich die Wasserwanze ihr Opfer mit beiden Vorderbeinen, wobei sie gleichzeitig ihren Rüssel in dessen Körper versenkt, um ihn auszusaugen. Hierbei gerät die Wanze in einen Starrezustand, der sich in nichts von der sexuellen Immobilisation unterscheidet. Da die Tiere ihre eigenen Artgenossen nicht schonen, so kann auch äußerlich ein der Kopula ähnliches Bild erzeugt werden. Wie dort spielt außer dem Schock des·Aufsprungs der Berührungsreiz eine Rolle, vor allem aber der Druck, den der Rüssel durch die Gewebemassen des Beutetieres erfährt. Hier wäre eine Parallele zu dem in die Scheide eingeführten Penis. Daß der Rüsseldruck die Hauptsache ist, ersieht man daran, daß häufig beim Aussaugen eines Kadavers — die Tiere sind auch Aasfresser — von Anfang an nur der Rüssel mit der Beute in Berührung gebracht wird und daß dann das Tier ebenfalls immobil wird. Man kann dann den Räuber auf den Rücken legen oder ihn frei mit dem Beutetier in die Luft halten, ohne daß er erwacht. Ob der Vorgang eine biologische Bedeutung hat, ließ sich nicht feststellen.

III. Schutzimmobilisationen.

Zwei Momente sind es, wodurch Tieren dieser Gruppe ein Schutz gewährt wird: 1. durch die Immobilisation und 2. durch die Annahme einer besonderen Gestalt. Die erstere Erscheinung tritt als Schutzwirkung besonders bei dem sog. Sichtotstellen (*Thanatose* Mangolds) in den Vordergrund. Die letztere spielt bei dem *Schreck*- und dem *Starrkrampf*reflex eine Rolle, jedoch gelegentlich auch beim Totstellreflex. Wir werden später noch zu untersuchen haben, ob sich bei den Zuständen dieser Gruppe auch physiologische Übereinstimmung findet.

1. Starrkrampf- und Eierschutzreflex der Brachyuren.

Wenn man, wie Bethe[2]) fand, einen *Carcinus maenas* über den Rücken faßt und vom Boden erhebt, so strecken sich seine Extremitäten starr nach außen und verharren vollständig bewegungslos, und zwar in solcher Muskelspannung, daß sich die Beine oft eher zerbrechen als beugen lassen, Kein Reiz vermag sie überdies zur Krümmung zu bringen. In diesem oft minutenlang dauernden

---

[1]) Hoffmann: II. zitiert auf S. 698.
[2]) Bethe, A.: Das Nervensystem von Carcinus maenas. Arch. f. mikroskop. Anat. Bd. 50, S. 460. 1897.

Zustand des Starrkrampfreflexes kann man das Tier auf den Kopf stellen oder auf den Rücken legen, ohne daß es reagiert. BETHE glaubt, daß der Reflex die Bedeutung habe, das Tier durch Vergrößerung seines Umfangs vor dem Gefressenwerden zu schützen. Bei dem Weibchen tritt auf obigen Reiz der „*Eierschutzreflex*" ein, bei dem zum Schutz der an den Abdominalbeinen befestigten Eier die Beine und Scheren über das Abdomen flektiert werden. POLIMANTI[1]) machte ähnliche Erfahrungen an einigen anderen Krabben.

2. Warnreflex der Unken und Insekten.

Dieser Reflex, der sich bei unseren beiden einheimischen Unken vorfindet, wird je nach Reizstimmung des Tieres durch Anfassen oder leichteste Berührung, ja selbst einen Lichtstrahl ausgelöst. Besonders reizempfindlich ist *Bombinator igneus* bei Trockenhaltung[2]). Während des Reflexes zeigt das Tier nach LÖHNER[3]) eine maximale Zurückbiegung des vorderen und hinteren Körperendes bei gleichzeitiger stärkster Beugung und Hebung der Extremitäten, deren Plantarflächen nach außen gekehrt werden. Infolgedessen ruht der ganze Körper auf der Bauchmitte, wobei Teile der buntgezeichneten Unterfläche hervorsehen. Fügen wir hinzu, daß bei stärkerer Bedrohung an verschiedenen Körperstellen ein schaumartiges, giftiges Sekret ausgeschieden wird, so haben wir das typische Bild einer Warn- und Verteidigungsstellung, die ja ohne Immobilisationscharakter und in anderer Form auch sonst noch bei Wirbeltieren vorkommt[4]). Der Kontraktionszustand der Muskeln hat tetanisches Gepräge. Er wird verstärkt durch weitere Reize. Eine gewaltsame Unterbrechung des maximalen Reflexes gelingt nur durch intensive Reize. Während der Dauer des Reflexes sind die Augen geschlossen, die Kehlhautatmung ist suspendiert oder stark verflacht. Die Umkehrreflexe sind — wenigstens bei gut ausgebildetem Reflex — aufgehoben. Wiederholungen des Reflexes bis zu 3 Stunden hatten auf Ablauf und Dauer keinen erkennbaren Einfluß.

Echte Warnreflexe mit Immobilisation finden sich auch bei zahlreichen Insektenlarven, besonders von Schmetterlingen und Hymenopteren. Bei Berührung, Erschütterung oder optischem Reiz der erwachsenen Larve von *Arge pagana* Panz — einem *Tenthrediniden* — wird z. B. nach LÖHNER[5]) der Hinterleib des auf Rosenblätter hausenden Tieres blitzschnell in doppelt S-förmiger Biegung nach oben geschleudert, während ausschließlich die Brustfüße das Tier am Blattrand festhalten. Ähnlich wie bei der Feuerunke kommen bei dieser Stellung, die einige Sekunden bis viele Minuten eingehalten werden kann, gewisse kontrast- und farbenreiche Zeichnungen zum Vorschein, die vielleicht bei gewissen Feinden Schreckwirkung auslösen — bei anderen *Tenthrediniden*-raupen kann die Wirkung noch durch Abscheidung von Abwehrstoffen unterstützt werden.

3. Der Totstellreflex (Thanatose Mangolds).

Die hierher gehörigen Immobilisationserscheinungen sind seit langer Zeit als das „Sichtotstellen" bekannt. Die Leichtigkeit, mit welcher diese Zustände

---

[1]) POLIMANTI, O.: Lo stato di immobilità temporanea nei crossacei Brachiuri. Zeitschr. f. allg. Physiol. Bd. 13, S. 201. 1912.
[2]) FINKLER, W.: Trockenheitsreflexe der Tieflandsunke *Bombinator igneus*. Anz. d. Akad. d. Wiss. Wien, Mathem.-naturw. Kl., S. 132. 1923.
[3]) LÖHNER, L.: Über einen eigentümlichen Reflex der Feuerunken. Pflügers Arch. f. d. ges. Physiol. Bd. 174, S. 324. 1919.
[4]) z. B. für Schlangen (siehe KINGSLEY, M.: Snakes that inflate. Journ. of Americ. Mus. New York Bd. 21).
[5]) LÖHNER, L.: Untersuchungen über den sog. Totstellreflex der Arthropoden. II. Pflügers Arch. f. d. ges. Physiol. Bd. 180, S. 250. 1920.

bei zahlreichen Arthropoden, scheinbar freiwillig auf äußere Gefahr hin, hervorgerufen werden können — wobei der auslösende Reiz gewöhnlich übersehen wird — führten zur Vorstellung einer bewußten psychischen Handlung des Tieres, das „absichtlich" Unbeweglichkeit und Körperhaltung einer Leiche annimmt, um seine Verfolger von sich fernzuhalten [1]). Nach den Anschauungen der heutigen Tierpsychologie kann es sich natürlich bei diesen Vorgängen weder um einen psychischen Akt, noch um eine „instinktiv automatisierte (organisierte) List" handeln, „die mit dem Selbsterhaltungstrieb assoziiert ist", wie es Forel[2]) heute noch deutet. Wir haben es vielmehr genau wie bei der experimentell erzeugten Immobilisation mit einer durch äußeren Reiz hervorgerufenen Reflexwirkung zu tun[3]). Leider konnte bisher die schützende Wirkung des Totstellreflexes nur aus gewissen Indizien erschlossen werden. Experimente darüber fehlen noch.

a) Fische.

Unter den Fischen gibt es nach Babák[4]) eine Anzahl Vertreter, die unter normalen Lebensbedingungen, ohne daß man sie berührt, durch einfaches „Erschrecken" immobil werden können. Dies gilt besonders für *Polycentrus Schomburgkii*, der sich hiernach sofort mit dem Kopf nach unten oder mit dem Bauch schief nach oben, oder endlich mit einer Körperseite auf den Boden eines Aquariums stellte, oder auch längere Zeit unbeweglich im Pflanzendickicht des Aquariums verharrte. Ähnliche Erfahrungen machte der Forscher mit dem *Anabantiden Trichogaster lalius* und dem *Cyprinodentiden Haplochilus chaperi*. Bei jungen *Cichliden* — *Acara pulchra* und *Cichlosoma nigrofasciatum* — beobachtete er, daß die Tiere bei Überführung in ein neues Gefäß unmittelbar mit den Köpfen nach unten zwischen die Steinchen einsanken und bis über eine Viertelstunde unbeweglich verblieben. *Mesonauta insignis* verharrte sogar bei einer ähnlichen Gelegenheit ganze Stunden mit dem Kopf nach unten mit nur geringer Kiemendeckelatmung und mit zusammengelegten Flossen immobil. Auch Babák glaubt, daß es sich hier um einen Schutzreflex handelt, da Raubtiere gewöhnlich nur fliehende Beute verfolgen. Sehr bedeutsam wäre in diesen Fällen die Tatsache, daß ein psychologisches Moment (psychischer Schock) hier den auslösenden Reiz bildet.

b) Arthropoden.

a) Totstellreflex der Phasmiden. Die Stabheuschrecken bilden eines der interessantesten Beispiele von Totstellreflex. Ihr langer stäbchenartiger Körper gleicht sowohl in Form wie Farbe einem dürren Zweig. Besonders wenn sie in der sog. „Schutzstellung" [Schleip[5])] verharren, sind sie nur schwer von ihrer Futterpflanze zu unterscheiden. Sitzt das Tier dabei, so sind die beiden letzten Beinpaare etwas gespreizt und klammern sich an die Unterlage. Hängt es mit seinen Vorderbein- oder Hinterbeinklauen an einem Pflanzenteil, so sind Vorderbeine und Mittelbeine nach vorne, die Hinterbeine nach hinten gerichtet. Nach Schleip tritt nun diese Schutzstellung bei Tag unter

---

[1]) Hamilton, John: Knowledge of death in Insects. The Canadian Entomologist Bd. 20, S. 179. 1888.

[2]) Forel, A.: Der Hypnotismus oder die Suggestion und die Psychotherapie. 12. Aufl. 1923.

[3]) Schon Darwin verwarf die *bewußte* Nachahmung des Leichenzustandes (zitiert nach Rabaud). Daß die Haltung während des Totstellreflexes gar nicht leichenähnlich ist, zeigte übrigens Reisinger für Käfer. (Reisinger, L.: Über das „Totstellen" der Käfer. Entomolog. Blätter Bd. 11, S. 43. 1915.)

[4]) Babák, E.: Zitiert auf S. 696.

[5]) Schleip, W.: Der Farbenwechsel von Dixippus morosus. Zool. Jahrb. Bd. 30, S. 45. 1911.

Einwirkung des Lichts auf. In der Nacht soll hingegen *Carausius morosus* beweglich sein und fressen. Hier tritt ab und zu die „Ruhestellung" ein, während welcher das Tier mit gespreizten Beinen dasitzt und stets geneigt ist, zur Aktivität überzugehen.

Durch einen Lichtstrahl oder Anfassen kann auch hier das Tier in Schutzstellung gebracht werden. P. Schmidt[1]) machte zum erstenmal auf den eigenartigen, an die menschliche Katalepsie erinnernden Zustand des *Carausius* aufmerksam, währenddem man dessen Beine nach Belieben verschieben (*Flexibilitas cerea*) und den Körper in die merkwürdigsten Stellungen versetzen kann. So gelingt es, das Tier auf Kopf und Vorderbeinen vertikal aufwärts stehen zu lassen oder es als „kataleptische Brücke" mit den Körperenden auf zwei Bücher zu legen, während man das freischwebende Mittelstück mit einem Gegenstand belastet. Während dieses Zustands herrscht hochgradige Analgesie, so daß man dem Tier Körperteile amputieren kann, ohne daß es aufwacht. Rabaud[2]), der außer *Carausius morosus* noch *Bacillus gallicus* studierte, hält die von Schmidt beschriebene *sitzende* Stellung am Tag ebenfalls für eine Ruhestellung, aus der das Tier durch Berührungsreiz sofort wieder aufgestört wird. Echte Immobilisation wird nach ihm erst durch Fallenlassen auf den Rücken, durch Druck auf das Metasternum oder Pressen der Basalteile der beiden Hinterbeine erzeugt. Der hängende Zustand dürfte dann ebenfalls durch plötzliche Fallerschütterung zustande kommen. Hiernach würde also auch der eigentliche Totstellreflex der Phasmiden durch mechanischen Reiz entstehen.

Übrigens kann man durch künstliche Aufrichtung des liegenden Tieres (P. Schmidt) oder durch Erwärmung auf 40° (v. Buddenbrock) einen *Carausius* aus der „Starrelage" in den „Starrestand" versetzen; möglich, daß dieser Zustand doch auch in der Natur vorkommt. — Was die kataleptischen Erscheinungen anbelangt, so sind diese nach Rabaud keineswegs vollkommen. Sehr häufig kehrt bei *Carausius* das künstlich ausgestreckte Glied schnell in die Anfangslage zurück. Den Antennen konnte Rabaud nie eine dauernde Biegung verleihen. Bei *Bacillus gallicus* liegen die Verhältnisse wieder anders. Hier ist z. B. die Geschmeidigkeit der Femoratibialmuskeln nur eine vorübergehende.

Carausius morosus ist übrigens das einzige immobilisierbare wirbellose Tier, an dem durch Stoffwechselversuche während der Immobilisation festgestellt worden ist, daß es im Bethe schen Sinn[3]) Tonusmuskeln besitzt, d. h. solche, die nicht ermüden. Der Stoffwechsel im „Starrestand" war um keine Spur größer als in der „Starrelage"[4]).

β) Totstellreflex anderer Insekten, Tausendfüßer und Spinnen. Zahlreiche Blattkäfer (aber auch Insekten anderer Gruppen) fallen bei der geringsten Erschütterung durch reflektorische Lösung der Tarsen von ihrer Futterpflanze, z. B. *Crioceris asparagi L, C. 12 punctata L, C. lilii Scop.* (s. Rabaud). Ob durch die initiale Erschütterung oder durch die des Falles Immobilität erzeugt wird, läßt sich hierbei schwer feststellen. Daß dem Tier durch sein plötzliches Verschwinden aus der Aktionssphäre des Verfolgers ein Vorteil erwachsen kann, ist klar, jedoch nicht erwiesen. Andere Formen, wie zahlreiche Rüsselkäfer (z. B. *Larinusarten, Rhinocyllus, Pissodes* usw.) bedürfen einer derberen Fallerschütterung. Es ist sehr wichtig, auf welche Körperseite das Tier fällt. Kommt es auf die Bauchseite zu liegen, so bleibt es nur kurze Zeit immobil. Fällt es auf die Seite oder den Rücken, so verharrt es mit gegen den Körper zurückgezogenen

---

[1]) Schmidt, P.: Katalepsie der Phasmiden. Biol. Zentralbl. Bd. 33, S. 193. 1913.
[2]) Rabaud: Zitiert auf S. 690.
[3]) Bethe, A.: Die Dauerverkürzung der Muskeln. Pflügers Arch. f. d. ges. Physiol. Bd. 42, S. 291. 1911.
[4]) v. Buddenbrock, W.: Über das Vorkommen von Tonusmuskeln bei Insekten. Pflügers Arch. f. d. ges. Physiol. Bd. 185, S. 1. 1920.

Anhängen längere Zeit unbeweglich. Gewisse Insekten werden schon immobil, wenn sie nur auf den Rücken zu liegen kommen. Gelegentlich findet man einmal ein solches Exemplar auch bei Formen, die für gewöhnlich nur auf experimentellem Wege immobil gemacht werden können, z. B. bei *Blatta orientalis* (R. W. Hoffmann). Bei anderen Arten, wie gewissen *Odonaten* und *Dipteren* ist dies die Regel. Legt man *Lestes viridis v. d. L.* oder *Platycnemis pennipes Pal.*, *Calypterix virgo L.* und andere behutsam, ohne den geringsten Druck, auf den Rücken, indem man die Tiere an den Vorder- oder Hinterflügelenden faßt, so werden sie sofort für kürzere oder längere Zeit (bis 20 Minuten) immobil.

Nach Rabaud bildet hier die auslösende Wirkung des Reflexes nicht ein Berührungsreiz, sondern das Gegenteil, d. h. die Beseitigung eines Berührungsreizes, nämlich desjenigen der Tarsen mit der Sitzfläche. Gibt man nun auch die immobilisationshindernde Wirkung des Tarsenkontaktes zu, so ist damit m. E. noch nicht bewiesen, daß nicht dem durch die Rückenlage hervorgerufenen Berührungsreiz eine immobilisationerzeugende Wirkung zukommt.

Interessante Verhältnisse zeigt der Totstellreflex bei gewissen Wasserwanzen. Während der auf der Wasseroberfläche lebende *Limnotrechus* nur durch stärkere mechanische Eingriffe immobilisiert werden kann (s. S. 698), genügt es nach Rabaud bei der unter dem Wasser hausenden *Nepa cinerea* oder der *Ranatra linearis* schon, daß man sie aufs Land bringt, um diese Wirkung zu erzeugen. Allerdings ist bei *Nepa cinerea* Immobilisation auch im Wasser durch Rückenlage und sternalen Druck zu erreichen. Während jedoch auf dem Land jeder weitere mechanische Reiz die Immobilisation vertieft und verlängert, ähnlich wie bei *Ranatra*, genügt im Wasser eine leichte Erschütterung, um das Tier zu aktivieren, ja ein immobilisiertes Tier, das man ins Wasser setzt, wird sofort wieder mobil. Ähnlich wie bei *Carausius* besteht bei der immobilen *Ranatra* ein katalepsieartiger Muskelzustand, während dem man dem Tier eine Stunde oder länger jede Stellung geben kann, z. B. auf der Spitze der Atemröhre und zwei Beinen balancierend. Auch hier herrscht starke Analgesie, trotzdem jedoch noch eine gewisse Reflexerregbarkeit: Die Annäherung eines Lichts z. B. beantwortet das immobilisierte Tier mit Zucken.

Als eine besondere durch die Organisation bedingte Form des Totstellreflexes muß der „Spiralreflex" (Clementi) gewisser Insektenlarven, Schmetterlingsraupen (besonders *Noktuen*), Blattwespenlarven und der *Diplopoden* betrachtet werden. Bei letzteren genügt häufig das Aufheben des Steines, unter welchem sie liegen, um sie zum Einrollen zu bringen. Indessen handelt es sich nach Rabaud immer um Fälle der Kompression gewisser Körperregionen: der Antennen, der latero-dorsalen Kopfregion und der 4 oder 5 ersten Segmente. Indem man diese verschiedenen Regionen mit einer Nadel komprimiert, veranlaßt man sofortige Einrollung bei *Schizophyllum mediterraneum, Julus albipes, Glomeris guttula*. Nach Löhner[1]), der dem Totstellreflex der *Diplopoden* eine eigene Arbeit widmete, ist bei *Julus terrestris* noch das Kneifen bis zum 10. bis 14. Segment erfolgreich. Bei *Pachyjulus* und *Lysiopetatum* können auch Lichtreize die Immobilisation auslösen. Der Reflex, der für *Pachyjulus fuscipes* normalerweise zwischen einigen Sekunden und mehr als einer halben Stunde dauert, läßt sich sofort durch Einfügung eines spitzen Gegenstandes zwischen die Spiralen oder Pressen des Hinterendes (Löhner, Rabaud) beendigen. Aus der Tatsache, daß bei gewaltsamer Öffnung der Spirale eine deutliche tonische Spannung zu fühlen ist, hält Löhner diesen Zustand im Sinne Verworns für einen tonischen Reflex.

---

[1]) Löhner, L.: Untersuchungen über den sog. Totstellreflex der Arthropoden. I. Zeitschr. f. allg. Physiol. Bd. 16, S. 373. 1914.

Als letzter Arthropodengruppe mit Totstellreflex sei hier der Spinnen gedacht. Bei zahlreichen Arten, z. B. der Gattung *Thomisus, Misumena, Epeira, Argiope, Tegenaria* und vieler anderer verursacht ein Schock oder ein Fall von 10—15 cm Höhe Immobilisation. Die Femora werden dann an den Körper, die Tibien parallel den Femora gelegt. Die Tarsen ruhen währenddessen mit ihrer Dorsalfläche auf dem Boden. In diesem Zustand kann das Tier um und umgedreht werden, ohne daß es fortläuft; hierbei zeigt sich eine Art Spasmus der Hinterbeine (RABAUD). Die hier durch mechanischen Reiz hervorgerufene Immobilisation scheint nach BRAILSFORD ROBERTSON[1]) bei der australischen Spinne *Celaenia excavata* der natürliche Zustand zu sein. Sie gleicht, wenn sie bewegungslos mit eingeschlagenen Beinen an Bäumen sitzt, etwas trockenem Vogelkot, man kann sie berühren, auf den Rücken legen und umdrehen, ohne daß sie hierdurch zur Fortbewegung veranlaßt wird.

Die Bedeutung des Totstellreflexes als Schutzanpassung ist nicht unbestritten geblieben. Schon FABRE[2]) wies darauf hin, daß keineswegs, wie man denken sollte, bei langsamen Käfern die Verbreitung des Totstellreflexes allgemeiner und seine Dauer größer sei als bei schnelleren Formen, die sich eher durch die Flucht retten können. Keine Regel ließe sich hierin nachweisen. Zu ähnlichen Schlüssen kommt auch RABAUD (9). Im Gegensatz hierzu fand allerdings SZYMANSKI[3]), daß Käfer sich um so schneller totstellen und sich „hypnotisieren" lassen, je träger sie sind. Schnell bewegliche Tiere hingegen stellen sich nicht tot und lassen sich nicht hypnotisieren. Für SZYMANSKI ist Totstellen ein Ersatz für Flucht.

Sicher scheint mir zu sein, daß dem Reflex keineswegs immer die Bedeutung eines Schutzes zukommt, zumal dann nicht, wenn er nur einen Augenblick dauert. Gelegentlich kann er sogar schädlich sein. RABAUD erwähnt ein Beispiel, wo eine von einem *Pompilus* verfolgte Spinne auf den Rücken fällt und mit an den Körper gezogenen Beinen immobil wird. Trotzdem wird sie von der Wespe gewittert und nach Verabfolgung mehrerer Stiche als Beute fortgetragen. Obgleich solche Fälle häufiger vorkommen mögen, dürfte doch die Ansicht RABAUDS, daß der Reflex einfach indifferent sei, nicht stimmen. Namentlich in Fällen, wo mit ihm deutliche schützende Anpassung an die Umgebung verbunden ist, wie bei den *Phasmiden*, zahlreichen Schmetterlings- und *Hymenopteren*raupen, die häufig nicht nur in bezug auf Farben, sondern auch auf Form von ihrer Umgebung kaum zu unterscheiden sind, oder wenn der ganze Körperbau eine ausgesprochene Anpassung an das Sichtotstellen zeigt, wie bei dem Käfer *Byrhus fasciatus* Fort (SZYMANSKI), kann der Wert des Totstellreflexes kaum geleugnet werden[4]).

Gibt es außer dem biologischen Moment der Anpassung noch andere Unterscheidungsmerkmale beim Totstellreflex? Nach MANGOLD (5, 6) können wir bei den Arthropoden dreierlei Arten der Immobilisation (Akinese) unterscheiden: Katalepsie (bei *Carausius*), Hypnose und Totstellreflex. Die Hypnose ist durch Hypotonie, der Totstellreflex durch Hypertonie der Muskulatur ausgezeichnet. Ich habe mit RABAUD die Immobilisation der Stabheuschrecken zu den Totstellreflexen gestellt, da m. E. die Katalepsie keine auszeichnende Erscheinung darstellt; denn abgesehen davon, daß sie auch bei den Stabheuschrecken nicht vollständig ist (s. S. 705) findet sie sich auch bei anderen thanatotischen Insekten, z. B. *Ranatra* (nach HOLMES). Ja für einzelne Körperabschnitte, wie besonders der Fühler, bestehen kataleptische Erscheinungen häufig, sowohl bei sonstiger Hypertonie wie Hypotonie.

Im Anschluß an diese Einteilung hat nun SZYMANSKI[5]) für den Totstellreflex gegenüber der Hypnose noch eine ganze Anzahl von Unterscheidungsmerkmalen angegeben. Sein

---

[1]) ROBERTSON, BRAILSFORD: On the "sham-death" reflex in spiders. Journ. of physiol. Bd. 31, S. 410. 1904.

[2]) FABRE, J. H.: Souvenirs entomologiques, 7. Serie, S. 27. 1900.

[3]) SZYMANSKI, J. S.: Über Umkehrreflexe bei den Käfern. Pflügers Arch. f. d. ges. Physiol. Bd. 171, S. 348.

[4]) LÖHNER: Zitiert auf S. 706.   [5]) SZYMANSKI: Zitiert auf S. 697.

Hauptargument — daß das Sich-Totstellen ein aktiver Verteidigungsreflex, die t. Hypnose ein passives Verharren in der Unbeweglichkeit sei — ist wohl nicht stichhaltig, wie auch Mangold betont, da es sich beide Male um reflektorische Vorgänge handelt, die durch äußere Reize ausgelöst werden. — Wichtiger ist eine andere Angabe: daß mechanische Reize die Hypnose bei Insekten aufheben, den Totstellreflex aber verstärken. Im Grunde genommen ist aber auch das keine Besonderheit des Totstellreflexes. Zwar kann die „hypnotisierte" *Blatta* durch einen leichten mechanischen Reiz zum Erwachen gebracht werden, aber ein noch feiner dosierter mechanischer Reiz — etwa das Betupfen mit einer Wattefaser — kann die „Hypnose" um Stunden verlängern und vertiefen [Hoffmann[1])]. Ein anderes Merkmal des Totstellreflexes, das Szymanski noch angibt — daß solche Arten meist die Beine zurückziehen und in *bestimmter Stellung* immobil werden —, erleidet nach den Ergebnissen von Rabaud, Reisinger, ihm selbst und manchem anderen so viele Modifikationen, daß es kaum ein wesentliches Moment darstellen kann. Es bleibt noch das interessanteste Argument, das von Mangold (6): Die Muskelspannung der Hypnose sei hypotonisch, die des Totstellreflexes hypertonisch. Sicher gibt es beim Totstellreflex sehr bedeutende Starrezustände. Andererseits können Fälle, wo der Totstellreflex nur eine bis wenige Sekunden dauert, nicht von „tetanischer Starre" sein. So schnell löst sich eine tiefe Starre nicht. Betrachten wir nun das Paradigma der Insektenhypnose — die der *Blatta* —, so zeigt hier die Muskulatur des Tieres keineswegs Hypotonie, wie sie nach Mangold der Flußkrebs aufweist. Ihre Fühler sind vielmehr im Zustand der Flexibilitas cerea, die Beine sind sogar starrer; ähnlich verhält sich der *Collembole Tomocerus* (Hoffmann). Andererseits ist die tetanische Starre, von der vielfach beim Totstellreflex die Rede ist, mit Sicherheit bei der Stabheuschrecke *Carausius* nicht zu finden. — Hier spricht man ja auch von Katalepsie. — Ob überhaupt echter Tetanus beim Totstellreflex vorkommt, ist nicht erwiesen. Der einzige bisher durch Stoffwechselversuche physiologisch exakt geprüfte Fall — eben jener des *Carausius* (v. Buddenbrock) — erwies sich ja als tonischer Reflex.

Ziehen wir das Fazit aus unserer Betrachtung, *so unterscheidet sich der Totstellreflex physiologisch nicht wesentlich von der Hypnose. Er stellt nur einen Immobilisationsreflex dar, der besonders leicht und schnell durch äußere, meist mechanische Reize ausgelöst wird.* Will man ihm einen besonderen Platz einräumen, so ist er ein Schutzreflex gegen das Gesehenwerden durch Feinde, da von diesen meist nur bewegte Objekte wahrgenommen werden. Es muß jedoch bemerkt werden, daß bisher in keinem einzigen Fall ein exakter Beweis für die Schutzwirkung geliefert worden ist. Wenn sie in manchen Fällen sehr glaubhaft erscheint, so ist sie wiederum in anderen durchaus zweifelhaft.

4. Immobilisation durch passiven Berührungsreiz.

Die von Hoffmann früher als „biologische Berührungshypnose" bezeichnete Erscheinung fand sich zuerst bei *Limnotrechus lacustris*[2]). Gelegentlich kriecht ein solches Tier aus dem Wasser auf feste Gegenstände. Wenn hierbei der Körper, der sonst von seinen Beinen hoch über der Gehfläche erhoben getragen wird, mit letzterer innig in Berührung kommt, so erfolgt typische Immobilisation mit charakteristischen Begleiterscheinungen, wie Hypertonie, verbunden mit einer bestimmten Stellung der Beine und Aufhebung des Lagekorrektionsvermögens. Man kann den Gegenstand umkehren, auf dem das Tier sitzt, ohne daß es wegspringt. Analgesie: man kann ihm reaktionslos Extremitäten amputieren. Aufheben der Sinnesfunktionen: auf optische oder leichte taktile Reize erfolgt z. B. keine Reaktion. Diese Art Immobilisation wird zweifellos durch die Summation feinster Berührungsreize, welche die flaumartigen Haare des Unterkörpers vermitteln, hervorgerufen. Bisher ist es nicht gelungen, experimentell diese Wirkung zu erzielen. Die im aufgerichteten Zustand äußerst scheuen und beweglichen Tiere kann man soviel man will berühren und in die Hand nehmen, sie bleiben immer mobil. Nur durch Beinerfassung und Niederhaltung in Rückenlage ist Immobilisation, jedoch mit anderen Begleiterscheinungen, zu erzielen. Eine ähnliche Wirkung gelang es, bei dem *Collembolen Tomocerus* durch Wandernlassen in Watte hervorzurufen.

Nachdem ich auf die Erscheinung der Immobilisation durch passiven Berührungsreiz aufmerksam geworden war, fand ich sie vielfach bei allerlei fliegenden Insekten, besonders

---

[1]) Hoffmann: II. zitiert auf S. 698.   [2]) Hoffmann: I. zitiert auf S. 697.

Schmetterlingen, Fliegen, *Neuropteren* mit stark behaartem Unterleib wieder. Ein schönes Beispiel bietet der Schmetterling *Dasychira pudibunda L.*, der sitzend oder im Flug äußerst empfindlich gegen Lichtreize ist. In zusammengekauerter Stellung jedoch, wobei sein haariger Leib und die parallel vorgestreckten pelzartig behaarten Vorderbeine dicht der Unterlage anhaften, zeigt er sich gänzlich reaktionslos gegen Berührungen oder optische Reize. Diese Form des Immobilisationsreflexes spielt sicher eine bedeutsame Rolle bei mimetischen Anpassungserscheinungen.

D. Schlaf und Immobilisationsreflexe.

Nicht selten wurde die „t.-Hypnose" mit dem Schlaf verglichen. In der Tat ist es häufig nicht leicht, zwischen beiden Zuständen eine Grenze zu ziehen. Allerdings gilt das Gesagte im wesentlichen für die *Arthropoden*. So besitzen die Fühler der *schlafenden Blatta* wachsartige Biegsamkeit. Man kann sie bei großer Vorsicht in eine beliebige Lage versetzen. Sie ist unempfindlich gegen nicht zu starke optische und taktile Reize, ja, es gelang mir mehrmals, ein schlafendes Tier auf den Rücken zu legen, ohne daß es erwachte. Endlich besteht Analgesie: Schnelles Abschneiden der Fühlerspitzen wird gar nicht oder nur mit einem Zucken beantwortet (HOFFMANN). Gelegentlich ist überhaupt nur sehr schwer zwischen Schlaf und Immobilisationsreflex ein Unterschied zu finden. Hierher gehört z. B. der von BRAILSFORD ROBERTSON[1]) erwähnte Fall der Spinne *Celaenia excavata* (S. 707). Eine Fülle interessanter Beispiele hat uns FIEBRIG[2]) geliefert. Häufig nehmen schlafende Insekten bestimmte Stellungen ein, die vielfach mit hypertonischen Starrezuständen verbunden sind. Am merkwürdigsten ist wohl der als *Vollstarre* bezeichnete Ruhezustand, wie er sich bei gewissen *Hymenopteren* Paraguays findet, z. B. bei *Tetrapaedien* (Bienen). Im Schlafzustand halten sich diese Tiere mit ihren Mandibeln an einem Stengel oder Halm fest, während die Beine dem Körper anliegen oder von ihm weggestreckt werden, so daß der Körper in einer freischwebenden Position gehalten wird (Vollstarre). In anderen Fällen halten sich Tiere außer mit den Mandibeln noch mit anderen Körperteilen fest (Mandibularstarre). Tiere in Vollstarre können erhebliche Erschütterungen vertragen, ehe sie erwachen. Werden sie sehr stark mechanisch gereizt, so erfolgen Abwehrreaktionen, auf die wieder Beruhigung eintreten kann. Soviel ist sicher, daß zwischen dem „Schlaf" der *Arthropoden* und der Immobilisation häufig keine klare Unterscheidung zu treffen ist. Wenn RABAUD (9) meint, daß unter allen Umständen *der* Unterschied bestehe, daß der Schlaf spontan eintrete, während die Immobilisation ein hervorgerufener Zustand sei, so ist nicht einmal das sicher: Auch das ungestörte, ruhende Tier ist dauernd Kontaktreizen ausgesetzt; daß diese aber die Immobilisation befördern, ja hervorrufen können, habe ich oben für den Fall von *Limnotrechus* gezeigt.

E. Beeinflussung des Immobilisationszustandes durch innere und äußere Einwirkungen.

Wie wir gesehen haben, verhält sich der Charakter und die Dauer des Immobilisationszustandes bei den einzelnen Tierarten sehr verschieden. Aber auch bei Vertretern derselben Spezies finden sich gelegentlich weitgehende individuelle Differenzen in allen für die Immobilisation charakteristischen Eigenschaften. Häufig ergibt sich auch eine gewisse Abhängigkeit der Immobilisationszustände von inneren Faktoren wie Alter, Reife, Geschlecht, Disposition. Endlich spielen auch äußere Faktoren eine Rolle. Wir haben bereits bei *Arthropoden* gesehen, daß mechanische Reize während der Immobilisation letztere verlängern und vertiefen können. Ein anderer beeinflussender Faktor bildet die Temperatur. Ganz allgemein verlängert Kältewirkung bei *Arthropoden* die Immobilisationsdauer[3]). Nach CROZIER und FEDERIGHI[4]) hängt der Maximalwert der Immobili-

---

[1]) ROBERTSON, BRAILSFORD: Zitiert auf S. 707.

[2]) FIEBRIG, KARL: Schlafende Insekten. Jenaische Zeitschr. f. Naturwiss. Bd. 48, S. 315. 1912.

[3]) Siehe FABRE: Zitiert auf S. 707; LÖHNER: Zitiert auf S. 706; HOFFMANN, R. W.: I zitiert auf S. 697.

[4]) CROZIER, W. J. und H. FEDERIGHI: On the character of central nervous processes. Proc. of the soc. f. exp. biol. a. med. Bd. 21, S. 56. 1923; zitiert nach KÖCHLERS Ref. in Ber. f. d. ges. Physiol. Bd. 25, H. 1/2. 1924.

sationsdauer der Assel *Cylisticus convexus*, außer von einer gewissen Summe periodischer Reize, von der Temperatur ab. Bei 6° beträgt die Inaktivitätsperiode 270 Sekunden, bei 23° nur 23 Sekunden. Nimmt man die Temperaturen als Abszissen an, so liegen die Maxima zwischen 5 und 16° auf einer einfachen, zwischen 16—30° auf einer weniger steilen Exponentialkurve. Die weitgehenden, hier nicht erwähnten Folgerungen, welche die Verfasser aus ihren Experimenten ziehen, sind wohl in Anbetracht der außerordentlichen Variationsbreite der Erscheinungen (siehe das Folgende) sehr zweifelhaft, doch mag es richtig sein, daß es sich bei der Abhängigkeit von der Temperatur um zentrale Vorgänge und nicht nur um die allgemeine Beschleunigung des Gesamtstoffwechsels in der Wärme handelt.

Einen nicht zu leugnenden Einfluß auf die Dauer der Immobilisation übt häufig die Wiederholung aus. Nur ist das Resultat hier unter Umständen ein sehr verschiedenes. Werden die Wasserwanze *Ranatra linearis*[1]), die Käfer *Scarites buparius*[2]), *Silpha, Blaps, Coccinella*[3]), die Spinne *Epeira producta*[4]) immer wieder von neuem durch mechanischen Reiz immobilisiert, so kann zunächst die Immobilisationsdauer wachsen; allmählich wird sie jedoch immer geringer, bis das Tier schließlich ganz refraktär wird. Selbst zeitlich weit voneinander getrennte Immobilisationen (1—2 Experimente an jedem Tag) können noch aufeinander wirken, wie Reisinger für die Käfer *Silpha atrata* und *Blaps*, Mangold[5]) und Szymanski[6]) für das Haushuhn nachweisen konnten. Auch dann wurden die Tiere allmählich refraktär. Diesen Befunden stehen wieder andere gegenüber, die ein weniger schematisches Resultat — zum Teil sogar ihr Gegenteil — ergaben: So fand ich für *Blatta*, bei sehr ausgedehnten Versuchen, folgende 3 Möglichkeiten: 1. Die einzelnen Immobilisationszeiten bleiben sich gleich. 2. Sie werden immer kürzer bis zur Refraktibilität. 3. Sie werden immer länger. Rabaud (9), der diesen Fragen ein eigenes Kapitel weiht, kommt für *Arthropoden* zu denselben Schlüssen. Auch für Säugetiere existieren solche Versuche: Nach Szymanski tritt bei Kaninchen durch Wiederholung der Immobilisation eine Verlängerung ihrer Dauer ein.

F. Die Rolle der nervösen Zentralorgane bei der Immobilisation.

Schon die älteren Forscher suchten sich über die Rolle, welche das Zentralnervensystem bei der Immobilisation spielt, durch Exstirpationsversuche an ihm klar zu werden. Wie bisher für den Frosch [Heubel[7]), Danilewsky[8])], die Unke [Löhner[9])], das Haushuhn [Verworn (8)] sowie das Kaninchen [Szymanski[10])] festgestellt worden ist, lassen sich entgroßhirnte Exemplare dieser Tierformen noch auf die gewöhnliche Weise immobilisieren, ja die Dauer des Zustands soll sogar nach Danilewsky für den Frosch, nach Verworn für das Huhn länger währen als im normalen Fall. Schon Verworn (8) machte jedoch darauf aufmerksam, daß es trotzdem nicht unbedenklich ist, diese Experimente vorbehaltlos

---

[1]) Holmes, S. J.: Death-feigning in Ranatra. Journ. of comp. neurol. Bd. 16, S. 200. 1906.

[2]) Fabre: Zitiert auf S. 707.

[3]) Reisinger: Über das Totstellen der Käfer. Entomolog. Blätter. Jahrg. 11. S. 43. 1915.

[4]) Robertson, F. B.: Zitiert auf S. 707.

[5]) Mangold: Zur t. Hypnose. Dtsch. med. Wochenschr. 1910.

[6]) Szymanski: Über künstliche Modifikationen des sog. hypnotischen Zustandes bei Tieren. Pflügers Arch. f. d. ges. Physiol. Bd. 149, S. 111. 1912.

[7]) Heubel, E.: Über die Abhängigkeit des wachen Gehirnzustandes von äußeren Erregungen. Pflügers Arch. f. d. ges. Physiol. Bd. 14, S. 158. 1877.

[8]) Danilewsky: Zitiert auf S. 695 u. 697.   [9]) Löhner: Zitiert auf S. 703.

[10]) Szymanski: Zitiert auf S. 697.

miteinander zu vergleichen, da z. B. das Großhirn der *Amphibien* gegenüber dem der höheren Wirbeltieren sehr primitiv beschaffen ist.

Ganz übereinstimmend sind die Resultate aber auch bei nah verwandten Formen nicht. Während z. B. nach dieser Operation beim Frosch der ganze Erscheinungskomplex der Immobilisation voll erhalten bleibt, ist nach LÖHNER bei der verwandten Feuerunke der Warnreflex zunächst unvollständig und meist recht kurz dauernd; vor allem fällt auch die relative Atonie auf. Erst nach 3 Wochen stellt sich der normale Reflex wieder ein. Aber man kann bei *Amphibien* noch weiter gehen im Abtragen von Gehirnteilen, ohne den Immobilisationsreflex völlig zu vernichten: Auch nach Entfernung des Cerebellum und des verlängerten Markes gelang es HEUBEL, bei Fröschen am Tag nach der Operation bei Fixierung in Rückenlage noch Immobilisationen bis zu $1^1/_2$ Stunden zu erzielen. Die Frage, ob zur Erzeugung des Immobilisationsreflexes beim Frosch schon das Rückenmark genüge, verneint MANGOLD (5, 6) schon aus logischen Gründen, da der Umkehrreflex, dessen Hemmung zum Symptomkomplex der Immobilisation gehört, seinen Sitz in der Medulla oblongata hat, wie er auch neuerdings mit ECKSTEIN in seinen Versuchen über die Reflexerregbarkeit des Frosches während der Immobilisation feststellen konnte[1]). Ist dies richtig, dann liegen die Verhältnisse bei Fröschen anders als bei Unken. Wie nämlich LÖHNER berichtet, gelingt hier nicht nur das HEUBELsche Experiment, man kann sogar durch Dekapitation die Oblongata entfernen, ohne daß der Warnreflex aufgehoben wird, ja mehr noch, nach Durchtrennung des Rückenmarks, hinter dem Schultergürtel zeigen sich beide hierdurch entstandene Körperhälften in typischer Weise reflexerregbar. Man darf hieraus wohl mit LÖHNER schließen, daß für die wahrnehmbaren Symptome des Unkenreflexes die Rückenmarkszentren allein ausreichen. Aus gewissen Anzeichen folgert er jedoch, daß bei der Immobilisation intakter *Anuren* auch andere Gehirnteile, zum mindesten von Mittelhirn an, eine Rolle spielen.

Noch weniger klar, als bei den Wirbeltieren liegen die Verhältnisse bei den Wirbellosen. Dekapitiert man die Stabheuschrecke *Carausius morosus*[2]), so wird der mehrere Tage überlebende Rumpf zu einem sehr empfindlichen reflektorischen Apparat, der niemals wieder immobilisiert werden kann. Legt man den Schnitt durch die Vorderhälfte des Mesothorax, so bleibt nur das Vorderteil immobilisierbar. Das entgegengesetzte Verhalten zeigen nach RABAUD zahlreiche Käfer, wie *Chrysomela cerealis, Crioceris litii* oder Schmetterlinge, wie *Callimorpha hera, Spilosoma menthastri* usw., die sich dekapitiert ebenso immobilisieren lassen wie unverletzt, ja es gibt sogar Schmetterlinge (*Colia sedusa* F. u. *C. hyale* L.), die nach der Dekapitation leichter immobilisierbar sind als vor ihr. Zwischen beiden Extremen bestehen nun alle nur denkbaren Übergänge. Hier möge nur noch ein Beispiel folgen. Dekapitiert man die Wasserwanze *Ranatra linearis*, wodurch allein das Supraösophagealganglion entfernt wird, so bleibt der Rumpf noch tagelang am Leben und erlangt eine außerordentliche Lebendigkeit. Anfangs so gut wie refraktär gegen Immobilisierungsreize wird er nach 2 Tagen für Minuten wieder mobilisierbar[3]), wenn auch nie mehr derart wie im Leben. Schneidet man die *Ranatra* zwischen dem ersten und zweiten Thorakalganglion in 2 Stücke, so lassen sich beide Teile getrennt voneinander zur Immobilisation bringen. Wir sehen also, daß der Sitz des Immobilisationsreflexes keineswegs bei *Ranatra* in den Supraösophagealganglien allein ruht, daß aber dieselben einen gewissen Einfluß auf die Immobilisationsfähigkeit des Tieres

---

[1]) MANGOLD und ECKSTEIN: Die Reflexerregbarkeit in der tierischen Hypnose. Pflügers Arch. f. d. ges. Physiol. Bd. 177, S. 1. 1919.

[2]) SCHMIDT, P.: Zitiert auf S. 705.

[3]) HOLMES: Zitiert auf S. 710.

ausüben müssen. Ähnliche Erfahrungen wurden auch bei Krebsen (Mangold, Polimanti) und Spinnen (Robertson) gemacht. Andererseits hat aber nun Rabaud für zahlreiche Insekten festgestellt, daß auch von anderen Ganglien der Immobilisationszustand eines Tieres beeinflußt werden kann. Verletzt man z. B. durch Einstich mit einer feinen Nadel ganz oberflächlich eines der beiden Mesothorakalganglien des *Staphyliniden Ocypus* oleus O. F. M., so wird das sonst sehr schwer zu stillende Tier mit einemmal leicht und vollständig immobilisierbar. Mit Recht schließt Rabaud aus solchen Experimenten, daß die Immobilisationsphänomene *nicht* von einem einzigen Ganglion abhängen können: alle beeinflussen mehr oder weniger das ganze Individuum. Ein jedes übe zweifellos eine lokale Aktion aus, die autonom scheine, aber sich nichtsdestoweniger über alle anderen verbreite, wie sie umgekehrt wieder von diesen abhänge.

G. Die verschiedenen Auffassungen der Immobilisation.

Wenn Schwenter die Immobilisation auf die Furcht, Kircher sie auf die Einbildung[1]), Preyer sie auf die Schreckwirkung zurückführte, und wenn weiterhin eine große Anzahl älterer und jüngerer Forscher das „Sichtotstellen" als einen Willens- und Bewußtseinsakt betrachteten, so haben wir hier als Erklärungsprinzip ein psychologisches Moment, dem die neuere Forschung schon aus tierpsychologischen Gründen — zum mindesten für die niederen Tierformen — nicht zustimmen konnte. Höchstens in einzelnen Fällen könnte die Preyersche Lehre heute noch eine Bedeutung gewinnen. Noch weniger Anhänger fand die Heubelsche Auffassung der Immobilisation als Schlafzustand. Wie beim normalen Schlaf solle die Immobilisation im wesentlichen durch Ausschalten äußerer Sinnesreize eintreten. Wie dort erfolge Lidschluß, Abnahme der Respiration und Herztätigkeit, Muskelerschlaffung sowie Verminderung der Reflexerregbarkeit. An dieser aus dem Verhalten des immobilisierten Frosches gewonnenen Deutung ist natürlich etwas Richtiges. Auch Mangold (4) spricht von einem schlafähnlichen Zustand der t.-Hypnose und ich selbst habe für niedere Tiere gezeigt, wie hier für Schlaf und Immobilisation die Grenze fließend ist. Trotzdem ist, namentlich für höhere Tiere, der Schlaf etwas von der Immobilisation Verschiedenes. Ganz abgesehen von anderen Differenzen physiologischer Art, ist zum mindesten darin eine Verschiedenheit zu finden, *daß die Immobilisation nicht bei Ausschaltung, sondern bei Zuführung äußerer Reize entsteht.*

Weit mehr Anhänger als die vorerwähnten Theorien fand die Verwornsche Lehre, daß die „t.-Hypnose" ein tonisch gewordener Lagereflex sei, der durch Versetzung des Versuchstieres in abnorme Lage und Unterdrückung der Abwehrbewegungen hervorgerufen werde. Wir haben bereits gesehen, daß diese Auffassung einer Korrektur und Verallgemeinerung bedarf. Mit Mangold, der dies zuerst erkannte, dürfen wir heute die t.-Hypnose, oder genereller ausgedrückt, die Immobilisation — auffassen, *als eine reflektorisch hervorgerufene tonische Hemmung der Ortsbewegung und Lagekorrektion, wobei zugleich charakteristische Veränderungen des Muskeltonus, der Sinnesfunktionen und der Reflexerregbarkeit auftreten können.*

Mit dieser Anschauung sucht nun Mangold[2]) (5) zugleich die schon von den älteren Forschern Czermak[3]) und Danilewsky[4]) ausgesprochene Theorie

---

[1]) Das immobilisierte Huhn hält den Kreidestrich (so meint Kircher) für den Bindfaden, mit dem es früher gebunden wurde.

[2]) Mangold, E.: Die tierische Hypnose im Vergleich zur menschlichen. Zeitschr. f. Psychotherapie u. med. Psychol. Bd. 6, S. 268. 1916.

[3]) Czermak 1872: Zitiert auf S. 691.   [4]) Danilewsky: Zitiert auf S. 695.

zu vereinigen, daß die t.-Hypnose eine *echte* Hypnose sei. Hierbei denkt MANGOLD in neuerer Zeit zunächst an die sowohl bei Wirbeltieren wie bei Wirbellosen vorkommenden Immobilisationen mit hypotonischem Muskeltonus. Insofern gibt er jedoch der menschlichen Hypnose eine Sonderstellung, als diese nicht wie die Tierhypnose durch physikalische Reize[1]), sondern durch die psychologische Wirkung der Suggestion ausgelöst wird und in ihr ein auf der Suggestibilität beruhendes Rapportverhältnis zum Experimentator auftritt[2]).

Hierzu sei noch ein letztes Wort gestattet: Wenn auch bisher noch keine Hypnosen durch Suggestionswirkung beim Tier beobachtet worden sind, so scheinen doch bei gewissen Immobilisationen psychologische Momente eine Rolle zu spielen. Dies würde z. B., sofern die Deutung richtig ist, für die BABÁKschen Fälle von psychischem Schock bei Fischen der Fall sein. Andererseits existieren mehrfache Angaben von Immobilisationen bei Säugetieren durch Fixieren und leichtes Streicheln, z. B. der von dem Psychologen CLAPARÈDE angeführte Fall von „Hypnose" mit Katalepsie bei einem weiblichen undressierten Affen. Von einer Immobilisation durch mechanische Einwirkung allein kann hier m. E. keine Rede sein; dazu wäre der örtlich begrenzte Reiz des Streichelns zu geringfügig. Andererseits ist die Suggestibilität bei Säugern doch anerkannt. Auf ihr beruht ja, wie STOLL[3]) treffend bemerkt, ein gut Teil aller Dressurakte. Man kann z. B. Hunde gegen imaginäre Feinde hetzen, die sie dann mit zornigem Bellen verfolgen. Auch Autosuggestionen kommen bei Tieren vor (siehe die Beispiele STOLLS). Sie können ihrerseits wiederum durch Heterosuggestionen beeinflußt werden. Berücksichtigt man dies alles, sowie auch die durch die KÖHLERschen Forschungen erwiesene hohe psychische Begabung der Anthropoiden, so liegt doch die Möglichkeit nicht ganz abseits, daß wenigstens bei letzteren Tieren eine Suggestionshypnose mit Rapportverhältnis zu erzeugen wäre.

H. Immobiloide Zustände bei Metazoen und Protozoen.

Trotzdem unsere Kenntnis von dem Vorkommen der Immobilisation bei den mehrzelligen Tieren noch sehr lückenhaft ist, dürfen wir doch annehmen, daß sie eine allgemeine Eigenschaft der tierischen Organismen darstellt. Vielerlei Inaktivitätszustände, namentlich von Organismen des taktilen Typus, haben immobiloides Gepräge, so auch manches, was unter der Flagge des Stereotropismus segelt. Auch unter den als Winterschlaf, Trockenstarre u. dgl. für Wirbeltiere und Wirbellose zusammengefaßten Dauerzuständen mögen immobiloide Zustände vorkommen. FOREL[4]) und SCHMIDT[5]) denken hierbei sogar an den Winterschlaf gewisser Säuger.

Bei der allgemeinen Verbreitung solcher Zustände kann man sich deshalb die Frage vorlegen, ob nicht auch schon bei *Protozoen* Ansätze zu Immobilisationen zu finden sind. MANGOLD (6) glaubt sie in Erscheinungen zu sehen, die er unter dem Begriff der Reaktionsakinese zusammenfaßt. Es handelt sich um Inaktivitätszustände, die durch äußere Reize ausgelöst werden. Man kann auch hier mit einem gewissen Vorbehalt von Reflexen sprechen, wie es JENNINGS[6]) und andere getan haben, obgleich reizleitende Bahnen bei *Protozoen* noch nicht existieren, oder wenigstens sehr problematisch sind, ein Reflexzentrum aber auf alle Fälle fehlt. Der Ähnlichkeitspunkt bleibt hier mehr oder minder die Bewegungshemmung. Eine solche ist nun wohl für alle größeren Protozoengruppen bei plötzlichen Reizen bekannt. Fast alle Reizqualitäten kommen hierbei in Betracht: optische, chemische,

---

[1]) A. MOLL sagt in seinem Werk „Der Hypnotismus", Fischer-Berlin, 5. Aufl., 1924, daß er keinen sicher verbürgten Fall kenne, „wo ein Sinnenreiz die Hypnose herbeigeführt hätte, lediglich durch eine psychologische Wirkung".

[2]) Nach EHRHARDTS (zitiert auf S. 694) kurzer Mitteilung gibt es beim Tier zwar keine „Suggestionshypnose über die psychischen Gehirnzentren", wohl aber eine „echte Hypnose" ohne Zwang mit den bei der menschlichen Hypnose üblichen Hilfen über die sensoriellen und motorischen Rindenzentren. Hiervon unterscheidet sich die Akinese, die in der Regel über den reinen Rückenmarksweg erfolgt. Über die Immobilisation der Evertebrata wird nichts gesagt.

[3]) STOLL, O.: Suggestion und Hypnotismus in der Völkerpsychologie. 3. Aufl. 1921.

[4]) FOREL, A.: Zitiert auf S. 704.

[5]) SCHMIDT, P.: Zitiert auf S. 705.

[6]) JENNINGS, H. S.: Das Verhalten der niederen Organismen. Übers. Leipzig 1910.

thermische, elektrische, mechanische Reize. Amöboide Formen ziehen auf Reiz plötzlich ihre Pseudopodien ein und kugeln sich ab. Bei *Foraminiferen* und *Heliozoen* kann hierauf, wie auf einen Schlag, die Körnchenströmung sistieren. Ebenso können *Flagellaten* momentan die Flagellenbewegung einstellen. Interessant ist auch das Verhalten gewisser *Ciliaten*. Hier erzeugt Berührung mit festen Medien entweder Fluchtreaktion oder — je nach Reizstimmung — Inhibierung der Cilienbewegung. Diese als *Thigmotxis* bezeichnete Erscheinung erinnert lebhaft an die Immobilisation durch passiven Berührungsreiz (s. S. 19).

So hat es denn schon heute den Anschein, als wenn die reflektorische Immobilisationen nicht auf einzelne höhere Tiergruppen beschränkt seien, sondern sich durch die ganze tierische Organismenwelt in ununterbrochener Kette hindurchziehen, ein Grund mehr, dieser Erscheinung, die noch so wenig erforscht ist, und die sicher nicht bedeutungslos ist, erhöhte Aufmerksamkeit zuzuwenden.

Das Altern und Sterben.

Altern und Sterben bei Tieren und Pflanzen.

Von

E. KORSCHELT
Marburg a. L.

Zusammenfassende Darstellungen.

Eingehende Literaturnachweise finden sich in den Zusammenstellungen von LIPSCHÜTZ, KORSCHELT, RÖSSLE und anderen der genannten umfangreicheren Darstellungen.

BELAR, K.: Über Altern, Tod und Verjüngung. Der Naturforscher. Bd. 1. 1924. — BÜTSCHLI, O.: Gedanken über Leben und Tod. Zool. Anz. Bd. 5. 1882. — CHILD, C. M.: Senescence and rejuvenescence. Chicago 1915. — DEMANGE, E.: Das Greisenalter. Klin. Vorlesungen. Leipzig 1887. — DOFLEIN, F.: Das Problem des Todes und der Unsterblichkeit bei Pflanzen und Tieren. Jena 1919. — DÜRKEN, B.: Leben und Tod, Altern und Verjüngung. Hochland Bd. 18. 1921. — ECKSTEIN, K.: Die Lebensdauer der Tiere und Pflanzen in v. LINDHEIMS Saluti senectutis. Leipzig u. Wien 1909. — EWALD, C. A.: Über Altern und Sterben. Wien und Leipzig 1913. — GOETTE, A.: Über den Ursprung des Todes. Hamburg und Leipzig 1883. — HANSEMANN, D. v.: Deszendenz und Pathologie. Berlin 1909. — HARMS, W.: Experimentelle Untersuchungen über die innere Sekretion der Keimdrüsen. Jena 1914. — HARMS, W.: Keimdrüsen und Alterszustand. Fortsch. Naturwiss. Forschung Bd. 11. 1922. — HARTMANN, M.: Tod und Fortpflanzung. München 1906. — HERTWIG, R.: Über die Ursache des Todes. Allg. Zeitung 1906. — HILDEBRAND, F.: Die Lebensdauer und Vegetationsweise der Pflanzen. Botan. Jahrb. Bd. 2. 1882. — HOCHE, A.: Vom Sterben. Jena 1919. — JANET, CH.: Considérations sur l'être vivant. I und II. Individu, Sexualité, Parthénogénèse et la mort. Beauvais 1920 und 1921. — JORES, L.: Wann ist ein Lebewesen tot? Umschau Bd. 14. 1910. — KORSCHELT, E.: Lebensdauer, Altern und Tod. 3. Aufl. Jena 1924. — KRAUS, F.: Über Tod und Sterben. Akad. Rede. Berlin 1911. — KUCZYNSKI, H.: Von den körperlichen Veränderungen beim höchsten Alter. Krankheitsforschung. Bd. 1, Leipzig 1925. — KÜSTER, E.: Botaniche Betrachtungen über Alter und Tod. Abh. f. theoret. Biol. Bd. 10. 1921. — LEGRAND: La longévité à travers les âges. Paris 1911. — LIPSCHÜTZ, A.: Allgemeine Physiologie des Todes. Braunschweig 1915. — LÖB, J.: Vorlesungen über die Dynamik der Lebenserscheinungen. Leipzig 1906. — LORAND, A.: Das Altern, seine Ursachen und seine Behandlung. 4. Aufl. Leipzig 1911. — METALNIKOV, S.: Immortalité et rejeunissement dans la biologie moderne. Bibl. Philos. Sc. Paris 1924. — METSCHNIKOFF, E.: Studien über die Natur des Menschen. Leipzig 1904. — METSCHNIKOFF, E.: Beiträge zu einer optimistischen Weltauffassung. München 1908. — MINOT, C.: The problem of age, growth and death. London 1908. — MINOT, C.: Moderne Probleme der Biologie. Jena 1913. — MORGULIS, S.: Biologie des Hungers. Berlin 1923. — MÜHLMANN, M.: Über die Ursache des Alterns. Wiesbaden 1900. — MÜHLMANN, M.: Das Altern und der physiologische Tod. Jena 1910. (Andere Arbeiten desselben Verfassers über Altersveränderungen, Alterspigment usw. bei KORSCHELT, 1924.) — MÜHLMANN, M.: Meine Theorie des Alterns und des Todes. Virchows Arch. f. pathol. Anat. u. Physiol. Bd. 253. 1924. — MÜHLMANN, M.: Der Tod als normale Wachstumserscheinungen. Zeitschr. f. Konstitutionslehre. Bd. 11. 1925. — MÜLLER, F.: Über das Altern. Samml. klin. Vorträge Nr. 719. 1915. — NAUNYN, B.: Das Wesen des Alterns. Allg. Pathol. u. Therap., Lehrb. d. Greisenkrankh. Stuttgart 1909. — NOTHNAGEL, H.: Das Sterben. 3. Aufl. Wien 1910. — PFLÜGER, E. F. W.: Über die Kunst der Verlängerung des menschlichen Lebens. Bonn 1890. — PÜTTER, A.: Die Chronologie des Zellentodes. Naturwissenschaften Bd. 2. 1914. — PÜTTER, A.: Der Nachweis der Verjüngung. Naturwissenschaften Bd. 8. 1920. — PÜTTER, A.: Lebensdauer und Alternsfaktor. Zeitschr. f. allg.

Physiol. Bd. 19. 1921. (Weitere Arbeiten desselben Verfassers bei Korschelt, 1924.) — Ribbert, H.: Der Tod aus Altersschwäche. Bonn 1908. — Rössle, R.: Wachstum und Altern. Ergebn. d. allg. Pathol. u. pathol. Anat. Bd. 18 u. 20. 1917 u. 1923. — Rubner, M.: Das Problem der Lebensdauer usw. München u. Berlin 1908. — Rubner, M.: Kraft und Stoff im Haushalt der Natur. Leipzig 1909. — Schleip, W.: Lebenslauf, Alter und Tod. Kultur der Gegenwart. Allg. Biol. 3, IV, Bd. 1. 1915. — Stieve, H.: Altern und Fortpflanzung. Japanisch-Deutsche Zeitschr. f. Wissensch. u. Technik. Bd. 1. 1923. — Strasburger, E.: Die Dauer des Lebens. Dtsch. Rundschau Bd. 97 u. 98. 1898 u. 1899. — Tangl, F.: Energie, Leben und Tod. Berlin 1914. — Weber, F.: Der natürliche Tod der Pflanzen. Naturwiss. Wochenschr. Bd. 18. 1919. — Weber, H.: On means for the prolongation of life. 4. Aufl. London 1914 (2. Aufl. deutsch Leipzig 1906). — Weismann, A.: Über die Dauer des Lebens. Jena 1882. — Weismann, A.: Über Leben und Tod. Jena 1892.

Nach den verschiedensten Richtungen setzt sich das Leben fort; auch scheint es unendlich zu sein, denn in nie aufhörender Folge und unerschöpflicher Fülle bevölkern Organismen jeder Art seit undenklichen Zeiten die Erde. Insofern spricht man wohl von einer Unsterblichkeit des Lebendigen, aber sie kann nur das Leben als solches, niemals jedoch die einzelnen Formen betreffen, unter denen es auftritt. Im Gegenteil gehört es zum Wesen des Lebens der Organismen, daß es in einem gewissen Umfang begrenzt ist und daß jedes Individuum, sei es pflanzlicher oder tierischer Natur, früher oder später dem Tode verfällt. Diesem kann mehr oder weniger deutlich wahrnehmbar eine allmähliche Abnahme der Leistungsfähigkeit und im engen Zusammenhang damit eine als Verschlechterung erscheinende, mit der Zeit zunehmende Veränderung der morphologischen Bestandteile des Körpers vorausgehen, welche Erscheinungen als Altern des Menschen, wie der Tiere und Pflanzen allgemein bekannt sind.

1. Der natürliche Tod.

Der unter natürlichen Bedingungen lebende Organismus ist allen möglichen Schädlichkeiten ausgesetzt, wie elementaren Ereignissen, ungünstigen Witterungseinflüssen, Krankheiten, Unfällen, irgendwelchen Feinden, pflanzlichen oder tierischen Parasiten usw., die seinen Tod herbeiführen können, aber auch wenn diese künstlich ferngehalten werden, befindet sich der Organismus unter Bedingungen, die schädigend auf ihn einwirken, eben weil sie keine natürlichen sind. Die allermeisten Organismen fallen sicher derartigen Schädlichkeiten zum Opfer, nehmen wir aber an, manche von ihnen blieben davon befreit, so würden sie schließlich doch zugrunde gehen, d. h. eines natürlichen, sog. physiologischen Todes, sterben. Offenbar ist dieser auch beim Menschen selten und jene Zufälligkeiten überwiegen, aber auch kräftige, durchaus gesunde Personen gehen in ihrem 7., 8. oder spätestens 9. Jahrzehnt jenem allmählichen Verfall der körperlichen und geistigen Kräfte entgegen, der mit dem Tod endet.

Von den uns nahestehenden Haussäugetieren ist uns ähnliches bekannt, soweit sie nicht vor ihrem natürlichen Ende getötet werden. Zwölfjährige Hunde zeigen bereits Anzeichen von Altersschwäche, die sich bis zum 15. Jahr steigern. Die frühere Lebendigkeit und Frische geht zurück, die Sinnesorgane erscheinen abgestumpft, die Gliedmaßen werden steif, die Zähne sind locker und fallen aus, so daß die Ernährung leidet; das Fell wird struppig und was derartiger Alterserscheinungen mehr sind. Die Leistungen des Körpers werden immer weiter herabgesetzt bis sie auf ein Minimum hinuntersinken; das Tier gerät in einen ziemlich bewegungs- und teilnahmslosen, am Ende schlafähnlichen Zustand, bis es gänzlich entkräftet dem „natürlichen Tode" verfällt. Das sind Erscheinungen, wie sie der Mensch ebenfalls im hohen Alter zeigt, nur daß sie bei ihm durch das unter Umständen schon recht frühzeitige Nachlassen der geistigen

Fähigkeiten noch deutlicher hervortreten. Ähnliches, d. h. ein Zurückgehen der Lebensäußerungen und in Verbindung damit eine Herabminderung der körperlichen Beschaffenheit bis zum Erlöschen der Lebensfähigkeit, ist auch bei anderen Organismen zu beobachten, die von den zunächst als Beispiel gewählten in ihrer ganzen Organisation außerordentlich verschieden sind.

Beobachten wir daraufhin die durch ihre energischen Lebensäußerungen hierfür besonders geeigneten Insekten, die im allgemeinen nur eine verhältnismäßig geringe Lebensdauer von einigen Monaten, Wochen oder gar nur Tagen haben, seltener aber über 1 Jahr oder mehrere Jahre im ausgebildeten Zustand leben, so sehen ·wir z. B. bei einem der größeren Käfer (Laufkäfer, Schwimmkäfer), wie mit zunehmendem Alter am Körper anfangs geringere, mit der Zeit sich steigernde Schädigungen bemerkbar werden, die in Schab- und Bruchstellen, Abstoßen von Haaren, Abbrechen von Gliedern und schließlich ganzer Gliedmaßen bestehen, so daß ein solches altes Tier einen recht mitgenommenen Eindruck erweckt und in seinen Lebensverrichtungen sehr behindert ist. Dies betrifft besonders den Nahrungserwerb, aber auch die Möglichkeit, sich zu schützen, denn das Tier ist in seinen Bewegungen sichtlich langsamer geworden, und wie dadurch die Jagd erschwert wird, so auch die Flucht vor den Feinden.

Die in ihren Bewegungen gehinderten alten Tiere halten sich naturgemäß mehr zurück, entschließen sich nur schwer, den einmal eingenommenen Standpunkt zu verlassen und erlahmen allmählich so gut wie gänzlich; nur noch auf Anstoßen bewegen sie sich schließlich von ihrem Platz, um am Ende liegen zu bleiben und die Gliedmaßen nur noch zu bewegen, wenn sie gereizt werden. So gehen sie dem Tode entgegen. Gewiß ist es schwer zu entscheiden und im einzelnen Fall mit Sicherheit nur durch die eigens darauf gerichtete, aber kaum durchzuführende Untersuchung festzustellen, inwiefern ein wirklicher Alterstod vorliegt oder andere (äußere oder innere) Ursachen zum Herbeiführen des Todes mitgewirkt haben. Das wird ebenso sein wie beim Menschen, nur daß uns bei ihm mit der längeren Erfahrung eine bessere Kenntnis seiner Organisation und Lebensbedingungen, wie der darauf einwirkenden Ursachen zur Verfügung steht. Aber selbst beim Menschen ist die Entscheidung darüber nicht ganz leicht, ob es sich im einzelnen Fall wirklich um einen eigentlichen Alterstod und nicht wie zumeist um ihn befördernde, unter Umständen nicht leicht festzustellende innere Ursachen krankhafter Natur oder um die Folgen äußerer Einwirkungen handelt.

Auch die Pflanzen sind dem natürlichen Tod unterworfen. Wenn auch vielen Pflanzen die Eigentümlichkeit zukommt, aus indifferenten Anlagen fortdauernd neue Teile hervorbringen und dadurch ein erstaunlich langes Leben erreichen zu können, so ist dieses anderen Pflanzen doch nur kurz gesteckt. Es sei an die einjährigen oder noch kürzer, nur einen Teil des Sommers lebenden Gewächse erinnert. Wenn deren Zeit abgelaufen ist, und zwar bei nicht wenigen noch vor Eintritt der kalten Zeit und ungünstigen Witterung, beginnt ihr Assimilations- und Stoffwechselapparat zu versagen. Der Ernährungszustand der Pflanze leidet; die lebhaft grüne Farbe wird blässer, die Pflanze erbleicht und wird schließlich gelb, wie wir es von unseren Gräsern, Getreidearten, Bohnen, Erbsen und vielen anderen Pflanzen kennen. In Verbindung mit diesen inneren Veränderungen leiden auch andere Strukturen, besonders die Festigungsvorrichtungen, so daß Teile des Körpers sich lockern und zusammensinken, wodurch die Pflanze ihre vorherige aufrechte Haltung verliert, den Angriffen von Wind und Wetter nicht mehr gewachsen ist und zu Boden sinkt. Durch alle diese und andere Veränderungen wird der natürliche Tod der Pflanze herbeigeführt. Bei solchen

Pflanzen, die besser gefestigt und widerstandsfähiger sind, wie die Sträucher und Bäume, dauert dies länger, aber auch die Baumriesen sind vor dem endlichen Altern nicht geschützt. Alte Obstbäume können schließlich durch Beschneiden nicht mehr aufgefrischt werden; anfangs kleinere, dann größere Äste sterben ab, am Ende geht der Baum ein. Jeder kennt irgendeine uralte dickstämmige Buche oder Eiche, deren Gipfel schon längst abgebrochen ist, deren Äste zum großen Teil verdorrt und zerstört sind und von deren hohlen Stamm nicht mehr viel stehen blieb, die aber trotzdem noch jahrelang lebt, bis sie, allerdings unter der Wirkung äußerer Schädigungen, dem Tode verfällt.

2. Die Lebensdauer der Pflanzen und Tiere.

Sowohl unter den Pflanzen wie unter den Tieren finden sich sehr kurzlebige und langlebige. Daß den niederen ein- oder mehrzelligen Organismen nur eine verhältnismäßig kurze, wenige Tage oder Wochen während Lebensdauer zukommt, liegt in der Natur der Sache. Aber auch höhere Pflanzen können ihre ganze Lebenszeit von der Keimung bis zur Samenreife in einigen Monaten durchlaufen, wie wir es z. B. von den bekannten Gartenunkräutern, dem Kreuzkraut (*Senecio vulgaris*) und der Vogelmiere (*Stellaria media*) kennen, bei denen jeder Same sofort keimen kann, so daß im Jahre mehrere Generationen aufeinander folgen. Neben ganz jungen Pflänzchen dieser Arten finden sich infolgedessen solche, die in Blüte stehen und andere, die schon reife Früchte tragen.

Viele Pflanzen machen ihre Vegetationsperiode, von der Keimung bis zur Samenbildung während der günstigen Jahreszeit ab und gehen mit Eintritt des Winters oder schon vorher zugrunde, andere überwintern oder tun dies mehrmals, stehen also jenen einjährigen als zwei- oder mehrjährige Gewächse gegenüber. Von ihnen führen viele Übergänge zu jenen Pflanzen von schier unbegrenztem Wachstum, die einen riesigen Umfang und ein sehr hohes Alter erlangen. Das gilt von manchen Sträuchern wie Rosen, Efeu, Wacholder, die einige 100 Jahre alt werden können, besonders aber von den Waldbäumen, von denen Buchen und Eichen 1000 Jahre und darüber, Eiben und Zypressen anscheinend 2000—3000 Jahre alt werden können. Den bis 150 m Höhe erreichenden Mammutbäumen (Wellingtonien, *Sequoia gigantea*) Kaliforniens, den Drachenbäumen (*Dracaena draco*) der Kanarischen Inseln, wie den Wasserzypressen in Mexiko (*Taxodium mexicanum*) werden sogar Alterszahlen von 4000—6000 Jahren zugeschrieben, ob mit Recht, läßt sich schwer entscheiden.

Die hier genannten Zahlen sind Höchstzahlen, geben aber immerhin einen Begriff von dem hohen Alter, welches gewisse Pflanzen zu erreichen vermögen. Bei den Tieren liegen die Verhältnisse ähnlich, denn wir besitzen im ganzen nur mehr zufällige Beobachtungen; solche, die systematisch und noch dazu auf die Bestimmung der mittleren Lebensdauer angestellt wurden, sind leider in recht geringem Maße vorhanden. Bis sich das geändert hat, wozu leider wenig Aussicht vorhanden ist, muß man sich mit jenen anderen Zahlen begnügen.

Gegenüber jenen hohen Alterszahlen der Pflanzen sind diejenigen der Tiere recht bescheiden. Die langlebigsten Tiere haben wir anscheinend in den Riesenschildkröten (*Testudo Daudinii*) von den Egmontsinseln des Chagos-Archipels im Indischen Ozean vor uns, von denen ein auf 300 Jahre geschätztes Stück im Londoner Zoologischen Garten gehalten wird. Es mag sein, daß die bis zu 10 m Länge heranwachsenden Riesenkrokodile ein hohes Alter erreichen und vielleicht gilt dasselbe für die Riesenwale, denen man ein Alter von mehreren 100 Jahren zuschreibt, doch wissen wir darüber leider nichts genaues. Daß auch die Elefanten bei ihrem massigen Körper ein bedeutendes Alter erlangen dürften, ist recht wahrscheinlich; es wird mit 150—200 Jahren angegeben. In der Gefangenschaft sollen sie 80—120, in der Freiheit 150 Jahre alt werden, welche Zahlen zwar nicht verbürgt, aber recht wahrscheinlich sind.

Über das Alter der anderen massigen Säugetiere, wie des Nashorns und Flußpferdes schweben wir ziemlich im Dunkeln; immerhin recht große Tiere wie Pferd und Rind erreichen keine besonders beträchtlichen Alterszahlen, denn das Pferd wird ungefähr 40, das Rind nur 20—25 Jahre alt. Auch das Kamel (Dromedar) soll nicht älter werden als 40—50 Jahre. Eingehenderes hierüber und über die Altersangaben anderer Säugetiere wie der Tiere überhaupt findet sich in meinem Buch über die Lebensdauer usw. (Jena 1924). Hier muß noch der auffallenden Tatsache gedacht werden, daß im Gegensatz zu den Säugetieren den Vögeln eine besonders lange Lebensdauer eigentümlich ist. Während Säugetiere vom Körperumfang der Hunde und Ziegen nur 12—15 Jahre oder kleinere wie Kaninchen 5—7, Ratten etwa 3 Jahre leben, werden Hühner, Enten und Gänse 20—30 Jahre alt, aber selbst kleine Singvögel erreichen dieses Alter, welches bei anderen Vögeln wie Falken, Eulen, Raben, Spechten, Papageien auf 60, 80, 100 Jahre und darüber geht. Trotz ihres lebhaften Stoffumsatzes und ihrer energischen Lebensäußerungen erlangen die Vögel also ein sehr hohes Alter, was offenbar von besonderen biologischen Verhältnissen, z. B. auch davon mit abhängt, daß ihre Fortpflanzung durch die Erzeugung unverhältnismäßig großer Eier und die lange Brutpflege (Bebrüten der Eier und Behüten der Jungen) sehr erschwert ist. Wenn auch die Fische eine lange Lebensdauer zeigen können, Heringe 20, Schollen 60—70 Jahre und wohl noch älter werden, so liegen bei den gänzlich abweichenden Lebensverhältnissen wieder völlig andere Ursachen vor.

Derartige, einstweilen schwer verständliche Unterschiede treten auch bei den wirbellosen Tieren auf. So läßt sich kaum daran zweifeln, daß die Flußperlmuschel (*Margaritana margaritifera*) 80—100 Jahre alt und vielleicht noch älter wird. Ihre nächsten Verwandten, die Fluß- und Teichmuscheln (Najaden) werden längst nicht so alt, obwohl sie immerhin noch ein Alter von 20—30 Jahren erreichen, was gegenüber dem Alter der obenerwähnten Säugetiere doch recht erheblich ist. Auch der Flußkrebs soll ein Alter von 20 Jahren erlangen, und Ameisen können 12—15 Jahre alt werden, so alt wie Hunde und Ziegen, während die meisten Gliedertiere allerdings eine weit geringere Lebensdauer aufweisen und sehr viele Insekten (im ausgebildeten Zustand) nur einen Teil der wärmeren Jahreszeit, also nur einige Monate oder auch nur Wochen und Tage leben. Hier bestehen also weitgehende Unterschiede, und das trifft auch für noch weit niedriger stehende Tiere zu, indem Regenwürmer 10 und Blutegel sogar 20 Jahre leben können, Seerosen aber nicht weniger als 50 Jahre und länger (bis zu 67 Jahren) am Leben erhalten wurden. Nahe Verwandte der genannten Tiere haben jedoch nur eine ziemlich geringe Lebensdauer, die kaum 1 Jahr oder nur wenige Monate beträgt.

Die lange Lebensdauer hängt ebensowenig von der Höhe der Organisation wie allein von dem bedeutenden Körpervolumen, sondern offenbar von besonderen Zügen in der Organisation ab, die den betreffenden Tieren ein so langes Aushalten gestatten, während dieses den anderen ihnen sehr nahestehenden und ganz ähnlich organisierten Tieren nicht möglich ist. Organisation und Lebensbedingungen, die in engen Beziehungen zueinander stehen, sind es, von denen die Lebensdauer der Organismen abhängt. Die Art des Nahrungserwerbs, das Schutzbedürfnis, die Fortpflanzungsverhältnisse, die Vorsorge für die Erhaltung der Art, die günstigen oder weniger günstigen Entwicklungsbedingungen und manche andere Verhältnisse spielen dabei eine Rolle, um eine längere Lebensdauer zu gewährleisten oder zu verhindern. Einiges davon werden wir im Laufe dieser Erörterungen noch kennenlernen.

3. Hohe und mittlere Lebensdauer.

Von den Angaben über die Lebensdauer der Tiere wurde schon bemerkt, daß sie zum großen Teil mehr zufälliger Natur sind und nur wenige von ihnen auf systematisch durchgeführten Beobachtungen beruhen. Am ersten sollte man eigentlich die Lebensdauer vom Menschen kennen, aber auch sie ist ein etwas schwankender Begriff infolge der verschiedenen Auffassung darüber, was man eigentlich unter der Lebensdauer zu verstehen hat. Wir sehen sie häufig auf 70, seltener auf 80 und in verhältnismäßig wenigen Fällen auf 90 oder gar auf 100 Jahre kommen. Daß Menschen noch älter werden, ist ungemein selten, und die hohen Alterszahlen von 120, 140 oder gar 150 Jahren, die manchen Personen zugeschrieben werden, sind nicht nur mit größter Vorsicht aufzunehmen, sondern sogar als höchst unwahrscheinlich anzusehen.

Wenn wir geneigt sind, dem Menschen normalerweise ein Alter von etwa 70 Jahren zuzuschreiben, so wissen wir andererseits, daß sehr viele anscheinend durchaus normal organisierte Personen schon weit früher sterben. Zahlreiche Menschen gehen im jugendlichen Alter und in den ersten Lebensjahren zugrunde. Es fragt sich nun, wie aus allen diesen großen Verschiedenheiten die eigentliche Lebensdauer des Menschen festzustellen ist. Solche Berechnungen hat man nach den Sterbe- und Überlebenstafeln vorgenommen, aus denen sich die mittlere Lebensdauer ergeben muß. Es geht daraus hervor, wie viele Jahre eine Person von einem gewissen Alter im Durchschnitt noch zu leben hat. Diese Lebenserwartung ist sehr verschieden, je nach den einzelnen Altersstadien, dem Geschlecht, den Lebensbedingungen, also auch nach den Gegenden und Ländern, in denen die betreffenden Personen leben. Im allgemeinen scheint die Sterblichkeit der Männer größer zu sein als die der Frauen, was sich allerdings auf den einzelnen Altersstufen verschieden verhält. So kann je nach den Gefahren der Fortpflanzungsverhältnisse die Sterblichkeit der Mädchen und Frauen in den Pubertätsjahren, wie in denen der Gebärzeit, diejenige der Knaben und Männer übertreffen, die in den ersten Lebensjahren größer ist und auch dann wieder zunimmt.

Die mittlere Lebensdauer (Lebenserwartung) beträgt nach den Sterbetafeln von Deutschland, England und Norwegen nach Pütter für Neugeborene etwa 44 Jahre mit den Extremen von 36 für Knaben in Deutschland und 51 Jahren für Mädchen in Norwegen. Für Kinder im 4. Lebensjahr, welche die großen Gefahren der ersten Lebensjahre hinter sich haben, beträgt die Lebenserwartung etwa 53 Jahre mit den Extremen von 49,5 für Knaben in Deutschland und 56,3 für Mädchen in Norwegen. Nach der deutschen Sterbetafel für 1871—1881 (Mittel für Männer und Frauen) lebten von 100 000 Lebendgeborenen (nach Pütter):

im Alter von 20 Jahren noch 60 810 Personen
„ „ „ 30 „ „ 56 010 „
„ „ „ 40 „ „ 50 780 „
„ „ „ 50 „ „ 43 240 „
„ „ „ 60 „ „ 33 700 „
„ „ „ 70 „ „ 19 800 „
„ „ „ 80 „ „ 5 800 „
„ „ „ 90 „ „ 400 „

Aus diesen Zahlen ist nur die Tatsache des Überlebens bzw. Absterbens einer bestimmten Anzahl von Personen in einem bestimmten Zeitraum zu entnehmen, nichts aber über die sehr verschiedenen äußeren und inneren Ursachen, die dazu führten. So scheint das Hinsterben einer Menschengruppe so zu verlaufen, als ob dauernd die Schädigungswahrscheinlichkeit dieselbe bliebe, während die Widerstandsfähigkeit gegen die Schädigungen der Zeit abnimmt (Pütter). Die Geschwindigkeit, mit der sich die inneren Bedingungen so verschieben, daß das lebende System leichter durch äußere Schädlichkeiten zerstört werden kann (Geschwindigkeit des Alterns aus inneren Gründen), ist Pütters Alternsfaktor, dem er eine große Bedeutung zuschreibt, denn nicht die mittlere Lebensdauer, sondern die Beizahl des Alterns, d. h. das Maß für die Geschwindigkeit des Alterns, kennzeichnet die Veränderungen, die mit der Zeit im menschlichen Organismus vor sich gehen und ihn den unvermeidlichen Schädigungen des Lebens immer rascher erliegen lassen. Man hat versucht, diese Beobachtungsweise auch auf die Tiere anzuwenden und dadurch zu einer besseren Beurteilung ihrer Lebensdauer zu gelangen, doch fehlt bei ihnen begreiflicherweise das notwendige Beobachtungsmaterial noch weit mehr als beim Menschen.

4. Lebensdauer und Altern der Einzelligen.

Bei den Protisten liegen die Verhältnisse insofern anders, als sie sich dem Altern durch die Art ihrer Fortpflanzung entziehen, bei der das Individuum nicht als solches bestehen bleibt, sondern durch Teilung in zwei neue Individuen zerlegt wird. Die beiden durch die Teilung auseinander hervorgegangenen Individuen befinden sich offenbar in einem anderen Zustand als dasjenige vor der Teilung, d. h. sie sind jünger als dieses. Beim Teilungsvorgang dürfte also eine Verjüngung stattfinden, ausgehend vielleicht von der Reorganisation des Kernapparates, der wahrscheinlich eine leitende Rolle bei der Zelltätigkeit spielt. Da bei vielen Einzelligen die Teilungen ziemlich rasch aufeinanderfolgen, so würde die Protistenzelle im allgemeinen von einem eigentlichen Altern befreit bleiben, wenn die mit dem Teilungsakt verbundene Auffrischung auf die Dauer genügte. Die daraufhin angestellten Beobachtungen sprechen jedoch dafür, daß dies nicht der Fall ist.

Bei der Teilung wird das Individuum in zwei ungefähr gleich große Teile zerlegt, ebenso die beiden folgenden Individuen usf. Von der ursprünglichen Körpersubstanz bleibt also immer ein Teil erhalten, und da das Individuum dabei zwar als solches schwindet, aber nicht stirbt, sprach man von einer Unsterblichkeit der Einzelligen im Sinne von Weismann, Bütschli u.a. Die von Maupas, Calkins, Enriques, Woodruff, Metalnikow, M. Hartmann[1]) u. a. angestellten Versuche isolierter Züchtung von Infusorien und Flagellaten, besonders *Paramaecium* und *Eudorina*, zeigten, daß sich unter geeigneten Bedingungen die Teilungen bis ins ungemessene fortsetzen können, bei *Paramaecium* in $13^1/_2$ Jahren bis zu 8400 Generationen, also bei genügendem Aufwand von Zeit und Geduld gewiß auch noch beliebig länger, wie nach Woodruffs sorgfältigen Züchtungsversuchen anzunehmen ist.

Unter natürlichen Verhältnissen vollzieht sich der Lebensgang freilich nicht in dieser Weise, sondern nach Verlauf einer Anzahl ungeschlechtlich (durch Teilung) erzeugter Generationen tritt ein Geschlechtsakt ein, d. h. die Individuen vereinigen sich paarweise zur „Konjugation", bei der unter Auflösung des Groß-

---

[1]) Calkins, G. N.: Studies in the life history of Protozoa. Journ. of exp. zool. Bd. 1. 1904 (spätere Arbeiten bei Korschelt, 1924). — Enriques, P.: La conjugazione e il differentiamento sessuale negli Infusori. Arch. f. Protistenkunde Bd. 9. 1907 (spätere Arbeiten bei Korschelt, 1924). — Hartmann, M.: Die dauernd agame Zucht von Eudorina usw. Arch. f. Protistenkunde Bd. 43. 1921. — Metalnikow, S.: L'immortalité des organismes unicellulaires. Ann. de l'inst. Pasteur Bd. 33. 1919. — Woodruff, L. L.: The life cycle of Paramaecium usw. Americ. naturalist Bd. 42. 1908. — 3300 Generationen von Paramaecium ohne Konjugation. Biol. Zentralbl. Bd. 33. 1913. (Weitere Arbeiten von Woodruff mit R. Erdmann und anderen Autoren sowie zahlreiche andere auf dieses Gebiet bezügliche Untersuchungen sind bei Korschelt 1924 angegeben.)

kernes, mehrfachen mitotischen Teilungen des Kleinkernes, teilweisem Schwinden dieser Teilprodukte (Reduktion), Vereinigung der übrigbleibenden beider Individuen (Befruchtung), abermaliger Teilung der vereinigten Kerne, endlich Ausbildung des neuen Groß- und Kleinkernes eine Reorganisation des gesamten Kernapparates stattfindet. Diese erfolgt im weitesten Umfang, und das erscheint insofern notwendig, als die bei der Teilung stattfindende offenbar nicht genügt. Trotz jenen anscheinend unbegrenzten Beobachtungsreihen lehrt die Erfahrung, daß nach einer Anzahl aufeinanderfolgenden Teilungen, die je nach den Lebensbedingungen oder sonstigen Umständen größer oder kleiner sein kann, ein großer Erschöpfungszustand eintritt, der sich in einer Verschlechterung ihrer Organisation (des Bewegungs- und Ernährungsapparates, der Protoplasmastruktur usw.) äußert. Dieser wird durch die Konjugation behoben, und nach ihr erscheinen die Individuen, die sie durchmachten, aufgefrischt und verjüngt. Ob sie sich bald und rascher teilen, wie angenommen wurde, wird freilich bezweifelt und braucht sicher nicht der Fall zu sein, wie darauf hinzielende Beobachtungen lehrten, doch kommen dabei offenbar andere Ursachen in Betracht.

Nun sah man aber bei jenen Züchtungsversuchen Tausende von Generationen aufeinanderfolgen, wenn sie für sich gehalten und an der Konjugation gehindert wurden. Diesen Tieren wurden aber besondere Lebensbedingungen gegeben, und außerdem zeigte sich, daß auch bei ihnen ohne Konjugation in gewissen Zeitabständen eine Umarbeitung des gesamten Kernapparates stattfand, welche mit den Vorgängen bei der Konjugation die größte Ähnlichkeit hat, nur daß natürlich der in der Kernverschmelzung bestehende Befruchtungsakt ausbleiben muß, weshalb man bei diesen Vorgängen im Vergleich mit denen der Metazoen von einer Parthenogenese gesprochen hat. Die Auflösung des Großkernes, die Teilungen des Kleinkernes, wie die teilweise Auflösung der Teilprodukte, die Neubildung des Groß- und Kleinkernes erfolgt auch hier. Bei dieser sog. Endomixis findet also ebenfalls eine Reorganisation des Kernapparates statt, und es wird dadurch ein Ersatz für die ausbleibende Konjugation geleistet. Für Auffrischung und Verjüngung ist also auch in der Reihe jener durch so lange Zeit anscheinend ohne Unterbrechung aufeinanderfolgenden Teilungen gesorgt. In Wirklichkeit kann jedoch während der Umarbeitung des Kernapparates keine Teilung erfolgen, was sich in der schon länger bekannten Rhythmik der Teilungskurve äußert, die dementsprechend in großen Zwischenräumen aufsteigt und wieder absinkt.

Wenn diese Anschauungsweise zutrifft und die Beobachtungen richtig gedeutet werden, dann würde auch bei den Einzelligen von einem „Altern" zu sprechen sein, doch betrifft dieses weniger die einzelnen Individuen als deren Generationsfolge, und erst nach einer Anzahl aufeinanderfolgenden Generationen macht sich an den Individuen eine Degeneration bemerkbar, die durch die Reduktionsvorgänge, Amphimixis und Endomixis wieder beseitigt wird.

Übrigens gibt es Protozoen, bei denen die Fortpflanzung in Form eines Zerfalls in zwei ungefähr gleich große Teilstücke zurücktritt oder ganz aufgegeben wird. Die Zerlegung des Körpers in mehrere oder zahlreiche Teilstücke kann dazu führen, daß die Teilstücke ungleich werden und daß eine größere Körperpartie nicht mehr in die Teilung einbezogen wird. Von ihr lösen sich dann die kleinen Teilstücke oder Knospen ab; sie bleibt zurück, wird von der Verjüngung kaum oder nur in sehr geringem Maße betroffen und ist der Abnützung ausgesetzt. Dieser unter Umständen recht beträchtliche Teil des Körpers ist somit der Abnützung und dem Altern unterworfen; er muß schließlich absterben (*Partialtod*). Von einer Unsterblichkeit im Sinne der obigen Ausführungen kann dann bei diesen durch Knospung oder beschränkte multiple Teilung sich vermehrenden Protozoen (Rhizopoden, Infusorien, Sporozoen) nicht mehr gesprochen werden.

5. Zelldifferenzierung und Einrichtung des Todes bei den Mehrzelligen.

Bei den Protozoen kann sich die Vermehrung der Zellen ins ungemessene fortsetzen, denn alle diese Zellen sind unabhängig voneinander, jede lebt für sich; bei den Metazoen hingegen ist der Zellvermehrung durch den Umfang und Bau des Körpers sowie durch die Abmessung der Organe und deren Verhältnis zueinander eine gewisse Grenze gesetzt. Ähnliches gilt für die Pflanzen, obwohl bei ihnen infolge ihres andersartigen Wachstums die Grenzen entschieden viel weiter gezogen sind als bei den Tieren. Eine Ausnahme hiervon machen allerdings die Keimzellen, die einer Einordnung in den Zwang der Organisation nicht unterworfen sind, sondern sich als Ei- und Samenzellen aus dem Zusammenhang mit den übrigen Zellen des Körpers lösen, um in dessen Bereich oder auch räumlich völlig unabhängig von ihm ihre Vereinigung zu vollziehen. Sie gehen dann durch Teilung in die Keimzellen des neuen Individuums über, die, nachdem sie während der Entwicklungszeit an die übrigen Keim- und Somazellen gefesselt waren, ebenfalls wieder frei werden, um denselben Weg zu gehen. Also besteht, wie bei den Protisten, eine nur durch Reduktions- und Kopulationszustände unterbrochene, im übrigen kontinuierliche Reihe sich fortgesetzt teilender Zellen, denen wie den Einzelligen eine Unsterblichkeit zugeschrieben werden kann. Demgegenüber erscheint die Masse der Körperzellen gebunden; sie sind der allmählichen Abnutzung und dem Tode ausgesetzt.

Beim Übergang der Einzelligen in die Mehrzelligen ergibt sich also eine Differenzierung in verschiedene Zellenarten, zunächst in Soma- und Keimzellen. Wie dies geschehen sein könnte, erläutern am besten die durch Teilung und Vereinigtbleiben der Zellen entstandenen Flagellatenkolonien. Unter ihnen gibt es solche, die nur aus wenigen, gleichartigen Zellen bestehen und andere, bei denen in der ziemlich zellenarmen Kolonie bereits eine Sonderung in Soma- und Keimzellen eintritt. Diese kann bei manchen von ihnen auch gestaltlich stark hervortreten, wie es für die eiähnlichen Makrogameten und die Spermatozoiden (Mikrogameten) der *Endorina* gilt. Noch auffälliger wird dies dann, wenn sich die Zahl der Zellen in der Kolonie stark vermehrt und wie bei Volvox in die Hunderte geht. Dann erscheinen diese (somatischen) Zellen klein, begeißelt und durch Protoplasmabrücken miteinander verbunden, während die Makrogameten als große runde Zellen (Eier) in der Kolonie liegen und die Mikrogameten als Bündel schlanker Spermatozoiden auftreten. Diese Zellen sind es, welche nach der Befruchtung eine neue Kolonie liefern, falls eine solche nicht durch Teilung der ebenfalls überdauernden Parthenogonidien entstand. Die übrigen Bestandteile der Kolonie sind dem Altern unterworfen und gehen mit der Zeit zugrunde. Die Kolonie stirbt wie es beim Metazoenindividuum der Fall ist.

Der Tod eines Teiles, und zwar eines sehr beträchtlichen Teiles der Zellen ist hier bereits zu einer ständigen Einrichtung geworden. Er bleibt es von nun an für alle Mehrzelligen. Zwar besitzen auch die Körperzellen die Fähigkeit der Teilung, so daß immer ein gewisser Anteil der ursprünglichen Zellen in die nachfolgenden übergeht. Aber auch diese Fähigkeit geht vielen von ihnen verloren und damit sind sie in längerer oder kürzerer Zeit dem Untergang geweiht. Mit der durch die Teilungsfähigkeit bis zu einem gewissen Grade verbundenen „Unsterblichkeit" auch der Körperzellen ist es dann also vorüber, eine Erscheinung, die uns bei den niedersten wie bei den höchsten Mehrzelligen entgegentritt.

Beginn und Fortschreiten des Differenzierungsvorganges bei den Metazoen sind für uns in ziemliches Dunkel gehüllt, weil wir aus nur wenigen Zellen bestehende mehrzellige Tiere leider nicht kennen. Die vielfach als Übergangsformen betrachteten „Mesozoen" genügen den an Vermittler zwischen Protozoen und Metazoen zu stellenden Anforderungen schon deshalb nicht, weil vorläufig keine von diesen Formen als ursprünglich angesehen werden kann, da sie fast alle Parasiten oder in ihrer Herkunft zweifelhafter Natur sind. Die niederst stehenden wirklichen Metazoen, als welche ohne Zweifel die Schwämme angesehen werden müssen, weisen bereits einen solchen komplizierten Bau auf, daß sie vom Beginn der Differenzierung schon weit entfernt sind. Wenn ihnen auch Sinnesorgane und Nervensystem, eigentliche Muskulatur und Exkretionsorgane fehlen, so besitzen sie ein gesondertes Körperepithel und Körperparenchym, ein von Epithel ausgekleidetes Kanalsystem und Geißelkammern, sowie ein oft recht kompliziertes, aus verschiedenartiger Substanz bestehendes Skelett. Als Ausgangsformen sind sie also nicht zu brauchen. Nach der Einfachheit des Baues könnte dies schon eher für die Coelenteraten gelten, wenigstens für ihre niederen Vertreter, die Hydroidpolypen, besonders für so einfache Formen wie *Protohydra* und *Hydra*, aber bei ihnen geht die Differenzierung der Gewebe noch weiter, wie die Ausbildung der Nesselkapseln, der Muskulatur, des Nervensystems und später der Sinnesorgane zeigt. Das sind zum Teil Einrichtungen von bereits recht hoher Differenzierung, die eine ganze Reihe von Vorläufern voraussetzen. Vergleicht man innerhalb derselben Gruppe den Polypen mit einer Meduse, so ergibt sich der große Fortschritt der Differenzierung bei der letzteren ohne weiteres und in noch weit höherem Maße gilt dies für das Vorschreiten der Organisationshöhe in der Tierreihe. Bedenkt man die Feinheit der Organisation bei einem Insekt oder einem Wirbeltier, so liegt die immer weiter zunehmende Differenzierung auf der Hand und dies um so mehr, als man in den inneren Bau der Organe eindringt, etwa den feineren Bau einer Gliedmaße mit der Skelettstruktur, den Bindegewebs- und Muskelteilen, den Nerven und Blutgefäßen zu analysieren sucht oder dasselbe mit der Niere oder einem Sinnesorgan, dem Auge oder Ohr tut.

Die Zellen, welche die genannten und andere Organe von so weitgehender Spezialisierung zusammensetzen, erfahren auch ihrerseits eine starke Differenzierung, denn nur auf diesem Wege war die Ausbildung derartiger in engerer Begrenzung wirkender Organe möglich. Die Zellen, welche sich durch Übernahme einer speziellen Funktion in ganz bestimmter Richtung zu betätigen haben, verlieren damit ihre frühere Ursprünglichkeit. Auch pflegt ihre Teilungsfähigkeit zurückzutreten oder völlig zu schwinden. Tritt dieses ein und findet in dem betreffenden Körperteil eine starke Abnutzung der intensiv tätigen Zellen statt, so wird ihr Ersatz bedeutend herabgemindert oder völlig unmöglich gemacht. Kann er nicht auf andere Weise herbeigeführt werden, so ist das betreffende Organ früher oder später dem Untergang verfallen und handelt es sich dabei um einen lebenswichtigen Körperteil, so trifft den ganzen Organismus das gleiche Schicksal.

6. Untergang von Zellmaterial und Organen beim normalen Lebensprozeß.

Der Untergang von Teilen des Organismus braucht diesen nicht zu schädigen, sondern kann als notwendiger Bestandteil in den Verlauf der physiologischen Verrichtungen eingefügt sein. Ein bekanntes Beispiel dafür liefert die Oberhaut der Wirbeltiere, deren obere Schichten bei den Säugetieren, Vögeln und Reptilien in Form von Schüppchen und Fetzen oder bei den Schlangen als zusammenhängende Haut (Natterhemd) abgeworfen und durch die darunter liegenden, bildungsfähigen Zellen wieder ersetzt werden. Das gleiche geschieht bei der

Mauserung der Vögel mit dem Federkleid und beim Haarwechsel der Säugetiere. In stark arbeitenden Hautdrüsen werden ebenfalls Epithelzellen verbraucht und neu gebildet. Wie bekannt verlieren die roten Blutkörperchen den im Entwicklungszustand vorhandenen Zellkern und gehen nach kurzer Lebenszeit in ungeheuren Mengen zugrunde, wobei für steten Ersatz gesorgt ist.

Um- und Rückbildungsvorgänge, Vernichtung von Zellenmaterial spielen in der Entwicklung mancher Tiere eine wichtige Rolle, z. B. bei der Metamorphose der Insekten. Die für das ausgebildete Insekt nicht verwendbaren Organe und Organteile werden aufgelöst und durch Neubildungen ersetzt. Der ganze, mit allen nötigen Organen (Haut, Muskeln, Skelett, Blutgefäßen, Nerven) ausgestattete Froschlarvenschwanz wird vollständig zurückgebildet und verhältnismäßig noch weit umfangreichere Teile des Larvenkörpers in der Entwicklung der Plattwürmer, Schnurwürmer, Echinodermen und anderer Tiere sind dem Untergang geweiht, indem sie abgeworfen oder auf andere Weise zerstört werden. Diesen Vorgängen vergleichbar, wenn auch nicht so gewaltsam und in weniger großem Ausmaß sich vollziehend, sind gewisse Entwicklungserscheinungen bei den Säugetieren und beim Menschen, so das Auftreten und Schwinden der Kiemenbögen, der Vor- und Urnieren, der Epiphysis und Hypophysis cerebri und besonders der Thymusdrüse. Dieses letztere in der Embryonal- und Jugendzeit gut entwickelte Organ zeigt in seiner Struktur schon sehr frühzeitig Rückbildungserscheinungen, nimmt aber an Umfang bis zur Pubertätszeit immer noch zu, um dann ständig zurückzugehen.

Außer diesen Vorgängen gibt es noch manche andere, die deutlich erkennen lassen, wie Rückbildungs- und Verfallserscheinungen in den normalen Lebensgang gehören und bis zur völligen Vernichtung (Partialtod) von Körperteilen gesteigert werden können. Das gleiche kennen wir vom Pflanzenkörper, es sei nur an den absterbenden Rinden- und Holzkörper der Sträucher und Bäume oder an das periodische Abwerfen der Blätter und anderer grüner Pflanzenteile erinnert, die dann von indifferenten Teilen aus (Knospen) neugebildet werden.

7. Dauern der Zellen im Organismus.

Indem die den Körper zusammensetzenden Zellen sich fortgesetzt teilen und an Umfang zunehmen, vergrößert sich auch das Körpervolumen. Bei vielen Tieren hält die Teilungsfähigkeit der Zellen noch lange über die eigentliche Entwicklungszeit vor. Die Zahl der Zellen in den einzelnen Organen pflegt schon bald, d. h. auch bei den niederen Mehrzelligen wie Poriferen, Cölenteraten und Würmer, eine enorm große zu werden, so daß sie schwer zu übersehen und gewöhnlich auch nicht leicht festzustellen ist, ob sich die Zellen noch in Teilung befinden oder die Vermehrung schon seit längerer oder kürzerer Zeit aufgegeben haben. Noch weit zellenreicher können die Organe der höherstehenden Tiere sein, ja bei ihnen treten uns ganz enorme Zellenzahlen entgegen, wie eine Durchmusterung von Schnitten durch das Zentralnervensystem oder irgendein anderes Organsystem der Wirbeltiere und anderer höherstehender Tiere, Mollusken, Arthropoden u. a. ohne weiteres erkennen läßt. Es ist anzunehmen, daß bei diesen Zellenmassen auch ein Verbrauch von Zellen stattfindet und daß dafür Ersatz geschaffen werden muß. Abgesehen davon, daß ein Reservematerial vorhanden sein kann, zeigt die direkte Beobachtung eine Neubildung von Zellen durch Teilung auch in den Organen längst ausgebildeter Tiere. Der Zellvermehrung dürfte wohl ein Zellenverbrauch gegenüber stehen, wenn er auch nicht ein so starker ist wie bei den schon vorher erwähnten Organen, sondern sich in engeren Grenzen hält.

Den Tieren mit enormen Zellenzahlen stehen nun andere gegenüber, deren Organe sich aus verhältnismäßig wenigen Zellen zusammensetzen und bei denen das Verhalten dieser Zellen während des Lebensganges infolgedessen leichter zu verfolgen ist. Bei einigen daraufhin genauer untersuchten Tieren geht dies so weit, daß nicht nur in den Entwicklungszuständen, sondern auch beim ausgebildeten Tier die Zahl der die einzelnen Organe zusammensetzenden Zellen festzustellen ist. Einstweilen gilt dies zwar nicht für viele Tiere, aber immerhin hat ihre Zahl schon zugenommen, seit man das Augenmerk auf diese Erscheinungen richtete. Dies geschah besonders unter dem Einfluß der experimentellen Entwicklungsgeschichte, zu deren Aufgaben es gehörte, die Regionen des Körpers zu denen des in Entwicklung begriffenen oder entwickelten Eies in Beziehung zu bringen. Dies gelang durch ununterbrochene Beobachtung vom Beginn der Eiteilung durch alle folgenden Teilungsschritte bis zur Anlage der betreffenden Organe. Natürlich wird diese Feststellung durch lebhafte Vermehrung der Zellen und ihre Größenabnahme sehr erschwert, zumal wenn dieser Zustand schon verhältnismäßig früh eintritt. Bei manchen Tieren bleibt wie gesagt die Zellenzahl gering und läßt sich auch beim ausgebildeten Tier ziemlich gut übersehen. Zu ihnen gehören die Rädertiere und Bärtierchen, aber auch bei einigen Nematoden, Acanthocephalen, Anneliden, Gastropoden, Tunicaten und niederen Vertebraten läßt sich die Zellenzahl für gewisse Zellengruppen in einzelnen Organen feststellen. In besonders weitgehendem Maße ist dies bei einigen dieser Tiere, z. B. bei den Rädertieren, der Fall. So konnte von Martini bei *Hydatina senta* durch eine genaue Analyse der verschiedenen Organsysteme die Zahl der sie zusammensetzenden Zellen mit großer Sicherheit bestimmt werden. Wenn die Organe aus nur wenigen Zellen bestehen, ist das sehr einfach, doch nimmt die Zellenzahl in anderen Organen bereits zu, wie z. B. in der Muskulatur, bei der für das Sphinctersystem 22, für das Retractorensystem 40, für die kleinen Muskeln 24, im ganzen 86 Muskelzellen gezählt wurden. Ähnlich geschah dies mit entsprechendem Erfolg für die übrigen Organe dieses Rädertieres.

Wegen seiner großen Wichtigkeit für den Organismus hat man dem Nervensystem besondere Aufmerksamkeit zugewandt und indem Martini bei *Hydatina* die einzelnen Ganglien analysierte, konnte er für das periphere System 63 und für das Gehirn 183, im ganzen also 246 Nervenzellen feststellen. Für sämtliche Organe des Tieres ergab sich die Zahl von 959 Zellen, wie man sieht eine recht geringe Zellenzahl, die den ganzen Körper zusammensetzt.

Die vorher genannten Tiere sind schon bedeutend zellenreicher, so daß sich die Analyse mit Sicherheit nicht auf den gesamten Körper, sondern nur auf einzelne Organsysteme oder Teile von ihnen erstrecken läßt, z. B. wieder auf die Muskulatur und besonders auf das Nervensystem. Im letzteren Organsystem treten bei wirbellosen Tieren (Anneliden, Gastropoden) und Wirbeltieren (Amphioxus wie bei einer Anzahl Fischen) auffallend große Ganglienzellen mit ebenfalls sehr starken Nervenfasern in bestimmter Zahl und Lagerung auf, denen sicher besondere Verrichtungen obliegen und die konstant vorhanden sind.

Konstante Elemente finden sich auch in anderen Organen, z. B. in den Sinnesorganen, wofür die Facettenaugen der Gliedertiere mit ihrer ganz bestimmten Zahl von Krystallkegel-, Retina-, corneagenen und Pigmentzellen ein gutes Beispiel liefern. Desgleichen ist die Lamellenzahl in der Linse der Wirbeltieraugen einer großen Gesetzmäßigkeit unterworfen und mancherlei Beobachtungen sprechen dafür, daß ähnliche Verhältnisse auch in anderen Organsystemen vorliegen.

Wenn die Zahl der Zellen, aus denen sich einzelne Organe oder Organteile zusammensetzen, schon frühzeitig festgelegt ist, so muß die später noch stattfindende Größenzunahme dieser Körperteile und schließlich des ganzen Körpers auf derjenigen seiner Zellen beruhen und nicht auf deren Vermehrung. Körpergröße und Zellengröße müßten dann in einem gewissen Zusammenhang stehen, wie dies auch für andere Tiere und Pflanzen durch Messungen und Prüfung der Frage auf experimentellem Wege festgestellt werden konnte. Bei Zwergwuchs erwies sich die Zellengröße geringer und andererseits bei Riesenwuchs größer; ob dies jedoch durchgehends zutrifft, erscheint insofern fraglich, als andere Untersuchungen an großen und kleinen Individuen derselben Art keinen Unterschied der Zellengröße erkennen ließen. Im allgemeinen wird das Wachstum des Körpers und seiner Teile durch Zellvermehrung und Zellvergrößerung geleistet, soweit nicht osmotische Wirkungen, Schwellungen durch Eindringen von Flüssigkeiten, Bildungen von Hohlräumen, Streckungen und derartiges in Betracht kommt.

Die Tiere mit normierter Zellenzahl stehen in einem starken Gegensatz zu denjenigen, bei denen ein weitgehender Ersatz von Zellenmaterial stattfindet, wovon vorher die Rede war. Bei ihnen hat der Organismus zeitlebens mit denselben Zellen zu arbeiten. Also dürfte bei derartigen Tieren ein früherer Verbrauch der Zellen, und da sie nicht ersetzt werden können, auch ein früherer Verfall des Körpers eintreten. Übrigens pflegt die Teilungsfähigkeit der Zellen in den meisten Organen und bei allen Tieren mit der Zeit abzunehmen und schließlich zu erlöschen. Dieser Zustand scheint schon recht früh im Zentralnervensystem der höheren Tiere, besonders der Wirbeltiere einzutreten, obwohl die Zellenzahlen enorm groß sind. Inwiefern dabei von einer Normierung der Zellenzahl gesprochen werden kann, wird kaum festzustellen sein, da die große Menge, die geringe Größe und anscheinend unregelmäßige Lagerung der Zellen derartige Feststellungen aufs äußerste erschweren.

Die ungeheure Menge von Zellen im Gehirn des Menschen und der Säugetiere muß schon frühzeitig, und zwar der Hauptsache nach schon während der Embryonalentwicklung entstanden sein. Zwar können in einzelnen Teilen des Gehirns auch nach der Geburt noch Zellteilungen auftreten, wie man es von einigen Säugetieren, z. B. Hund, Kaninchen und Ratte weiß, aber anscheinend ist dies nur noch während einer kurzen Zeit der Fall, dann erlischt auch bei ihnen die Vermehrungsfähigkeit der Zellen ihres Zentralnervensystems. Die Folge davon ist, daß ähnlich wie bei jenen Tieren mit normierten Zellenzahlen die Ganglienzellen schon von frühester Jugend an dieselben sind, also 80, 90, 100 Jahre und länger dem Gehirn als die gleichen Elemente angehören. Der Nachweis hierfür ist schwer zu führen, aber wenn es sich tatsächlich so verhält, wofür vieles spricht, so müssen diese Zellen ganz außerordentlich leistungsfähig sein. Es besteht allerdings die Möglichkeit, daß nicht alle diese Zellen von Anfang an in Tätigkeit waren, sondern daß für eine Art Reserve gesorgt ist, die für ein Zellenmaterial, das sich zunächst in einem Ruhezustand befindet und erst später für abgenützte, degenerierende Ganglienzellen eintritt.

Handelt es sich um Zellen von bestimmter Größe, Form und Lagerung, wie sie aus dem Nervensystem von wirbellosen und Wirbeltieren bekannt sind, so ist als ziemlich sicher anzunehmen, daß diese Zellen dieselben sind, die von Jugend an vorhanden waren. Diese Zellen befinden sich offenbar während des ganzen Lebens der Tiere andauernd in Tätigkeit, die erst nach ihrem eigenen und dem Absterben des ganzen Organs bzw. des gesamten Organismus zu Ende geht.

Ein derartiges langes Andauern von Zellen im Gewebsverband des Organismus wird auch von den Pflanzen angegeben. Im Holzkörper der Bäume können parenchymatische, stärkeführende Elemente bis zu 30 und 40 Jahren zwischen den abgestorbenen Teilen des Holzes erhalten bleiben, ja sie sollen 70 und 80 Jahre, vielleicht sogar 100—200 Jahre dort liegen können, ohne sich wesentlich zu verändern und jedenfalls ohne sich zu teilen (E. Küster, 1921). Dieses Verhalten würde also demjenigen der nicht mehr teilungsfähigen, ungemein langlebigen Ganglienzellen im Gehirn der Säugetiere und vermutlich auch solcher Wirbeltiere vergleichbar sein, die ein noch höheres Alter erreichen, wie die auf etwa 300 Jahre geschätzten Riesenschildkröten.

8. Das Altern von Zellen im Zellenverband.

Die Feststellung etwaiger Veränderungen, welche die im Zellenverband der Gewebe und Organe befindlichen Zellen zumal bei den zellenreichen Tieren erfahren, ist mit ziemlichen Schwierigkeiten verbunden und unterliegt daher einer recht verschiedenartigen Beurteilung. Manche Zellenverbände und Organe eignen sich überhaupt nicht dazu, allerdings sind derartige Untersuchungen bisher noch in wenig systematischer Weise betrieben worden, und dementsprechend sind die Ergebnisse vorläufig nicht sehr reichhaltig und vielleicht auch nicht besonders überzeugend. Als recht geeignet erwiesen sich für solche Beobachtungen wieder die Nervenzellen, wenigstens hat man ihnen in dieser Beziehung die größte Aufmerksamkeit geschenkt, was bei ihrer hohen Bedeutung sehr begreiflich ist.

Eine mit der Zeit auftretende, sehr in die Augen fallende Veränderung der Ganglienzellen besteht im Auftreten feiner Pigmentkörnchen, deren Zahl sich allmählich vergrößert und die einen sehr beträchtlichen Teil des Zellkörpers erfüllen können (Mühlmann, Harms, Rössle u. a.). Über die Natur dieses sog. Alterspigments bestehen recht verschiedene Anschauungen. Die nächstliegende Annahme ist die von Stoffwechselprodukten, die während des fortschreitenden Verlaufs der Zelltätigkeit abgelagert wurden und von denen sich die Zellen nicht mehr befreien können, so daß ihre Tätigkeit dadurch am Ende sogar lahmgelegt wird. Dieser gewiß sehr bestechenden Auffassung ist die Tatsache entgegengehalten worden, daß solche mit dem lipoiden „Alterspigment" offenbar identische Körnchen bereits recht früh, beim Menschen schon in den ersten Lebensjahren, im Protoplasma der Ganglienzellen gefunden werden und im Verlauf des ersten und zweiten Jahrzehnts zunehmen. Allerdings ist dieses Verhalten dann wieder so gedeutet worden, daß der Altersvorgang schon ungemein früh seinen Anfang nehme und die beginnende Pigmentierung ihn anzeige. Jedenfalls vermehrt sich die Zahl der Körnchen mit zunehmendem Alter, auch werden sie größer und liegen nicht mehr zerstreut in der Zelle, sondern sammeln sich zu dichten Haufen, die einen beträchtlichen Teil des Zellkörpers erfüllen können. Es läßt sich denken, daß eine derartige Belastung der Zelle ihrer Tätigkeit hinderlich sein muß. Die Erscheinung wurde in ziemlich übereinstimmender Weise außer beim Menschen bei einer Anzahl Säugetieren und bei Vögeln nachgewiesen, findet sich aber auch im Gehirn der Weichtiere, Gliedertiere und anderer Wirbellosen.

Außer der Pigmentierung erleiden die Ganglienzellen noch andere Veränderungen, erstens offenbar in Verbindung damit eine fettig-schollige Strukturveränderung, die zu einem Verfall des Zellkörpers sowie des Kernes und schließlich der ganzen Zelle führt, wobei die Zellen an Umfang abnehmen und eine unregelmäßige Gestalt annehmen. Solche degenerierende Zellen sind aus dem Gehirn von Greisen und stark senilen Säugetieren beschrieben worden. Bei altersschwachen Hunden findet nach Harms auf diesem Wege eine starke Verminderung der Ganglienzellen statt, so daß sich bei einem stark senilen 17jährigen Hunde die Zahl der Purkinje-Zellen auf etwa den dritten Teil der normalen Zahl zurückgegangen erwies.

Weitgehende Strukturveränderungen am Plasma und Kern der Ganglienzellen, deren schließlicher Verfall und infolgedessen starke Verminderung ihrer Zahl wurde auch von Insekten, z. B. von der Biene, beschrieben. Das gleiche ist bei Krebsen der Fall, bei denen die Degeneration der Ganglienzellen diejenige wichtiger Teile des Zentralnervensystems nach sich zieht. Es ist anzunehmen, daß derartige Erscheinungen, wenn auch mit gewissen Modifikationen, recht verbreitet sind, so beschreibt HARMS Ähnliches von einem Röhrenwurm[1]). Nur nebenbei sei erwähnt, daß METSCHNIKOFF solche bei verschiedenen Objekten (Mensch, Hund, Papagei) im Gehirn an den Ganglienzellen beobachtete Erscheinungen in der Hauptsache auf die Tätigkeit der Leukocyten zurückführte, damit jedoch keine Zustimmung der anderen Beobachter erzielte.

Wenn die Elemente des Zentralnervensystems oder einzelne seiner Teile derartige Umwandlungen erfahren, so kann dies nicht ohne Einfluß auf den Gesamtorganismus bleiben. Wenn dieser aus irgendwelchen Gründen vom Alter noch wenig betroffen ist, so müßte gewiß das Versagen mehr oder weniger umfangreicher Teile des Zentralnervensystems die schädlichsten Folgen für die von ihm abhängigen Körperpartien haben. Diese können dadurch teilweise oder vollständig außer Tätigkeit gesetzt werden, und dasselbe kann schließlich mit dem größten Teil des Körpers geschehen, wodurch allmählich oder auch plötzlich dessen Absterben herbeigeführt wird.

Wie die Nervenzellen, so sind die Zellen anderer Organe dem Einfluß des Alterns ausgesetzt, aber natürlich werden die Bedingungen hierfür in den einzelnen Organsystemen sehr verschiedene sein je nach ihrer Struktur, Ernährungsweise, Aufgabe, Lage usf. Eine Ganglienzelle wird hinsichtlich des Alterns ganz anderen Bedingungen unterworfen sein als etwa eine Darmepithelzelle, und diese wieder anderen als eine Muskel-, Bindegewebs-, Sinnes- oder Drüsenzelle. Immerhin lassen sich einige zwar nicht allgemeingültige, aber doch ziemlich verbreitete Züge für den Verlauf der Degenerationserscheinungen aufstellen, wie sie an Zellen alternder Gewebe zu beobachten sind.

Bei alternden Zellen verringert sich die Fähigkeit zur Substanzaufnahme und deren Verarbeitung, also zum Stoffumsatz und zur Energieentwicklung, was ein Nachlassen in der Funktion der Teile zur Folge hat, deren wesentliche Bestandteile jene Zellen bilden. Die Steigerung dieses Zustandes und sonst noch auftretende, sich allmählich vermehrende Schädigungen verursachen schließlich das Versagen der betreffenden Teile und am Ende den Untergang des ganzen Organismus. Morphologisch gibt sich der Verfall der Zellen durch Änderung ihrer Struktur zu erkennen. Das vorher wabenartig strukturierte Protoplasma kann eine homogene Beschaffenheit annehmen; in ihm treten Vakuolen und größere Hohlräume auf. Das führt zu einer beinahe schaumartigen Struktur des Zellkörpers und schließlich zu einer Auftreibung der ganzen Zelle. Im Gegensatz dazu kann aber auch der Umfang der Zelle abnehmen und ihre Umgrenzung unregelmäßig werden, wodurch der Degenerationszustand der Zelle ohne weiteres erkennbar wird. Die Zelle verfällt dann der Auflösung (Cytolyse). In degenerierenden Zellen treten häufig gleichmäßig verteilte oder gruppenweise angehäufte körnige Massen von fettartiger Beschaffenheit auf, die bereits vor-

---

[1]) HARMS, W.: Beobachtungen über den natürlichen Tod der Tiere. Zool. Anz. Bd. 40. 1912. — HANSEMANN, D. v.: Über Alterserscheinungen bei Bacillus rossii. Sitzungsber. d. Ges. naturforsch. Freunde, Berlin Nr. 5. 1904. — HODGE, C. F.: Changes in ganglion cells from birth to senile death (Man and honey hee). Journ. de physiol. Bd. 17. 1894/95. — METSCHNIKOFF, E.: 1. Studien über die Natur des Menschen. Leipzig 1904. 2. The prolongation of life. London 1907. — SALIMBENY, A. T. und L. GREY: Anatomie pathologique de la veillesse. Ann. de l'inst. Pasteur Nr. 8. 1912. — WALTER, E.: Über die Lebensdauer frei lebender Süßwassercyclopiden usw. Zool. Jahrb. (Syst.) Bd. 44. 1922.

her von den Ganglienzellen erwähnt wurden und als Stoffwechselprodukte anzusehen sind. In solchen Fällen kann dann ein körniger oder scholliger Zerfall des
Cytoplasmas eintreten, der ebenfalls den Untergang der Zelle zur Folge hat.
Vakuoliger und körniger Zerfall, fettige Degeneration und mancherlei andersartige Zustände sind es, die infolge der gewöhnlichen oder gesteigerten Tätigkeit der Zelle diese mit der Zeit lähmen und schließlich außer Funktion setzen.

Wie das Zellplasma erleidet auch der Zellkern degenerative Veränderungen.
So kann eine Lösung und gleichmäßige Verteilung der färbbaren Substanz
(Chromatolyse), andererseits aber auch ein Zusammenballen zu kleineren oder
größeren stark färbbaren Klumpen erfolgen. Daraus ergibt sich ebenfalls eine
recht degenerative Beschaffenheit, die in Verbindung mit einzelnen der für Kern
und Zelle erwähnten Erscheinungen durch Ein- und Ausbuchtungen der Kern-
konturen noch verstärkt wird. Doch ist ausdrücklich hervorzuheben, daß die
hier versuchte Kennzeichnung der Altersdegeneration nur ganz allgemein gehalten werden konnte, da die verschiedenen Gewebselemente entsprechend ihrer
von der gewöhnlichen Zellstruktur unter Umständen stark abweichenden Beschaffenheit besondere Formen der Degenerationserscheinungen zeigen.

Die genannten und andere Rückbildungserscheinungen betreffen nicht nur
die einzelnen Zellen, sondern im Zusammenhang damit kann auch die Selbständigkeit der Zellen verlorengehen. Benachbarte Zellen verschmelzen miteinander
oder der Kern der einen tritt in eine andere Zelle über, um dort aufgelöst zu
werden. Durch Schwinden der Begrenzung entstehen größere oder kleinere
Komplexe degenerierender Zellen, die zunehmend an Ausbreitung gewinnen.
Schließlich gehen die Zellen einzeln oder in größerer Anzahl zugrunde. Nach dem
früher Mitgeteilten braucht nicht besonders bemerkt zu werden, daß ein solcher
Untergang von Zellen nicht nur an alternden Organismen, sondern in gewissen
Organen ständig während ihres normalen Lebens erfolgt und bei manchen einen
sehr großen Umfang annimmt.

9. Altersveränderungen an Organen.

Den tierischen Organismen, und zwar sowohl hoch- wie niederstehenden,
ist es eigentümlich, daß sie bei der Annäherung an die ihnen gesteckte Altersgrenze gewisse Veränderungen ihrer Körperbeschaffenheit erfahren, welche ihnen
die Ausübung der Verrichtungen einzelner Organe oder Körperteile nicht mehr
in derselben Weise wie während der vorhergehenden Zeit ihres Lebens gestatten.
Sie sind nicht mehr in der Lage, in geistiger wie körperlicher Hinsicht, die gleiche
Energie wie früher zu entwickeln, die Kräfte lassen nach, der Körper ermüdet
rascher, einzelne Organe, wie Sinnesorgane, Nervensystem, Zirkulationsapparat,
Muskulatur usw., gehen in ihren Leistungen erheblich zurück. Das macht sich
wie in der inneren Beschaffenheit auch äußerlich im ganzen Habitus des Organismus geltend.

Da vorher von dem Altern der Zelle die Rede war, so erscheint es von besonderem Interesse, wie diese als selbständiges Individuum sich gegenüber den
Alters- und Degenerationserscheinungen verhält. Daß auch die Einzelligen in
gewisser Weise Altersveränderungen erleiden können, wurde schon in einem
früheren Abschnitt besprochen, doch mußte dort bereits darauf hingewiesen
werden, daß bei ihnen insofern besondere Verhältnisse vorliegen, als sie sich
dem Altern und individuellen Tode durch Übergang in die Teilung zu entziehen
pflegen. Sie sind infolgedessen sehr kurzlebig, aber freilich trifft dies auch für
viele Mehrzellige zu, und zwar auch für recht hoch organisierte Tiere, wie die
Insekten, von denen manche nur Wochen, Tage oder gar nur wenige Stunden
zu leben haben. Im letzteren Fall wird von einem Verbrauch der Körper-

substanz kaum in irgendwie erheblichem Maße die Rede sein, jedoch schon bei den etwas länger lebenden, aber immerhin recht kurzlebigen Insekten wie Schmetterlingen, Käfern und Hautflüglern ist leicht zu beobachten, wie sie beim Herannahen des Endes ihrer kurzen Lebenszeit in ihren Lebensäußerungen nachlassen, immer träger werden, sich kaum noch bewegen, schließlich unbeweglich daliegen und bald eingehen.

Die Ursachen des Alterns und Sterbens aus dem morphologischen und physiologischen Verhalten der Bestandteile des Organismus zu erkennen, ist recht schwierig. Jedenfalls gehört dazu eine genaue Kenntnis der Organisation, Lebensverrichtungen und auch der Lebensverhältnisse der betreffenden Tiere, wie wir sie nur von wenigen oder überhaupt kaum in genügender Weise besitzen. Am ehesten ist dies beim Menschen der Fall, an den man sich deshalb zu halten pflegt, um nach den bei ihm gemachten Wahrnehmungen diejenigen zu beurteilen, die an verschiedenen Tieren gewonnen wurden.

In den vorhergehenden Betrachtungen über die Frage des Alterns mußten die Elemente des Nervensystems besonders berücksichtigt werden, weil dies auch von seiten der Autoren geschah, die sich mit diesem Problem beschäftigten. Bei der leitenden Rolle, welche das Nervensystem spielt, und der engen Verbindung, die es infolgedessen mit den übrigen Organsystemen hat, ist eine Abnahme seiner Leistungsfähigkeit von größter Bedeutung für den Gesamtorganismus. Unterliegen die Ganglienzellen dem Altersprozeß, wie dies vorher besprochen wurde, und geht ein beträchtlicher Teil von ihnen zugrunde, so wird nicht nur das Nervensystem selbst geschädigt, sondern es wird auch ein Zurückgehen in der Leistungsfähigkeit der anderen Organe, der Muskulatur, des Darmkanals, der Nieren usf., bemerkbar. Ganz besonders findet eine langsamere Aufnahme und Verarbeitung der durch die Sinnesorgane vermittelten Eindrücke statt. Auch was von Sinneseindrücken und den durch sie hervorgerufenen Vorstellungen zurückbleibt, ist abgeschwächt und kann nicht so leicht wieder ins Bewußtsein zurückgerufen werden.

Wenn die an den Ganglienzellen auftretenden Veränderungen fortschreiten, so haben sie notwendigerweise auch solche an dem ganzen Organsystem zur Folge. Vom menschlichen Gehirn ist bekannt, daß es im Alter an Umfang abnimmt und die Schädelhöhle nicht mehr ganz ausfüllt; sein Gewicht wird geringer. Auch treten Veränderungen an den Windungen und Furchen, Hirnhäuten und Blutgefäßen, Erweiterungen der Ventrikel u. a. auf, und alles dies ist mit einer Verminderung der Leistungsfähigkeit des Organismus verbunden. Erfahren diese Erscheinungen eine Steigerung, so führen sie zu einer Schädigung des Gesamtkörpers. Es scheint, als ob das Zentralnervensystem besonders früh dem Einfluß des Alterns unterliegt, was bei der schon so frühzeitig abschließenden Zellendifferenzierung recht wahrscheinlich ist. Der Tod durch Altersschwäche wäre dann also dem Erlahmen des nervösen Zentralapparates zuzuschreiben und somit ein „Gehirntod".

Teils unter dem Einfluß des Nervensystems, teils in weniger direkter Abhängigkeit davon gehen andere Organe des Körpers der senilen Degeneration entgegen, die für ihn kaum weniger bedeutungsvoll erscheint. Bei den höheren Tieren gilt dies ganz besonders für das Blutgefäßsystem und für das Herz. Wie beim Nervensystem handelt es sich dabei um einen Apparat, der sich durch den ganzen Körper verbreitet, um die ernährende Flüssigkeit bis in seine entferntesten Teile zu führen und gleichzeitig alle Organe und Gewebe mit dem vom Respirationsapparat bezogenen Sauerstoff zu versorgen. Die einzelnen Bestandteile dieses Organsystems sind in beständiger Tätigkeit, wie wir es besonders vom Herzen kennen. Daher liegt es nahe, daß sie einer früheren Abnützung unterliegen als andere nicht in so hohem Maße und dauernd in Anspruch genommene Organe. Bei den Blutgefäßen tritt uns die Altersveränderung in Form der bekannten Arteriosklerose entgegen. Die in den Gefäßwänden stattfindende Kalkablagerung ist als ausgesprochene Alterserscheinung anzusehen. Übrigens ist sie durchaus nicht nur auf die Blutgefäße beschränkt, sondern findet sich auch in anderen Organen, nur tritt sie bei den Gefäßen insofern mehr hervor, als sie bei deren steter Inanspruchnahme und großer Bedeutung für den ganzen Organismus bald recht schädlich und verhängnisvoll werden kann. Die für die Gefäße sehr notwendige Elastizität ihrer Wandung geht verloren; diese wird brüchig, alle möglichen Veränderungen treten an ihr ein, die das normale Funktionieren der betreffenden Partien verhindern, und wenn es wichtige Teile sind, schwere Erkrankung und den Tod herbeiführen.

Die am Gefäßsystem wahrnehmbaren Alterserscheinungen erstrecken sich auch auf das Herz, sei es, daß es infolge jener Änderungen und der durch sie hervorgerufenen Zirkulationsstörungen mehr in Anspruch genommen oder durch seine andauernde Tätigkeit an sich geschädigt wurde. Bei der unausgesetzten Inanspruchnahme der Herzmuskulatur und seines Klappenapparates liegt die letztere Annahme ohnedies sehr nahe. Atrophische, aber auch hypertrophische Vorgänge, Strukturveränderungen der Muskulatur, Veränderungen und unvollkommene Tätigkeit der Herzklappen sind als recht bedenkliche Erscheinungen vom alternden Herzen bekannt. Daß sie eine Behinderung der Blutzirkulation mit sich bringen, liegt auf der Hand, ebenso daß diese die Ursache schwerer Erkrankungen und des Todes sein kann. Wenn jedoch die Kliniker feststellen, daß der Tod ganz allgemein mit dem Versagen des Herzens im engsten Zusammenhang stehe und in der bei weitem größeren Mehrzahl der Fälle von ihm aus erfolge, der Mensch also fast immer vom Herzen aus sterbe, so fragt es sich immerhin, inwieweit es sich dabei um einen natürlichen „physiologischen" Tod und nicht um einen solchen aus anderen pathologischen Ursachen handelt. Allerdings kommt dabei hinzu, daß das Auftreten krankhafter Veränderungen durch das Altern begünstigt und die Wirksamkeit dieser Ursachen dadurch verstärkt wird.

Inwiefern ein Herztod gerade aus eigentlicher Altersschwäche eintritt, wird schwer festzustellen sein. Jedenfalls besitzt das Herz der Wirbeltiere eine recht bemerkenswerte Lebenskraft und kann durch geeignete Vorrichtungen unabhängig vom Organismus erstaunlich lange am Leben erhalten werden. So läßt sich das menschliche Herz noch 30 Stunden nach dem Tode zum Schlagen bringen, und beim Kaninchenherzen kann dies mittels Durchleitens Ringerscher Lösung noch 2—4 Tage nach dem Tode geschehen. Beim Versagen des Herzens kommt gewiß mehr der auf dieses Zentralorgan des Blutgefäßapparats vom Zentralnervensystem ausgeübte Einfluß in Frage, und somit dürfte der Tod aus Altersschwäche, abgesehen von dem Verhalten der übrigen Organe, mehr vom Gehirn als vom Herzen ausgehen. Der vermeintliche „*Herztod*" wäre dann vielmehr ein „*Hirntod*".

Wenn das Nervensystem und Blutgefäßsystem bei der Frage nach den Todesursachen in den Vordergrund gestellt wurden, so geschah dies wegen ihrer besonders großen Bedeutung für den Organismus und dementsprechend auch für die Frage nach der Herbeiführung des Todes. Doch braucht kaum bemerkt zu werden, daß auch das Versagen anderer lebenswichtiger Organe, wie des Ernährungs-, Respirations- oder Exkretionsapparats, den Tod zur Folge haben kann. Der ideale Alterstod würde im Zusammenwirken aller dieser Organe, d. h. in einem gleichmäßigen Altern der Bestandteile des gesamten Organismus bestehen, aber ein solches dürfte selten oder nie vorkommen, vielmehr wird gewöhnlich das eine oder andere Organ den übrigen vorauseilen, um durch schwere Schädigungen, die es selbst erleidet und auf den Gesamtkörper überträgt, dessen Weiterleben zu verhindern.

Es ist eine bekannte Tatsache, daß das Altern der einzelnen Körperteile nicht gleichmäßig erfolgt, sondern daß die mit dem Altern verbundenen Rückbildungserscheinungen bei dem einen Organ früher, bei einem anderen erst später auftreten. Insofern ein Vorauseilen und Zurückbleiben der Organe auch aus ihrer Entwicklung bekannt ist, wird dies nicht besonders überraschen. Derartige Disharmonien in der Entwicklung können später ausgeglichen und ohne besondere Schädigung des Endergebnisses überwunden werden, sie können aber auch zu einer gesonderten, vom übrigen Körper mehr oder weniger unabhängigen Entwicklung der betreffenden Teile und damit zu Mißbildungen führen, welche die Lebensfähigkeit dieser Körperpartien und unter Umständen des Gesamtorganismus behindern. Dementsprechend tritt uns bei den Organismen ein „disharmonisches Altern" entgegen. Neben völlig ausgereiften Organen finden sich solche von jugendlichem, möglicherweise infantilem Typus und wieder andere, die bereits Anzeichen des Alterns erkennen lassen. Das bekannteste Beispiel dafür bietet das Ergrauen der Haare bei verhältnismäßig jugendlichen Personen. Weitere Beispiele sind das frühzeitige Auftreten der Alterssklerose, das Zurückgehen der Milchdrüsen, das verfrühte Schließen der Epiphysenfugen an den Knochen u. a. Handelt es sich dabei um lebenswichtige Organe, wie Gehirn, Herz, Nieren usw., so wird das frühzeitige Versagen der betreffenden Körperteile für sein weiteres Gedeihen oder für die Möglichkeit seines ferneren Bestehens von größter Bedeutung sein.

In Verbindung hiermit sei auch das Verhalten der Gewebskulturen, d. h. gewisser Teilstücke des Körpers gestreift, die diesem entnommen und unter entsprechenden Vorsichtsmaßregeln unabhängig von ihm für sich weitergepflegt wurden. Daß dies nicht nur möglich ist, sondern daß diese isolierten Teile gut gedeihen, wachsen und Zellteilungen hervorbringen können, ist bekannt. Hier interessiert besonders die Tatsache, daß man solche Teilstücke nicht nur wochen- und monate-, sondern sogar jahrelang am Leben erhalten konnte, unter Umständen sogar länger, als die Lebensdauer des Tieres beträgt, von dem sie herstammen. Das war z. B. in Fortsetzung von CARRELS Versuchen durch EBELING der Fall, indem embryonales Gewebe nicht weniger als 9 Jahre und länger ohne Unterbrechung als Gewebskultur gezüchtet werden konnte. Als geeignete Objekte für solche Versuche erwiesen sich Mesenchymzellen aus dem embryonalen Herzen des Hühnchens wie auch embryonales Bindegewebe von Säugetieren (Meerschweinchen nach R. ERDMANN, Praktikum der Gewebezüchtung, 1922). Bei diesen höchst bemerkenswerten Versuchen ist es also möglich gewesen, auf experimentellem Wege durch geeignete Versuchsanordnung das Altern gewisser Körperteile auf lange Zeit hinauszuschieben, wenn nicht zu verhindern. Lebensverlängerungen, die auf anderem Wege erzielt wurden, sollen späterhin noch besprochen werden.

Wie manche Teile des Körpers im Lauf des gewöhnlichen Lebensganges einer frühzeitigen Rückbildung entgegengeführt werden, war schon vorher (S. 726) zu behandeln. Besonders gilt dies für die Oberhaut und die ihr angehörigen Bildungen (Hornschuppen, Federn und Haare) der Wirbeltiere. Einem solchen frühzeitigen, zum Abstoßen der betreffenden Teile führenden Altersprozeß verfallen auch die Laubblätter der Sträucher und Bäume oder deren zu toten Bestandteilen des Pflanzenkörpers gewordenen Holzbildungen.

Nach dem jetzigen Stand unserer Kenntnisse müssen wir sagen: das Altern der Organe beruht auf demjenigen ihrer Bestandteile, der Zellen. Für dieses wird

aber eine der Ursachen in der Anhäufung nicht mehr verwendbarer Stoffwechselprodukte im Zellkörper gesehen. Wenn sich die Zellen von den Abfallprodukten
nicht mehr zu befreien vermögen, und wenn dies in. einem erheblichen Teil der
Organe der Fall ist, werden die Organe geschädigt, und dadurch wird dies auch
der Gesamtorganismus. In der mit der Zeit abnehmenden Fähigkeit zur Abgabe
überflüssiger den Organismus und seine Bestandteile schädigenden Stoffe seitens
der Zellen hat man die Ursache des Alterns und seiner Folgen gesehen.

Die Anhäufung von Abbaustoffen in der Zelle dürfte es sein, die bei den
Protisten die Abnahme der Teilungsfähigkeit mit sich bringt, einen ungünstigen
Einfluß auf die Lebensverrichtungen ausübt und diese mit der Zeit gänzlich
behindert, wenn nicht rechtzeitig eine neue Teilungsperiode und damit eine
Erneuerung des Kernapparates wie eine Reorganisation der ganzen Zellstruktur
eintritt. Abfallstoffe häufen sich ebenfalls in den Zellen des Pflanzenkörpers an,
so z. B. Assimilationssekrete und andere Abbauprodukte in den Zellen der alternden Blätter, wo sie sich als öltropfenartige und körnige Gebilde direkt beobachten
lassen. Es ist anzunehmen, daß die Tätigkeit der Zellen dadurch behindert wird,
wie denn diese Blätter ihrem Untergang entgegengehen und sich beim Laubfall
von der Pflanze lösen. Die Zellen der alternden Blätter haben ihre Teilungsfähigkeit eingebüßt, dürften aber auch sonst in ihren Lebensverrichtungen zurückgegangen, kurz, gealtert und für eine längere Fristung des Lebens nicht mehr
geeignet sein.

Die schädigende Wirkung der Stoffwechselprodukte versuchte man dadurch
zu erweisen, daß man Samen der rasch wachsenden Kichererbse in der Lösung
des Extrakts eines etwa einmonatlichen Keimlings derselben Pflanze keimen
ließ und dabei eine wesentliche Hemmung des Wachstums gegenüber dem unter
gewöhnlichen Bedingungen gehaltenen Keimling feststellte. Ähnlich sah man
junge Schneckenbrut (*Limnaeus*) im Wachstum um so mehr zurückbleiben, zu
je engerem Zusammenleben die Tiere gezwungen wurden, und führte dieses Verhalten auf die von den wachsenden Tieren abgegebenen Stoffwechselprodukte
zurück. Dieselbe Deutung gab man der gleichen Erscheinung bei den unter entsprechend ungünstigen Bedingungen heranwachsenden jungen Fischen. Ebenso
werden Infusorien, die in derselben Kulturflüssigkeit längere Zeit leben, an der
Fortsetzung der Teilungen gehindert, während sie in Kulturflüssigkeiten gedeihen,
in denen sich vorher andere Infusorien befunden hatten, z. B. *Paramaecium* in
der von *Pleurotricha* und umgekehrt. Wie ein Organismus durch die Stoffwechselprodukte seine Umgebung langsam vergiftet, so vergiftet er auch seinen
eigenen Vegetationskörper oder wenigstens diejenigen Teile, die der Intoxikations-
gefahr am meisten ausgesetzt sind, sagt E. Küster (1921) im Hinblick auf das
Verhalten der Pflanzen. Nach seiner Auffassung führt diese „Vergiftung" zu
den Erscheinungen des Alterns und zum Tode, wenn die Anhäufung schädlicher
Stoffe nicht rechtzeitig unterbunden oder ihre lebensbedrohende Wirkung nicht
rechtzeitig verhindert wird.

Hierher gehört auch Metschnikoffs bekannte Anschauung, bei der es sich
allerdings weniger um eine Schädigung des Körpers durch Exkretstoffe als vielmehr um eine solche durch Gifte handelt, die im Darmkanal durch Bakterien
erzeugt wurden, und zwar andauernd schon während der gewöhnlichen Ver-
dauungsvorgänge, in verstärktem Maße jedoch bei den im Darm eintretenden
Stauungen. Auf eine Prüfung dieser und ähnlicher mehr oder weniger spekulativer Annahmen, die sich mit den durch Abbauprodukte und ähnliche Stoffe
hervorgerufenen Schädigungen des Körpers befassen, kann hier nicht eingegangen
werden, doch ist den Altersveränderungen selbst noch eine kurze Beobachtung
zu widmen.

Eine zwar nicht ausschließlich, aber doch in der Hauptsache mit dem Altern der Gewebe im Zusammenhang stehende Erscheinung ist die beginnende oder fortschreitende Pigmentablagerung. Sie wurde schon vorher von den Ganglienzellen erwähnt, doch ist sie nicht nur eine Eigentümlichkeit des Nervengewebes, sondern findet sich in ähnlicher Weise auch in anderen Organen, so in der Muskulatur, in der Leber, Niere, in den Keimdrüsen und an anderen Stellen. Mit Vorliebe ist dies dann der Fall, wenn die betreffenden Organe bereits eine längere Zeit ihrer Tätigkeit hinter sich haben, so daß man von einem Alterspigment spricht. Besonders tritt es in solchen Organen auf, in denen die Zellteilungen schon frühzeitig aufhören und bei denen infolgedessen eine Erneuerung des Zellenmaterials aus sich heraus nicht möglich ist. Dies trifft für die schon erwähnten Ganglienzellen des nervösen Zentralapparates, für die Herzmuskulatur, die quergestreiften Skelettmuskeln und die glatte Muskulatur vegetativer Organe, z. B. des Darmes und der Blutgefäße zu. Nach Rössle ist es gewiß nicht ohne Bedeutung, daß gerade die frühzeitig hoch differenzierten Zellen jene Altersprodukte so deutlich zeigen, während andere Gewebe davon frei bleiben. Daß letzteres gänzlich der Fall wäre, ist allerdings nicht einmal wahrscheinlich, nur wird die Menge der abgelagerten Abbaustoffe eine geringere sein, oder sie sind weniger leicht zu erkennen.

Wie schon vorher ausgesprochen wurde, ist anzunehmen, daß durch die Anhäufung der Abfallprodukte in den Zellen deren Tätigkeit beeinträchtigt wird. Anderes wie die Vermehrung der Stützsubstanzen in den Organen kommt hinzu und trägt ebenfalls zum Schädigen und Zurückdrängen der Zellen bei. Im Zusammenhang mit diesen Vorgängen dürfte sich dann eine Atrophie und teilweise Vernichtung der Zellen vollziehen. Die Folge des Zellenschwundes ist ein Zurückgehen der Organe selbst.

Von der Zellendegeneration als Alterserscheinung war schon vorher hinsichtlich des alternden Wirbeltiergehirns die Rede, doch sind ähnliche Vorgänge auch vom Gehirn der wirbellosen Tiere bekanntgeworden. So fand man im Gehirn alter Bienen die Ganglienzellen degenerativ verändert und in der Zahl bedeutend zurückgegangen[1]). Ähnliches scheint bei Stabheuschrecken (*Bacillus*) der Fall zu sein[2]), und auch andere alternde Gliedertiere lassen derartige Erscheinungen erkennen. Die Umbildungen, welche an den Ganglienzellen und ihren Kernen stattfinden und deren Auflösung bei alten Individuen zur Folge haben, ließen sich bei den Ruderfüßern des Süßwassers (*Cyclops*) genauer feststellen[3]). Desgleichen konnten Degenerationserscheinungen im Zentralnervensystem auch bei Würmern, z. B. bei einem Röhrenwurm (*Hydroides*), nachgewiesen werden[4]).

Unter dem Einfluß des degenerierenden Zentralnervensystems zeigen andere Organe ebenfalls mehr oder weniger weitgehende Rückbildungen, wie dies gerade auch für die Ringelwürmer festgestellt werden konnte (Harms). An anderen Anneliden ließen sich ebenfalls Alterserscheinungen in verschiedenen Organsystemen, be-

---

[1]) Hodge, C. F.: Changes in ganglion cells from birth to senile death (Man and honey bee). Journ. of Physiol. Bd. 17. 1894/95. — Pixell-Goodrich, H.: Determination of age in honey-bees. Quart. journ. of microscop. science Bd. 64. 1920.

[2]) Hansemann, D. v.: Über Alterserscheinungen bei Bacillus Rossii. Sitzungsber. d. Ges. naturforsch. Freunde, Berlin Nr. 5. 1914.

[3]) Korschelt, E.: Über Lebensdauer und Altern bei Copepoden und Ostracoden. Sitzungsber. d. naturforsch. Ges. Marburg 1920. — Walter, E.: Über die Lebensdauer der frei lebenden Süßwassercyclopiden und andere Fragen ihrer Biologie. Zool. Jahrb. (Syst.) Bd. 44. 1922. — Malaquin, A.: Le parasitisme évolutif des Monstrilides. Arch. de zool. exp. et gén. (3) Bd. 9. 1901.

[4]) Harms, W.: Betrachtungen über den natürlichen Tod der Tiere. Zool. Anz. Bd. 40. 1912. — Schleip, W.: Über Altern bei niederen Tieren. Sitzungsber. d. phys.-med. Ges. Würzburg 1920.

sonders Pigmentablagerung am Darmkanal und dessen Rückbildung nachweisen. Inwieweit dabei ein maßgebender Einfluß des Zentralnervensystems in Betracht kommt oder die Organe unabhängig davon den Altersprozeß durchmachen, muß dahingestellt bleiben. Bei dem alternden *Cyclops* ist zu verfolgen, wie die Degenerationserscheinungen von dem eigentlichen Gehirn auf den die Fühler versorgenden sog. Antennenlappen des Gehirns übergreifen. An ihm treten dann dieselben Rückbildungsvorgänge auf, und es ist naheliegend, daß die von hier aus innervierten Antennen auch ihrerseits von degenerativen Änderungen nicht verschont bleiben. In der Tat zeigt sich bald an den Antennen ein körniger Zerfall der Gewebselemente, besonders der Muskulatur.

Die Alterserscheinungen bei den genannten Krebsen sind recht in die Augen fallend und bei der Kleinheit der ziemlich durchsichtigen Objekte sehr gut zu verfolgen. Es ist klar, daß die am Nervensystem und an der Muskulatur sich vollziehenden degenerativen Änderungen eine Behinderung der Gliedmaßen, besonders der wichtigen Ruderantennen, mit sich bringen müssen und dadurch die Bewegungsfähigkeit des Tieres stark beeinflussen. Die Organe zeigen sich auch sonst verändert. Die Borsten an den Antennen brechen ab, und die Chitindecke des Körpers und seiner Anhänge erfährt strukturelle Veränderungen, so daß sie weniger widerstandsfähig ist. Dies äußert sich in Verbiegungen, Dehnungen und Ausbuchtungen der Chitinhaut. Zumal an den Gliedmaßen führt das zu Umgestaltungen, welche die Brauchbarkeit der Anhänge sicher vermindern und mit den sonstigen Veränderungen an der Körperoberfläche dem Tier ein verkümmertes Aussehen geben. Außerdem scheinen dadurch die Bedingungen für die Ansiedlung aller möglichen Organismen günstiger zu werden, so daß man die alternden Tiere mit Algen, Pilzen, Infusorien und anderen Protisten überwachsen findet. Waren sie an und für sich schon schwer beweglich geworden, so verstärkt sich dies nun immer mehr. Rückbildungsvorgänge an den inneren Organen kommen hinzu; es macht sich eine steigende Belastung der Darmepithelzellen mit Harnkonkrementen bemerkbar, offenbar eine Folge des nachlassenden Abscheidungsvermögens der Stoffwechselprodukte. Außerdem erfahren die Darmzellen Schrumpfungen und andere Umbildungen, welche ganze Partien des Darmes stark verändert erscheinen lassen. Die genannten und andere Altersveränderungen führen zu einem völligen Niedergang der Tiere, die sich nur noch unbeholfen bewegen und zuletzt kaum noch schwimmen können, so daß sie ziemlich ruhig im Bodenschlamm liegend ihr Ende erwarten. Von einem ähnlichen Verhalten anderer dem natürlichen Tod entgegengehenden Tiere war schon vorher die Rede (S. 733).

Der in alternden Organen zu beobachtende Zellenschwund hat eine Verringerung ihres Volumens zur Folge, wenn nicht andere Vorgänge, wie die Vermehrung des Zwischengewebes, ihn wieder ausgleichen. Jedenfalls ist die mit dem Alter eintretende Volumabnahme der Organe, wenn nicht besondere Verhältnisse vorliegen, eine ziemlich allgemeingültige Erscheinung. Durch Wägen und Messen konnte man sie für Darmkanal, Leber und Lunge wie für Niere und Milz alternder Individuen feststellen. Das gleiche gilt für die Muskulatur und für das Skelett, dessen einzelne Teile, wie Röhrenknochen, Wirbel und Schädelknochen, an Ausdehnung und Festigkeit abnehmen. Für den Menschen findet man über diese Erscheinungen Angaben in den Lehrbüchern der Greisenkrankheiten sowie bei Demange, Ribbert, Mühlmann, Lipschütz, Rössle u. a.

Es braucht kaum besonders hervorgehoben zu werden, daß infolge des Verbrauchs der Keimzellen und der damit im Zusammenhang stehenden Rückbildung anderer Gewebsteile die Hoden und Eierstöcke der Tiere eine starke

Verminderung ihres Umfanges im Alter erleiden. Die Fortpflanzungsfähigkeit der betreffenden Tiere ist erloschen; für das individuelle Leben sind die Geschlechtsorgane nicht unbedingt nötig, sie können also am ersten der Rückbildung verfallen. Eine in·Verbindung damit gelegentlich auftretende ebenso auffällige wie bemerkenswerte Alterserscheinung ist das Hinneigen des einen zu dem anderen Geschlecht hinsichtlich gewisser morphologischen Änderungen am Körper wie auch mancher Lebensäußerungen. Besonders deutlich tritt dies hervor in der Neigung weiblicher Hirschkühe zur Geweihbildung oder in der sog. Hahnenfedrigkeit (Arrhenoidie) bzw. Hennenfedrigkeit (Thelyidie) weiblicher und männlicher Vögel. Die Weibchen können im Gefieder den Männchen sehr ähnlich werden, wie sie auch deren Gebaren annehmen, indem alte Hennen wie die Hähne krähen und die Führung der Hühner übernehmen. Die Eierstöcke solcher alter Weibchen erweisen sich als stark rückgebildet und zum Hervorbringen von Eiern gänzlich ungeeignet.

Zwar wird durchaus mit Recht von einer mit dem Alter zunehmenden Atrophie der Organe gesprochen, doch kann damit auch ein Überhandnehmen gewisser Bestandteile der betreffenden Organe verbunden sein. In der Hauptsache handelt es sich um ein Zurücktreten der für diese Organe charakteristischen, in ihnen vorwiegend funktionierenden Gewebsarten und Zellenelemente, hingegen kann das ihnen angehörende Zwischengewebe eher eine Zunahme erfahren. Unter Umständen tritt beim Zurückgehen und teilweisen Schwund der Organe das Zwischengewebe an die Stelle des Hauptgewebes, indem dieses zu ungunsten der Verwendbarkeit des Organs stark zurückgedrängt wird. Im Zentralnervensystem sind es die Ganglienzellen, welche als funktionierende Elemente zurücktreten und dem Stützgewebe (der Neuroglia) Platz machen. Dadurch müssen die auf der Tätigkeit der ersteren beruhenden geistigen Eigenschaften notwendigerweise geschwächt werden. Ähnlich steht es mit anderen Organsystemen, z. B. mit der Muskulatur. Diese kann im Alter durch das Überhandnehmen des Bindegewebes in Verbindung mit anderen Umwandlungen jene eigentümliche Festigung erlangen, die man bei diesen wie bei anderen Organen als Alterssklerose bezeichnet und die wir von den Muskeln als Hart- und Zähwerden des Fleisches alternder Tiere kennen. Aber auch das Bindegewebe selbst erfährt Veränderungen, die hauptsächlich in einem Zurücktreten der Zellen und einem Überwiegen der Zwischensubstanzen bestehen, was zur weiteren Erhärtung beiträgt. Übrigens wird es dadurch in einen Zustand versetzt, der seine Brauchbarkeit im Organismus entschieden verringert. Durch die im Bindegewebe erfolgende Ablagerung von Kalksalzen geschieht dies in noch höherem Maße. Nun sind überdies die Zwischensubstanzen gewissen Altersveränderungen unterworfen und tragen zu denen des Gesamtorganismus auch ihrerseits bei. Es mag sein, daß bei Tieren, die lange genug leben, die Altersveränderungen ungefähr alle Bestandteile des Organismus betreffen. Die Zeit, in der dies geschieht, ist allerdings eine recht verschiedene und ebenso die Reihenfolge. Über das ungleichartige Altern der Organe wurde schon vorher gesprochen (S. 735).

10. Die verschiedenen Todesursachen.

Von dem natürlichen Tod war bereits (S. 718) die Rede und zu ihm führen die in dieser Darstellung behandelten Alterserscheinungen hin. Nichtsdestoweniger ist er bei den Tieren ziemlich selten; vielmehr sind es meistens andere Ursachen, die ihren Tod veranlassen. Diese sind insofern zweierlei Art, als sie von außen her an den Organismus herantreten oder in seiner Organisation begründet sein können. Im letzteren Fall handelt es sich entweder um krankhafte Veränderungen oder um die durch das Altern hervorgerufene Abnutzung der Organe, die sich bei vielen Tieren und Pflanzen auf ansehnliche Zeiträume, d. h. Jahrzehnte, Jahrhunderte oder sogar Jahrtausende erstreckt und dann besonders einleuchtend erscheint, was bei einer nur ganz kurzen Lebensdauer, wie sie manchen Organismen zukommt, weniger der Fall ist.

Nicht wenige pflanzliche und tierische Individuen gehen schon bald nach dem Keimen oder nach der Geburt zugrunde, andere leben noch einige Zeit, um dann ebenfalls in sehr frühem Lebensalter zu sterben, ohne daß eigentliche Krankheitserscheinungen oder äußere schädliche Einflüsse für den Tod verantwortlich gemacht werden könnten. Offenbar sind es Mängel in der Organisation, die auf einer unregelmäßig verlaufenen Entwicklung oder von den Eltern übernommenen schädlichen Eigenschaften beruhen, welche die Keimpflanzen oder Neugeborenen lebensunfähig machen und ihren baldigen Tod zur Folge haben.

Wie bei den Pflanzen sind es auch bei den Tieren meistens äußere Ursachen, die den Tod herbeiführen und in den engsten Beziehungen zu den Lebensverhältnissen stehen. Ungünstige Witterung, starke Temperaturschwankungen, mechanische Schädigungen, mangelnde Ernährungsmöglichkeiten, Angriffe von Feinden und alle möglichen anderen Ursachen können den plötzlichen Tod veranlassen oder ein allmähliches Hinsiechen des Organismus mit sich bringen. Dazu kommt die nicht geringe Zahl innerer Krankheiten, die durch das Eindringen pflanzlicher oder tierischer Parasiten hervorgerufen werden und direkt oder durch anderweitige Störungen, die sie zur Folge haben, den Tod des von ihnen befallenen Organismus verursachen. Von außen kommende Ursachen führen also in diesen wie in anderen Fällen zu einer inneren Erkrankung des Körpers. Inwiefern diese durch solche oder durch Störungen organischer Natur, d. h. durch irgendwelche Änderungen morphologischer oder physiologischer Art in den Organen des Körpers veranlaßt wird, ist häufig nur schwer zu entscheiden. Anzunehmen ist aber, daß ein gesunder, lebenskräftiger junger Körper sich im allgemeinen gegenüber jenen Schädlichkeiten widerstandsfähiger erweist als ein alter, der ihnen schon lange Zeit ausgesetzt und durch sie geschwächt war. Dieser wird den von außen oder innen kommenden Angriffen, akuten oder chronischen Erkrankungen um so eher erliegen, je weiter die Schwächung vorgeschritten ist, und dies wird nun gleich viel häufiger geschehen, als daß es zu einem wirklichen Alterstod kommt.

Auf die verschiedenen Todesarten, die man als natürlichen (Alters-)Tod, als solchen durch unharmonische Organisation, Schocktod, Stoffwechsel- und Fortpflanzungstod unterschieden hat, wird im Verlauf dieser Betrachtungen noch einzugehen sein, soweit dies nicht bereits im Vorstehenden geschah.

11. Verjüngung und Lebensverlängerung.

Wenn von Altern und Sterben die Rede ist, so dürfen jene Erscheinungen im Organismenreich nicht ganz unberücksichtigt bleiben, bei denen es sich um eine Verlängerung des Lebens, um Verjüngung und Auffrischung handelt. Lebensverlängerung ist ein Ziel, das zu erreichen von Fachleuten und Laien immer wieder von neuem erstrebt wurde, leider nicht mit dem Erfolg, welcher den darauf verwandten Bemühungen auch nur einigermaßen entsprach, wenigstens nicht in dem erwarteten Sinn einer wirklichen Verjüngung und Lebensverlängerung beim Menschen. In letzter Instanz hat man auch in dieser Beziehung den Bestandteilen des Organismus, den Zellen, seine Aufmerksamkeit zugewandt. Schon bei Besprechung des Alterns und der Lebensdauer einzelliger Organismen war von Verjüngung und Auffrischungsvorgängen die Rede (S. 723/724). Sie steht dort mit den Teilungs-, Reifungs- und Konjugationsvorgängen im Zusammenhang, äußert sich in einer Reorganisation des Kernapparates und Zellkörpers, also unter Umständen der gesamten Organisation, sowie in einer Zunahme der

Teilungsrate. Solche Auffrischung von Zellmaterial, Teilen des Körpers oder sogar dessen Gesamtheit kennt man auch von den vielzelligen Pflanzen und Tieren. Bei den letzteren pflegen sie mit Teilungs-, Regenerations-, Hunger- und derartigen Vorgängen in Verbindung zu stehen, bei denen eine Neubildung von Zellmaterial erforderlich ist.

Bei den Pflanzen spricht man neuerdings von Wundhormonen und versteht darunter Stoffe, die nach Verletzungen wirksam werden, indem sie (als Teilungshormone) erneute Zellteilungen hervorrufen. Man hat diese Stoffe den inneren Sekreten (Inkreten) des Tierkörpers verglichen; allerdings werden diese von besonderen Organen drüsiger Natur oder doch regenerierender Fähigkeit erzeugt, während es sich bei den Pflanzen möglicherweise um Abbauprodukte der verletzten oder mechanisch getöteten Zellen handelt. Es ist möglich, daß die Wirkung derartiger Reizstoffe noch weitergeht und zur Entstehung so umfangreicher Zellwucherungen führt, wie man sie als Gallen kennt, deren Gewebe übrigens mit dem Wundgewebe eine gewisse Übereinstimmung zeigen kann. Freilich kommt bei diesen umfangreichen Wucherungen nicht nur die Gewebsverletzung durch den Insektenstich, sondern auch eine chemische Wirkung durch das in die Wunde gelangte Drüsensekret in Frage.

Traumatische und chemische Reize sind es offenbar auch, die im Tierkörper erneute Zellteilungen und weitgehende Zellwucherungen in Form von mehr oder weniger umfangreichen Geschwülsten hervorrufen. Dieses Zellmaterial kann eine geradezu unbegrenzte Teilungsfähigkeit besitzen, wie das auf nicht weniger als 40 aufeinanderfolgende Generationen übertragene Rattensarkom oder der epitheliale Mäusetumor zeigte, der in einem Fall durch 7—8, im anderen Fall durch 15 Jahre, also weit über die Lebensdauer des Tieres, von dem er herstammt, immer wieder von neuem übertragen werden konnte. Wir wissen auch, daß explantierte, als Gewebskulturen behandelte Gewebsstücke nicht nur monate-, sondern jahrelang, bis zu einem Jahrzehnt und länger, ebenfalls über die Zeit hinaus am Leben erhalten wurden, bis zu welcher das betreffende Tier gelebt haben würde. Theoretisch dürfte kaum etwas gegen die unbegrenzte Fortführung derartiger Versuche sprechen, so daß diesen Zellen wie denen der Protisten die Unsterblichkeit zuzusprechen wäre.

Ein ausgezeichnetes Beispiel für die Erneuerung von Zellenmaterial im Tierkörper liefern die Regenerationserscheinungen. Diese sind bekanntlich bei manchen Tieren außerordentlich weitgehende. Bei Planarien und Polypen können Stücke des Körpers, die nur $1/_{100}$ oder gar $1/_{200}$ von ihm ausmachen, die verlorenen Teile ersetzen und ein zwar zunächst kleineres, aber vollständiges Tier liefern. Bei den Anneliden sind einige wenige Segmente des aus zahlreichen Ringen bestehenden Körpers befähigt, diesen wiederherzustellen, und ähnlicher Beispiele gibt es auch sonst noch zur Genüge. Dabei muß notgedrungen außer der Neubildung von Zellen auch eine Umarbeitung von Zellmaterial stattfinden, denn infolge der weitgehenden, das Vorhandene nicht selten um das Mehrfache übertreffenden Gewebsneubildung und der absoluten Unmöglichkeit einer Stoffaufnahme müssen die vorhandenen Teile umgewandelt, aufgelöst oder sonstwie verarbeitet werden. Ähnliches, wenn auch nicht in so weitgehendem Maße, geschieht auch sonst bei der Wiederherstellung verloren gegangener Teile, denn nicht aus den gleichen alten brauchen sich die neuen Teile zu bilden, sondern es entsteht zunächst eine Masse gleichartiger, anscheinend indifferenter Zellen, aus der heraus sich die neuen Teile entwickeln. Längst differenzierte Teile sind dem Anschein nach zu undifferenzierten geworden, wenn nicht etwa von der Embryonalentwicklung her Reserven von Zellmaterial vorhanden waren, die sich nur nicht als solche erkennen ließen und nach Einschmelzung der differenzierten Teile die neuen Organe liefern. Die Entscheidung darüber, ob das eine oder andere der Fall ist, läßt sich ungemein schwer treffen, und man hat deshalb in ihr eine immer von neuem auftauchende Streitfrage des Regenerationsproblems vor sich.

Eine weitgehende Umwandlung und Einschmelzung von Zellenmaterial mit nachfolgender Erneuerung kann bei starker Hungerwirkung erfolgen. Dahinzielende Versuche wurden mit Planarien und Hydren angestellt, die man monatelang ohne Nahrung ließ und die infolgedessen eine bedeutende Reduktion ihres Körpervolumens erfuhren. Bei Planarien geht nach 10—11 monatigem Hungern die Körpergröße bis auf $^{1}/_{12}$, das Volumen bis auf $^{1}/_{300}$ zurück. Die Polypen erfahren außer einer starken Verminderung des Volumens eine bedeutende Verkürzung ihrer langen fadenförmigen Tentakel, die bis zur Knopfform reduziert werden und schließlich ganz verschwinden. Nach starker Körperverkürzung und Verschluß der Mundöffnung besteht das winzige Tierchen schließlich nur aus den beiden kaum noch differenzierten Körperschichten und befindet sich in einem Zustand, der ungefähr dem Endstadium der Embryonalentwicklung, d. h. der zweischichtigen Planulalarve entspricht. Wenn derartig infolge der Hungerwirkung stark reduzierte Tiere durch erneute Fütterung in den früheren Zustand gebracht werden, was bei Planarien gelingt, so kann dies nur durch eine enorme Neuproduktion von Zellenmaterial geschehen. Das bedeutet aber eine weitgehende Auffrischung des Körpers, so daß mit Recht von einer Verjüngung gesprochen werden darf Inwieweit dies auch bei höheren Tieren gestattet ist, die durch lange anhaltende Nahrungsentziehung bis zu vollständiger Erschöpfung und bis unmittelbar vor dem Tod gebracht wurden, um dann durch Nahrungszufuhr gerettet und in den früheren Stand versetzt zu werden, bedarf noch eingehender Prüfung..

Wenn es wie bei Schwämmen und Cölenteraten gelingt geringe Bruchteile des Körpers, kleinere Zellenkomplexe und einzelne Zellen aus dem Zusammenhang des ganzen zu lösen, zur Wiedervereinigung und Auswachsen zum vollständigen Tier zu bringen, wobei eine höchst umfangreiche Neuproduktion von Zellenmaterial notwendig ist, so liegt der Erneuerungs- und Verjüngungsprozeß auf der Hand.

Inwiefern derartige Vorgänge auch von lebensverlängernder Wirkung sind, ist zwar schwer zu entscheiden, aber immerhin mit ziemlicher Sicherheit anzunehmen. Dies gilt ebenfalls für die ungeschlechtliche Fortpflanzung der Metazoen. Auch bei ihr pflegt eine mehr oder weniger umfangreiche Produktion neuen Zellenmaterials zu erfolgen. Wenn die Zellen und Gewebe eine Erneuerung und Verjüngung erfahren, so gilt dasselbe auch von dem Gesamtorganismus, und als natürliche Folge wird sich daraus eine Verlängerung seines Lebens ergeben. Polypen, Actinien, Planarien und Anneliden sind in der Lage, auf natürlichem Wege sehr geringe Teile ihres Körpers von sich abzuschnüren. Bei *Ctenodrilus*, einem marinen Ringelwurm, können sich sogar einzelne Körpersegmente loslösen, und wenn es sich beim Zerfall des Wurmes um mittlere Segmente handelt, so haben diese aus sich heraus ein neues Vorder- und Hinterende zu liefern. Ähnlich wie bei den kleinen regenerierenden Teilstücken muß also ein höchst umfangreiches, das Ausgangsstück an Umfang bald weit übertreffendes Gewebsmaterial gebildet werden. Der junge Wurm, der aus den wenigen alten Segmenten hervorgeht, besteht größtenteils aus neugebildetem Zellenmaterial; er erscheint in jeder Beziehung jugendlicher als das alte Tier, von dem jene Segmente herstammten, und es ist anzunehmen, daß seine Lebensdauer eine längere sein wird, als es diejenige der Ausgangssegmente im Verband des alten Wurmkörpers gewesen wäre. Das gleiche gilt von den kleinen Teilstücken (Fragmenten und

Frusteln) der Cölenteraten, die sich vom Körper des Muttertieres ablösen und zu neuen vollständigen Individuen auswachsen. Ähnlich verhält es sich mit den Knospen, die von einem recht beschränkten Teil des Körpers der genannten und anderer Tiere gebildet werden. Stecklinge, die von alten Pflanzenindividuen genommen wurden und sich zu neuen Individuen ausbilden, haben naturgemäß ein längeres Leben vor sich als in Verbindung mit der Mutterpflanze.

Versuche zur Verjüngung und Verlängerung des Lebens, die an höheren Tieren, besonders an Säugetieren vorgenommen wurden, mußten begreiflicherweise das größte Interesse erregen. Der bekannteste und schon etwas weiter zurückliegende dieser Versuche ist der von BROWN-SÉQUARD (1889) nach Überschreiten des 70. Lebensjahres an sich selbst ausgeführte. Dieser Versuch bestand in der subcutanen Injektion eines durch Zerdrücken und Auslaugen gewonnenen Hodenextraktes vom Hund und Meerschweinchen. Die Einspritzungen sollten eine ganz erhebliche Auffrischung der körperlichen und geistigen Leistungsfähigkeit, d. h. also eine Verjüngung bewirkt haben. Nachdem das durch dieses anscheinend erfolgreiche Experiment hervorgerufene Aufsehen in der Folgezeit durch die Nachuntersuchung keine Bestätigung fand, verklang diese Botschaft von der Möglichkeit einer Verjüngung beim Menschen in ähnlicher Weise, wie es das Schicksal der in unseren Tagen auf anderem Wege ausgeführten Verjüngungsversuche zu sein scheint, die mit einer gewissen Sicherheit bekanntgegeben, begreiflicherweise ebenfalls großes Aufsehen erregten, der von vielen Seiten vorgenommenen Nachprüfung aber nicht standzuhalten vermochten. Zwar hat man auch in neuerer Zeit derartige Injektionsversuche an Tieren und Menschen zur Erzielung einer „Verjüngung" ausgeführt, aber im wesentlichen bediente man sich zu der angestrebten Erreichung dieses Zieles anderer Methoden, und zwar der Keimdrüsenüberpflanzung und der Samenleiterunterbindung.

Von diesen Versuchen seien zuerst die von W. HARMS (1914) mitgeteilten erwähnt, die (1911—1913) an Meerschweinchen in der Weise vorgenommen wurden, daß einem stark gealterten Zuchtbock in seinen atrophischen Hoden Teile der Keimdrüse eines sechsmonatigen Männchens eingepflanzt wurden. Als Erfolg zeigte sich bereits nach 8—10 Tagen ein Schwinden der Alterserscheinungen und eine entschiedene Auffrischung des alten Tieres, die sich im Verlauf der nächsten Wochen und Monate in der ganzen jugendlichen Körperbeschaffenheit und Lebensäußerung, in der Wiederkehr der Potenz und Ausführung der Begattung äußerte. Nach etwa einem halben Jahr gingen die Erscheinungen allerdings wieder zurück und das Tier verfiel dem Tode. Eine zeitweise Verjüngung war anscheinend erzielt und das Leben dieses Tieres (nach HARMS Annahme) um etwa 4 Monate verlängert worden, was bei der verhältnismäßig kurzen Lebensdauer der Meerschweinchen (bis 8 oder gar nur 4—5 Jahre) schon etwas zu bedeuten hatte.

Zu ähnlichen Ergebnissen gelangte STEINACH (1920) bei seinen ungefähr gleichzeitig und unabhängig an Ratten ausgeführten Versuchen. Alternde, auch äußerlich sehr mitgenommene Rattenmännchen wurden mit Vasoligatur (zwischen Hoden und Nebenhodenkopf) behandelt. Durch den anscheinend auf den Hoden ausgeübten Reiz wird dessen erneute Tätigkeit ausgelöst und durch die von ihm (nach STEINACH von den Zwischenzellen, seiner Pubertätsdrüse) ausgehende innere Sekretion die ganze Organisation beeinflußt, was sich auch hier in dem Schwinden der Greisenhaftigkeit zugunsten einer jugendlichen Beschaffenheit des Körpers, kurz in einer Neubelebung und „Verjüngung" zu erkennen gibt. Dieser Zustand kann mehrere Monate anhalten, in einem Fall 7 Monate „in voller Potenz und körperlicher wie seelischer Frische". Dann tritt allerdings der frühere Alterszustand wieder ein, und die Tiere gehen bald zugrunde, wenn sie nicht durch eine erneute Operation (Hodenüberpflanzung) gerettet werden können. Nach Steinachs Schätzung kann das zum Tode führende Senium um wenigstens 7 Monate, d. h. um ungefähr ein Viertel der durchschnittlichen Lebensdauer (nach Steinach 27—30, nach anderen allerdings 36 Monate) hinausgeschoben werden.

Wenn besonders von den an männlichen Tieren vorgenommenen „Verjüngungsversuchen" die Rede war, so liegt dies daran, daß sie wegen der leichteren und mehr Erfolg versprechenden Versuchsausführung bevorzugt werden, doch wurden auch Weibchen (mit Ovarialtransplantation), und zwar mit entsprechendem Erfolg behandelt. Eines der von Steinach[1]) operierten Rattenweibchen warf im Alter von 29 Monaten 5 Junge und ging nach wieder eingetretener Seneszenz im Alter von $36^{1}/_{2}$ Monate ein; dieses Weibchen lebte 8 Monate länger als die nicht operierte Schwester. Ähnliche Versuche wurden von Harms an weiblichen Hunden ausgeführt[2]).

Hunde wurden von Harms deshalb zu der Ausführung weiterer Verjüngungsversuche gewählt, weil sie infolge ihrer höheren Intelligenz ein besseres Urteil erlauben. Diese Versuche wurden an einem umfangreichen Material ausgeführt, und zwar wurden die betreffenden Tiere vor der Operation einer sehr eingehenden Beobachtung auf ihre körperlichen und geistigen Eigenschaften unterzogen, um den Unterschied nach vollzogener Hodenübertragung bzw. deren Wirkung genauer feststellen zu können. Diese ist beim Hund sowohl in körperlicher wie geistiger Beziehung eine noch weit mehr in die Augen fallende. Da die Ergebnisse grundsätzlich mit den bereits von anderen Tieren geschilderten übereinstimmen, sollen sie hier nicht näher besprochen werden, nur sei erwähnt, daß die unterdessen angestellten Versuche einer Reihe anderer Beobachter an Ratten, Hunden, Schafböcken und Ziegen zu ungefähr entsprechenden Ergebnissen führten [Romeis[3]), Sand[4]), Voronoff[5]), Kolb[6]) u. a.[7])].

Im allgemeinen vollzieht sich der Verjüngungsvorgang so, daß eine äußerlich und innerlich wahrnehmbare, nicht zu bezweifelnde Neubelebung und Auffrischung erfolgt, die bei den einzelnen Tieren verschieden lange Zeit anhält, um dann der rückkehrenden Greisenhaftigkeit zu weichen, die ihrerseits zum Tode führt. Ob dieser im beschleunigten Tempo herbeigeführt wird, läßt sich einstweilen aus den vorliegenden Untersuchungen nicht recht entnehmen, doch liegt diese Vermutung deshalb nahe, weil der Eingriff, auch wenn er zunächst eine lebensverlängernde Wirkung hatte, mehr als eine „Aufpeitschung" der Lebenskräfte erscheint, die wenig Natürliches an sich hat und bald ihr Ende erreichen muß [Stieve[8]), Romers, Rössle u. a.]. So wenig ermutigend diese Lage der Dinge für eine Übertragung der an Tieren angestellten Operationen

---

[1]) Steinach, E.: Verjüngung durch experimentelle Neubelebung der alternden Pubertätsdrüse. Arch. f. Entwicklungsmech. d. Organismen Bd. 47. 1920.

[2]) Harms, W.: Untersuchungen über die innere Sekretion der Keimdrüsen usw. Jena 1914. — Versuche zur Verlängerung des Lebens. usw. Zool. Anz. Bd. 51. 1920. — Das Problem der Geschlechtsumstimmung und die sog. Verjüngung. Naturwissenschaften Bd. 9. 1921. — Morphologische und experimentelle Untersuchungen an alternden Hunden. Zeitschr. f. Anat. u. Entwicklungsgesch. Bd. 71. 1924.

[3]) Romeis, B.: Steinachs Verjüngungsversuche. Münch. med. Wochenschr. 1920 u. 1921.

[4]) Sand, K.: Vasektomie beim Hund. Zeitschr. f. Sexualwiss. Bd. 8. 1922. — Vasoligatur, Epididymektomie usw. Meddel. kommune hospital Kopenhagen Bd. 5. 1922.

[5]) Voronoff, S.: Greffes testiculaires. Paris 1923.

[6]) Kolb, K.: Verjüngungsversuch bei Ziegen. Verhandl. d. Schweiz. naturforsch. Ges. Bd. 103. 1922.

[7]) Näheres hierüber in Korschelt: Lebensdauer. 3. Aufl. Jena 1924.

[8]) Stieve, H.: Entwicklung, Bau und Bedeutung der Keimdrüsenzwischenzellen. Ergebn. f. Anat. u. Entwicklungsgesch. Bd. 23. 1921.

auf den Menschen erschien, wurde sie dennoch unternommen. Wo sich anscheinend günstige Ergebnisse erzielen ließen, hat man den Eindruck, daß sie mit der Behebung bestehender körperlicher Beschwerden im engen Zusammenhang standen und daher einer entsprechenden Beurteilung unterlagen. Aber auch davon abgesehen erschienen sie weniger eindeutig und nicht so ausgesprochen wie bei den Tieren, so daß die Meinung der Kliniker und Chirurgen einstweilen dahin geht, daß es mit der vermeintlichen Verjüngung und noch mehr mit der Lebensverlängerung beim Menschen höchst zweifelhaft steht und diese Versuche bei ihm, wie die Dinge jetzt liegen, keinen Erfolg versprechen. Mit der Verjüngung und Lebensverlängerung auf diesem Wege wäre es also zunächst nichts, und ob andere Bahnen bessere Erfolge versprechen muß vorläufig recht zweifelhaft erscheinen.

12. Scheintod, latentes Leben und Ruhezustände.

Dadurch, daß manche Tiere längere Zeit: tage-, wochen-, monate- oder jahrelang in einem Zustand anscheinend völliger Leblosigkeit zuzubringen vermögen, kann sich ihre Lebensdauer erheblich verlängern. Manche dieser Ruhezustände ähneln einem kürzeren oder längerem Schlaf, der sich wie beim Winterschlaf zwischen die wachen Perioden einschiebt; andere sind jedoch mit einer so starken Herabsetzung der Lebensfunktionen verbunden, daß von irgendwelchen Lebensäußerungen nicht das geringste zu bemerken ist. Diese scheinen völlig ausgeschaltet zu sein, auch der Stoffwechsel ist gänzlich herabgedrückt und beinahe zum Stillstand gelangt. Die Tiere befinden sich im Zustand der sog. Anabiose, des Scheintodes. Aus diesem Zustand eines latenten Lebens, in welchem dieses auf ein Minimum reduziert erscheint, erwachen die Tiere beim Eintritt günstigerer Verhältnisse zu neuer Tätigkeit.

Die den Ruhezustand bewirkenden Ursachen sind verschiedener Art; eine wichtige Rolle spielen Temperatureinflüsse. Beim Überschreiten des Temperaturoptimums oder bei stark abnehmender Temperatur ist es manchen Tieren möglich, in eine Wärme- oder Kältestarre zu verfallen. Desgleichen vermögen Trockenheit und sonstige Änderungen des umgebenden Mediums, wohl auch Nahrungsmangel die Ruhezustände herbeizuführen und dadurch eine Verlängerung des Lebens weit über das gewöhnliche Maß zu erzielen. Sehr verbreitet sind die mit Bildung von Schutzhüllen (Encystieren) verbundenen Ruhezustände bei den Protozoen; in diesen Kapseln gut verwahrt können sie den Eintritt günstiger Umstände abwarten und außerdem noch in ihrer Verbreitung gefördert werden.

Bei Spongien und Cölenteraten sind es Teile des Körpers, die in Ruhe versetzt und zu Dauerzuständen ausgebildet werden. Wenn es sich dabei um indifferente Zellenkomplexe handelt, die sich nach einer innerhalb ihrer festen Hüllen verbrachten Ruhezeit entwickeln, wie dies für die Gemmulae der Spongien, die Podocysten der Scyphomedusen und die Statoblasten der Bryozoen gilt, so erinnert dieses Verhalten an die Dauereier mancher Tiere, die, ebenfalls von dicken Hüllen geschützt, ungünstige Zeitverhältnisse überstehen, um erst nach deren Überwindung in die Entwicklung einzutreten. Ruhezustände machen die vorher frei lebenden Entwicklungsstadien der Saug- und Bandwürmer durch, um dadurch die Übertragung auf ein anderes Wirtstier zu ermöglichen oder zu erleichtern. Bei anderen, wie bei den Nematoden, erfolgt das Einkapseln in späteren Stadien; bekannt dafür sind die Muskeltrichinen, die jahre- und jahrzehntelang in diesem Zustand zu verharren vermögen. Aber auch frei lebende Nematoden können innerhalb der bei der Häutung abgestoßenen Haut oder nur durch ihre feste Cuticula geschützt im gänzlich starren Zustand länger andauernde

Trockenzeiten, bis zu 10 Jahren und wohl länger, überstehen, um nach Befeuchten zu neuem Leben zu erwachen. Dafür sind auch die Rotatorien und Tardigraden bekannt, die zu unscheinbaren faltigen und zerknitterten Körnchen zusammengetrocknet ebenfalls ein Jahrzehnt und länger überdauern. Unter Umständen kann sich der Ruhezustand im Leben eines solchen Tieres mehrfach wiederholen, ohne daß es dadurch wesentlich geschädigt wird. Die Stoffwechselvorgänge sind während dieser Vita minima in der Tat bis auf ein Minimum reduziert. Ähnliches gilt für die in Kältestarre verfallenen Tiere, von denen manche (Würmer, Krebse, Insekten, aber auch niedere Wirbeltiere) recht niedere, beträchtlich unter dem Nullpunkt liegende Temperatur in anscheinend gänzlich leblosem Zustand längere Zeit ertragen und bei steigender Temperatur wieder zu neuem Leben erwachen.

Eine solche Fähigkeit ist für Tiere, die ungünstigen Einflüssen, zu hoher und zu niederer Temperatur, Trockenheit, Nahrungsmangel usw. ausgesetzt sind, für die Fristung ihres Lebens von größtem Vorteil, und so sehen wir manche von ihnen (Insekten, Weichtiere, Wirbeltiere u. a.) in einen Sommer-, Winter-, Trocken- und Hungerschlaf verfallen. Von dem im Larven-, Puppen- oder ausgebildetem Zustand erfolgenden Überwintern der Insekten, aber auch von demjenigen der Weichtiere (Schnecken) und wechselwarmen Wirbeltiere (Schwanzlurche, Frösche, Kröten, Eidechsen, Blindschleichen, Schlangen und Schildkröten) ist dies allgemein bekannt. Auch der Winterschlaf der Säugetiere kann ein recht andauernder sein und beinahe $1/_2$ Jahr währen, wie dies für Murmeltiere und Fledermäuse gilt. Andere sog. Winterschläfer (Igel und Ziesel) ziehen sich nur für 3—4 Monate oder gar nur auf 2—3 Monate zurück (Dachs, Hamster, Eichhörnchen). Von kürzeren zu längeren Ruheperioden gibt es alle Übergänge, zumal auch die letzteren aus irgendwelchen Ursachen gelegentlich unterbrochen werden. So fest und tief wie bei den wechselwarmen Wirbeltieren und Wirbellosen ist der Winterschlaf der Säugetiere überhaupt nicht, auch kann der Stoffwechsel nicht so weit herabgesetzt sein, wenn dies auch immerhin in ziemlich starkem Maße der Fall ist. Von einer Vita minima im Sinn des latenten Lebens während der Ruheperioden jener niederen Tiere kann hier kaum die Rede sein. Ein gewisser Stoffaustausch, wenn auch nur im geringen Umfang, findet jedenfalls statt und das zum Leben nötige Material wird den Reservestoffen, besonders den vorher angehäuften Fettmassen entnommen. Die daraus folgende Abmagerung der im Winterschlaf liegenden Tiere, wenn sie diesen hinter sich haben, ist eine bekannte Erscheinung.

Wie die Tiere suchen auch die Pflanzen die Ungunst der äußeren Verhältnisse durch Ruhezustände zu überwinden, ja diese sind noch viel augenfälliger und weit verbreitet. Die durch das Absterben der grünen Teile und besonders durch den Laubfall gekennzeichnete Winterruhe unserer einheimischen Gewächse ist eine allbekannte Erscheinung, und Ähnliches gilt für diejenigen, die in Steppen oder unter anderen ungünstigen Verhältnissen leben und sich durch eine Ruheperiode dagegen schützen, um bei deren Schwinden in eine neue Vegetationsperiode einzutreten. Die Ruheperiode kann beinahe die ganze Pflanze betreffen, soweit nicht überhaupt beträchtliche Teile von ihr abgeworfen werden, doch können auch einzelne Teile wie Wurzelstöcke, Knollen, Zwiebeln, Brutknospen usw zu überdauernden Organen ausgebildet werden, um der Pflanze über die ungünstige Zeit hinwegzuhelfen. Andere Pflanzen sind infolge ihres Lebens an entsprechenden Örtlichkeiten darauf eingerichtet, ungünstigen Verhältnissen lange Zeit zu widerstehen, wie man dies von Laub- und Lebermoosen kennt, die ein halbes Jahr lang im Herbarium lagen und dann weiter lebten. Moossporen erwiesen sich nach 50jährigem Aufenthalte im Herbarium noch keimfähig, und dasselbe gilt von Samen (z. B. der Mimose), die 60 Jahre gelegen hatten. Eingetrocknete Bakteriensporen sollen nach länger als 90 Jahren noch entwicklungsfähig sein. Daß sich für die Dauerzustände der Pflanzen höhere Zahlen als für die Tiere ergeben, ist nach der ganzen Organisation beider erklärlich.

13. Tod und Fortpflanzung.

Die bei den Einzelligen obwaltenden besonderen Verhältnisse wurden schon vorher (S. 723) berührt; die gewöhnlichste Art ihrer Fortpflanzung, die Teilung, führt zur Auflösung der Individualität und indem sich dieser Vorgang immer wieder von neuem wiederholt, fehlt der Tod, weshalb man von der Unsterblichkeit der Einzelligen sprach. Obwohl die Verhältnisse bei den Vielzelligen weniger einfach liegen, so bleibt es doch insofern das gleiche, als bei der Teilung eines Polypen, Turbellars oder Anneliden die beiden neu entstehenden Individuen etwa die Hälfte des Körpers erhalten und so fortgesetzt die nachfolgenden Generationen. Wie bei der Protozoenteilung geht ein mit der zunehmenden Zahl der Generationen immer kleiner werdender Bruchteil des Anfangsindividuums in die folgenden über, aber freilich kompliziert sich der Vorgang dadurch, daß es sich um einen vielzelligen, mit Organen ausgestatteten Körper handelt, dessen Teile sehr zellenreich sind und in denen fortgesetzt eine Neubildung von Zellen erfolgt.

Wie weit die Fähigkeit vielzelliger Organismen geht, sich ausschließlich auf ungeschlechtlichem Wege zu vermehren und sich dadurch dem natürlichen Tode zu entziehen, bedarf einer genauen Prüfung. Manche trifft man fast nur in Teilung (*Lumbriculus* und verwandte limikole Ringelwürmer), andere z. B. den *Ctenodrilus monostylos*, hat man durch Jahrzehnte und ungezählte Generationen in ungeschlechtlicher, niemals aber in geschlechtlicher Fortpflanzung beobachtet[1]). Mit dem Eintritt der letzteren ändern sich die Verhältnisse grundlegend, indem die Keimzellen den Körperzellen gegenüber treten. Sie sind es, die sich vom Körper trennen, um durch fortgesetzte Zellteilung einen neuen Organismus aus sich hervorgehen zu lassen, während jener den Untergang geweiht ist. Dieser Vorgang wiederholt sich so lange die betreffende Tierart existiert, also durch Jahrtausende und länger.

Die besondere Stellung der Keimzellen gegenüber den somatischen Zellen gibt sich auch daraus zu erkennen, daß sie sich unter Umständen schon ungemein zeitig von diesen absondern. Das kann bereits auf sehr frühen Stadien der Embryonalentwicklung geschehen und diese Urkeimzellen führen dann in direkter Folge zu den vom väterlichen oder mütterlichen Organismus abgegebenen reifen Keimzellen (Spermien und Eiern) hin.

Zur Erhaltung der Art ist es notwendig, daß die Organismen in irgendeiner Weise zur Fortpflanzung gelangen. Da diese bei den Vielzelligen in der Hauptsache auf geschlechtlichem Wege erfolgt, so kommt es darauf an, ihr Leben bis zur Erlangung der Geschlechtsreife zu fristen und die Eier abzulegen bzw. sie befruchten zu können. Tatsächlich gibt es Tiere, deren Männchen unmittelbar nach vollzogener Begattung und deren Weibchen sogleich nach der Eiablage sterben. Durch das Hervorbringen der in Masse erzeugten Eier erschöpft, erliegt das Weibchen den Anstrengungen der Eiablage, die eine sehr plötzliche und angreifende sein kann. Wir kennen derartiges von Fischen, so von *Petromyzon*, wie von Insekten, z. B. Schmetterlingen und Eintagsfliegen. Kaum haben diese die Larvenhülle abgestreift und sich zum ersten Flug in die Luft erhoben, so

---

[1]) KORSCHELT, E.: Die natürliche und künstliche Teilung des *Ctenodrilus monostylos.* Arch. f. Entwicklungsmech. d. Organismen Bd. 45. 1919 u. Zoolog. Anzeiger 1926.

schreiten sie schon zur Begattung, und alsbald erfolgt die Eiablage, so daß das Leben der Ephemeriden im ausgebildeten Zustand sich nur auf wenige Stunden erstreckt. Diese und andere sich ähnlich verhaltende Insekten sind durch die Beschaffenheit ihrer dem Nahrungserwerb und der Verdauung dienenden Organe bereits auf die kurze Lebensdauer eingerichtet, indem sie verkümmerte Mundwerkzeuge und einen nur wenig leistungsfähigen Darmkanal besitzen. Auch die Männchen der betreffenden Insekten sind kaum besser daran und pflegen ihr Leben ebenfalls sehr bald zu beenden. Jedenfalls gilt dies für die Bienenmännchen, denn unmittelbar nach der Begattung sterben die Drohnen, was vielleicht mit der großen Anstrengung beim Ausstülpen des höchst umfangreichen Penis im Zusammenhang steht. Man hat diesen plötzlichen (Schock-) Tod durch die Einwirkung des Zentralnervensystems zu erklären gesucht, vergleichbar dem plötzlichen Tod des Frosches nach einem Schlag auf den Hinterleib.

Wie die Beziehung zur Fortpflanzung einen raschen Abschluß des Lebens herbeiführen kann, so vermag sie auch auf dessen Verlängerung einzuwirken. Insekten, die isoliert und dadurch an der Fortpflanzung gehindert wurden, sah man ihr sonst nur kurzes Leben beträchtlich verlängern. Das gleiche war bei Krebsen (Copepoden) zu beobachten, die nicht rechtzeitig zur Fortpflanzung gelangten. In sehr anschaulicher Weise wird dieses Verhalten durch Pflanzen erläutert, die für gewöhnlich nur einmal blühen und fruchten, um dann abzusterben. Werden sie daran verhindert, so erreichen sie ein bedeutend höheres Alter, d. h. aus einjährigen können zwei- und dreijährige Gewächse werden, wie sich dies durch geeignetes Beschneiden an *Pelargonium, Petunia, Draba, Veronica, Reseda, Lobelia, Brassica* u. a. einjährigen Pflanzen ausführen läßt. Die ihren mächtigen Blütenstand in ihrer Heimat im Verlauf von etwa 10 Jahren ausbildende *Agave americana* vermag dies unter den ungünstigeren klimatischen Verhältnissen Europas erst nach mehreren Jahrzehnten, so daß sich ihr Leben dadurch beträchtlich verlängert, denn hier wie in ihrer Heimat verfällt sie nach einmaligem Fruchten dem Tode.

Der unter Umständen sehr weitgehende Einfluß der Fortpflanzung auf die Organisation muß notwendigerweise auch die Lebensdauer berühren. Bei manchen freilebenden, ganz besonders aber bei parasitischen Tieren, bei denen die Erlangung der ausgebildeten Form und Geschlechtsreife mit den größten Schwierigkeiten verbunden ist und wegen des Zugrundegehens der meisten Keime Unmassen von Eiern erzeugt werden müssen, überwiegt der Geschlechtsapparat nicht selten in einer Weise, welche die übrige Organisation höchst nachteilig beeinflußt und eine längere Lebensdauer verhindert, wenn nicht die Ernährung wie die sonstigen Lebensbedingungen ungewöhnlich günstige sind. Solche sehr einseitig nach bestimmter Richtung entwickelte Geschlechtstiere pflegen ihr Leben schon bald nach Erfüllung der Geschlechtsfunktion zu beschließen. In anderer Weise, aber mit demselben Ergebnis geschieht dies mit jenen männlichen Tieren, die in ihrer gesamten Organisation mehr oder weniger stark zurückgeblieben sind und (als sog. Zwergmännchen) auch in der Größe den Weibchen beträchtlich nachstehen, wie man es von den Rädertieren, *Dinophilus* und *Cirripedien* kennt. Ihnen ist nur eine ganz kurze Lebensdauer beschieden und nach Vollzug der Begattung sterben sie.

Der Lebensgang der Organismen ist dahin gerichtet, ihre Fortpflanzung zu sichern. Daß dies auf sehr verschiedene Weise geschieht, ergibt sich schon aus den vorstehenden kurzen Angaben. Denjenigen Tieren, die nach Erlangung des Fortpflanzungszustandes alsbald zugrunde gehen, stehen viele andere gegenüber, bei denen auf die erste noch eine zweite und dritte oder durch Jahre hindurch zahlreiche Fortpflanzungsperioden folgen. Dies gilt in ganz ähnlicher Weise auch

für die Pflanzen, die als monokarpische Gewächse nach einmaligem Blühen und
Fruchten sterben oder aber ihr Leben damit nicht erschöpft haben, sondern es
als sog. polykarpische Gewächse fortsetzen. Bei diesen Organismen findet also
eine beträchtliche Verlängerung ihres Lebens statt. Ist das Ziel der Fortpflanzung
erreicht und alles damit zusammenhängende erledigt, so kann der Organismus
ohne Schaden für die Art vom Schauplatz abtreten, was entweder plötzlich oder
nach lang andauernden, ganz allmählichen Veränderungen geschieht, die man
als Alterserscheinungen kennt und denen schon vorher (S. 730 und 732) eine
Betrachtung gewidmet wurde, ebenso wie von der mit dem Auftreten der Keimzellen in Beziehung stehenden Einrichtung des Todes bereits die Rede war (S. 725).

14. Beziehungen des Alterns und Todes zum Leben.

Bei der Frage nach den Ursachen des Alterns und Sterbens hat sich das
Augenmerk begreiflicherweise immer wieder auf die elementaren Bestandteile des
Organismus, auf die Zellen, gerichtet. Besteht der Organismus nur aus *einer* Zelle,
so scheinen die Dinge besonders einfach zu liegen. In ihr müssen sich naturgemäß
alle Vorgänge des Lebens vollziehen und auch diejenigen, die zum Versagen und
schließlich zum Tod führen. Doch erweisen sich die Einzelligen in letzterer Hinsicht ungeeignet, indem sie sich dem Altern und Sterben durch frühzeitiges Aufgeben ihrer Individualität, d. h. durch die Art ihrer Fortpflanzung in Form der
Zerlegung in zwei (oder mehrere) Teilstücke entziehen. Indem dieser Vorgang
sich fortsetzt, bleibt die Körpersubstanz des Ausgangstieres, wenn auch schließlich
in sehr feiner Verteilung erhalten. Daher die Unsterblichkeit der sich auf diese
Weise vermehrenden Einzelligen. Aber freilich gibt es schon bei ihnen ein Abweichen von diesem Verhalten, indem sie dazu übergehen, kleinere Teilstücke von
einem größeren abzuschnüren, das dann als eine Art Mutterkörper erscheint;
oder aber der mit Schale, Skeletteilen oder sonstigem Zubehör ausgestattete
Körper wird zu umfangreich und zu stark spezialisiert, um sich noch teilen zu
können, auch in diesem Fall gibt er kleinere Teilstücke, Schwärmer oder andere
Fortpflanzungskörper ab. Er selbst kann aber keinesfalls mehr unsterblich sein,
sondern ist der Abnutzung und dem Altern ausgesetzt, muß also allmählich
zugrunde gehen. Ein natürlicher Tod ist damit auch bei den Einzelligen eingeführt.

Augenfälliger noch ist die Einrichtung des Todes bei den Zellenkolonien,
die eine Differenzierung in Soma- und Fortpflanzungszellen aufweisen, da letztere, indem sie neue Organismen und neue Keimzellen aus sich hervorgehen
lassen, die Unsterblichkeit der Protozoenzelle übernehmen, während die Körperzellen der Abnutzung und dem Untergang ausgesetzt sind. Altern und Ab-
nutzungstod, der natürliche, physiologische Tod tritt in der Hauptsache mit der
Mehrzelligkeit der Organismen und der an ihnen erscheinenden Zellendifferenzierung auf. Die Zellen, welche gewisse Verrichtungen, wie die Ernährung, Bewegung usw. zu stärkerer Ausbildung brachten und andere Aufgaben darüber
vernachlässigten, die infolgedessen für sich kaum noch lebensfähig und auf das
Leben im Zellenverband angewiesen sind, besitzen zwar noch die Fähigkeit der
Teilung, aber doch nur so lange als das nicht über einen bestimmten Umfang
des Körpers hinausgehende Wachstum dies gestattet. Das Beispiel der Zellen-
kolonie erläutert dieses Verhalten in vorzüglicher Weise. Hat diese den Höchst-
grad ihrer Entwicklung erreicht, so ist auch der Fortpflanzung ihrer somatischen
Elemente eine Grenze gesetzt. Deren Aufgabe, die Ernährung, Bewegung,
Empfindung und andere Verrichtungen des Körpers zu besorgen, ist erfüllt; sie
gehen mit der ganzen Kolonie zugrunde und nur die Keimzellen bleiben am Leben,
indem sie sich rechtzeitig vom Körper trennen.

Im wesentlichen ist das uns bei den Zellkolonien entgegentretende Bild dasselbe wie bei den höheren Organismen, nur .daß bei ihnen mit zunehmender Komplikation des Baues die Differenzierung der Körperzellen immer weiter geht und die Zellen sich immer mehr von dem früheren ursprünglichen Zustand entfernen, in welchem alle Funktionen in ihnen vereinigt waren. Dies kann so weit gehen, daß sie in manchen Organen eine sonst für die Zellen ungemein wichtige Eigenschaft, nämlich die Teilungsfähigkeit verlieren. Gewisse Drüsen-, Muskel-, Bindegewebs-, Nerven- und noch andere Zellen geben bei manchen Tieren ihr Teilungsvermögen schon sehr früh auf. Solche Zellen wachsen von da an nur noch und beschäftigen sich mit der Ausgestaltung der an und in ihnen entstehenden Gebilde, mit der Herstellung verschiedenartiger Stoffe und mit ihren sonstigen Obliegenheiten. Ein Zellenersatz kann von diesen histologischen Elementen nicht mehr erfolgen und sie selbst sind mit den von ihnen zusammengesetzten Körperteilen früher oder später dem Untergang verfallen, wenn nicht für Ersatz auf andere Weise gesorgt ist.

Im allgemeinen dürften die spezialisierten Zellen kein sehr hohes Alter erlangen, aber auch, wenn dies der Fall ist, wie bei den Ganglienzellen hochalteriger Wirbeltiere, die möglicherweise hundert oder vielleicht sogar mehrere hundert Jahre überdauern, was auch von gewissen im Holz alter Bäume liegenden Parenchymzellen gelten mag, so müssen sie doch schließlich der Abnutzung verfallen. Bedenkt man die ununterbrochene angestrengte Tätigkeit vieler Zellen des Organismus, so liegt diese Annahme jedenfalls sehr nahe, z. B. bei den Zellen der Herzmuskulatur, den Nierenzellen, den Ganglienzellen des Zentralnervensystems usw. Diese und andere Zellen haben zum Teil eine fortschreitende, recht erhebliche Arbeit zu leisten; zwar fließen ihnen die Stoffe zur Ergänzung der verbrauchten Substanzen andauernd zu, doch bedeutet der Stoffwechsel und die Nötigung, die aufgenommenen Stoffe in die protoplasmatischen Bestandteile der Zelle umzuwandeln, eine neue Arbeitsleistung. Gerade diese Selbstergänzung, das wundervolle Zusammenarbeiten und Ineinandergreifen physikalischer und chemischer Vorgänge, den selbsttätigen Ersatz verbrauchter Teile und den dadurch verbürgten ununterbrochenen Gang hat die Zelle vor der Maschine voraus, mit der man sie zu vergleichen liebt. Aber dennoch wird der Apparat unter der dauernden Inanspruchnahme leiden. Hier und da treten Schädigungen ein, die zwar unbedeutender Natur sind, sich aber doch summieren und dadurch in ihrer Wirkung bedenklich werden, daß sie den Organismus mit der Zeit schädigen, ihn in seiner Leistungsfähigkeit beeinträchtigen und am Ende in seiner Lebensfähigkeit behindern.

Die Schädigungen können mehr zufällige, aber auch in der ständigen Tätigkeit der Zelle begründete sein, und zwar wird man die letzteren für wirkungsvoller halten. In dieser Beziehung sieht man die Stoffwechselprodukte und ihre mit der Zeit ungenügende Ausscheidung aus der Zelle für besonders wichtig an. In Ganglien-, Muskel- und anderen Zellen lagern sich die Abbaustoffe in Form körniger Niederschläge ab und indem sie einen ansehnlichen Teil der Zelle einnehmen, vermögen sie diese schließlich in der Ausübung ihrer Tätigkeit zu hindern. Zusammen mit anderen Schädigungen dürften diese Vorgänge dazu führen, die Zellen allmählich unbrauchbar zu machen und am Ende ganz auszuschalten. Wenn dies in größerem Umfang und an verschiedenen Stellen der Organe und Körperteile geschieht, so wird es auch dadurch schädlich für den Gesamtorganismus, daß die Beziehungen zwischen den Teilen des Körpers nachlassen, gestört oder auch wohl ganz unterbrochen werden. Auch das ist für den Organismus sehr nachteilig und kann je nach der Lebenswichtigkeit der betreffenden Funktionen seinen Untergang herbeiführen oder beschleunigen.

Die Frage, wann der Organismus tot ist, läßt sich bei den aus vielen Zellen bestehenden, zumal bei den höheren und kompliziert gebauten Organismen nicht ganz leicht beantworten. Wenn einzelne Partien des Körpers als tot erscheinen, braucht dies bei anderen noch gar nicht der Fall zu sein oder der ganze Organismus erscheint tot und doch sind einzelne Teile seines Körpers noch funktionsfähig, also lebendig. Das bekannteste Beispiel hierfür liefert das Herz, welches längere Zeit nach dem Tod des Gesamtorganismus dem Körper entnommen, bei geeigneter Behandlung (Erwärmen, Sauerstoffzufuhr und Durchleiten von Ringerscher Lösung) zum Schlagen gebracht und ziemlich lange dabei erhalten werden kann. Auch andere, einem anscheinend toten Körper entnommene Muskeln zucken beim Reizen und die Wimpern der Flimmerepithelien sieht man noch schlagende Bewegungen ausführen, wenn der Gesamtkörper völlig tot erscheint. In diesen und anderen Fällen erweisen sich also einzelne Teile des Körpers als lebenskräftig, wenn der Gesamtorganismus ganz mit Recht für tot gilt. Dessen Leben besteht zwar aus dem Zusammenwirken der Bestandteile des Körpers, doch bleibt diesen immerhin eine gewisse Selbständigkeit, so daß auch nach dem als Tod angesehenen Zeitpunkt in einzelnen Teilen noch Lebensäußerungen wahrzunehmen sind. Bei strengerer Beurteilung wäre eigentlich nur der völlige Stillstand der Lebenstätigkeit in jedem einzelnen Körperteile als Tod anzusehen (JORES). Freilich pflegt man im Hinblick darauf, daß die vielzelligen und besonders die höheren Organismen auch ohne das Absterben aller ihrer einzelnen Teile nicht mehr lebensfähig zu sein brauchen, den Begriff des Todes weiter zu fassen. So bezeichnet ihn WEISMANN als denjenigen Stillstand des Lebens, welchem dessen Wiederaufnahme im ganzen oder in einzelnen Teilen auf die Dauer nicht nachfolgen kann, d. h. als den unwiederbringlichen Verlust des Lebens. ROUX sagt einfach: Tot ist, was nie wieder lebensfähig werden kann.

Als tot erscheint uns ein Organismus, wenn das, was seine Teile zusammenhält und in Bewegung setzt, die Stoffwechselvorgänge ermöglicht und reguliert, die Sinneswahrnehmungen zustande kommen läßt und weiterleitet, Empfindungen bewirkt und Reaktionen auslöst, kurz das, was den Lebensvorgängen zugrunde liegt, weggefallen ist. Form und Struktur, physikalische und chemische Vorgänge allein tun es nicht, sondern das Leben ist in dem Zusammenwirken aller Teile des Organismus begründet, welches uns eben als Leben erscheint. Wenn dieses Zusammenwirken aufhört, gleichviel, ob es sich um einen einzelligen oder vielzelligen Organismus handelt, ist es mit dem Leben vorbei; der Organismus ist tot. Die Bestandteile und Strukturen sind zwar noch vorhanden, doch arbeiten sie nicht mehr zusammen; das leitende Prinzip fehlt. Auch geht der Zusammenhang bald verloren; die Teile lockern sich und weichen auseinander. Form und Struktur verwischen sich außen wie innen und werden aufgelöst. Schließlich zerfällt der Organismus in seine Bestandteile.

Das Altern und Sterben des Menschen
vom Standpunkt seiner normalen und pathologischen Leistung.

Von

S. Hirsch

Frankfurt a. M.

Mit 40 Abbildungen.

Zusammenfassende Darstellungen [1]).

Stromer: Decreta medica de senectute. Nürnberg 1537. — Brisienus, H.: Geraeologia. Trident. 1585. — Anselmus: Geracomia seu de senum regimine Venet. 1604. — Bacon, Francis: Historia vitae et mortis. London 1623. — Sancher: De longitudine et brevitate vitae. Rotterd. 1649. — v. Beverwyck: De vitae termino fatali. Dordrac 1651. — Welsch, G. H.: De senectute et senum statu ac conditione. Argent. 1655. — Michaelis, J. C.: De senum affectibus. 1660. — Meibom, Heinrich: De longaevis. Helmest. 1664. — Harvey, Wilh.: Incisio Thomae. Parre. London 1669. — Bacon, Roger: The cure of Old Age and perservation of youth. (Engl. Übersetzung von R. Browen.) London 1683. — Möbius, Gottfr.: De longaevis. Jena 1689. — de Berger, J. G.: De vita longa. Wittenberg 1708. — Stahl: Dissertatio de senum affectibus. 1710. — Lanciscus, J. M.: De subitaneis mortibus. Venedig 1713. — Glagau: Diss. de senectute ipso morbo. Bat. 1715. — Longueville, Harcourt: Histoire de plusieures personnes qui ont vécu plusieurs siècles. Bruxelles 1717. — Floyer: Medicina gerocomia. London 1724. — Schacht, I. O.: De senilis fati necessitate. Utrecht 1729. Hutter: Dissertatio qua senectus ipsa morbus sistitur. Halle 1732. — Richter, G. G.; Mors sine morbo. Göttingen 1736. — Liefmann: Diss. de adynamia artis medicae in senibus. Erfurt 1737. — Schacht, J. O.: Mortem ex hominis structura sequi. Utrecht 1739. — Klein, J. Th.: De termino vitae humanae. Gedau 1743. — Buchner, J. A.: De morte naturali praeternaturalique et egus causis. 1745. — Pringle, A.: De marasmo senili. Leiden 1750. — Short, Th.: Observations on the bills of mortality. London 1750. — de St. Léger, G.: Quaestio medica, an homini maturo senescere et ultimum mori tam naturale, tam ineluctabile sit, quam adolevisse et maturuisse. Paris 1751. — Louis, A.: Sur la certitude des signes de la mort. Paris 1752. — Gernet: De sicclitatis senilis effectibus. Leipzig 1753. — v. Fischer, J. B.: De senio ejusque gradibus et morbis. 1754. — Robert: De la vieillesse. Erfurt 1777. — van Swieten: Oratio de senum valetudine tuenda. Wien 1778. — Premauer: Dissertatio de causis praematuri senii et morbis. Freiburg 1782. — Hufeland, C. W.: Makrobiotik oder die Kunst, das menschliche Leben zu verlängern. 1. Aufl. Berlin. 1796. (5. Aufl. Berlin 1823.) — Seiler, B. G.: Anatomiae corporis humani senilis specimen. Erlangen 1800. — Bichat: X. Recherches physiolgiques sur la vie et la mort. Paris 1800. (5e édition 1829.) — Philites, C. A.: De decremento altera hominum aetatis periodo, sen de marasmo senili in specie. Halle 1808. — Seiler, R. W.: De morbis senum. Viteb. 1817. — Salgues: Hygiène des Vieillards. Paris 1817. — Canstatt: Die Krankheiten des höheren Alters

---

[1]) Diese historisch geordnete Übersicht enthält nur die *wichtigsten* monographischen Darstellungen der Neuzeit zur Physiologie des Alterns und Sterbens des *Menschen*. Nicht erwähnt sind die zahlreichen älteren und modernen populären Schriften und eine Reihe alter Dissertationen. Auch die große philosophische Literatur zu diesem Thema ist selbstverständlich hier nicht angeführt. Werke des Mittelalters und Altertums, insbesondere Hippokrates, Galen, sind im Text zitiert. — Die älteren Literaturangaben sind meist den Arbeiten von Canstatt, Geist und den Zitaten bei v. Haller (Elementa physiologica VIII. Lausanne 1778) entnommen. Neuere ausführliche Literatur besonders bei Friedmann Korschelt, Lipschütz, Rössle.

und ihre Heilung. Erlangen 1839. — Day, G. E. A.: Practical Treatise on the domestic Management and most important Diseases of advanced Life. London 1849. — Braid, J.: Observations on trance or human hybernation. London 1850. — Reveillé-Parise: Traité de la Vieillesse hygiénique, médical et philosophique. Paris 1853. — Flourens: De la longévité humaine. Paris 1855. (Deutsche Ausgabe Leipzig.) — Durand-Faerdel, M.: Traité pratique des maladies des vieillards. Paris 1857. — Geist, Lor.: Klinik der Greisenkrankheiten. Erlangen 1860. — van Hasselt: Die Lehre vom Tode und Scheintode. Braunschweig 1862. — Mettenheimer, C.: Sectiones longaevorum. Frankfurt a. M. 1863. — Charcot, J. M.: Leçons sur les maladies des vieillards. Paris 1866. (Oeuvres complètes VII. Paris 1890.) — Thoms, W.: The longe vity of man. London 1879. — Démange: Etudes cliniques et anatomopatholog. de la vieillesse. 1886. (Deutsch Leipzig 1887.) — Seidel, A.: Pathogenese, Komplikation und Therapie der Greisenkrankheiten. 1. Aufl. 1889, 3. Aufl. 1903. — Pflüger, Ed.: Über die Kunst, das menschliche Leben zu verlängern. Bonn 1890. — Boy-Teissier: Leçons sur les maladies des vieillards. Paris 1895. — Bronardel: La mort et la mort subite. Paris 1895. — Mühlmann: Über die Ursache des Alters. Wiesbaden 1900. — Nothnagel, H.: Das Sterben. Wien 1900. (3. Aufl. 1910.) — Friedmann: Die Altersveränderungen und ihre Behandlungen. Berlin u. Wien 1902. — Metschnikoff: Etude biologique sur la vieillesse. Paris 1903. — Metschnikoff: Etude sur la nature humaine. Paris 1904. (2. deutsche Aufl. Leipzig 1910.) — Ewald, C. A.: Die Kunst, alt zu werden. München 1906. — Ribbert: Der Tod aus Altersschwäche. Bonn 1908. — v. Lindheim: Saluti senectutis. Leipzig u. Wien 1909. — Schwalbe, J.: Lehrbuch der Greisenkrankheiten. Stuttgart 1909. — Naunyn: Allgemeine Pathologie und Therapie des Greisenalters. Schwalbes Lehrb. d. Greisenkrankh. 1909. — Bernard, Claude: La vie et la mort. Paris 1911. — Lorand, A.: Das Altern, seine Ursache und seine Behandlung. 1. u. 2. Aufl. Leipzig 1910. — Mühlmann: Das Altern und der physiologische Tod. Jena 1910. — Kraus, Fr.: Über Tod und Sterben. Akad. Rede. Berlin 1911. — Martius, F.: Altern und Altwerden. Rostock 1911. — Legrand: La longévité à travers les âges. Paris 1911. — Weissenberg: Das Wachstum des Menschen nach Alter, Geschlecht und Rasse. Stuttgart 1911. — Bonnamour, Pic.: Récis des maladies des vieillards. Paris 1912. — Saundby: Old Age. London 1913. — Ewald, C. A.: Über Altern und Sterben. Wien u. Leipzig 1913. — Schlesinger, H.: Die Krankheiten des höheren Lebensalters. Wien u. Leipzig 1914. — Weber, H.: On means for prolongation of life. London 1914. — Müller, Friedrich: Über das Altern. Volkmanns Samml. klin. Vortr. Nr. 719. 1915. — Lipschütz, A.: Allgemeine Physiologie des Todes. Braunschweig 1915. — Korschelt: Lebensdauer, Altern, Tod. 1. Aufl. 1917. (3. Aufl. Jena 1924.) — Hoche, A.: Vom Sterben. Jena 1919. — Perthes, G.: Über den Tod. Tübingen 1920. — Müller, L. R.: Über die Altersschätzung bei Menschen. Berlin 1922. — Rössle, R.: Wachstum und Altern. München 1923.

> „Πάντων χρημάτων μέτρον ἄνθρωπον
> εἶναι, τῶν μὲν ὄντων ὡς ἔστι, τῶν δὲ
> μὴ ὄντων, ὡς οὐκ ἔστιν.“
>
> Protagoras (Platon Theat. 152 A.).

I. Einleitung.

Der fundamentale Satz des Protagoras: „Der Mensch ist das Maß aller Dinge, der Seienden, daß sie sind, und der Nichtseienden, daß sie nicht sind" darf nicht nur mit Bezug auf den Inhalt, sondern auch im Hinblick auf die *Erforschungsmethoden* als Ausgangspunkt einer Darstellung des Alterns und Sterbens beim Menschen gewählt werden. Die Vorgänge des Alterns und Sterbens, die mit dem Wesen menschlichen Lebens in einem letzten engsten Zusammenhang stehen, durch deren Erscheinung sich das Leben selbst definieren läßt, heben sich aus der Masse der Funktionen der lebenden Substanz heraus schon durch die Form, mittels derer sie in unser Bewußtsein treten. „Altern" und „Sterben" sind nicht Gegenstand eines einfachen sinnlichen Wahrnehmungsmechanismus, sondern sie werden „erlebt", die Aussage über dieses Erlebnis enthält stets ein Werturteil in Beziehung auf das Leben des Individuums.

Aus dem Erlebnis des Alterns und Sterbens des Menschen entwickelt sich zwangsmäßig das Problem des Todes und damit das Rätsel des Lebens selbst — jenes Problem, zu dem jeder denkende Mensch —, man könnte sagen physiologischerweise — Stellung nehmen muß. Indem die *Physiologie* das Leben als gegeben *voraussetzt* und sich lediglich den *Erscheinungen* des Lebens zuwendet,

ist das Problem des „hinter diesen Erscheinungen"[1]) wirksamen *Lebens selbst*
auf *metaphysischen* Wegen anzugreifen, auf denen wir zu den Religionen und
philosophischen Systemen aller Zeiten und Völker gelangen.

Jede naturwissenschaftliche Betrachtung und Erkenntnis der Vorgänge
des Alterns und Sterbens muß von dem subjektiven Erlebnis — vom *Menschen*
selber ausgehen. Alle Aussagen über Alternsvorgänge in der Natur enthalten
Analogieschlüsse, gewonnen an den Erscheinungen am Menschen, sind anthropo-
morph — seien es Alternsvorgänge an kolloiden Substanzen, an indischen Drachenbäumen oder an Katzen.

Wenn ich von einem Menschen aussage, daß er altert bzw. daß er mir alt
erscheint, so ist das etwas grundsätzlich anderes, als wenn ich feststelle, daß er
groß ist, oder daß er sich in Bewegung befindet. Urteile über Alternszustände
zeigen eher Verwandtschaft zu ästhetischen und ethischen Urteilsinhalten. In allen
diesen Urteilen liegt eine subjektive Wertschätzung. Aus der Überlegung, daß alle
Alternsforschung begrifflich im Erlebnis des Menschen wurzelt, erscheint es somit
inhaltlich und methodisch begründet, Altern und Sterben beim Menschen gesondert zu betrachten gegenüber dem Altern und Sterben bei Tieren und Pflanzen.

Bei diesen Grundlagen und Grenzen der Methodik lassen sich in der modernen
naturwissenschaftlichen Behandlung des Problems je nach dem Standpunkt
des Bearbeiters deutlich zwei *Forschungsrichtungen* unterscheiden. Die — in
den letzten Jahrzehnten in der Minderzahl befindlichen — Versuche, das Problem unmittelbar von der menschlichen Erscheinung aus zu betrachten, mußten
vor allem das *krankhafte* Geschehen im Mechanismus des Alterns und Sterbens,
als einen nach der Erfahrung besonders wirksamen Faktor wesentlich hervorheben. Zwar wird der Grundsatz: „Senectus ipsa morbus", neuerdings kaum
mehr aufrechterhalten, aber in vielen Auffassungen wie in der von Horsley[2]),
Lorand[3]), Gley[4]) u. a. über die Bedeutung der innersekretorischen Drüsen für das
Altern, in der Lehre von Metschnikoff[5]) über die Disharmonien in der Organisation
der menschlichen Natur, in Naunyns[6]) Auffassung über die Rolle der funktionellen Schädigungen durch Inanspruchnahme der Organe beim Altern tritt die
Bedeutung des „Krankhaften" für die Genese des Alternsvorgangs auch in den
heutigen Auffassungen noch deutlich genug zutage. So ist denn auch das, was
vom Standpunkt der menschlichen Physiologie inhaltlich zum Alternsvorgang gesagt wird, vor allem in den Darstellungen der sog. Alters- oder Greisenkrankheiten
[Canstatt[7]), Geist[8]), Demange[9]), Charcot[10]), Schlesinger[11]), Schwalbe[12]),

---

[1]) Mit dieser prägnanten Sinngebung pflegte der Heidelberger Historiker der Philosophie Wilhelm Windelband die Worte „μετὰ τὰ φυσικὰ" in seinem Einführungskolleg
zu übersetzen, indem er hierdurch eine Wesensbeziehung zwischen der Bezeichnung und
dem Gegenstand der Metaphysik herstellte.

[2]) Horsley: Proc. of the roy. soc. of London 1884, S. 235. Lancet Bd. 1, S. 5. 1886.
Festschrift Virchow 1891.

[3]) Lorand: Das Altern, seine Ursachen und seine Behandlung durch hygienische und
therapeutische Maßnahmen. 2. Aufl. Leipzig 1910.

[4]) Gley, E.: Senescence et endocrinologie. Bull. de l'acad. de méd. Bd. 87. 1922.

[5]) Metschnikoff: Etudes sur la nature humaine. Paris 1901. (Deutsche Ausgabe
Leipzig 1910.)

[6]) Naunyn: Allgemeine Pathologie und Therapie im Lehrb. der Greisenkrankh. von
J. Schwalbe. Stuttgart 1909.

[7]) Canstatt: Die Krankheiten des Greisenalters und ihre Heilung. Erlangen 1839.

[8]) Geist: Klinik der Greisenkrankheiten. Erlangen 1866.

[9]) Demange: Etudes cliniques et anatomo-patholog. de la vieillesse. 1886. (Deutsche
Ausgabe Leipzig.)

[10]) Charcot: Maladies des vieillards. Paris 1866. (Deuvres complètes VII. Paris 1890.)

[11]) Schlesinger: Die Krankheiten des höheren Lebensalters. Wien u. Leipzig 1914.

[12]) Schwalbe: Lehrb. d. Greisenkrankheiten. Stuttgart 1909.

SAUNDBY[1])] unter Hervorhebung der klinischen Symptomatologie niedergelegt. Wie der spezifisch anthropomorphe Faktor des „Krankhaften" beim Alternsvorgang in dieser Betrachtungsweise von erheblicher Bedeutung ist, so konnte die vom Menschen ausgehende Untersuchung des Vorgangs des Sterbens an dem „*Leib-Seele-Problem*" nicht vorübergehen. Damit ist gegeben, daß die wenigen modernen klinischen Autoren auf diesem Gebiet — wir nennen in erster Linie NOTHNAGEL[2]), FR. KRAUS[3]), HOCHE[4]) — in ihren Darstellungen mehr oder weniger auch auf die allgemein menschlichen, philosophischen und ethischen Beziehungen dieses Problems eingehen.

Zu inhaltlich anderen, oft mit den Resultaten der eben beschriebenen Methode schwer in Einklang zu bringenden Ergebnissen kommt die Alternsforschung, die von *allgemein biologischen* Gesichtspunkten ihren Ausgang nimmt [WEISMANN[5]), BÜTSCHLI[6]), RUBNER[7]), SCHLEIP[8]), DOFLEIN[9]), KORSCHELT[10]), LIPSCHÜTZ[11]) u. a.]. Diese Methode, die an die einfachsten Lebensformen anknüpft, bedingt wiederum eigene Problemstellungen, wie das *Problem des Individuums*, das so lange umkämpfte Postulat von der *Unsterblichkeit der Einzelligen*. Andererseits kennt die allgemeine Biologie nicht den Begriff des „Krankhaften" in dem Ausmaß wie die Humanphysiologie. Unter natürlichen allgemein biologischen Bedingungen ist eine Differenzierung normaler und pathologischer Vorgänge sehr selten durchzuführen. Hinzu kommt, daß diese Methode der Erforschung des Alternsvorganges in der Hauptsache auf die Beobachtung von Typen verschiedener Klassen und Spezies angewiesen ist, wodurch eine Aufklärung des *individuellen* Alternsvorganges — abgesehen von gelegentlichen Beobachtungen an einzelnen Haustieren — ungemein schwierig wird. Es ist deshalb nicht verwunderlich, daß, ganz abgesehen von dem meist ungeheuren Größen- und Funktionsabstand der Objekte der Biologie von den entsprechenden Vorgängen beim Menschen, Resultate, die sich aus dem Verhalten auch höherer Tiere mit Bezug auf Altern, Lebensdauer, Todesursache usw. ergaben, für die Physiologie des Menschen oft nicht verwendbar sind. So wenig es angebracht ist, Vorgänge der menschlichen Physiologie für primitive Vorgänge umzudeuten und auf diese zu übertragen, so wird aber andererseits die Analyse der Alternsvorgänge beim Menschen die zahlreichen wertvollen Resultate der experimentellen Biologie nicht entbehren können.

II. Begriff des Alterns, Alternsstufen, Altern und Wachstum.

Der Begriff des Alterns wird in der deutschen Sprache für die Verhältnisse beim Menschen in einem doppelten Sinne angewandt, in einem allgemeinen und einem speziellen. Wir verstehen unter „Altern" im allgemeinen diejenige Eigenschaft der lebenden Substanz, die ihre mit der Zeit fortschreitende irreversible

---

[1]) SAUNDBY: Old Age. London 1913.
[2]) NOTHNAGEL: Das Sterben. Vortrag in der Wiener Concordia 25. 3. 1900. 3. Aufl., Wien 1910.
[3]) KRAUS, FR.: Über Tod und Sterben. Universitätsrede, Berlin, 3. August 1911.
[4]) HOCHE: Vom Sterben. Kriegsvortrag, Freiburg, 6. Nov. 1918. (Jena 1919.)
[5]) WEISMANN: Über die Dauer des Lebens. Jena 1882. — Derselbe: Über Leben und Tod. Jena 1884.
[6]) BÜTSCHLI: Gedanken über Leben und Tod. Zool. Anz. V. 1882.
[7]) RUBNER: Das Problem der Lebensdauer und seine Beziehungen zu Wachstum und Ernährung. München 1908.
[8]) SCHLEIP: Lebenslauf, Alter und Tod des Individuums. Kultur d. Gegenw. Allg. Biol. 3, IV, I. 1915.
[9]) DOFLEIN: Das Problem des Todes und der Unsterblichkeit bei den Pflanzen und den Tieren. Jena 1919.
[10]) KORSCHELT: Lebensdauer, Altern und Tod. 3. Aufl. Jena 1924.
[11]) LIPSCHÜTZ: Allgemeine Physiologie des Todes. Braunschweig 1915.

Veränderung bewirkt bzw. zum Ausdruck bringt. In dieser allgemeinen, in der Biologie viel verwendeten Bezeichnung bedeutet Altern — Entwicklung. Alterserscheinung ist mithin jede Veränderung der lebenden Substanz als *Funktion der Zeit*. Das „Alter" heißt in diesem Zusammenhang nichts weiter als eine „Zeitspanne Leben", wie sich aus den Bezeichnungen: Weltalter, Zeitalter, Lebensalter, Kindesalter ergibt. Der Mensch altert in diesem Sinne kontinuierlich in jedem Augenblick seines Lebens.

Die Einteilung in die einzelnen Alternsstufen geschieht mehr oder weniger willkürlich je nach der Weltanschauung und dem Stande der wissenschaftlichen Erkenntnis; sie hat seit den Anfängen der Menschheitsgeschichte zu verschiedenen Formen und Gruppierungen geführt.

Es wird angenommen[1]), daß die ursprünglichste und primitivste Einteilung zwei Alternsstufen unterschieden hat, die ja auch heute noch als Elementargegensätze empfunden werden: Jugend und Alter, so wie Tag und Nacht, Morgen und Abend, Sommer und Winter. Unmittelbar aus dem Naturleben selbst entspringt auch die übrigens von Galen meist verwandte Dreiteilung des Lebens mit der Mittagshöhe, dem Mannesalter, zwischen Knaben- und Greisenalter. Aus der Zweiteilung hat sich die Vierteilung wohl im Anschluß an die Beobachtung der Jahreszeiten entwickelt: Knabe, Jüngling, Mann, Greis. An diese ursprünglich vor allem von der *hippokratischen* Schule verwandte Einteilung knüpfen sich zum erstenmal bestimmte physiologische Vorstellungen. Die vier Altersstufen werden mit den vier Elementen, den vier Hauptqualitäten des Körpers, den vier Körpersäften, den vier Temperamenten, in Beziehung gebracht. In den Schriften des Hippokrates werden die Krankheitsdispositionen nach Lebensalter und die Bedeutung der Lebensalter für Diät, Diagnose und Prognose vielfach erörtert. Hippokrates unterscheidet drei Einschnitte in der Entwicklung des Menschen am 14., 43. und 64. Lebensjahr. Man kennt auch Einteilungen in 5 und 6 Lebensalter. Besonders beliebt aber war die Einteilung in 7 Lebensalter zwischen den „anni climacterici", die von Ptolemaios durch das ganze Mittelalter bis zu den 7 10jährigen Altersstufen Schopenhauers[2]) viel angewandt wurde, und auch in der Kunst [z. B. bei Shakespeare[3])] zum Ausdruck kam. Die Siebenteilung knüpft besonders an astrologische Vorstellungen, wonach vom 1. bis 4. Lebensjahr der Mond, bis zum 14. Merkur, bis zum 22. Venus, bis zum 41. die Sonne, bis zum 56. Mars, bis zum 68. Jupiter und im höchsten Greisenalter Saturn herrschen soll. Auf der 7-Zahl beruhen gewisse mittelalterliche mystische Vorstellungen über die Bedeutung der 7jährigen Perioden; auch heute spielt der siebenjährige Turnus in manchen Theorien noch eine Rolle[4]). Eine den modernen Auffassungen genügende physiologische Einteilung in 7 Altersstufen findet sich in den hippokratischen Aphorismen. Bemerkenswert ist, daß in ihr nach der Stufe der Säuglinge und der Kinder eine dritte Stufe mit dem Ausdruck πρεσβύτεροι bezeichnet wird im Gegensatz zu dem ganz alten der siebenten Stufe, den πρεσβῦται. Also auch hier eine doppelte Anwendung des Begriffes für „alt".

In einem besonderen Sinne heißt „Altern" beim Menschen — wie auch die Anwendung des Begriffes in der westlichen Antike zeigt — Entwicklung im absteigenden Teil der Lebenskurve, jenseits der Mittagshöhe. Altern bedeutet also „Altwerden", im Gegensatz zur Jugend. *Nur in diesem engeren Sinne wenden wir den Begriff „Altern" an, wenn wir den physiologischen Vorgang des Alterns*

---

[1]) Näheres hierüber s. bei Wackernagel: Die „Lebensalter". Basel 1862; ferner besonders bei F. Boll: Die Lebensalter. Beitrag zur antiken Ethologie und zur Geschichte der Zahlen. Neue Jahrb. f. klass. Altertum Bd. 16, S. 89. 1913. In der griechischen wie in der hellenistisch-römischen Philosophie finden sich zahlreiche Erörterungen über das „Altern". Neben Hippokrates, Platon, Aristoteles, Galen und Theophrast sind Cicero, Demetrius, Plutarch und Seneca zu nennen. Besonders bekannt ist Ciceros Schrift „Cato major de senectute" geworden sowie die Ausführungen im Eingangsgespräch von Platons Politeia.

[2]) Aphorismen zur Lebensweisheit VI „Vom Unterschiede der Lebensalter". Sämtliche Werke herausgeg. von Frauenstädt. 2. Aufl. Neue Ausgabe Leipzig 1923.

[3]) „Wie es Euch gefällt" II, 7 (Schlegelsche Ausgabe S. 159).

[4]) „Die Meinung, die Entwicklung des menschlichen Organismus halte siebenjährige Epochen, erhält eine annähernde Bestätigung auch für die Involutionsperiode in hervorragenden Veränderungen desselben, der Zeit ihres Eintritts nach durch die Zahl 7 teilbar." Geist: Zitiert auf S. 754 (I, 7). In extremer Weise hat bekanntlich in neuerer Zeit Wilhelm Fliess (Vom Leben und vom Tode. 4. Aufl. Jena 1919) versucht, die Perioden des Ablaufs des Lebens auf bestimmte „biologische" Zahlengrößen (23 und 28) zurückzuführen.

in Zusammenhang mit dem Sterben des Menschen abhandeln. Wie der Begriff „Altern" kann auch der Begriff „Sterben" allgemein biologisch sehr weit gefaßt werden („nascentes morimur"). Jedes lebende Wesen nähert sich in jedem Augenblick seiner Entwicklung dem Ende, dem Tode; es stirbt und altert in irgendeinem Teile fortwährend ebenso, wie es sich erneuert. Diese Auffassung spielt bekanntlich in der gesamten philosophischen Naturbetrachtung von HERAKLIT bis GOETHE eine bedeutende Rolle. Es hieße aber an dem Wesen des physiologischen Problems vorbeigehen, wollten wir das Altern des menschlichen Organismus in diesem allgemeinen Sinne definieren. Wohl wissen wir heute, daß die Zellen und Gewebe des menschlichen Körpers im Laufe des Lebens in einem unaufhörlichen Zyklus des Vergehens und Entstehens begriffen sind, wohl kennen wir in einem gewissen Sinne ein Teilaltern der Organe, aber auch die genaueste Analyse dieser partiellen Entwicklungsvorgänge kann uns nichts darüber aussagen, wie der gesamte Organismus in seiner Struktur und vor allem in seiner Funktion „altert", d. h. alt wird. Die heutige Auffassung der physiologischen Korrelationen lehrt, daß die Funktion des Organismus mehr ist als die Summe aller Teilfunktionen. Auch das Altern des Menschen läßt sich letzten Endes nicht als Summe der Entwicklungs- und Alternsvorgänge der Körperlemente bzw. der lebenden Teilsysteme auffassen. Wenn andererseits die Analyse der Alterserscheinungen uns überall auf das Altern der Zellen, Gewebe und Organe und ihrer Funktionen hinweist, so haben die *Teilvorgänge* hier nur Bedeutung in Beziehung zum Altern des *Gesamtorganismus.*

Schon die alten Ärzte haben die Lebensstufe des Alters in mehrere Abschnitte zerlegt. So unterschied GALEN[1]) drei Abschnitte, eine Anfangs-, eine mittlere und eine Endperiode, die vom 50. bzw. 60. bzw. 70. Jahre an zu rechnen sind. Bei anderen Autoren sind es vier Stufen, die sich bis über das 90. Lebensjahr erstrecken. Nach GEIST[2]) ist das 65. Lebensjahr als ein Wendepunkt in der Alternsentwicklung anzusehen, da nach diesem Jahre die Atmungskapazität in entscheidendem Maße abnimmt. SCHLESINGER[3]) rechnet zu den Krankheiten des höheren Lebensalters „diejenigen Affektionen, die nach dem 60. Lebensjahr den Menschen heimsuchen". Nach ihm muß man aber auch zeitweilig das 6. Lebensdezennium heranziehen. NAUNYN[4]) unterscheidet zwischen alternden Personen und Greisen; schon mit dem 40. Jahr ist die Widerstandsfähigkeit gegenüber Krankheiten, die „ein prägnantes Zeichen des Greisenalters ist", herabgesetzt. Den Eintritt des Greisenalters — also der zweiten Hälfte der Alternsentwicklung — verlegt NAUNYN in die zweite Hälfte des 7. Dezenniums.

Alle diese Einteilungen sind mehr oder weniger willkürlich. Der Übergang vom Alternden zum Greise vollzieht sich kontinuierlich und ist ebensowenig wie andere Altersstufen an die Einteilung nach Jahren gebunden. Als sicher ist nur festzustellen, daß am Ende der zweiten Hälfte des 7. Jahrzehnts bei den meisten Menschen das, was man als Greisenhaftigkeit bezeichnet, ausgebildet ist.

Auch hinsichtlich des Zeitpunktes des beginnenden Alterns beim Menschen besteht Ungewißheit. Die ersten Versuche, den Beginn des Alterns beim Menschen durch physiologische Methoden systematisch festzulegen, sind von FLOURENS[5]) und QUETELET[6]) um die Mitte des vorigen Jahrhunderts über-

---

[1]) Besonders in seiner Krasenlehre (περὶ κράσεων βίβλια III).

[2]) GEIST: Zitiert auf S. 754. GEIST erwähnt außerdem einige ältere Einteilungen des Greisenalters von RIVERIUS, FISCHER, MEIBOM, FLOYER, REIL, DAY, FLOURENS, QUETELET.

[3]) SCHLESINGER: Zitiert auf S. 754.   [4]) NAUNYN: Zitiert auf S. 754.

[5]) FLOURENS: De la longévité humaine. Paris 1856. (Deutsche Ausgabe Leipzig 1855.) FLOURENS stützte sich hierbei auf Untersuchungen von DE BUFFON (1707—1788) an Tieren.

[6]) QUETELET: Sur l'homme et le développement de ses facultés; un essai de physique sociale. 2 Bde. Paris 1835. (Deutsche Ausgabe Stuttgart 1838.)

nommen worden; sie bringen den Zeitpunkt des beginnenden Alterns mit der Beendigung des *Wachstums* in Beziehung. Die Ansicht, daß das Altern mit dem Aufhören des Wachstums beginne, wie sie auch Rubner[1]), v. Hansemann[2]) u. a. vertreten, ist zweifellos für die gewöhnlichen Fragestellungen beim Menschen ausreichend, sie wird auch der volkstümlichen Auffassung über diesen Punkt gerecht. Eine weitere Analyse der Beziehungen zwischen „Altern" und „Wachstum", die in neuerer Zeit vielfach besonders von Mühlmann[3]), Minot[4]), Friedenthal[5]), Rössle[6]) unternommen wurde, führte allerdings sogleich wieder zu theoretischen Problemen und Definitionen, die sich auf die Vorgänge beim Menschen nicht ohne weiteres beziehen lassen. Vom Standpunkt der allgemeinen Biologie läßt sich weder von einem Anfang des Alterns noch von einem Ende des Wachstums sprechen.

Nach den Berechnungen Minots ist der Mensch, wenn man die Wachstumsgeschwindigkeit als Maß der Entwicklung, mithin des Alterns annimmt, im Augenblicke der Geburt schon sehr alt; er besitzt nur noch 1% der ursprünglichen Wachstumsenergie. Die aus pathologisch-anatomischen Untersuchungen abgeleiteten, vielfach angefochtenen Deduktionen Mühlmanns besagen, daß das menschliche Gehirn streng genommen schon vom Augenblick der Geburt an Degenerations-, also Involutionserscheinungen aufweist. Faßt man das Wachstum ganz allgemein auf als Zunahme der geformten Masse eines lebendigen Systems [Ehrenberg[7])], so wird man in der Tat annehmen müssen, daß das Wachstum des Menschen bis zum Tode nicht aufhört.

Wir können also von einem Aufhören des Wachstums nur mit Bezug auf die äußere Form und die Ausmaße des menschlichen Körpers sprechen. Hierbei. ist naturgemäß neben dem Längenwachstum auch das Breitenwachstum zu berücksichtigen. Auf die übertragene Anwendung des Begriffes Wachstum für Funktionen gehen wir hier nicht näher ein. Eine genaue allgemein gültige Bestimmung des Zeitpunktes des beginnenden Alterns kann es schon wegen der außerordentlich großen individuellen Schwankungen der Entwicklung nicht geben. Vor allem aber müssen wir sie — wenigstens für den Menschen — aus methodischen Gründen ablehnen. *Es gibt keine Altersbestimmung, sondern nur eine Altersschätzung des Menschen.*

Wenn gewiß in praxi das Aufhören von Wachstumserscheinungen als wesentliches Kennzeichen des beginnenden Alters gilt, so können wir, besonders unter Berücksichtigung der normalen und pathologischen Verhältnisse beim Menschen, den Beginn des Alterns dennoch nicht lediglich von dieser negativen Seite her charakterisieren. Das Altern des Menschen ist vom physiologischen Standpunkte aus vor allem durch das Einsetzen der *Involution* gekennzeichnet. Die Involutionsvorgänge, auf die im einzelnen bei Altern der Organe und Funktionen eingegangen wird, beginnen zumeist um die Mitte des 4. Jahrzehnts, also zu einem Zeitpunkt, der von alten Autoren als Kulminationpunkt der menschlichen Entwicklung angesehen wird. John Hutchinson[8]), Geist[9]) u. a. haben versucht, den *Kulminationspunkt* durch bestimmte Merkmale und Funktionsprüfungen näher festzulegen. Je nach der Wahl der

---

[1]) Rubner: Zitiert auf S. 755.

[2]) v. Hansemann: Deszendenz und Pathologie. Berlin 1909.

[3]) Mühlmann: Das Altern und der physiologische Tod. Jena 1910.

[4]) Minot: The Problem of Age, Growth and Death. New York u. London 1908.

[5]) Friedenthal: Allgemeine und spezielle Physiologie des Menschenwachstums. Berlin 1914.

[6]) Rössle: Wachstum und Altern. München 1923.

[7]) Ehrenberg: Theoretische Biologie. Berlin 1923.

[8]) Hutchinson, John: Royal med. a. chir. soc. London Bd. 29. 1846. (Atmungskapazität.)

[9]) Geist: Zitiert auf S. 754.

Tests wird man hierbei zu den verschiedenen Resultaten gelangen[1]). Jede Funktion hat ihre eigene Entwicklungskurve, die sich mit der Gesamtkurve durchaus nicht immer deckt[2]). Es gibt Involutionserscheinungen vor dem Kulminationspunkt und Zeichen von Evolution nach diesem Zeitpunkt. Für die Frage des beginnenden Alterns handelt es sich lediglich darum, das Verhältnis der Evolutionsvorgänge und der Involutionsvorgänge zueinander oder nach einer anderen historischen Bezeichnung das Verhältnis der „Vires in posse" zu den „vires in actu" festzustellen. *Die Verschiebung dieses Verhältnisses nach der involutiven (stabilen) Seite hin kennzeichnet den Beginn des Alterns.* Die Umbegrenztheit der Möglichkeiten in der evolutiven Entwicklungsperiode wird allmählich abgelöst durch einen sogenannten schicksalsmäßigen, zielbestimmten Ablauf. Die Zielbestimmtheit der Entwicklung in der involutiven, in der Alternsperiode des Menschen liefert die eigentliche Begründung für das Postulat eines Zusammenhanges zwischen Altern und Sterben. Jedes Altern bedeutet ein Sterben, aber dieser Satz ist nicht umkehrbar. Das Altern führt nach der Erfahrung allmählich zum Ende des Lebens, aber die Dauer des menschlichen Lebens ist im einzelnen Fall durchaus nicht so zwangmäßig mit den Alternsveränderungen und -vorgängen verknüpft, wie es vielfach behauptet wird.

III. Die Lebensdauer des Menschen.

Was man gemeinhin unter „Lebensdauer des Menschen" versteht, d. h. also im Einklang mit dem biblischen Wort eine Lebensdauer von 70—80 Jahren, entspricht der unmittelbaren Erfahrung aus Jahrtausenden der Menschheitsgeschichte, daß der Abschluß des Lebens nach dieser Zeit als etwas Gewöhnliches, Normales, Physiologisches angesehen werden kann. Damit ist aber keineswegs gesagt, daß tatsächlich die durchschnittliche Lebensdauer des Menschen 70 Jahre beträgt. Wir wissen im Gegenteil, daß der größere Teil der Menschen bereits vor dem 70. Lebensjahr, vor allem in der Kindheit, stirbt, und daß andererseits nur wenige Menschen ein Alter von 80 Jahren erreichen.

Über die Entstehung der allgemeinen Auffassung von der 70jährigen Lebensdauer läßt sich Exaktes nicht aussagen. Es mag sein, daß hierbei die Auffassung von der „Erfüllung des Lebens" — wie sie besonders auch in religiösen Kulten zutage tritt — eine Rolle spielt. Mit 70 Jahren ist das Haus zumeist auch in der dritten Generation versorgt, ist mit dem Versiegen der Fortpflanzungsfähigkeit, nachdem die Erhaltung der Art gesichert ist, der „Zweck" des Lebens des Individuums erfüllt. Noch eine andere psychologische Deutung ließe sich anführen: Bis um das siebzigste Jahr bietet der Mensch normalerweise das Aussehen des rüstigen, gesunden Alters; nach diesem Termin treten besonders für den Laien die Schwäche und die sog. Krankheiten des Alters stark hervor. Die Volksmeinung hält ein Alter von über 80 Jahren für ebenso normwidrig wie den Tod im besten Mannesalter.

Das wissenschaftliche Problem, ob es eine physiologische, für den Menschen arteigene Begrenzung der Dauer des Lebens gibt, knüpft sich vor allem an die Feststellung derjenigen physiologischen Faktoren, aus denen sich eine solche Begrenzung gesetzmäßig herleiten lassen könnte. Vergleichende Untersuchungen bei verschiedenen Tierrassen ergaben, daß es nicht möglich ist, die Gesetze der Lebensdauer für die verschiedenen Tierarten aus Struktur und Funktion von

---

[1]) Neuerdings hat man versucht, die Ursache für die allgemeinen und individuellen Schwankungen der Kurven der Funktionen im Sinne der GOLDSCHMIDTschen Theorie (R. GOLDSCHMIDT: Die quantitative Grundlage von Vererbung und Artbildung. Berlin 1920) auf *quantitative* Differenzen im biologischen Kräftespiel zurückzuführen (H. HOFFMANN: Die individuelle Entwicklungskurve des Menschen. Berlin 1922).

[2]) Nach J. W. HARMS sind die Lebensvorgänge in vielen sich überschneidenden Kurven darzustellen, die in jedem Zeitpunkt des Lebens ein System von Gleichgewichtskomponenten ergeben (Individualcyclen als Grundlage für die Erforschung des biologischen Geschehens. Schriften d. Königsberger Gelehrten Gesellschaft I, 1. Berlin 1924).

Speziestypen abzuleiten. Das gilt sowohl von den älteren Anschauungen, wonach die Lebensdauer in Beziehung zur Jugendperiode resp. zum Wachstum und zur Körpergröße gebracht wurde [Buffon, Weismann[1])], als auch von den neueren funktionellen Theorien [besonders Rubner[2]), J. Loeb[3])]. Der Rubnersche Satz, daß die Lebensdauer als Funktion des Energieverbrauches aufzufassen ist, erweist sich in seiner experimentellen Begründung gerade für den Menschen als nicht gültig. Berücksichtigen wir, daß solche Experimente fast nur an unter anormalen Verhältnissen lebenden Individuen (Haustieren, gefangenen Tieren) gewonnen werden können, so erscheinen Versuche in dieser Richtung auch schon aus methodischen Gründen nahezu aussichtslos.

Unter dem Begriff der Lebensdauer des Menschen werden in der Literatur ganz heterogene Dinge verstanden. Wir unterscheiden vier Anwendungen dieses Begriffs:

1. das, was man nach der geschichtlichen Tradition und im Volksmund als normale Dauer des Lebens ansieht, also eine Zeitspanne von 70—80 Jahren; wir möchten sie als *empirische* Lebensdauer bezeichnen;

2. die maximale oder *potentielle* Lebensdauer, d. h. die höchste Anzahl von Jahren, die der Mensch nach der Beobachtung erleben kann (diese Form der Lebensdauer spielt vor allen Dingen bei der sog. natürlichen Lebensdauer von Tieren und Pflanzen eine Rolle);

3. die effektive *durchschnittliche* Lebensdauer des Menschen;

4. die *statistische mittlere* Lebensdauer, die die Reihe von Jahren ausdrückt, die der Mensch auf Grund der Berechnung von Sterbetafeln von irgendeinem Abschnitt seines Lebens an noch zu durchleben hat [Prinzing[4])]. Hier tritt die Lebensdauer als Wahrscheinlichkeitsfaktor der Statistik auf.

Schon aus dieser Gegenüberstellung ergibt sich, daß die subjektive Auffassung des Autors bei der Frage nach der Lebensdauer von erheblicher Bedeutung ist. Wissenschaftlichen Methoden sind prinzipiell sämtliche drei letzten Definitionen zugänglich. Es ist aber zu betonen, daß die Ergebnisse der Statistik, mögen sie auch vom mathematischen Standpunkt noch so exakt sein, zur Feststellung der hier interessierenden wirksamen *physiologischen* Faktoren nur mittelbar beitragen können.

Welche Tatsachen lassen sich für die Lebensdauer des Menschen ermitteln? Die „*durchschnittliche*" Lebensdauer des heutigen europäischen Menschen beträgt mit gewissen Schwankungen *35—45 Jahre*; es ist dies zugleich die Jahreszahl der sog. „Lebenserwartung" der Neugeborenen. Ein Drittel aller Menschen stirbt bereits vor dem 20. Lebensjahr; die Hälfte erreicht etwa ein Alter von 40 Jahren; ein Fünftel erlebt das 70. Jahr; 90 Jahre werden noch nicht $^1/_2\%$ aller Menschen. Frauen erreichen im Durchschnitt ein höheres Lebensalter als Männer.

Diese statistischen Berechnungen, die mit den Erfahrungen des täglichen Lebens im wesentlichen übereinstimmen, sind im einzelnen durch die sogenannten *Sterbetafeln* für nach bestimmten Gesichtspunkten ausgewählte Menschengruppen zu ermitteln. Die erste Sterbetafel aus dem Jahre 1693 stammt von Halley. Im letzten Jahrhundert wurden von Mathematikern und Statistikern mittels verschiedener mathematischer Methoden die Sterbetafeln aller europäischen Länder und der verschiedensten Berufsgruppen aufgestellt. Als Hauptfehlerquellen werden, abgesehen von methodischen Unsicherheiten, angegeben:

---

[1]) Weismann: Zitiert auf S. 755.   [2]) Rubner: Zitiert auf S. 755.
[3]) Hiernach sollen Befruchtung und Zellteilungen „verjüngend" wirken. Pflügers Arch. f. d. ges. Physiol. Bd. 124. 1908.
[4]) Prinzing: Handbuch der medizinischen Statistik. Jena 1906.

Bevölkerungswanderung, ungenügende standesamtliche Angaben, große Verschiedenheit der Säuglingssterblichkeit, Differenzen der Sterblichkeit in einzelnen Zeitperioden, Zivilisationslage u. a.

In neuerer Zeit ist nun die Frage aufgeworfen, ob sich aus den durch die Statistik gewonnenen Ergebnissen Rückschlüsse ziehen lassen auf die physiologischen Gründe der Begrenztheit der Lebensdauer bzw. auf eine gesetzmäßige Wirkung physiologischer Faktoren, insbesondere des *Alterns* auf die durchschnittliche *Lebensdauer*. A priori war diese Frage zu verneinen, denn die Hälfte aller Menschen stirbt, bevor der Kulminationspunkt der Entwicklung erreicht ist, bevor sich Alterserscheinungen bemerkbar machen; nur ganz wenige Menschen erreichen wirklich die Stufe des ausgebildeten Alters.

Im Gegensatz hierzu machen sich während der ganzen Dauer des Lebens Einflüsse auf die Lebensdauer geltend, die außerhalb des Individuums liegen. Damit ist gesagt, daß alle Erklärungen der Lebensdauer, die die Einwirkungen der äußeren Schädigung, den *Umweltfaktor* nicht berücksichtigen, für die Verhältnisse beim Menschen nicht verwendbar sind.

Das gilt sowohl für manche morphologische Theorien, die die Lebensdauer mit Degenerationserscheinungen, Disharmonien der Struktur in Verbindung bringen wollen, wie für die energetische Lehre RUBNERS[1]), nach der die Lebensdauer für eine Art Lebewesen eine Funktion ihres Calorienverbrauchs ist. Und wenn KRAUS[2]) die zeitliche Unterschiedsdauer der Gattungen auf die Art der Symbiose von Keimplasma und Individuum, auf die Ausbildung der Fibrillenmaschine, auf gewisse Verhältnisse des korrelativen, durch die Blutdrüsen vermittelten Wachstums bezieht, wenn FRIEDENTHAL[3]) den Cephalisationsfaktor durch den Ausspruch: „die klügsten Tiere leben am längsten", hervorhebt, so sind damit zweifellos wichtige Gesichtspunkte für das Problem auch in Beziehung auf den Menschen charakterisiert; ein *Gesetz der Lebensdauer*, das für den Menschen Gültigkeit hätte, läßt sich aber hieraus ebensowenig ableiten, wie wir die artgemäße Lebensdauer freilebender Pilze mit dem Absterben von Bakterien in einer Desinfektionslösung vergleichen können.

Insofern kommt die WEISMANNsche Definition der Lebensdauer als Funktion der Anpassungsfähigkeit an die äußeren Schädigungen — auch wenn sie sehr allgemein gehalten ist — den tatsächlichen Verhältnissen näher[4]). Es ist das Verdienst PÜTTERS[5]), zwischen dem Faktor der äußeren Schädigungen und dem der inneren Bedingungen der Lebensdauer als mathematisch errechenbarer Größe unterschieden zu haben. Sein Versuch, eine experimentelle physiologische Begründung für die Ermittlung der Lebensdauer des Menschen zu schaffen, hat, wenn auch nicht durch die erzielten Resultate, so doch durch die scharfe Formulierung der Aufgabe viel zur Klärung der Fragestellung beigetragen.

Als Modell dient ihm das Verhalten einer Bakterienaufschwemmung in einer Giftlösung mit Bezug auf die Lebensdauer einer bestimmten Anzahl von Keimen. In einer bestimmten Zeit wird eine bestimmte Zahl von Keimen vernichtet. Das Absterben der Keime in der Lösung vollzieht sich in einer konstanten Weise, und dieser Verlauf ist durch eine Zahl, die man Absterbekonstante oder Vernichtungsfaktor nennen kann, gekennzeichnet. Hierbei besteht die Exponentialgleichung $y = A e^{-kt}$: Es bedeutet y die Zahl der im Augenblick noch überlebenden Keime, A die Anzahl der Keime im Beginn des Versuches (wenn $t = 0$ ist) und k ist der Vernichtungsfaktor, der mit der Zeit zunimmt. PÜTTER hat diese Berechnungsmethode, die sich ihm experimentell bewährt hat, für die Berechnung der

---

[1]) RUBNER: Zitiert auf S. 755. [2]) KRAUS: Zitiert auf S. 755.
[3]) FRIEDENTHAL: Zitiert auf S. 758.

[4]) Auch die neue Formel von E. BAUER: $\text{Lebensdauer} = \dfrac{\text{Anpassungsgrad}}{\text{Intensität der Lebensprozesse}}$
(Grundprinzipien der rein naturwissenschaftlichen Biologie. Aufs. zur Entwicklungsmech., herausg. v. ROUX, Nr. 26. Berlin 1921) enthält eine Lücke, indem sie zwar den Faktor der äußeren Schädigungen im Zähler indirekt ausdrückt, aber keine Möglichkeiten der Errechnung bietet.
[5]) PÜTTER: Naturwissenschaften Jg. 8, S. 201. 1920.

menschlichen Absterbeordnung verwandt. Hierbei waren einige Einschränkungen allerdings notwendig. Es besteht eine Gültigkeit der Gleichung nur vom 20. Lebensjahre an, so daß also die Verluste einer Menschengruppe an Kindersterblichkeit nicht errechnet werden können. Danach bedeutet t nicht die absolute Zeit, sondern die Zeit seit dem 20. Jahr. Das Absterben der Bakterien in der Lösung vollzog sich innerhalb einer kurzen Zeit so, als wenn ihre Widerstandsfähigkeit bei Einwirkung der gleichen äußeren Schädigung gleich ist. Bei Menschen aber nimmt die Widerstandsfähigkeit mit der Zeit ab, und zwar in dem Maße, als die Organismen „altern". Zu dem Vernichtungsfaktor tritt somit der Alternsfaktor. Wenn man mit Pütter die weitere Voraussetzung macht, daß die Schädigungen, die auf eine größere Gruppe von Menschen einwirken, im großen und ganzen konstant sind, erhält man eine Gleichung mit dem Altersexponenten, der die Schnelligkeit des Alterns, die Pütter als wesentlichen inneren Grund der Begrenztheit des Lebens ansieht, ausdrückt. Von mathematischer Seite ist die Püttersche Form ergänzt und berichtigt worden. Die äußere konstante Schädigung ist dann gekennzeichnet dadurch, daß sie zu allen Zeiten während eines hinreichend kleinen Zeitintervalles dt aus der Menge der Lebewesen eine der augenblicklichen Gesamtzahl proportionale Anzahl tötet. Zur Zeit t wird also während des Zeitelementes dt die Zahl y um $dx = \alpha y\,dt$ vermindert. Im Faktor α ist das Verhältnis von äußerem Vernichtungseinfluß P und der Widerstandsfähigkeit R enthalten. Es gilt also: $dx = \dfrac{P}{R}\,y\,dt$. Die neue einfache Absterbeformel lautet nach Küpfmüller[1]):

$$y = A_1 e^{-\gamma e^{\beta t}}, \quad \text{wobei} \quad \left.\begin{array}{l} \gamma = \dfrac{P}{R_0\,\beta} \\[2mm] A_1 = A\,e^{\gamma} \end{array}\right\}.$$

R bedeutet den Anfangswert von R, zur Zeit $t = 0$; t ist diejenige Zeit, bei der y (die Zahl der überlebenden Individuen) $= 0$ wird; hierdurch läßt sich die obere Altersgrenze ermitteln. Von besonderer Bedeutung ist aber γ, der Vernichtungsfaktor, d. h. das Maß für die Schädigungswahrscheinlichkeit durch *äußere Einflüsse*, β der Alternsfaktor, d. h. das Maß für die Geschwindigkeit, mit der sich die *inneren Bedingungen* so verschieben, daß das lebende System leichter durch äußere Schädlichkeiten zerstört werden kann.

Die mit diesen Gleichungen errechneten Zahlen zur Bestimmung der Anzahl der Überlebenden in einer bestimmten Lebensstufe aus einer Anzahl 20jähriger Menschen, stimmen mit den statistisch ermittelten Zahlen der Sterbetafeln, wie Pütter betont, recht gut überein. Hierbei ist jedoch zu berücksichtigen, daß — wie bereits erwähnt — auch die Sterbetafeln keine „physiologischen" Zahlen enthalten, sondern ebenfalls Resultate *mathematischer* Berechnung sind. Die Bedenken, die gegen die Püttersche Methode für ihre Verwendbarkeit beim Menschen erhoben werden können, betreffen sowohl ihre Voraussetzungen als die an sie geknüpften Schlußfolgerungen.

Schon die Ableitung aus dem Desinfektionsversuch, der gleiches Verhalten der Individuen einem vernichtenden Agens gegenüber demonstriert, verbietet einen Vergleich mit dem Verhältnis am Menschen, da weder die individuelle Resistenz des Individuums noch die Variation der Schädigung, wie sie das Problem beim Menschen enthält, berücksichtigt ist. Pütter kommt diesem Einwand entgegen, wenn er die Gültigkeit seiner Formel vom 3. Jahrzehnt an festsetzt. Anfechtbar ist vor allem aber die Verwendung der Formel zur Differenzierung der Todesursache innerhalb der Altersstufen, nach Sterbefällen aus äußeren und solchen aus inneren Gründen.

Die Erfahrung sowohl des täglichen Lebens wie die der mathematischen Statistik, zu der auch die Püttersche Formel gehört, zeigt, daß zum mindesten in der ersten Hälfte des Lebens, die gleichzeitig die „durchschnittliche" Lebensdauer darstellt, vor allem *äußere* Schädigungen und pathologische Ursachen das Leben beendigen. Eine *Kontinuität der Absterbeordnung* besteht — und das ist methodisch sehr wichtig — wohl für gewisse Altersstufen (z. B. in der Kindheit, im Greisenalter) ebenso wie für Berufsgruppen und andere Kategorien der Gruppierung. Für die ganze Entwicklung der Lebenslinie besteht diese Kontinuität jedoch nicht. Die äußeren Schädigungen, die das Leben verkürzen,

---

[1]) Küpfmüller: Naturwissenschaften Jg. 9, S. 25. 1921.

die als „Umweltfaktor" die Lebensdauer beeinflussen, sind sowohl nach ihrer Mannigfaltigkeit, nach ihrem Auftreten, nach der Möglichkeit ihres Auswirkens vom physiologischen Standpunkte aus unberechenbar. Sie setzen sich aus den verschiedensten physikalischen, soziologischen, zivilisatorischen und biologischen Elementen zusammen. Gegenüber diesen äußeren Schädigungen ist die Bedeutung des sog. inneren Faktors vom Standpunkt der statistischen Absterbeordnung ein geringer, wenn wir darunter physiologisch die Struktur, Reaktionsweise, Konstitution des Einzelindividuums verstehen. Geht man bei der Definition der Lebensdauer nicht vom einfachsten Organismus, sondern vom Menschen aus, so ist es nach den Tatsachen nicht berechtigt, ja unphysiologisch, unter den Faktoren, die natürlicherweise zur Beendigung des Lebens führen, die Wirkung des Alterns gegenüber dem tatsächlich wirksamen Komplex der Todesursachen zu stark hervorzuheben. Die Erfahrung der Physiologie des Menschen besagt, daß die individuelle Konstitution durch das ganze Leben hindurch von Geburt an sich gegen die schädigenden Einwirkungen der Umwelt zu wehren hat; daß die Entscheidung dieses Kampfes abhängig ist vom Grade der äußeren Schädigung und von der Widerstandsfähigkeit des Individuums; daß die Widerstandsfähigkeit des Organismus von einer großen Anzahl physiologischer und soziologischer Faktoren bestimmt wird; daß in Abhängigkeit von der Zeit mit zunehmender Wahrscheinlichkeit das Individuum den schädigenden Einflüssen unterliegt, und zwar durchschnittlich etwa nach 40 Jahren. Diesen Wahrscheinlichkeitsfaktor, der von der Größe des Alternsfaktors sein dürfte, zu ermitteln, ist nicht Aufgabe der Physiologie, sondern der auf mathematischen Grundlagen fußenden Bevölkerungsstatistik. Wir kommen somit zu dem Schluß, daß es ein *physiologisches Gesetz der Lebensdauer des Menschen nicht gibt* — und auch nicht geben kann. Nicht nur der äußere Vernichtungsfaktor, sondern auch der Faktor der individuellen Widerstandsfähigkeit enthält gegenüber dem Somatischen, dem Artbedingten die unberechenbaren, vor allem aber physiologisch nicht faßbaren *Einflüsse der Umwelt*. Anders lassen sich die äußerst großen Schwankungen der individuellen Widerstandsfähigkeit, die wir aus den Sterbelisten ablesen, nicht erklären. Auch in anderen Zweigen der Naturbetrachtung würden wir ein Gesetz, das mit 90% Ausnahmen arbeitet, nicht anerkennen; *nur aber hinsichtlich der Tatsache, daß in unserem Kulturkreis die Menschen durchschnittlich 40 Jahre alt werden, kann von einer gewissen Gesetzmäßigkeit der menschlichen Lebensdauer gesprochen werden.* Wir wollen hier nur andeuten, daß es offenbar außerhalb der Sache liegende menschlich-psychologische Gründe sind, weshalb die Forschung mit dieser deprimierenden Feststellung nicht befriedigt ist.

So tröstet A. v. HALLER[1]) seine Leser über die erschütternde Tatsache hinweg mit den Worten: „Homo inter longaevissima animalium est, ut injustae sint de brevi vitae querelae ... Sufficiat constitisse, ut in itinere ad senium hominum plerique intercipiantur; non ejusmodi malis, quae necessario in naturam humanam cadant, sed quae in conditionem humanam cadere possint, et tamen vitari, uti vitantur, etsi non a plerisque, tamen an nonnullis."

„Konstitutionelle" Momente, die lebenverlängernd zu wirken scheinen, wie Rassen-, Familien- und Vererbungseinflüsse können bei genauerer Analyse oft auf äußere Momente zurückgeführt werden. Immerhin gibt es langlebige Familien. Die oft erwähnte Langlebigkeit der jüdischen Rasse beruht auf dem sozialen, die der Nordländer wahrscheinlich auf dem klimatischen Faktor. Einen interessanten Beitrag zu diesem Thema liefern die Untersuchungen v. LINDHEIMS[2]) über die Lebensdauer der deutschen Kaiserfamilien in den verschiedenen Geschichtsperioden.

---

[1]) HALLER, A. v.: Elementa Physiologiae corporis humani. 2. Aufl. Bd. 8, H. 2, S. 95. Lausanne 1778.

[2]) v. LINDHEIM: Saluti senectutis. Die Bedeutung der menschlichen Lebensdauer im modernen Staate. Leipzig u. Wien 1909.

Tabelle 1.

Im Zeitalter von	800—1300	1300—1450	1450—1600	1600—1780	Neuste Zeit
Durchschnittslebensdauer betrug	ca. 31 J.	36 J.	37,1 J.	31,7 J.	41,1 J.
60 Jahre erreichten . . .	11%	15,4%	21%	17%	39%
70 „ „ . . .	6%	5,5%	ca. 9%	ca. 7%	20%
80 „ „ . . .	0%	0,1%	0%	über 1,2%	8,2%
nicht 10 J. „ . . .		15%	22%	33%	(vor 1865 22,7%) (nach 1865 2,2%)

Von den Schlußfolgerungen sind erwähnenswert: Verlängerung der Lebensdauer bei zunehmender Zivilisation, Rückschlag durch Kriege, lebensverlängernder Einfluß durch Wohlstand, geringe Kindersterblichkeit im Verhältnis zur gesamten Bevölkerung, kein deutlich erkennbarer Vererbungseinfluß.

Von den *äußeren Schädigungen*, die auf die Lebensdauer größerer Menschengruppen einwirken, lassen sich statistisch auch nur wenige erfassen. Die nachfolgende Tabelle enthält Angaben über die „mittlere Lebensdauer", d. h. die *Lebenserwartung* der verschiedenen Lebensalter in einigen europäischen Staaten.

Tabelle 2[1]).

Alter	Deutschland 1871—1881	Preußen 1881—1890	Sachsen 1880, 1885, 1890	England 1881—1890	Italien 1876—1887	Schweiz 1881—1888	Frankreich 1890—1892
Männl. Geschl.							
0 Jahre	35,6	37,6	34,6	43,7	35,1	43,3	41,6
10 „	46,5	47,6	47,8	49,0	47,8	47,9	48,0
20 „	38,5	39,4	39,2	40,3	40,3	39,6	40,0
30 „	31,4	32,0	31,5	32,5	33,5	32,2	33,2
40 „	24,5	25,1	24,3	25,4	26,3	25,1	26,1
50 „	18,0	18,7	17,7	18,8	19,4	18,4	19,2
60 „	12,1	12,8	11,9	12,9	13,1	12,4	12,9
70 „	7,3	8,2	7,1	8,0	8,0	7,4	7,7
Weibl. Geschlecht							
0 Jahre	38,4	40,7	38,5	47,2	35,4	45,7	44,6
10 „	48,2	49,9	50,3	51,1	47,2	49,0	49,8
20 „	40,2	41,9	41,8	42,4	40,0	41,0	42,2
30 „	33,1	34,4	34,5	34,8	33,4	33,8	35,0
40 „	26,3	27,4	27,5	27,6	26,7	26,7	27,8
50 „	19,3	21,5	20,1	20,6	19,6	19,4	20,5
60 „	12,7	13,5	13,3	14,1	12,8	12,7	13,5
70 „	7,6	8,5	7,7	8,8	7,7	7,5	8,1

Wir erkennen daraus den großen Einfluß der *Säuglingssterblichkeit* auf die „durchschnittliche" Lebensdauer. Die mittlere Lebensdauer auf der 0-Stufe ist in den Staaten mit hoher Kindersterblichkeit (Sachsen, Preußen, Italien) kleiner als in den Staaten mit niederer Sterblichkeit (England, Schweiz, Frankreich). Daß sich innerhalb weniger Jahre große Veränderungen in diesen Zahlen vollziehen können, zeigt die Entwicklung der durchschnittlichen Lebensdauer im letzten Viertel des 19. Jahrhunderts in Berlin.

Es betrug die durchschnittliche Lebensdauer mit Bezug auf die Lebendgeborenen in Berlin[1]):

Tabelle 3.

Im Jahre	Männlich	Weiblich	Im Jahre	Männlich	Weiblich
1876	29,12	34,09	1890	34,93	40,39
1880	28,59	33,27	1895	36,19	42,67
1885	32,38	37,58	1900	38,02	43,93

[1]) Nach Prinzing: Zitiert auf S. 760.

Das Ansteigen der durchschnittlichen Lebensdauer kann mit allen möglichen Faktoren, mit einer Besserung der sozialen Lage, Bevölkerungsbewegungen, Ausbleiben von Epidemien, aber auch mit einem — Rückgang der Geburten in Zusammenhang gebracht werden.

Tabelle 4[1]). Sterblichkeit der Männer nach dem Beruf in England 1890—1892.

Berufsart	Auf 1000 Männer starben jährlich im Alter von Jahren							Standard-Sterblichkeit beim Alter von 25—65 Jahren
	15—20	20—25	25—35	35—45	45—55	55—65	über 65	
Geistliche	—	4,9	4,2	5,2	10,5	25,3	83,6	53
Ackerbauer	1,7	3,5	4,8	7,7	12,2	24,2	92,1	60
Lehrer	2,2	4,3	4,2	6,8	14,3	24,9	98,4	60
Ziegeleien	1,4	4.9	4,9	8,0	16,0	34,1	112,0	74
Zimmerleute	1,7	4,0	5,8	9,4	17,2	32,2	102,2	78
Künstler	2,3	6,3	5,6	8,6	19,3	30,5	90,2	78
Eisenbahn (Bureau-B.) . .	3,3	6,8	7,8	9,5	16,4	27,6	94,7	78
Anwälte	—	2,8	5,3	10,7	17,7	34,5	111,7	82
Müller	3,6	3,9	5,1	9,3	18,9	38,8	128,4	84
Mischer	3,4	7,7	9,1	10,6	18,6	25,7	110,5	85
Ladeninhaber	2,1	5,0	6,9	11,1	18,3	32,9	78,2	86
Papierfabriken	4,0	5,9	5,6	9,3	18,8	44,6	149,4	90
Kontorpersonal	2,4	5,1	7,7	12,7	18,4	33,8	83,0	91
Schmiede	1,8	4,3	5,8	10,8	20,7	39,5	120,6	91
Bäcker	2,0	4,0	6,5	11,0	22,2	35,5	94,0	92
Schuhmacher	2,9	5,9	7,7	11,4	19,9	35,3	98,9	92
Sattler	2,1	4,8	7,6	12,5	20,7	32,2	99,3	92
Schlosser	2,3	3,9	6,5	12,0	22,2	33,9	90,8	92
Bergleute	3,8	5,7	6,4	9,7	19,6	44,3	150,5	93
Apotheker, Drogisten. . .	3,1	6,2	7,0	12,2	22,8	31,3	98,3	93
Handelsreisende	2,6	2,9	6,1	12,6	21,4	39,3	106,3	96
Ärzte	—	5,8	6,7	14,9	21,0	34,2	112,4	97
Schreiner	2,5	4,8	6,9	13,1	21,1	38,7	101,2	98
Schneider	2,7	5,0	6,9	13,7	22,0	37,6	97,4	99
Maurer	2,3	3,8	6,6	13,5	22,0	40,2	107,7	100
Wagner	2,6	4,4	6,6	11,8	23,0	46,7	126,8	104
Eisenbahnarbeiter	6,0	6,2	8,3	13,0	22,8	41,7	98,8	105
Textilindustrie	3,4	5,9	7,5	12,3	22,3	46,1	138,9	105
Buchbinder	2,8	6,2	9,0	15,4	18,9	41,4	98,5	106
Maschinenbau	2,9	5,3	7,1	12,4	23,8	46,4	142,6	107
Drechsler, Küfer	1,8	4,9	8,0	13,9	25,5	40,5	106,8	109
Friseure	2,5	6,6	9,4	15,0	23,3	39,0	101,0	110
Buchdrucker	3,2	6,6	9,1	14,4	21,6	43,4	102,6	110
Metzger	1,7	4,1	7,5	15,7	22,6	43,3	107,9	110
Hutmacher	2,0	5,9	7,0	15,4	24,8	43,9	125,5	111
Maler, Glaser	2,3	4,6	7,0	14,8	25,1	45,6	107,1	112
Transportwesen	3,3	6,1	9,3	15,9	26,6	46,5	125,5	122
Eisen- und Stahlindustrie	3,2	6,1	8,8	15,8	28,5	55,3	157,0	130
Dachdecker	4,7	5,3	11,0	17,2	27,5	50,3	128,2	132
Feilen-, Nadel- u. Scheren-fabriken	2,1	5,3	8,4	18,4	32,9	57,5	127,7	141
Bierbrauer	2,7	5,6	10,8	19,0	30,8	54,4	129,1	143
Glasindustrie	3,2	6,4	11,3	17,9	32,1	60,8	172,4	149
Gastwirte, Kellner	2,4	6,9	15,1	24,5	35,2	52,7	103,8	166
Töpfer	2,8	5,4	8,2	19,6	43,0	75,1	143,4	171
Alle Männer	4,1	5,6	7,7	13,0	21,4	39,0	103,6	100

Schon den Ärzten der Antike war es bekannt, daß *Kultur, soziale Lage* und Beruf die Dauer des Lebens erheblich beeinflussen. „Der rohe Wilde lebt

[1]) Nach Prinzing: Zitiert auf S. 760.

nicht so lange" [Hufeland [1])]. Auch die oben erwähnten Statistiken von v. Lindheim deuten darauf hin, daß Wohlstand lebensverlängernd wirkt. Dasselbe
zeigen die Nachweise der Versicherungsgesellschaften, die hinsichtlich der Sterbetafeln günstiger sind als die allgemeinen Sterbetafeln, weil der Beitritt zur Versicherung eine gehobene wirtschaftliche Lage voraussetzt. Während unzivilisierté
Völker zumeist eine höhere Sterbeziffer aufweisen, finden sich andererseits auch
bei ihnen die Individuen mit den absolut höchsten Lebenszahlen (siehe hierzu
S. 772). Ein sozialer Einfluß ist in erster Linie auch der des Familienstandes:
Verheiratete Personen leben im Durchschnitt länger als Unverheiratete. Wie
in den Urzeiten die Art des Nahrungserwerbes — Jagd, Kampf mit Tieren und
Menschen — wahrscheinlich die meisten Opfer in den Mannesjahren forderte,
so machen sich auch in der historischen Zeit unter den lebensverkürzenden
Momenten neben dem hier nicht in Rechnung zu stellenden Faktor der Krankheiten vor allem die Schädlichkeiten des *Berufes* bemerkbar.

Als das erste Werk der Berufshygiene wird die 1700 erschienene Schrift von Ramazzini
aus Padua: „De morbis artificum diatribe" bezeichnet [2]). Einzelne Berufskrankheiten und
Schäden werden aber schon von Aristoteles, Plinius, Hippokrates, Galen erwähnt,
auch v. Haller [3]) bemerkt z. B.: „Freybergae homines metallari fere 17. anno uxores ducunt,
et 30. annum vix superant. Vapores potissimum plumbi eos enecant etc."

Die modernen Verhältnisse ergeben sich am besten aus der umstehenden
Statistik, in der die einzelnen Berufe nach dem Standard ihrer Sterblichkeit
angeordnet sind (s. Tabelle 4, S. 765).

In wie hohem Maße die öffentlichen sozialen Verhältnisse das Schicksal des
Einzelnen beeinflußt, haben die Erlebnisse des letzten Dezenniums (der *Kriegszeit*
und der *Nachkriegsjahre*) gezeigt. Neben den direkten Kriegsverlusten sind hier
zu erwähnen die Folgen der Blockade für den Ernährungszustand und die
Wirtschaftskatastrophe mit ihren Folgen für die gesamte Lebensführung auf
der einen Seite, die gewaltige Ausbreitung der Sportbewegung, die Einführung
der 8-Stundenarbeit auf der anderen Seite. Zweifellos werden alle diese Momente
von großer Bedeutung für die durchschnittliche Lebensdauer der jetzigen und
der kommenden Generation sein. Darüber aber, wie sich diese Umwälzungen
auswirken, läßt sich heute noch nichts aussagen. Daß sie überhaupt in diesem
Ausmaße auftreten konnten, zeigt, auf wie unsicherer Grundlage alle unsere
sogenannten exakten Berechnungen beruhen und daß wir von Gesetzmäßigkeit
der Lebensdauer — auch wenn sie statistisch und mathematisch begründet
wird — nur mit kritischen Vorbehalten sprechen dürfen.

IV. Bedingungen des Alterns. Die Erscheinung der Langlebigkeit. Bemerkungen über Makrobiotik.

Nach der allgemeinen Erfahrung läßt sich von einem gleichmäßigen Auftreten der Alterserscheinungen bei verschiedenen Menschen bzw. bei bestimmten
Gruppen von Menschen nicht reden. *Wie jeder Mensch sein eigenes Schicksal
lebt, so altert er auch unter Bedingungen, zu einem Zeitpunkt und in einem
Tempo, die seinem individuellen Schicksal entsprechen.* Allgemeingültiges auszusagen ist schwierig, weil die Altersmerkmale vielfach dürftig, vieldeutig und
(wie wir sehen werden) für den Alternsprozeß durchaus nicht spezifisch sind.
Das Individuum zeigt andererseits die verschiedensten Bindungen zu allen möglichen Gruppierungen und Kategorien und ihren gegenseitigen Verpflichtungen.

---

[1]) Hufeland: Makrobiotik. 5. Aufl., S. 325. 1823.
[2]) Nach Mosse-Tugendreich: Krankheit und soziale Lage. München 1913.
[3]) v. Haller: Zitiert auf S. 763.

Abgesehen von Einflüssen des Geschlechts, der sogenannten Rasse, der Familie, der Konstitution, müssen wir Einwirkungen überstandener Krankheiten, der sozialen Lage, des Berufes, des Familienstandes, der Ernährung, des Klimas unterscheiden. Ein Mensch, der vom Standpunkt einer dieser Kategorien, beispielsweise der Rasse oder der Familie, relativ früh gealtert erscheint, kann nach dem Altersaufbau seiner Berufsklasse in adäquater Weise altern. Die exakte Untersuchung kann sich lediglich auf den *Gesamtkörperzustand* und das *Tempo*, in dem sich an ihm Alterserscheinungen bemerkbar machen, erstrecken; das Hervortreten partieller Alterserscheinungen — z. B. das Ergrauen der Haare, der Verlust gewisser Funktionen — bleibt hier ebenso außer Betracht wie die Vorgänge des „pathologischen Alterns". Mit einem verzögerten Altern hat a priori weder die Lebensdauer noch die Langlebigkeit etwas zu tun. Die in der Literatur vielfach geübte Gleichsetzung dieser Vorgänge läßt vermuten, daß die betreffenden Autoren irrtümlich unter Altern etwas Pathologisches verstehen. Auch Kurzlebigkeit, wie wir sie bei den Angehörigen mancher Berufsgruppen mit starker Abnutzung der körperlichen oder seelischen Kräfte antreffen, läßt streng genommen Rückschlüsse auf den normalen Alternsablauf nicht zu. Das liegt auch in der volkstümlichen Ausdrucksweise, nach der solche Menschen „nicht alt werden". Nicht etwa, weil in praxi eine solch scharfe Trennung durchführbar wäre, sondern nur aus Gründen der Darstellung behandeln wir endogene und exogene Faktoren des Alterns gesondert.

1. Endogene Faktoren des Alterns.

Von sogenannten *Rasse*einflüssen auf den Ablauf des Alterns weiß man bisher nicht viel, einmal, weil das „Rassenmäßige" sich bei einer gemischten Bevölkerung nur schwer herausarbeiten läßt, und weil andererseits entfernt lebende Rassen nicht vergleichbaren Lebensbedingungen unterworfen sind; im letzteren Falle lassen sich beispielsweise terrestrische Einflüsse nur schwer absondern. Untersuchungen sind also nur möglich an solchen Orten, an denen verschiedene Rassen nebeneinander wohnen, wie z. B. in Indien, in den Vereinigten Staaten, in Südafrika. Selbst wenn wir aber etwa für Indien wüßten, daß die Hindus anders und schneller alterten als die neben ihnen wohnenden Rassen, so besagt das bei der sozialen Gliederung der Rassen in Indien sehr wenig für eine tatsächliche Mitwirkung des Rassenfaktors. Da der Alternsvorgang selbst sich einer zahlenmäßigen Erfassung entzieht, ist man auf sehr weitgehende und deshalb nur mit äußerster Kritik verwertbare Rückschlüsse aus der Sterblichkeitsstatistik angewiesen. Das Gleiche gilt für die Juden der Diaspora; sie zeigen teilweise — wenn man die Juden verschiedener Länder vergleicht — in überraschender Weise die Alterscharaktere der Bevölkerungsschicht, in der sie leben, ganz unabhängig von Rassemomenten. H. GILFORD[1]) behauptet, daß manche australischen Stämme so frühzeitig altern, daß sie um das 50. Jahr für gewöhnlich sterben; er spricht in diesem Zusammenhang von einem Rassensenilismus. Ob es einen Einfluß der sog. Degeneration auf das Altern gibt, ist sowohl in bezug auf Menschengruppen wie auch auf das Individuum zweifelhaft. Direkt nachweisbar ist er jedenfalls nicht.

Bestimmter lauten die Angaben über die Bedeutung der eigentlichen *Erbmasse* des Individuums für das Altern, die vor allem in *familiären* Eigentümlichkeiten zum Ausdruck kommen soll. Hierbei muß man aber Altern und Lebens-

---

[1]) GILFORD, H.: The disorders of post natal growth and development. London 1911. Practitioner Bd. 8. 1914. Lancet 1913, S. 412.

dauer streng gesondert betrachten. Sicher altern Familienangehörige häufig im gleichen Tempo wie z. B. die charakteristische Beobachtung alter, ledig gebliebener Schwestern oft zeigt. Bemerkenswerterweise machen sich aber diese Familieneinflüsse nicht nur bei Blutsverwandten, sondern auch bei Ehegatten, die nahezu gleichaltrig sind, bemerkbar. Hier ist eben zu bedenken, daß das gleiche Schicksal vieler Familienmitglieder Ähnlichkeiten im Alternsablauf bedingt, die einen Erbeinfluß vortäuschen können.

Wenn wir nach den neueren Definitionen in der *Konstitution* des Individuums seine genotypisch wie phänotypisch bestimmte morphologische und funktionelle Erscheinungsform erblicken, so ist damit gesagt, daß auch erworbene umweltbedingte Faktoren der Konstitution den Alternsvorgang beeinflussen können. Es hat den Anschein, als wenn Menschen mit angeborenem, d. h. meist im Fötalzustand erworbenen Organisationsfehlern nicht alt werden, aber eine Regel läßt sich nicht aufstellen. Bei manchen Arten von Hypoplasie einzelner Organe — insbesondere der endokrinen Drüsen — soll es zu abnorm schnellem Ablauf der Lebenskurve und damit zu einem vorzeitigen Vergreisen kommen; in solchen Fällen sprechen wir von „pathologischem Altern" (siehe S. 861). Wir selbst konnten wiederholt beobachten, daß Menschen, die intrauterin schwerste Schädigungen des Gehirns erlitten haben (intrauterine Blutungen und Entzündungen), sehr alt wurden und auch nichts Auffälliges im Ablauf des Alternsvorganges darboten. Das Gleiche gilt für die Minderung der individuellen Widerstandsfähigkeit durch in der Jugend erworbene Schädigungen, z. B. Herzfehler. Nach allem können wir sagen, daß wir bisher verläßliche Zeichen, aus denen sich in exakter Methodik die Bedeutung konstitutioneller Faktoren auf die Entwicklung des Alternsvorganges ableiten ließe, nicht besitzen. Wir nehmen an, daß die Lebensdauer des Menschen als Spezies, die Dauer der Widerstandsfähigkeit gegenüber den Einflüssen der Umwelt, Ablauf und Erscheinungen des Alternsvorganges artgemäß in Struktur und Funktion festgelegt ist. Über das Wesen der inneren Gründe, die zu *individuellen* Variationen des Ablaufes der Alternsvorgänge führen, wissen wir nichts. Versuche, die Partialkonstitution einzelner Organsysteme, wie des Verdauungsapparates (Metschnikoff), der Fortpflanzungsorgane oder des endokrinen Systems [Vermehren[1]), Ewald[2]), Horsley[3]), Lorand[4])], für diese Schwankungen verantwortlich zu machen, sind schon wegen ihrer Einseitigkeit zum Scheitern verurteilt. Vor allem aber leiden solche „Alternshypothesen" an ihrer Begründung, die durchweg auf dem Vergleich einiger äußerer Symptome beruht. Die Tatsache, daß Schilddrüsenausfall infolge Krankheit [Horsley, Lorand, Chvostek[5])] oder im Experiment [v. Eiselsberg[6])] ähnliche Erscheinungen im äußeren Habitus hervorruft wie der senile Marasmus, berechtigt lediglich den Anteil der Blutdrüseninvolution an der allgemeinen Involution festzustellen [siehe auch J. Bauer[7])]; nicht aber ist ein Rückschluß auf den Kausalzusammenhang zwischen einzelnen (meist unspezifischen) Phänomenen und dem Inhalt des Vorganges möglich.

---

[1]) Vermehren: Studier over Myxoedemet. Kopenhagen 1898. Dtsch. med. Wochenschr. 1893, S. 1073.

[2]) Ewald: Erkrankungen der Schilddrüse, Myxödem und Kretinismus. Nothnagels Handb. Bd. XXII. Wien 1896.

[3]) Horsley: Zitiert auf S. 754.

[4]) Lorand: Zitiert auf S. 754.

[5]) Chvostek: Wien. klin. Wochenschr. 1912, S. 6. Zeitschr. f. allg. Konstitutionslehre Bd. 1, S. 27. 1913.

[6]) v. Eiselsberg: Arch. f. klin. Chir. Bd. 49. 1895.

[7]) Bauer, J.: Die konstitutionelle Disposition zu inneren Krankheiten. 2. Aufl. Berlin 1921.

2. Exogene Faktoren des Alterns.

Es entspricht der Erfahrung, daß äußere Faktoren — das Schicksal in engerem Sinne — von wesentlichem Einfluß auf den Alternsvorgang sind. Das gilt sowohl von den Folgen der Beanspruchung der physischen Leistungsfähigkeit wie des psychischen Erlebens. Konsumierende körperliche Anstrengungen, Strapazen, körperliche Schmerzen lassen ihre Spuren ebenso zurück, wie Kummer, Sorge und Not, geistige Überanstrengung nicht „in den Kleidern steckenbleiben", sondern den Menschen frühzeitig „verbrauchen". Hier hat uns vor allem das Massenexperiment des Krieges wertvolle Einblicke verschafft. Die Anzahl verbrauchter, frühgealterter Menschen — Männer wie Frauen — ist infolge der unmittelbaren Einwirkungen des Krieges wie infolge der seelischen Spannungen der Kriegs- und Nachkriegszeit eine sehr große. Auffallend häufig sieht man heute in der Klinik die Symptome der vorzeitigen Arteriosklerose bei Männern Ende der 30er; und zwar sind es nicht durchweg ehemalige Frontkämpfer und Angehörige der wirtschaftlich schwachen Schichten, sondern besonders häufig geistige Arbeiter, Kaufleute, Industrielle, die sich bei stärkster Arbeitsleistung in der eigentümlichen Arbeitsweise der Katastrophenjahre aufgerieben haben. Es scheint, daß auch der Termin der Invalidisierung infolge „Altersschwäche" ganz allgemein heute ein früherer ist als vor dem Kriege. Statistisches Material liegt hierüber noch nicht vor. Während wir in der Praxis zumeist pathologische Alterserscheinungen, Wirkungsfolgen auf einzelne Organe und Funktionen, Aufbrauchschäden [etwa im Sinne der EDINGERschen[1]) Aufbrauchtheorie] beobachten, dürfen wir die meist aus methodischen Gründen nicht faßbare Beeinflussung des Gesamtkörperzustandes nicht außer acht lassen. Nach dem heutigen Stande der Forschung läßt sich indes über die *Beeinflussung der Gesamtinvolution* nur sehr wenig Exaktes, und dies auch nur mit Bezug auf Beschleunigung des Alternsvorganges, aussagen.

Einflüsse des *Klimas* führen zu Verwitterungserscheinungen der Haut, die als partielle Alterserscheinungen angesprochen werden können. Wir finden sie besonders bei Seeleuten und Feldarbeitern.

Da statistische Erhebungen meistens nicht den Alternsvorgang, sondern lediglich die Mortalität betreffen, sind Nachprüfungen über die Einwirkung des Klimas auf den Alternsvorgang an größeren Zahlen schwierig. Vergleichende Untersuchungen von WESTERGAARD[2]) über die Sterblichkeitsverhältnisse in Grönland, Island und Dänemark ergaben Steigerung der Sterblichkeit in der arktischen Zone, vor allem im Greisenalter; Anhaltspunkte dafür, daß die erhöhte Sterblichkeit mit vorzeitigem Altern in Verbindung steht, sind nicht vorhanden. Aus Sterblichkeitsstatistiken in den tropischen Ländern läßt sich ebenfalls nichts ermitteln, was für die Entwicklung des Alternsvorganges bzw. seiner Erscheinungen unter dem Einfluß des heißen Klimas charakteristisch wäre. Es hat den Anschein, als wenn vielfach bei Naturvölkern die Lebensdauer durch Unfälle und Krankheiten erheblich verkürzt würde, so daß es überhaupt nicht zu hohen Altersgraden kommt.

Während wir bei der Lebensdauer Einflüsse des Familienstandes als wirksam ansehen, läßt sich nicht behaupten, daß etwa die Ledigen schneller oder stärker altern als die Verheirateten.

Tätigkeiten, die an Geistesgegenwart und Verantwortlichkeit hohe Ansprüche stellen, bedingen frühzeitiges Verbrauchtsein und Altern. Daß das Überstehen schwerer Krankheiten, seelischer Erregungen, des Wirtschaftskampfes das Auf-

---

[1]) EDINGER: Dtsch. med. Wochenschr. 1904, Nr. 52.
[2]) WESTERGAARD: Die Lehre von der Mortalität und Morbidität. 2. Aufl. Jena 1901.

treten von Alterserscheinungen begünstigt, ist bekannt. Störungen des Haarwuchses bei jugendlichen Personen im Anschluß an Infektionskrankheiten haben aber natürlich ebenso wie das gelegentliche Vorkommen anderer isolierter Involutionsbildungen mit dem Altern nichts zu tun.

Sicherlich ist der Einfluß, den der *Zivilisationszustand*, die soziale Lage und die Kultur auf die Entwicklung des Alternsvorganges hat, groß. Aber es ist sehr schwierig, verläßliche Daten zu erhalten. Die wichtigsten Faktoren sind die Arbeitsverhältnisse, Ernährung, Wohnung, Erholungsmöglichkeit. Nicht eindeutig ist die Einwirkung der *Ernährung* auf den Alternsvorgang. Man gewinnt oft den Eindruck, als wenn ein „Zuviel" schädlicher wäre als ein „Zuwenig". M. H. Kuczynski[1]) glaubt, nach Beobachtungen an russischen Bauern, sagen zu können, daß der so häufige Hunger, sofern er den Menschen nicht tötet, ihm jedenfalls nicht sehr schadet und dann seine Lebensdauer nur erhöht. „Das karge Leben bekommt prachtvoll." Andererseits ist doch zu berücksichtigen, daß qualitative Unterernährung, wie die Nachkriegserfahrungen gezeigt haben, pathologische Erscheinungen, bei denen das Symptomenbild altersgemäß besonders ausgestaltet ist, z. B. Kriegsrachitis, Kriegsosteomalacie, Kriegsosteoporose [S. Hirsch[2]) (siehe S. 852)], hervorrufen kann.

Die Einwirkungen *beruflicher* Arbeit auf den Alternsvorgang sind sehr mannigfaltige; es handelt sich um einen ganzen Komplex von Faktoren, die sowohl den physischen wie den psychischen Anteil der Persönlichkeit betreffen. Wenn wir die Dauer der Berufsausübung als Maß für die „Rüstigkeit" und damit für den Alternszustand nehmen, erhalten wir einen gewissen Überblick über diese beruflichen Einflüsse aus dem sog. *Altersaufbau*, nach Berufen bzw. Berufsständen. Im folgenden ist eine solche Tabelle über den Altersaufbau der drei großen Berufsstände wiedergegeben [Auszug aus der Statistik des Deutschen Reiches, Bd. 211[3])].

Tabelle 5.

Auf die in der Vorspalte bezeichnete Altersklasse entfielen im Jahre 1907 von 100:

Alters-klassen	In Land- und Forstwirtschaft				In der Industrie					In Handel und Verkehr			
	a ohne $a\,fr$	b	c_1	c ohne c_1	a ohne $a\,fr$	$a\,fr$	b	c_1	c ohne c_1	a	b	c_1	c ohne c_1
20—30 J.	6,5	23,0	32,9	23,2	13,0	14,8	30,3	37,2	30,9	10,7	30,7	41,5	30,5
30—40 J.	23,1	23,3	10,9	15,9	30,5	27,4	28,1	10,5	22,3	29,5	27,9	11,3	26,0
40—50 J.	27,2	23,0	3,3	13,3	26,5	23,3	17,8	3,2	13,4	28,2	16,3	5,3	15,4
50—60 J.	23,8	14,3	2,4	10,2	18,2	17,2	8,7	3,0	6,7	19,4	8,0	3,1	7,2
60—70 J.	14,6	6,8	3,9	5,6	9,0	11,5	3,0	6,0	2,5	9,4	2,7	3,0	2,6
70 u. mehr	4.7	1,3	2,8	1,5	2,6	4,0	0,5	3,8	0,4	2,6	0,4	1,4	0,4

a Selbständige. $a\,fr$ Hausgewerbetreibende. b Angestellte. c Lohnarbeiter. c_1 Mithelfende.

Aus dieser Übersicht ergibt sich ohne weiteres, daß die Selbständigen in den höheren und höchsten Altersklassen viel zahlreicher sind als die Angestellten, und daß diese wieder im allgemeinen länger erwerbstätig sind als die Arbeiter. Die meisten Selbständigen finden sich in der Landwirtschaft um das 40.—50. Lebensjahr, eine stärkere Abnahme ist erst nach dem 60. Lebensjahr zu beobachten. In der Industrie liegt der Höhepunkt um das 30. und 40. Lebensjahr, der Rückgang bereits nach dem 50. Lebensjahr. Das gleiche gilt für Handel und Verkehr.

---

[1]) Kuczynski, M. H.: Krankheitsforschung Bd. 1, S. 2. 1925.
[2]) Hirsch, S.: Münch. med. Wochenschr. 1920, Nr. 38.
[3]) Nach A. Fischer: Grundriß der sozialen Hygiene. 2. Aufl. 1925.

Hinsichtlich der Arbeiter ist der Kulminationspunkt für alle drei Berufsstände zwischen dem 20. und 30. Lebensjahr anzunehmen, ein Rückgang erfolgt bereits zwischen dem 30. und 40. Lebensjahr. Im Hauptarbeitsalter sind also größere Schwankungen unter den Arbeitern der drei Berufsstände nicht festzustellen. Immerhin sind die Ergebnisse dieser Aufstellung nur zum geringen Teil auf physiologische Ursachen zu beziehen. In vielen Berufszweigen, besonders in der Landwirtschaft, sind andere Momente der Gliederung — Berufsumschichtung, Übergang in die Klasse der „Selbständigen" — ausschlaggebend. *Der Begriff der „Erwerbstätigkeit" bietet in der Statistik nur dann einen Anhalt für das Altern, wenn man annimmt, daß der Eintritt erheblicher Alterserscheinungen die Erwerbstätigkeit aufhebt.* Absolute Zahlen hätten nur dann einen Wert, wenn man das Verhältnis der im hohen Alter noch Arbeitstätigen zu der Gesamtzahl der in diesem Alter noch Lebenden ausdrücken könnte. Wie ungünstig der Beruf des Industriearbeiters für die Dauer der Arbeitstätigkeit ist, ergibt sich aus der nebenstehenden Zeichnung bei einer Gegenüberstellung des Altersaufbaues der Industriearbeiter und der sonstigen Berufstätigen.

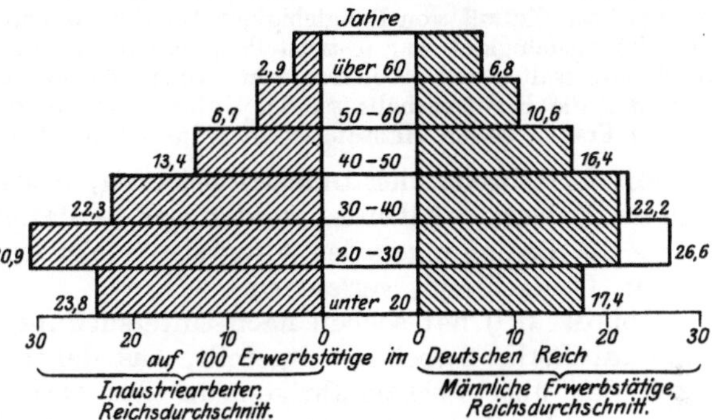

Abb. 61. Altersaufbau der Erwerbstätigen [nach A. Fischer[1])].

Die Tatsache, daß in einem Land oder in einer sozialen Schicht eines Landes nach den absoluten Zahlen mehr Personen einer bestimmten Altersstufe leben bzw. arbeitstätig sind als unter anderen Bedingungen, besagt nichts über die Voraussetzungen des Alterns. Der Kinderreichtum eines Landes beeinflußt den Altersaufbau sehr wesentlich, denn nach den Erfahrungen der sozialen Hygiene bestehen wesentliche Beziehungen zwischen Kinderreichtum und Alternsbedingungen. Kinderreichtum bedeutet relative Armut an produktiven Kräften, unrationelle Wirtschaft, mangelnde Auslese, geringere Zivilisationsmöglichkeit, ungünstigere Bedingungen für das Alter. Ein lehrreicher Vergleich ergibt sich aus einer bei v. Lindheim[2]) wiedergegebenen Statistik (nach Block-Scheel):

Tabelle 6.

Von 1000 Einwohnern waren:	In Deutschland	In Frankreich
Im Alter von 0—10 Jahren	246	184
„ „ „ 10—20 „	197	172
., „ „ 20—60 „	480	520
„ „ „ 60—70 „	51	72
„ „ „ über 70 „	24,7	43,4

Wir ersehen hieraus, daß bei einer absolut geringeren Bevölkerung und bei geringerer Kinderzahl die Altersstufe der optimal Arbeitstätigen in Frankreich größer ist als in Deutschland; die Altersbedingungen scheinen in Frankreich besser als in Deutschland zu sein.

---

[1]) Fischer, A.: Zitiert auf S. 770 (S. 80, Zeichnung 8).
[2]) v. Lindheim: Zitiert auf S. 763.

Ähnliche Verhältnisse ergeben sich in den einzelnen Ländern selbst innerhalb der einzelnen sozialen Schichten und Berufsgruppen. Die Industriearbeiter verbrauchen sich frühzeitig und erreichen bei hoher Kinderzahl nur selten ein höheres Alter. Dagegen findet man bei selbständigen Landwirten und Kaufleuten, höheren Beamten bei geringerer Kinderzahl günstige Alternsbedingungen. Daß die Aufzucht weniger Kinder der physischen und psychischen Widerstandsfähigkeit des einzelnen Kindes zugute kommt, ist verständlich. Rückschlüsse auf eine praktische Bevölkerungspolitik werden sich hieraus je nach dem Ziel nach ganz verschiedenen Richtungen ergeben.

v. Lindheim hat die Alternsbedingungen an 705 Personen über 80 Jahre mit einem Durchschnittsalter von $85^1/_2$ Jahren zu studieren versucht. Von den Ergebnissen sind folgende bemerkenswert: Das weibliche Geschlecht überwog; nur etwa 14% der Greise waren ledig. Ein gewisser Einfluß von Langlebigkeit bei den Aszendenten war erkennbar. Hinsichtlich der Leistungsfähigkeit war festzustellen, daß die meisten Untersuchten sich erst mit einem Durchschnittsalter von 68 Jahren vom Beruf zurückzogen. Hierbei ist aber zu berücksichtigen, daß die Berufsverhältnisse der Untersuchten besondere waren; die überwiegende Anzahl der Frauen waren Hausangestellte, die Männer fast sämtlich kleine Handwerker.

Mit fortschreitender Industrialisierung, Abnahme der Geburtenzahl, Änderung der Arbeitsverhältnisse werden sich — dafür liegen heute schon Anzeichen vor — die Bedingungen des Alterns in vielen europäischen Staaten, besonders auch in Deutschland, verändern.

Goldmann[1]) hat soeben nach Untersuchungen beim Hauptgesundheitsamt der Stadt Berlin Tabellen mitgeteilt, aus denen hervorgeht, daß während der Anteil der über Sechzigjährigen an der Gesamtbevölkerung des Deutschen Reiches in der Zeitspanne von 1871—1910 etwa 7,8% betrug, dieser Anteil im Jahre 1919 infolge der geschilderten wirtschaftlichen Umwälzungen auf 8,5% gestiegen ist. Soweit sich Schätzungen auf Grund des Bestandes der Volkszählung von 1919 und der aus den allgemeinen deutschen Sterbetafeln für die Jahre 1901—1910 ergebenden Absterbeordnung ermöglichen lassen, nimmt Goldmann eine Steigerung dieses Prozentsatzes im Jahre 1930 auf 10,7%, im Jahre 1940 auf 13% an. Das bedeutete, wenigstens solange die Wirtschaftslage ungünstig ist, bei großem Kinderreichtum eine Verminderung produktiver Kräfte, wirtschaftliche Lasten durch einen hohen Prozentsatz erwerbsunfähiger Menschen und ungünstige Alternsbedingungen.

3. Langlebigkeit.

Die Alternsbedingungen im einzelnen hat man — wie es die Untersuchungen Lindheims zeigen — besonders an hochbetagten Individuen studiert. Das Phänomen der Langlebigkeit war in der geschichtlichen Zeit stets wunsch- und wertbetont; daher sind alle Quellen über langes Leben einzelner Individuen durch subjektive Zutaten getrübt.

Sehen wir ab von den vielhundertjährigen Lebensdauern, über die das 1. Buch Mosis berichtet und zu deren Erklärung man eine andere Art der Zeitberechnung gewöhnlich annimmt, so liegt in der ganzen historischen Zeit die Höchstgrenze des Lebens mit wenig Schwankungen um das 100. Jahr. Eine über 100 jährige Dauer des Lebens gilt in dieser ganzen Zeitepoche je nach dem Standpunkt als Naturwunder oder Kuriosität.

Wenn den Angaben der alten Autoren zu diesem Punkte Glauben zu schenken wäre, würden aber immerhin noch viele Menschen das 100. Lebensjahr überschreiten, vor allem aber wären die Grenzen, bis zu denen das menschliche Leben

---

[1]) Goldmann: Dtsch. Zeitschr. f. Wohlfahrtspflege Bd. 1, Nr. 1, S. 19. 1925. Vgl. auch die Ausführungen von A. Elster: Die jetzige Altersgliederung und ihre wirtschaftlichen und gesundheitlichen Folgen. Sozialwissensch. Rundschau. Beil. zu d. Ärztl. Mittlg. Bd. 2. 1925. (Anm. b. Korr.)

vorschreiten kann, bis zum zweiten Jahrhundert ausdehnbar. So will HALLER[1]) in der Geschichte 15 Beispiele mit einem Alter von 130—140 Jahren, 6 Beispiele mit einem Alter von 140—150 Jahren und ein Beispiel von 169 Jahren nachweisen. Noch höhere Angaben finden sich bei EASTON[2]): 26 Fälle zwischen 130 und 140, 3 zwischen 150 und 160, 2 zwischen 160 und 170 und 3 Personen mit einem Alter von 170—185 Jahren. Das Phantastische dieser Zahlen wird besonders gegenwärtig, wenn man die bis in die neueste Zeit mangelhafte Führung von Zivilstandsregistern berücksichtigt. Auch heute sind exakte Ermittlungen extrem hoher Lebensjahre nur in sehr wenigen Ländern mit einwandfreier Zivilstandsaufnahme durchführbar. Eine andere Schwierigkeit der Feststellung prinzipieller Natur besteht darin, daß das Zeugnis von Zeitgenossen selbstverständlich nicht vorhanden ist, und daß hochbetagte Individuen erst dann zum Objekt des Interesses werden, wenn die Langlebigkeit manifest geworden ist.

Die Nachprüfung der Daten über Hundertjährige in neuester Zeit hat zu ganz kläglichen Resultaten geführt. So wurden beispielsweise in einer bayerischen Statistik aus dem Jahre 1871 27 Personen mit einem Alter von über 100 Jahren angeführt; eine Kontrolle ergab, daß nur 1 Fall über 101 Jahr alt war, 15 von den 27 Personen waren noch nicht 90 Jahre alt[3]). Wie die Beobachtung in Altersheimen und Versorgungshäusern lehrt, pflegen sich alte Leute gerne mit der Gloriole des Zentenariums zu schmücken; sie sind stolz auf ihr Alter und möchten gerne — besonders wenn sie rüstig sind — eine runde Zahl von Jahren, etwa das 90. oder das 95. Lebensjahr, erreichen. Erfahrungsgemäß wissen hochbetagte Personen, besonders aus den niederen Klassen, sehr häufig nicht das Datum ihrer Geburt richtig anzugeben. Häufig hat auch die Familie des Hochbetagten ein Interesse daran, das Alter ihres ehrwürdigen Mitgliedes zu erhöhen. (Man denke an die in früherer Zeit üblichen Gnadenbeweise und an die Jubiläumsfeiern mit ihren Folgen.) Angeblich Hundertjährige haben oft Kinder, die kaum über die 60 sind, was besonders bei den früheren Heiratsterminen in vorigen Jahrhunderten bemerkenswert ist. Es sind Fälle bekannt geworden, in denen bei Gleichnamigkeit von Mutter und Tochter die Tochter die Dokumente der längst verstorbenen Mutter als Alterszeugnis vorgewiesen hat. Interessanterweise bringt HUFELAND[3]), der selbst an der Echtheit der phantastisch hohen Lebensalter keinen Zweifel zu hegen scheint, in einer über 20 Jahre sich erstreckenden Statistik aus Weimar als höchstes Alter das einer 97jährigen Frau; im Alter von 90 Jahren starben in dieser Zeit 6 Personen. Nach HUFELAND starben bei einer Bevölkerung von 200 000 Menschen in Berlin im Jahre 1804: 1 Mann von 96 Jahren, 4 Frauen im Alter von 97—100 Jahren. Hundertjährige werden besonders oft aus Gegenden gemeldet, die zivilisatorisch rückständig sind, in denen die Beurkundung des Personenstandes unzuverlässig ist.

Auf 1 Million Menschen entfielen an Zentenariern [nach SCHNAPPER-ARNDT[4])]:

in Preußen (1895)	1,4
„ Frankreich (1896)	4,6
„ Japan (1894)	42,6
„ den Vereinigten Staaten (1880)	80
„ Cuba (1889)	217

Von den 46 Hundertjährigen, die die Zählung in Preußen im Jahre 1895 ergab, kamen:

auf Posen	15 bei 1,8 Mill. Einwohnern, d. h.	8,2 auf 1 Mill.
Westpreußen	9 „ 1,5 „	„	„	6,0 „ 1 „
Ostpreußen	5 „ 2,0 „	„	„	2,5 „ 1 „
Schlesien	8 „ 4,4 „	„	„	1,8 „ 1 „
Berlin-Brandenburg	1 „ 4,5 „	„	„	0,2 „ 1 „
Rheinland-Westf.	0 „ 9,6 „	„	„	0,0 „ 1 „

Die Unglaubwürdigkeit der Berichte über extrem hohe Lebensalter wird meist noch deutlicher durch die begleitenden Mitteilungen über die wundersamen Taten solcher Patriarchen, besonders auf dem Gebiete der Ernährung und des Sexuallebens. Einer der bekanntesten Fälle von Langlebigkeit — er soll 152 Jahre und 9 Monate alt geworden sein —

---

[1]) HALLER: Zitiert auf S. 763.
[2]) EASTON: On humane Longevity. London 1799.
[3]) SCHNAPPER-ARNDT: Sozialstatistik. Leipzig 1912.
[4]) HUFELAND: Zitiert auf S. 766.

ist der des Engländers Thomas Parr. Auch moderne Autoren [Naunyn[1])] halten ihn für glaubhaft, weniger deshalb, weil dieses phantastische Alter einwandfrei feststeht, als offenbar deshalb, weil er von dem berühmten englischen Arzte Harvey[2]) seziert und beschrieben worden ist. Von diesem Parr werden die wundersamsten Taten berichtet. So soll er sich in seinem 120. Lebensjahr mit einer Witwe verheiratet haben, und zwar so, „daß sie versicherte, ihm nie sein Alter angemerkt zu haben". Er lebte nur von „subrancid cheese and milk in every form". Als Todesursache wird „Überfütterung" angegeben, da „der König von England ihn nach London kommen ließ und ihn so königlich traktierte und auf einmal in ein entgegengesetztes Leben brachte, daß er bald darauf starb (1635)". Harvey stellte bei der Sektion fest, daß wesentliche organische Veränderungen nicht bestanden, sogar die Rippen seien nicht verknöchert gewesen.

Wenn man die Hufelandschen Berichte über hochbetagte Personen näher studiert, so fällt auf, daß bei den 130- und 140jährigen, die er erwähnt, exakte Daten stets fehlen. Die Geburtsscheine sind meist verlorengegangen. In den Fällen exakten Nachweises wird ein Alter von 100 Jahren kaum erreicht. Als Todesursache kommt sehr häufig Überfütterung mit Delikatessen durch die herbeiströmenden Neugierigen vor. Die Stellung Hufelands charakterisiert am besten sein Bericht über sein „allerneuestes" Beispiel, den Fall des Joseph Surrington, der im Jahre 1797 im 160. Jahre seines Lebens in einem kleinen Dorfe in Norwegen starb, als sein ältester Sohn 103 und sein jüngster 9 Jahre alt war (!).

Aus amtlichen Statistiken erfahren wir zu dem Punkte der Langlebigkeit nur etwas über die Zahl der Todesfälle, nicht aber über die tatsächlich Lebenden. Pütter[3]) hat aus dem Verhältnis der mit der Absterbeformel errechneten Zahlen der Überlebenden in den hohen Lebensjahren zu den beobachteten Ziffern der Todesfälle errechnet, wieviel Todesfälle nach der Wahrscheinlichkeit in den höchsten Lebensaltern zu erwarten sind.

Nach der Wahrscheinlichkeit ist zu erwarten je ein Todesfall eines Menschen von

105	Jahren auf	1,1	Millionen	Todesfälle
106	,, ,,	2,2	,,	,,
107	,, ,,	4,3	,,	,,
108	,, ,,	9,1	,,	,,
109	,, ,,	19,4	,,	,,
110	,, ,,	44,0	,,	,,
111	,, ,,	110	,,	,,
112	,, ,,	283	,,	,,
113	,, ,,	850	,,	,,
114	,, ,,	2340	,,	,,
115	,, ,,	6550	,,	,,

Nach den Durchschnittstodeszahlen für Deutschland wäre danach zu erwarten: in Deutschland alle 76 Jahre ein Todesfall im Alter von 110, alle 190 Jahre ein solcher im Alter. von 111 und alle 487 Jahre ein Todesfall mit dem Alter von 112 Jahren. Wenn man annimmt, daß im Jahre durchschnittlich auf der ganzen Welt in zivilisierten und unzivilisierten Gegenden 40$^1/_2$ Millionen Menschen sterben, so befänden sich hierunter 17 Todesfälle im Alter von 106, 10 im Alter von 107, 4 im Alter von 108, 2 im Alter von 109 und höchstens 1 im Alter von 110 Jahren. Nach der Wahrscheinlichkeit stirbt auf der Erde alle 2 Jahre ein 111jähriger, alle 7 Jahre ein 112jähriger, alle 20 Jahre ein 113jähriger, alle 58 Jahre ein 114jähriger, alle 160 Jahre ein 115jähriger.

Selbst ohne Annahme einer natürlichen physiologischen Grenze der Lebensdauer, lediglich nach der mathematischen *Wahrscheinlichkeit*, ist es als sehr unwahrscheinlich zu bezeichnen, einen Menschen im Alter von über 110 Jahren anzutreffen. Aber auch für die 105—110jährigen sind die Möglichkeiten der Ermittlung äußerst gering, selbst wenn man voraussetzt, daß für sämtliche etwa 1,6 Milliarden menschlicher Erdbewohner genaueste Aufzeichnungen über ihr Geburtsdatum dauernd geführt würden. Bedenkt man aber, daß der zivilisierte Kreis nur ein winziger Bruchteil der menschlichen Gesamtheit ist, daß die Beobachtungswahrscheinlichkeit fast noch geringer ist als die Wahr-

---

[1]) Naunyn: Zitiert auf S. 754.
[2]) Literaturangaben bei Haller: Zitiert auf S. 763 (S. 104).
[3]) Pütter: Naturwissenschaften Jg. 9, S. 875. 1921.

scheinlichkeit des tatsächlichen Vorkommens solcher Höchstalter, so wird man beim Nennen von Lebenszahlen über 103 Jahre so lange berechtigt sein zu zweifeln, als bis der exakteste Beweis vorliegt. Bei den bisher überlieferten Fällen sind aber die Daten, die das hohe Alter nachweisen sollen, selbst bei an sich unzuverlässigen Autoren mit Klauseln und Vorbehalten versehen. Wirklich exakte Zahlen liegen nicht vor. *Aus diesem Grunde steht bis heute noch der Beweis aus, daß es Menschen gibt, die das Alter von 100 Jahren um mehr als 5 Jahre überschritten haben.* Unter den Beweismitteln für das hohe Alter spielen historische Ereignisse, die die betreffenden Hochbetagten miterlebt haben wollen, eine große Rolle. Wir sind meist auf subjektive Angaben hingewiesen, wobei es nicht festzustellen ist, ob die betreffenden Personen das in Frage kommende Ereignis als Kinder miterlebt oder von ihren Eltern überliefert erhalten haben. Gerade aber bei den Grenzfällen kommt es oft auf wenige Jahre an; hierfür ein modernes Beispiel:

In allerjüngster Zeit hat M. H. Kuczynski[1]) über die körperlichen Veränderungen bei einem Russen, namens Sztchebietko, berichtet, dessen minimales Alter von dem Autor auf 109, dessen maximales Alter auf 118 Jahre geschätzt wird. Auch bei diesem nach den modernen wissenschaftlichen Methoden untersuchten Fall ließ sich auffälligerweise das Geburtsalter nicht genau ermitteln. Die Angaben der Familie, auf die sich Kuczynski stützt, scheinen mir nicht zuverlässig. Die Unterlagen für die Altersschätzung des Mannes lauten:

„Sz. besuchte eine 3 klassige Primärschule in S. Dort arbeitete er dann bis zu seinem 27. Lebensjahr, wurde dann eingezogen und diente dann (25 Jahre), zuletzt als Unteroffizier. Er kehrte dann nach S. zurück... Er war dann $1^{1}/_{2}$ Jahre Wächter bei der Eisenbahn. In dem polnischen Aufstand von 1861/62 leistete er den Insurgenten Hilfe und wurde darauf nach Sibirien geschickt. Er muß damals mindestens 45 (?) Jahre alt gewesen sein. Seine Angaben sind hinsichtlich seiner Verschickung ganz bestimmt. Man diente damals 25 Jahre. Vor dem 20. Jahre wurden die Rekruten nicht eingezogen, wohl später. Wäre er also mit 20 Jahren Soldat geworden, so mußte er 1862 sicherlich 45 Jahre alt sein, selbst wenn die anderen Angaben unberücksichtigt bleiben (!) Dies ist wichtig, weil bei sehr viel späterer Gelegenheit ihm in Sibirien ein neuer Paß (!) mit einer Altersangabe ausgestellt wurde, wonach er bei seinem Tode etwa 90 Jahre (!!) gewesen wäre. Es ist aber bekannt, daß die Angaben solcher Pässe äußerst unzuverlässig (?!) sind, zumal wenn der Empfänger seinem Alter nach für militärische Dienste nicht mehr in Betracht kam. Zudem sprechen dagegen die Angaben seiner sibirischen Familie ganz bestimmt (?). In Sibirien diente er 12 Jahre als Wächter ..., dann 19 Jahre in einer Spiritusfabrik ..., dann 15 Jahre in der Wachskerzenfabrik in Omsk als Wächter und Kutscher. In den letzten Jahren hat er nur noch gebettelt... Sein Sohn aus zweiter Ehe ist 38 Jahre.“

Dies ist die wörtliche Schilderung Kuczynskis. Nur die umklammerten Beifügungen wurden von mir vorgenommen. Wie man sieht, bestehen 3 Versionen der Altersbestimmung: Die erste beruht auf den eigenen Angaben des Mannes und seiner Frau, die 87 Jahre alt ist (Unterlage *A*), die zweite beruht auf der Annahme Kuczynskis, daß Sz. im Jahre 1862 „sicherlich 45 Jahre alt war“; sie ist hergeleitet aus einer Annahme über Beginn und Dauer der Dienstzeit (Unterlage *B*). Die dritte Version beruht auf dem Paß (Unterlage *C*). Wir haben die drei Versionen einander gegenübergestellt und auf sie die bekannten Daten der Vorgeschichte übertragen. Es ergibt sich folgendes:

Tabelle 7.

Nach Unterlage:	*A*	*B*	*C*
Geburt im Jahre	1803—1812	1818	1831
Militärzeit betrug	25 Jahre	25 Jahre	(12—13 Jahre)
Poln. Aufstand 1861/62 u. Verbannung im .	50.— 59. Jahre	45. Jahre	32. Jahre
Wächter in Sibirien bis zum	62.— 71. „	57. „	44. „
Geburt des Sohnes 1883 im	71.— 80. „	65. „	52. „
In der Spritfabrik bis zum	81.— 90. „	76. „	63. „
Wächter und Kutscher bis zum	96.—105. „	91. „	78. ;.
Erreichtes Lebensalter 1921	*109—118 Jahre*	103 „	90 „

---

[1]) Kuczynski, M. H.: Zitiert auf S. 770.

Danach vollzieht sich das Leben des Sztchebietko nach Unterlage *C*, der der sibirische Paß als Unterlage dient, wie bei einem rüstigen hochbetagten Greise. Der Lebensablauf nach Unterlage *B*, bei der die Voraussetzung besteht, daß Sz. volle 25 Jahre „nach dem Usus" gedient hat und im 20. Jahr Soldat geworden ist, läßt sich biologisch begreifen, wenn er auch als ein Grenzfall seltenster Art bezeichnet werden muß. Die Entwicklung nach Unterlage *A* hingegen, die auf den Aussagen der Familie beruht und die sich auch Kuczynski zu eigen macht, erscheint besonders in ihrer oberen Begrenzung außerordentlich zweifelhaft. Es ergäben sich hierbei ähnliche nicht glaubhafte und kuriose Beziehungen wie bei den Altersmonstrositäten, die aus früheren Jahrhunderten berichtet werden.

Ohne daß die Ergebnisse der Kuczynskischen Arbeit für das Studium der körperlichen Veränderungen im höchsten Alter hiervon irgendwie berührt werden, läßt sich sagen, daß im Gegensatz zum Autor sich aus seinen Darlegungen nichts ergibt, das berechtigen könnte, im günstigsten Falle ein höheres Lebensalter als von 103 bis maximal 106 (!!) Jahre anzunehmen.

Welches sind die Bedingungen der Langlebigkeit? Viele Autoren weisen der *Vererbung* die erste Rolle zu. Schlesinger[1]) bezeichnet das hereditäre Moment als den vielleicht wichtigsten Faktor der Langlebigkeit. „Der Hundertjährige ist ein Typ für sich." Legrand[2]) vermutet gesetzmäßige Beziehungen zwischen Lebensdauer der Eltern und mittlerer Lebensdauer der Kinder. Auch Rössle[3]) und Boening[4]) fassen den Höchstalterigen als biologischen Sondertypus auf, der konstitutionell genotypisch verankert ist. In der Tat beobachtet man oft hohes Alter bei mehreren Familienangehörigen. Aber es wäre falsch, die Langlebigkeit als eine vererbbare Eigenschaft im eigentlichen Sinne zu bezeichnen. „Eine vererbbare Langlebigkeitsdeterminante gibt es nicht. Langlebigkeit ist ein komplexer Begriff, und zwar vorwiegend negativer Art. Jede positive spezifische Krankheitsdeterminante, wie z. B. die zu Hämophilie, zu Gicht, Diabetes, Schwindsucht schließt Langlebigkeit aus. Sie ist die Resultante des Fehlens aller spezifischen Krankheitsanlagen" [Martius[5])].

Sektionsbefunde Langlebiger sind oft veröffentlicht worden [Harvey[6]), Mettenheimer[7])]. Aus neuerer Zeit ist zu erwähnen der Befund von Salimbeni und Gery[8]) bei einer alten Frau, die an einer Lungengangrän starb, und bei der sich im übrigens Organhypoplasie und Bindegewebsvermehrung fand. Auch in dem Schlesingerschen Buche über Greisenkrankheiten finden sich Sektionsprotokolle. H. Boening[6]) hat unter Rössle Sektionsprotokolle von je 100 Individuen der Jahresklassen von 60—64, 70—75 und über 80 veröffentlicht; nur die letzteren, die ein Durchschnittsalter von 83,4 Jahren aufwiesen, interessieren hier. „Viele wirklich markante Züge, die den Höchstaltrigen als Menschen besonderer Art bezeichnet hätten, wurden nicht gefunden." Anatomisch betrachtet, ergaben sich „überreichliche Beweise für die Annahme, daß der Höchstaltrige Höhestadien physiologischer Rückbildung zeigt im Vergleich mit niedrigen Altersstufen; auch pathologische Abnutzungserscheinungen im Sinne enormer Atherosklerose wurden gefunden. Trotzdem wird die Ablehnung eines Sondertypus als „unverzeihlich voreilig" bezeichnet. In einem gewissen Gegensatz zu diesen Befunden deutet Kuczynski die bei seinem schon erwähnten Fall nachweisbaren Gefäßveränderungen als reine Abnutzungserscheinungen, nicht als krankhafte Degenerationserscheinungen. Kalkeinlagerungen fand er

---

[1]) Schlesinger: Zitiert auf S. 754 (S. 29).
[2]) Legrand: La longévité à travers les âges. Paris 1911.
[3]) Rössle: Zitiert auf S. 758.
[4]) Boening: Zeitschr. f. Konstitutionslehre Bd. 8, S. 459. 1921.
[5]) Martius: Altern und Altwerden. Akad. Rede. Rostock 1911.
[6]) Harvey: Zitiert auf S. 774.
[7]) Mettenheimer: Sectiones longaevorum. 1863.
[8]) Salimbeni u. Gery: Ann. de l'inst. Pasteur Bd. 26, S. 577. 1912.

nur an wenigen Stellen. Hingegen war eine Osteoporose in hohem Maße vorhanden; außerdem wurde eine genuine Schrumpfniere nachgewiesen. KUCZYNSKI spricht von „Gewebsgüte" als Voraussetzung der Langlebigkeit. Quellen der Langlebigkeit sind nach ihm periodische Hungerzustände im Wechsel mit höchst intensiven Umsätzen, wodurch der Körper von Schlacken befreit wird. Für die Annahme, daß Langlebige langsamer gealtert sind als die früher Absterbenden, liegen hiernach pathologisch-anatomisch keine verläßlichen Angaben vor.

SCHLESINGER betont die relative Rüstigkeit der Höchstaltrigen, die sie jünger erscheinen läßt. Zahlreiche eigene Beobachtungen an über 80 jährigen lehrten, daß sich eine Regel schwer aufstellen läßt. Häufig schlägt die „Rüstigkeit" durch irgendwelche äußeren Einflüsse von einem zum anderen Tag in Hinfälligkeit um. Bei allen in der letzten Zeit glaubhaft überlieferten Fällen von Langlebigkeit trat der Tod — wie in den niederen Altersstufen — durch Krankheit und äußere Einflüsse auf.

Somit ist es — bei vorsichtiger Beurteilung — sicher nicht berechtigt, selbst wenn man der „Konstitution" die größte Bedeutung im Mechanismus der Langlebigkeit zuerkennt, die *erbbedingten genotypischen Faktoren* allzusehr in den Vordergrund zu stellen. Das gilt hier ebensowenig wie bei der Lebensdauer im allgemeinen und beim Alternsvorgang. *Langlebigkeit ist das Ergebnis nicht nur einer besonderen Körperverfassung, sondern auch eines besonderen Schicksals.*

4. Makrobiot'k.

In der Geschichte der *Makrobiotik* spiegelt sich wie in wenigen anderen Geistesströmungen der Standpunkt der Naturbetrachtung der einzelnen Zeitperioden und Völker wieder. Das Problem ist stets das gleiche geblieben. Die Lösungsversuche haben sich den Kenntnissen entsprechend gewandelt. Es lassen sich zwei Richtungen der Makrobiotik unterscheiden: die eine ist gekennzeichnet durch *Methoden allgemeiner rationeller Körperpflege*. Wir finden sie bei den Schwitz- und Brechprozeduren der ägyptischen Priesterärzte, der Lebensverlängerungskunst des HIPPOKRATES, den griechischen Gymnastikern und bei den Verordnungen HUFELANDS[1]), LORANDS[2]), HEINR. WEBERS[3]) und der modernen Hygiene. Daneben geht eine zweite Gruppe, die in der Bekämpfung eines bestimmten *Altersübels* das Heil sieht. Diese Lehre läßt sich von der Chiromantik und dem Amulettkult in weitestem Sinne, von PARACELSUS, den HUFELAND in diesem Zusammenhang den „unverschämtesten Scharlatan und hochprahlenden Lebensverlängerer" nennt, bis zu MESMER, CAGLIOSTRO, ST. GERMAIN und ihren modernen Jüngern nachweisen. Sogar in der heutigen Wissenschaft finden sich beide Richtungen, auch wenn sie natürlich vielfach ineinander übergehen, wieder. Forderungen der allgemeinen Hygiene und Körperkultur stehen solchen Bestrebungen gegenüber, die sich die Bekämpfung eines bestimmten, als Kernpunkt des Alternsvorganges erkannten bzw. vermuteten Altersübels zum Ziel gesetzt haben. Es handelt sich hier nicht um die exakt wissenschaftlichen Ergebnisse der Versuche von BROWN-SEQUARD[4]), METSCHNIKOFF[5]), STEINACH[6]) u. a., sondern um die spekulativen Schlüsse, die daraus abgeleitet wurden, um die Ausbeutung durch die Sensationslust der Massen, für die das Problem der Lebensverlängerung stets die größte Anziehungskraft gehabt hat.

---

[1]) HUFELAND: Zitiert auf S. 766.   [2]) LORAND: Zitiert auf S. 754.

[3]) WEBER, HEINR.: Longewity and means for the prolongation of life. 5. Aufl. London 1919.

[4]) BROWN-SEQUARD: Cpt. rend. des séances de la soc. de biol. 1889, S. 415 u. 420.

[5]) METSCHNIKOFF: Etude biologique de la vieilesse.

[6]) STEINACH: Verjüngung durch experimentelle Neubelebung der alternden Pubertätsdrüse. Berlin 1920.

Auf die Versuche Steinachs, Harms[1]) u. a. zur individuellen *Verjüngung* hier näher einzugehen, liegt keine Veranlassung vor. Selbst wenn die theoretischen Grundlagen der Steinachschen Lehre unbestritten wären und die Tierexperimente sich auf den Menschen ausdehnen ließen, so würde es sich immer doch nur um die Beeinflussung einzelner, wenn auch gewiß sinnfälliger *Alterserscheinungen*, nicht des Alternsvorganges selbst handeln.

Die Vorschläge zur Verlängerung des menschlichen Lebens sind auch heute noch sehr zahlreich. Neben ausgesprochen populären und halbwissenschaftlichen Schriften (z. B. Mulfords „Vom Unfug des Sterbens" und manchen Schriften der Naturheilkundigen) finden wir philosophische [beispielsweise Finot[2]), Lotze[3]) u. a.] und auch vereinzelte naturwissenschaftliche, physiologische Abhandlungen [E. Pflüger[4]), C. A. Ewald[5]), W. Ebstein[6]) u. a.].

Lorand[7]), der eine der neuesten Monographien über das Altern und seine Behandlung geschrieben hat, faßt das Altern allgemein, besonders aber das vorzeitige Altern, als eine Krankheit auf, die durch die Verminderung der Stoffwechselvorgänge, Zunahme des Bindegewebes in allen Teilen des Körpers, insbesondere in den Blutdrüsen, sowie durch einen Zustand chronischer Selbstvergiftung als Folge der Herabsetzung der in Giften und Funktion verschiedenen Organe charakterisiert ist. Ursache dieser Erkrankung ist die Degeneration der verschiedenen Blutdrüsen, und hier hat nach ihm die Makrobiotik einzusetzen. „Wir müssen unser Bestes tun, durch eine hygienische Lebensweise sie (d. h. die Blutdrüsen) so gut als möglich zu erhalten. Jedoch müssen wir damit schon sehr früh anfangen, da die verschiedenen Schädlichkeiten schon mit unserer Geburt anfangen einzuwirken." Zu den Mitteln der Einwirkung rechnet Lorand die allgemeinen hygienischen Grundsätze, die er seiner Theorie entsprechend umdeutet. Als spezielle Mittel werden angeführt: Milchkost der kleinen Kinder, Vermeidung von Alkohol und anderer Genußgifte in der Jugend, Erziehung zur Bekämpfung der Leidenschaften, denn das „seelische Gleichgewicht, die Zufriedenheit, betrachten wir als das Wirksamste zur Verhütung des Alterns und zur Verlängerung, und hier kann uns die Religion große Dienste leisten". Außerdem werden genannt: Frühheirat, Arbeitsgewöhnung zur Bekämpfung klimakterischer Beschwerden bei der alleinstehenden Frau, geregelte Lebensweise, Berufstätigkeit in freier Luft und in Sonnenschein, regelmäßiger Stuhlgang, wöchentliche Schwitzprozeduren, Förderung der Tätigkeit der Blutdrüsen im hohen Alter durch Verabreichung von Hormonextrakten und durch Jod, das als wichtigster Bestandteil der Schilddrüse „in gewissem Sinne als Spezificum gegen Alterserscheinungen" bezeichnet wird.

Wir haben die Lorandschen Vorschriften deshalb hier in extenso angeführt, weil sie sich bei allen makrobiotischen Vorschlägen wiederfinden.

Metschnikoff[8]), der die Ansicht vertritt, daß im Alter ein Kampf zwischen den edleren Elementen des Organismus und den Phagocyten stattfindet, und daß die ersteren in ihrer Vitalität sehr häufig geschwächt sind, die letzteren dagegen eine erhöhte Aktivität äußern, sieht in der Beeinflussung dieses Vorganges ein wissenschaftliches Mittel zur Bekämpfung des Alterns. Statt Jod empfiehlt er cytotoxische Sera zur Bekämpfung der „vieillesse pathologique", die er zu den Disharmonien der menschlichen Natur rechnet. Daneben stehen aber auch bei ihm reichlich mit moralischen Vorschriften durchsetzte allgemein hygienische Maßnahmen der „Orthobiose".

Eine allgemeine Makrobiotik hätte nach Naunyn[9]) mit den hygienischen Vorschriften für das Kindesalter, ja mit denen für die Mütter und Väter anzufangen. In praxi empfiehlt er, das Hereinbrechen krankhaften Greisentums unter dem Einfluß der Altersveränderungen hintanzuhalten und gegen bereits hereingebrochene Alterserscheinungen vorzugehen. An die Spitze seiner speziellen Hygiene des Greisenalters stellt er die Beeinflussung der Psyche. Auch Schlesinger[10]) beschränkt sich auf allgemeine Hygiene und Diätetik des Greisen-

---

[1]) Harms: Zeitschr. f. d. ges. Anat. Bd. 71. 1924.

[2]) Finot: Philosophie de la longévité. 2. Aufl. Paris 1906.

[3]) Lotze: Allgemeine Pathologie und Therapie als mechanische Naturwissenschaften. 7. Aufl. Leipzig 1848.

[4]) S. auch E. Pflüger: Über die Kunst, das menschliche Leben zu verlängern. Akad. Rede. Bonn 1890.

[5]) Ewald, C. A.: Die Kunst, alt zu werden. München 1906.

[6]) Ebstein, W.: Die Kunst, das menschliche Leben zu verlängern. Wiesbaden 1891. Ferner v. Hansemann: Berl. Klin. Wochenschr. Jg. 47. 1910; Bäumler: Dtsch. med. Wochenschr. Jg. 42, Nr. 25/26. 1916.

[7]) Lorand: Zitiert auf S. 754.   [8]) Metschnikoff: Zitiert auf S. 777.

[9]) Naunyn: Zitert auf S. 754.   [10]) Schlesinger: Zitiert auf S. 754.

alters, ohne auf die Mikrobiotik näher einzugehen. Ähnlich äußert sich GEIST[1]), wenn er von der Unabänderlichkeit und Unaufhaltbarkeit des natürlichen Rückbildungsvorganges spricht. „Aufgabe der Kunst wird es immerhin bleiben, daß dieser Rückbildungsvorgang ein ungestörter sei, daß Marasmus verhindert werde und das Individuum das seiner Konstitution entsprechende Alter erlange."

Eine sehr beachtenswerte, in ihrer physiologischen Begründung mit modernen Auffassungen zusammenklingende Darlegung gibt HUFELAND[2]) in seiner berühmten Makrobiotik: „Das Alter, ohngeacht es an sich natürliche Folge des Lebens und der Anfang des Todes ist, kann doch selbst wieder ein Mittel werden, unsere Tage zu verlängern. Es vermehrt zwar nicht die Kraft zu leben, aber es verzögert ihre Verschwendung, und so kann man behaupten, der Mensch würde in der letzten Periode seines Lebens, in dem Zeitraum der schon verminderten Kraft, seine Laufbahn eher beschließen, wenn er *nicht* alt wäre." Als spezielle Verlängerungsmittel nennt er: Verminderung der natürlichen Reizbarkeit und Empfindlichkeit, Gleichförmigkeit und Ruhe der inneren Ökonomie, Gewohnheit des Lebens. „Zum Erstaunen ist es oft, wie sich die größte Altersschwäche noch immer einige Zeit hält, wenn nur alles in seiner gewohnten Ordnung und Folge bleibt."

H. WEBER[3]) setzt an die Spitze seines Werkes über Lebensverlängerungskunst die mahnenden Worte: „Arbeit, Mäßigkeit, Zufriedenheit."

Bei einem Vergleich der gesamten Leistung des alternden Individuums mit dem funktionellen Gesamtwert niederer Altersstufen erscheint als qualitativ wesentlichstes Kriterium der Physiologie des Alterns die mit zunehmendem Alter stärker hervortretende *Automatie* des vegetativen „Regulationsmechanismus" gegenüber akzessorischen Funktionen und ihren Ergebnissen. Diese Auffassung läßt sich — wie an anderer Stelle näher ausgeführt wird — aus einer großen Zahl physiologischer und vor allem auch pathologisch-funktioneller Phänomene beim menschlichen Altern herleiten. Die Stützung und Förderung des automatischen „Regulationsmechanismus" erscheint uns neben allgemein-hygienischen Vorschriften als wichtigster Grundsatz einer Makrobiotik.

Solange der Automatismus der Lebensführung gewahrt ist, verläuft das Altern ohne Störung. Hierbei kommt es nicht auf die materiellen Komponenten und den Inhalt des Mechanismus an. Im Gegenteil: Je gröber, unkomplizierter der Mechanismus zusammengesetzt ist, desto leichter ist es, seine Wirkungsbedingungen zu erhalten. Deshalb finden wir höchste Lebensalter bei primitiv lebenden Menschen und hohes Lebensalter bei Menschen mit gleichförmiger Lebensführung, auch wenn das Maß ihrer funktionellen Leistung, der Strapazen oder der Unbilden, denen sie ausgesetzt sind, vom zivilisatorischen Standpunkt aus groß oder gar ungewöhnlich erscheint. Deshalb kann jede Unterbrechung eines gewohnten Automatismus, auch wenn sie allgemeinhygienisch als „Verbesserung" gelten muß, im Alter gefährlich werden. *Starrsinn und Konservatismus, Bewegungsarmut und Bedürfnislosigkeit der Ernährung sind in diesem Sinne nicht nur Phänomene der Altersschwäche, sondern Einrichtungen des Selbstschutzes; man sollte sie achten.* So auch müssen wir die von allen makrobiotischen Vorschlägen an erste Stelle gerückte Vorschrift, das seelische Gleichgewicht zu wahren, verstehen; bei der Bedürfnislosigkeit des Greisenorganismus ist eine Störung des Automatismus durch Betriebsmängel aus materiellen Gründen viel seltener zu erwarten als aus psychischen. Hier wird man sich des lebensverlängernden Einflusses religiöser Riten bewußt werden müssen. Man kann geradezu sagen, daß je mehr eine Religion durch einen starren Ritus das gesamte Leben und seine Äußerungen beherrscht, um so mehr trägt sie zur Lebensverlängerung ihrer Anhänger bei. Was von den Religionen gilt, gilt für philosophische Systeme. Die sog. Überwindung der Materie führt in praxi zur automatischen Befriedigung der materiellen Bedürfnisse, zu Bedürfnislosigkeit und damit zu einem wesentlichen Faktor der Langlebigkeit. Andererseits sehen wir bei Persönlichkeiten, die nach Temperament,

---

[1]) GEIST: Zitiert auf S. 754.   [2]) HUFELAND: Zitiert auf S. 766.
[3]) WEBER, H.: On means for the prolongation of life. London 1914.

vor allem aber auch nach der psychischen Beanspruchung momentane Hochleistungen verrichten müssen, deren Leben unruhig, in ungeregelten Perioden verläuft — wie beim Industriellen, dem Künstler, dem Arzte —, auch wenn sonst die Voraussetzungen wirtschaftlichen Wohlstandes vorhanden sind, eine vorzeitige Beendigung des Lebens. Während der moderne Fabrikarbeiter trotz des Automatismus der „Tretmühle" den äußeren Schädigungen seiner Lebensführung frühzeitig unterliegt, ist seinem Brotgeber kein besseres Schicksal bestimmt.

An den Anfängen und am Ende der Entwicklung des menschlichen Lebens finden wir in der Gesamtleistung des Individuums (wie an anderer Stelle noch ausführlicher zu belegen ist) eine Vorherrschaft des sog. automatischen „Regulationsmechanismus". In der Jugend und im Mannesalter geht die Form des Lebens unter dem Zeichen akzessorischer Kräfte und Leistungen; der Kampf ums Dasein verlangt in dieser Epoche Anpassung an die Forderung des Tages, Freiheit der Handlung, Unberechenbarkeit, Überraschung, Höchstleistungen. Jedes Wagnis bedeutet Heraustreten aus dem Rahmen des Gewöhnlichen. Automatie gilt als minderwertig, Trägheit wird verachtet, Pedanterie ist pathologisch. Wie das Kind unmündig „unfrei" ist durch mangelhafte Entwicklung, so ist der Greis in seiner Handlungsweise und Reaktionsart unfrei und beschränkt durch seine zu bestimmter Form entwickelte körperliche und geistige Persönlichkeit. Statt der Freiheit im Handeln und Reagieren herrscht das *Gesetz des eigenen Individuums*. Eine Einwirkung von außen her, die *ärztliche Beeinflussung* insbesondere, muß

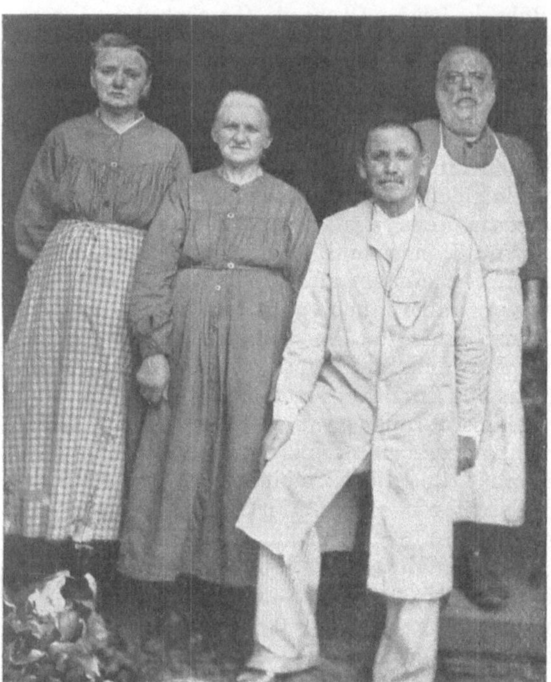

Abb. 62. *Gruppe von Personen Anfang der 60iger Jahre.* Man beachte die freie Haltung; den der Situation angepaßten Gesichtsausdruck.

deshalb im Alter weit mehr als in früheren Lebensstufen diesem *Gesetz des Individuums* folgen, auch wenn es dem allgemeinen rationellen Standpunkt zuwiderläuft. Alles Neue und Ungewohnte muß sich langsam in diesen Kreis einschleichen. Jede ätiologische Therapie setzt im Greisenalter beim Individuum an. Viele alte Leute sterben an den Folgen von Ereignissen, die vom allgemeinen Standpunkt aus geringfügig erscheinen, jedoch die individuelle Lebensführung schwer treffen: es mag ein Beinbruch, die Pensionierung, eine Geburtstagsfeier, die Verlegung in eine andere Umgebung (z. B. Krankenhaus) sein. Die Zweckmäßigkeit des Greises beruht nur in ihm selber — das gilt in jeder Beziehung. Seine Aufnahmefähigkeit ist ebenso begrenzt wie seine Produktion an die Außenwelt. In der praktischen Makrobiotik kommt es darauf an, das Gesetz des Individuums aufzufinden und aufrechtzuerhalten. Das Studium der Alternsbedingungen ist eine Fundgrube der Syzygiologie, der Lehre der im Individuum begründeten Gesetzmäßigkeiten; jede Konstellation ist im Alter einfacher und bestimmter gegeben als in den früheren Lebensepochen. Das Geheimnis, alt zu werden, beruht — was von Buddho und Hippokrates bis zu Goethe und Spencer durch alle Religionen und Philosophien der Welt hindurchklingt, was auch dem Stande unseres heutigen physiologischen Wissens entspricht — auf der *Gewinnung eines Gleichmaßes des Lebens und auf der Bewahrung desselben, mögen wir es nun Automatie oder Harmonie nennen.*

V. Altersschätzung. Altersmerkmale des Menschen.

Die Altersschätzung geschieht auf Grund eines Eindruckes, den gewisse Veränderungen, die sich an der äußeren Erscheinung des Individuums im Laufe der Zeit geltend machen, hervorrufen. Die einzelnen sog. Alterserscheinungen unterscheiden sich, isoliert betrachtet, in nichts Wesentlichem von Veränderungen, die durch Krankheiten und andere Einwirkungen hervorgerufen werden. Bestimmte Veränderungen der Haut, die uns Altersmerkmale sein können, finden wir unter Umständen bei schwersten Ernährungsstörungen schon im frühen Säuglingsalter. Veränderungen der inneren Knochenstruktur, die sich im hohen Greisenalter regelmäßig nachweisen lassen, sind oft von krankhaften Knochenveränderungen, wie sie bei allen möglichen Prozessen vorkommen, schwer zu

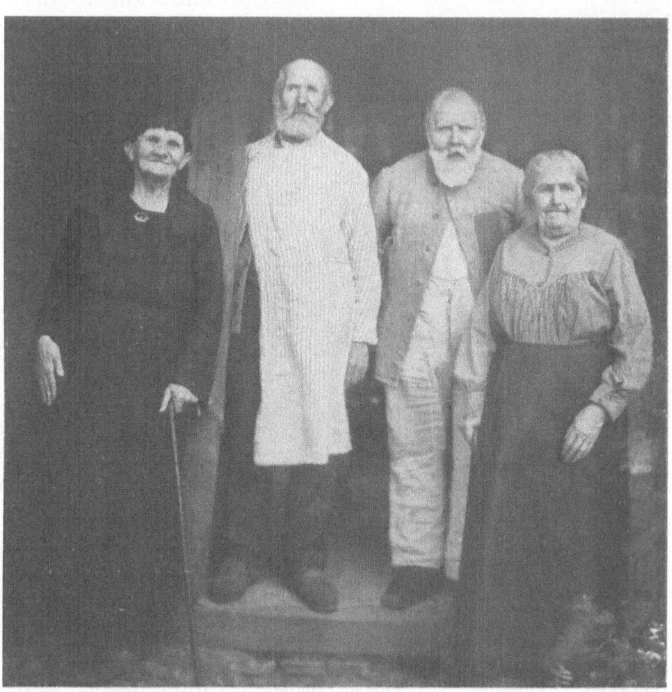

Abb. 63. *Gruppe von Personen Mitte der 70. Jahre.* Haltung leicht gebeugt, teilweise gebückt. Gesichtsausdruck teilweise schon fixiert. Der Mund beider Frauen zeigt die durch Zahnlosigkeit bedingten Veränderungen. Hände knöchern. Die beiden Personen links (vom Beschauer) neigen zum Habitus strictus; rechts zum Habitus laxus.

unterscheiden; ja auch gewisse Störungen des Nervensystems, die uns als Tests eines hohen Alters gelten (Starre, Zittern), entsprechen durchaus Störungen, die bei schweren organischen Hirnveränderungen (striopallidärer Symptomenkomplex), wie neueste Forschungen gezeigt haben, beobachtet werden. Ein Vergleich dieser beiden letzteren Reihen von Vorgängen ist für die Aufklärung des Mechanismus der Altersveränderungen vielfach fruchtbar gewesen. Es ist aber deshalb nicht ohne weiteres berechtigt, aus dem Hervortreten einzelner Symptome im äußeren Habitus weitergehende Schlüsse auf den inneren Vorgang des Alterns selbst zu ziehen. Bei gewissen Altersmerkmalen scheint die Rückführung auf Veränderungen an bestimmten Organen oder Systemen möglich. Hierdurch ist lediglich ausgesagt, daß diese, z. B. Knochensystem oder Schilddrüse, am Altersprozeß teilnehmen, daß sie mitaltern, nicht — daß sie Ursache des Alterns sind. Die Erfahrung lehrt, daß bestimmte Altersmerkmale früher eintreten als andere (Heterochronie der Organinvolution). Manche Merkmale werden höher gewertet als andere. Es lassen sich Alterstests verschiedener Grade aufstellen. Wir müssen uns aber bewußt sein, daß eine solche Gradeinteilung nicht der Bedeutung des inneren Vorganges tatsächlich entspricht. Nur eine kleine Anzahl Organe und Systeme bestimmt Merkmale der äußeren Körperform. Es ist unberechtigt, Veränderungen der Haare, der äußeren Haut, des Skeletts, weil sie sich im Habitus deutlicher ausprägen, höher zu werten als Altersveränderungen der Muskulatur und des Darmes. Das Alter eines Menschen läßt sich somit nur aus Veränderungen seiner äußeren morphologischen und funktionellen Erscheinung mit Bezug auf seinen Gesamtzustand *abschätzen. Eine exakte Altersbestimmung gibt es nicht.*

In früheren Zeiten unterschied man zwei Erscheinungsformen des Rückbildungsvorganges des menschlichen Körpers, den Habitus corporis senilis laxus und den Habitus corporis senilis strictus. Geist[1]) bezeichnet als wesentlich für den ersten Typ Korpulenz, für den zweiten Typ Magerkeit. Wenn auch eine strenge Scheidung der beiden Typen wohl nicht immer durchführbar ist, so ist auch die heutige Konstitutions- und Diathesenlehre noch geneigt, ein Bestehen der Grundformen anzuerkennen (s. Abb. 63 u. 64). Es ist bekannt, daß viele Frauen mit Beginn des Klimakteriums fett werden; auch bei Männern wird mit beginnendem Altern die Körpermuskulatur vielfach durch Fett ersetzt. Dagegen wird eine andere Gruppe von Menschen in diesem Zeitpunkt dürr und mager, das Fettpolster schrumpft, sie trocknen gewissermaßen ein. Wir finden

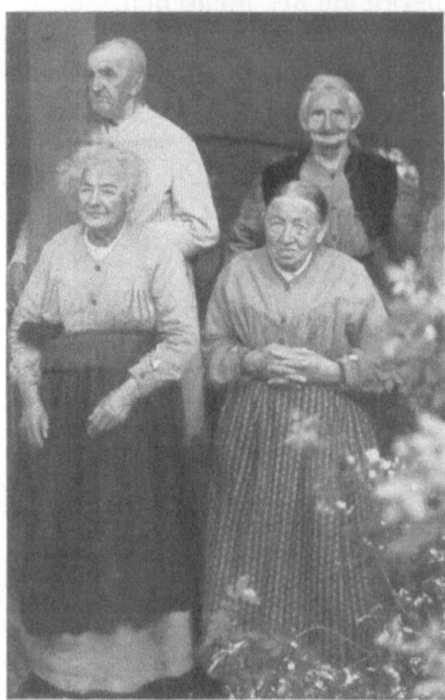

Abb. 64. *Personen im hohen Greisenalter.* Gesichtsausdruck starr, durch Falten fixiert, „verklärt", eigentümlich geistig stilisiert durch die tiefen Falten. Haltung durchweg gebückt. Die Frau im Hintergrunde zeigt den typischen Habitus strictus., im Gegensatz zu der vor ihr stehenden.

den Habitus strictus beim Typ respiratoire und cérébrale, den Habitus laxus beim Typ digestiv oder musculo-digestiv Sigauds[2]) wieder. Nach I. Bauer[3]) soll beim fetten Typ eine Heterochronie der senilen Involution mit Bezug auf Keimdrüse und Schilddrüse, beim mageren Typ vielleicht eine solche hinsichtlich der Nebennieren bestehen.

Als Entwicklungs- und Altersmerkmale haben von jeher die sog. *Wachstumszeichen* eine besondere Rolle gespielt [siehe Tabelle 8[4])]. In der Evolutionsperiode sind gewisse Wachstumszeichen vorhanden, die, wie Friedenthal ausgeführt hat, gleichzeitig als Altersmerkmale gelten können. Aber in der

---

[1]) Geist: Zitiert auf S. 754.　　　　[2]) Sigaud: La forme humaine. Paris 1914.
[3]) Bauer, I.: Zitiert auf S. 768.
[4]) Zusammengestellt nach Friedenthal: Zitiert auf S. 758, und Borchardt: Klinische Konstitutionslehre. Berlin 1924.

Involutionsperiode sind solche allgemeinwichtigen Merkmale, wie die beiliegende Tabelle zeigt, nur sehr wenig vorhanden.

Von solchen Wachstumszeichen sind die wichtigsten die Entwicklung der Knochenkerne, die röntgenologisch nachweisbar ist, der Durchbruch des ersten und zweiten Gebisses, der Schluß der Fontanellen. Die nähere Beschäftigung zeigt, daß die Wachstumszeichen wie die Alterszeichen in ihrem Auftreten eine durch endogene und exogene Faktoren vielfach zu beeinflussende Variationsbreite besitzen.

Infolge des Mangels von Wachstumszeichen ist die Zuverlässigkeit der Altersschätzung in der Involutionsperiode geringer als in der Evolutionsperiode. Auch für den Anatomen, der mit Maßstab und Gewicht arbeitet, sind aus diesem Grunde Altersschätzungen des ausgereiften Individuums schwierig. Im allgemeinen dienen uns als Alterstests die gleichen Merkmale, wie sie schon die alten griechischen Ärzte benutzt haben. Trotz aller Täuschungen, die hierbei unterlaufen, werden wir gewisse „Altersmerkmale" stets höher bewerten als andere. Das Weißwerden der Haare, die Faltenbildung im Gesicht, der Zahnausfall sind gegenüber anderen Merkmalen, wie einer gebückten Körperhaltung, der Abgemessenheit des psychischen Verhaltens, für die gewöhnliche Altersschätzung Tests erster Ordnung.

L. R. MÜLLER[1]) hebt besonders die Bedeutung des Zustandes der *Zähne* beim erwachsenen Menschen für die Altersschätzung hervor. Während im zweiten Dezennium die Abrasionen des Schmelzes selten sind, im dritten feine strichförmige Linien an den Schneidezähnen als Zeichen des Freiliegens von Dentin auftreten, verbreitern sich diese Linien im vierten Dezennium zu breiten Zonen und Ringfiguren, und es beginnt ein Abschleifen der Kronenhöcker der Molaren. Im 5. Jahrzehnt sind Molar und Eckzähne deutlich verbraucht, und im 6. Jahrzehnt kommt es durch Schwund der Alveolarfortsätze zu einem Längerwerden der Zähne. Aber diese ganze Entwicklung ist doch außerordentlich von äußeren Zufälligkeiten abhängig.

In einem gewissen Gegensatz zur Wachstumsperiode steht die Bedeutung von *Skelettveränderungen* in der Involutionszeit. Immerhin zeigt eine Abnahme der Körpergröße, eine Verkrümmung der Wirbelsäule das hohe Alter an.

Von besonderer Bedeutung für die Altersschätzung waren von jeher die Veränderungen der Hautoberfläche, die hauptsächlich auf Elastizitätsverlust beruhen und als *Faltenbildung* imponieren. Die Falten entstehen schon relativ früh, insbesondere die Längsfalten an den oberen und unteren Augenlidern. Ende der Zwanziger oder anfang der Dreißiger stellen sich die „Krähenfüße" ein. Zu gleicher Zeit bilden sich häufig horizontale Stirnfurchen und tiefe Nasolabialfalten.

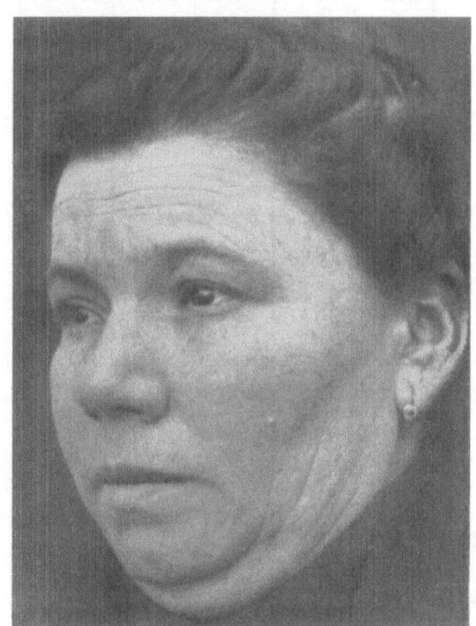

Abb. 65. Ausbildung eines Doppelkinnes bei einer Frau Ende der 40iger (nach L. R. MÜLLER).

Die Ausbildung ist aber weitgehend von äußeren Bedingungen abhängig. (Man denke an die gefurchte Stirn mancher kranker Kinder, an die Faltenbildung

---

[1]) MÜLLER, L. R.: Über die Altersschätzung bei Menschen. Berlin 1922.

Tabelle 8.

Alter in Jahren	Größe		Gewicht		Prop. Brustumfang	Länge nach Kopfhöhen	Behaarung	Zähne
	♂	♀	♂	♀				
1	74	70,5	9,45	8,9	—	$4^1/_2$	—	Zahnkegel f. d. 1. Molar
2	84	82,5	12,1	11,13	—	5	—	Milcheckzahn 2. Milchbackenzahn
3	90	90	13,24	12,6	—	$5^1/_4$	—	Zahnkegel f. d. 2. oberen Molar. Milchgb. vollend.
4	97	96	14,87	14,29	—	$5^1/_2$	—	~
5	104	103	16,5	15,73	—	$5^3/_4$	—	-
6	111	109	18,19	17,15	—	6	—	—
7	115	115	20,26	18,62	50	$6^1/_2$	—	1. bleibender Mahlzahn
8	119	119	22,26	20,19	—	$6^1/_4$	—	1. Backenzahn 1. bleibender Schneidezahn
9	124	125	24,29	22,2	—	$6^1/_4$	—	2. Schneidezahn
10	128	130	26,38	24,43	48	$6^1/_2$	—	—
11	133	136	28,42	26,75	—	$6^3/_4$	{ Beginn der Schamhaare ♀ }	—
12	138	142	30,94	30,8	—	7		Eckzahn
13	142	147	34,69	34,5	46—47	$7^1/_4$	{ Beginn der Scham haare ♂ }	—
14	147	150	39,1	38,42	46—47	$7^1/_4$		2. Backenzahn
15	153	151	43,97	42,17	46	$7^1/_2$	{ Beginn der Bartbildung ♂ }	2. Mahlzahn
16	159	152	49,88	45,57	—	$7^3/_4$		—
17	162	153	54,26	48,7	48	$7^3/_4$	Genital- und Achselbehaarung beendet	—
18	163	154	58,05	51,35	49	8	—	—
19	164	154	60,52	52,98	49	8	—	Weisheitszahn
20	165	154	61,91	53,97	50	8	—	—
25	165	154	64,06	54,46	—	8	Ausbildung der Brust· u. Achsel behaarung	—
30	164,5	153,5	66,21	54,94	51	8	Beginn des Al tershaarausfalles am Kopf	Feine strichförmige Linien an den Schneidezähnen
35	—	—	—	—	—	—	Beginn der Glatzenbildung	—
40	164	153	66,24	55,92	53	—	Beg. Pigmtschw. d. Haars.	—
45	163,5	152,5	—	—	—	—	—	—
50	163	152	66,8	57,31	54	—	—	In der Regel Verlust mehrerer Zähne
60	162,5	151	66,26	55,51	53	—	Ergrauen der Kopf- und Bart haare	Längerwerden der Zähne durch Schwund der Alveo larfortsätze u. des Zahnfl.
70	159,5	148	63,7	52,66	52	—	Weißwerden der Kopf- u. Körper haare	—

Tabelle 8.

Alter in Jahren	Skelett	Sonstiges
1	Knochenkern für die distale Tibiaepiphyse	Aufrechtes Sitzen. Fortbewegung durch Krabbeln
2	Knochenkern für das distale Fibulaende, im Os coracoid.; Acromion noch knorpelig	Sicheres Stehen und Gehen. Beginnendes Verständnis für gesprochenes Wort. Haarlänge 12—18 cm
3	Knochenkern in der Basis phal. III und im Capitul. metacarp. III, im Haemat. und Capitat.	Zeigt auf Aufforderung Mund, Nase, Augen. Haarlänge 24—36 cm
4	Knochenkern im Os cuneif. I, für die obere Fibulaepiphyse, in d. Bas. oss. metacarp. poll.	Zeigen bekannter Gegenstände. Haarlänge 36—54 cm
5	Knochenkern im Troch. maj., Patella, Fibula, Naviculare	Haarlänge 48—72 cm
6	Knochenkern im Capitul. radii und im Os mult-ang. maj. et min.	Unterscheiden von rechts und links. Haarlänge 60—90 cm
7	Knochenkern für Os navicul. und Trochanter maj. und im Proc. ensif. des Sternums	—
8	Knochenkern im Humerus, Epicondylus med., in der karpalen Ulnaepiphyse	Diktatschreiben einfacher Sätze
9	Knochenkern in der Epiphyse des Tuber calcan.	—
10	Os pisiforme, proximale Epiphyse der Ulna	—
11	2 Knochenkerne im Olecranon. Ossa acetabuli	—
12	noch erhalten	—
13	3 Knochenkerne in der distalen Epiphyse des Humerus, 1 Knochenkern im Trochanter minor.	—
14	Ossa sesamoidea der großen Zehe	1. Menses ♀ Pollutionen ♂
15	Knochenkern für das Os infracoracoid. Ausbil-	Stimmwechsel ♂
16	dung der Keilbeinhöhle u. d. Cellulae mastoideae	—
17	Acetabulum vergrößert	—
18	—	—
19	Knochenkern im Ang. inf. scapulae	—
20	—	—
25	Verschluß der Sphenobasilarfuge	Beginnende Verschiebung des Fettpolsters, Jochbögen werden sichtbar. Andeutung eines Doppelkinns
30	—	Sehschärfe nimmt ab. „Krähenfüße" am äußeren Augenwinkel. Horizontale Stirnfurchen. Tiefe Nasolabialfalten
35	Verschmelzung des knöchernen Proc. ensif. mit dem Sternum	Zarte Längsfaltenbildung an oberen und unteren Augenlidern
40	—	—
45	1. Schädelnahtverknöcherungen	Beginn des Klimakteriums. Fettanreicherung an Bauchdecken u. Hüfte
50	—	Abnahme der Hörschärfe und des Gedächtnisses. Haarentwicklung im äußeren Gehörgang ♂
60	—	Arcus sen. corneae. Gesichtsrunzeln. Große häutige Längsfalten vom Kinn zum Schlüsselbein
70	Impressionen in den Scheitelbeinen, Kalkverarmung des Skeletts	—

beim Schauspieler, Müller und Herrschaftsdiener.) Falten werden allmählich zu Runzeln, es kommt zu Speckhals und zu Doppelkinn. Hierbei wirken neben den Hautveränderungen auch Umwandlungen der Unterlage und funktionelle Faktoren mit. Die großen häutigen Längsfalten, die vom unteren Kinn nach dem Schlüsselbein ziehen, sollen zeigen, daß das 50. Lebensjahr überschritten ist (L. R. Müller). Im 6. und 7. Lebensjahrzehnt nimmt die Faltenbildung im Gesicht meist erheblich zu, radiär gestellte Fältchen ziehen von allen Seiten zu den eingefallenen Lippen des zahnlosen Mundes und schaffen so das typische Greisenantlitz.

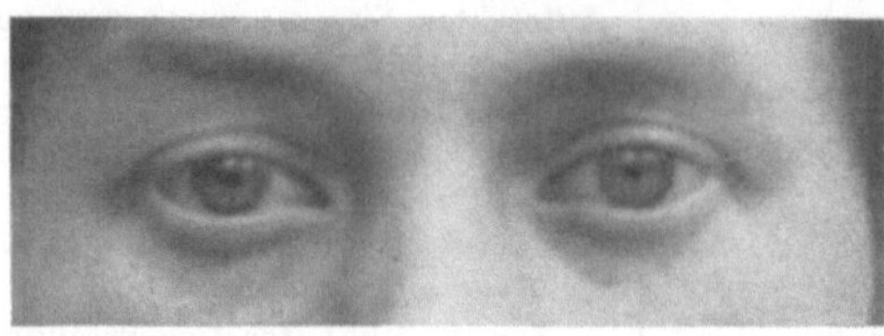

Abb. 66.   Faltenlose Umgebung der Augen bei einer 20 jährigen Frau.

Die Faltenbildung als Funktion der mimischen Gesichtsmuskulatur ist aber auch außerordentlich abhängig vom Schicksal des Menschen. Tatkraft und Entschlossenheit, Gram und Sorge prägen sich in ihnen aus, und sehr oft verdecken die Schriftzüge des Schicksals die Runen des Alters vollkommen. Hinzu kommt, daß bei der äußeren Bedeckung sich der Einfluß echter Verwitterung oft geltend macht (Seeleute usw.).

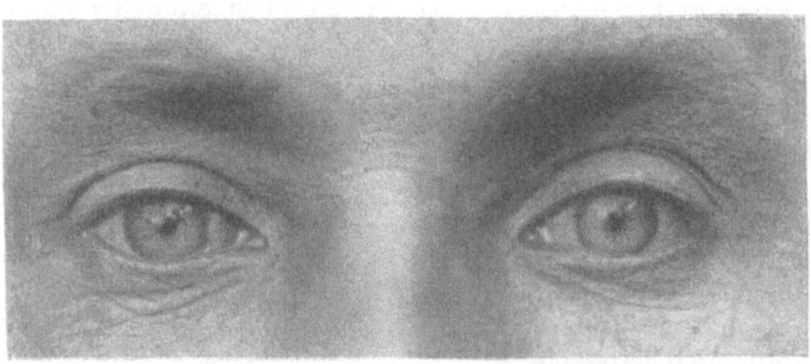

Abb. 67. „Krähenfüße" und beginnende „Säckchenbildung" bei einem Dreiunddreißigjährigen (nach L. R. Müller).

Eine andere Altersveränderung der Haut betrifft die *Farbe*. Die frische Farbe der Jugend mit ihrer rosigen Tönung erfährt bereits frühzeitig eine Abblassung durch Beimischung eines gelblichen Pigments. Das volle Rot der Lippen wird rosa. Im 5. Lebensjahrzehnt nimmt die Bildung des gelblich-braunen Pigments zu. Für das hohe Alter ist die fleckförmige Ablagerung vom Pigment in der Haut charakteristisch. Der Farbeneindruck der Haut des alternden Menschen wird weiterhin verstärkt durch Vertiefung der Poren und durch die Ektasien feiner Hautvenen, im höheren Alter durch echte Blutungen und durch Warzenbildung.

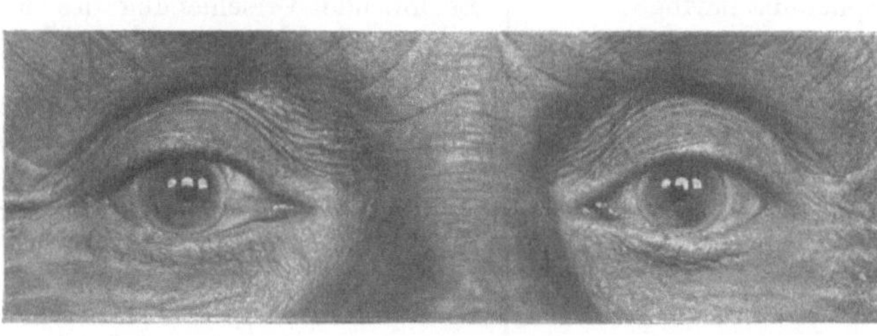

Abb. 68.   Faltenbildung unter dem Auge bei einem 62 jährigen Menschen (nach L. R. Müller).

Zu den Alterszeichen erster Ordnung gehören die Veränderungen der *Haare*. Wie in der ersten Entwicklungsperiode der Ersatz der Lanugohaare durch das Haupthaar, in der Pubertätszeit die Entwicklung der Achsel- und Schambehaarung, schließlich die Ausbildung des Bartes und der übrigen Körperbehaarung als Altersmerkmale Verwertung finden, so gilt dies auch für die Rückbildungserscheinungen des Haarkleides. Der Pigmentschwund, das Ergrauen der Haare, beginnt für gewöhnlich Anfang des 5. Lebensjahrzehntes; das eigentliche Ergrauen, das zum Weißwerden führt, nimmt aber erst in den 60er Jahren größere Dimensionen an. Gilt das Grauwerden auch für die Laien als das deutlichste Alterszeichen, so hält doch auch dieses wichtige Merkmal sehr oft einer kritischen Prüfung nicht stand.

Die Faktoren, die zum Schwunde des Haarpigmentes führen, sind größtenteils noch unbekannt. Sicher spielen nervöse und toxische Einflüsse eine Rolle. Bekannt ist das Weißwerden im Anschluß an Infektionskrankheiten oder bei gleichzeitig bestehenden Trigeminusneuralgien. Wir beobachteten bei einem Fall von neurotischer Muskelatrophie im Laufe weniger Wochen ein Weißwerden eines Teiles der rechten Schnurrbarthälfte und der rechten Augenbrauen — vielleicht auf einer sympathischen Innervationsstörung beruhend. Von den Fällen, die angeblich „über Nacht" im Anschluß an Schreck ergraut sein sollen, ist (was besonders nach den Kriegsereignissen beachtenswert ist) keiner sicher beglaubigt. Daß andererseits langanhaltendes seelisches und körperliches Leiden den Haarpigmentschwund begünstigt, ist nicht zu bezweifeln.

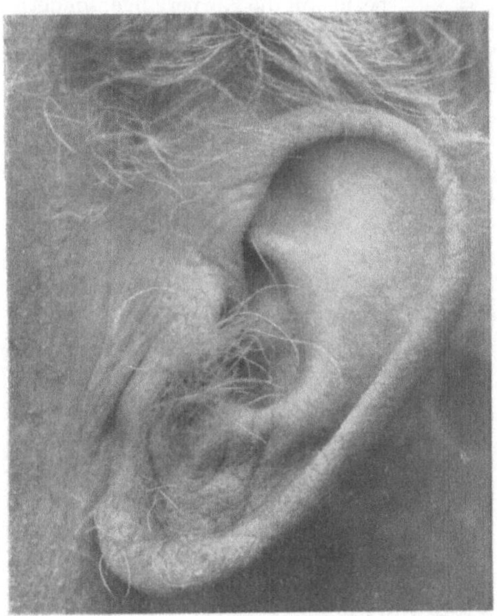

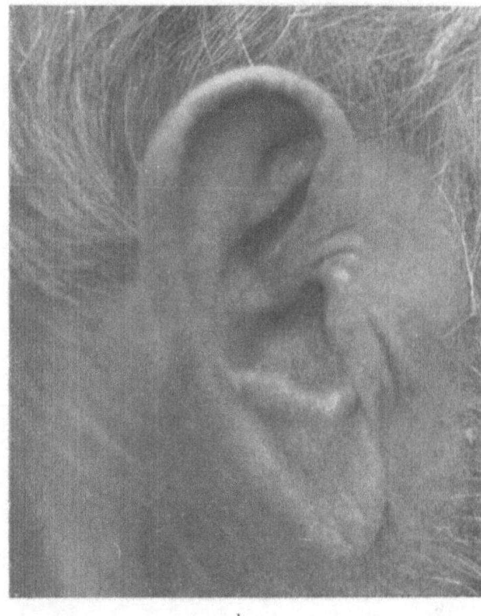

a   b

Abb. 69 a und b. Ohrbildungen alter Leute. Schlaffes, großes Ohr; starke Haarbildung im äußeren Gehörgang (nach L. R. MÜLLER).

Von noch größerem Wert für die Altersschätzung als das Bleichen der Haare ist der Schwund der Haare. Er kann durch eine ganze Reihe endogener und exogener Momente schon in jungen Jahren hervorgerufen werden. Wir finden dichtes Haar bei 70jährigen und Glatzen bei 27jährigen Männern. Vor allem kommen familiäre und Zivilisationseinflüsse in Frage. Einen etwas besseren Anhaltspunkt für das Alter des Individuums bietet Stärke, Festigkeit, Länge und Glanz des einzelnen Haares, immer vorausgesetzt, daß es sich um einen gesunden Menschen handelt. Neben dem Schwund der Haare an den gewohnten Stellen kommt es in höherem Alter zu einer Ausbildung von Haaren an Orten, wo man sie bei jugendlichen Menschen nicht findet. Hierher gehört die starke Haarentwicklung im äußeren Gehörgang und im Nacken bei vielen alten Männern sowie die Entwicklung eines „Altweiberbartes" bei Frauen in den 60er Jahren. Angedeutet sind diese Erscheinungen bei fast allen Menschen.

50*

Zu den Alterszeichen läßt sich bis zu einem gewissen Grade die *Breitenzunahme* nach Beendigung des Längenwachstums und die individuelle *Gewichtskurve* rechnen, doch sind hier sehr große Verschiedenheiten zu bemerken, vor allem auch schon im Verhalten der Geschlechter. Das Breitenwachstum der Frau entwickelt sich unter stärkerer Mitwirkung der Tätigkeit der Sexualorgane, es handelt sich hier um den Unterschied zwischen virginellem Körperbau und dem einer reifen Frau. Auch bei Männern kommt es vielfach im Eheleben zu einer Zunahme des Breitenwachstums; eine gewisse Regelung der Sexualfunktion mag auch hier eine Rolle spielen; im wesentlichen aber handelt es sich um mehr indirekte Einwirkungen unter dem Einfluß der veränderten Lebensführung. Diese Verhältnisse zeigen sich am deutlichsten an der Gewichtskurve. Im höheren Alter findet eine gewisse *Rückbildung* nicht nur in bezug auf die Körperlänge, sondern auch in der Breitenentwicklung statt. Aber bis ins höchste Alter lassen sich, worauf schon hingewiesen wurde, die Form eines mageren und eines fetten Konstitutionstypus unterscheiden.

Zu den Eindrücken, die die Altersschätzung vermitteln, gehören nicht nur solche, die an der Körperoberfläche ohne weiteres ablesbar sind, sondern auch solche von Vorgängen, die sich in tieferen Schichten vollziehen, die sich aber nicht minder — in uns oft unbewußter Weise — in der äußeren Erscheinung des Menschen ausprägen. Hierzu gehört die *Verschiebung des Fettpolsters* in den höheren Altersstufen. Es ist allerdings sehr schwierig, den Ablauf dieses Vorganges exakt festzulegen. Im Gesicht tritt eine Verschiebung des Fettpolsters von oben nach unten ein, so daß der untere Teil des Gesichts an Umfang zunimmt; in vielen Fällen kommt es durch Erweiterung der Lymphräume und die Veränderung der Unterlage zu Vergrößerung

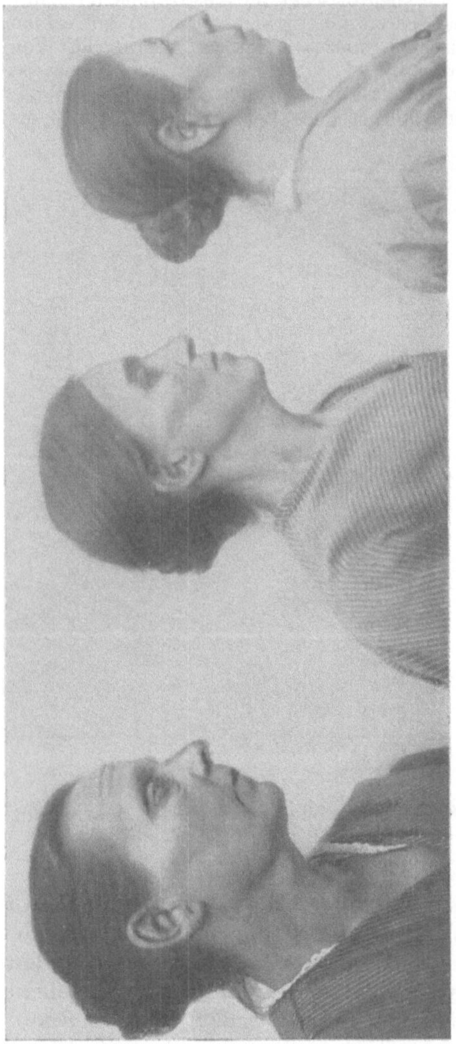

Abb. 70. Gruppe von Frauen von 41—51 Jahren. Altersfettwanderung. Ausbildung von Falten am Hals und am Nacken; Wangenknochen treten stark hervor.

von Nase und Ohren, die an Akromegalie erinnern können. Im Gegensatz hierzu treten obere Partien des Gesichts, die Begrenzungen der Augenhöhlen, die knöchernen Unterlagen der Wangen- und der Schläfengegenden stärker hervor. Am Rumpfe finden sich ähnliche Verschiebungen, besonders durch Entwicklung des Bauchfettes; das gleiche gilt für die Fettlager in den Extremitäten. Das hohe Alter prägt sich dadurch aus, daß an diesen Stätten der Fettansammlung das Fett teilweise schwindet, wodurch es dann zu starker

Ausbildung von Hautfalten, Taschen und Säcken kommen kann. *Die Wanderungen des Fettes in den verschiedenen Lebensperioden haben eine große physiologische und pathogenetische Bedeutung.* Es sei nur an die Ausbildung der Ptose der inneren

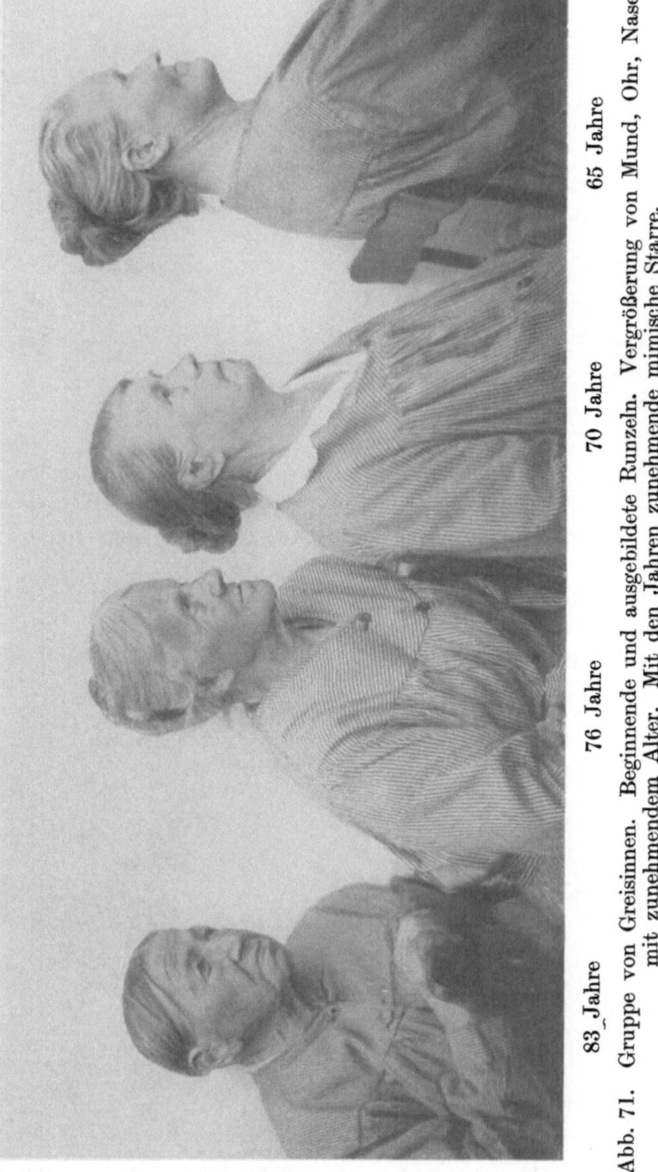

Abb. 71. Gruppe von Greisinnen. Beginnende und ausgebildete Runzeln. Vergrößerung von Mund, Ohr, Nase mit zunehmendem Alter. Mit den Jahren zunehmende mimische Starre.

Organe, des Senkfußes, der Neigung zu Hernien, zu Varicen, aber auch zu arthritischen Prozessen im höheren Alter erinnert. Die Verschiebung des Fettpolsters der *Hand*, das hierdurch bedingte Hervortreten der erweiterten Blutgefäße und des Skeletts schafft charakteristische Veränderungen, die in vielen Fällen Mittel der Altersschätzung werden können (Patschhand des Kleinkindes, Greisenhand).

Altersveränderungen durch die Unterlagen kommen vor allen Dingen auch bei der Form des *Mundes* in Frage. Hierbei sind wesentlich der Zahnmangel und die Kieferveränderungen. Form und Farbe der Lippen, Breite des Mundes

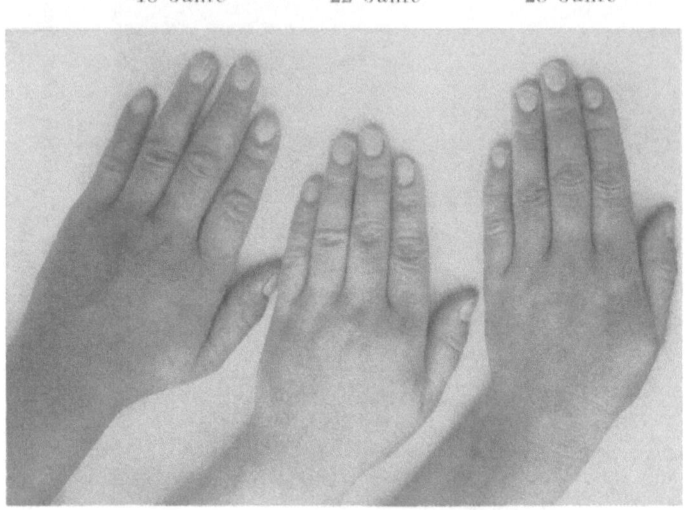

Abb. 72. Hände jugendlicher Frauen. Weiche volle Hand.

lassen gewisse Rückschlüsse auf das Alter des Individiums zu. Die rosige Farbe der Lippen mit ihren geschwungenen Linien, die Kleinheit des Mundes der Jugend steht im Gegensatz zu den Eigentümlichkeiten des ausgeprägten Greisen-

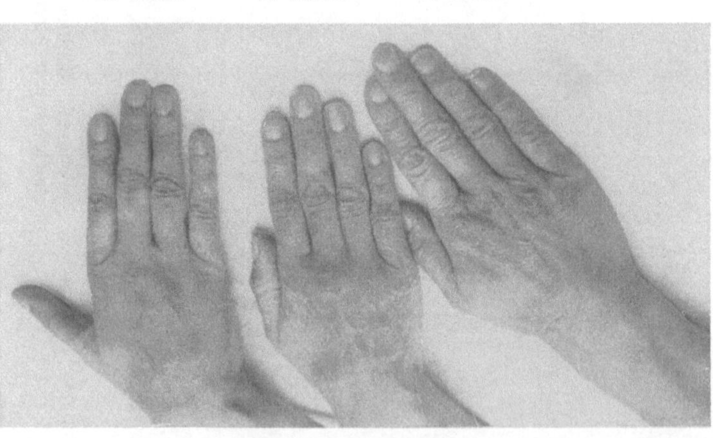

Abb. 73. Hände von Frauen zwischen 41 und 51 Jahren. Magere Hände. Knochengerüst tritt durch Schwinden des Fettpolsters hervor; ebenso die Blutgefäße.

mundes, mit dem Schwunde des Lippenrotes, den schmal ausgezogenen Lippen und der verhältnismäßig breiten Mundöffnung. An den Ohrmuscheln machen sich ebenso Alterszeichen bemerkbar. Das Ohr des alten Individuums ist groß, schlaff und welk.

Zu den Altersmerkmalen der Körperoberfläche gehören auch die Veränderungen der äußeren *Geschlechtsorgane*, der Brüste, der Vulva der Frau, des Penis und des Scrotums des Mannes; sie beruhen teilweise auf den Altersveränderungen der Haut, teilweise auf den den Turgor bestimmenden Veränderungen des Unterhautzellgewebes.

L. R. Müller bezeichnet die Veränderungen am Auge als wertvollstes und sicherstes Zeichen für die Beurteilung des Lebensalters. Es ist hierbei nicht etwa lediglich an die Veränderungen des funktionellen Systems, sondern an

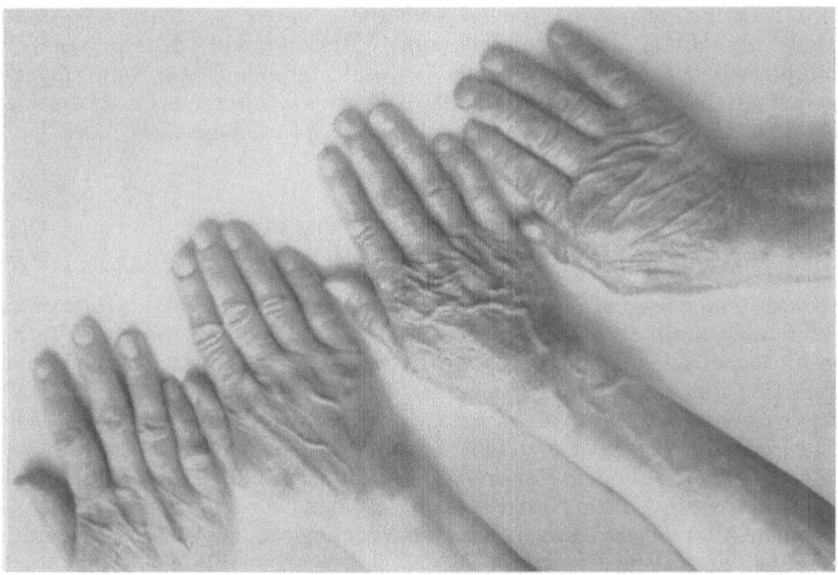

Abb. 74. Hände von Greisinnen. Starkes Hervortreten der Gefäße und des Skeletts. Um das 70. Jahr stärkere Hautfalten. Im hohen Alter grobe Querfalten. Neigung zur Ulnarwärtsdrehung.

den topographisch mitbedingten Gesamteindruck zu denken. In der Tat läßt schon die Umgebung des Auges, die Faltenbildung an den Lidern und in den Augenwinkeln, die Ausbildung von „Säckchen" wichtge Rückschlüsse ziehen (siehe Abb. 66—68). Hinzu kommt Spiel und Weite der Pupillen; Durchlässigkeit der Häute und der Reflex der Linse sind im Alter durch Einlagerungen und Trübungen vielfach beeinträchtigt. Es resultiert aus solchen Veränderungen der strahlende Glanz des klaren jugendlichen Auges, wie er in der schönen Literatur so oft verherrlicht ist, und im Gegensatz hierzu der sanfte, milde oder auch müde Blick des Auges beim Greise. Die Ausbildung des Greisenbogens am Rande der Hornhaut ist für den Arzt ein wichtiges Altersmerkmal. Ein besonders wertvolles Alterszeichen bildet das Maß der Akkommodationsfähigkeit der Linse (s. S. 829).

Jede Altersschätzung berücksichtigt — meist unbewußt — *das Verhalten der psychomotorischen Äußerungen des Individuums*. Wieviel schwieriger ist es, nach dem äußeren Augenschein das Alter einer Leiche zu bestimmen als das eines lebenden Menschen! Gang, Haltung, Art der Bewegungen, Mimik sind Altersmerkmale erster Ordnung.

Lebhaftigkeit, Elastizität, Kraft und Sicherheit sind Zeichen der Jugend. Allerdings liegt hier der Höhepunkt meist in den 20er Jahren. Die elementare Beweglichkeit der Kinder mit ihrem „Über-das-Ziel-Schießen", die Eckigkeit der Bewegungen der Halbwüchsigen, die „nicht wissen, was sie mit ihren Armen und Beinen anfangen sollen", befähigen ebensowenig zu Hochleistungen wie die durch Ausgeglichenheit und „Gebahntheit" gezügelte Leistung des Mannes im 5. Jahrzehnt, dem der Schwung der Reserve nicht mehr zur Verfügung steht.

Gang und Haltung in der regressiven Periode ist gekennzeichnet durch sparsame Abmessung, Bedächtigkeit und Vorsicht. Die Glieder des Greises (sind und) erscheinen steif, der Gang ist schleppend, hölzern, langsam und bedächtig. Der gebückte, zitternde Höchstbetagte bewegt sich in eigentümlichen kleinen trippelnden Schritten fort.

In der Evolutionsperiode spielen auch die höheren psychischen Leistungen eine Rolle als Mittel der Altersschätzung [Binet-Simon, Kraepelin[1])]. Im Rückbildungsalter erfährt die Psyche gewiß tiefgreifende Umwandlungen besonders auf affektivem Gebiete (s. S. 836). Aber als Altersmerkmale im eigentlichen Sinne sind diese Umwandlungen unter physiologischen Verhältnissen nicht zu verwerten.

VI. Das Altern der Organe
in morphologischer und funktioneller Hinsicht.

Ebensowenig wie es ein gesondertes Eigenleben der Organe des Individuums, ihres Aufbaues und ihrer Leistungen gibt, kann auch von einem Altern der Organe im eigentlichen Sinne nicht die Rede sein; das Altern des Menschen ist eine Funktion des gesamten Organismus. Wir sprechen also besser von *Organveränderungen am alternden Menschen*. Der Nachweis einer Mehrzahl solcher Veränderungen der Struktur und Leistung muß als der wesentlichste, mit naturwissenschaftlichen Methoden lösbare Teil des Alternsproblems bezeichnet werden. In praxi sind wir stets darauf angewiesen, aus den Veränderungen der Organe, aus einzelnen Alterserscheinungen, auf den Vorgang am System des Individuums Rückschlüsse zu ziehen.

Man hat zu allen Zeiten geglaubt, daß das Altern von einzelnen Organen oder Organsystemen seinen Ausgang nehme, und die Diskussion hierüber ist auch heute noch nicht beendet. Solche Anschauungen prägen sich in den Thesen aus; der Mensch hat das Alter seiner Gefäße [Cazalis[2])] oder seines endokrinen Systems. Jedoch hat sich die Annahme von Alterszentren, z. B. Schilddrüse, Darm, Blutgefäße, Keimdrüsen, Ganglienzellen nicht durchzusetzen vermocht. Auf die Schwäche der so oft geführten Beweise aus Analogien in der Pathologie wurde bereits hingewiesen. Hinzu kommt, daß bei den vielfachen physiologischen Korrelationen aller Organe und Funktionen untereinander eine Entscheidung darüber, welche Erscheinung primär, welche sekundär ist, praktisch kaum gefällt werden kann. Wenn wir somit unter Annahme physiologischer Verhältnisse die *Einheitlichkeit* der Organveränderungen und Funktionsänderungen als Charakteristicum des alternden Menschen nicht scharf genug betonen können, so soll damit keineswegs gesagt sein, daß alle Organe im gleichen Alterzeitpunkt analoge Altersveränderungen aufweisen. Es zeigt sich sogar, daß in einem gewissen Sinne fast jedes Organ sein eigenes Tempo der Entwicklung oder Rückbildung hat. „Nicht alle Gewebe des Körpers entstehen zu derselben Zeit, und nicht alle sterben zu gleicher Zeit." „Es gibt

---

[1]) Eine Übersicht über diese Fragen findet sich bei Stern: Die Intelligenzprüfung. 2. Aufl. Leipzig 1915.
[2]) Cazalis: Zitiert nach Rössle.

jugendliche Gewebe im hohen Greisenalter und seneszierende im Foetus" [R.VIR-
CHOW[1])]. Der Begriff der Heterochronie der Organinvolution [GEIST[2])] und die
von RÖSSLE[3]) angedeutete Altersskala der Organe sind auf diesen Vorgang zu
beziehen. Bekannt ist, daß sich beispielsweise an den Ganglienzellen des Großhirns,
und im Herzmuskel sich sogenannte Alterszeichen schon sehr frühzeitig bemerkbar
machen sollen. Nur im hohen Greisenalter hat sich der Alternsprozeß über sämtliche Organe und Funktionen gleichmäßig verteilt. In allen anderen Lebensepochen
sehen wir bei der Analyse ein Nebeneinander von Werden und Vergehen der
Organe und Teilfunktionen als ein Hauptkriterium der lebenden Substanz
selber. Tritt unter besonderen Umständen das partielle Altern eines Organs
im Gegensatz zu dem gesamten Entwicklungszustand des Organismus stärker
in Erscheinung, so kann man von *disharmonischem Altern* [RÖSSLE[4])] reden.
Gewisse Disharmonien werden sich stets nachweisen lassen, da sie vor allem auch
das Ergebnis äußerer akzidenteller Einwirkungen sind; stärkere Grade fallen
immer in den Bereich des sog. pathologischen Alterns.

Der Übergang von physiologischen Alterserscheinungen zu krankhaften
Altersphänomenen vollzieht sich fließend. Absolute Kriterien gibt es für die
normalen Altersvorgänge nicht.

Die Betrachtung der durch den physiologischen Alternsprozeß hervorgerufenen morphologischen und funktionellen Änderungen setzt zweierlei voraus:
1. daß solche Änderungen im wesentlichen als sog. „Abnutzungserscheinungen"
definiert werden dürfen, was natürlich nur bedingt richtig ist; 2. daß die Unterscheidung zwischen Abnutzungszeichen und Veränderungen aus anderer endogener oder exogener Ursache mit hinreichender Wahrscheinlichkeit durchgeführt
werden kann. Mannigfache Beispiele, z. B. die Beurteilung der arteriosklerotischen Veränderungen in früheren Zeiten, die noch heute bestehenden Diver-
genzen in der Beurteilung der sog. Altersniere, zeigen, daß eine solche Unterscheidung oft sehr schwierig ist.

1. Morphologische Organänderungen, die durch den Alternsprozeß bedingt sind.

Schon bei der makroskopischen Betrachtungsweise variieren die gewöhnlichen Alterszeichen bei gleichaltrigen Greisen sehr beträchtlich. Es wurde bereits gesagt, daß das, was wir Alterszeichen nennen, das Schwankende und Willkürliche eines Kompromisses an sich trägt. Systematische Untersuchungen
über die Natur *alter Gewebszellen* und *Organelemente* fehlen bisher. Eine besondere Schwierigkeit liegt darin, daß wir bei der isolierten Betrachtung eines
Organs den Wachstumsanteil gegenüber dem Reifungszustand als Ausdruck
des Alterns nicht zu definieren vermögen. Hier ist eine Ursache der irrtüm-
lichen Einstellung, nach der so häufig Wachstum und Altern identifiziert wird.
Es ist zwar behauptet worden, daß hypoplastische Organe frühzeitig der Involution verfallen, aber ein exakter Beweis dürfte angesichts der vielen Ausnahmen
von dieser Regel schwer zu führen sein. Auf die Beziehungen zwischen Hypoplasie und Insuffizienz gehen wir an anderer Stelle ein.

Unter den morphologischen Kennzeichen des Alters spielen im allgemeinen
drei Merkmale eine besondere Rolle: die *Atrophie*, die Vermehrung des *Bindegewebes*
bzw. der Intercellularsubstanzen auf Kosten des differenzierten (z. B. Drüsen-)
Gewebes und die *Ablagerung* von Stoffwechselprodukten, insbesondere von

---

[1]) VIRCHOW, R.: Cellularpathologie. 4. Aufl. S. 97. Berlin 1871.
[2]) GEIST: Zitiert auf S. 754.
[3]) RÖSSLE: Münch. med. Wochenschr. 1904, Nr. 30—32; siehe auch S. 759, Anm. 1
(H. HOFFMANN).
[4]) RÖSSLE: Altern und Wachstum. Zitiert auf S. 758.

Pigmenten. (Aber auch Kalkablagerung, fettige Degeneration, Hyalinisierung in physiologischen Ausmaßen.) In neuerer Zeit sucht man besonders die diesen drei Merkmalen zugrunde liegenden physikalisch-chemischen Zustandsänderungen zu studieren. Man spricht in diesem Sinne von einem Altern der Kolloide [Marinesco[1]), Rocasolano[2])]. Bei der hochdifferenzierten Struktur der menschlichen Organe müssen sich die Merkmale des physiologischen Alterns, ganz abgesehen von den individuellen Verschiedenheiten der Anlage und des Schicksals, bei den einzelnen Organen schon im großen sehr wesentlich unterscheiden. Die Veränderungen sind direkt abhängig von *Bau* und *Leistungen* der Organe. *Ein jedes Organ* kündet uns sein Alter gewissermaßen in *seiner eigenen Sprache* an, auf die gleiche Weise, wie es uns auch Änderungen infolge anderer endogener oder exogener Einwirkungen vermittelt.

Wenn wir die Leistungsänderungen der Organe unter dem Einflusse des Alterns verstehen wollen, so müssen wir uns vor allem über die Art und den Grad der morphologischen Veränderungen[3]) klar sein. Erst aus dem Ergebnis des morphologischen und funktionellen Anteils der Alternsveränderungen resultiert das, was man als „Alterserscheinung" eines Organs bezeichnen darf. Wir werden sehen, daß trotz der zum Teil hochgradigen strukturellen Veränderungen — im Vergleich mit Beispielen aus der speziellen Pathologie — der funktionelle Ausfall oft ein sehr geringer ist.

1. Der Stütz- und Bewegungsapparat. Die im Ablauf des Lebens eintretenden Veränderungen am Knochensystem sind immer wichtige Marken der Altersschätzung gewesen (s. S. 785). Das gilt vor allem für die Evolutionsperiode.

Die große Bedeutung, die der Schluß der Epiphysenfugen sowohl in physiologischer als in pathologischer Hinsicht für das Längenwachstum des Individuums hat, ist eine Hauptursache für die Schwierigkeiten der Abgrenzung von Alters- und Wachstumsvorgängen in den Entwicklungsjahren. Erhebliche praktische Bedeutung haben die Knochenwachstumszonen für die Altersschätzung erst in den letzten Jahrzehnten mit der Entwicklung der Röntgendiagnostik erlangt; man kann hierdurch auf leichteste Weise bei jedem Individuum, sogar schon in utero, das Auftreten und den Umfang der Knochenwachstumsgebiete, der sog. Knochenkerne, nachweisen [Grashey[4]), Köhler[5]), Schüller[6]), Ludloff[7])]. Von den postfötalen Fugenschlüssen, denen die Bedeutung von Alterszeichen zukommt, hat Erdheim[8]) die wichtigsten in einer Art *Skala* zusammengestellt. Danach erfolgt:

> zur Zeit der Geburt die Synchondrosis intersphenoidalis,
> im 1. Lebensjahr: Synchondrosis interoccipitalis post.,
> im 2. und 3. Lebensjahr: Synchondrosis der Halswirbelbögen,
> im 4. Lebensjahr: Synchondrosis des 1. Kreuzbeinwirbels,
> im 5. bis 7. Lebensjahr: Synchondrosis von Zahn und Körper am Epistropheus,
> im 6. bis 7. Lebensjahr: Synchondrosis intraoccipitalis anterior,
> in der Pubertät: Fugenschluß der Extremitätenknochen,
> vor dem 20. Jahr: Synchondrosis sphenooccipitalis [Stoccada[9])].

Nach der Pubertät schwindet die Fuge am sternalen Ende der Clavicula, die basale sekundäre Epiphyse des Processus coracoideus, der Wirbelkörper, der Crista ilei, der Tuberositas ischiadica.

---

[1]) Marinesco: Cpt. rend. des séances de la soc. de biol. Bd. 2. 1913.

[2]) Rocasolano: Physikalisch-chemische Hypothese über das Altern. Kolloidchem. Beih. Bd. 19, S. 441. 1924.

[3]) Die Ausführungen über morphologische Altersveränderungen der Organe folgen vielfach der ausgezeichneten Darstellung bei Rössle: Wachstum und Altern, München 1923, und bringen nur das für das Verständnis der *Physiologie* Wichtigste.

[4]) Grashey: 9. Kongr. d. Dtsch. Röntgengesellsch., ref. in Fortschr. a. d. Geb. d. Röntgenstr., Hamburg 1913.

[5]) Köhler: Grenzen des Normalen und Anfänge des Pathologischen im Röntgenbild. Hamburg 1915.

[6]) Schüller: Die Schädelbasis im Röntgenbild. Hamburg 1905.

[7]) Ludloff: Bruns' Beitr. z. klin. Chir. Bd. 38.

[8]) Erdheim: Beitr. z. pathol. Anat. u. z. allg. Pathol. Bd. 62. 1916.

[9]) Stoccada: Beitr. z. pathol. Anat. u. z. allg. Pathol. Bd. 61. 1916.

Bei der Beurteilung der Strukturveränderungen der Knochen in der Involutionsperiode besteht die Schwierigkeit, die physiologischen Altersrückbildungserscheinungen von den pathologischen Altersveränderungen zu unterscheiden. Atrophie ist das vorherrschende Merkmal des alternden Knochens. Sie beeinflußt die äußere Form der Röhrenknochen in geringerem Grade als die der glatten Knochen. Für die makroskopische Beurteilung der senilen Atrophie und Osteoporose spielt die Brüchigkeit des gealterten Knochens eine Rolle. Auch hier sind Fortschritte zu verzeichnen durch das Röntgenverfahren, das eine Diagnose osteoatrophischer und porotischer Prozesse beim Lebenden mühelos ermöglicht. Es gelingt, da die Schattenbildung im wesentlichen auf dem Kalkgehalt des Knochens beruht, auch schon beginnende Strukturumbildungen, wie sie allerdings besonders unter pathologischen Verhältnissen vorkommen, sehr frühzeitig festzustellen. Mit der verfeinerten Technik der letzten Jahre lassen sich die rarefizierenden Prozesse selbst, besonders an den Röhrenknochen, beim Lebenden bis ins einzelne verfolgen. Über das Wesen der senilen Osteoporose, die im Gegensatz zu lokalisierten krankhaften osteoporotischen Vorgängen allmählich sämtliche Knochen des Körpers befällt, wissen wir bisher nichts Exaktes auszusagen. Nach POMMER[1]) beruht die senile Knochenatrophie nicht, wie lange Zeit angenommen wurde, auf stärkerer Resorption, sondern auf mangelnder Apposition. Es besteht eine negative Bilanz hinsichtlich des Verbrauches und der Regeneration von Knochensubstanz. Man unterscheidet exzentrische und konzentrische Atrophie der Knochen mit Volumenabnahme bei der letzteren. Das Periost wird fibröser, adhärent, trockener, die Ernährungslöcher werden enger und können vollständig obliterieren; die Kompakta wird spongiös, die Knochenlamellen werden dünner. Äußerlich sind die Erscheinungen der Knochenatrophie besonders leicht an den platten Knochen zu erkennen.

Am Schädel sind — vielleicht abhängig von funktionellen Faktoren — atrophische und *hyperostotische* Prozesse nebeneinander vorhanden. Die Seitenflächen der Scheitelbeine, der große Keilbeinflügel und die angrenzenden Teile der Schläfenbeine atrophieren, sinken ein. An der Tabula externa des Os frontale und occipitale entwickeln sich Hyperostosen. Nach GEIST[2]) sind Atrophie und Hyperostose zwei Stadien des gleichen Rückbildungsprozesses. Ein typisches Alterszeichen ist der Schwund der Alveolarfortsätze. Von besonderer Bedeutung für die Physiologie des höheren Lebensalters ist die Ausbildung der Alterskyphose bzw. Alterskyphoskoliose der Brustwirbel, die häufig von einer kompensatorischen Lendenwirbellordose begleitet ist. An den Wirbelkörpern selbst kommt es zur Atrophie, zur Ossifikation der Ligamenta intraspinalia und — als hyperostotische Erscheinungen — zu Randexostosenbildungen verschiedenster Form. Im hohen Alter haben wir im Röntgenbild Andeutungen solcher Deformationen nur selten vermißt. Hinsichtlich der Entstehung der Wirbelsäulendeformität dürften nicht allein periphere mechanische Momente, sondern auch zentral-nervöse Faktoren — wie neueste Erfahrungen lehren — wirksam sein. Scapula und Os ileum werden im hohen Alter atrophisch; ihre Stellung ändert sich (abstehendes Schulterblatt, horizontale Lage der Darmbeinschaufel). Die Extremitätenknochen atrophieren und werden kantig, so daß im Röntgenbild die Periostgrenze wie mit dem Lineal ausgezogen erscheint. Zahl und Größe der Sesambeine soll sich vermehren.

Die *Knorpel* erfahren an allen Körperteilen weitgehende, aber nicht einheitliche Veränderungen. Teils kommt es zu vollkommenem Zerfall (Wirbel-

---

[1]) S. das Referat POMMERS über: Osteoporose. 88. Versamml. Dtsch. Naturf. u. Ärzte. Innsbruck 1924.
[2]) GEIST: Zitiert auf S. 754.

knorpel), teils zu Verkalkungen (Kehlkopf), teils zu Verknöcherungen (Rippen-knorpel, Bronchialknorpel). Es finden sich alle Übergänge. Die Struktur-veränderungen beruhen auf wechselndem Gehalt an organischen Bestandteilen, besonders Fett und Glykogen. In alten Knorpeln findet man oft starke Anhäufung von Pigment.

Die Veränderungen der Knochen und Knorpel bedingen naturgemäß auch Involutionsveränderungen an den *Gelenken*. Usur der Knorpel, Umformung der Gelenkenden, der Synovialis des Bandapparates machen sich auch unter physiologischen Verhältnissen nach verschiedenen Richtungen hin geltend; die Folgen sind *Stellungsanomalien*, wie sie im Alter häufig sind. Auch hier ist die Einwirkung funktioneller nervöser Beanspruchungsfaktoren nicht außer acht zu lassen. Als Charakteristikum des Alters wird die Neigung zur Beuge-stellung angesehen. Bekannt ist die typische Ulnarwärtsverschiebung der Finger an der Greisenhand.

Über die Altersveränderungen an den *Muskeln* ist nicht allzuviel bekannt. Daß ein Volumverlust eintritt, ist eine Erfahrungstatsache. Neben einfacher Atrophie der Muskelfasern kommt es zu fettiger Degeneration, die besonders an den unteren Extremitäten oft eine relative Hypertrophie vortäuschen kann. Auch hier hängt der Grad der Altersveränderungen sehr von der Beanspruchung ab. So ist beispielsweise der Sternokleidomastoideus meist gut erhalten. Wahr-scheinlich ändert sich im Laufe des Lebens die chemische Zusammensetzung der Muskeln. Für die praktische Erfahrung, daß sich bei manchen Tieren im Laufe kurzer Entwicklungsperioden die Farbe des Muskelfleisches vollkommen ändert (Kalbfleisch und Rindfleisch), hat die pathologisch-anatomische Forschung noch keine sichere Aufklärung bringen können [vgl. Untersuchung von A. Knob-lauch[1])]. Mehr Aussicht bieten chemische Methoden im Zusammenhang mit neueren Ergebnissen der Muskelphysiologie [Embden, Meyerhoff, Hill[2])]. Über die Altersveränderungen des Herzmuskels wird beim Gefäßsystem zu reden sein.

2. Herz- und Gefäßsystem. Veränderungen des Herzens im höheren Alter beziehen sich auf die Lagerung, die Form und die Struktur des Herzens. Auch für die Kenntnis von der Verlagerung des Herzens im höheren Lebens-alter hat die Entwicklung der Röntgenmethode in den letzten Jahren das Wesentliche geleistet [Holzknecht[3]), Dietlen[4]), Groedel[5]), Vaquez und Bordet[6])]. Die Herzsilhouette geht im Laufe des Lebens aus einer steilen Stellung in eine mehr oder weniger horizontale Lage über. Die Bedingungen hierfür sind mancherlei Art. Neben der Wirbelsäulenveränderung, auf die ältere Forscher Gewicht legen, kommt die Beeinflussung durch die Alters-veränderungen an den Lungen und dem Gefäßbündel, an dem das Herz aufgehängt ist, in Frage; auch die wechselnden Beziehungen zwischen Kam-mer und Vorhofsgröße und Funktion spielen eine Rolle. Gesetzmäßiges läßt sich aber bisher nicht aussagen. Abgrenzung des Normalen gegenüber patho-logischen Erscheinungen bei Arteriosklerose, Lungen- und Nierenkrankheiten

---

[1]) Knoblauch, A.: Die Arbeitsteilung der quergestreiften Muskulatur und die funk-tionelle Leistung der „flinken" und „trägen" Muskelfasern. Biol. Zentralbl. Bd. 28, S. 468 ff. 1908.

[2]) Siehe Handbuch der normalen und pathologischen Physiologie Bd. VIII.

[3]) Holzknecht: Die Röntgendiagnostik der Erkrankungen der Brusteingeweide. Ham-burg 1901 u. 1911.

[4]) Dietlen: Herz und Gefäße im Röntgenbild. Leipzig 1923. Dtsch. Arch. f. klin. Med. Bd. 88. 1906.

[5]) Groedel: Die Röntgendiagnostik der Herz- und Gefäßerkrankungen. Berlin 1912.

[6]) Vaquez und Bordet: Le coeur et l'aorte. Paris 1913.

ist häufig unmöglich. Sehr wenig studiert sind Alterserscheinungen in den früheren Lebensepochen, wie die sog. Pubertätsentwicklung des Herzens.

Im Gegensatz zu den anderen Organen findet man im höheren Lebensalter bei Sektionen relativ häufig eine Vermehrung des Herzgewichtes. Zur Erklärung denkt man an eine Arbeitshypertrophie, die schon durch die physiologischen Altersveränderungen an den Gefäßen bedingt sein könnte [Rössle[1])]. Meistens wird es sich wohl um die pathologischen Folgen der Arteriosklerose [Charcot[2])] und von Nierenveränderungen [Marchand[3])] handeln, die das Herz stärker belasten und die Hypertrophie kompensatorisch herbeiführen. Die Gewichtszunahme wurde auch auf eine Vermehrung des spezifischen Gewichts des Herzmuskels bezogen [Rössle[1]), Schlesinger[4])]. Die Hypertrophie befällt beim Altersherzen mit Vorliebe den linken Ventrikel. Eine Entscheidung der Frage, ob die Hypertrophie physiologisch sein kann oder stets pathologisch ist, kann rein anatomisch nicht getroffen werden, schon weil sie nicht von rein morphologischen Momenten abhängig ist. Andererseits soll im hohen Greisenalter, nach anderen Autoren besonders häufig im frühen Greisenalter [du Castel[5]), Schlesinger, Boening[6])], eine Atrophie vorkommen. Demange[7]) hält diese Atrophie allerdings für ein Zeichen von Marasmus. Histologisch erweist sich das alternde Herz in allen seinen Teilen verändert. Das Perikard ist gewöhnlich derb und fibrös. Der Herzmuskel zeigt mit zunehmendem Alter eine diffuse Bindegewebsvermehrung. Stärkere, mit Pigmentierung einhergehende Atrophie der Muskelfasern dürfte immer pathologisch sein. Zu den physiologischen Erscheinungen gehört aber die mäßige Fett- und Pigmenteinlagerung. Mönckeberg[8]) konnte nachweisen, daß das Hissche Bündel in verschiedenen Lebensaltern einen wechselnden Aufbau zeigt, was auf Änderung der funktionellen Beziehungen zwischen Vorhof und Kammer hindeutet. Die Altersveränderungen des Herzens sind sehr abhängig von dem Zustand der Herzgefäße. Auch am Endokard finden sich physiologische Alterszeichen, die vor allen Dingen in der Verstärkung der Klappenansatzstellen und im Zusammenrücken des Klappengewebes selber bestehen [Rössle[1])].

Als die wichtigste Organveränderung des höheren Lebensalters galt bis in die neueste Zeit hinein die als Arteriosklerose bezeichnete Veränderung der *Blutgefäße*. Es wäre verfehlt, zu leugnen, daß die Arteriosklerose die wichtigste und häufigste Erscheinung des beginnenden und fortschreitenden Alterns ist. Nur bedarf diese Feststellung der Ergänzung in dem Sinne, daß die Arteriosklerose zweifellos eine *pathologische* Alterserscheinung ist. Ihr frühzeitiges Auftreten ist in einem gewissen Sinne pathognomonisch für *krankhaftes* vorzeitiges Altern. Die Tatsache, daß es nur sehr wenige Greise gibt, die frei von Arteriosklerose sind, spricht nicht gegen die krankhafte Natur des Prozesses. Die pathologische Natur des arteriosklerotischen Vorganges ist, mag auch die Pathogenese nach verschiedener Hinsicht umstritten sein, durch zahlreiche pathologisch-anatomische Untersuchungen der letzten Jahrzehnte [Marchand[3]), Jores[9]), Mönckeberg[10])] sichergestellt. Intimaverkalkung der Gefäße vom

---

[1]) Rössle: Zitiert auf S. 758.   [2]) Charcot: Zitiert auf S. 754.
[3]) Marchand: Kongr. f. inn. Med. 1904.   [4]) Schlesinger: Zitiert auf S. 754.
[5]) Du Castel: Arch. gén. de méd. 1880.   [6]) Boening: Zitiert auf S. 776.
[7]) Demange: Etudes cliniques et anatomo-pathologiques de la vieillesse. Zitiert auf S. 754.
[8]) Mönckeberg: Untersuchungen über das Atrioventrikularbündel. Jena 1908.
[9]) Jores: Wesen und Entwicklung der Arteriosklerose. Wiesbaden 1903.
[10]) Mönckeberg: Münch. med. Wochenschr. 1920, S. 365.

elastischen Typ, Mediaverkalkung der Arterien vom muskulären Typ kommen zwar vorwiegend im höheren Lebensalter vor, mit dem Alternsprozeß selbst haben sie nichts zu tun. Wie schon erwähnt, ist der Satz Cazalis[1]), man habe das Alter seiner Gefäße, wenn er auf die Arteriosklerose bezogen wird, falsch.

Unter physiologischen Verhältnissen ändert sich mit dem Alter vor allem das Verhältnis des Wachstums der Gefäße zu ihren Unterlagen [Schwalbe[2]), Fuchs[3])]. Aber auch Lichtung und Wanddicke der Arterien erfährt im Alter eine Umwandlung. Wie die Untersuchungen von Beneke[4]) gezeigt haben, richtet sich das Wachstum der Gefäße nach den Anforderungen des Stromgebietes. Im jugendlichen Alter sind z. B. die Carotiden durch relative Größe ausgezeichnet. Mit zunehmendem Alter erweitern sich die Gefäße. Möncke-berg[5]) läßt die Abnahme der Elastizität und Contractilität als einzige echte Alterszeichen gelten. Nach Aschoff[6]) hat die „Arteriopathia senilis" drei Stadien. In der ersten Periode kommt es durch Abspaltung elastischer Streifen von der elastischen Lamelle aus nach innen — meist bei Beendigung des Längenwachstums — zur physiologischen Intimaverdickung [Jores[7])]. Die zweite Periode, die etwa bis zum 40. Lebensjahr dauert, ist durch Ansatz von Bindegewebe in der Intima charakterisiert; in der dritten absteigenden Periode kommt es zu bindegewebiger Sklerosierung höheren Grades.

Vor kurzem hat M. H. Kuczynski[8]) auf Grund eines Sektionsergebnisses bei einem Hochbetagten sich gegen die Annahme der senilen Involution als Weiterführung des normalen Evolutionsvorgangs an der Intima gewandt. Er glaubt, einen primären Abnutzungsprozeß an den Gefäßen als eigentlichen Alternsvorgang feststellen zu können, der sich von allen anderen Einlagerungsprozessen durch einen charakteristischen Umbau der Intima, insbesondere der Elastica, abgrenzen läßt.

Die Veränderungen an den senilen Venen zeigen den gleichen Charakter wie die Arterien. Sie treten aber bei dem schon für gewöhnlich vorhandenen Übergewicht des Bindegewebes in ihrer Struktur seltener, nur bei pathologischen Graden in Erscheinung.

3. Respirationsapparat. Im Vordergrund der morphologischen Veränderungen, die durch den Alternsprozeß an den Atmungsorganen hervorgerufen werden, stehen Verlagerungserscheinungen. Der *Kehlkopf* senkt sich — wenn man die Lage des Ringknorpels zum Dornfortsatz des 6. Halswirbels in Betracht zieht, allmählich. In starkem Maße geschieht dies bereits im Zeitraum nach der Pubertät, vom 15.—30. Lebensjahr an; vom 30.—60. Lebensjahr ist die Senkung geringer. Vom 60. Jahre an kommt es zur eigentlichen senilen *Ptose* [Quincke[9])]. An dem Senkungsprozeß beteiligt sich auch die Trachea, die unteren Lungengrenzen und das Zwerchfell. Teilweise gehen die Veränderungen mit den Alterserscheinungen an der Wirbelsäule und am Brustkorb parallel; in der Evolutionsperiode sind sie weniger als Altersveränderungen, denn als Wachstumszeichen aufzufassen. Die Struktur der eben erwähnten Organe zeigt Altersveränderungen im Sinne der Atrophie und der Ossification. Wichtig sind

---

[1]) Cazalis: Zitiert auf S. 758.
[2]) Schwalbe: Jenaer Zeitschr. f. Naturwissensch. Bd. 12. 1878.
[3]) Fuchs: Zur Physiologie und Wachstumsmechanik des Blutgefäßsystems. Jena 1902.
[4]) Beneke: Weite der Aorta thorac. und abdom. in verschiedenem Lebensalter. Marburg 1879. — Über Volumen des Herzens und die Umfänge der großen Arterien. Marburg 1881.
[5]) Mönckeberg: Zitiert auf S. 797.
[6]) Aschoff: Über Entwicklungs-, Wachstums- und Altersvorgänge an den Gefäßen. Jena 1909. Med. Klinik 1908, Beih. 1.
[7]) Jores: Zitiert auf S. 797.
[8]) Kuczynski, M. H.: Zitiert auf S. 770.
[9]) Quincke: Berlin. klin. Wochenschr. 1908, Nr. 43.

auch Änderungen des Respirationshilfsapparates; sie sind im höheren Alter für die Funktion von der größten Bedeutung. Es kommt zu einer Verschmelzung der einzelnen knöchernen Thoraxabschnitte; zu Verwachsung der drei Brustbeinpartien, zur Verknöcherung der Gelenkbänder, zur Atrophie der Intercostal- und Intervertebralmuskulatur. Aus allen diesen Veränderungen resultiert der für das Alter typische Zustand des exspiratorisch fixierten Brustkorbs [MEHNERT[1])].

Die bekannteste Alterserscheinung des Kehlkopfes ist die Verknöcherung seines knorpeligen Teiles, in erster Linie des Thyreoidknorpels. An der Luftröhre kann es nach den Untersuchungen SIMMONDS[2]) zur abnormen Enge oder Weite kommen. Bei der abnorm engen *Trachea*, der sog. Alters-Säbelscheidentrachea, finden sich ausgedehnte Verknöcherungen der Knorpel. Sie findet sich selten vor dem 50. Lebensjahr und fast nur bei Männern. Das Rippenfell ist im Alter, wie die meisten serösen Häute, doch nicht in gleichmäßiger Ausdehnung, verdickt und trocken. Die Rippenabdrücke zeichnen sich auf ihm in Form sklerotischer Auflagerungen — Plaques du frottement — ab. Rückbildungsvorgänge an den Lungen haben HOURMANNS und DÉCHAMBRE[3]) in drei Altersstufen vorgefunden. Im 50.—60. Jahre tritt eine allmähliche Verfärbung der Lungen ein; sie nehmen eine graue Farbe an. An der Peripherie machen sich die ersten Anzeichen von Emphysem und Pigmentablagerung bemerkbar, die Lappengrenze erscheint leicht verschmolzen. Zwischen 65 und 75 Jahren kommt es zu der charakteristischen Greisendrehung der Lunge, die auf die Thoraxveränderung zu beziehen ist. Die Interlobulärabschnitte werden vertikal gestellt; hierdurch wird das Gewebe komprimiert. Nach dem 75. Jahre hat die Pigmentanhäufung (Anthrakose) meist sehr hohe Grade angenommen, das elastische Gewebe der Lunge ist vollkommen degeneriert, das Parenchym ist stark atrophisch [ROKITANSKY[4])], in pathologischen Fällen kommt es zu vollkommener Verschmelzung der Lappen. Die Rückbildungsvorgänge finden sich beim weiblichen Geschlechte angeblich häufiger als beim männlichen (GEIST). Mit den Rückbildungsveränderungen des Lungenparenchyms kommt es in einem Teil der Bronchiolen zu Obliteration, im anderen zu Ektasie.

4. **Verdauungsapparat.** Die Feststellung rein seniler Veränderungen am Verdauungsapparat leidet nach RÖSSLE an dem Umstand, daß der Nachweis von Parenchymschwund hier durch methodische Mängel erschwert ist (geringe Konservierungsmöglichkeit, postmortale Desquamation). Messungen sind unzuverlässig, da erhebliche individuelle Schwankungen nach Größe und Gewicht bestehen.

Für den Darm liegen hinsichtlich Veränderungen von Schleimhaut und Muskulatur einwandfreie Resultate bisher nicht vor; man muß stets auch die Abhängigkeit der Befunde von der Ernährungsart in Betracht ziehen. Im Bereich der Mundhöhle werden physiologische Altersveränderungen beherrscht durch den Verlust der Zähne. Eingehender untersucht sind Lageveränderungen des Magens [MEINELT[5])]. Die Lage des Säuglingsmagens wurde von ALWENS und HUSLER[6]) im Röntgenbild studiert. Für den Erwachsenen und den Greis existieren keine exakten Untersuchungen hinsichtlich der Abhängigkeit der

---

[1]) MEHNERT: Über topographische Altersveränderungen des Atmungsapparates und ihre mechanischen Verknüpfungen. Jena 1901.
[2]) SIMMONDS: Virchows Arch. f. pathol. Anat. u. Physiol. Bd. 179. 1905.
[3]) HOURMANNS und DÉCHAMBRE: Arch. gén. de méd. Bd. 8. 1835.
[4]) ROKITANSKY: Handbuch der pathologischen Anatomie. 3. Aufl. Wien 1855—1861.
[5]) MEINEL: Münch. med. Wochenschr. 1902, Nr. 9.
[6]) ALWENS und HUSLER: Fortschr. a. d. Geb. d. Röntgenstr. Bd. 19, S. 3.

Magenstellung vom Lebensalter. Schon unter Personen der gleichen Altersklasse bestehen hier weitgehende Differenzen durch Mitwirkung äußerer Faktoren (Fettpolster, Muskulatur), so daß es müßig ist, Typen aufzustellen. Aus der Lagerung unter Obduktionsbedingungen ist, wie die Röntgenuntersuchung zeigt, kein Rückschluß auf die Stellung des funktionierenden Magens erlaubt. Eine Gesetzmäßigkeit von Veränderungen im Aufbau der Magenwände bei älteren Personen konnte bisher nicht festgestellt werden.

In Abhängigkeit vom Alter steht nach einer Reihe von Untersuchungen die Ausbildung und Zusammensetzung der lymphatischen Apparate des Verdauungstraktus; dies gilt besonders für die Appendixfollikel, die sich nach dem 40. Lebensjahr verkleinern und im höheren Greisenalter in ihrer Struktur Ähnlichkeit mit den Verhältnissen im frühen Kindesalter aufweisen [Aschoff[1]), Nagoya[2]), Oberndorfer[3])]. Die Pigmentablagerungen in der Darmmuskulatur wurden vor allem von Göbel[4]) studiert. Oft ist der Magen im höheren Lebensalter sehr eng. Rössle erwähnt zwei charakteristische Alterserscheinungen: die Stärke der Entwicklung des elastischen Gewebes der Muskulatur an Kardia und Fundus, und das Auftreten elastischer Elemente in der Schleimhaut. Ältere Autoren, wie Geist und Demange, sprechen auch von einer senilen Ektasie des Magens und des Duodenums. Geist behauptet, daß das Netz im hohen Alter oft nicht auffindbar ist.

Altersveränderungen an der *Leber* lassen sich besonders schwierig beurteilen, da die Leber als ein Hauptzentrum des intermediären Stoffwechsels stets die Spuren überstandener krankhafter Prozesse (Infektionen, Intoxikationen) aufweist. Die äußere Form und die Lagerung der Leber werden durch die senilen Veränderungen der Nachbarorgane, besonders der Wirbelsäule und des Brustkorbs, vielfach beeinflußt; da aber starke individuelle Schwankungen bestehen, läßt sich etwas Typisches schwer aussagen. Das Gewicht soll nach den Untersuchungen von Geist und Demange im hohen Alter abnehmen. Die senile Atrophie der Leberläppchen verläuft ungleichmäßig, was nach Rössle auf die Art der arteriellen Blutversorgung wahrscheinlich zurückzuführen ist. Besonders stark sind diejenigen Läppchen betroffen, die um die Zentralvenen gelegen sind. Es findet sich reichlich Lipofuscin in der senilen Leber. Zu beachten ist, daß sich *senile Veränderungen* und *Stauungserscheinungen*, die so häufig bei alten Leuten zu finden sind, nur schwer voneinander abgrenzen lassen.

5. Uropoetisches System. Die Form der Niere ändert sich im Laufe der postfötalen Entwicklung erheblich [Külz[5])]. Bekannt ist die große Niere der Neugeborenen. Die Beurteilung reiner Altersveränderungen ist durch die Kombination mit Arteriosklerose sehr häufig erschwert. Fettgehalt und Beschaffenheit der Oberfläche wechselt. Die Greisenniere ist klein und atrophisch, man findet zuweilen eine glatte, meist aber eine feingekörnte Oberfläche. Die von Ebstein[6]) vertretene Ansicht, daß die feinen Granulationen stets Entzündungsprodukt sind, wird heute kaum mehr geteilt. Man führt die Granulation vielmehr auf vasculäre Veränderungen bzw. Stauungserscheinungen (Rössle) zurück. Zur senilen Atrophie gehört der Schwund von Harnkanälchen und Glome-

---

[1]) Aschoff: Darmfortsatzentzündung. Jena 1908.
[2]) Nagoya: Frankfurt. Zeitschr. f. Pathol. Bd. 14. 1913.
[3]) Oberndorfer: Beitrag zur pathologischen Anatomie der chronischen Appendicitis. Hab.Schr. Jena 1906.
[4]) Göbel: Virchows Arch. f. pathol. Anat. u. Physiol. Bd. 136. 1894.
[5]) Külz: Beitr. z. pathol. Anat. u. z. allg. Pathol. Bd. 25. 1899.
[6]) Ebstein: Krankheiten der Harnorgane, in Schwalbes Lehrbuch der Greisenkrankheit 1909, S. 411ff.

ruli [KAUFMANN[1])]; welches der primäre Prozeß dabei ist, ist noch nicht erwiesen. RÖSSLE betont im Gegensatz zu anderen Autoren, daß eine Gleichmäßigkeit des Schwundes von Mark und Rinde nicht immer besteht. Alterspigment findet sich in der Niere nicht so regelmäßig wie an anderen Organen; es kann sich nach neueren Untersuchungen auf alle Teile der Niere erstrecken. Das feinste Bindegewebe ist zumeist vermehrt. Das Fett breitet sich besonders im Markinterstitium aus. Nach RÖSSLE und PRYM[2]) ist die Verbreiterung des Markgerüstes eine physiologische Alterserscheinung. Als Alterssklerose des Nierenmarks wird die Verbreiterung des Interstitiums mit sekundärer Verfettung bezeichnet [KAYSER-PETERSEN unter ASCHOFF[3])]. Sie beginnt schon im zweiten Jahrzehnt und findet sich jenseits des 60. Lebensjahres immer. Selten vermißt werden im Alter auch Cystenbildungen, ebenso wie Verdickungen der Kapsel. Das Gewicht der Niere soll nach Messungen von GEIST[4]) im Gegensatz zu den vorausgegangenen Perioden wieder zunehmen; neuere Beobachtungen ergaben aber, daß das durchschnittliche Nierengewicht bis ins höchste Greisenalter abnimmt [BÖNING[5]) unter RÖSSLE]. Es ist, wenn man die arteriosklerotische Gefäßveränderung stets als pathologischen Vorgang ansieht, nicht berechtigt, schlechthin von einer „physiologischen" granulierten senilen Atrophie der Niere zu sprechen. Zwar wird die Abgrenzung gegen die arteriosklerotische Schrumpfniere meist keine Schwierigkeiten bereiten, um so mehr ist das aber gegenüber pathologischen Formen der Granularatrophie der Fall. Als normale Altersform im strengsten Sinne muß wohl die senile Atrophie mit glatter Oberfläche gelten. Beachtenswert ist, daß auch die erfahrensten Bearbeiter dieses Gebietes auf die fließenden Übergänge zwischen arteriosklerotischer Schrumpfniere und einfacher Atrophie hinweisen [ASCHOFF, JORES[6])]. Vom physiologischen Standpunkt ist aber viel wesentlicher, daß *bei aller Ähnlichkeit des morphologischen Baues* der Altersniere mit Formen der Schrumpfniere das *funktionelle* Verhalten wichtige und für die Beurteilung des Alternsvorganges entscheidende Differenzen aufweist.

Die sehr häufigen Veränderungen in den Harnleitern und der Blase alter Leute sind durchweg pathologischen Ursprunges[7]). GEIST[8]) erwähnt als Alterserscheinung der Blase die Hypertrophie der Muscularis. Wahrscheinlich aber handelt es sich, wie die Untersuchungen CASPERS[9]) zeigen, um eine Bindegewebsdegeneration der Muskulatur. RÖSSLE weist auf den Ersatz der Muskulatur durch elastisches Gewebe hin und erinnert an die Ähnlichkeit dieser Veränderungen mit den an Gefäßen, Magen, Leber, Milz gefundenen.

6. Der Geschlechtsapparat. Das Altern der Geschlechtsorgane galt von jeher als ein Zentralproblem der Altersforschung. Man hat sogar die Entwicklung

---

[1]) KAUFMANN: Lehrbuch der speziellen pathologischen Anatomie.

[2]) PRYM: Virchows Arch. f. pathol. Anat. u. Physiol. Bd. 196. 1909; Frankfurt. Zeitschr. f. Pathol. Bd. 5. 1910.

[3]) KAYSER-PETERSEN: Über den sog. Fettinfarkt der Niere. Ein Beitrag zu den Altersveränderungen der Niere. Inaug-Dissert. Freiburg 1912.

[4]) GEIST: Zitiert auf S. 754.   [5]) BÖNING: Zitiert auf S. 776.

[6]) JORES: Zitiert auf S. 797.

[7]) Bekannt geworden ist von den zahlreichen älteren Arbeiten zu diesem Thema die von der k. k. medizinisch-chirurgischen Josephsakademie in Wien im Juli 1806 gestellte Preisaufgabe, die von S. TH. SÖMMERING (Abhandlung über die schnell und langsam tödlichen Krankheiten der Harnblase und Harnröhre im hohen Alter. Frankfurt a. M. 1809) gelöst wurde. In der Geschichte der Medizin spielen die Alterskrankheiten der Harnwerkzeuge eine größere Rolle. S. hierüber bei EBSTEIN: in SCHWALBES Lehrbuch der Greisenkrankheit, Stuttgart 1909.

[8]) GEIST: Zitiert auf S. 754.

[9]) CASPER: Berlin. klin. Wochenschr. 1912, S. 717.

und Involution des Sexualapparates als die Ursache des Alterns angesehen. In der Tat bedeuten ja auch die Umstimmungszeiten der Generationsorgane wichtigste Marken der Entwicklung des Menschen (Pubertät, Klimakterium). Der Geschlechtsapparat zeigt die auffällige Erscheinung, daß er in allen seinen Teilen ziemlich gleichmäßig altert. Aber trotz dieser Sonderstellung des Geschlechts-apparates unter den Alterserscheinungen sind die Beziehungen zum Alterns-vorgang selber keine anderen als die Entwicklung und Rückbildung anderer Organe. Wenn auch vorzeitige Involutionserscheinungen des Sexualapparates die äußere Erscheinung des Individuums unter Umständen altersgemäß umstimmen können, so besteht in solchen pathologischen Vorgängen nur eine Ähnlichkeit mit dem eigentlichen normalen Altern. Im allgemeinen altern die Geschlechts-organe mit dem gesamten Organismus. Bei den großen individuellen Schwan-kungen der Beschaffenheit der äußeren Genitalien beider Geschlechter sind Ge-setzmäßigkeiten der Altersinvolution bei verschiedenen Individuen oft schwer festzustellen. Die Veränderungen der Pubes, der äußeren Haut, des Fettpolsters, unterscheiden sich nicht wesentlich von den Alterszeichen der äußeren Bedeckung an anderen Körperteilen (s. S. 791).

Die Strukturveränderungen des *Hodens* sind die gleichen wie diejenigen anderer parenchymatöser Organe. Eine Atrophie der Hoden ist etwa vom 50. Lebensjahre an meist vorhanden.

Die Entwicklung der jugendlichen Hoden ist in letzter Zeit Gegenstand lebhafter Kontroversen gewesen, besonders hinsichtlich der Bedeutung des Interstitiums. Es ist hier kaum möglich, krankhafte Störung von normalen Entwicklungsstadien scharf abzugrenzen [s. Rössle].

Auch hinsichtlich der von Simmonds[1]) beschriebenen Altersveränderungen der Hoden, die in Wandverdickung und Verengerung der Kanälchen besteht, ist die Auffassung der Anatomen geteilt. Die sog. Fibrosis testis steht mit arterio-sklerotischen oder spezifisch infektiösen Veränderungen (Lues) in Zusammen-hang, ist also sicherlich eine pathologische Erscheinung. Wie vorsichtig man in der Beurteilung von Symptomen „reinen Alterns" sein muß, geht aus der Tatsache hervor, daß in zahlreichen Fällen bis ins höchste Alter hinauf eine Spermatogenese nachweisbar ist. Eine eigene Entwicklung machen die Zwischen-zellen durch.

Bereits vom 9. Embryonalmonat ab zeigen sie eine rückläufige Entwicklung. In den ersten Lebensjahren besteht Protoplasmareichtum; mit zunehmender Ausbildung der Hoden-kanälchen im Alter von 14—15 Jahren sollen sie nach der Ansicht von v. Hansemann[2]), die aber nicht unwidersprochen geblieben ist, verschwinden.

Die Zahl der Zwischenzellen soll im hohen Alter wieder zunehmen [Span-garo[3])]. Über das Verhalten des Pigments und den Fettgehalt liegen ab-schließende Ergebnisse noch nicht vor.

Die Alterserscheinungen am *Samenstrang* werden durch Zunahme des Fett-gewebes, Erweiterung der Venen und Rückbildung der Muskelfasern des Cre-master charakterisiert [siehe Eberth[4])]. In der Samenblase tritt eine Änderung im Mengenverhältnis des elastischen Gewebes zum Bindegewebe und Pigment-ansammlung hervor. Elastisches Gewebe scheint sich stärker erst in der Puber-tätszeit auszubilden, ebenso auch Pigment [Maas, Oberndorfer, Namba[5])].

---

[1]) Simmonds: Virchows Arch. f. pathol. Anat. u. Physiol. Bd. 201. 1910.
[2]) v. Hansemann: Virchows Arch. f. pathol. Anat. u. Physiol. Bd. 142. 1895.
[3]) Spangaro: Anat. Hefte Bd. 60. 1901.
[4]) Eberth: Die männlichen Geschlechtsorgane. Handb. d. Anat., herausg. v. Barde-leben 1904.
[5]) Maas: Arch. f. mikroskop. Anat. Bd. 34. 1889. — Oberndorfer: Beitr. z. pathol. Anat. u. z. allg. Pathol. Bd. 31. 1902. — Namba: Frankfurt. Zeitschr. f. Pathol. Bd. 8. 1911.

Im höheren Alter wird das Verhältnis elastische Fasern : Bindegewebe wieder zugunsten des Bindegewebes verschoben.

Die Frage, ob es eine senile Atrophie der *Prostata* gibt, ist noch umstritten. Sicherlich spielt eine Atrophie gegenüber den bekannten hypertrophischen Prozessen in praxi eine nur geringe Rolle.

HADA[1]) hat den Entwicklungsgang der Prostata studiert. Die Differenzierung zwischen Drüse und Epithel setzt um die Zeit der Pubertät ein. Hand in Hand hiermit geht eine Anreicherung durch Lipoide; das Zwischengewebe nimmt erst allmählich seinen fibromuskulären Charakter an. Die Entwicklung der Drüse dürfte um das 30. Lebensjahr abgeschlossen sein.

Mit dem 50. Jahre beginnen die senilen Veränderungen, die in hyaliner Entartung und Atrophie der Drüsen und Ersatz der Muskulatur durch Bindegewebe bestehen.

Die äußere Form und das Volumen der *Ovarien* ist ganz besonders individuellen Schwankungen unterworfen, so daß Entwicklungsdifferenzen nur mit großer Kritik festzustellen sind. Der im Zustand der Menopause befindliche weibliche Sexualapparat wurde früher immer als ein typisches Beispiel einer Organaltersveränderung angesehen. Vom pathologisch-anatomischen Standpunkt ist aber, wie RÖSSLE betont, die in der *Menopause* einsetzende *Atrophie des Ovariums nicht ohne weiteres als ein seniler Vorgang anzusprechen.* Das typische Merkmal des Eierstocks in der Menopause besteht in dem Aufhören der Follikelbildung; die senile Atrophie führt aber zum Schwund der gesamten Keimdrüse in allen ihren Teilen. Äußerlich zeigt das senile Ovarium häufig eine eigentümlich gewundene Form (Ovarium gyratum) mit einer derben schwieligen Rinde. Nach ASCHOFF[2]) sind im hohen Alter die Corpora candicantia und fibrosa von der Rinde in die Marksubstanz verlagert; die Primordialfollikel sind vollkommen geschwunden, das fibrilläre Gewebe der Rinde ist vermehrt. Ein Teil der Altersveränderungen steht in engstem Zusammenhang mit den Veränderungen der Gefäße des Ovariums.

Zahlreiche Untersuchungen liegen vor, über die Altersveränderungen des *Uterus.* Die postfötale histologische Entwicklung ist besonders von OGATA[3]) studiert worden. Während im Kindesalter das Bindegewebe überwiegt, tritt das Muskelgewebe erst mit der Pubertät deutlicher hervor. Zur Zeit des Klimakteriums beginnt eine Verschiebung dieses Verhältnisses in rückläufigem Sinne. Wie bei vielen anderen Organen nehmen die elastischen Fasern mit dem Alter zu. Die Schleimhaut wird atrophisch. Als physiologische Gefäßveränderungen sind die Menstruations- und Graviditätssklerosen aufzufassen. RÖSSLE betont aber die Schwierigkeit, die Atherosklerose des Uterus gegen diese menstruellen und puerperalen Sklerosen abzugrenzen. Die Schleimhaut, die in verschiedenen Entwicklungsaltern mit höher- oder niederdifferenziertem Epithel ausgekleidet ist, wird im hohen Alter stark atrophisch. Naturgemäß sind die reinen Involutionsvorgänge durch das vorausgegangene Schicksal vielfach modifiziert. So ist es ohne weiteres auch verständlich, daß Form, Gewicht, Lagerung des Uterus im hohen Alter in weiten Grenzen variiert. Innerhalb der individuellen Entwicklung ist aber die *Atrophie* aller Teile das hervorstechende Merkmal. Die Tuben werden im Alter dünner; sie erscheinen geschrumpft. GEIST fand in keinem Falle die Uterusmündung für die Sonde durchlässig. Nach RÖSSLE ist die Verödung der Lichtung nicht physiologisch. Darüber, ob das elastische Gewebe in den Tuben im Alter zunimmt oder sich vermindert, bestehen Kontroversen.

---

[1]) HADA: Fol. urolog. Bd. 9. 1914.
[2]) ASCHOFF: Lehrbuch der speziellen pathologischen Anatomie. 3. Aufl.
[3]) OGATA: Hegars Beitr. z. Geburtsh. u. Gynäkol. Bd. 13. 1908.

Die *Brustdrüse* zeigt nach den Untersuchungen Hedingers[1]) oft schon lange vor der Menopause deutliche Zeichen der Rückbildung. Rössle betrachtet diesen Vorgang geradezu als ein Paradigma für das isolierte Altern eines Organs.

Die Milchgänge sind schon im frühesten Säuglingsalter ausgebildet, allerdings ohne Terminalbläschen. Als Zeichen der Reife ist neben der Entwicklung der elastischen Fasern die Differenzierung des drüsigen Anteils anzusehen.

Im Alter schrumpfen Drüsen und Bindegewebe, die Milchgänge obliterieren. Das elastische Gewebe vermehrt sich nicht mehr; es degeneriert. Das Fett schwindet mit dem Aufhören der Menstruation; sicher sind aber nach dem 60. Lebensjahre die Endbläschen selten mehr wahrnehmbar [Scanzoni[2])]. Das Epithel der Milchgänge wird im Alter einschichtig und abgeplattet.

7. Die endokrinen Organe. Wenn eine Reihe von Forschern, in erster Linie Horsley, Lorand Gley[3]), die Ansicht vertreten haben, daß das Altern in hervorragendem Maße durch Schädigungen der Blutdrüsen bedingt sei, so ist diese Annahme durch *pathologisch-anatomische Befunde sicherlich nicht begründet*. Von den physiologischen Begründungen ist an anderer Stelle die Rede. Aus den anatomischen Befunden am Menschen, die an sich sehr spärlich sind, geht nur so viel hervor, daß auch die endokrinen Organe mit den anderen Organen des Körpers altern bzw. Alterserscheinungen aufweisen. Von allgemeinen Alterserscheinungen der endokrinen Drüsen ist zu erwähnen die Atrophie des Parenchyms, eine relative Bindegewebsvermehrung und unter Umständen ein Pigmentzuwachs. Lediglich aus Gewichtsvergleichungen, wie sie Wideroe[4]) für Nebenniere, Schilddrüse und Pankreas, Hammar[5]) für die Thymusdrüse durchgeführt haben, lassen sich Rückschlüsse auf das Alter des Individuums nicht ziehen; es bestehen außerordentlich große individuelle, rassenmäßige, geographische Schwankungen. Auch muß berücksichtigt werden, daß diese Organe in ganz besonderer Weise auf fast alle pathologischen Vorgänge, die den gesamten Organismus betreffen, reagieren.

Die alternde *Schilddrüse* ist charakterisiert durch die Rückbildung der Follikel, die Sklerose der Grundsubstanz und einer Bindegewebsvermehrung, von der im einzelnen Falle oft schwer auszusagen ist, ob sie relativ oder absolut statthat. Das Kolloid soll dunkler werden [Kehl[6])]; hinsichtlich seiner Menge und Anordnung gehen die Meinungen auseinander.

Entsprechend dem Aufbau der *Hypophyse* zeigen die einzelnen Teile der Drüsen verschiedenartige Altersveränderungen. Simmonds[7]) fand bei 800 Wägungen, daß das Gewicht der Hypophyse in der Pubertät beider Geschlechter stark, danach bis zum 40. Lebensjahre in etwas geringerem Grade zunimmt, um dann langsam abzufallen. Nach diesen Daten beträgt das Gewicht im hohen Alter ebensoviel wie in der Pubertät. Die Gewichte der Hypophysen bei weiblichen Personen erwiesen sich als größer als bei Männern. Besonders stark sind die Geschlechtsdifferenzen zwischen 50 und 70 Jahren; hier beträgt die Differenz beinahe 30% des Gewichts der männlichen Hypophyse. Von den Alterserscheinungen des Vorderlappens ist hervorzuheben die relative Abnahme der eosinophilen Zellen und der Hauptzellen. Der Fettgehalt der

---

[1]) Hedinger: Berlin. klin. Wochenschr. 1914, Nr. 11.

[2]) Scanzoni: Krankheiten der weiblichen Brüste und Harnwerkzeuge. Prag 1855. Zitiert nach Geist.

[3]) Horsley und Lorand Gley: Zitiert auf S. 754.

[4]) Wideroe: Dtsch. med. Wochenschr. 1910, Nr. 43.

[5]) Hammar: Ergebn. d. Anat. u. Entwicklungsgesch. Bd. 19. 1910, und weitere zahlreiche Arbeiten.

[6]) Kehl: Virchows Arch. f. pathol. Anat. u. Physiol. Bd. 216. 1924.

[7]) Simmonds: Verhandl. d. dtsch. pathol. Ges. (17. Tagung) 1914.

Hauptzellen soll zunehmen [Erdheim[1])]. Der Hinterlappen zeigt geringere Atrophie als der Vorderlappen. Die Pigmentierung der Gliafasern nimmt zu. Bei der Pars intermedia hört die mit der Pubertät einsetzende Einwanderung von Zellen in den Hinterlappen mit dem Greisenalter auf [Aschoff[2])].

Wie die gesamte Entwicklung, so sind vor allem die Rückbildungserscheinungen beim *Thymus* noch sehr umstritten. Die von verschiedenen Autoren, besonders von Hammar[3]), gegebenen Zahlen von Thymusgewichten werden hinsichtlich ihrer Bedeutung für die Altersschätzung neuerdings sehr angezweifelt [R. Jaffé[4])]. Alle pathologischen Vorgänge im Organismus führen wahrscheinlich zu Reaktionen auf den Thymus und können somit Strukturveränderungen bedingen. Der Wert wahllos vorgenommener Messungen wird dadurch stark eingeengt. Die Hassalschen Körper sollen noch im hohen Alter entstehen [Hart[5])]. Mit der Altersatrophie geht Fettgewebevermehrung einher. Entgegen früheren Ansichten soll Thymusgewebe bis ins hohe Alter unter physiologischen Bedingungen noch nachzuweisen sein. Keinesfalls lassen sich durch die Röntgenmethode einwandfreie Resultate über die Thymusgröße unter normalen Verhältnissen erzielen.

Über anatomische Altersveränderungen des *Pankreas* ist nicht viel bekannt. Rössle[6]) erwähnt lediglich eine Angabe Tokumitsus, wonach die Zahl der Langerhansschen Inseln im Kindesalter zunimmt, in der Pubertät abnimmt, und sich im Greisenalter wieder vermehrt.

Der Gewichtsverlust der *Nebennieren* ist nach Landau[7]) im Alter gering. Der sog. Greisentyp der Nebenniere zeichnet sich durch auffallend schmale Markzüge und verkleinerte Follikel aus. Das Bindegewebe ist relativ bzw. absolut vermehrt. Die Grenze zwischen Mark und Rinde ist oft schwierig zu erkennen, das Nebennierenmark nimmt mit dem Alter an Umfang ab. Landau beschreibt die Entwicklung der Rinde in mehreren Stufen: im ersten und noch im zweiten Lebensjahrzehnt ist die Glomerulosa breit, im dritten Jahrzehnt weniger. Ähnlich wie bei der Hypophyse bestehen erhebliche Geschlechtsdifferenzen. Die Reticularis der reifen Männer enthält mehr Pigment als bei Frauen gleichen Alters; bei Frauen ist die Glomerulosa breiter als bei Männern. Im vierten Lebensjahrzehnt ist diese Geschlechtsdifferenz sehr beträchtlich. Im hohen Greisenalter, in dem die Glomerulosa überhaupt zu schwinden beginnt, verwischen sich die Geschlechtsunterschiede.

Über die Altersveränderungen der *Epithelkörperchen* liegen nur sehr spärliche Angaben vor[8]). Die Ausbildung der Drüsenform scheint nach den Untersuchungen Erdheims[9]) erst eine Errungenschaft der Pubertätsperiode und späterer Lebensjahre zu sein.

Bei der *Epiphyse* treten im höheren Alter die zelligen Anteile gegenüber dem Interstitium zurück. Meist kommt es zu Verkalkung. Nach den Untersuchungen von Münzer[10]) und Marburg[11]) zeigt die Drüse in der Jugend eine kugelige,

---

[1]) Erdheim: Beitr. z. pathol. Anat. u. z. allg. Pathol. Bd. 46. 1909.
[2]) Aschoff: Münch. med. Wochenschr. 1913, S. 782 (Ref.).
[3]) Hammar: Zitiert auf S. 804.
[4]) Jaffé, R., und H. Wiesbader: Klin. Wochenschr. 1925, S. 493.
[5]) Hart: Virchows Arch. f. pathol. Anat. u. Physiol. Bd. 207. 1912.
[6]) Rössle: Zitiert auf S. 758.
[7]) Landau: Die Nebennierenrinde, Jena 1915, u. eine Reihe anderer dort zitierter Arbeiten.
[8]) Eine soeben erschienene Arbeit von F. Danisch (Frankfurt. Zeitschr. f. Pathol. Bd. 30 1924 kommt zu dem Schluß, daß Größe und Gewicht der Epithelkörperchen im Alter sich nicht verändert, doch scheint sich das Pigment zu vermehren.
[9]) Erdheim: Beitr. z. pathol. Anat. u. z. allg. Pathol. Bd. 23. 1903.
[10]) Münzer: Berlin. klin. Wochenschr. 1911, Nr. 37.
[11]) Marburg: Arb. a. d. neurol. Inst. d. Wiener Univ. Bd. 17. 1909.

im Alter eine flache Form. Die Rückbildungserscheinungen dieses Organs sollen sich bekanntlich in früher Jugend schon bemerkbar machen. Klinisch werden manche Formen von Frühreife auf vorzeitige Entartung der Epiphyse zurückgeführt. Im Röntgenbild sind relativ häufig die Schatten eines Kalkherdes in der Epiphysengegend nachzuweisen. Der pathognomonische Wert dieser Erscheinung ist noch umstritten. Auch die alternde *Carotisdrüse* und die *Steißdrüsen* zeigen die charakteristische Involutionsveränderung: die Zunahme des bindegewebigen Stromas gegenüber dem Drüsengewebe.

      8. Die Bestandteile des Blutes und die für die Blutbildung wichtigen Organe einschließlich Lymphdrüsen. Die in der Literatur niedergelegten Beobachtungen über die Blutzusammensetzung in Abhängigkeit vom Alternsvorgang sind außerordentlich widerspruchsvoll. Während ältere Untersucher durchweg eine Verminderung der Zahl der Erythrocyten angeben [Denis, Robin, Lecanu u. a.[1])], andere einen wesentlichen Unterschied der Zahlen zwischen hohem und mittlerem Lebensalter nicht finden, machten neuerdings Grawitz[2]) und Schlesinger[3]) auf eine im Senium auftretende Vermehrung der roten Blutkörperchen aufmerksam. Bei Naegeli[4]) und Schilling[5]) finden sich über Altersveränderungen nur sehr spärliche Angaben. Bekannt ist die bei Säuglingen bestehende Polycythämie. Die bisherigen Untersuchungen reichen zur Entscheidung der Frage, ob die beschriebene Oligocythämie oder die Hyperglobulie das Normale ist, noch nicht aus. Fast alle Autoren betonen eine Herabsetzung des Hämoglobingehaltes im höheren Lebensalter. Die Altersveränderungen der einzelnen Leukocyten sind bekannt. Die Polymorphie des Zellkernes gilt als charakteristisches Alterszeichen der einzelnen Zelle. Kontroversen unter den Forschern bestehen lediglich hinsichtlich der Auffassung, wie weit der Begriff der „Jugendform" zu gelten hat [Arneth[6]), Schilling[5]), Naegeli[4])]. Nach einzelnen Autoren soll die Gesamtzahl der Leukocyten — wie in der Jugend — so auch im hohen Alter vermehrt sein.

      Bei den starken individuellen Schwankungen innerhalb der gleichen Lebensstufe und der erst neuerdings wieder festgestellten Abhängigkeit von allen möglichen exogenen Faktoren müssen alle Zahlenangaben als revisionsbedürftig angesehen werden. Die hämatologischen Ergebnisse der jüngsten Zeit haben uns gelehrt, daß, ganz abgesehen von krankhaften Einwirkungen im Laufe der Tageszeit, unter dem Einfluß der Nahrung und der Körpertätigkeit Veränderungen der Blutzellenzahlen bei dem gleichen Individuum auftreten, die, wenn man sie den beschriebenen Altersdifferenzen gegenüberhält, sehr schwer ins Gewicht fallen. Eigene, bisher nicht veröffentlichte Untersuchungen, die gemeinsam mit Frl. Dr. Corell bei hochbetagten Gesunden angestellt wurden, ergaben *keine wesentlichen Unterschiede im Hämoglobingehalt wie in den Zellenzahlen gegenüber früheren Altersstufen.* Die krankhaften Einflüsse auf das Blutbild machen sich nach unseren Beobachtungen im hohen Alter nicht minder geltend als in der Jugend; auch die Geschlechtsunterschiede bestehen fort. Die Blässe des Greises ist auf andere Ursachen zu beziehen als auf die Blutzusammen-

---

    [1]) Denis: Recherches expérimentales sur le sang 1830 (zitiert nach Demange). — Robin: Mém. de la soc. de biol. Bd. 1. 1850. — Le Canu: Traité de l'albuminurie et du mal de Bright. Paris 1888.
    [2]) Grawitz: Das Blut im Greisenalter. Lehrbuch d. Greisenkrankh., herausg. v. Schwalbe: Zitiert auf S. 754.
    [3]) Schlesinger: Zitiert auf S. 754.
    [4]) Naegeli: Lehrbuch der Blutkrankheiten. 3. Aufl. Berlin u. Leipzig 1921.
    [5]) Schilling: Das Blutbild und seine klinische Verwertung. 3. u. 4. Aufl. Jena 1924.
    [6]) Arneth: Qualitative Leukocytose. Leipzig 1920.

setzung. Auffällig erschien uns bei den Höchstbetagten eine *Linksverschiebung* des weißen Blutbildes.

Seit langem ist bekannt, daß sich die Beschaffenheit des *Knochenmarks* mit dem Alter ändert. Bei sehr großen individuellen Schwankungen sind aber diese Veränderungen unter physiologischen Verhältnissen keine sehr großen. Fest steht, daß mit zunehmendem Alter sich das ursprünglich myeloide kindliche Knochenmark allmählich in Fettmark umwandelt. Die gallertige Atrophie, die vielfach als typisches Alterszeichen aufgefaßt wurde, ist nach HEDINGER[1]) und RÖSSLE[2]) eine pathologische Altersveränderung. Auch das Verhältnis der zelligen Elemente untereinander und zur Intercellularsubstanz ist mit zunehmendem Alter geändert.

Das Gewicht der Milz nimmt im höheren Alter nach den von GEIST[3]) veröffentlichten Zahlen schnell ab. Die Pulpa schwindet, ebenso wie die MALPIGHIschen Körperchen. Das Zwischengewebe tritt stärker hervor. Mit zunehmendem Alter findet man stärkeren Hämosideringehalt; auch das Fett ist vermehrt.

Die Altersveränderungen des *Lymphdrüsensystems* sind, soweit sie die Evolutionsperiode betreffen, von pädiatrisch klinischer Seite vielfach erörtert worden. Während die kindlichen Lymphdrüsen sich durch großen Reichtum an Follikeln auszeichnen, weisen die senil atrophischen Drüsen im Gegensatz hierzu oft keinen einzigen Follikel mehr auf. Das Gerüst und in ihm die elastischen Fasern treten hervor; es kommt zu starker Fettwucherung im Drüsenhilus. Häufig obliterieren die Lymphgefäße.

9. Haut. Sinnesorgane. Hinsichtlich der Hautveränderungen makroskopischer Art sei auf den Abschnitt „Altersschätzung" (S. 781) verwiesen. Die Haut ist nicht nur vom Standpunkt des Laien aus, sondern auch für die wissenschaftliche Betrachtungsweise vorerst noch eines der wichtigsten Kriterien der Altersschätzung. Die Frage der Zuverlässigkeit dieses Merkmals ist gleichfalls an anderer Stelle erörtert. Nach M. B. SCHMIDT[4]) treten die ersten Altersveränderungen der Haut in der Cutis auf, und zwar in den obersten Schichten. Das Bindegewebe schwindet; das elastische Netz rückt zusammen. Die oberflächlich gelegenen Fasern zerfallen zu Körnchen. Die sog. Haarscheiben sind bei Greisen nur schwer nachweisbar. Eine Reihe von Untersuchungen neuerer Zeit haben das Verhalten des Pigmentes, die Lokalisation und Beschaffenheit des Fettgewebes im höheren Lebensalter zum Gegenstand. Als physiologische Alterserscheinungen ist auch der Schwund und die teilweise Verlegung der Capillaren anzusehen. Auch die Schweiß- und Talgdrüsen zeigen altersatrophische Prozesse. Der Spannungsgrad der Haut hängt sehr wesentlich von der Beschaffenheit des Unterhautzellgewebes ab; hier spielt vor allem der Fettgehalt und die Fettzusammensetzung mit.

Nicht in allen Teilen des Körpers sind die Altersveränderungen der Haut in gleicher Weise ausgeprägt. Besonders früh und hochgradig finden wir sie im Gesicht, weniger stark auf den Handrücken und evtl. an den Vorderarmen. Von großer Bedeutung für die Ausbildung der Alterserscheinungen sind klimatische, funktionelle und berufliche Bedingungen. Die Hautpflege kann den Prozeß verlangsamen und begünstigen. Daß kosmetische Prozeduren auf die Dauer nicht nur „verjüngend" wirken, ist bekannt.

Die Altersveränderungen der *Haare* und *Nägel* bestehen vor allem in Atrophie. Die Lebensdauer des einzelnen Kopfhaares soll nach einer Angabe bei STÖHR[5])

---

[1]) HEDINGER: Berlin. klin. Wochenschr. 1913, Nr. 46.
[2]) RÖSSLE: Zitiert auf S. 758.   [3]) GEIST: Zitiert auf S. 754.
[4]) SCHMIDT: Virchows Arch. f. pathol. Anat. u. Physiol. Bd. 125. 1891.
[5]) STÖHR: Lehrbuch der Histologie. 14. Aufl. Jena 1911.

1600 Tage betragen. Die Haarwurzel atrophiert mit Zunahme des Alters. Die Nägel des Greises sind trocken, rissig, glanzlos. Es kommt zu Querstreifungen und Gelbfärbung. Gerade an den sog. Altersveränderungen der Haut erkennen wir sehr deutlich, daß es keine typischen, für den Alternsprozeß charakteristischen Veränderungen gibt. Wir finden die gleichen Symptome, wie sie unter krankhaften Einwirkungen in jedem Lebensalter beobachtet werden. Wir bezeichnen die geschilderten Veränderungen nur deshalb als Alterszeichen, weil sie sich mit zunehmendem Alter nach unseren Erfahrungen bei der Mehrzahl der Menschen spontan (?) entwickeln.

Die Altersveränderungen der *Sinnesorgane* betreffen im wesentlichen die peripheren Teile des rezipierenden Apparates. Die Unterscheidung physiologischer und krankhafter Alterserscheinungen ist recht schwierig. Viel wichtiger als die morphologischen Veränderungen sind die funktionellen Alterszeichen. Altersveränderungen betreffen vor allen Dingen den Bulbus des *Auges* [Salzmann[1]), v. Hippel[2]), Hess[3])]. Wachstums- und Alterserscheinungen sind in der Evolutionsperiode des Auges kaum voneinander zu trennen. Die volle Ausbildung des Sehapparates — Pigmentierung der Uvea, der Nervenapparat, die Linse — vollendet sich erst relativ spät nach der Geburt. Von den senilen Veränderungen sind besonders zu erwähnen der Greisenbogen der Cornea, die Gelbfärbung und die Alterssklerose der Linse. Eine ausführliche monographische Darstellung der Alterserscheinungen des Auges gibt Attias[4]). Histologisch herrschen mit zunehmendem Alter Verfettung und Bindegewebssklerose vor. Fetteinlagerung findet sich vor allem im Corpus ciliare und in den verschiedenen Schichten der Sklera; Sklerose ebenfalls im Corpus ciliare, in den äußeren Augenmuskeln und in den Aderhautgefäßen. Der Kern der Linse nimmt auf Kosten der Rinde an Ausdehnung zu.

Inwieweit der Altersveränderung der Linse eine Sklerose des Trommelfells als physiologische Alterserscheinung des *Gehörapparates* entspricht, ist noch nicht sichergestellt. Apriori sind solche Veränderungen am Ohr schon wegen der typischen Involutionsveränderungen an den benachbarten Knochenpartien, dem Processus mastoideus, der Tuba Eustachii zu erwarten. Ob die chronische, progressive, labyrinthäre Alterstaubheit eine physiologische Involutionserscheinung ist [Manasse[5])], ist zweifelhaft. Die Beurteilung der anatomischen Veränderungen ist ohne Berücksichtigung der Funktion nicht möglich. Da die Leistung der Sinnesapparate meist aus indirekten sekundären, differenzierten Funktionen, wie es der primitive Sinneseindruck ist, abgeleitet wird, ist den sog. morphologischen Abnutzungszeiten am peripheren Apparat ohne den Nachweis deutlicher Funktionsstörungen ein relativ geringer Wert zuzumessen.

10. Das Nervensystem. Weitaus am schwierigsten, auch vom anatomischen Standpunkt zu beurteilen, sind sog. Alterszeichen am Nervensystem des Menschen, vor allem deshalb, weil dieses höchstdifferenzierte System in keinem seiner Teile schon bei dem gleichen Individuum strukturelle Gesetzmäßigkeiten erkennen läßt und weil, wie wir heute erkennen, die pathologische Forschung selbst bei schweren Läsionen über das Gröbste kaum hinausgelangt ist. Die Korrelation zwischen Struktur und Funktion setzt so unendlich viele unbekannte

---

[1]) Salzmann: Anatomie und Histologie des menschlichen Augapfels im Normalzustand, seine Entwicklung und sein Alter. Leipzig u. Wien 1912.
[2]) v. Hippel: v. Gräfes Arch. f. Ophth. Bd. 45. 1898.
[3]) Hess: Pathologie und Therapie des Linsensystems. Handb. d. Augenheilk.
[4]) Attias: v. Gräfes Arch. f. Ophth. Bd. 81.
[5]) Manasse: Über chronische, progressive, labyrinthäre Taubheit. Wiesbaden 1906.

variable Faktoren voraus, daß nur ganz wenige große Zusammenhänge an einigen Teilen des Nervensystems meist in grobtopographischem Sinne als geklärt gelten können. Nichtsdestoweniger haben gerade die sog. Altersveränderungen am Zentralnervensystem vielfache Bearbeitungen gefunden. Zumeist — und das scheint uns für die Bewertung dieser Untersuchungen entscheidend — ohne Berücksichtigung des funktionellen Anteils der Veränderungen.

Makroskopische Alterszeichen an den peripheren Nerven und am Rückenmark sind kaum bekannt. Altersatrophische Prozesse werden zwar von älteren Autoren [CRUVEILHIER, LEYDEN[1])] beschrieben; es dürfte sich aber hierbei, wie auch DEMANGE[2]) hervorhebt, um Teilerscheinungen eines allgemeinen Marasmus, d. h. um ausgesprochen pathologische Veränderungen handeln. Systematische Untersuchungen über die peripheren Nerven liegen überhaupt noch nicht vor.

Als makroskopische Alterszeichen des Gehirns gelten: Allgemeine Atrophie, Verdickung der Meningen, besonders der Pia, Verschmälerung der Windungen der Rinde, Klaffen der Furchen, Erweiterung der Ventrikel, Zunahme der Konsistenz. Die Atrophie vollzieht sich nicht an allen Gehirnteilen gleichmäßig. Die Bedeutung der morphologischen Alterszeichen kann nur an den funktionellen Ausfallserscheinungen, die auf sie zurückgeführt werden, gemessen werden. Hier bestehen aber weitgehende individuelle Schwankungen, die sich vor allem auch aus den berühmten Untersuchungen von v. HANSEMANN[3]) an den Gehirnen von Mommsen, Bunsen und Menzel deutlich ergeben. Die moderne radiologische Technik unter Zuhilfenahme der Encephalographie scheint nach *eigenen* Beobachtungen einen aussichtsreichen Weg zum Studium des Verhaltens der Ventrikel und der Hirnrinde in den höheren Lebensaltern schon beim Lebenden zu bieten. Selbstverständlich kommt diese Methode nur bei differentialdiagnostisch schwierigen pathologischen Fällen zur Verwendung. Bei der Beurteilung der Funktionstüchtigkeit des Gehirns spielt in einem gewissen Gegensatz zu den anderen Organen Volumverlust, Gewichtsabnahme eine nur geringe Rolle. Bekanntlich hat das Gehirn beim Säugling bei geringer Differenzierung seine relativ größten Ausmaße. Auf die sehr heftig bekämpften Anschauungen MÜHLMANNS[4]), der die Abnahme des relativen Hirngewichts vom Beginn der postfötalen Entwicklung an als ein Degenerationszeichen deutet, wurde bereits verwiesen. Neben Forschungen von anatomischer Seite spielen Untersuchungen über die Natur der Rückbildungsvorgänge im Gehirn in Verbindung mit ihren klinischen seelischen Äußerungen eine sehr große Rolle in der psychiatrischen und hirnpathologischen Literatur.

Es besteht eine lebhafte Diskussion sowohl über das Substrat der normalen psychischen Involution als vor allem auch über die Abgrenzung der arteriosklerotischen und der senilen Demenz (ALZHEIMER[5]), LÉRI[6]), ROBERTSON[7]), SIEMERLING[8]), F. H. LEWY[9]), SPIELMEYER[10]) u. a.

---

[1]) CRUVEILHIER: Anatomie pathologique du corps humain. Paris 1829—1842. — LEYDEN: Klinik der Rückenmarkskrankheiten. Berlin 1874—1876.

[2]) DEMANGE: Zitiert auf S. 754.

[3]) v. HANSEMANN: Über die Gehirne von Th. Mommsen, R. W. Bunsen und A. v. Mentzel. Stuttgart 1907.

[4]) MÜHLMANN: Zitiert auf S. 758; s. auch Virchows Arch. f. pathol. Anat. u. Physiol. Bd. 253, S. 1. 1924.

[5]) ALZHEIMER: Zentralbl. f. Nervenheilk. u. Psychiatrie Bd. 18, S. 3. 1907; Zeitschr. f. d. ges. Neurol. u. Psychiatrie Bd. 4.

[6]) LÉRI: Le cerveau senil. Lille 1906.

[7]) ROBERTSON: Journal of mental science Bd. 57. 1911.

[8]) SIEMERLING: Geistes- und Nervenkrankheiten. Lehrbuch der Greisenkrankheiten, herausg. v. SCHWALBE.

[9]) LEWY, F. H.: Die Krankheitsforschung. Bd. I, S. 164. 1925.

[10]) SPIELMEYER: Die Psychosen des Rückbildungs- und Greisenalters. Handbuch der Psychiatrie, herausg. von G. ACHAFFENBURG. Leipzig u. Wien 1912.

Die klinische Trennung der Krankheitsbilder gilt, wenn auch Übergänge vorkommen, als nicht sehr schwierig, insoweit es sich um Arteriosklerose oder um die Form der senilen Demenz handelt [Kraepelin[1])]; eine erhebliche Diskrepanz besteht jedoch in der Auffassung der pathologisch-anatomischen Grundlagen der nichtarteriosklerotischen Prozesse. Es fragt sich, ob die nachgewiesenen Veränderungen, insbesondere die Alzheimerschen senilen Fibrillenveränderungen und die von Redlich[2]) zuerst beschriebenen senilen Plaques oder *Drusen* als pathologische Gebilde zu gelten haben oder ob sie sich auch beim normalen Involutionsprozeß nachweisen lassen. Eine Entscheidung ist ohne Berücksichtigung des klinischen Bildes in jedem Falle nicht möglich; die Diskussion dauert noch fort. Sicher gibt es presbyophrene Störungen auch ohne Drusenbildung. Im allgemeinen herrscht die Ansicht vor, daß der Nachweis von Drusen und Fibrillen auf eine *krankhafte* Involution hindeutet [Spielmeyer[3]), F. H. Lewy[4])]. Übergänge sind möglich, da speziell der Grad der Fibrillenveränderungen unter normalen und pathologischen Bedingungen ein schwankender ist. Das klinische Bild ist natürlich auch von dem Sitz der Prozesse abhängig; die Drusen liegen im allgemeinen mehr in der Rinde, Fibrillenveränderungen finden sich auch in subcorticalen Kernen und, wie F. H. Lewy annimmt, „in abweichender Form", sogar bis in die visceralen Kerne der Oblongata hinein.

Zu den histologischen Veränderungen des Gehirns, die für die normale Involution charakteristisch sind, rechnet man im allgemeinen: die Verkleinerung der Ganglienzellen und ihrer Fortsätze, Zerfall und Schwund der Nisslschen Granula, hyaline Degeneration der Gefäße und eine mäßige Gliose an den Stellen des Parenchymschwundes; außerdem Einlagerung von Pigment. Die Rolle des Pigmentes in den Zellen des Zentralnervensystems ist bekanntlich sehr umstritten, und es haben sich daran sehr weitgehende theoretische Schlußfolgerungen geknüpft [Ribbert[5]), v. Hansemann[6]), Mühlmann[7])]. Bei dem sehr frühzeitigen Auftreten der Pigmente in den Ganglienzellen ist es fraglich, ob diese Farbstoffe, die sich aus verschiedenen chemischen Substanzen zusammensetzen [nach den Untersuchungen von Hueck[8]), vor allem Lipofuscin und Melanin] als Alterszeichen gelten können. Die histologischen Veränderungen des Rückenmarks im höheren Lebensalter entsprechen den Veränderungen des Gehirns.

Das gehäufte Auftreten der sog. striären Krankheitsbilder in den letzten Jahren lenkte die Aufmerksamkeit auf die Ähnlichkeit mancher ihrer Symptome mit physiologischen Erscheinungen des Alters. Schon Charcot[9]) betonte die Ähnlichkeit von Haltungsanomalien bei „Paralysis agitans" mit dem Symptomenkomplex des hohen Seniums; sie müssen die Grundlage für neuere Forschungen bilden [F. H. Lewy), S. Hirsch[10])]. Trotz der Aussichten, die sich für eine physiologische Betrachtungsweise des Alternsvorganges selbst hier vielleicht ergeben können, ist zu betonen, daß sich *anatomisch* eine Sonderstellung des extrapyramipalen Systems im Involutionsprozeß des Gehirns bisher einwandfrei nicht nachweisen ließ (siehe auch S. 829).

2. Die sog. Organleistungen in Abhängigkeit vom Alternsvorgang.

Der Nachweis des Alternsvorganges an den Leistungen des Menschen, an den einzelnen Organfunktionen hat zunächst die gleichen Schwierigkeiten zu überwinden, wie die Feststellung der morphologischen Alterszeichen. Das

---

[1]) Kraepelin: Lehrbuch der Psychiatrie 1921.
[2]) Redlich: Jahrb. d. Psychiatrie u. Neurol. Bd. 17. 1898.
[3]) Spielmeyer: Histopathologie des Nervensystems. Berlin 1922.
[4]) Lewy, F. H.: Lehre vom Tonus und der Bewegung. Berlin 1924.
[5]) Ribbert: Der Tod aus Altersschwäche. Bonn 1908.
[6]) v. Hansemann: Deszendenz und Pathologie. Berlin 1909.
[7]) Mühlmann: Zitiert auf S. 809.
[8]) Hueck: Beitr. z. pathol. Anat. u. z. allg. Pathol. Bd. 54. 1912.
[9]) Charcot: Oeuvres complètes. Bd. VII. Paris 1890.
[10]) Hirsch, S.: Klin. Wochenschr. 1923, S. 1075.

bezieht sich sowohl auf die Abgrenzung einer durch Involution geänderten Leistung gegenüber dem, was man als durchschnittliche Normalleistung verstehen will, wie auf die Unterscheidbarkeit pathologischer und physiologischer Alterserscheinungen. Darüber hinaus aber bestehen allgemeine, für jede Erforschung von Funktionen eigentümliche Widerstände, die letzten Endes in der Aufgabe begründet sind, Leistungen von verschiedener zeiträumlicher Bedingtheit zueinander in vergleichbare Beziehung zu bringen. Der Vorgang der Altersschätzung haftet, wie das bereits hervorgehoben wurde, an einem Sinneseindruck von vornehmlich visueller Qualität, an einem unmittelbaren Erlebnis, das durch die Anschauung des Gesamthabitus gewonnen wird, indem naturgemäß das Strukturbild stark überwiegt. *Funktionelle* Alterszeichen müssen großenteils erschlossen werden, bedürfen häufig der Reproduktion und verlieren hierdurch an Wert für den durch den unmittelbaren Eindruck hervorgerufenen Vorgang der Altersschätzung. Eine kritische Einstellung verlangt, sich all des Problemhaften bewußt zu sein, was gegenüber der *morphologisch gegebenen Einheit des Organismus* — mag auch sie streng genommen nur in einem denkbar kurzen Zeitpunkt vorhanden sein — der in Zeit und Raum viel schwieriger abzugrenzenden *physiologischen Persönlichkeit* anhaftet. Das Kompromißmäßige der Altersschätzung in funktioneller Hinsicht wird klar, wenn man sich die syzygiologischen und korrelativen Beziehungen der Organfunktionen vergegenwärtigt.

So ist es verständlich, daß bis heute eine zusammenfassende Darstellung des Verhaltens der Funktionen im Alter eine „Physiologie des Alterns des Menschen" im engeren Sinne noch nicht existiert. Auch im Folgenden darf nicht mehr als ein erster Versuch gesehen werden, die zu diesem Thema spärlich gegebenen Daten in ein System zu bringen.

Wie bei den strukturellen Alterszeichen, so kann man auch von „Altersleistungen der Organe" nur in Beziehung zum *Gesamtzustand* des Individuums sprechen. In bestimmten Entwicklungsepochen ist das Auftreten und der Verlauf gewisser Funktionen als Alterszeichen von Bedeutung.

Das „erste Aufrichten" des Säuglings, die ersten Gangübungen, die Lautbildung des Kleinkindes, das Auftreten der ersten Menstruation bei Mädchen, der „Stimmbruch" bei Knaben, die psychischen Pubertätszeichen bei beiden Geschlechtern, die klimakterisch veränderten Funktionen der Frau sind solche Phänomene (s. Tabelle 8 S. 784).

Als ein für alle Organfunktionen gültiges Alterszeichen bezeichnet man von jeher die *quantitative Leistungsminderung* des gealterten Menschen im Vergleich mit früheren Altersstufen. Diese Leistungsherabsetzung scheint an die Altersveränderung der Struktur (Atrophie, Sklerose) gebunden zu sein. Doch besteht hier keineswegs eine Gesetzmäßigkeit. Für manche strukturelle Veränderung gewinnen wir erst Verständnis durch die Berücksichtigung der Funktion und umgekehrt. Hier muß auf die Tatsache hingewiesen werden, daß im Gegensatz zu pathologischen Vorgängen bei der „Alterserscheinung" oft ein auffälliges Mißverhältnis zwischen der Größe der morphologischen Veränderung und der Größe des Funktionsausfalls besteht. Es sei nur an die Leistung der senilen atrophischen Niere, der atrophischen Hirnrinde [HANSEMANN[1])] erinnert. Die Leistungsminderung bestimmter Organsysteme wurde, worauf wiederholt verwiesen, von manchen Forschern als zentrale Ursache des Alterns aufgefaßt[2]) [Ernährungstheorie von MÜHLMANN[3]), Schlackentheorie, die u. a. von A. LIPSCHÜTZ[4]) vertreten wird].

---

[1]) HANSEMANN: Zitiert auf S. 809, Anm. 3.
[2]) C. A. EWALD betont, daß der Vorgang des Alterns auf morphologischem Wege überhaupt nicht gelöst werden könnte. (Die Kunst, alt zu werden. München 1906. — Über Altern und Sterben. Wien u. Leipzig 1913.)
[3]) MÜHLMANN: Zitiert auf S. 809.
[4]) LIPSCHÜTZ, A.: Zitiert auf S. 755.

Der Alternsprozeß verläuft hinsichtlich verschiedener Organfunktionen ungleichmäßig; auch hier besteht eine *Heterochronie* der Involution. Die Kulminationspunkte von *Hochleistungen* des Individuums liegen in der Altersskala über ganz große Zeiträume verteilt, je nachdem die Leistung grobe Kraft, ausdauernde Muskeltätigkeit, kurze Hochspannung, künstlerisch schöpferische Fähigkeiten, Denkleistungen beansprucht.

Nach v. BIENKOWSKI[1]), KOELSCH[2]) u. A. nimmt die Leistungsfähigkeit mit dem Alter um so mehr ab, je größere Geschicklichkeit, Fingerfertigkeit. Orientierungsfähigkeit und Sinnesschärfe die betreffende Arbeit beansprucht. Das Maximum liegt beispielsweise beim Feindrahtzieher zwischen dem 32. und 34. Lebensjahr, beim Transportarbeiter (grobe Arbeit) im 38. Jahre, beim Schmelzer (höhere geistige Beanspruchung) um das 36.—42. Jahr. Dort wo höhere psychische Funktionen entscheidend sind (Feinmechanik, Fabrikweberei) wird das Maximum erst in relativ hohem Alter erreicht. ASCHER[3]) hebt wohl mit Recht als wesentlichen Punkt die zeitliche Dauer der beanspruchten Funktionen hervor. Die Fähigkeit zu kurzdauernden Hochleistungen nimmt schnell ab (z. B. Sportleistungen).

1. Der Kreislauf. Bei der Erörterung der unter der Einwirkung des Alternsprozesses bedingten Änderungen der Kreislaufvorgänge sei vorausgeschickt, daß die zentrale Leistung des Kreislaufs — Ernährungszufuhr zu den Zellen und Geweben, und Abfuhr der Verbrauchsstoffe aus ihnen — unter physiologischen Verhältnissen im Alter offenbar nicht verändert ist. Daß andererseits krankhafte Veränderungen an irgendeinem Abschnitt des außerordentlich kompliziert zusammengesetzten Mechanismus gerade im höheren Alter leicht lokale Ernährungsstörungen durch Absperrung hervorrufen, ist bekannt. Der heutige Stand der Forschung bedingt es vielfach, daß wir die Einflüsse des Alterns auf die Funktionen des Kreislaufs besser aus den pathologischen Störungen herauslesen als aus den Verhältnissen bei Gesunden. Zu den unter dem Einflusse des Alterns sich vollziehenden Veränderungen des Kreislaufes müssen wir die Vorgänge bei der Umbildung des fötalen in den kindlichen Kreislauf, die Einwirkung von Pubertät und Klimakterium auf die Blutverteilung rechnen, ohne daß hierüber bisher etwas Exaktes außer den pathologischen Ausartungen der normalen Vorgänge bekannt wäre.

Bei den mannigfachen Beziehungen der Leistungen des Herzens zur Konstitution und den zahllosen exogenen Momenten, die die Herzleistung beeinflussen, scheint es fast unmöglich, den Alternsfaktor in seiner Wirkung auf die *dynamische Leistung des Herzens* isoliert zu betrachten. Exakte Untersuchungen fehlen noch vollkommen. Es wird meist angenommen, daß, auch wenn keine Arteriosklerose besteht, die an das alternde Herz gestellten Anforderungen gegenüber denjenigen früherer Altersstufen gesteigert sind. Als Folge dieser erhöhten Leistung des Herzens wird die mäßige Hypertrophie des linken Ventrikels angesehen, die, wie schon erwähnt, bei der Obduktion alter Herzen so häufig festzustellen ist. GROEDEL, MORITZ, DIETLEN[4]) u. a. fassen die beim Lebenden röntgenologisch nachweisbare Vergrößerung der Herzmaße im Alter ebenfalls teilweise als Ausdruck der physiologischen Steigerung der Herzarbeit im Alter auf. NAUNYN[5]) glaubt die Tatsache, daß im Gegensatz zur Alters-

---

[1]) v. BIENKOWSKI: Untersuchungen über die Arbeitseignung. Leipzig 1910. Von älteren Untersuchungen besonders erwähnenswert diejenigen von CHRICHTON BROWNE (Brit. med. journ. Okt. 1891.

[2]) KOELSCH: Arch. f. Hygiene 23. 1923.

[3]) ASCHER: Klin. Woch. 1923. S. 2353. Siehe auch die Ergebnisse psychotechnischer Untersuchungen (MÜNSTERBERG, W. STERN).

[4]) GROEDEL: Die Röntgenuntersuchung des Herzens im Lehrbuch und Atlas der Röntgendiagnostik, herausg. von F. M. GROEDEL. 4. Aufl. München 1924, und zahlreiche Einzelabhandlungen. MORITZ: Dtsch. Arch. f. klin. Med. Bd. 81 u. 82. 1905. DIETLEN: Zitiert auf S. 796.

[5]) NAUNYN: Zitiert auf S. 754.

atrophie der anderen Organe das Herz hypertrophisch werde, dadurch erklären zu sollen, daß der Herzmuskel an der Wärmeregulation keinen Anteil habe. Klinisch findet man im Alter relativ häufig eine Verlagerung des Spitzenstoßes nach außen, öfters auch nach unten. Aber alle diese Symptome, die relative Wandverdickung des linken Ventrikels, die ortodiagraphische Feststellung vergrößerter Herzmaße, die Verlagerung des Spitzenstoßes, haben für die Beurteilung der *normalen Leistungsfähigkeit des Altersherzens* nur eine recht zweifelhafte Bedeutung. Insbesondere können die klinischen Merkmale lediglich durch die Lageänderung des Herzens bedingt sein; für die anatomische Hypertrophie aber kommen ätiologisch Momente, z. B. an den Gefäßen und an der Niere, in Frage, die sich von pathologischen Zuständen nur schwer unterscheiden lassen. Wir werden eine Steigerung der Leistungen des Altersherzens unter normalen Verhältnissen so lange exakt nicht feststellen können, als uns überhaupt eigentliche physiologische Methoden zur Messung der Leistung des Herzens fehlen. Gewiß ist der empirische Brauch, von der Hypertrophie auf die erhöhte Leistung zu schließen, wie auch KREHL[1]) betont, berechtigt. Eine quantitative Auswertung dieser Erfahrung ist jedoch wegen der verschiedenen mitwirkenden Faktoren nicht möglich. Die Frage, ob eine Leistungssteigerung bzw. eine Hypertrophie des Greisenherzens „physiologisch" oder krankhaft ist, ist streng genommen somit heute noch nicht zu beantworten, besonders wenn man bedenkt, daß, wie ROMBERG[2]) ausführt, aus gesteigerter Leistung sowohl das muskelstarke Herz eines kräftigen Körpers, wie die pathologische Hypertrophie resultiert. Daß die *Leistungsfähigkeit* alternder Herzen *im allgemeinen herabgesetzt* ist, läßt sich vor allem aus ihrem Verhalten gegenüber normalen und pathologischen Reizen erschließen. Körperliche und psychische Erregungen, fieberhafte Erkrankungen, Stoffwechselstörungen, die auch bei jungen Leuten zu einer Veränderung der Herzleistung führen, rufen im Alter kardiale Dekompensationserscheinungen hervor. Es läßt sich also von einem *Nachlassen der Anpassungsfähigkeit* des Herzens sprechen. Das alternde Herz, das unter gleichmäßigen günstigen Lebensbedingungen ohne jede Störung arbeitet, bedarf, wenn besondere Anforderungen an es herantreten, therapeutischer Stützen, die es nach unseren Beobachtungen fähig machen, bei frühzeitiger Anwendung schwere Infekte und Intoxikationen in überraschender Weise zu überstehen. Diese „benigne Herzschwäche" der alten Leute erweist sich jedenfalls therapeutisch vielfach leichter beeinflußbar, als die ominöse Herzschwäche (als Komplikation von Krankheiten) bei jugendlichen Individuen. Die Entstehungsbedingungen sind eben ganz andere.

Exakte Untersuchungen mit Bezug auf die Zahl und den Rhythmus der Herzaktionen beim alternden Menschen hat GEIST[3]) an 164 Männern und 288 Frauen im Alter von 45—93 Jahren angestellt. Hiernach soll, wie auch schon andere ältere Autoren ausführen, die *Pulsfrequenz* zu Beginn des Greisenalters herabgesetzt sein und im höheren Greisenalter ansteigen. Die hohe Pulszahl der Höchstbetagten würde danach in Analogie zur Frequenz bei Kindern stehen. Es ist aber zu sagen, daß die Pulsfrequenz schon bei normalen Menschen gleicher Altersstufen von so viel anderen Faktoren, der Konstitution und des Milieus abhängt, daß aus geringen Differenzen in den einzelnen Altersstufen bei einem kleinen Material nicht allzuviel gefolgert werden darf. Wichtiger als die Feststellung der Pulsfrequenz wären Reihenuntersuchungen, inwieweit dynamische Faktoren die Pulsfrequenz beeinflussen können; hierbei bestehen allerdings, besonders im höheren Lebensalter, Schwierig-

---

[1]) KREHL: Erkrankungen des Herzmuskels, in Nothnagels spezieller Pathologie und Therapie. Wien.
[2]) ROMBERG: Lehrbuch der Krankheiten des Herzens. Stuttgart 1921.
[3]) GEIST: Zitiert auf S. 754.

keiten hinsichtlich der Auswahl der Vergleichsleistung. Untersuchungen über die Beziehungen des Elektrokardiogramms zum Lebensalter, nach denen bei hohem Druck und großem Herzen die F-Zacke negativ werden soll, bedürfen noch der Nachprüfung. Zu den Alterserscheinungen physiologischer Art gehört nach Naunyn[1]) eine „Irregularitas cordis bei gesundem Herzen", die besonders im hohen Greisenalter sehr häufig vorkommen soll. Nach Ausschaltung aller anderen ätiologischen Faktoren, besonders Arteriosklerose und Intoxikationen, sieht Naunyn ihre Ursache in dem Nachlassen des zentralnervösen Regulationsmechanismus. Diese Alterserscheinung der Vasomotoren bedingt häufig einen „Myoautomatismus des Greisenherzens". Naunyn führt hierauf auch die Labilität der Pulsfrequenz zurück, die sich im Alter nach geringen äußeren Anlässen oft geltend machen kann.

Über die Ursache der *Blutdrucksteigerung* im Alter und bei Arteriosklerose bestehen bekanntlich bei den zahlreichen Bearbeitern dieses Gebietes[2]) erhebliche Meinungsverschiedenheiten. Viele Forscher sehen hierin einen kompensatorischen Vorgang. Das Nachlassen der Dehnbarkeit der Arterien würde die Kontinuität des Blutstromes nach den Capillaren unterbrechen, wenn keine Druckerhöhung einsetzen würde [Bühler[2])]. Gegen diese Anschauung wird von Volhard[2]) eingewendet, daß Altern und Arteriosklerose ohne Hochdruck vorkommt, wie denn ja auch andererseits von einer Reihe von Autoren der Hochdruck überhaupt als das Primäre, die Gefäßveränderungen als das Sekundäre (Pal, Monakow, Frank) aufgefaßt wird. Worauf bei nicht krankhaft veränderten Gefäßwänden der sogenannte Altershochdruck beruht, ist danach noch gänzlich unklar, und es ist fraglich, ob man überhaupt streng genommen von einem *physiologischen Altershochdruck* unter Berücksichtigung der normalen Schwankungen der Blutdruckhöhe sprechen darf. Daß gerade in der absteigenden Periode des Lebens die „abnorme Einstellung des Vasomotorentonus" besonders häufig ist, erscheint uns allerdings (im Gegensatz zu Volhard) durchaus verständlich aus der Änderung der physiologischen Gesamtsituation mit zunehmendem Alter. Der Altershochdruck gelangt durch diese Auffassung in nahe Beziehung zu anderen „*Einstellungsänderungen*" *im Alter*, wie wir sie bei den verschiedensten vegetativen Funktionen (Temperatur, Stoffwechsel, Motorik usw.) nachweisen können. (Siehe S. 829 ff.)

Im Gegensatz zu dieser wissenschaftlichen Auffassung wird in der allgemeinen Praxis der Klinik auch heute noch die Blutdrucksteigerung wie die Arteriosklerose als normale Alterserscheinung auf dem Boden echter Gefäßveränderungen angesehen. Man bezeichnet in der Praxis vielfach denjenigen Blutdruckwert als normal, der sich aus der Zahl der Lebensjahre addiert zur Zahl 100 ergibt.

Wenn für ein 20jähriges Individuum der normale Blutdruck nach Riva-Rocci 120 mm Hg beträgt, so beträgt er für ein 40jähriges etwa 140 mm. Dieses Schema gibt zweifellos einen gewissen Anhaltspunkt für den Durchschnittswert der Jahresklassen, ohne daß allerdings die physiologischen und pathologischen Hypertensionen sich scharf gegeneinander abgrenzen lassen.

Nach unseren Beobachtungen dürfte ein Blutdruck von über 150 mm Hg auch bei älteren Individuen immer pathologisch sein. Für das Zustandekommen der geringgradigen Blutdrucksteigerungen können wahrscheinlich in erster Linie die physiologischen Altersveränderungen der Gefäßwände und ihre Einbuße an Dehnbarkeit anzusprechen sein, also die gleichen Faktoren, die die Leistungssteigerung des

---

[1]) Naunyn: Zitiert auf S. 754.
 [2]) Es sei hier nur auf die Referate Durig und Volhard und die Diskussion 35. Kongr. f. inn. Med., Wien 1923 hingewiesen.

alternden Herzens in erster Linie bedingen sollen. Außerdem dürften aber *zentralnervöse Faktoren* wirksam sein, die vor allem in den Mechanismus der Anpassungsfähigkeit des Blutdrucks an die wechselnden Anforderungen eingreifen. Auch die Blutdrucksteigerung der alten Leute läßt sich somit als Änderung des Regulationsmechanismus im Rahmen der gesamten physiologischen Situationsänderung begreifen. Sicher ist frühzeitiges Auftreten von Hochdruck und hohe Grade immer als pathologisches Phänomen zu werten. Anschauungen, wie die ROMBERGS[1]), der für jeden Hochdruck eine renale Genese annimmt, sprechen nach dem heutigen Stand der Forschung nicht gegen diese Annahme. Dies um so weniger, als bekanntlich die physiologische Altersniere für gewöhnlich keine klinischen Symptome hervorruft. Andererseits haben sehr viele alten Leute auch mit deutlichen Zeichen von Mediasklerose und Aortensklerose keine Blutdruckerhöhung.

Über das Verhalten der Blutgefäße und des Kreislaufs im Rahmen des physiologischen Alternsprozesses liegen im übrigen nur die exakten Untersuchungen von STRASBURGER über die Elastizität der Aorta im Frühstadium der Arteriosklerose vor.

STRASBURGER[2]) maß die Kapazitätszunahme der Leichenaorta bei künstlicher Drucksteigerung. Hierbei ergab sich, daß die Dehnbarkeit des Gefäßes auch schon bei beginnender Arteriosklerose abnimmt. Mit beginnendem Alter ist die Weitbarkeit bei niedrigem Druck am höchsten; bei steigendem Druck nimmt die Weitbarkeit ab. Es war weder ein Stadium vermehrter Dehnbarkeit, noch ein solches geringerer Elastizität im physikalischen Sinne nachzuweisen.

Nach STRASBURGER und einer Reihe älterer Autoren ist der Kreislauf im Alter verlangsamt. Hinsichtlich des Schlagvolumens besteht eine Diskrepanz; nach der einen Ansicht soll es mit zunehmendem Alter wachsen, nach anderen Autoren abnehmen. Das Fassungsvermögen des Gefäßsystems dürfte im Alter vermehrt sein. Diese Vermehrung der absoluten Weite wird auf Druckverhältnisse und Zeitvolumen umgekehrt wie die gleichfalls im Alter geminderte Dehnbarkeit. Welche Gefäßgebiete zuerst oder in besonders hohem Grade diese funktionellen Alterserscheinungen zeigen, ob es, wie einige vermuten, die Nierengefäße sind, darüber liegen noch keine abschließenden Untersuchungen vor.

2. Die Atmung. Mit dem Alter treten stets Veränderungen in der Mechanik der Atmung auf; sie sind in erster Linie durch den Altersumbau des Thorax bedingt. Daneben spielen aber offenbar wie beim Kreislauf, zentralnervöse Faktoren eine Rolle. Auch die Atmung nimmt, wie der Herzschlag, mit zunehmendem Alter an Frequenz ab. Die Zahl der Atemzüge, die nach SALATHÉ[3]) bei einem 6 Wochen alten Säugling 52 in der Minute, im Laufe der ersten zwei Lebensjahre 35—40 Atemzüge, im Alter von 6 Jahren etwa 20 Atemzüge beträgt, geht bekanntlich beim Erwachsenen auf etwa 16—18 Atemzüge in der Minute herunter. Das Verhältnis zwischen Respiration und Puls steigt mit den Jahren langsam an. Es beträgt beim Kinde etwa 1 : 2 bis 1 : 3; für den Erwachsenen gilt etwa der Quotient 1 : 4 bis 1 : 4,5. GEIST[4]) hat an einer größeren Anzahl gesunder hochbetagter Personen die Zahl der Respirationen bestimmt und hat als Mittelzahlen durch alle Jahrzehnte des

---

[1]) ROMBERG: Zitiert auf S. 813.
[2]) STRASBURGER: Münch. med. Wochenschr. 1907, Nr. 15.
[3]) SALATHÉ, zitiert nach VIERORDT: Anatomische, physiologische und physikalische Daten und Tabellen. 3. Aufl. Jena 1906; s. auch CHAIT: Inaug.-Dissert. Zürich 1907.
[4]) GEIST: Zitiert auf S. 754.

hohen Alters 17 für Männer und 18 für Frauen feststellen können. Das Verhältnis Atmung zu Puls betrug nach seinen Berechnungen im hohen Alter durchschnittlich 1 : 4. Unter Berücksichtigung der vielfachen individuellen Schwankungen der Einflüsse von Körperhaltung, Nahrungsaufnahme u. dgl. läßt sich mithin eine wesentliche Beeinflussung der Atemfrequenz durch das höhere Alter gegenüber den Verhältnissen am erwachsenen Menschen nicht feststellen.

Die Umgestaltung des Brustkorbs und die Verlagerung der Organe im höheren Lebensalter führt jedoch zu einer Veränderung des *Atemtyps*. Meist kommt es zu einer Verflachung der Inspiration, während die ursprünglich fast rein passive Expiration mit zunehmendem Alter immer forcierter bzw. aktiver wird. Es handelt sich, wie besonders Naunyn[1]) betont, um eine expiratorische Einengung der Atmungsfläche, wenigstens soweit physiologische Verhältnisse bestehen. Die Frage, ob es ein echtes physiologisches Altersemphysem gibt, ist recht umstritten, und solange nicht klar zu entscheiden, als die Entstehungsfaktoren für das Lungenemphysem überhaupt nicht einwandfrei geklärt sind. Wenn man bedenkt, daß im höheren Alter unter physiologischen Bedingungen fast stets eine Änderung der Elastizitätsverhältnisse des Lungengewebes, des Brustkorbes, der Rippenknorpel mit einer Neigung zu Stauungserscheinungen besteht, so sind hierdurch wohl Voraussetzungen geschaffen, die auch nach den neueren Anschauungen[2]) in der Emphysemgenese eine wichtige Rolle spielen. Die Veränderungen des Atemtypus im höheren Lebensalter werden am besten als Einrichtungen der Kompensation verständlich.

Die Einwirkungen des Altersvorganges auf die *Lungenkapazität* und ihre einzelnen Komponenten sind vielfach Gegenstand eingehender Untersuchungen gewesen [Hutchinson[3]), Geist[4])] wie Rohrer[5]) neuerdings hervorhebt, hat man aber die Bedeutung der vitalen Kapazität für den Mechanismus der Atmung überschätzt. Als Mittel der Vitalkapazität aus 7 verschiedenen Untersuchungsserien gibt Vierordt[6]) für Männer etwa 3400 ccm, für Frauen 2500 ccm an. In der Evolutionsperiode steigt die Vitalkapazität mit zunehmendem Alter und zunehmender Körpergröße an. Die Steigerung reicht nach den Untersuchungen Hutchinsons[7]) etwa vom 30. bis zum 35. Lebensjahr, von da ab fällt sie jährlich im Durchschnitt um 24 ccm, zwischen dem 40. und 50. Lebensjahr um 58 ccm. Geist[8]) hat an 600 Personen im Alter von 15—93 Jahren die Atmungskapazität gemessen und konnte die Hutchinsonschen Versuche bestätigen. Die relativ größte Abnahme der Atmungskapazität findet nach seinen Beobachtungen im Jahrzehnt von 65—75 Jahren statt. Die Gesamtabnahme kann daher im Greisenalter bis auf drei Viertel der früheren Werte zurückgehen. Bei pathologischer Thoraxstarre ist sie oft nicht stärker herabgesetzt. Natürlich muß bei diesen Untersuchungen stets das Körpergewicht und die Körpergröße in Betracht gezogen werden. Die Frage, warum trotz Herabsetzung der Kapazität und Einengung der atmenden Fläche eine kompensatorische Mehrleistung der

---

[1]) Naunyn: Zitiert auf S. 754.

[2]) Hofbauer: Handbuch der normalen und pathologischen Physiologie. Bd. II. Berlin 1925.

[3]) Hutchinson: Medico-chirurg. transactions of the roy. soc. of London Bd. 29, S. 137. 1864.

[4]) Hutchinson: Von der Kapazität der Lungen. Braunschweig 1849. Med.-chirurg. transact. of the roy. soc. of London Bd. 29, S. 137. 1846.

[5]) Geist: Zitiert auf S. 754.

[6]) Rohrer: Pflügers Arch. f. d. ges. Physiol. Bd. 162, S. 225. 1915; Bd. 164, S. 195. 1916.

[7]) Vierordt: Zitiert auf S. 814 Anm. 3.   [8]) Hutchinson: Zitiert auf S. 758.

Lunge durch Vermehrung der Exkursionen im Alter nicht erforderlich ist, erklärt sich aus dem Absinken des Stoffwechsels im Alter. Der respiratorische Quotient ist im hohen Alter nicht verändert.

Untersuchungen über die Blutgase, ihre physikalische und chemische Bindung in Abhängigkeit vom Altern, liegen bisher noch nicht vor. Daß möglicherweise eine Spannungsänderung der Gase im Blute mit zunehmendem Alter auftritt, kann angesichts der Abhängigkeit der Spannung von dem Tätigkeitszustand des Körpers vermutet werden. Sicheres ist aber noch nicht bekannt.

Störungen der zentralen Atmungsregulation im höheren Lebensalter fallen meist in das Gebiet des Pathologischen. Immerhin verdient erwähnt zu werden, daß bei hochbetagten Personen, die sonst keinerlei krankhafte Erscheinungen bieten, oft jahrelang im Schlafe der Atemtypus des CHEYNE-STOKESschen Atmens auftritt.

NAUNYN[1]) teilt eine Selbstbeobachtung mit, wonach bei ihm unter der Einwirkung größerer Körperanstrengungen oder stärkerer Hitze Schweißausbrüche auftraten, die durch vermehrte Respiration beseitigt oder sogar verhindert werden konnten. NAUNYN deutet die Erscheinung als „latente Dyspnöe" und führt sie auf eine geringgradige Schwäche der reflektorischen Einrichtungen und eine Herabsetzung der Erregbarkeit des Atemzentrums zurück.

Auch nach der allgemeinen Erfahrung ist es wahrscheinlich, daß der zentrale Atemmechanismus im höheren Alter — wie sich das bei funktioneller Belastung oft zeigt — anders eingestellt ist als in niedrigeren Altersstufen. Diese Einstellungsänderung kann auf einer qualitativen oder quantitativen Änderung der Ansprechbarkeit des Atemzentrums selbst beruhen; sie kann aber auch durch Veränderung der Atemreize und periphere Faktoren auf die Funktion des zentralen Respirationsmechanismus bedingt sein. Eine Klärung dieser Frage, die die sehr komplizierten Verhältnisse beim Menschen berücksichtigen müßte, erscheint sehr schwierig.

3. Die Verdauung. Die Verdauungssäfte sind hinsichtlich Menge und Zusammensetzung so mannigfachen äußeren Einwirkungen unterworfen, daß ihre Beziehung zum Alternsvorgang nur schwierig nachzuweisen ist. Es liegen alte Untersuchungen von BIDDER und SCHMIDT[2]) vor, nach denen die Gesamtmenge der Verdauungsflüssigkeit in einem gewissen Verhältnis zum Körpergewicht mit zunehmendem Alter abnehmen soll. A priori ist wohl zu vermuten, daß, entsprechend dem Schwund des differenzierten Parenchyms, mit zunehmendem Alter auch die spezifische Funktion leidet. Andererseits muß man das geringere Nahrungsbedürfnis der alten Leute berücksichtigen. Das geringere Nahrungsbedürfnis beruht wahrscheinlich teilweise auf einer Stoffwechseländerung. Bei der häufig erwähnten *Anorexie* der Greise muß man normales Verhalten und krankhafte Störung streng unterscheiden. Sicher kommt es hierbei sehr viel auf psychische Faktoren, auf das Milieu und die soziale Lage an. Wir haben an einem sehr großen Material alter Patienten, die wirtschaftlich sehr schlecht gestellt waren — wenn man von Krankheitsfällen absieht —, eine physiologische Anorexie kaum beobachten können, ja in manchen Fällen bestand im Gegenteil Polyphagie, besonders allerdings bei Personen mit Zeichen cerebraler Schwäche. Insoweit eine Insuffizienz der quantitativen Absonderung der Verdauungssäfte im Alter besteht, wird' sie von NAUNYN durch mangelhafte Erregbarkeit der Absonderungsregulatoren erklärt. Hinsichtlich der Ausnutzung der zugeführten Nahrungsstoffe scheinen keinerlei vom Alter abhängige Änderungen der Durchschnittswerte der Menschen zu bestehen.

---

[1]) NAUNYN: Zitiert auf S. 754.
[2]) BIDDER und SCHMIDT, zitiert nach LEHMANN: Lehrbuch der physiologischen Chemie. Bd. III, S. 266. Leipzig 1853.

Eine Verringerung der Sekretion macht sich besonders bei der Speichelabsonderung bemerkbar. Sie besteht hier in scheinbarem Widerspruch zu der häufigen Salivation der Greise. Doch beruht diese Überproduktion meist auf anderen krankhaften Ursachen, besonders Lähmungen und pathologischen Reizzuständen im Anschluß an bulbäre Störungen. Die Verdauungskraft des Speichels alter Leute ist, wie Ewald[1] u. a. gezeigt haben, nicht gestört. Die Zusammensetzung des Speichels ist von der Nahrung und sonstigen Lebensgewohnheiten (Rauchen usw.) weitgehend abhängig. Während der Tageszeiten finden große Schwankungen in der Alkalescenz statt. Nach älteren Untersuchungen soll der Speichel in den ersten Lebensmonaten kein Rhodankalium enthalten.

Infolge Mängel der Methodik erfordert die Feststellung von Altersveränderungen hinsichtlich der *Magen*saftsekretion ein besonders großes Maß von Kritik. Wir wissen, daß bei Säuglingen die H-Ionenkonzentration des Magensaftes oft eine sehr geringe ist. Nach Angaben von Seidelin, Tartarini-Gallerani[2] und Ewald soll die Menge der freien Salzsäure im höheren Lebensalter oft vermindert sein. Sie fehlte bei magengesunden Personen zwischen 60 und 70 Jahren in 30, zwischen 70 und 80 Jahren sogar in 40% (Seidelin). Andere Untersuchungen sprechen ebenfalls für eine Hypochlorhydrie im höheren Lebensalter. Eine exakte Bearbeitung dieses Gebietes fehlt bisher. Akzidentelle Beeinflussungen der Magensaftacidität durch Alkohol, Nicotin und Zufallsbefunde lassen sich mit Sicherheit nicht ausschließen. Hinsichtlich der anderen Bestandteile des Magensaftes, des Pepsins, des Labfermentes (Chymosin) und der Lipase des Magens liegen Untersuchungen noch nicht vor. Die verdauende Kraft der Fermente unterliegt nach den allgemeinen Erfahrungen keiner Einwirkung des Involutionsprozesses. Das Studium der Fermente des Pankreassaftes des Menschen ist noch nicht so weit gediehen, daß sich über die Alterseinwirkungen auf die normale Sekretion etwas aussagen ließe.

Es ist wahrscheinlich, daß auch ohne gröbere anatomische Veränderungen der Leber im Alter, sich Änderungen der *Gallensekretion* bei Störung oder Schwäche der dem vegetativen Nervensystem angehörenden Regulatoren sich geltend machen können. Das ergibt sich a priori aus dem Studium der Bewegungsvorgänge in den Gallenwegen, das in neuester Zeit besonders durch Westphal[3] gefördert wurde. Systematische Untersuchungen über Altersleistungen der Leber fehlen bisher bis auf eine Untersuchung von Coppiolis[4] über die geringe Leistungsfähigkeit der senil-atrophischen Leber. Aus einer von E. Ritter[5] aufgestellten älteren Tabelle von Gallenanalysen, die sich auf Gallen plötzlich verstorbener lebergesunder Individuen erstrecken, scheint hervorzugehen, daß mit dem Alter die festen und organischen Bestandteile der Galle zunehmen, die anorganischen Bestandteile abnehmen. Naturgemäß ist die Abgrenzung normaler und pathologischer Vorgänge bei geringfügigen Abweichungen vom Durchschnittswerte sehr schwierig. Im höheren Alter sind Stauungsvorgänge mannigfacher Genese in Leber- und Gallenwegen etwas sehr Gewöhnliches.

Eine Veränderung der Zusammensetzung und Wirkung der Darmsekrete durch das Altern scheint nicht vorzukommen, wenn auch naturgemäß den

---

[1]) Ewald: Lehrbuch d. Greisenkrht., herausg. v. Schwalbe. 1909.

[2]) Seidelin: Berlin. klin. Wochenschr. 1904. — Tartarini-Gallerani: Bull. d. scienze med., Bologna 1905.

[3]) Westphal: 34. Kongr. f. inn. Med. Wiesbaden 1922. Zeitschr. f. d. ges. exp. Med. 1923.

[4]) Coppiolis: Zitiert nach Rössle.

[5]) Ritter: Zitiert nach Vierordt, siehe S. 815.

atrophischen Prozessen der Darmschleimhaut eine Beeinträchtigung der Leistungsfähigkeit der sezernierenden Organe parallel gehen dürfte. SCHLESINGER und NEUMANN[1]) haben bei Darmfunktionsprüfungen an alten Leuten eine Störung der Bindegewebsverdauung feststellen können. Die klinische Beobachtung spricht dafür, daß die chemische Verdauung, soweit sie an die Sekrete des Darmes gebunden ist, bei älteren Personen sich nicht wesentlich von der Leistung anderer Altersstufen unterscheidet. Auch dort, wo geringfügige Veränderungen die (recht große) normale Variationsbreite überschreiten, dürften sie eher auf mechanische als auf primär-sekretorische Einflüsse zurückzuführen sein.

Die mechanische Zerkleinerung der Nahrung ist im Alter durch den physiologischen Verlust der Zähne beeinträchtigt. Es ist klar, daß mangelnde Zerkleinerung der Nahrungsstoffe ihre Aufschließbarkeit auf chemischem Wege erheblich verändern kann; wenn ungenügend vorbereitete Stoffe in den Magen gelangen, so werden sich auf die Dauer auch Störungen des Chemismus herausbilden. Der Verlust der Zähne ist aber nicht das einzige durch den Alternsprozeß bedingte wirksame mechanische Moment. Hinzu kommt die Atrophie und Rigidität der Kau- und Schlingmuskulatur. Eine Änderung der motorischen Leistungen von Oesophagus, Magen und Darm ist nicht nur durch etwaige Änderung der nervösen Regulationen bedingt, sondern vor allem durch Verlagerung und Ptose dieser Organe im Alter. Ausgesprochene Darmatonie, die wir bei einer großen Anzahl betagter Personen finden, gehört sicherlich bereits zu den pathologischen Erscheinungen; hier spielt auch die Gefäßversorgung, vor allem Arteriosklerose, oft mit. Leichtere Grade von Darmatonie sind aber im Alter als physiologisch zu betrachten. Klinisch äußert sich die „Atonia intestinorum senilis", abgesehen von der geringen Häufigkeit der Entleerungen, in einer starken Vermehrung der Darmgase. GEIST[2]) hat aus älteren Untersuchungen MAGENDIES, CHEVREUILS und CHEVILLOTS eine Tabelle zusammengestellt, nach der im hohen Alter die Darmgase vor allem hinsichtlich Stickstoff und Kohlenwasserstoff, zunehmen sollen. Gegenüber der mittleren Lebensperiode ermittelte er eine Zunahme um 80%. Allen diesen Untersuchungen kommt, ebenso wie denjenigen über die Zusammensetzung und Menge der Faeces, bei den vielen in Betracht zu ziehenden Faktoren nur eine sehr zweifelhafte Bedeutung mit Bezug auf die Zahlenwerte zu. Trotzdem ergibt sich aus ihnen rein qualitativ ein wichtiger Hinweis auf die Beziehung der Involution zur Verdauungsfunktion. Besser studiert als der Einfluß der regressiven Periode sind die Verhältnisse in der Evolutionsperiode, besonders im Kindesalter.

Eine eigenartige allerdings stark teleologisch gefärbte Bearbeitung des Problems „Altern und Verdauung" stammt bekanntlich von METSCHNIKOFF[3]). Er nennt den Dickdarm, der „schädlichen Mikroben als Unterschlupf dient, eine Vergiftungsquelle von innen". In der Entwicklung des Dickdarms und in seiner zwecklosen Mikrobenflora sieht METSCHNIKOFF eine Ursache des vorzeitigen pathologischen Alterns.

4. Harnbildung und Harnabsonderung. Daß die Mechanik der Harnentleerung im zunehmenden Alter eine andere ist als in mittleren Lebensjahren, ist verständlich, wenn man die Altersveränderungen am motorischen Apparat berücksichtigt. Doch ist es sehr schwierig für die physiologischen Verhältnisse, gesetzmäßige Normen aufzustellen, da der Übergang zum Pathologischen ein fließender ist. Eine dem höheren Lebensalter eigentümliche Erscheinung ist die fast ausschließliche nächtliche Harnentleerung, deren Ursache noch nicht ganz feststeht; wahrscheinlich kommen hierbei Kreislaufeinflüsse in Frage, vielleicht

---

[1]) SCHLESINGER und NEUMANN: Wien. klin. Wochenschr. 1908.
[2]) GEIST: Zitiert auf S. 754.   [3]) METSCHNIKOFF: Zitiert auf S. 754.

aber sind sie teilweise auch Ausdruck der Altersveränderung der Haut. Während
man eine Zeitlang Polyurie und Albuminurie mehr oder weniger als physiologische Alterszeichen gelten ließ [siehe z. B. Lecorché und Talamon[1])],
sieht man heute in der Eiweißausscheidung, auch im Alter, stets ein Krankheitssymptom. Die Frage, inwieweit man den anatomischen Befund einer
Granularatrophie der Niere als „physiologisch" bezeichnen will, hängt, wie bereits an anderer Stelle ausgeführt, von der Auffassung des arteriosklerotischen
Prozesses ab. In der Klinik des Greisenalters müssen wir jedoch bei mangelhafter Methodik jede gröbere Veränderung des Harns nach Konzentration,
Verdünnung, Gehalt an chemischen Formbestandteilen im gleichen Maße
wie in den übrigen Altersstufen als krankhaft bezeichnen. Damit wird
natürlich über die Gutartigkeit und Häufigkeit der Formen der arteriosklerotischen Schrumpfniere im höheren Lebensalter nichts ausgesagt. Geist[2])
hat Urinuntersuchungen in verschiedenen Lebensaltern ausgeführt, er fand
eine absolut gleiche Menge des Urins im Kindes- und Greisenalter. Berücksichtigt man jedoch das Körpergewicht, so treten sehr deutliche Unterschiede
hervor. Die Verminderung der Harnmenge im Greisenalter bezieht Geist auf
Stoffwechselveränderungen, nicht auf renale Ursachen. Nach älteren Untersuchungen von Bibra[3]), Lecanu[4]) und Scherer[5]) treten im Altersharn die
Natrium- und Chlorverbindungen gegenüber den schwefel- und phosphorsauren
Salzen zurück. Die Harnstoffmenge soll nach diesen Autoren im höheren Alter
herabgesetzt sein. Im Gegensatz hierzu besagt eine von Beaunis zusammen-
gestellte Tabelle, daß der Greisenurin gegenüber früheren Altersklassen eine geringere Menge Wasser, Harnstoff und Phosphorsäure enthalte. Die Verminderung setzte bereits im 55. Lebensjahr ein; hier betrug die Menge 15,67 Harnstoff, 1,85 Phosphor. Im 79. Lebensjahr war der Harnstoff auf 8,73, die Phosphorsäure auf 0,886 gesunken. Bei all diesen älteren Untersuchungen wurden offenbar, ganz abgesehen von methodischen Mängeln, die Einflüsse der Ernährung
auf die Harnzusammensetzung nicht genügend berücksichtigt. Es wäre denkbar,
daß im Alter auch die „Empfindlichkeit der Nierenepithelien" [Krehl[6])], die
eine sehr variable Größe darstellt, in einer charakteristischen Weise verändert
ist. Moderne Untersuchungen hinsichtlich Menge und Zusammensetzung des
Harns im Greisenalter fehlen vollkommen.

Beim Nachweis renaler Symptome in der Klinik ist im höheren Lebensalter
mehr als in anderen Altersstufen stets die enge Korrelation der Nierenleistung
zu den Funktionen des Kreislaufs, des Nervensystems, der Haut usw. in Betracht zu ziehen. Hier verweisen wir besonders auf unsere Ausführung zum
Altershochdruck. Das Fehlen einer Nierenfunktionsstörung besagt andererseits
nichts gegen das Bestehen von Arteriolosklerose; relativ häufig verläuft ein
Nierenprozeß im hohen Alter sogar symptomlos. Schon Demange[7]) weist darauf
hin, daß der Organschwund einer geringeren Beanspruchung parallel geht und
daß Störungen der Nierenfunktion im Greisenalter bei nicht sehr hochgradigen
Veränderungen des Organs häufig aus extrarenaler Ursache auftreten.

Leistungsänderungen der harnleitenden Apparate, die lediglich auf das Alter
zu beziehen sind, kennen wir nicht. Störungen der Miktion im höheren Lebens-

---

[1]) Lecorché und Talamon: Traité de l'albuminurie et du mal de Bright, S. 201.
Paris 1888.
[2]) Geist: siehe S. 754; Bd. I, S. 140.   [3]) Bibra: siehe bei Geist.
[4]) Lecanu: Journ. de pharmacie et de chim. Bd. 25, S. 681 u. 746. 1839.
[5]) Scherer: Zitiert nach Geist.
[6]) Krehl: Pathologische Physiologie. 11. Aufl. 1921.
[7]) Demange· Zitiert auf S. 754.

alter beruhen, wenn ein krankhafter Organbefund fehlt, in erster Linie auf einer krankhaften Funktionsuntüchtigkeit der nervösen Regulatoren.

5. Der Stoffwechsel- und Wärmehaushalt. Bekanntlich besteht beim gesunden erwachsenen Menschen ein Stoffwechselgleichgewicht, d. h. dem Körper wird Material und Energie in der gleichen Menge zugeführt, als er davon abgibt. Daraus geht a priori hervor, daß in der Evolutionsperiode zur Zeit des starken Wachstums und der Zunahme an Körpersubstanz die Stoffwechselbilanz zugunsten der Einnahmen, in der Involutionsperiode nach der Ausgabenseite hin in gewissem Sinne verschoben ist. So einleuchtend diese Stoffwechseländerung unter dem Einfluß der Altersstufen erscheint, so schwierig ist es, sie mit exakten Mitteln nachzuweisen und die Faktoren ihres Mechanismus festzustellen. Ein Vergleich der Stoffwechsellage verschiedener Altersstufen setzt Gleichheit aller sonstigen Bedingungen voraus. Hierbei kommen in Betracht: Körpergröße, Gewicht, Habitus, Reaktionsweise, Zusammensetzung der Nahrung, Tätigkeitszustand usw. Im höheren Alter ist zudem für den Zustand der Stoffwechsellage häufig das Bestehen krankhafter Organveränderungen von großer Bedeutung. Immerhin fehlt es nicht an Anschauungen, die gerade der Altersveränderung, die der Stoffwechsel erfährt, eine beherrschende Rolle innerhalb der Gemeinschaft der Alternsvorgänge zuweisen[1]). So hat auch in jüngster Zeit der Physiologe W. Trendelenburg[2]) ausgesprochen, daß „ein gewisses Zuwenig an Stoffwechselleistung, dazu wohl auch die Abnutzung von dem Stoffwechsel entzogenen Strukturen als Wesen des Alterns bezeichnet werden muß". Trendelenburg hält es für sehr wahrscheinlich, daß der Zellkern an dieser Minderleistung des Stoffwechsels beteiligt ist. Eine entgegengesetzte Ansicht wird von Fr. Müller[3]), Naunyn u. a. vertreten.

Sehen wir von einigen älteren Untersuchungen [Barral[4]), Geist[5])] ab, so sind bei der Betrachtung der einzelnen Stoffwechselvorgänge in erster Linie die grundlegenden Ergebnisse der Untersuchungen von Magnus-Levy und Falck[6]) zu erwähnen, die die Abhängigkeit des Gaswechsels vom Lebensalter in einer Reihe von Versuchen am Menschen studiert haben. Eine größere Untersuchungsserie über den Kohlenhydratstoffwechsel bei Greisen stammt von v. Aldor[7]). Am gleichen Material hat Kövesi[8]) den Eiweißumsatz bestimmt. Fenger[9]) stellte Vergleichsuntersuchungen hinsichtlich des Stoffwechsels bei einer alten Frau in verschiedenen Lebensstufen an. Schließlich haben Pfeiffer und Scholz[10]) eine Reihe Stoffwechselbestimmungen an Greisen ausgeführt. Aus allen bisherigen Untersuchungen ergibt sich, daß das Alter des Menschen einen gewissen, wenn auch nur geringen Einfluß auf den Kraft- und Stoffwechsel des Menschen ausübt. Zum Vergleich der verschiedenen Lebensalter muß man selbstverständlich stets den Umsatz auf die Einheit der Körperoberfläche umrechnen. Qualitative Änderungen sind gegenüber den anderen Lebensaltern im höheren Alter nicht festzustellen. Nur zu Beginn der Evolutionsperiode

---

[1]) Dies ergaben Untersuchungen von Calkins, Child und Conklin über Abnahme des Stoffwechsels (zitiert nach C. A. Ewald: Über Altern und Sterben auf S. 753).

[2]) Vortrag, gehalten in Tübingen 1921 (ungedruckt); für Überlassung des Manuskripts bin ich Herrn Prof. Trendelenburg zu größtem Danke verpflichtet.

[3]) Müller, Fr.: Über das Altern. Volkmanns Samml. klin. Vortr. 1915, Nr. 719.

[4]) Barral: Cpt. rend. Bd. 7, S. 361.

[5]) Geist: Zitiert auf S. 754.

[6]) Magnus-Levy und Falck: Pflügers Arch. f. d. ges. Physiol. Suppl.-Bd. 315. 1899. — Noorden: Pathologie des Stoffwechsels. 2. Aufl.

[7]) v. Aldor: Zentralbl. f. inn. Med. 1901, S. 503.

[8]) Kövesi: Zentralbl. f. inn. Med. 1901, Nr. 5.

[9]) Fenger: Skandinav. Arch. f. Physiol. Bd. 16, S. 222.

[10]) Pfeiffer und Scholz: Dtsch. Arch. f. klin. Med. Bd. 63.

sind infolge der noch mangelhaften Einrichtungen des Körpers gewisse qualitative Änderungen nachweisbar. Im Greisenalter werden weniger Nährstoffe verbrannt, nicht nur, weil die Arbeitsleistung geringer ist; auch in der Ruhe ist die Wärmebildung herabgesetzt. Während in der Kindheit der Gaswechsel lebhafter ist als beim Erwachsenen, bleibt der Grundumsatz für die Oberflächen- und Gewichtseinheit nach den Untersuchungen von Magnus-Levy und Falk im 3. bis 6. Lebensjahrzehnt auf der gleichen Stufe bestehen. Im Greisenalter sinkt er gegenüber dem Mannesalter um 20% ab. Er betrug bei annähernd gleicher Körperlänge und gleichem Gewicht beim ruhenden Greise zwischen 70 und 86 Jahren 73—86% Sauerstoffverbrauch und Kohlensäureausscheidung, d. i. 82% der Werte bei rüstigen Personen mittleren Alters. In der Kindheit sollen deutliche Geschlechtsdifferenzen bestehen, indem Knaben einen größeren Gaswechsel aufweisen als Mädchen; beim Erwachsenen ist nach Sonden und Tigerstedt[1]) ein Geschlechtsunterschied nicht mehr deutlich nachzuweisen, ebensowenig im Greisenalter (s. Tabelle).

Nach Magnus-Levy war die Calorienbildung bei 5 jungen Leuten im Alter von 24—31 Jahren und von 60,2—65 kg Gewicht: 1880—2136 Calorien. Demgegenüber fanden Sonden und Tigerstedt bei 3 alten Leuten im Alter von 69—84 Jahren und 59—66,6 kg Gewicht 1815—2136 Calorien. Der Kraftwechsel kann aber sicher noch weiter absinken; es handelt sich hierbei wahrscheinlich sowohl um eine Einschränkung der Wärmebildung (Herabsetzung der Oxydationsprozesse?) als um eine Verminderung der Wärmeabfuhr infolge der Trockenheit der Haut im höheren Lebensalter. Erfahrungsgemäß kommen alte Personen, auch wenn sie arbeiten, mit einer relativ geringen Nahrungsmenge aus (25—30 g pro Kilogramm). Das Absinken des Grundumsatzwertes beginnt meistens nach dem 50. Lebensjahr, häufig aber auch später. Nach Zuntz-Loewy[2]) hängt dieser Zeitpunkt vielleicht mit dem früheren oder späteren Erlöschen der Sexualfunktion zusammen.

Tabelle 9.

Der Gaswechsel in verschiedenen Lebensaltern nach Magnus-Levy und Falk[3]).

	Alter	Gewicht	Länge	O_2-Verbrauch		Relationszahlen	
				absolut	pro kg	des O_2:kg	des O_2:qm
Mädchen . . .	13	31,0	138	171,7	5,54	112	111
Frau	39	31,6	134	156,6	4,96	100	100
Greisin	75	30,3	140	128,6	4,25	86	84
Knabe	15	43,7	152	216,6	4,97	110	110
Mann	24	43,2	148	195,8	4,53	100	100
Greis	71	47,8	163	163,2	3,42	75	78

Es scheint, daß der Eiweißbedarf der Greise ein geringerer ist als im mittleren Lebensalter. Hingegen sind unter physiologischen Verhältnissen keine qualitativen und quantitativen Änderungen des Eiweißabbaues aufzuweisen. Über die Ausnutzung des Fettes und die Bedingungen seiner Anlagerung im höheren Lebensalter, die Wirkung der Mast, ist bisher nichts bekannt. Ältere Autoren bringen die Besonderheiten der Fettverteilung im höheren Lebensalter mit Änderungen des Kohlenhydratstoffwechsels in Zusammenhang. Hinsicht-

---

[1]) Sonden und Tigerstedt: Skandinav. Arch. f. Physiol. Bd. 6, S. 1. 1895; Bd. 18, S. 298. 1906.
[2]) Zuntz-Loewy: Lehrbuch der Physiologie des Menschen. 4. Aufl. S. 296. Herausg. von W. Trendelenburg und A. Loewy. Leipzig 1924.
[3]) Magnus-Levy und Falk: Zitiert auf S. 821.

lich des Mineralstoffwechsels wird behauptet, daß Kalk und Phosphorsäure im höheren Alter stärker abgegeben werden. Dieser Prozeß steht wohl in engem Zusammenhang mit der Tatsache, daß der Bestand der Knochen an organischer Substanz im Alter auf Kosten der Mineralbestandteile, besonders des Kalks, überwiegt (physiologische Altersporose). Auf der anderen Seite besteht bekanntlich mit höherem Lebensalter eine Neigung zur Kalkablagerung an allen möglichen Teilen der Organe und Gewebe. Genaueres über die intermediären Verhältnisse des Kalkstoffwechsels ist aber nicht ermittelt. Nach Untersuchungen von PFEIFFER und SCHOLZ[1]) soll im Alter die Menge der ausgeschiedenen Phosphorsäure dem N-Gehalt proportional sein.

Bei allen Untersuchungen über den Nahrungsbedarf bei Greisen müssen die psychischen Einwirkungen des Appetits und die soziale Lage sehr in Rücksicht gezogen werden. Die Ernährungsverhältnisse haben natürlich einen großen Einfluß auf das Körpergewicht. Nach QUETELET[2]) verschiebt sich das mittlere Körpergewicht folgendermaßen:

Das Durchschnittsgewicht beträgt:

	bei Männern	bei Frauen
im Alter von 20—50 Jahren	64—66 kg	55 kg
im Alter von 50—90 Jahren	62—58 kg	49 kg

Der *Wärmehaushalt* der regressiven Periode unterscheidet sich hinsichtlich der in ihm wirksamen Kräfte nicht wesentlich von anderen Altersstufen. Man hat früher angenommen, daß die Körpertemperatur des Greises herabgesetzt sei und daß auch unter pathologischen Bedingungen die Körpertemperatur nicht die Grade der Jugend und der mittleren Lebensstufen erreicht. Zweifellos kann eine solche Auffassung durch die Tatsache der Abhängigkeit der Körpertemperatur vom Wärmeaustausch durch die Haut und von der Muskelaktion gestützt werden; denn diese Funktionen erfahren im Alter zweifellos eine gewisse Veränderung. In der Literatur sind exakte Angaben über das Verhalten der Körpertemperatur im höheren Lebensalter nur wenige vorhanden. Die v. BÄRENSPRUNGsche[3]) Tabelle gibt folgende Durchschnittszahlen für die axillare Temperatur:

In den ersten 10 Lebenstagen	37,75
bis zur Pubertät	37,43
15. bis 20. Jahr	37,19
21. bis 70. Jahr	36,85
80 Jahre	37,26

Wenn auch diese Zahlen durchweg zu hoch sein dürften, was SAHLI[4]) auf Anwendung eines fehlerhaften Thermometers zurückführt, so ergibt sich doch hieraus, daß größere Schwankungen der Körpertemperatur während des Lebens nicht aufzutreten scheinen. Der Ansicht, daß im höheren Lebensalter eine Hypothermie bestünde, ist schon CHARCOT[5]) entgegengetreten. Sehr wichtig ist sein Hinweis darauf, daß die axillare Temperatur beim Greise wegen der Änderung der Hautbeschaffenheit, aber auch der nervösen Temperaturregulation nicht ausschlaggebend sein darf. Nur die „Température centrale", ermittelt durch rectale Messung, hat Bedeutung. Auch neuere Untersuchungen von SCHLESINGER[6]) ergaben, was wir auf Grund eines großen Materials bestätigen können, daß die Eigenwärme hochbetagter Personen gegenüber der jüngerer Individuen nicht herabgesetzt, mitunter sogar

[1]) PFEIFFER und SCHOLZ: Zitiert auf S. 821.   [2]) QUETELET: Zitiert auf S. 757.
[3]) v. BÄRENSPRUNG: Arch. f. Anat. u. Physiol. 1851, S. 59; 1852, S. 217.
[4]) SAHLI: Lehrbuch der klinischen Untersuchungsmethoden. 6. Aufl. Bd. I, S. 64. Leipzig u. Wien 1920.
[5]) CHARCOT: Zitiert auf S. 754.   [6]) SCHLESINGER: Zitiert auf S. 754.

erhöht ist. Eine halbwegs verläßliche Körpertemperaturbestimmung ist allerdings ohne Rectalmessung im Senium nicht durchführbar. Auch Schlesinger fand Temperaturdifferenzen von 1—2° zwischen axillarer und rectaler Temperatur sehr häufig. Dieser Feststellung kommt klinisch eine große Bedeutung zu. Vom physiologischen Standpunkt aber ist es wichtig darauf hinzuweisen, daß die auf diese Weise objektiv ermittelte Temperatur des Greises auffallend häufig im *Widerspruch* steht *zur subjektiven Wärmeempfindung des Individuums*. Auch die Haut hochbetagter Personen fühlt sich meist *kühler* an, als nach der wahren Körpertemperatur zu erwarten wäre. Der Grund liegt nicht nur in der Beschaffenheit und mangelhaften Durchblutung der Haut, sondern vor allem in einer Veränderung der Wärmeregulation im höheren Lebensalter. Naunyn[1] hat die Ansicht vertreten, daß in dem Nachlassen des anregenden Einflusses, den Wärmeverluste auf die Wärmebildung ausüben, eine fundamentale Alterserscheinung liegt, mit der die Anorexie, die Muskelschwäche und der Muskelschwund zusammenhängen. Die oxydative Funktion der Muskeln im Rahmen der Wärmebildung ist nicht gestört. Bei stärkerem Wärmeverlust fehlt aber beim Greise der *Impuls zur Mehrleistung*, bzw. es fehlt der *plötzliche Erregungszuwachs*. Erfahrungen der letzten Jahre haben uns einen besseren Einblick in den Mechanismus dieser Alterserscheinungen verschafft. Neben experimentellen Untersuchungen über die Zentren der Wärmeregulation [Hale-White, Aisenstat[2]), Krehl[3]), Isenschmid[4]), Leishtee[5])] sind es vor allem die klinischen Beobachtungen bei den Folgen der epidemischen Encephalitis, die die Aufmerksamkeit auf den Zusammenhang der Wärmeregulationsänderung, wie wir sie sowohl bei diesem Kranken als auch bei Greisen finden, mit anderen Alterserscheinungen — Muskelrigidität, senile Motorik — lenken. Der zitterige frierende Greis und der immer an der Feuerung beschäftigte Encephalitiker sind offenbar Vertreter des gleichen Störungstyps. Der Greis ist in einem gewissen Grade in dem Gefühl seiner Eigenwärme von der Temperatur seiner Umgebung in höherem Maße abhängig als jüngere Individuen. Nach allem ist es wahrscheinlich, daß die physiologische Wärmeregulationsänderung beim Hochbetagten im wesentlichen auf eine zentrale Ursache, auf eine Leistungsänderung des in die basalen Ganglien lokalisierten „Zentrums" der vegetativen Funktionen zurückzuführen ist.

6. Innere Sekretion. Geschlechtsfunktionen. Über die Beziehungen der Funktionen der endokrinen Drüsen zum Alternsvorgang ist in neuerer Zeit sehr viel geschrieben worden. Insoweit sich die Darlegungen auf den Menschen beziehen, ist man vielfach mit theoretischen Rückschlüssen zweifellos etwas voreilig gewesen. Aber auch in der experimentellen Biologie, in der der Einfluß des inkretorischen Systems auf Metamorphose, Larvenbildung und Wachstum studiert wurde [Hoskins, Gudernatsch, Harms[6]) u. a.], sind die Ergebnisse noch dürftig und widerspruchsvoll. Horsley[7]) schloß aus der Ähnlichkeit der

---

[1]) Naunyn: Zitiert auf S. 754.

[2]) Hale-White: Journ. of pharmacol. a. exp. therapeut. Bd. 11, S. 1. 1891.— Aisenstat: Arch. f. Psych. 1909, S. 475.

[3]) Krehl: Pathologische Physiologie. 11. Aufl. S. 87.

[4]) Isenschmid und Krehl: Arch. f. exp. Pathol. u. Pharmakol. Bd. 70, S. 199.

[5]) Leishtee: Zeitschr. f. exp. Pathol. u. Therapie Bd. 14, S. 167. 1913; Bd. 19, S. 1. 1917.

[6]) Hoskins, E. R.: Journ. of exp. zool. Bd. 21, S. 295. 1916. — Hoskins, E. R. und M. M.: Endocrinology Bd. 4, S. 1. 1920. — Gudernatsch: Zentralbl. f. Physiol. Bd. 26, S. 323. 1912. — Harms: Zeitschr. f. d. ges. Anat. Bd. 71. 1924. — Weitere Literatur dieser Autoren s. bei Biedl: Innere Sekretion. 4. Aufl. Bd. III. Berlin u. Wien 1922.

[7]) Horsley: Zitiert auf S. 754.

trophischen Hautveränderungen nach Schilddrüsenexstirpation mit den Altersveränderungen der Haut auf eine zentrale Bedeutung der Schilddrüse auf den Alternsvorgang. Vermehren[1]), Levy[2]) und vor allem Lorand[3]) haben diese Theorie, deren Kernpunkt die Vorstellung bildet, daß das Altern eine Art „Myxoedem fruste", ein pluriglandulärer Prozeß sei, weiter ausgebaut[4]). In sehr vorsichtiger Weise deutet neuerdings F. H. Lewy[5]) auf die Beziehungen zwischen Senium, Parkinsonismus und Blutdrüsen hin. Mag bei der Bedeutung, die die Blutdrüsen für die Formbildung und das Wachstum des Körpers zweifellos haben, und bei dem Vorherrschen rein morphologischer Kriterien für die Altersschätzung die Versuchung zu solchen Theorien naheliegen — das vorliegende Tatsachenmaterial reicht bei kritischer Sichtung, wie ich mit Biedl[6]), Falta[7]) u. a. annehme, zu ihrer Stütze nicht aus. Gewiß besteht ein Zusammenhang bestimmter Wachstumsdisharmonien und Syndromen von pathologischem Altern mit Ausfällen einzelner oder mehrerer endokriner Funktionen. Ein Rückschluß von solchen pathologischen Phänomenen auf den physiologischen Alternsvorgang muß gewagt erscheinen. Der greisenhaft aussehende atrophische Säugling ist ebensowenig gealtert, wie Myxödem oder frühzeitiges Ergrauen der Haare ein Individuum zum Greise macht (siehe den Abschnitt über „Pathologisches Altern"). Auf Grund der anatomischen Befunde wie nach dem Verhalten der Funktionen läßt sich nach dem heutigen Stande der Forschung nur behaupten, daß die endokrinen Drüsen im Rahmen des Gesamtorganismus altern, daß sie „mitaltern". Mehr zu sagen täte den Tatsachen Gewalt an.

Über die Funktionen einzelner endokriner Drüsen in Abhängigkeit vom Alternsvorgang ist sehr wenig bekannt. Tatsächlich weiß man doch über die normalen Funktionen einzelner Drüsen, beispielsweise der Hypophyse und des Thymus, an sich sehr wenig. Die Erforschung ist durch das Bestehen sehr enger Korrelationen der Funktionen sehr erschwert. Magnus-Levy[8]), Baumann und Roos[9]) haben gefunden, daß die *Schilddrüse* im höheren Lebensalter jodärmer wird; andererseits scheint aber die Funktion der Schilddrüse auch im hohen Lebensalter, insoweit wir das aus pathologischen Symptomen schließen dürfen, wenig beeinträchtigt; die Thyrektomie führt auch bei hochbetagten Personen zu den gleichen, wenn auch etwas schwächeren Folgeerscheinungen wie im jugendlichen Alter. Eine Änderung der Funktion der Schilddrüse in verschiedenen Lebensstufen scheint sich aus klinischen Beobachtungen über die Altersdisposition zu gewissen Schilddrüsenerkrankungen zu ergeben. Erfahrungen liegen besonders hinsichtlich des Auftretens des endemischen Kropfes vor. Wahrscheinlich gibt es kritische Zeiten, im Kindesalter, in der Pubertät und Klimakterium, in denen Störungen der Schilddrüsenfunktion leichter und stärker auftreten. Hierauf wird bei Besprechung der Altersdisposition zu Krankheiten noch eingegangen werden müssen. Es spricht nichts dafür, daß sich die Schilddrüse unter physiologischen Be-

---

[1]) Vermehren: Zitiert auf S. 768.

[2]) Levy: Brit. med. journ. 1898.

[3]) Lorand: Zitiert auf S. 758.

[4]) Diesen Standpunkt, der Vorgänge des Wachstums und Alterns dauernd miteinander vermengt, nimmt auch M. Berliner in einem neuesten Aufsatze: „Über den Einfluß der endokrinen Hormone auf die Konstitution in den verschiedenen Lebensaltern des Menschen" ein. (Arch f. Frauenkunde u. Konstitutionsforschung Bd. X, S. 117. 1924.)

[5]) Lewy, F. H.: Die Lehre vom Tonus und der Bewegung. 1924.

[6]) Biedl: Innere Sekretion. 4. Aufl. 1922—1924.

[7]) Falta: Die Erkrankungen der Drüsen mit innerer Sekretion, im Handb. d. inn. Med. (herausg. von Mohr und Staehelin). Bd. IV. Berlin 1912.

[8]) Magnus-Levy: Zeitschr. f. klin. Med. Bd. 33. 1897; Bd. 52, S. 201. 1904.

[9]) Baumann und Roos: Zeitschr. f. physikal. Chem. Bd. 21, S. 319, 485. 1895; Bd. 22, S. 1. 1896.

dingungen hinsichtlich des Alterns anders verhält als die übrigen Organe. Die Ergebnisse der experimentellen Pathologie und der Hormontherapie können zur Klärung dieser Fragen beim Menschen nur wenig beitragen; gegen die Verwertung der ersteren sind prinzipielle Bedenken, die wir S. 754 hervorgehoben haben, geltend zu machen. Aber auch in den Mechanismus sog. therapeutischer Wirkungen fehlt uns zumeist der Einblick.

Was für die Schilddrüse gilt, hat in noch stärkerem Maße für die *Nebenschilddrüse* Gültigkeit. Die Epithelkörperchen werden heute vielfach als Schutzorgane zur Neutralisation schädlicher Stoffe im intermediären Stoffwechsel aufgefaßt. Es liegt kein Anlaß vor, anzunehmen, daß normalerweise diese Funktion im höheren Alter gestört ist. Bekannt ist die Neigung jugendlicher Individuen zur Tetanie und Eklampsie, die mit Epithelkörperchenstörungen in kausale Beziehung gesetzt werden. Schlesinger[1]) hat aber auch im Alter nervöse Erregungszustände gesehen, die er auf diese Organe zurückführt. F. H. Lewy[2]) rechnet den Epithelkörperchen eine besondere Bedeutung in der Entstehung von Alterserscheinungen zu (s. S. 832).

Eine gewisse Sonderstellung im Alternsvorgang nimmt die *Thymusdrüse* ein. Die Involution der Thymusdrüse, von Biedl[3]) geradezu als Altersinvolution bezeichnet, gilt als Paradigma von partiellem Altern. Neben der Altersinvolution gibt es nach Hammar[4]) in jeder Altersstufe noch besondere Veränderungen des Thymusparenchyms, die von diesem Forscher als akzidentelle Involution bezeichnet werden. Die physiologische Bedeutung des Thymus ist aber trotz ausgedehnter anatomischer Untersuchungen und massenhafter Tierexperimente, soweit es sich um die Verhältnisse beim Menschen handelt, noch ganz unklar. Harms[5]) hält es für wahrscheinlich, daß ihre Haupttätigkeit die Fötal- und Embryonalperiode betrifft. Biedl[3]) hebt nur ganz allgemein Einflüsse des Thymus auf das Skelettwachstum und die Entwicklung der Keimdrüse hervor; hierbei handelt es sich aber um das Ergebnis teilweise einander widersprechender Tierversuche. Die neuerdings begonnene Revision der Lehre vom sog. Status thymico-lymphaticus [R. Löwenthal[6]), R. Jaffé[7])] läßt die Unsicherheit auf diesem Gebiete noch größer erscheinen.

Die Neigung zu Pigmentverschiebung, die Adynamie könnten nach F. H. Lewy als Zeichen einer senilen Unterfunktion der *Nebennieren* angesprochen werden. Hiergegen ist zu sagen, daß es sich um ganz äußerliche Vergleichsmerkmale handelt. Für einen inneren Zusammenhang bestehen nicht die geringsten Unterlagen. Noch ganz dunkel sind die Beziehungen der *Hypophysenfunktion* zum Alternsvorgang. Da irgendein Maßstab für Art und Größe der normalen Hypophysenfunktion beim Menschen nicht vorhanden ist, ist man zu Verallgemeinerungen aus Resultaten von Tierexperimenten leicht geneigt gewesen, aber diese haben auch bei einfachen Fragestellungen, z. B. hinsichtlich der Exstirpation dieser Drüse, versagt. Die einzigen exakten Kenntnisse über die Funktion der menschlichen Hypophyse verdanken wir vergleichenden klinisch - anatomischen Beobachtungen [besonders Pierre-Marie[8]), Simmonds[9]) Fröhlich[10]), Biedl[11])]; doch sind auch hier nur grobe Zusammenhänge erkenn-

---

[1]) Schlesinger: Zitiert auf S. 754. [2]) Lewy, F. H.: Zitiert auf S. 825.
[3]) Biedl: Zitiert auf S. 825. [4]) Hammar: Zitiert auf S. 804.
[5]) Harms: Individualzyklen als Grundlage usw., zitiert auf S. 759.
[6]) Löwenthal, R.: Jahrb. f. Kinderheilk. Bd. 93. 1920.
[7]) Jaffé, R.: Zitiert auf S. 805.
[8]) Pierre-Marie: Rev. de méd. 1886, S. 298.
[9]) Simmonds: Virchows Arch. f. pathol. Anat. u. Physiol. Bd. 217, S. 226. 1914.
[10]) Fröhlich: Wien. klin. Rundschau 1901, zitiert nach Biedl.
[11]) Biedl: Hypophyse. Referat auf dem 34. Kongr. f. inn. Med., Wiesbaden 1922.

bar[1]). Neuerdings haben KESTNER und PLAUT[2]) eine Methode zur Prüfung der
Hypophysenleistung durch Bestimmung des Grundumsatzes bzw. des respiratorischen Quotienten nach Eiweißzufuhr angegeben. Ausbleiben der Erhöhung
läßt auf eine Störung der Hypophysenfunktion schließen. Auch die Ergebnisse
dieser Methode sind nur mit Kritik zu verwerten. Einwandfreie Merkmale dafür, daß etwa im Alter eine Herabsetzung der Hypophysenfunktion statthat,
sind nicht vorhanden. Gewisse klinische Symptomenkomplexe von pathologischem Altern werden auf Störungen der Hypophysenfunktion bezogen (siehe
S. 861f.). Bei der *Epiphyse* kennt man lediglich pathologisch -anatomische Befunde, die mit Wachstumsbeschleunigung und genitaler Frühreife einhergehen.

In Beziehung auf den Alternsvorgang wird heute ein enges Zusammenarbeiten der *Keimdrüsen* und der anderen innersekretorischen Drüsen fast durchweg angenommen. Den Keimdrüsen wird im allgemeinen eine wachstums-
hemmende Wirkung zugeschrieben, denn mit dem Abschluß der Geschlechtsreife hört das Wachstum auf. Andererseits beobachten wir gerade mit beginnender Pubertät die „zweite Streckung" [RÖSSLE[3])]. Die Wachstumshemmung
bezieht sich in erster Linie auf das Längenwachstum des Skeletts. Beachtenswert
ist, worauf von Rassenforschern aufmerksam gemacht wird, daß sich bei den
spätreifenden nordischen Rassen Hochwuchs, bei den südländischen frühreifen-
den Rassen häufig kurzbeinige Statur findet. Es gibt aber auch Negerstämme
mit Frühreife ·und Hochwuchs. Aus diesen Tatsachen geht bereits hervor, daß
die Rolle der Keimdrüsen auf Wachstum und Entwicklung keineswegs geklärt
ist. Einen sehr breiten Raum in der Literatur der Alternsvorgänge beim Menschen
haben in den letzten Jahren die Versuche von HARMS, STEINACH, LYDSTON,
VORONOFF, SAND[4]) u. a. über die Möglichkeit der sog. Verjüngung durch Regeneration der Keimdrüsenfunktion eingenommen.

HARMS[5]) unterscheidet eine direkte und eine indirekte Regenerationsmethode. Das
erste Verfahren beruht auf künstlicher Involution der senilen Keimdrüse durch Autotrans-
plantation, experimentellen Kryptorchismus oder Durchtrennung des Vas deferens; eine
Keimdrüse, die noch nicht stark degeneriert ist, beginnt danach wieder zu wuchern. Ist
das Senium bereits fortgeschritten, so kommt nur das zweite Verfahren — Implantation
jugendlicher Keimdrüsen derselben Tierart — in Frage. Bei Tieren gelang hierdurch eine
Art „Auffrischung" des alternden Organismus. Die STEINACHschen Untersuchungen sind
aus methodischen Gründen, vor allem aber auch wegen ihrer theoretischen Begründung
in ihrer Schlußfolgerung, sehr angegriffen worden.

Auch im günstigsten Falle läßt sich aus diesen Versuchen nur die Möglichkeit herleiten, gewisse *äußere Alterserscheinungen* des Menschen für einige Zeit
reversibel zu machen, ähnlich wie dies der greise BROWN-SÉQUARD[6]) im Selbst-
versuch nach Zuführung von Hodenextrakt zu beobachten glaubte. Ob es aber
tatsächlich gelingt, die geistige und körperliche Frische des Menschen durch das
„Wiederauffrischungsverfahren" bis ins hohe Alter zu erhalten, ist zu bezweifeln.
Auch HARMS hebt selbst hervor, daß die Anwendung der Methode beim Menschen,
da ihre Folgen bisher noch nicht geklärt sind, nicht angängig ist.

---

[1]) Vgl. S. HIRSCH: Zur Begründung und Abgrenzung der pluriglandulären Insuffizienz.
Münch. med. Wochenschr. 1923, Nr. 49.

[2]) KESTNER und PLAUT: 34. Kongr. f. inn. Med. 1922.   [3]) RÖSSLE: Zitiert auf S. 758.

[4]) HARMS, W.: Experimentelle Untersuchungen über die innere Sekretion der Keimdrüsen. Jena 1914. Zool. Anz. Bd. 51. 1920. — STEINACH: Verjüngung durch experimentelle
Neubelebung der alternden Pubertätsdrüsen. Berlin 1920. — LYDSTON: Journ. of the Americ.
med. assoc. Bd. 67, S. 898. 1916; Americ. journ. of surg. Bd. 34. 1920; ref. in Physiol. Ber.
Bd. 1. 1920. — VORONOFF, S.: Internat. clin. Bd. 1, S. 67. 1921, ref. in Physiol. Ber. Bd. 7,
S. 450. 1921. — SAND, K.: Journ. of pharmacol. a. exp. therapeut. Bd. 53, S. 257. 1919,
und andere Arbeiten dieser Autoren.

[5]) HARMS: Individualzyklen, zitiert auf S. 759.

[6]) BROWN-SÉQUARD: Cpt. rend. des séances de la soc. de biol. 1889, S. 415.

In der allgemeinen Physiologie wird besonders die Verminderung der Keimdrüsenfunktion, das Nachlassen der Zeugungsfähigkeit als Merkmal des Alterns bezeichnet. So einfach liegen die Verhältnisse beim Menschen indessen nicht. Gewiß ist das Aufhören des Ovulationsprozesses im Klimakterium eine wichtige Marke der weiblichen Entwicklung. Die dem Klimakterium folgende Zeit der Involution des weiblichen Genitaltraktus wird vielfach sogar als typisches Beispiel für ein physiologisches partielles Altern eines Organs angesehen. Andererseits aber ist die Cessatio mensium nicht eine Alterserscheinung schlechthin, sondern sie bedeutet lediglich das Aufhören einer temporär begrenzten Funktion, die bei vielen Personen zu Folgeerscheinungen führt, die äußerlich nicht ohne weiteres als Rückbildungsvorgänge charakterisiert sind (Zunahme des Fettpolsters).

Es ist bekannt, daß die Zeugungsfähigkeit der Greise bis ins hohe Alter erhalten bleiben kann. Nach den Untersuchungen von Duplay und Dieu[1]) wurden unter 165 Greisen bei 67jährigen noch in 68,5%, bei 80jährigen in 59,5% lebende Spermatozoen gefunden. Ein gänzliches Aufhören der Spermatogenese scheint auch im höchsten Lebensalter nicht vorzukommen. Inwieweit eine Potentia generandi und coeundi im höheren Alter vorhanden ist, hängt von dem gesamten somatischen und psychischen Habitus ab. Eine Abnahme der Libido scheint beim Manne kaum vorzukommen. Lorand[2]) führt neben einer Reihe klassischer Zeugen (Goethe, Victor Hugo, Ninon de l Enclos) eigene Beobachtungen an, die vor allem darauf hindeuten, daß die *sozialen* Verhältnisse bei Erhaltung dieser Funktionen keine geringe Rolle spielen. Daß Verlust der Zeugungsorgane bzw. ihrer Funktionen, sei es durch Krankheit oder artifiziell (Kastration), zu körperlichen Verfallserscheinungen führt, die den äußeren Alterserscheinungen ähnlich sind, ist bekannt. Hierauf wird an anderer Stelle näher einzugehen sein.

7. Sinnesfunktionen. Haut. Die Leistungsänderungen der Hauptsinnesorgane infolge Alterns sind zu bekannt, als daß sie einer eingehenderen Beschreibung bedürften. Der Altersreflex der Linse hängt wahrscheinlich von ihrer Zusammensetzung ab. Während das Gewicht der Linse mit zunehmendem Alter ansteigt, vermindert sich ihr Wassergehalt. Mit zunehmendem Alter wird die Pupille enger. Die senile Miosis ist auf Rigidität des Sphincter pupillae zurückzuführen. Als ein klassisches Alterszeichen für die Veränderung der Anpassungsfähigkeit der Linse zum Nahesehen ist die sog. Akkommodationsbreite in den verschiedenen Lebensaltern anzusehen[3]). Die Altersakkommodationsänderung soll mit der Gewichtszunahme der Linse im Alter zusammenhängen. Mit höherem Alter nimmt die Elastizität der Linse ab. Die Akkommodationsbreite nimmt vom 10. bis zum 60. Lebensjahre gleichmäßig ab, während der Nahepunkt, auf den noch scharf eingestellt werden kann, in dieser Zeit gleichmäßig hinausrückt. Die Akkommodationsbreite beträgt nach den Untersuchungen von Schmidt-Rimpler[4]) im Alter von 8 Jahren 15 Dioptrien, mit 10 Jahren nach Donders[5]) 14 D., um das 30. 5,5, mit 45 Jahren 3,5, mit 50 Jahren 2,5, mit 55 Jahren 1,75, mit 60 Jahren 1 D., mit 65 Jahren 0,75 D., mit 70. Jahren 0,25 D. und mit

---

[1]) Duplay und Dieu: Zitiert in Schmidts Jahrbücher 1853, Nr. 4; 1856, Nr. 2.

[2]) Lorand: Zitiert auf S. 754.

[3]) Zusammenfassende Darstellung bei W. Einthoven: Ergebn. d. Physiol. Bd. 1, II, S. 680. 1902.

[4]) Schmidt-Rimpler: Zitiert bei Vierordt, siehe S. 815.

[5]) Donders: Nederlandsch arch. v. genees- -en natuurk. Bd. 2.

75 Jahren 0,0 D. Über den Nahepunkt gibt eine Tabelle von C. Hess[1]) Auskunft (Nahepunkt p).

Tabelle 10.

p ist im 10. Lebensjahr	. . . .	6,3 cm
„ „ „ 15. „	. . . . .	8,3 „
„ „ „ 20. „	. . . . .	10,0 „
„ „ „ 25. „	. . . . .	12,5 „
„ „ „ 30. „	. . . . .	14,3 „
„ „ „ 35. „	. . . . .	20,0 „
„ „ „ 40. „	. . . . .	25,0 „
„ „ „ 45. „	. . . . .	33,3 „
„ „ „ 50. „	. . . . .	50,0 „
„ „ „ 55. „	. . . . .	100,0 „
„ „ „ 60. „	. . . . .	200,0 „
„ „ „ 65. „	. . . . .	$\infty - 100{,}0$ cm
„ „ „ 70. „	. . . . .	$\infty - 100{,}0$ „
„ „ „ 80. „	. . . . .	$\infty -\ \ 40{,}0$ „

Akkommodationsbreite und Nahepunktsverschiebung erfahren mancherlei Abweichungen unter pathologischen Bedingungen. Die angegebenen Zahlen beziehen sich auf einen Normalsichtigen. Der Fernpunkt bleibt beim presbyopischen Auge normal.

Mit dem Altern geht eine Abnahme des *Hörvermögens für hohe Töne* einher. Die Abnahme beginnt schon im 2. Lebensjahrzehnt [Zwaardemaker[2])]. Die obere Hörgrenze liegt im Kindesalter etwa bei 20 000 Schwingungen, sinkt bis Abschluß der Pubertät etwa um 1000 Schwingungen; bis zur Mitte der Dreißiger rascher auf 15 000, bis Mitte der Vierziger erfolgt das Sinken wieder etwas langsamer. Mit 47 Jahren werden im Mittel 13 000 Schwingungen erreicht [Gildemeister[3])]. Bekannt ist die Altersschwerhörigkeit, die von den älteren Autoren auf Ankylosierung der Gehörknöchelchen, Verknöcherung der Warzenfortsatzzellen und Sklerosierung des Trommelfells zurückgeführt wurde. Es steht noch nicht fest, ob diese Alterstaubheit als physiologische Funktionsschwäche im Alter oder als eine Krankheit zu gelten hat. Neuerdings sucht man Beziehungen der senilen Otosklerose zum Gesamtstoffwechsel, insbesondere zum Cholesterinhaushalt, herzustellen. Altersveränderungen der Funktionen anderer Sinnesorgane sind unter physiologischen Verhältnissen bisher nicht bekannt.

Daß die Funktionen der *Haut* bei den hochgradigen anatomischen Veränderungen, die sie im Alter erleidet, geändert werden, ist ohne weiteres klar; vor allen Dingen ist die Atrophie, der Drüsenschwund und die Gefäßversorgung Ursache von Funktionsänderungen. Die Rolle der Haut im Wärmeregulationssystem ist nach unseren früheren Ausführungen offenbar eine mehr sekundäre. Von Bedeutung aber sind die senilen Hautveränderungen für die sekretorische Funktion der Haut. Bei dem so häufigen Auftreten von Nierenstörungen im Alter ist die Herabsetzung der sekretorischen Funktionen der Haut als wichtiger konstitutioneller Faktor in Betracht zu ziehen.

8. Funktionen des Nervensystems. In der Literatur sind keine Angaben darüber enthalten, daß die elementaren Funktionen der peripheren Abschnitte des Nervensystems unter dem Einfluß des Alterns wesentliche Änderungen erfahren. Lediglich hinsichtlich der elektrischen Erregbarkeit finden sich nach

---

[1]) Hess, C.: Anomalien der Refraktion und Akkommodation, im Handb. d. ges. Augenheilk. Bd. VIII, S. 2. Herausg. von Graefe und Saemisch.

[2]) Zwaardemaker: Zeitschr. f. Ohrenheilk. u. Krankh. d. oberen Luftwege Bd. 24, S. 280 u. 303. 1893; Arch. f. Ohrenheilk. Bd. 32, S. 53. 1891; Zeitschr. f. Psychol. u. Physiol. d. Sinnesorg. Bd. 7, S. 10. 1894.

[3]) Gildemeister: Zeitschr. f. Sinnesphysiol. Bd. 50, S. 161 u. 253. 1918.

Westphal[1]) und Mann[2]) gewisse Änderungen allerdings lediglich in der Evolutionsperiode. Bei Kindern ist die galvanische Erregbarkeit der Nerven geringer als beim Erwachsenen. Es beträgt KSZ am Medianus bis zur 8. Lebenswoche 2,6—4,5 MA, bis zum 2. Lebensjahre 0,7—2,0 MA. Man muß jedoch die verschiedene Ausbildung des Fettpolsters zur Erklärung dieser scheinbaren Differenzen mit heranziehen.

Auch für die Funktionen des Rückenmarks kennen wir keine normalen Altersveränderungen. Änderungen der Reaktionsweise, wie sie im höheren Lebensalter hier und da beobachtet werden, sind entweder pathologisch oder auf nicht nervösem Wege zu deuten; hierher gehört die relativ häufige Beobachtung des Fehlens der Achillessehnenreflexe, das in den meisten Fällen auf Alterserscheinungen am Bandmuskelapparat beruhen dürfte (Sehnenentartung).

Im Gegensatz zu den *peripheren* und *spinalen* Anteilen des Nervensystems finden wir jedoch Altersveränderungen von großer Bedeutung in Funktionen,

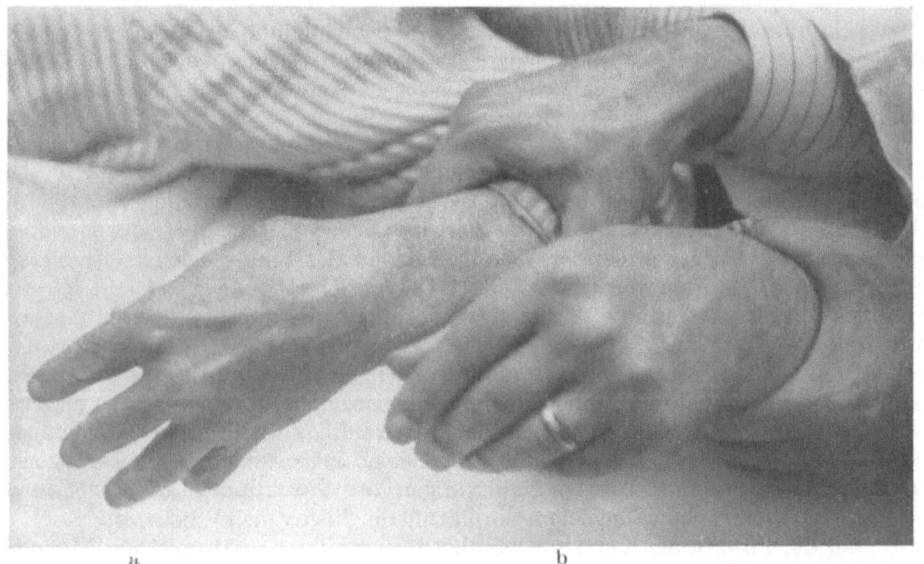

Abb. 75. Typische Stellung der Hände beim Greise (a) und bei einem 45 jährigen Manne mit Encephalitisrestzustand (b). Man achte auf die eigentümliche Subluxationsstellung bei beiden, auf das frühzeitige Hervortreten der Unterlage bei b.

die man auf das *cerebrale* und *vegetative* Nervensystem zurückführt. Die Veränderung der höheren psychischen Leistungen unter dem Einfluß des Alterns galt von jeher als wichtiges Altersmerkmal sowohl in der Evolutionsphase wie in der Involutionsperiode. Erst in allerneuester Zeit aber ist die Erkenntnis durchgedrungen, daß neben psychischen Leistungen die vegetativen nervösen Funktionen unter dem Einfluß des Alternsvorganges eine weitgehende Änderung erfahren. Es ergeben sich sogar gewisse Anhaltspunkte hieraus für eine einheitliche genetische Auffassung der Alterserscheinungen anderer Organe und Leistungen.

Diese Förderung unserer Kenntnis verdanken wir einerseits experimentellen Forschungen über die Funktionen vegetativer Zentren im Gebiete des Zwischen-

---

[1]) Westphal, zitiert nach Sahli: Lehrbuch der klinischen Untersuchungsmethoden. 6. Aufl. Bd. II, S. 6. 1920.
[2]) Mann: Neurol. Zentralbl. 1913, Nr. 19.

hirns, des Streifenhügels und des zentralen Höhlengraues des dritten Ventrikels. Andererseits beruhen sie auf der klinischen Beobachtung von Ausfallserscheinungen nach Erkrankungen der vegetativen Zentren, die durch das massenhafte Auftreten der Encephalitis lethargica und ihrer Folgezustände neuerdings im

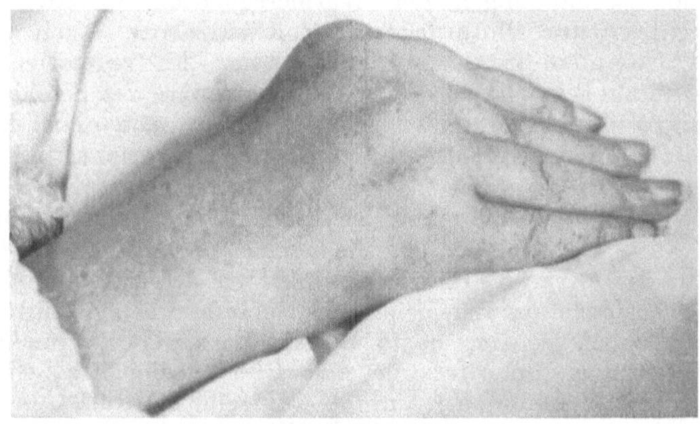

Abb. 76. Typische Handstellung bei schwerer Periarthritis chronica destruens bei einer 49jährigen Frau. Versteifung der Fingergrundgelenke in der typischen ulnaren Subluxationsstellung. Zweifellos spielen auch hierbei neben rein peripheren Momenten zentralnervöse „funktionelle" haltungsregulierende Momente mit.

Vordergrunde des Interesses stehen. Die Ähnlichkeit der klinischen Bilder von Paralysis agitans mit gewissen Symptomen bei Arthritis und mit den normalen Altersveränderungen ist bereits CHARCOT[1]) aufgefallen. Neuerdings wurde hierauf

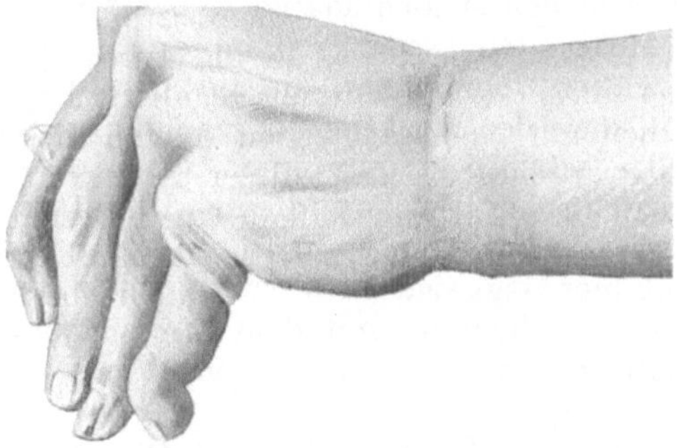

Abb. 77. Das Gleiche. Bild nach CHARCOT. Oeuvres complètes Tome VII (Paris, Lecrosnier et Babé 1890, Planche II).

besonders von F. H. LEWY[2]) und S. HIRSCH[3]) hingewiesen. Von der eingehenden Analyse der klinischen Bilder ist in Zusammenhang mit dem Experiment und histologischen Untersuchungen weiteres Material für diese wichtige Fragestellung zu erwarten.

---

[1]) CHARCOT: Zitiert auf S. 754.   [2]) LEWY, F. H.: Zitiert auf S. 810.
[3]) HIRSCH, S.: Zitiert auf S. 810.

Immerhin aber gewinnen wir schon aus den bisherigen Beobachtungen einen Einblick in den Mechanismus, der der *physiologischen Gesamtsituation* im hohen Alter zugrunde liegt.

Die in Betracht kommenden Veränderungen betreffen in erster Linie den Tonus der Muskulatur, gewisse dyskinetische Phänomene (Tremor, Haltungsanomalie) und Veränderungen der Wärmeregulation, außerdem der Vasomotoreninnervation, des Blutdruckes, des Affektlebens. Nach Ansicht von F. H. Lewy[1]) könnten Störungen der Leistung des vegetativen Zwischenhirnzentrums durch Erkrankungen bzw. Altersatrophie des Schilddrüsen- oder Nebennierenapparates hervorgerufen sein (?). Aber auch ohne diese letztere Erweiterung ist die Arbeitshypothese auch deshalb interessant, weil sie gewissermaßen verschiedene ältere Alterstheorien auf einer einheitlichen Grundlage zu vereinigen vermag, so z. B. die endokrine Theorie von Horsley-Lorand[2]), die Auffassung Naunyns[3]) von der entscheidenden Bedeutung der Stoffwechselregulatoren für das Alter und die von Ribbert[4]) u. a. vertretene Meinung, daß das Zentralnervensystem im allgemeinen das Substrat für den zentralen Alternsvorgang darstelle. Es scheint heute berechtigt, gewisse Veränderungen der motorischen Leistungen im Alter, die man früher lediglich als Störungen der Leistungen peripherer Endorgane auffaßte, auf eine zentrale Gesamtleistungsänderung zurückzuführen. Das gilt für die Rigidität der Muskulatur, den verlangsamten Ablauf der Willkürbewegungen, die charakteristische Haltungsänderung des Greises, den Tremor senilis. In gleicher Weise erklärt sich, worauf schon früher hingewiesen wurde, die Änderung der Temperaturregulation und der Vasomotorenerregbarkeit, die Pseudoanämie, die Änderungen des Respirationsmechanismus bei besonderen Anforderungen, Verschiebungen im Wasserhaushalt, Blutdruckveränderung u. dgl. Es läßt sich indes über das anatomische Substrat und den Sitz dieser Leistungen noch nicht allzuviel aussagen. Man nimmt allgemein an, daß es sich dabei u. a. um eine Leistungsänderung der Regulationseinrichtungen für die Motorik und die vegetativen Funktionen handelt, die man heute in den striopallidären Apparat und den Hypothalamus verlegt. Wenn man mit K. Goldstein[5]) die Leistung des Striatum-Pallidum als „Einstellungsinnervation" bezeichnet, die die Ausdrucksbewegung, die willkürlichen Bewegungen sowie den Muskeltonus reguliert, so hätten wir es bei den erwähnten Alterszeichen mit einem teilweisen Ausfall dieser Leistung zu tun.

Als ein charakteristisches Zeichen dieser Altersveränderungen ist das *Greisenzittern* anzusehen. Das Zittern steht in enger Beziehung zum Verhalten des Muskeltonus. Auch hier zeigt sich die Verwandtschaft dieser für das höchste Alter „physiologischen" Erscheinung mit dem entsprechenden Symptom beim jugendlichen Encephalitiker, wie die nebenstehenden Kurven (Abb. 78 a—f) zeigen.

Während in den anderen Lebensstufen das Zittern wohl stets als pathologische Erscheinung aufzufassen ist, hält man das Alterszittern im allgemeinen für etwas „Physiologisches". Die Analyse der Zitterkurven zeigt, daß es verschiedene Formen von Alterszittern gibt; nur die eine, die allorhythmische Form, die wir in der Jugend bei der Encephalitis antreffen, kann als Ausdruck physiologischer Altersveränderungen aufgefaßt werden. Andererseits kann diese Form natürlich bei *krankhaften* Veränderungen im Pallidum auch im Alter beobachtet werden.

---

[1]) Lewy, F. H.: Zitiert auf S. 810.   [2]) Horsley-Lorand: Zitiert auf S. 768.
[3]) Naunyn: Zitiert auf S. 754.   [4]) Ribbert: Zitiert auf S. 753.
[5]) Goldstein, K.: Zur Anatomie und Physiologie des Gehirns, im Lehrbuch der Nervenkrankheiten von H. Oppenheim, 7. Aufl. Bd. II. Berlin 1923.

Der allorhythmische Zittertyp, der in Zitterbewegungen von einem bestimmten sinnfälligen Rhythmus seinen Ausdruck findet, wird genetisch mit Leistungsänderungen des strio-pallidären Apparates in Beziehung gebracht. Außerdem gibt es komplizierte,

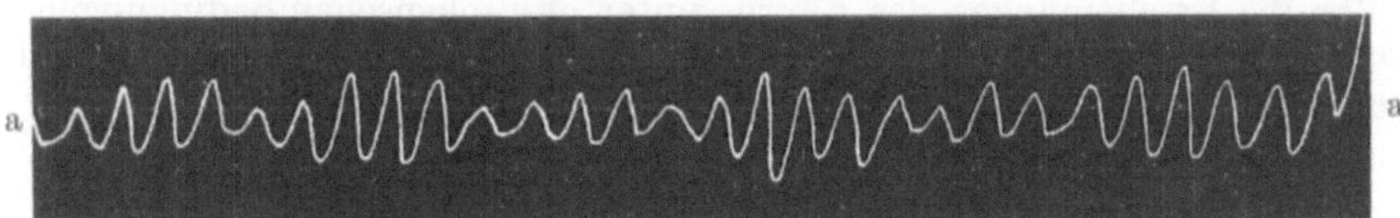

a) Typische allorhythmische Zitterkurve beim strio-pallidären Symptomenkomplex. (Encephalitis.)

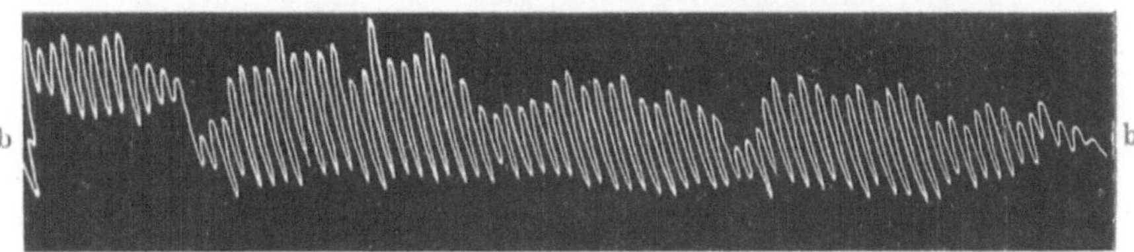

b) Typische allorhythmische Kurve beim Greise.

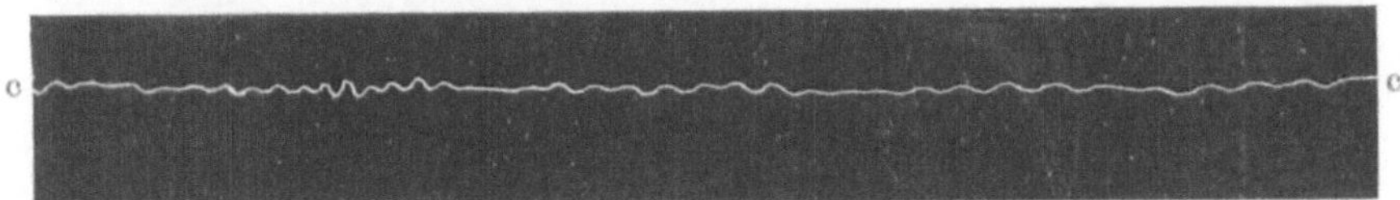

c) Andere Form der Alterszitterkurve.

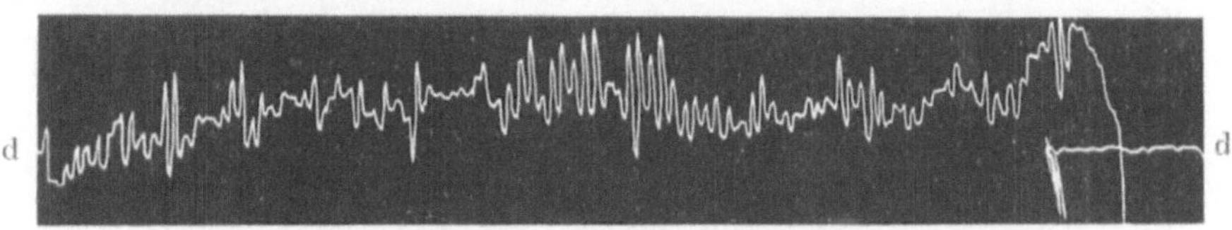

d) Typische Form der sog. nichtrhythmischen Alterszitterkurve.

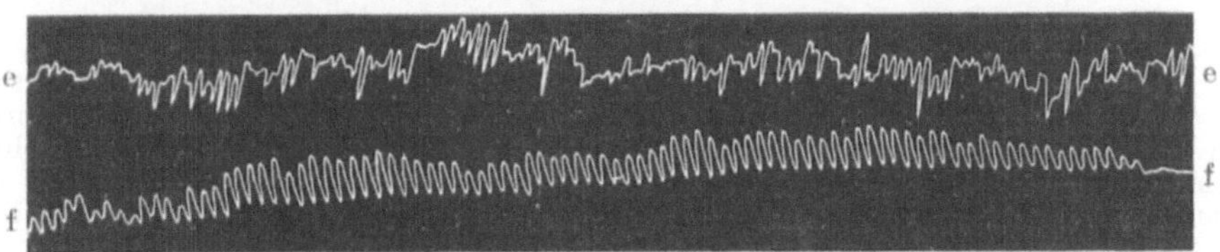

Abb. 78 a—f. *Zitterkurven bei Hochbetagten und Encephalitikern.* (Aufgenommen mit einem von E. TRAUTMANN im Neurologischen Institut der Universität Frankfurt — Direktor Prof. GOLDSTEIN — konstruierten Apparat zur Registrierung von Fingerbewegungen. Für die Aufnahme und Überlassung der Kurven bin ich Herrn Dr. TRAUTMANN zu großem Danke verpflichtet.)

nicht ohne weiteres als rhythmisch anzusprechende Zitterbewegungen, die keine einheitliche Ursache in ihrem Mechanismus erkennen lassen, und auf in verschiedene Gegenden des Zentralnervensystems lokalisierte Veränderungen krankhafter Natur zurückzuführen sind. Übergänge und Kombinationen kommen besonders natürlich im hohen

Alter viel vor. Man kann den ersten allorhythmischen, sogenannten pallidären Typ als *Normalform* des Alterntremor bezeichnen. Die zweite Form dürfte vor allem auf die in den verschiedensten Hirngebieten lokalisierte Arteriosklerose zurückzuführen sein.

Wie die Erscheinungen des Alterns unter physiologischen Bedingungen eine individuell sehr große Variationsbreite haben, so können unter den zentralnervösen Altersveränderungen im einzelnen Falle einmal mehr mit diesen, das

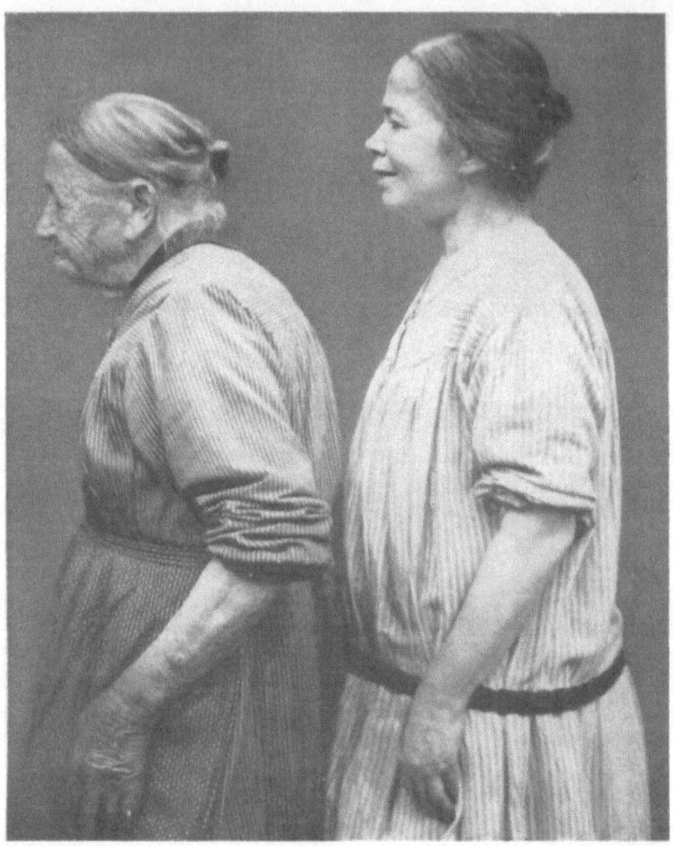

Abb. 79. Charakteristische Mimik und Haltung bei einer 83jährigen normalen Greisin und einer 40jährigen Patientin mit strio-pallidärem Krankheitsbild. Die Haltung der jungen Patientin, die für gewöhnlich stark gebeugt ist, ist durch das Interesse an der photographischen Aufnahme teilweise korrigiert. Man beachte die Starrheit von Mimik und Stellung. Charakteristisch ist auch die Haltung der Hände bei beiden Frauen, die beide zur Vermeidung von Zitterbewegungen fest an den Körper gepreßt halten.

andere Mal mit jenen „Stammgangliensymptomen" hervortreten; bekanntlich zeigt ja auch die Symptomatologie der extrapyramidalen Krankheitsbilder eine große Reichhaltigkeit von Typen.

Die Beziehung der physiologischen Situationsänderung beim Greise zum pallido-striären Krankheitsbild drängte sich erst mit dem massenhaften Auftreten der Encephalitis-„Restzustandsbilder" auf. Der „Parkinsonismus", die Paralysis agitans ist nie eine ätiologische, sondern nur eine lokalisatorische Einheit gewesen, die man dem häufigsten ätiologischen Faktor — Arteriosklerose — entsprechend früher nur bei älteren Personen antraf. Abb. 81 zeigt eine Gruppe von Kranken aus unserer Anstalt, wie sie vor 16 Jahren A. Knoblauch beobachten konnte.

Die Gegenüberstellung von „physiologischem" Greisentyp und Parkinson-
typ erfolgt — wie betont werden muß — lediglich zur Charakterisierung der
physiologischen Gesamtsituation beim ersteren. Ein Rückschluß auf die etwa
zugrundeliegenden Strukturänderungen ist heute noch nicht gestattet. Der
exakte Nachweis von für das Greisenalter charakteristischen anatomischen
Veränderungen steht noch aus, und es ist überhaupt fraglich, ob es sich *beim
Normalen um Veränderungen im grob-anatomischen Sinne handelt.*

Die Rückführung wesentlicher, motorischer und vegetativer Leistungsänderungen im Alter auf den subcorticalen „Regulationsapparat" erleichert

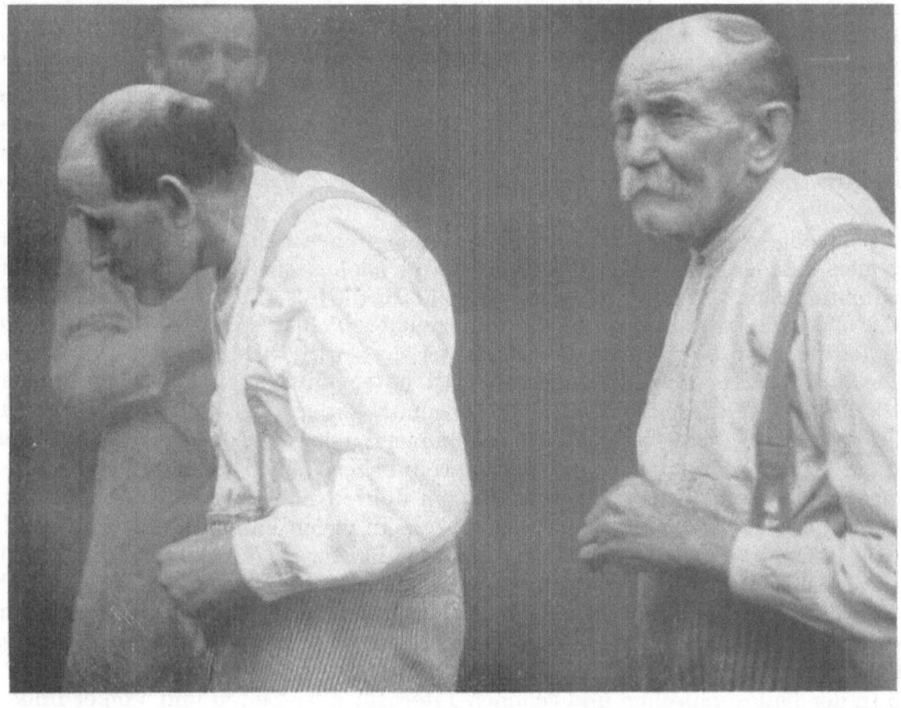

Abb. 80.   83jähriger nervengesunder Greis (a) und 45jähriger Patient mit Encephalitis-
Restzustand (b) in typischer Haltung.

auch das Verständnis für Veränderungen, die einmal *innersekretorische* Funktionen, vor allem aber die *psychischen* Leistungen im Alter betreffen. Die Beziehung zu den Blutdrüsen ergibt sich über das den Sympathicus beherrschende
Oblongatazentrum und den sympathischen Apparat inkretorischer Organe, insbesondere der Nebennieren. Andererseits wissen wir, daß eine sehr enge funktionelle Verbindung des sympathischen Nervensystems mit dem Gefühlsleben vorhanden ist, wenn auch über die Art der Bildung noch nichts Näheres bekannt
ist. Daß eine sog. Vitalkette: innere Sekretion — vegetatives Zentrum — Subcortex — Rinde besteht, wird durch kaum eine andere Tatsache so klar dargelegt
als durch die Änderung, die die Leistungen der Glieder dieser Kette in der *Involutionsperiode* erfahren. Zweifel bestehen nur, ob die körperlichen sympathischen Symptome Ursachen oder Folgen der psychischen Vorgänge sind.

F. H. Lewy[1]) neigt auf Grund von Analogieschlüssen aus der Pathologie und gewisser, allerdings noch nachzuprüfender experimenteller Ergebnisse dazu, die primäre Alteration durch den Alternsvorgang in das periphere Glied, die endokrine Drüse, zu verlegen. L. R. Müller[2]) meint, daß mit dem Alter die Projektion der *psychischen* Vorgänge auf das vegetative System an Intensität nachlasse, sei es durch Verminderung der seelischen Stimmungen, sei es durch Nachlassen der Reaktionsfähigkeit des vegetativen Systems (Ganglienzellen). Mag nun Cortex bzw. Subcortex oder mag die Ganglienzelle der Leitungsbahn oder das endokrine Endglied „zuerst altern": wir finden ebenso regelmäßig wie vasomotorische und kinetische Alterserscheinungen eine charakteristische Abnahme der emotionellen Beeinflußbarkeit im höheren Alter. „Freude und Schmerz, Verlegenheit und Scham sind im Alter ebenso gemindert wie der Dermographismus, die Neigung zu Schweißausbrüchen und das Spiel der Pupillen" (L. R. Müller). Das Kind weint schon bei nichtigen Gelegenheiten, beim Manne kommt es selten nur zur psychischen Anregung der Tränendrüsen. Die ältere Frau errötet nicht mehr so leicht wie ein junges Mädchen. *Die Einstellung des Schwellenwertes für alle diese Leistungen ist eben im Alter eine andere — gröbere — geworden.*

Vielfach spricht man von einer physiologischen Schlafstörung bei älteren Personen und Greisen, ohne daß sich aus physiologischen Untersuchungen ein bestimmter Anhalt ergäbe; das gilt vom Schlafbedürfnis, Schlafdauer und Schlaftiefe. Über die physiologischen Grundlagen des Schlafes, der als verminderte Erregbarkeit des Nervensystems charakterisiert wird, ist nur wenig bekannt [siehe auch S. Exner[3])]. Es scheint, daß unter physiologischen Bedingungen der Schlaf des alternden Menschen gegenüber dem bei jüngeren Personen nicht wesentlich verändert ist, wobei immer zu berücksichtigen ist, daß das Moment der Ermüdung sich bei der gewöhnlichen Lebensführung des Greises weniger geltend machen wird als in jungen Jahren nach körperlichen Anstrengungen und bei einem lebhaften Stoffwechsel. In vielen Fällen beruht die Schlafstörung im höheren Alter auf sekundären Faktoren (Urindrang, Juckreiz). Gröbere echte Schlafstörungen im höheren Alter fallen immer in den Bereich des Krankhaften. Bekannt ist die „Umkehrung der Tagesordnung" als Symptom presbyophrener und arteriosklerotischer Demenz. Hierauf wird an anderer Stelle einzugehen sein.

In der philosophischen und schönen Literatur aller Zeiten und Völker finden wir treffende Schilderungen der *höheren seelischen Leistungen* unter dem Einflusse des Alterns. Relativ selten hingegen sind auch in neuerer Zeit Darstellungen vom biologischen und physiologischen Gesichtspunkte aus. Während das normale Seelenleben des Kindes und jungen Menschen sich durch die Fähigkeit der Zunahme des seelischen Inhaltes durch elastische Spannkraft, starke Resorptionsfähigkeit, mangelnde Entwicklung seelischer „Hemmungen", heftige Affekte und ein wenig gezügeltes Phantasieleben auszeichnet, bietet das Greisenalter ein charakteristisches Negativ zu diesem Bilde. Ruhige Abgeklärtheit, Weisheit auf der einen Seite, Geiz, Mißtrauen, Einschränkung des

---

[1]) Lewy, F. H.: Zitiert auf S. 825.

[2]) Müller, L. R.: Die Lebensnerven, 2. Aufl. Berlin 1924. — Anm. bei der Korrektur: Vgl. hierzu auch die neuesten Ausführungen von F. Glaser: Lebensalter und Lebensnerven. Med. Klinik, 1925. Nr. 36.

[3]) Exner, S.: Zentralnervensystem, im Lehrbuch der Physiologie von Trendelenburg-Loewy. S. 654. Leipzig 1924. Über die älteren Theorien des Schlafes finden sich genauere Angaben bei Bunge: Physiologie des Menschen, 2. Aufl., Bd. I, S. 265—284. Hiernach spielen beim Mechanismus des Schlafes die verschiedensten Faktoren eine Rolle.

seelischen Horizontes auf der anderen Seite werden als seelische Eigenschaften
des Greises von HOMER, PLATON und CICERO bis zu SHAKESPEARE und GRIMM

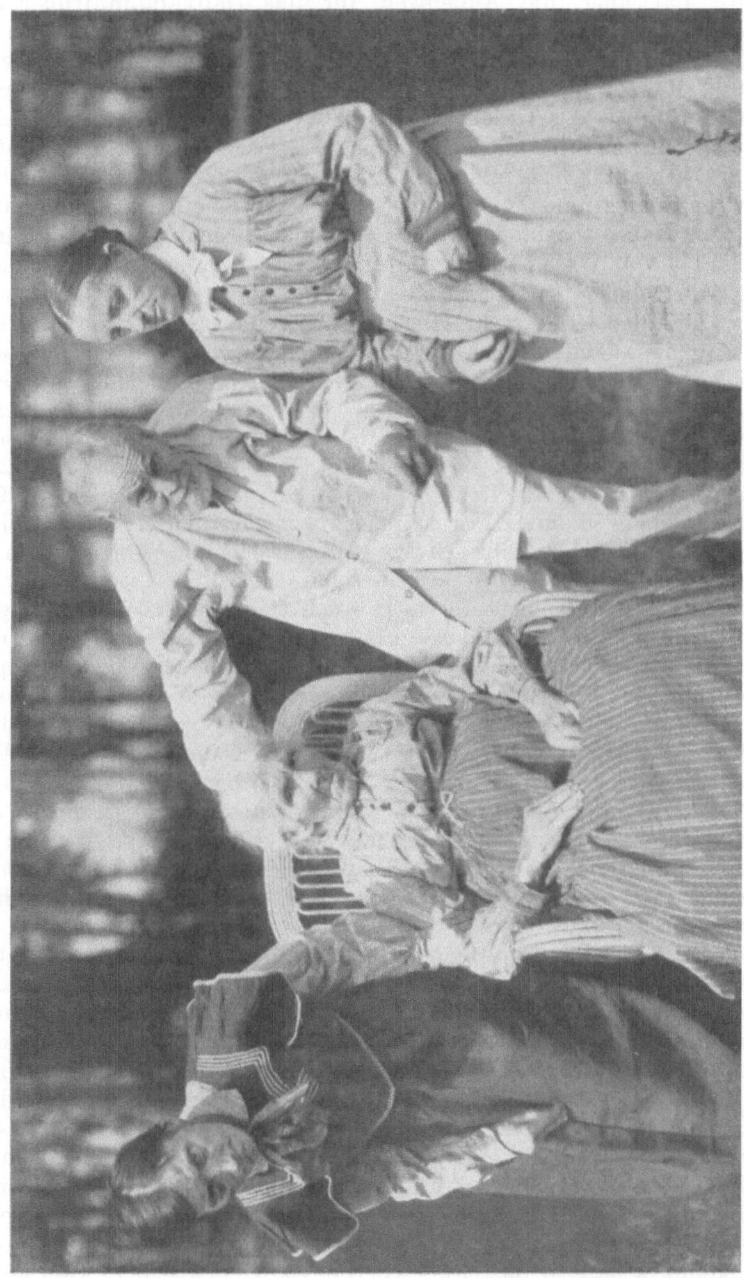

Abb. 81. Gruppe von Paralysis-agitans-Kranken. (Aus A. KNOBLAUCH, Krankheiten des Zentralnervensystems. Berlin 1909.)

und den modernen Physiologen genannt. Eine meisterhafte lebendige Schilderung des Mechanismus dieser Veränderungen findet sich bei dem Hirnphysio-

logen und Anatomen Karl Friedrich Burdach[1]). Sie sei hier auszugsweise
wiedergegeben: „Der Charakter des Greisenalters besteht darin, daß das
psychische Leben in sich gekehrt ist. Der *Verkehr mit der Außenwelt
ist gemindert;* hat aber die Außenwelt für das Individuum früher allein
Wert gehabt, hat es über dem äußeren Treiben die Ausbildung des Inneren
versäumt, dann ist das Greisenalter allerdings das Caput mortuum des Lebens.
Wie Sinne und Bewegung schwächer werden, so nimmt auch die Geschäftig-
keit ab; das Getümmel der Gesellschaft betäubt, das Drängen der Geschäfte
bedrückt, die Neigung zu Stille und Ruhe wächst ... Der Greis wird mehr auf sich
gewiesen. Dies beginnt schon mit dem Erlöschen der Zeugungskraft und der
Ausstattung von Söhnen und Töchtern. Denn wie diese, um selbständig zu existieren, aus dem Hause scheiden, so ist es auch naturgemäß, daß die Jugend
von den Alten als von Wesen eigener Art sich einigermaßen entfernt und ihre
Freuden für sich genießt. Späterhin ist aber ein großer Teil der Zeitgenossen
weggestorben, und der Greis steht einsam unter einer Generation, die unter
anderen Verhältnissen gebildet, in Ansichten und Sitten ihm fremd ist und schon
vermöge der Verschiedenheit des Lebensalters weniger Berührungspunkte mit
ihr hat. So sympathisiert er weniger mit ihr; einerseits kann er nicht mehr so
kräftig für andere wirken, sondern er muß, da das eigene Leben der Sicherung bedarf, mehr für sich sorgen, andererseits hat die Gewöhnung an das Antlitz des
Elends ihn kälter gemacht. Überhaupt hat seine Empfänglichkeit dem Umfange
wie dem Grade nach abgenommen: Er ist gleichgültig gegen vieles, was in früheren
Jahren ihn lebhaft affizierte. Seine Affekte sind seltener und ruhiger. Sein Vermögen, Neues aufzunehmen und Neues zu schaffen, wird schwächer. Er vergißt leicht, was er vor kurzem erfahren, er auch selbst gesprochen oder getan
hat, muß sich länger besinnen, und wie die geistige Assimilation gesunken ist,
so hat auch die geistige Produktivität abgenommen; gehaltreiche neue Schöpfun-
gen, die einen höheren Flug der Phantasie voraussetzen, kommen nicht mehr
zustande, und wenn man Beispiele von Greisen kennt, die geistige Produktionen
von hoher Vollkommenheit geliefert haben, so waren dies teils mehr Werke
reifer Urteilskraft und Umsicht als einer schöpferischen Phantasie, teils Bildungen, die früher in der Seele sich entwickelt hatten, teils Früchte einer
momentanen Steigerung des geistigen Lebens ... Der zweite Zug, welcher sich
aus der erhöhten Innerlichkeit des Lebens beim Greise ergibt, ist das *Festhalten
an den Resultaten des früheren Strebens und Wirkens;* wo aber im früheren
Leben nichts Bleibendes gewonnen worden ist, dann fehlt allerdings auch dem
Alter sein Gehalt; der frühere geistige Erwerb erhält die Lebendigkeit späteren
Alters. Eine fernere Eigentümlichkeit des Greises ist es, mehr die allgemeinen
Resultate festzuhalten als die einzelnen. Da die Kraft, zu erwerben, gesunken
ist, so ist das Bestreben zur Erhaltung und sich des Erworbenen zu erfreuen,
somit aber das Prinzip der Stetigkeit vorherrschend. Alles ist bei ihm mehr
feststehend, und indem er der Gewohnheit ihr volles Recht einräumt, sind alle
seine Neigungen und Begehrungen bestimmter und beharrlicher. So ist er denn
gegen Neuerungen mißtrauisch und wird leicht verleitet, die Gebrechen der
neueren Zeit in einem zu grellen sowie die Vorzüge der alten Zeit in einem zu
glänzenden Lichte zu erblicken. Der dritte Zug im Charakter des Greises ist
Universalität. Er ist fernsichtig, und während er das nahe kleine Einzelne
nicht mehr erkennt, schaut er das Große, Ferne, Ganze deutlicher. Ihm kommt
Weisheit zu; der klare Überblick der Einzelheiten, das Auffassen unter allgemeinen
Gesichtspunkten. Die Urteilskraft ist klarer, weil sie nicht durch die Macht der

---

[1]) Burdach, K. F.: Vom Baue und Leben des Gehirns und Rückenmarks, Bd. III.
Leipzig 1819—1825; auch Geist zitiert die Burdachsche Darstellung.

Affekte und Leidenschaften beschränkt ist, die Handelsweise ist bedächtiger und vorsichtiger. Eine gewisse Weichheit des Gemütes ist charakteristisch, und selbst bei einem rauhen Charakter schmilzt die Härte und gibt der Milde Raum, wo die Kraft, nach außen zu wirken, und das kecke sinnliche Selbstgefühl abnimmt . . . Eine heitere Stimmung krönt den letzten Zeitraum des Lebens. Die Leidenschaftlichkeit ist gedämpft, die Spannung des Kampfes gelöst und der Friede des Sieges errungen."

Es ist ohne weiteres klar — und BURDACH deute das selbst an —, daß diese Schilderung des Seelenlebens des Greises sich nur auf den Gesunden und Gebildeten bezieht. Die anderen Spielarten der Greisenpsyche lassen sich aus jedem Punkte dieser klassischen Schilderung leicht ableiten. „Le viellard est un égoiste aveugle et impitoyable n'ayant pas même de s'occuper encore d'autre chose" [NORDAU[1])]. *Geistige Isolierung*, die bei dem Gebildeten Geschlossenheit, Harmonie, Vertiefung, Universalität bedeutet, führt bei dem Fehlen geistigen Inhaltes zur Stumpfheit, zum Gefühl der Leere und Bitterkeit, zu Neid und Mißmut statt zu weiser Resignation; es kommt zu einer egozentrischen Einstellung, bei der das in den mittleren Lebensabschnitten durch die Außenerlebnisse verdeckte Triebleben sich recht oft sehr elementar vordrängt [Launenhaftigkeit, Unverträglichkeit, Lüsternheit[2])]. Der *Konservatismus* des Greises kann sich zur Störrigkeit, zum Mißtrauen, zum Geiz verzerren. Das Nachlassen an geistiger Assimilationsfähigkeit kann — allerdings besonders unter pathologischen Bedingungen[3]) — so störend empfunden werden, daß Depression, Melancholie, Lebensüberdruß, Suicid die Folge sind.

Während einerseits die seelischen Funktionen im Alter sehr wesentlich vom *Leistungszustand* der *corticalen bzw. subcorticalen Zentren* abhängen dürften, spielt innerhalb der seelischen Persönlichkeit der psychische *Erlebnisinhalt*, der in der Jugend und in den mittleren Lebensjahren angesammelte „*geistige Fonds*" unter physiologischen Verhältnissen die Hauptrolle für die Ausbildung, den Grad und die Art der sog. psychischen Alterserscheinungen.

VII. Altern und Krankheit.
(Pathologische Physiologie des höheren Lebensalters.)

Das Phänomen des Alterns beim Menschen unterscheidet sich wesentlich von dem Gegenstand der allgemein-biologischen Fragestellung durch die enge Verknüpfung mit der Erscheinung der Krankheit. Schon eine oberflächliche

---

[1]) NORDAU: Zitiert nach METSCHNIKOFF.

[2]) Von besonderem Interesse sind Untersuchungen über die *Einwirkungen der seelischen Veränderungen des Greisenalters auf das staatsbürgerliche Verhalten* (s. hierzu J. BRESLER: Greisenalter und Kriminalität. Halle 1907; und G. ASCHAFFENBURG: Münch. med. Wochenschr. 1908, Nr. 38). In forensischer Beziehung zeigt sich, daß die Beteiligung der Greise an Verbrechen den Änderungen der physiologischen Gesamtsituation gegenüber dem jugendlichen Alter entspricht. Der Greis findet, da er sich „wegen mangelnder Rüstigkeit mehr und mehr aus dem täglichen Erwerbsleben zurückziehen muß, weniger Reibungsflächen, die Verstöße gegen die Rechtsordnung hervorrufen könnten" (ASCHAFFENBURG). Ferner wirkt die Herabsetzung der Körperkräfte und der geistigen Spannkraft verbrecherischen Neigungen entgegen. Eine Sonderstellung nimmt nur die relativ hohe Beteiligung von Greisen an Sittlichkeitsverbrechen ein, für die eine genügende Erklärung noch aussteht. Die meisten Autoren halten die Unzuchtneigung mancher Greise für ein Krankheitszeichen der Verblödung. Bekannt ist ja auch, daß im höheren Greisenalter eine Vorliebe zur Eheschließung mit jugendlichen Personen besteht. BRESLER fand unter seinem Material aus 5 Jahren folgende Zahlen: Es schlossen Ehen mit Mädchen unter 20 Jahren:

im Alter von 40—50 Jahren 73—85 Männer
  ,,   ,,   ,, 50—60   ,, 236—411 ,,
  ,,   ,,   ,, 60—70   ,, 289—487 ,,

[3]) S. 859.

Betrachtung zeigt eine große Mannigfaltigkeit der Beziehungen zwischen Krankheitsvorgängen und Altern. Man hat bis in die neueste Zeit hinein den Alternsvorgang selbst als eine Krankheit, als eine Disharmonie der menschlichen Natur angesprochen (Metschnikoff, Lorand, Mulford). Man hat andererseits ein normales und ein krankhaftes Greisenalter unterschieden. In der Tat zeigt das Altern der Organe, wie schwierig es oft ist, die Kriterien zwischen dem physiologischen Alternsvorgang und dem krankhaften Geschehen aufzuweisen. Das Problem „Altern und Krankheit" bietet je nach Ausgangspunkt der Untersuchung verschiedene Möglichkeiten der Lösung.

Ganz allgemein verbreitet ist die Ansicht, daß die Widerstandsfähigkeit des Gesamtorganismus gegenüber äußeren Schädigungen, insbesondere Krankheiten im Alter, herabgesetzt ist (*allgemeine Altersdisposition zu Krankheiten*). Wir kennen ferner bestimmte pathologische Vorgänge, die fast nur in der Involutionsperiode anzutreffen sind (*spezielle Altersdisposition*). Schließlich wissen wir, daß die Ausbreitung pathologischer Prozesse, daß der Krankheitsverlauf häufig sehr wesentlich von dem Alternszustand der Gewebe und Organe und ihren Leistungen abhängig ist (*sog. Alterskrankheiten im engeren Sinne*). Der Inhalt der nach diesen drei Richtungen geordneten Forschung bedeutet eine allgemeine und spezielle pathologische Physiologie des höheren Lebensalters, deren Schaffung nicht nur im Interesse der Alternsforschung selbst, sondern vor allem vom Standpunkt der Konstitutionspathologie anzustreben ist. Das Material hierzu ist bisher nur spärlich vorhanden und vielfach zerstreut; auch die bekannten Lehrbücher der Greisenkrankheiten [Cannstadt, Geist, Demange, Charcot, Schlesinger, Schwalbe[1])] enthalten zwar eine Menge von Einzeltatsachen, aber die Darstellung ist lediglich dem praktischen therapeutischen Zweck angepaßt. Bei dem Versuch einer systematischen physiologischen Betrachtung der Beziehungen zwischen Altern und Krankheit kann daher auch im folgenden neben wenigen Haupttatsachen nur ein lückenhafter Überblick über einige Probleme dieses Gebietes gegeben werden.

Mit einer „Alterspathologie" in weiterem Sinne vielfach verknüpft sind die Erscheinungen des „pathologischen Alterns", disharmonische Entwicklungsvorgänge, die außerhalb der normalen regressiven Periode, die als Alternsstufe bezeichnet wird ablaufen, und über die deshalb hier nur anhangsweise zu berichten ist.

1. Die Widerstandsfähigkeit des alternden Organismus gegenüber Krankheiten. (Allgemeine Altersdisposition zu Krankheiten.)

Daß in der Involutionsperiode des Menschen, besonders im Greisenalter, eine größere Krankheitsneigung bestehe als in den vorausgehenden Epochen, wird meist als feststehende Tatsache betrachtet und hat auch in allgemeineren Erörterungen des Alternsproblems stets ihren Ausdruck gefunden.

Sehr vorsichtig äußert sich aber beispielsweise J. Grimm[2]) in seiner klassischen Akademierede: „Es ist wahr und unwidersprochen, daß im Alter eine merkbare Minderung dieser leiblichen Vermögen erfolge, und daß zwar nicht schwere Krankheiten, dagegen die Menge von leichten es öfter heimsuchen als zur übrigen Lebenszeit. Doch gilt hier Einspruch und vielfache Beschwichtigung. Jene Abnahme ist noch keine Niederlage, oft nur ein neues Glühen und Auftauchen der Lebenskraft. Die meisten ungeleugneten Übel und Gebrechen des Alters treten dann als Einzelangriffe vor, die mit allem Gewinn einer glücklichen Verteidigung ganz oder teilweise abgeschlagen werden.

---

[1]) Cannstadt, Geist, Demange, Charcot, Schlesinger, Schwalbe: Zitiert auf S. 754.
[2]) Rede über das Alter, gehalten in der Akademie der Wissenschaften zu Berlin, 26. Jan. 1860; abgedruckt J. Grimm: Kleinere Schriften, Bd. I, S. 188. Berlin 1864.

Eine schärfere Einstellung liegt in einer biologischen Definition Pütters[1]), die auf den Menschen angewendet die Bedeutung des exogenen Krankheitsfaktors im Altersvorgang stark unterstreicht: „Die Abnahme der Widerstandsfähigkeit gegenüber den Schädigungen ist das, was wir ‚Altern' nennen."

Die Frage, ob mit zunehmendem Alter die Neigung, zu erkranken, gesteigert ist, kann indes bis heute exakt nicht beantwortet werden. Die Statistik versagt vollkommen, da Morbiditätsstatistiken nur an wenigen Stellen und nur für wenige Krankheiten geführt werden; aus ihnen läßt sich das hierfür Wichtigste, das Verhältnis der gesunden zu den kranken Altersgenossen nicht ohne weiteres herauslesen. Fehlerhafte Rückschlüsse, die aus Mortalität auf Morbidität gezogen werden, sind sehr häufig. Wir sind deshalb zumeist auf Einzelbeobachtungen und auf Erfahrungen, die in Alters- und Pfründnerhäusern gemacht werden, angewiesen; aber auch die letzteren beanspruchen bei den besonderen Bedingungen, die ihnen zugrunde liegen, eine besonders kritische Verwendung.

Berücksichtigen wir, daß der Aktionsradius sämtlicher Lebensbetätigungen, die Berührung mit der Umwelt, dem zunehmenden Alter entsprechend, immer geringer wird, so darf angenommen werden, daß innerhalb dieses Kreises der alternde Organismus anscheinend weniger Gefahr läuft, im Gleichgewicht gestört zu werden, als a priori zu erwarten wäre. Die Abnahme von Reservematerial und Umbaukräften wird bis zu einem gewissen Grade ausgeglichen durch geringere Ansprüche an die Außenwelt und durch Starrheit des automatischen Mechanismus, die sich mit zunehmendem Alter in der physiologischen Gesamtsituation ausprägt[2]). Hierdurch kommt es zu einem nicht geringen Schutz der Greisenkonstitution unter der Voraussetzung, daß der Automatismus der Lebensführung gewahrt bleibt. Wir verstehen somit, warum gerade im Leben von älteren Personen oft „Gewohnheiten" eine Rolle spielen, die vom Standpunkt einer rationellen Hygiene als Schädlichkeiten anzusehen sind. Insbesondere mangelnde Nahrung, dürftige Unterkunft, Alkoholabusus, körperliche Strapazen. Der sagenhafte alte Thomas Parr lebte, wie bekannt, in größtem Elend. Kuczynski[3]) hebt bei der Schilderung des Falles des angeblich bis 118 Jahre zu schätzenden Sztschebietko seine „interessante Lebensweise" hervor, den chronischen Alkohol- und Nicotinmißbrauch, das Fehlen von Fleischnahrung und die auch für asiatische Verhältnisse höchst kümmerliche Schlafgelegenheit auf dem Fußboden am Fenster. Das Geheimnis dieser Existenzen beruht eben nicht auf dem *Inhalt ihrer Lebensführung, sondern in der vollkommen eintönigen Form.* Die Frage, inwieweit Zivilisationsfaktoren auf die Widerstandsfähigkeit des Organismus wirken, muß in diesem Zusammenhang als falsch gestellt bezeichnet werden. Der alternde Organismus, der aus irgendeiner Veranlassung aus seinem gewohnten Aktionsradius heraustritt, gelangt allerdings schnell an die Grenzen seiner Fähigkeit und versagt.

Daher die vielen Gebresten und kleinen Übel des Alters in wirtschaftlich besser gestellten Bevölkerungskreisen, in denen die Konvention die Naturnotwendigkeit beherrscht. Daher Verelendung und Marasmus, frühzeitiges Vergreisen, frühzeitiger Tod beim Großstadtproletariat, für das die Bedingungen geruhsamer automatischer Lebensführung im letzten Jahrhundert — im Gegensatz beispielsweise zum kleinen Bürger- und Handwerkerstande der Romantik Biedermeierzeit — immer ungünstigere werden.

Ältere Autoren betonen als Eigentümlichkeit der Greisenkonstitution die Neigung zu isolierter Erkrankung der einzelnen Organe.

---

[1]) Pütter: Zitiert auf S. 761.

[2]) Nach Borchardt (klinische Konstitutionslehre, S. 55. Berlin u. Wien 1924) und Zondek (Zeitschr. f. Geburtsh. u. Gynäkol. Bd. 83. 1921) sollen die klimakterischen Ausfallserscheinungen auf einem „veränderten Reizzustand des Vasomotorenzentrums" beruhen.

[3]) Kuczynski: Zitiert auf S. 770, siehe auch unsere Ausführungen über „Langlebigkeit" S. 772.

„Die Krankheitserscheinungen sind in der Mehrzahl der Fälle auf das ergriffene Organ beschränkt, und selbst hier nicht selten maskiert und dunkel. Der innere Grund dieses isolierten Verhaltens der Krankheit beruht ebensowohl auf der geschwächten Innervation der Organe und Systeme und dem daher rührenden Mangel an Erregbarkeit wie auf verminderter Leistungsfähigkeit der ·Nerven, wodurch es allein erklärlich wird, warum die reaktiven Erscheinungen einerseits fehlen, andererseits während des Verlaufs schwerer Erkrankungen größte geistige Ruhe, Gleichgültigkeit, ja selbst Heiterkeit des Kranken bestehen kann" [Geist[1])]. — Charcot[2]) führt aus: „A cette époque de la vie, les organes semblent rester en quelque sorte indépendants les uns des autres: ils souffrent isolément, et les diverses lésions dont ils peuvent devinir le siège ne retentissent guère sur l'ensemble de l'économie. Aussi les désordres les plus graves de traduisent-ils par des symptômes peu accentués: ils peuvent mêmes passer inaperçues, et c'est dans l'âge sénile qu'on observe le plus grand nombre des maladies latentes."

Diese Beobachtungen, an deren Richtigkeit nicht zu zweifeln ist, finden nach der heutigen Auffassung ihre Erklärung in der an anderer Stelle beschriebenen veränderten Einstellung der vegetativen Regulatoren. Der Fortfall von „Reserveschaltungen", die in anderen Lebensstufen den vegetativen Automatismus teilweise verdecken, dürfte die Ursache sein sowohl des starren automatischen Ablaufs der normalen Funktionen wie der Schwäche und scheinbaren Isolierung krankhafter Reaktionen.

Weit verbreitet ist die Ansicht, daß im Alter die Krankheitsbereitschaft zu Infektionen herabgesetzt ist; sie gründet sich aber auf ein geringes und recht wenig zuverlässiges statistisches Material. Meist ist bei diesen Statistiken der sog. Altersaufbau nicht berücksichtigt; daß die Zahl der erkrankten Hochbetagten schon infolge ihres geringeren Anteils an der Bevölkerungsziffer stets niedrig sein muß, liegt auf der Hand. Eine Durchsicht der neueren statistischen Literatur über Infektionskrankheiten zeigt, daß die ·sog. infektiösen Exantheme (Masern, Scharlach, Röteln), das infektiöse Erythem, Keuchhusten, Diphtherie, die Cerebrospinalmeningitis und auch die Poliomyelitis epidemica Personen im Involutionsalter sehr selten befallen. Andere Erkrankungen, wie Parotitis, Fleckfieber und Pocken, kommen hin und wieder auch bei älteren Menschen vor. Von anderen Infektionen, wie Grippe, Tetanus, Cholera, Ruhr, Erysipel, Tuberkulose, Serumkrankheiten, sind die Menschen im Involutionsalter ebensowenig verschont wie jüngere Individuen. Die Frage der Altersdisposition für Infektionskrankheiten ist systematisch bisher noch nicht bearbeitet worden. Es finden sich in der Literatur nur flüchtige Hinweise [vgl. v. Baumgarten, Martin Hahn[3])].

Unter den Gründen, die die mangelhafte Empfänglichkeit des höheren Lebensalters für manche Infektionen erklären sollen, wird vor allem die *erworbene Immunität* genannt. Bei einer Reihe der unter dem Namen Kinderkrankheiten bezeichneten Infektionen bedingt allerdings früher durchgemachte Krankheit den Schutz der höheren Lebensalter. Man kann diesen Faktor aber auch in solchen Fällen, in denen anamnestische Daten nicht vorliegen, kaum überschätzen. Gerade die epidemiologischen Erfahrungen der letzten Jahre (Kriegsseuchen, Grippeepidemien) zeigten uns die großen individuellen Schwankungen in der Krankheitsreaktion auch in den mittleren Lebensstufen. Der Wert anamnestischer Feststellungen ist aber bei älteren Personen, besonders wenn es sich um Jugendkrankheiten handelt, sehr fraglich. Man muß auch· stets die Schwierigkeiten der exakten Diagnosestellung in Betracht ziehen. Wieviel Grippen, Erkältungen, Darmerkrankungen, die der einzelne im Laufe eines langen Lebens durchgemacht hat, mögen durch andere pathogene Keime her-

---

[1]) Geist: Zitiert auf S. 754.
[2]) Charcot: Zitiert auf S. 754, siehe auch das Zitat aus J. Grimm. S. 840.
[3]) v. Baumgarten: Die Lehre von den Krankheitsanlagen. Handb. d. allg. Pathol., herausg. von Krehl und Marchand. Leipzig 1908. — M. Hahn im Handbuch der pathogenen Mikroorganismen, herausgegeben von Kolle u. Wassermann.

vorgerufen sein. In vielen Fällen können bei älteren Personen Fahndungen auf Bacillenträger zu Überraschungen führen.

Es war aufgefallen, daß auf einer unserer Altersabteilungen von Zeit zu Zeit bei Patienten, die jahrelang sich in unserer Anstalt befanden, starke Diarrhöen auftraten. Einzelne Patienten gingen an diesen Katarrhen zugrunde. In einer Reihe von Fällen ergaben sich bei der Sektion Veränderungen der Darmschleimhaut, die als Ruhr imponierten bzw. typhusverdächtig waren, obwohl in vivo bakteriologisch kein Anhaltspunkt hierfür vorhanden gewesen war. — Im März 1924 trat bei einer alten Häuslerin, die schon lange bei uns war und an Tabes litt, eine fieberhafte Erkrankung mit schweren Durchfällen auf; es wurden Typhusbacillen gefunden. Das Vorkommen dieses Falles veranlaßte uns aber, eine genaue Durchmusterung der Patienten dieser Abteilung, die alle hochbetagt waren, vorzunehmen, und zwar sowohl nach der bakteriologischen wie nach der serologischen Seite. Von den 87 Patienten agglutinierten nur 62% nicht auf Typhus. 13% zeigten hohe und höchste Werte. Bei sämtlichen Patienten mit Werten von 1 : 320 bis 1 : 640 Verdünnung ergab eine nochmalige exakt aufgenommene Anamnese, daß sie vor vielen Jahren (in einem Fall vor 45 Jahren) fieberhafte Erkrankungen durchgemacht haben, die nach der Beschreibung als Typhus anzusprechen sind. Bei einer vor 20 Jahren erkrankten Patientin wurden im Stuhlgang Typhusbacillen nachgewiesen.

Neben dem Faktor der Immunität sollen auch *lokale* Momente als Ursache geringerer Erkrankungsneigung gelten. Man vermutet u. a. eine erhöhte Resistenz der Eingangspforte gegenüber der Infektion im Alter, die als Folge von Altersveränderungen der Organe, insbesondere der Schleimhäute, anzusehen ist. Auch die Gefäßversorgung soll hierbei eine Rolle spielen. Der exakte Nachweis für solche Bedingungen ist aber sehr schwer zu erbringen. Schon bei den älteren Autoren wird darauf hingewiesen, daß im Alter die Infektionskrankheiten mit Vorliebe in gemilderten oder latenten Formen als „Formes frustes" verlaufen. Es wird Sache einer verfeinerten diagnostischen Methodik sein, solche „Formen" aus dem Sammeltopf des Marasmus senilis, in dem sie für gewöhnlich enthalten sein mögen, herauszulesen.

Als Erfahrungstatsache gilt die geringere Neigung alter Personen zu hohem *Fieber*, aber man darf auch hier nicht die Mängel der Methodik außer acht lassen, die durch Temperaturverteilung an der Körperoberfläche, mangelhafte Hautdurchblutung, Schwund des Fettpolsters und der Muskulatur bedingt sind[1]). Daß die Fähigkeit, mit Fieber zu reagieren, auch im höchsten Alter nicht geschwunden ist, lehren uns die zahlreichen Beobachtungen hyperpyretischer Temperaturen im Gefolge von Erkrankungen des Zentralnervensystems. Der Durchbruch einer Blutung oder Erweichung in die Hirnventrikel, eine Reizung der Ventrikel selber durch intralumbale Maßnahmen, wie sie heute häufig angewandt werden, pflegen geradezu regelmäßig von hohem Fieber begleitet zu sein. Immerhin haben wir es hier wahrscheinlich mit einer direkten Reizung der fiebererregenden Zentren zu tun. Trotzdem ist wohl die *allgemeine Fieberbereitschaft im höheren Alter herabgesetzt*. Sehen wir von der eben erwähnten direkten Reizung des Zentrums ab, so sind andere Reize, die in niedrigeren Lebensstufen zur Fiebererregung führen, infolge der gröberen Einstellung des Temperaturzentrums im Alter [KREHL und ISENSCHMID[2])] weniger leicht imstande, Fieber hervorzurufen. Hierbei ist es für die Erklärung zunächst belanglos, ob die peripheren Bahnen zum Zentrum hin im Alter an Empfindlichkeit der Reizübertragung einbüßen, oder ob der „Zentralort für vegetative Prozesse" (KREHL) infolge anatomischer Veränderungen gröber eingestellt ist.

Daß die Prognose bei Infektionskrankheiten durch Schwächung der Widerstandskraft im Alter stets eine schlechtere ist als in der Jugend, kann nicht ohne weiteres behauptet werden. Für einen Greis bedeutet allerdings

---

[1]) Siehe S. 823.   [2]) KREHL und ISENSCHMID: Zitiert auf S. 824.

beim gleichzeitigen Bestehen kardio-vasculärer Symptome, jede Infektion eine ernste Gefahr. (In manchen Fällen beobachtete ich andererseits mitunter eine „leistungssteigernden Wirkung" der fiebererregenden Infektion.) Sonst gesunde Greise können aber Infektionen nicht weniger gut überstehen als jüngere Individuen. Wir kennen Fälle, in denen 80jährige 6—8mal fieberhafte Bronchopneumonien durchgemacht haben und bei denen eine Pleurits jahrlang ohne stärkere Beeinflussung des Allgemeinzustandes ertragen wurde. Zu berücksichtigen sind allerdings die günstigen Bedingungen unseres Beobachtungsmilieus.

Daß es eine Altersdisposition für *Gifte* gibt, ist — soweit die Evolutionsperiode in Betracht kommt — bekannt. Weniger studiert ist die Empfindlichkeit der höheren Lebensalter gegen Gifte. Von den wenigen Tatsachen ist hervorzuheben die Feststellung von Eppinger und Hess[1]), daß die Atropinwirkung auf den Vagus im Alter herabgesetzt ist. Es dürfte sich aber hier, da es sich um ein vorwiegend auf das vegetative Nervensystem wirkendes Gift handelt, um einen nicht zu verallgemeinernden Spezialfall handeln. Die Digitalis scheint nach unseren Beobachtungen bei älteren Leuten in kleineren Dosen wirksamer zu sein als in anderen Lebensstufen, bei denen neuerdings eine reichlichere Medikation dieser Droge empfohlen wird. Hierbei ist allerdings nur die Giftwirkung auf einen kranken Organismus berücksichtigt.

Da die Ansprüche des Greises an die Umwelt sehr gering sind, so reagiert er auf Änderungen des Milieus nur dann, wenn sie den Automatismus seiner Lebensführung betreffen. Das gilt für die Einflüsse der Ernährung, des Klimas, insbesondere aber auch für die Einwirkungen von Erlebnissen psychischer Art, Katastrophen u. dgl. Charakteristischerweise kommt es hierbei, immer einen sonst gesunden Organismus vorausgesetzt, nicht so sehr auf den *Grad* der Erregung, des Traumas, der Alteration an als auf die *Beziehung der Einwirkung* zum *Automatismus* der *Lebensführung*. Todesfälle von Freunden, erregende Tagesereignisse, Schreck- und Angsterlebnisse, werden entsprechend der Minderung des Affektlebens meist schnell überwunden. Wenn aber Ereignisse viel weniger tragischer Art den Automatismus der Lebensführung bedrohen (z. B. Pensionierung, Wohnungsänderung, Fortzug von Hausgenossen, eine leichte Extremitätenfraktur, Einweisung in eine Anstalt), dann treten schwere Schädigungen auf, die nicht selten den tödlichen Ausgang zur Folge haben. Weit schlimmer als alle Entbehrungen und Erlebnisse der Kriegszeit haben auf viele ältere Personen des Mittelstandes Wohnungsnot und Inflation gewirkt.

2. Spezielle Altersdisposition zu Krankheiten.

Wir kennen bestimmte pathologische Phänomene, die dadurch ausgezeichnet sind, daß sie erst nach abgeschlossener Entwicklung des Organismus innerhalb der Involutionsperiode in Erscheinung treten, und zwar mit einer solchen Regelmäßigkeit, daß ein Teil von ihnen früher als charakteristische Alterserscheinungen aufgefaßt wurden. Es handelt sich hierbei allgemein gesprochen einmal um Änderungen des Stoffwechsels, die mit Bildung von Ablagerungen in den Geweben einhergehen, und fernerhin um die Entwicklung pathologischer Neubildungen. Unter den spezifischen Altersdispositionen ist schließlich auch die Erscheinung des sog. Marasmus senilis zu erwähnen.

Celluläre „Ablagerungen" und „Einschlüsse" spielen von jeher in den Alterstheorien der allgemeinen Biologie eine sehr große Rolle. Für die einzelne Zelle gilt die Einlagerung

---

[1]) Eppinger und Hess: Vagotonie. Berlin 1910.

von Konkrementen als Alterszeichen. Wir erinnern an die Deutung der Einschlüsse in den Ganglienzellen als Merkmale der Degeneration und des Alterns [Mühlmann[1])], an die Ribbertsche[2]) Auffassung der Pigmentierungen im Hirn- und Herzparenchym als zentralen Alternsvorgang, an die sog. Altersschlackentheorie, die von v. Hensen[3]) und Lipschütz[4]) vertreten wird.

An der Spitze aller krankhaften Erscheinungen des höheren Lebensalters steht ohne Zweifel der Symptomenkomplex der *Arteriosklerose*. Die Bedeutung und Stellung der Arteriosklerose im Rahmen der Altersvorgänge ist aber auch heute noch sehr umstritten. In den älteren Darstellungen figuriert die Arteriosklerose als normale Alterserscheinung; nur gewisse Folgen — Infarkt, Aneurysma, Thrombose, Embolie, Gangrän, Blutung — werden als pathologische Äußerungen angesehen. (On à l'âge de ses artères.) Die genauere Erforschung der zugrunde liegenden hyperplastischen und degenerativen Veränderungen der Gefäßwand, vor allem durch Jores[5]), Mönckeberg[6]) u. a. hat die pathologische Natur dieses Prozesses ein für allemal überzeugend kundgetan.

Fuchs[7]) und Aschoff[8]) zeigten, wie sich die degenerativen Veränderungen in fließendem Übergang aus der normalen Entwicklung der Gefäßwand ergeben, indem sich das elastische Gewebe in der Involutionsperiode zugunsten von Bindegewebshyperplasie vermindert. Nach C. Hirsch[9]) sind die auslösenden Faktoren des Abnutzungsvorganges die Dehnung und Überdehnung, wobei die verschiedenartigsten exogenen Momente mitwirken, besonders körperliche oder psychisch-vasomotorisch vermittelte Überanstrengung, toxische Schäden. Die Grenze zwischen normalen und pathologischen Vorgängen ist klinisch auch deshalb oft sehr schwer zu ziehen, weil bei verschiedenen Individuen ganz verschiedene Bezirke des Gefäßnetzes befallen sein können. Allgemein wird heute die Ansicht vertreten, daß der Befund von Arteriosklerose in einem bestimmten Bezirk keine Rückschlüsse auf Wandveränderungen in anderen Teilen zuläßt. Die periphere Mediasklerose, besonders an den Extremitätenarterien, steht mit der Atherosklerose der Aorta in keinem direkten Zusammenhang. Der Verkalkungsprozeß der Gefäßwand selbst gilt heute nur als ein Moment von sekundärer Bedeutung. Viel wichtiger und prognostisch verhängnisvoller sind die vorausgehenden Stadien der Hypertrophie und Degeneration bzw. der Atherombildung, besonders auch hinsichtlich der an die Arteriosklerose anknüpfenden Organveränderungen (Niere, Herz, Gehirn). Nach Romberg gilt auch für die Arteriosklerose bis zu einem gewissen Sinne die Edingersche Theorie. Der Mensch bekommt in dem Teil des Organismus seine Arteriosklerose, den er am meisten beansprucht.

Die Arteriosklerose kann schon sehr frühzeitig manifest werden, ohne daß eine wirkliche Verkalkung vorliegt. Die durch Schädigung der Vasomotoren hervorgerufenen schweren Organstörungen — Angina pectoris und abdominalis, intermittierendes Hinken — finden wir besonders heute im Anschluß an die Kriegsfolgen nicht selten schon am Ende des 4. Lebensjahrzehntes. Es nimmt daher nicht wunder, daß man die Anfänge dieses Prozesses in relativ frühe Lebensalter zurückverlegt und daß man sich von mancher Seite aus [besonders Romberg[10])] gegen die Auffassung der Arteriosklerose als Alterskrankheit im engeren Sinne wendet und sie als ein Verbrauchs- oder Abnutzungsleiden[11]) bezeichnet. Vom Standpunkt des Alternsproblems aus gesehen, ist aber kein wesentlicher Unterschied zwischen diesen Bezeichnungen, denn für gewöhnlich ist die Abnutzung irreversibler Natur eine „Funktion" des alternden Körpers. Man kann es, worauf auch schon früher hingewiesen wurde, den morphologischen Veränderungen nie

---

[1]) Mühlmann: Zitiert auf S. 810.   [2]) Ribbert: Zitiert auf S. 810.

[3]) v. Hensen: Tod, Zeugung und Vererbung. Wissenschaftl. Meeresuntersuchungen Kiel Bd. 16. 1914.

[4]) Lipschütz: Zitiert auf S. 755.   [5]) Jores: Zitiert auf S. 797.

[6]) Mönckeberg: Zitiert auf S. 797.

[7]) Fuchs: Zur Physiologie und Wachstumsmechanik des Blutgefäßsystems. Jena 1902.

[8]) Aschoff: Zitiert auf S. 798.

[9]) Hirsch, C.: Dtsch. med. Wochenschr. 1913. Nr. 38.

[10]) Romberg: Lehrbuch des Herzens und der Blutgefäße, 3. Aufl. Stuttgart 1921.

[11]) Weiteres über „Abnutzung und Altern" siehe S. 867.

ansehen, ob sie durch Abnutzung, Alter oder Krankheit hervorgerufen sind, die histologische Reaktion ist stets die gleiche spezifische für das Gewebe (bzw. das Organ). Auch andere Abnutzungerscheinungen finden wir vorwiegend in der Involutionsperiode. Gegen die Auffassung der Arteriosklerose als Erscheinungsform der Involution spricht nicht das seltene Vorkommen von ausgebildeter Arteriosklerose bei Jugendlichen, sei es auf ererbter Grundlage oder infolge außergewöhnlicher Anstrengungen und Intoxikationen.

Die Arteriosklerose ist eine der wichtigsten Ursachen für die im Alter so häufige *Insuffizienz der Blutzirkulation*, die von Naunyn[1]) als gewöhnlichste Altersstörung bezeichnet wird. In der Vitalkette: Gefäßwand — nervöser, sympathischer Apparat — Vasomotorenzentrum — greift der arteriosklerotische Prozeß am peripheren Abschnitt an und wird so eine Hauptursache vieler Kreislaufstörungen des Alters. Die gleichen Symptome können jedoch auch ohne Arteriosklerose auftreten. Immerhin ist das Kausalverhältnis zwischen Wandschädigung und Vasomotorenstörung der Richtung nach nicht eindeutig; es ist auch in Betracht zu ziehen, daß ungenügende Vasomotorenfunktion einen Locus minoris resistentiae für die Ausbildung der arteriosklerotischen Veränderungen schaffen kann. Ein Beispiel hierfür ist das so häufige Auftreten von Arteriosklerose unter der Einwirkung psychischer Faktoren. Der Übergang vom physiologischen Alternsprozeß der Gefäße zur manifesten Arteriosklerose ist ein fließender. Sowohl nach Lokalisation wie Ausbreitung des histologischen Prozesses besteht, wie Rössle[2]) betont, eine sehr weitgehende Übereinstimmung zwischen diesen beiden Wandveränderungen. Hinsichtlich der Deutung der anatomischen Befunde bestehen noch vielfach Unstimmigkeiten unter den Autoren [Kuczynski[3])]. Festzuhalten ist, daß die sog. senile Arteriosklerose, die dritte Periode Aschoffs[4]), ein pathologischer Prozeß ist [Mönckeberg[5])].

Wenn in der Pathogenese der Arteriosklerose der eigentlichen Kalkablagerung heute nur mehr eine sekundäre Rolle beigemessen wird, so nimmt man andererseits die Arteriosklerose selbst vielfach als einen ursächlichen Faktor für eine Reihe pathologischer Alterserscheinungen in Anspruch, die mit Ablagerung von Konkrementen einhergehen. Während *Steinbildungen* in den Harnwegen zwar im Alter häufiger werden, aber doch auch in der Jugend und Kindheit nicht selten sind, werden *Gallensteine* in der überwiegenden Anzahl der Fälle in der Involutionsperiode speziell bei Frauen angetroffen. Über die Art der Beziehungen zum höheren Lebensalter weiß man indes sehr wenig. Geist[6]), der die Gallensteinbildung als eine charakteristische Alterserscheinung auffaßte, führte sie auf Retention von Kohlenhydraten, hohen Cholesteringehalt des Blutes, Neigung zu Kalkausscheidung in Zusammenhang mit einer Stauung der Galle infolge Mangel an Körperbewegungen und Zirkulationsstörungen zurück. Die Arteriosklerose soll eine gewisse Rolle in der Pathogenese spielen. Nach neueren Statistiken ist es wahrscheinlich, daß fast jeder zehnte erwachsene Mensch Gallensteinträger ist, aber nur 10% dieser Gallensteinträger sind Gallensteinkranke. Daß die Zahl der Gallensteinträger mit dem Alter ständig zunimmt, ist sicher. Im höheren Alter soll nach Kehr[7]) jeder zweite bis vierte Mensch Gallensteine bei sich tragen. Beziehungen zwischen Gallensteinbildung und Arteriosklerose werden auch von den neueren Autoren angenommen. Als ursächliche Faktoren

---

[1]) Naunyn: Zitiert auf S. 754.   [2]) Rössle: Zitiert auf S. 758.
[3]) Kuczynski: Zitiert auf S. 770.   [4]) Aschoff: Zitiert auf S. 798.
[5]) Mönckeberg: Zitiert auf S. 797.   [6]) Geist: Zitiert auf S. 754.
[7]) Kehr: Spezielle Pathologie und Therapie innerer Krankheiten, hrsg. von Kraus und Brugsch, Bd. VI, 2. Teil, 3. Gallenkrankheiten. Berlin u. Wien 1919—1925.

werden außerdem mechanische Momente (besonders Kleidung, Druck der Nachbarorgane, Gravidität, sitzende Lebensweise) genannt.

Hinsichtlich des Mechanismus der Ablagerungen schließt man sich heute im allgemeinen der von Lichtwitz[1]) entwickelten Theorie über die Bildung von Konkrementen aus dem Blutserum an. Das gilt für die Gicht wie für die Gallensteine und, bei Berücksichtigung der neueren Untersuchungen über den Cholesterinstoffwechsel, wohl auch für die Ausbildung gewisser arteriosklerotischer Veränderungen.

Auf den pathogenetischen Einfluß der Lebensgewohnheiten in vorgerückten Jahren führt man teilweise auch andere, in der Involutionszeit auftretende Störungen zurück. An Gicht, Fettsucht und Diabetes erkranken in der Involutionsperiode in überwiegender Zahl Angehörige der gut lebenden, begüterten Bürgerschichten. Die Vergesellschaftung mit Arteriosklerose ist auch hier außerordentlich häufig, wenn auch die Meinungen der Autoren über die Art der Beziehungen noch auseinandergehen. Magnus-Lewy[2]) sieht das Gemeinsame für Diabetes, Gicht und Fettsucht in reichlicher Ernährung; die Arteriosklerose stellt vielleicht das „Band" dar.

Daß der *Diabetes* aus den verschiedensten Ursachen in allen Lebensaltern vorkommt, ist bekannt. Immerhin zeigt sich einwandfrei in einer Mehrzahl der Fälle eine besondere Erkrankungsneigung im Beginn der Involution. Diese Tatsache wurde auf Beziehungen der diabetischen Stoffwechselstörung zur Arteriosklerose zurückgeführt [Naunyn[3]), v. Noorden[4]), Genaueres ist nicht bekannt. Heredität spielt besonders beim Altersdiabetes, eine gewisse Rolle.

Nahe Beziehungen werden von jeher zwischen der Entwicklung des *Carcinoms* und den *Involutionsvorgängen* vermutet. Am treffendsten ist diese Relation charakterisiert durch den Satz Bashfords[5]), der Krebs sei vom statistischen Standpunkt aus eine Funktion des Alters, vom biologischen aus eine Funktion der Senescenz. Daß die Zahl der bösartigen Tumoren in der Involutionsperiode etwa bis zum 70. Lebensjahr ständig zunimmt, ist eine Erfahrungstatsache, die von allen Autoren auf Grund statistischer Beobachtungen vertreten wird [Kolb[6]), Wolff[7]), Schlesinger[8])]. Schlesinger führt aus daß man immerhin von einer überwiegenden Häufigkeit des Krebses im Alter, nicht aber vom Krebs als von einer eigentlichen Alterskrankheit sprechen könne. Als Grund hierfür wird vor allen Dingen das auffällige Absinken der Krebsmortalität nach dem 70. Lebensjahr bezeichnet, das außer von diesem Autor von einer Reihe anderer Beobachter festgestellt ist. Auch die Malignität, die Neigung zu Metastasen, scheint im Alter geringer zu sein. Nach neueren Untersuchungen am Jenaer Pathologischen Institut findet Böning[9]) Grund zur Annahme, daß im höheren Senium ein „Abwandern des Krebses von seinem Lieblingssitz im Magendarmkanal nach anderen, teilweise auch für gewöhnlich seltener befallenen Orten im Körper" stattfindet.

---

[1]) Lichtwitz: Dtsch. Arch. f. klin. Med. Bd. 92, S. 100. 1907; Zeitschr. f. physikal. Chem. Bd. 72. S. 215. 1911.

[2]) Magnus-Levy: Spezielle Pathologie und Therapie innerer Krankheiten, hrsg. von Kraus und Brugsch, Bd. I, 1. Teil 1.

[3]) Naunyn: Diabetes mellitus. Nothnagels Handbuch, 2. Aufl. Wien 1906. (Arteriosklerose, als Ursache des Diabetes.)

[4]) v. Noorden: Die Zuckerkrankheit, 6. Aufl. Berlin 1912. (Arteriosklerose, als Folge des Diabetes.)

[5]) Bashford: Berlin. klin. Wochenschr. 1919, Nr. 36.

[6]) Kolb: Zeitschr. f. Krebsforsch. Bd. 8. 1910.

[7]) Wolff: Die Lehre von der Krebskrankheit. Jena 1913.

[8]) Schlesinger: Zitiert auf S. 754.

[9]) Böning: Zitiert auf S. 776.

In eine Erörterung der zahlreichen Theorien der Krebsgenese kann hier nicht eingetreten werden. Das Carcinomproblem ist, vom klinischen Standpunkt gesehen, in den letzten Jahren nicht klarer geworden, wenn auch die Ansicht Naunyns kaum mehr gelten dürfte, daß „der Streit über die Kontagiosität des Carcinoms und die Furcht vor der Zunahme des Carcinoms die Ärzte so aufrege, daß vorurteilslose Besprechung kaum noch gern gesehen wird".

Alle statistischen Angaben bedürfen der Korrektur durch die Berücksichtigung des Altersaufbaues und des „Gesetzes der kleinen Zahlen"; hieran mangelt es vor allem bei den Sektionsstatistiken. Nach der öffentlichen Todesursachenstatistik kommt Krebs im höheren Lebensalter etwa 50mal so häufig als Todesursache in Frage als in der Jugend. Die häufigste Lokalisation ist der Verdauungstraktus. Carcinom der weiblichen Genitalien entwickelt sich meistens schon

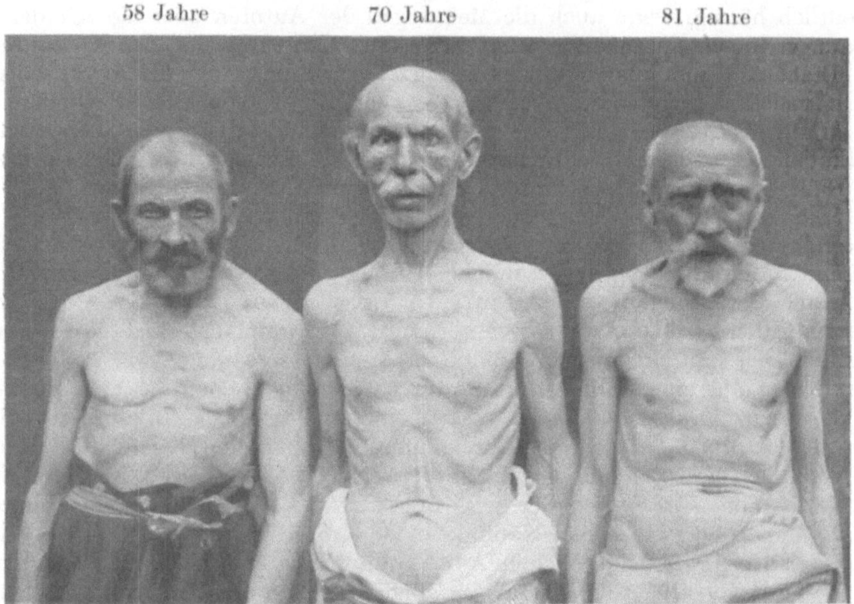

Abb. 82. *Beispiele von sogenannter Kachexia senilis bzw. Marasmus senilis.* Der äußere Aspekt dieser drei alten Leute berechtigt den Ungeübten zur Diagnose: Senium oder Marasmus senilis. Bei allen drei Patienten bestanden organische Veränderungen (Carcinom bzw. chron. Ulcus) am Verdauungsapparat. Interessant ist, daß die beträchtlichen Altersunterschiede der Patienten durch die schwere Ernährungsstörung in der äußeren Erscheinung nahezu ausgeglichen erscheinen.

im Zeitpunkt um das Klimakterium. Nach dem 75. Lebensjahr trifft man häufiger seltene Carcinomlokalisation in Lunge, Pleura, Harnblase [siehe Böning[1]), Bilz[2]) u. a.].

Seit der bekannten Theorie Cohnheims[3]), die die entzündliche oder irgendwie anders bedingte Reizung aus der Embryonalzeit liegengebliebener „versprengter Keime" in den Mittelpunkt der Krebsgenese stellte, wurde auch vom allgemeinen biologischen Standpunkt die Beziehung zwischen Krebs und Altersproblem häufig erörtert. Die Tatsache, daß inmitten gealterter differenzierter Gewebszellen stark wuchernde, wenig differenzierte jugendliche Elemente auftreten, wird als Sonderfall von partiellem disharmonischen Altern gewertet. Das Miß-

[1]) Böning: Zitiert auf S. 776.   [3]) Bilz: Inaug.-Dissert. Jena 1921 (unter Rössle).
[2]) Cohnheim: Vorlesungen über allgemeine Pathologie. 2. Aufl. Bd. I. Berlin 1882.

verhältnis zwischen lokalem und allgemeinem Senilismus des Gewebes bildet nach dieser Auffassung eine Hauptursache der, pathologischen Neubildung. Enge Beziehungen zum Altersproblem in physiologischer Hinsicht ergeben sich neuerdings aus den bedeutsamen Untersuchungen O. WARBURGS[1]) über den Stoffwechsel der Carcinomzelle. Nach WARBURG kann man das Verhältnis von anaerober Glykolyse zur Atmung als ein Maß des Entwicklungs- und Differenzierungszustandes von Zellen und Geweben ansehen. Die große anaerobe Glykolyse der Embryozelle mit einer auf sie abgestimmten Atmung wird im Laufe der Entwicklung der Zelle durch eine geringere glykolytische Fähigkeit mit einer relativ hohen Atmung abgelöst. Die Carcinomzelle zeigt nun in gewissem Sinne das Verhalten des embryonalen bzw. jugendlichen Zustandes.

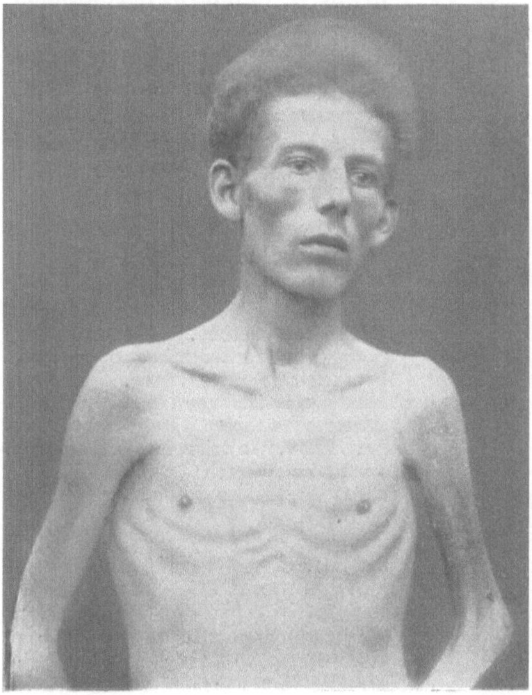

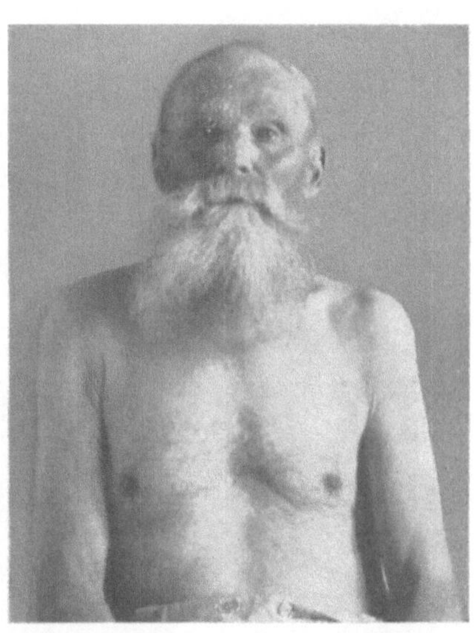

Abb. 83. Marasmus phthisicus bei einem 20jährigen Menschen.

Abb. 84. Mann im Alter von 81 Jahren, der bis auf kardio-vasculäre Störungen nichts krankhaftes bietet.

Mögen in der Pathogenese der bösartigen Tumoren auch vielfache endogene und exogene Faktoren wirksam sein, so muß nach dem heutigen Stand unseres Wissens sowohl in klinischer und morphologischer wie in physiologischer Hinsicht „die Erforschung des Altersproblems als eine Vorbedingung der Erforschung des Krebses" bezeichnet werden [RÖSSLE[2])].

Früher wurde vielfach auf die Ähnlichkeit zwischen Krebskachexie und Alterskachexie hingewiesen, wobei von besonderem Interesse ist, daß beispielsweise nach der Auffassung von GEIST der Marasmus senilis eine krankhafte „Heterochronie

---

[1]) WARBURG, O.: Klin. Wochenschr. 1925, S. 534.
[2]) RÖSSLE: Zeitschr. f. angew. Anat., Abt. 2: Zeitschr. f. Konstitutionslehre Bd. 5, S. 3.

der Altersrückbildung" sein sollte, die von einem bestimmten Organ oder System ausgeht und die sich in einem Gegensatz zu „dem natürlichen gesetzmäßigen Rückbildungsgange" befindet. Ebenso wie man aber neuerdings die Krebskachexie[1]) nicht mehr als obligate Begleiterscheinung des Carcinoms anerkennt

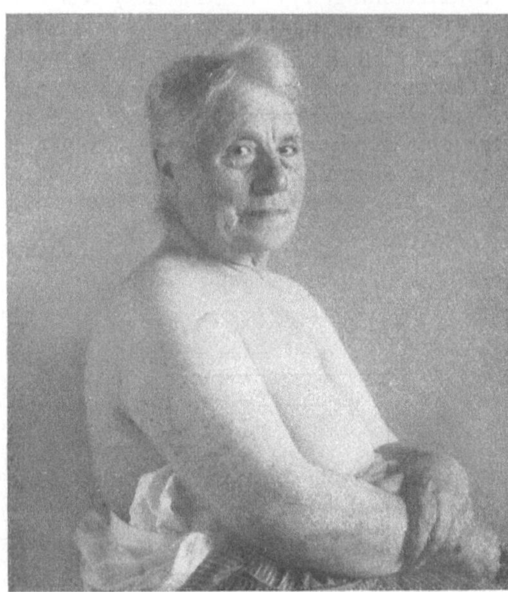

Abb. 85.

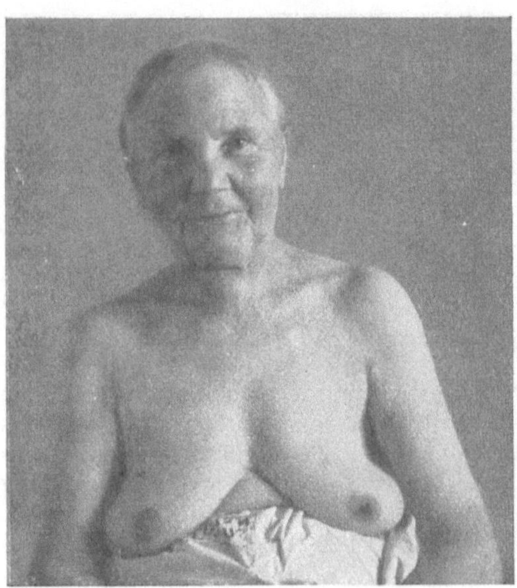

Abb. 86.

Abb. 85 u. 86. Körperzustand zweier 80jähriger Frauen. Klinisch fanden sich nur arteriosklerotische Störungen.

[Blumenthal[2])], haben sich auch die Anschauungen über das Wesen der *Greisenkachexie*, die in der Alterspathologie früher unter der Bezeichnung „*Marasmus senilis*" und „*Morbus climactericus*" eine Sonderstellung einnahm [v. Lobstein[3]), Virchow[4])] gewandelt. Im Gegensatz hierzu steht allerdings die Tatsache, daß die Bezeichnungen „Kachexie", Marasmus, Senilität, „Altersschwäche" in der allgemeinen Diagnostik und in der Statistik immer noch eine bedeutende, wenn auch sehr fragwürdige Rolle spielen.

Auch in dem neuesten offiziellen Bericht über die Mortalität im Deutschen Reich 1923 steht „Altersschwäche" unter den Todesursachen der Hochbetagten an erster Stelle. Bezeichnenderweise ist aber die Zahl der an „Altersschwäche" Gestorbenen auf dem Lande, wo teilweise die Leichenschau noch durch Laien ausgeführt wird, doppelt so hoch wie in der Stadt.

---

[1]) Grawitz (Organischer Marasmus. Stuttgart 1910) unterscheidet zwischen der *Kachexie*, die er als Siechtum bezeichnet, und dem *Marasmus* der sog. „Abzehrung". — Fr. Müller (Zeitschr. f. klin. Med. Bd. 16, S. 496. 1889) führte als erster die Krebskachexie auf toxische Wirkungen bei Eiweißzerfall zurück. — Umber sieht in der Kachexie eine intermediäre Stoffwechselstörung, die infolge Anwesenheit eines toxischen Agens den Eiweißbestand des Körpers bedroht. (Spezielle Pathologie und Therapie innerer Krankheiten Bd. I, 1, S. 138. 1919, hrsg. von Kraus-Brugsch; hier auch neuere Literatur.)

[2]) Blumenthal: Die chemischen Vorgänge bei der Krebskrankheit. Wiesbaden 1910.

[3]) v. Lobstein: Lehrbuch der pathologischen Anatomie Bd. I, S. 70. 1834.

[4]) Virchow: Handbuch der speziellen Pathologie und Therapie Bd. I, S. 130. Erlangen 1854.

Daß hochbetagte Personen mit insuffizientem Kreislauf bzw. Arteriosklerose unter der Einwirkung ungünstiger Lebensverhältnisse, durch konsumierende Krankheiten und Schädigungen in einen Zustand der allgemeinen Entkräftung und Schwäche gelangen können, ist ebenso Erfahrungstatsache wie der Umstand, daß diese sog. Altersschwäche in 99% der Fälle auf einen pathologischen Organbefund zurückzuführen ist. Selbst in den Fällen, in denen klinisch eine Organerkrankung nicht nachweisbar ist, läßt sie sich pathologisch-anatomisch meist feststellen, und auch bei den sicher ungemein seltenen Fällen, in denen eine morphologische Veränderung auch bei genauester Untersuchung nicht gefunden wird, ist mit dieser Feststellung hinsichtlich einer pathologischen Funktion nichts ausgesagt. So haben denn auch die modernen Bearbeiter dieses Gebietes das Vorkommen eines Marasmus senilis sui generis bestritten [siehe RANZIER, PIC-

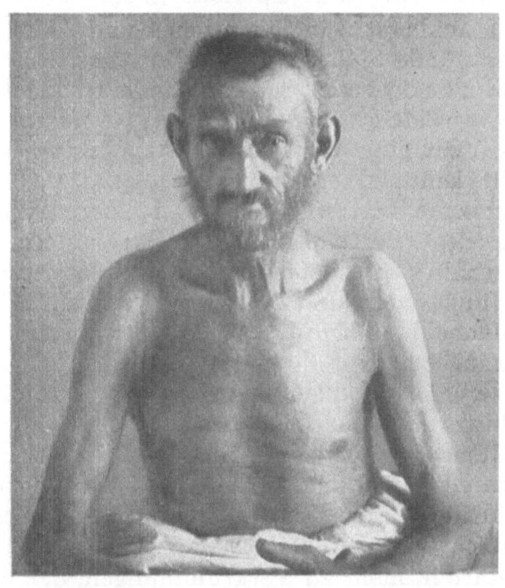

BONNAMOUR[1]) u. a.]. Wir kennen bei weit über 1000 Fällen, die in 7 Jahren wegen Seniums oder „Altersschwäche" oder Marasmus senilis in die Klinik eingeliefert wurden, keinen einzigen, bei dem nicht die genaue klinische Untersuchung oder — die Obduktion einen Organbefund als Ursache der Hinfälligkeit und Schwäche aufgezeigt hätte[2]).

Gerade in den Zeiten des wirtschaftlichen Zusammenbruches wurden uns fast wöchentlich hochbetagte Personen im Alter von 70—90 Jahren zur Behandlung eingewiesen, bei denen der Arzt wegen extrem großer Hinfälligkeit und stärkster Abmagerung bei dem Fehlen eines stärker hervortretenden Organbefundes diese Diagnose gestellt hatte. Wir konnten zumeist ein starkes Daniederliegen des Kreislaufes bei schwachen allgemeinen Reaktionen feststellen. Einige dieser Patienten befanden sich infolge Verelendung und Verwahrlosung in einem geradezu „mumienhaften" Zustande. Die Lebensäußerungen waren gering. Atmung und Herztätigkeit waren kaum festzustellen. Urin und Stuhl ging spontan ab. Bei geringer medikamentöser Unterstützung

Abb. 87. Pat. von 67 Jahren im Zustand eines durch Unterernährung hervorgerufenen Marasmus, der in wenigen Wochen — nach Zunahme von 16 Pfund — behoben war.

des Kreislaufes erholten sich diese Personen unter Pflege, Ruhe und geregelter Nahrungsaufnahme oft überraschend schnell. Im Verlaufe von 10 bis 14 Tagen kehrten allmählich die Lebensäußerungen von den primitivsten bis zu den höheren zurück. Manche Patienten „blühten" förmlich auf und konnten nach einiger Zeit sogar eine regelmäßige Beschäftigung wieder aufnehmen.

Der Marasmus senilis ist, wenn man diese Bezeichnung überhaupt noch gelten lassen will, nicht mehr als ein Symptom, Ausdruck einer Dekompensation in weitestem Sinne, eine Reaktion auf pathologische Reize, die durch den besonderen strukturellen und funktionellen Zustand des Greisenorganismus ausgelöst

---

[1]) RANZIER: Traité des maladies des vieillards. Paris 1909. — PIC-BONNAMOUR: Précis des maladies des vieillards. Paris 1912.

[2]) SCHLESINGER (zitiert auf S. 745) möchte „einstweilen" noch an dem Begriff des Marasmus senilis festhalten. „Wir müssen uns bewußt sein, daß wir mit dem Worte Altersmarasmus bei Lebzeiten des Kranken einen vieldeutigen Symptomenkomplex bezeichnen, über dessen anatomische Grundlage erst eine genaue Autopsie und bakteriologische Untersuchung Aufklärung verschaffen" (Bd. 1, S. 24).

ist. Es ist daran zu denken, daß es sich um eine durch irgendwelche krankhaften Ursachen bedingte Gleichgewichtsstörung des zentralen vegetativen Regulationsmechanismus handelt, die schneller oder langsamer, oft als Vorbote des Todes, in Erscheinung tritt; es hängt vom Wesen und Grad der zugrunde liegenden Störung ab, wieweit eine Wiederherstellung[1]) des Gleichgewichtszustandes, auf dessen Bedeutung für den Greisenorganismus an anderer Stelle hingewiesen wurde, möglich ist (siehe S. 876).

3. Wandlungen krankhafter Organzustände und Verrichtungen durch den Alternsvorgang. Die sogenannten Alters- und Greisenkrankheiten.

Wenn nach unseren heutigen Vorstellungen es nur sehr wenige Erscheinungsformen krankhaften Geschehens gibt, die hinsichtlich ihres Auftretens wesentlich an die Involutionsperiode gebunden erscheinen, so erfahren andererseits viele Krankheiten in Symptomen und Ablauf Modifikationen, die durch die im Alter veränderte Struktur und Funktion der Organe hervorgerufen sind. Nur in diesem Sinne darf man, wie von Kinderkrankheiten und Krankheiten des Pubertätsalters, von *Alterskrankheiten* und *Greisenkrankheiten* sprechen. Eine ausführliche Aufstellung der als Alterskrankheiten bezeichneten klinischen Bilder ist in den bekannten Werken von Cannstadt, Geist, Demange, Charcot[2]) und in den neueren vortrefflichen Lehrbüchern von Schwalbe und Schlesinger[3]) niedergelegt. Bei einer Fülle interessanter Tatsachen fehlen noch fast vollständig exakte experimentelle und physiologische Untersuchungen, die eine systematische Fundierung des Stoffes ermöglichen. Es kann sich daher im folgenden nur darum handeln, einige für das Problem besonders interessante Zusammenhänge hervorzuheben.

1. Krankheiten des Stützapparates. In jedem Abschnitt seiner Entwicklung zeigt das Knochengewebe Neigung zur Erkrankung. Die pathologische Erscheinungsform erfährt jedoch vielfache Wandlung entsprechend dem strukturellen und funktionellen Entwicklungszustand des Gewebes, den der schädigende Reiz antrifft. Das gilt schon vom einfachen mechanischen Trauma: der jugendliche Knochen neigt bekanntlich, nach dem Zustand seiner epiphysären Bildungsstätten, mehr zu Verkrümmungen, der porotische Knochen des Greises zu Frakturen. Die Änderungen der Gefäßversorgung des Knochens unter dem Einfluß des Alterns, die von Lexer[4]) studiert wurden, werden als eine Hauptursache der Neigung des jugendlichen Knochens zu Osteomyelitis bezeichnet. Der Zustand der Epiphysen im Greisenalter begünstigt bei gleichen Ansprüchen wie in vorausgehenden Epochen das Auftreten *isolierter Gelenkerkrankungen* (Malum coxae). Einen fast experimentellen Beweis für die nosologische Bedeutung der Altersdisposition lieferte in den letzten Jahren die Beobachtung der sog. Kriegsosteopathien.

Die im Jahre 1919 gleichzeitig aus verschiedenen Gegenden Deutschlands und Österreichs gemeldeten Knochenerkrankungen, die zum Teil ältere, zum Teil jugendliche Individuen betrafen, wurden teilweise als eine Art Osteomalacie, teilweise als eine Abart der Altersosteoporose gedeutet. Es zeigte sich, daß ein *einheitlicher* Krankheitsprozeß, vor allem hinsichtlich des *auslösenden Faktors*,

---

[1]) Bezeichnenderweise will auch Umber (zitiert auf S. 850) für die „Kachexie" aus endogener oder exogener toxischer Ursache den ominösen Beiklang des Begriffes nicht mehr anerkennen. Wir sind heute imstande, „auch jene Stadien der Kachexie, in denen der körperliche Verfall noch nicht bis zur Irreparabilität fortgeschritten ist" zu beeinflussen und ... „nicht selten die toxische Quelle zu eliminieren".

[2]) Cannstadt, Geist, Demange, Charcot: Zitiert auf S. 574.

[3]) Schwalbe und Schlesinger: Zitiert auf S. 574.

[4]) Lexer: Arch. f. klin. Chir. Bd. 73. 1903.

vorlag, während die *Erscheinungen* in den einzelnen Fällen *wechselten*. Auf Grund zahlreicher klinischer Befunde konnten wir[1]) nachweisen, daß für die Form der Osteopathie in erster Linie die *Altersdisposition* entscheidend war.

Die (Hunger-) Osteopathie des Kindesalters und der Adoleszenten erwies sich als rachitische Knochenstörung. Bei Frauen jenseits der Pubertät trat die Kriegsosteopathie in der Form der Osteomalacie auf. Bei Männern fallen in den Jahren der Vollreife die dispositionellen Faktoren für die Ausbildung derartiger Knochenstörungen im allgemeinen fort; in der Tat kamen einwandfreie Fälle von Kriegsosteopathien bei Männern dieser Lebensstufe nicht vor. Die Osteopathien des Involutionsalters beider Geschlechter zeigten vorwiegend atrophische und porotische Symptome.

Abb. 88 stellt den Versuch dar, die Korrelation zwischen Osteopathieform und Altersdisposition schematisch nach unseren Beobachtungen auszudrücken. Die Osteopathie-

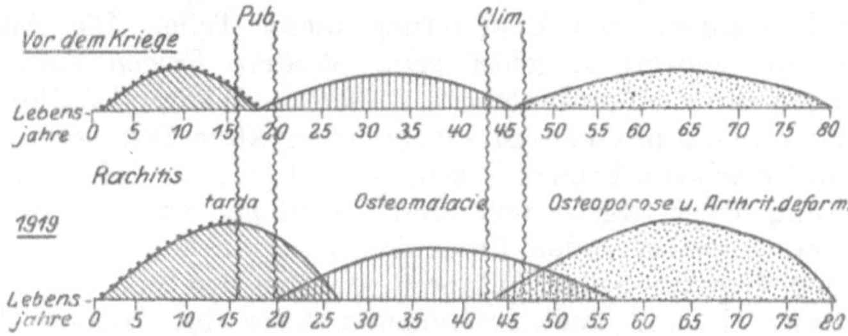

Abb. 88. Kriegsosteopathie und Lebensalter nach S. Hirsch.

epidemie 1919 brachte danach nicht nur eine Zunahme der Wellenamplitude, d. h. der Zahl der Fälle, sondern auch der Wellenlänge, der *Reichweite der Erkrankungsform innerhalb der Altersskala*. Ich konnte zeigen, daß bei der Pubertäts- und Klimaxgrenze die Symptombilder vielfach ineinander übergingen, so daß Mißformen von Rachitis-Osteomalacie einerseits, Osteomalacie-Osteoporose andererseits auftraten. Gerade diese „Mischformen" an den kritischen Punkten der Einstellung des endokrinen Systems (Pubertät, Klimakterium) hatten die Zuordnung der Fälle anfangs erschwert.

Es ergibt sich auf das deutlichste, daß ein und derselbe schädigende Reiz am gleichen Angriffspunkt (dem Knochengewebe) in Abhängigkeit vom Alternszustand verschiedene klinische Bilder hervorrufen kann. Die Reaktionsweise des Knochengewebes ändert sich dem Entwicklungszustand, dem Vorherrschen abbauender oder aufbauender Prozesse entsprechend, nicht nur *quantitativ*, sondern auch *qualitativ*. Schwierig ist häufig die klinische Abgrenzung der sog. physiologischen Altersporose von der krankhaften Altersporose. Das Bestehen einer senilen wahren „Osteomalacie" wird neuerdings vielfach angezweifelt. Es ist hier immer an das Aufflackern einer puerperalen Osteomalacie bzw. Aufpfropfung eines osteoporotischen Prozesses auf einen älteren osteomalacischen zu denken. Ohne sachgemäß erhobenen pathologisch-anatomischen Befund ist die Entscheidung meist nicht möglich. Brüchigkeit und Weichheit bestimmter Knochenteile, wie sie Schlesinger[2]) hervorhebt, sind nach unserer Erfahrung als Unterscheidungsmerkmal ebensowenig beweisend wie das Hervorheben der Schmerzlosigkeit bei der physiologischen Osteoporose. Für das Knochengewebe gelten die Gesetze der starren Körper immerhin nur in beschränktem Grade. Vorläufig dürfen wir daran festhalten, daß wie der rachitische Prozeß für das jugendliche Individuum der Vorgang der *Osteoporose* mit seinen verschiedenen pathologischen Folgeerscheinungen für den alten Menschen charakteristisch ist.

2. Die veränderte Krankheitsbereitschaft des Respirationstraktus. Unter den sog. Alterskrankheiten spielt die chronische Bronchitis mit dem begleitenden

---

[1]) S. Hirsch: Münch. med. Wochenschr. 1920, Nr. 38.   [2]) Schlesinger: Zitiert auf S. 574.

Emphysem eine Hauptrolle. Sie findet sich so häufig, daß sie früher sogar als physiologische Alterserscheinung angesehen wurde [z. B. Durand-Fardel[1])]. Eine für das Alter typische Krankheitsdisposition ergibt sich einerseits aus den lokalen Altersveränderungen der Schleimhaut der Bronchien, andererseits aus den physiologischerweise geänderten peripheren und zentralen Faktoren des Atmungsmechanismus. Der pathogene Reiz trifft auf eine atrophische Schleimhaut, auf eine Bronchialwand, deren Elastizität durch Rigidität der Muskulatur stark beeinträchtigt ist und deren funktionelle Reparationsfähigkeit nach Störungen keine sehr große ist. Hierzu kommt die Starrheit des Brustkorbs und die geringere Ansprechbarkeit des zentralen Atemautomatismus auf veränderte Aufgaben. Es resultiert ein längeres Verweilen der Sekrete in den Bronchien, eine Erweiterung dieser Teile. Die Altersdyspnöe kann peripher und zentral ausgelöst sein. Weitere Folgen sind *Emphysem*, evtl. Spasmen der Bronchialmuskulatur — *Asthma*. Während Asthma, Bronchiektasienbildung und Emphysem im jugendlichen Alter fast stets erbbedingte konstitutionelle Ursachen erkennen lassen, besteht im Alter infolge der normalen Altersveränderungen der Organe und ihrer Leistungen eine Disposition hierfür im Verlauf jeder längerdauernden Bronchialaffektion.

Die gleichen dispositionellen Faktoren schaffen das Bild der sog. Greisenpneumonie. Gewiß kommt auch im höheren Alter die croupöse Pneumonie, absolut genommen, nicht gerade selten vor, aber bei der Häufigkeit von Erkrankungen des Respirationstraktus spielt sie gegenüber der Bronchopneumonie doch nur eine geringe Rolle. Die lobäre Pneumonie ist nach Schlesinger[2]) bei sonst typischen Erscheinungen durch die Geringfügigkeit der organischen Reaktion und durch den asthenischen Charakter gekennzeichnet. Ihre Erkennung ist oft sehr schwierig.

Die eigentliche Lungenerkrankung der Greise ist die *Bronchopneumonie.* Nur in den Kindheitsjahren kommt sie fast ebenso häufig vor wie im höheren Lebensalter. Außerdem knüpft sich die bronchopneumonische Lokalisation offenbar an das Vorkommen bestimmter pathogener Keime (Grippe, Masern, Typhus usw.). Die Altersbronchopneumonie oder lobuläre Pneumonie gilt als eine der häufigsten Terminalkrankheiten bei einer ganzen Reihe von Leiden älterer Personen, z. B. bei der Hemiplegie, bei Prostataleiden, Oberschenkelfrakturen usw. Unter den auslösenden Ursachen spielen Sekretstauung in den Bronchien, Hypostase, ungenügende Lüftung der Lungen, Aspiration infolge Bewußtseinstrübung die Hauptrolle.

Besondere Erwähnung verdient die sog. *Alterstuberkulose* der Lunge (Altersphthise). Ohne hier auf die immunisatorischen Fragen, den Infektionsmodus, näher einzugehen[3]), sei nur hervorgehoben, daß es sich nach der heutigen allgemeinen Auffassung in der überwiegenden Zahl der Fälle um das Wiederaufflackern eines alten, ursprünglich vernarbten Prozesses handeln dürfte; vielleicht kommt eine Reinfektion von einem alten Herde aus in Frage. Die Altersveränderungen der Lunge, die veränderte Durchblutung der Gewebe, Stauung, mancherlei Einlagerungen (Pigment, Kalk, Staub) gibt offenbar die Grundlage dafür, daß ein tuberkulöser Prozeß sich weniger in der sog. lobären exsudativen Form als in einer *produktiv-knotigen, fibrösen* Form ausbreitet.

---

[1]) Durand-Fardel: Handbuch der Krankheiten des Greisenalters. 1858.

[2]) Schlesinger: Zitiert auf S. 754.

[3]) Im Gegensatz zur früheren Behandlung dieses Themas macht sich neuerdings wahrscheinlich infolge häufigeren Vorkommens unter den Einwirkungen der Nachkriegszeit ein starkes Interesse an der Alterstuberkulose geltend; neuere Literatur bei W. Alwens: Über Alterstuberkulose in Brauers Beiträge zur Klinik der Tuberkulose Bd. 62 (Romberg-Festschrift) 1925.

Dementsprechend ist der klinische Verlauf in der Involutionsperiode mitigiert, wenig stürmisch, und die verschiedenen diagnostischen Phänomene sind durch das begleitende Emphysem und die Stauung häufig überdeckt, so daß der Nachweis oft schwierig ist. Aus diesem Grunde hat man wahrscheinlich lange Zeit an dem Vorkommen von Lungentuberkulose im höheren Lebensalter gezweifelt. Erst die reichliche Anwendung des Röntgenverfahrens ergab, daß die Alterstuberkulose eine keineswegs seltene Erkrankung ist. Ja es scheint — auch auf Grund eigener Beobachtungen —, daß sich hinter vielen Altersbronchitiden und Katarrhen, aber auch Asthma, eine Lungentuberkulose verbirgt. Andererseits ist zu betonen, daß selbstverständlich der Obduktionsbefund verkalkter, vernarbter Spitzenherde mit der Erscheinung der Altersphthise nichts zu tun hat.

3. Die veränderte Krankheitsbereitschaft des Kreislaufapparates. Die Frage, welche Veränderungen die Erkrankungen des Kreislaufapparates durch den Alternsvorgang erleiden, läßt sich praktisch von dem Problem der Arteriosklerose nicht trennen (s. S. 845). Neben der Arteriosklerose, zum Teil in engem Zusammenhang mit ihr, spielt eine wesentliche Rolle nur noch die mit dem Alter veränderte Einstellung und Reaktion der Vasomotoren. Über den peripheren oder zentralen Entstehungsmechanismus dieser Erscheinung, die sich klinisch in der *Neigung zu Spasmen* äußert, ist Exaktes nicht bekannt. Eine abnorme Durchlässigkeit oder Brüchigkeit der Gefäße hängt wohl meist mit dem arteriosklerotischen Prozeß zusammen.

Beim alten Menschen kann eine die Grenze der normalen Beanspruchung kaum überschreitende Änderung der Blutverteilung infolge mechanischer, chemischer, thermischer und psychischer Einwirkungen zu erheblichen Störungen des Allgemeinzustandes führen. Wir sehen aus diesen Umständen sehr häufig anginöse Phänomene, Kollaps, Appoplexie auftreten. Hierbei brauchen nach der heutigen Auffassung arteriosklerotische Veränderungen nicht immer vorhanden zu sein. In dieser Hinsicht bestehen Berührungspunkte zwischen modernen Theorien und manchen alten Schulmeinungen über das Wesen der Plethora im höheren Lebensalter.

Von den lokalen Gefäßstörungen wurde lange Zeit das Symptom des sog. intermittierenden Hinkens[1]) wohl über Gebühr in den Vordergrund des Interesses gerückt. Gerade an diesem Beispiel zeigt sich nach neueren klinischen, insbesondere röntgenologischen Feststellungen[2]), daß Arteriosklerose und Funktionsstörung durchaus nicht immer Hand in Hand gehen. Man findet stärkste Grade von Mediasklerose ohne dieses Symptom, und umgekehrt schwere Gangstörungen bei dem Mangel eines morphologischen Substrates. Sicherlich kommen solche *lokalen Kreislaufstörungen* als Ursache auch im Verlaufe von Erkrankungen oder Funktionsbehinderung anderer Organe in allen Körperregionen ungemein häufig vor; ihre Erkennung ist lediglich durch Mängel der Methodik erschwert (besonders *Darmgefäße, Iliacae, Hirngefäße*).

In den Gefäßen kommt es im höheren Alter im Gefolge entzündlicher Veränderungen usw. leichter zur Ausbildung von Thrombose und Embolien. Hiermit in Zusammenhang steht das Auftreten von Gangrän, die sehr häufig lediglich auf einer verminderten Funktion Anpassungsfähigkeit und Regeneration beruht. Auch in der Pathogenese der Gangrän spielt die Arteriosklerose wahrscheinlich nicht die ausschlaggebende Rolle, die man ihr lange Zeit zugesprochen hat.

---

[1]) NAUNYN: Arteriosklerose und Abasia senescentium. Volkmanns klinische Vorträge Bd. 117. — CHARCOT: Cpt. rend. des s^ances de la soc. de biol. 1858. — ERB: Zentralbl. f. Neurol. Bd. 13: Kongr. f. inn. Med. 1904, und viele andere.

[2]) S. bei DIETLEN: Zitiert auf S. 796. — HIRSCH, S.: Die peripheren Blutgefäße im Röntgenbild. Frankfurt a. M. 1924: hier auch die neuere Literatur.

Der Nachweis einer stärkeren Aortensklerose im Alter läßt immer an eine gleichzeitige Sklerose der Coronararterien denken [Romberg[1])]. Eigene Beobachtungen machen es nicht unwahrscheinlich, daß ein genetischer Zusammenhang besteht zwischen den Erscheinungen der *„Herzneurose" und der Vasomotorenübererregbarkeit*, wie man sie jetzt so häufig im 3. und 4. Lebensjahrzehnt antrifft, und den *coronarsklerotisch oder spastisch hervorgerufenen anginösen Störungen der Involutionsperiode*. Der Übergang von der ersteren harmlosen Erkrankung zu dem prognostisch ungünstigen Symptomenkomplex kommt sicherlich häufiger vor, als man allgemein annimmt.

Am Herzen tritt im höheren Lebensalter die Neigung zu akuten Entzündungserscheinungen der Klappen etwas zurück; immerhin kommen akute Klappenentzündungen auch noch im höheren Alter vor. Während der klinische Befund einer Insuffizienz der Aortenklappen im Alter relativ häufig ist, zeigen anatomische Untersuchungen, daß arteriosklerotische Veränderungen auch an der Mitralis, wo sie klinisch sehr selten festgestellt werden, vorkommen. Wenn wir berücksichtigen, daß sich die Altersveränderungen am Herzen meist weniger in groben anatomischen Veränderungen als in einer geringeren funktionellen Ansprechbarkeit bzw. Anpassungsfähigkeit äußern, so ist es verständlich, daß die *Neigung zur Herzinsuffizienz* aus allen möglichen Ursachen im Alter erheblich vermehrt ist. Auch Romberg führt die chronische Insuffizienz des Herzmuskels, um die es sich hier meist handelt, im allgemeinen auf eine Kombination von anatomischer Erkrankung und funktioneller Schädigung zurück.

4. Alterserkrankungen des Verdauungsapparates. Über typische Alterskrankheiten des Magen-Darmkanals ist, wenn wir von der Neigung der Schleimhaut zu geschwulstiger Entartung absehen, wenig bekannt. Scheinbar zeigt im übrigen die Schleimhaut, die das anatomische Substrat für die meisten Erkrankungen des Verdauungsapparates abgibt, infolge der Altersatrophie geringere Neigung, zu erkranken. An anderer Stelle (s. S. 843) wurde bereits darauf verwiesen, daß die Angreifbarkeit der gewöhnlichen Eintrittspforten der Infektionen im Alter herabgesetzt ist. Relativ selten finden wir angesichts der Involution des lymphatischen Apparates *Anginen* und Appendicitiden bei Greisen. Auch das *akute Magengeschwür* ist, insoweit es nicht durch Carcinom kompliziert ist, im Alter relativ selten. Die Vorbedingungen für eine spasmogene Entstehung des Ulcus im Sinne v. Bergmanns sind bei den Veränderungen der Innervationsregulation im Alter sicher seltener gegeben als in den früheren Altersstufen. Eine gewisse Bereitschaft zu Erkrankungen schafft dagegen der *Zahnmangel* dort, wo er nicht durch gutsitzende Prothesen ausgeglichen ist. Erhöht wird diese Bereitschaft, wenn als Ausdruck einer leichten bulbären Affektion die *Salivation* und der *Schluckakt* gestört sind. Es ist stets daran zu denken, daß im Alter für das Auftreten von Sekretionsstörungen die Bedingungen sowohl peripher durch die Altersveränderungen der Drüsen und Schleimhäute, als auch zentral durch verminderte Ansprechbarkeit der vegetativen Zentren gegeben sein können.

In der Literatur der Alters- und Greisenkrankheiten spielt die *Anorexie* der Greise eine sehr große Rolle. Geist[2]) führt die Anorexia senilis ohne alle gastrische Komplikation auf mangelhafte Innervation des Magens zurück und trennt sich scharf von der physiologischen Abnahme des Nahrungsbedürfnisses, die in der Minderung der Stoffwechselvorgänge ihren Grund hat. Naunyn[3]) erwähnt Anorexie als eine fundamentale Alterserscheinung und erblickt in ihr den Ausdruck des Nachlassens des anregenden Einflusses, den Wärmeverluste auf die Wärmebildung ausüben.

---

[1]) Romberg: Zitiert auf S. 813. [2]) Geist: Zitiert auf S. 754.
[3]) Naunyn: Zitiert auf S. 754.

„Der Bedarf an Heizungsmaterial (Nahrung) muß sich von der Stelle des Verbrennungsherdes aus geltend machen; das sind — nach NAUNYN — die Muskeln. Ist hier Mangel an Brennstoff, so meldet er sich als Nahrungsbedürfnis. Die Erregungen in den Muskeln lösen den Reiz nur aus, wenn sie einen gewissen Schwellenwert überschreiten, und dazu kommt es nur bei einer gewissen Plötzlichkeit des Erregungszuwachses. Solchen plötzlichen Erregungszuwachs stellt der Impuls zu gesteigerter Wärmebildung nach Wärmeverlusten dar, und wenn er ausbleibt, unterbleibt auch die Anregung des Nahrungsbedürfnisses.“

Sicherlich spielt dieser von NAUNYN geschilderte Mechanismus bei der Nahrungsaufnahme eine erhebliche Rolle, und sicherlich gehört die nutritive Anspruchslosigkeit zu denjenigen Vorgängen, die, wie wir an anderer Stelle ausführten, in ihrer Gemeinschaft das physiologische Zentralproblem des Alterns des Menschen darstellen. Doch muß man zweifellos zwischen dem *Mangel im Nahrungsbedürfnis* des Greises und einer *Nahrungsverweigerung* scharf unterscheiden. Gewiß mag das eine häufig aus dem anderen hervorgehen. Was die physiologische Bedürfnislosigkeit[1]) zur quälenden *pathologischen Anorexie* macht, sind aber, wenn man von lokalen Ursachen absieht, vielfach sekundäre, psychische und soziale Faktoren. Die Anorexia senilis finden wir rein nur da, wo ein Mißverhältnis von Nahrungsangebot zu Nahrungsbedürfnis leicht entstehen kann, nämlich in sozial günstigen Verhältnissen und auch in Anstalten besonders als Ausdruck einer herabgesetzten Anpassungsfähigkeit und Eingewöhnung. Der so viel besprochenen Anorexie der Greise ist die *Polyphagie* mancher Greise gegenüberzustellen, die wir sehr häufig beobachten konnten. Ihre Ursache liegt in psychischen Veränderungen; sie ist dem Wesen nach nichts anderes als die „Vielfresserei“ vieler psychopatischer, mit Verblödung einhergehender Zustände. Theoretisch ist es verständlich, daß, wenn die im Alter veränderte Einstellung des vegetativen Regulationsapparates den Reiz zu Nahrungszufuhr gewöhnlich selten und in abgeschwächter Form zur Geltung kommen läßt, auch die die Sättigungsempfindung beherrschenden „Zentren“ aus dem gleichen Grunde abgestumpft sein können. Bei allen Formen der Anorexie ist naturgemäß zu berücksichtigen, daß vor allem bei hochbetagten Personen die Ferment- und Saftproduktion aus den atrophischen Drüsen gemindert sein kann. Über diese Ursache des sog. „schwachen Magens“ der alten Leute liegen noch keine exakten Untersuchungen vor.

Zum Teil auf dem veränderten Chemismus des Magen- und Darminhaltes beruht wohl auch die Neigung älterer Personen zu *Diarrhöen*. Wir selbst haben — in Einklang mit anderen Autoren, unter unseren Kranken zahlreiche Beobachtungen dieser Art machen können. In nicht wenigen Fällen war die Darmerkrankung Terminalkrankheit eines vorausgegangenen Leidens. In einer Reihe von Fällen ergab, ohne daß bakteriologisch oder klinisch irgendein Anhaltspunkt gegeben war, die Obduktion den Befund einer ruhrartigen Schleimhautveränderung. Sicher ist der senile Darm häufig, besonders wenn Chemismusstörungen schon vorliegen, für Infektionen leichter angreifbar als der Darm jüngerer Menschen. Hierfür spricht auch die relativ starke Beteiligung von Greisen an epidemischen Darmkrankheiten, besonders Cholera. Diese Tatsache steht in einem gewissen Gegensatz zu dem Verhalten des Greisenorganismus bei anderen Infekten. Neben dem Chemismus ist aber auch beim Darm das Verhalten des vegetativen Nervensystems und seiner Regulatoren in Betracht zu ziehen. Im Alter besteht zumeist eine geradezu starre Verbindung mit dem Regulationszentrum. Man findet in vielen Fällen eine gut funktionierende Automatie des Ablaufes, die, wenn sie einmal gestört wird, nur schwer wieder ins Gleichgewicht zu bringen ist. Bei vielen Personen findet sich in der Involutionsperiode eine

---

[1]) Siehe S. 817.

hartnäckige sog. habituelle *Obstipation.* Es handelt sich um Obstipationsformen, die zum Teil wohl nach der Einteilung von v. Noorden[1]) einerseits „auf Erregbarkeitsänderung in abgelegenen Nervengebieten", andererseits auf eine Abstufung der Reflexerregbarkeit (sog. Dyschezie) beruhen. Hier vermag die „Alternsphysiologie" das Verständnis für vieles, was in früheren Entwicklungsstufen scheinbar zusammenhanglos nebeneinander vorkommt, wesentlich zu fördern.

Als Ursache der Obstipation der alten Leute kommen neben der veränderten Einstellung der gesamten nervösen Funktionen Arteriosklerose der Darmgefäße Kreislaufinsuffizienz, Vasomotorenstörungen im Splanchnicusgebiet, Veränderungen der Schleimhautstruktur in Betracht. Klinisch ist das Bild vor allem durch Meteorismus infolge Atonie und durch andere Stauungserscheinungen gekennzeichnet. Bekannt ist, daß die Obstipation im Greisenalter exzessive Grade (bis zu 10 Tagen) annehmen kann.

5. Störungen des Urogenitalapparates. Über die Alterskrankheiten der Niere läßt sich trotz einer Fülle anatomischer Literatur wenig Exaktes aussagen. Anscheinend kommt die akute hämorrhagische Nephritis mit Ödemen im höheren Lebensalter relativ selten vor. Charakteristisch ist für das höhere Alter unter pathologischen Verhältnissen vor allem das starke Hervortreten der engen *Korrelation zwischen Nierenleistung* und *Kreislauffunktion.* Es ist vielfach überaus schwierig, das primäre Glied des Kausalnexus zu bestimmen. Kreislauf und Niereninsuffizienz sind im klinischen Syndrom fast stets eng verkettet. So sehr man auch bemüht ist, durch Aufklärung der intermediären Vorgänge, vor allem in den Geweben, die Herkunft von äußeren und „inneren" Ödemen zu klären: das Kernproblem bleibt davon unberührt, warum in den höheren Lebensjahren auch bei einer vorübergehenden Kreislaufinsuffizienz häufig die Niere ihre Tätigkeit quantitativ oder qualitativ verändert. Während man eine Zeitlang geneigt war, die Arteriosklerose in den Vordergrund der Deutungsmöglichkeiten zu stellen, ergaben ausgedehnte pathologisch-anatomische Untersuchungen bisher noch nicht die Möglichkeit einer befriedigenden Erklärung. Das gleiche gilt bekanntlich hinsichtlich des Problems der *Hypertension* (s. S. 814). Es ist möglich, daß die Altersveränderungen der Epidermis einerseits, die der Vasomotorenfunktion andererseits, hier von Bedeutung ist; sicheres wissen wir nicht. Vom klinischen Standpunkt aus ist vorerst lediglich der Tatbestand festzustellen, daß in der Involutionsperiode eine erhöhte Neigung zu Ödemen, Anasarca, Ascites wie zu pathologischer Hypertension besteht.

Durch eine geänderte Reflexerregbarkeit bzw. durch geringere Ansprechbarkeit der übergeordneten „Zentren" dürften auch die verschiedenen Formen der *Blasenstörungen* im höheren Alter wesentlich mitbedingt sein; vielfach beruhen sie natürlich auf Altersfolgen früherer Schädigungen der Gewebe durch Infektionen usw. Vom Physiologischen zum Krankhaften kommen alle Übergänge vor. Blasenstörungen sind selbst bei geringen Graden für den Patienten sehr quälend. Sie beeinträchtigen oft den Schlaf und hierdurch den Allgemeinzustand erheblich und schaffen die Disposition für eine Reihe anderer Leiden. Sehr häufig ist Harnretention mit Harnträufeln verbunden. Bei Männern, bei denen sich Altersstörungen der Blase besonders häufig finden, kommt als pathogenetischer Faktor vor allem die sog. *Prostatahypertrophie* in Frage. Dieses Leiden ist sehr verbreitet; nach Fürbringer[2]) wird jeder 6. Greis von ihm

---

[1]) Schmidt-v. Noorden: Klinik der Darmkrankheiten. 2. Aufl. München u. Wiesbaden 1921.

[2]) Fürbringer: Krankheiten der männlichen Geschlechtsorgane, im Lehrbuch der Greisenkrankheiten von J. Schwalbe.

befallen. Hinsichtlich der Genese herrscht keine Übereinstimmung der Autoren. Von vielen wurde früher einer alten Gonorrhöe die Hauptursache zugeschrieben, doch scheint diese Ansicht ebenso wie diejenige, daß Arteriosklerose die Ursache ist [LAUNOIS[1])], durch anatomische Befunde widerlegt. Seit langem ist bekannt, daß auch die *nicht erhebliche* Vergrößerung der Prostata, besonders des Mittellappens, die Blasenfunktionen sehr erheblich beeinträchtigen und Anlaß zu den schwersten Komplikationen geben kann.

6. Störungen des Nervensystems. Bei Erkrankungen des Nervensystems prägt sich die Altersdisposition sehr deutlich aus. Wir erwähnen aus der Evolutionsperiode die Häufigkeit hyperkinetischer Syndrome und entzündlicher Erkrankungen im frühen Kindesalter, die Entwicklung mancher schwerer organischer Veränderungen zur Zeit der Pubertät z. B. multiple Sklerose, Dementia praecox. Im höheren Alter scheinen sich Erkrankungen des Zentralnervensystems nach dem heutigen Stande unserer Kenntnisse vor allem aus zwei im anatomischen Substrat begründeten Ursachen zu entwickeln, den sog. Altersveränderungen der *nervösen Substanz selbst,* besonders in der Rinde und den Stammganglien, und ferner den Veränderungen am *Gefäßsystem.* Hinsichtlich der hier bestehenden hirnanatomischen Fragestellungen sei auf unsere Ausführungen auf Seite 808 ff. verwiesen. Bekannt ist, daß die Erkrankung der grauen Vorderhörner des Rückenmarks in epidemischer Form hauptsächlich im Kindesalter vorkommt; doch sind auch Fälle bei älteren Personen, sogar bei Greisen, beschrieben. Typische Alterskrankheiten des *Rückenmarks* in der Involutionsperiode kennen wir ebensowenig wie solche der peripheren Nerven. Die Tatsache, daß die Reaktion der miotischen Pupillen im Alter häufig gering ist, daß die Sehnenreflexerregbarkeit nicht selten stark herabgesetzt ist, ist bei alten Leuten nicht ohne weiteres auf Rückenmarkveränderungen zu beziehen, sondern auf die infolge Altersveränderungen eingetretene geringere Erregbarkeit des peripheren sensiblen Anteils des Reflexbogens. Bekannt ist, daß manche Formen von Neuritiden (z. B. Ischias) meist erst nach dem 3. Lebensjahrzehnt aufzutreten pflegen. Ältere Personen erkranken anscheinend bei epidemischen infektiösen Erkrankungen des Zentralnervensystems (z. B. Encephalitis, Meningitis) relativ seltener, doch ist Genaueres hierüber nicht festgestellt. Nach manchen Beobachtungen soll die Tabes und die progressive Paralyse im höheren Lebensalter seltener auftreten und in ihrem Ablauf gemildert sein.

Neurasthenische Syndrome finden sich sehr oft im Beginn der Involution. Bei Frauen, aber auch wohl bei Männern, beruhen sie vielfach auf endokrinen Begleiterscheinungen der genitalen Involution; nicht seltener leiten diese Störungen eine arteriosklerotische bzw. senile Demenz ein. Bei der senilen Neurasthenie treten *somatische* Zeichen der Übererregbarkeit meist etwas zurück. Im Vordergrund stehen *psychische* Phänomene: Insuffizienzgefühl, Depressionen, Angst, abendliche Erregungen. Die Zahl der *Hysterischen* nimmt offenbar mit höherem Lebensalter ab; die klassische Form kommt sehr selten vor. Die Neigung zu hysterischen Reaktionen ist aber auch im höheren Greisenalter, und zwar sowohl bei Frauen wie bei Männern, nicht so selten, wie das oft behauptet wird. Besonders unter den sehr ungünstigen Lebensbedingungen der Nachkriegsjahre haben wir häufiger das Auftreten hysterischer Symptome als eine Art Schutzmechanismus, aufgepfropft auf andere chronische Leiden, beobachten können.

Die Beziehungen zwischen den physiologischen, funktionellen Alterserscheinungen, besonders Tremor und Muskelregidität, zu ähnlichen Krankheitszeichen beim Morbus Parkinsoni oder im Anschluß an Blutungen, Erweichungen und

---

[1]) LAUNOIS: De l'appareil urinaire des vieillards. Thèse de Paris 1885, Nr. 26.

Entzündungen sind noch keineswegs vollkommen geklärt. Das gleiche Symptom deutet hier lediglich auf gleiche Lokalisation eines möglicherweise ganz differenten ätiologischen Prozesses hin.

Ein fließender Übergang von physiologischen Alterserscheinungen zu krankhaften Störungen besteht beim Bilde der senilen Demenz. In diesem Sinne gilt die Auffassung Spielmeyers[1]) zu Recht, daß „schließlich jeder senil dement wird, der eine früher, der andere später, sofern er es erlebt". Einen gewissen Anhalt zur Unterscheidung von Normalem und Krankhaftem dürfte jedoch gerade dieses „Früher oder Später", der Zeitpunkt und das Tempo des Beginnes von Veränderungen, abgeben. Bei der senilen Demenz handelt es sich um eine Gruppe von Erkrankungen, unter denen man nach Kraepelin[2]) als arteriosklerotisches Irresein und seniles Irresein im engeren Sinne (*presbyophrene Psychosen*) zu unterscheiden hat. Nach Bleuler[3]) wäre eine Differenzierung zwischen den pathologischen Involutionsvorgängen und den senilen Erkrankungen, zwischen den Begleiterscheinungen des *Umbildungsprozesses* und denen des *Rückbildungsprozesses* anzustreben. Die klinische Differentialdiagnose ist vorläufig sehr schwer zu stellen, besonders im Beginn der Veränderungen. Neben den Formen der senilen Demenz im engeren Sinne und Presbyophrenie stehen die arteriosklero tischen Seelenstörungen.

In dem Krankheitsbild der *senilen Demenz* treten die gleichen Phänomene pathologisch gesteigert hervor, die wir als physiologische seelische Altersveränderungen kennen. Es kommt zu einem Sinken der geistigen Leistungen, zur Abnahme der Merkfähigkeit, des Gedächtnisses, zur Erschwerung und Verlangsamung der Auffassung und zu Veränderungen des ethischen und ästhetischen Verhaltens. Besonders schwere Fälle zeigen nicht selten Erregungen und Wahnbildungen. Charakteristisch für die senile Demenz ist die *Umkehrung der Tagesordnung:* die Patienten sind bei Tage stumpf und schläfrig, nachts unruhig und geschäftig.

Die *Hirnarteriosklerose* zeichnet sich durch eine sehr große Polymorphie der Krankheitsbilder aus. Je nach Sitz, Ausbreitung und Art des Prozesses finden wir die verschiedensten Symptomenbilder, von der diffusen Form mit dem klassischen physischen Bild der arteriosklerotischen Verblödung bis zur lokalen Ernährungsstörung mit nur geringen körperlichen Ausfallserscheinungen. Die Diagnose ist dadurch erleichtert, daß *neurologische* Symptome in der überwiegenden Zahl der Fälle meist frühzeitig vorhanden sind. In manchen Fällen finden wir vorwiegend „neurasthenische" Symptome, vor allem Kopfschmerz, Schwindel, Schlafstörungen, neben körperlichen Störungen motorischer und sensibler Funktionen usw. In anderen Fällen beherrschen psychische Störungen: Rückgang der geistigen Ansprechbarkeit und Produktivität, Insuffizienzgefühl, gemütliche Abstumpfung, depressive und ängstliche Affekte, das Bild. Sehr häufig kommen Mischformen arteriosklerotischer und presbyophrener Seelenveränderungen vor.

Die *krankhafte Veränderung der psychischen Gesamtsituation* im Alter ist vor allem dadurch gekennzeichnet, daß das *Manifestwerden* pathologischer Erscheinungen mit zunehmendem Alter mehr und mehr von *Milieuverschiebungen* abhängig wird. Solange ein gewisser *Automatismus der Lebensführung* gewahrt werden kann, bleibt das seelische Verhalten, mindestens nach außen hin, völlig unauffällig. Es ist bekannt, daß oft psychisch hochstehende Persönlichkeiten durch apoplektische Insulte in ihrer Leistungsfähigkeit auffallend wenig

---

[1]) Spielmeyer: Die Psychosen des Greisenalters, im Handbuch der Psychiatrie, zitiert auf S. 809; hier auch ausführliche Literaturangaben.
[2]) Kraepelin: Psychiatrie.
[3]) Bleuler: Lehrbuch der Psychiatrie. 2. Aufl. Berlin 1918.

beeinträchtigt erscheinen, andererseits sind aber Faktoren, die in anderen Lebensabschnitten höchstens geringfügige, einfühlbare Verstimmungen hervorrufen, im höheren Alter geeignet, Ursache schwerer irreversibler Seelenstörung zu werden. So schreibt auch BLEULER, daß sich der „Arzt hüten soll, Gelegenheitsursachen etwa durch Bettbehandlung von Schenkelhalsfrakturen, Anordnung der Berufsaufgabe usw. zu schaffen". Das Seelenleben läuft im höheren Alter mit einer gewissen *Tendenz zum Automatischen* ab — oft bei recht bescheidenen Ansprüchen — oft (man denke an Industrielle, Staatsmänner, Wissenschaftler) unter Belastung, die einen jüngeren Organismus schädigen würden. Es ist eine Erfahrung, die oft gemacht wurde: Bringt man den durch widriges Schicksal abgestumpften und umhergeworfenen alten Bettler oder Landstreicher plötzlich in ein friedliches Milieu, das ihm die Sorge um das Brot, die Angst vor der Gewalttätigkeit nimmt, so wird er sich dagegen bewußt und unbewußt sträuben, er wird nach den Sorgen und der Entbehrung seiner früheren Lebensführung zurückverlangen, wird in dem ungewohnten Milieu verblöden. Andererseits verfällt der vielbeschäftigte, geistig hochstehende Mensch, der sich zur Ruhe setzt, der Pensionär, der aufs Elternteil gesetzte Landwirt, gar nicht selten in ein geistiges Siechtum, ohne daß kurze Zeit zuvor noch die geringsten Zeichen einer geistigen Schwäche festzustellen waren. Mangelnde Funktion führt auch in der Jugend zu Atrophie; aber diese Atrophie wird durch kompensatorische Vorgänge leicht verdeckt. Im Alter gibt es beim Ausfall von Leistung keinen Ersatz mehr. In Zeiten geregelter Wirtschaft ist für die meisten Menschen eine Altersversorgung gewährleistet, die eine Störung des engeren oder weiteren Kreises der Lebensführung nicht befürchten läßt. Es sei nur an die harmonischen Greise der hellenischen Blütezeit, an das beschauliche Greisenalter der Kleinbürger in den meisten europäischen Staaten um die Mitte des vorigen Jahrhunderts erinnert. Es wäre durchaus nicht verwunderlich, wenn sich die Folgen der gewaltigen wirtschaftlichen und staatlichen Umwälzungen, die heute auch in die engsten Kreise des Privatlebens hineingreifen, sich in dem gehäuften Auftreten seniler Geistesstörungen auswirkten. Beobachtungen hierüber liegen bisher noch nicht vor, wobei jedoch zu bedenken ist, daß sich die betreffenden Fälle der anstaltsmäßigen und statistischen Erfassung größtenteils entziehen werden.

4. Probleme des „pathologischen Alterns" (Disharmonischer Entwicklungsablauf).

Wenn der Entwicklungsablauf, der Altern genannt wird, selbst in irgendeiner Beziehung von dem normalen Ablauf wesentlich abweicht, spricht man von „krankhaftem" Altern. Da über das Wesen des Alterns selbst nichts ausgesagt werden kann, führt eine solche Bezeichnung nur für quantitative Änderungen des normalen Verhaltens, d. h. für *verlangsamten oder überstürzten Ablauf* der individuellen Entwicklung. Angesichts der großen Variabilität des normalen Entwicklungsablaufes, besonders in der Involutionsperiode, nimmt man im allgemeinen das Vorliegen von pathologischem Altern nur bei stark normwidrigem Verhalten an. Die Feststellung eines solchen beruht im wesentlichen auf einer Bewertung von Wachstumsvorgängen, die auf einen disharmonischen Entwicklungsablauf infolge rückständiger oder vorzeitiger Reife [RÖSSLE[1])] schließen lassen. Hieraus ergibt sich das Schwankende und Kompromißmäßige der Anwendung des Begriffes „pathologisches Altern" für Vorgänge, deren wesentlicher Inhalt sich einer methodischen Untersuchung entzieht. Streng genommen gibt es natürlich ebensowenig ein pathologisches Altern wie es ein pathologisches

---

[1]) RÖSSLE: Zitiert auf S. 758.

Leben gibt. „Krankheiten existieren nicht, wir kennen nur kranke Menschen" [Krehl[1])].

In praxi werden die Vorgänge des pathologischen Alterns stets aus partiellen vorzeitigen oder verspäteten Alterserscheinungen hergeleitet. Hierbei ist jedoch zu fordern, daß die *Gesamtsituation des Organismus in morphologischer* und (wie besonders stark zu betonen ist) in *funktioneller* Hinsicht im Entwicklungsablauf sich als verändert erweist. Vorzeitiges Ergrauen der Haare bei Jugendlichen, geringes frühzeitig beendigtes Skelettwachstum, Verlust von Sexualleistungen, Imbezillität sind, für sich allein gesehen, ebensowenig Zeichen eines pathologischen Alterns wie das frühzeitige Auftreten von Arteriosklerose einer deformierenden Arthritis oder von Carcinom. Es liegt im wesentlichen an Schwierigkeiten methodischer Art, daß unsere exakten Kenntnisse auf diesem Gebiet, das vom Standpunkt der Konstitutionslehre höchst bedeutungsvoll ist, noch sehr gering sind. Die vorliegenden Arbeiten enthalten teilweise experimentelle Metamorphosestudien und pathologisch-anatomische und anthropologische Einzelbefunde. Hierbei steht natürlich das Morphologische durchaus im Vordergrund. Vom Standpunkt der Physiologie und, der Klinik läßt sich der Tatbestand eines durch krankhaften Reiz beschleunigten oder verlangsamten Ablaufes der Entwicklung, insbesondere des Alterns, nur sehr selten exakt nachweisen. Die wenigen Beispiele, die zu diesem Punkte angeführt werden, gehören der aufsteigenden Entwicklungskurve[2]) bis zur vollendeten Reifung an. Über einen verlangsamten oder beschleunigten Ablauf der Involution läßt sich bisher — im Gegensatz zu einer volkstümlichen Auffassung, wie sie sich auch in den teleologisch begründeten Erörterungen Metschnikoffs, Lorands[3]) u. a. ausprägt — nichts Sicheres aussagen.

Die Entwicklungsstörung, die durch ein Ausbleiben der Reifungsvorgänge im normalen Zeitpunkt gekennzeichnet ist, wird als *Infantilismus* bezeichnet. Klinisch wird gefordert, daß bei einem echten Fall von Infantilismus neben einer Störung des Skelettwachstums ein Zurückbleiben der Genitalien und ihrer Leistungen und der psychischen Funktionen statthat. Hinzu kommen noch einige mehr sekundäre Faktoren, insbesondere die mangelnde Involution des lymphatischen Apparates. Für die Diagnose universellen Infantilismus genügt es nicht, festzustellen, daß ein Organ aussieht, „wie beim Kinde" — solche Eindrücke werden aus allen möglichen Ursachen hervorgerufen —, es muß tatsächlich ein „Zurückgeblieben" auf früherer Entwicklungsstufe nachweisbar sein.

Bei vielen Krankheiten, insbesondere auch endokriner Organe, findet man Zeichen von „Infantilismus". Das gilt für Dystrophia adiposogenitalis und für Lungenphthise wie für manche Erscheinungen beim sog. Astheniker und Hypoplastiker. Hier spricht man am besten nach dem Vorschlag Rössles von einem *symptomatischen Infantilismus.*

Der universelle Infantilismus findet sich vorwiegend in den Lebensjahren um die Pubertät herum und etwas später; meist „verwächst"[4]) er sich im Laufe des 3. Lebensjahrzehntes. In späteren Lebensabschnitten kommt es, wenn der

---

[1]) Krehl: Pathologische Physiologie, 11. Aufl., 1921.
[2]) Siehe B. Salge: Zeitschr. f. Kinderheilk. Bd. 30, S. 1. 1921.
[3]) Metschnikoff und Lorand: Zitiert auf S. 754.
[4]) Beim Menschen kommt es im Gegensatz zu den Beobachtungen im Tierexperiment und ihren Deutungen fast stets nur *vorübergehend* zu den Erscheinungen des Infantilismus (s. S. Hirsch: Über den dystrophischen universellen Infantilismus. Zeitschr. f. d. ges. Neurol. u. Psych. Bd. 72, S. 347. 1921). H. Hofmann hat neuerdings versucht, diese Tatsache durch ein quantitatives Mißverhältnis zwischen den Entwicklungskurven einzelner endokriner Drüsenfunktionen zu erklären. (Die individuelle Entwicklungskurve des Menschen. Berlin 1922.)

Infantilismus sich nicht ausgleicht, zu auffälligen *Disharmonien* der Struktur bzw. der Funktion, indem die in der Entwicklung zurückgebliebenen Elemente sich immer deutlicher von dem Gesamtzustand des Organismus abheben. GILFORD[1]) glaubte feststellen zu können, daß solche *Disharmonien* zu einem beschleunigten Eintritt der senilen Involution prädisponieren; und in der Tat weisen solche Individuen neben infantilen Symptomen sehr häufig gleichzeitig Züge vorzeitiger Vergreisung auf.

Die Tatsache, daß es sich beim Infantilismus des Menschen fast durchweg um ein Durchgangsstadium handelt, bedingt, daß man diesen Infantilismus nicht den sog. neotonischen Bildungen und den „Kümmerformen" der experimentellen Biologie, wie das häufig geschehen ist [HART[2])], gleichsetzen darf. Eine menschliche „Kümmerform", wie der Zwergwuchs, bietet wohl hinsichtlich des Skelettapparates und anderer Organe infantilistische Zeichen (symptomatischen bzw. partiellen Infantilismus). Eine Zurechnung zum universellen Infantilismus ist jedoch aus der Gesamtsituation in den meisten Fällen nicht ohne weiteres gestattet. So ist der thyreogene oder pituitäre Zwerg zwar im Skelettbau infantil, aber nicht in seinen Leistungen und auch nicht im Gesamteindruck; hier herrschen sogar — man denke an die Liliputaner — in mindestens der Hälfte der publizierten Fälle greisenhafte Erscheinungen vor.

Da die infantile Gesamtsituation mindestens im gleichen Maße vom funktionellen wie vom morphologischen Zustande abhängig ist, führt die einseitige anatomische Beurteilung leicht zu Fehlschlüssen. Bestehen schon hinsichtlich der Bewertung normaler Entwicklungsvorgänge für die anatomische Methode die größten Schwierigkeiten, so bewegt sich die Bewertung *krankhafter* Organevolution und -involution auf ganz hypothetischem Boden. Einige wenige Obduktionsbefunde besagen bisher, daß — wie auch die klinische Erfahrung lehrt — die mangelnde Reife beim universellen Infantilismus keine gleichmäßige ist; Disharmonien verschiedenster Art sind vielmehr das Gewöhnliche [RÖSSLE, R. KOCH[3])].

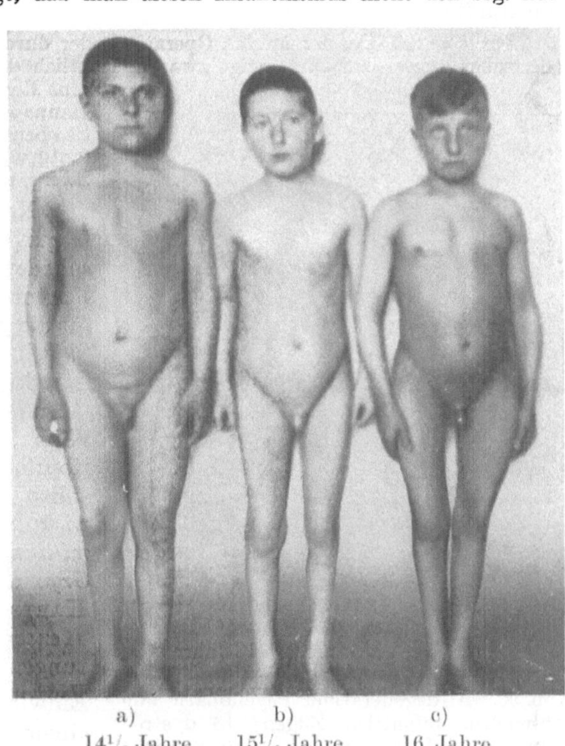

Abb. 89. Typische Beispiele infantiler Entwicklung. Alle stammten aus tuberkulös belasteten Familien. (Beobachtung im Jahre 1921.) Dem körperlichen Zustand entsprach das psychische Verhalten. In allen Fällen war Schilddrüsenleistung unterwertig. Auch Fall a) war altersgemäß zurückgeblieben, wenn auch nicht so hochgradig wie b) und c).

Über den ätiologischen Mechanismus des Infantilismus läßt sich wenig Exaktes aussagen, schon wegen der Mannigfaltigkeit der klinischen Bilder, die man im Laufe der letzten Jahrzehnte als Infantilismus bezeichnet hat [BRISSAUD,

---

[1]) GILFORD: The disorders of postnatal growth and developement. London 1911.

[2]) HART: Berlin. klin. Wochenschr. 1917, Nr. 45; 1918, Nr. 26 u. 37; Ergebn. d. allg. Pathol. u. pathol. Anat. Bd. 20 (Literatur). 1922.

[3]) KOCH, R.: Frankfurt. Zeitschr. f. Pathol. Bd. 16, S. 316. 1915.

ANTON, PERITZ, MATHES, BORCHARDT, FALTA[1])]. Eine Reihe von Autoren unterscheiden zwischen endokrinem, meist aus Anlagestörung entstandenem Infantilismus und exogenem Infantilismus (sog. dystrophischer Infantilismus). Bei der Rolle, die dem morphologischen Faktor in dieser ganzen Frage von Anfang an ·zugerechnet wurde, ist es nicht verwunderlich, daß die Wachstumsorgane, die formbildenden endokrinen Drüsen pathogenetisch stets in den Vordergrund gerückt wurden, ohne daß dies vom physiologischen Standpunkt, nachdem was wir an anderer Stelle über die Beziehung zwischen Altern und endokrinem System ausgeführt haben, ohne weiteres berechtigt sein dürfte.

Der Eunuchoide, der infolge Operation oder durch krankhaften Prozeß genitale Ausfallserscheinungen darbietet, zeigt zwar hinsichtlich der sekundären Geschlechtsmerkmale eine Regression auf einen infantilen — beim Manne *scheinbar weiblichen* — Typ. Aber er ist ebensowenig in seiner Gesamtsituation infantil, wie der Myxödemkranke, der thyreogene Zwerg, der Vagotoniker, der Fettwüchsige.

Neuerdings scheint sich die Auffassung durchzusetzen, daß, unbeschadet des eigentlichen ätiologischen Faktors, das endokrine System auch für die Ausbildung des exogenen dystrophischen Infantilismus von Bedeutung ist. Seit ANTON führt man diese Reifestörung auf ungünstige Domestikation, Klima, Ernährung, überstandene Infektionskrankheiten zurück. Nach HART[2]) sollen aber diese schädigenden Einwirkungen des Milieus nur *durch Vermittlung der inneren Sekretion auf den Organismus* einwirken. Diese Auffassung HARTS wurde für die *Verhältnisse beim Menschen* durch klinische Beobachtungen, wonach es im Anschluß an die Einwirkungen der Hungerblockade zu einem vermehrten Auftreten von „dystrophischem" Infantilismus kam, gestützt [S. HIRSCH[3])].

Als dispositionelles Moment war nach HIRSCH, dessen Befunde unter anderm von BORCHARDT[4]) und H. CURSCHMANN[5]) bestätigt wurden, die *natürliche Labilität des endokrinen Apparates zur Zeit der Pubertät* anzusehen.

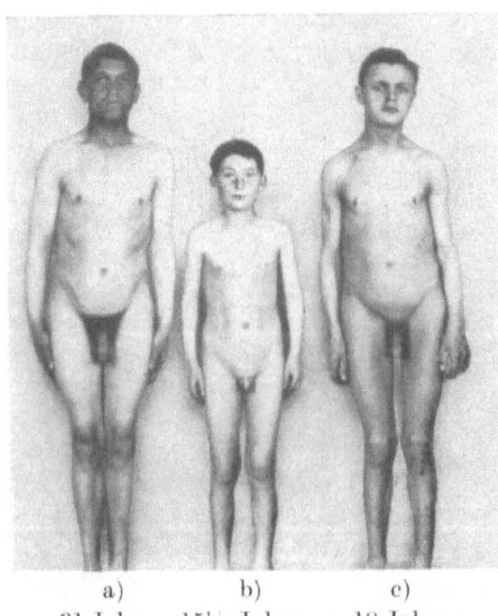

Abb. 90. a) degenerativer Psychopath mit zahlreichen infantilen Zügen; b) dystrophyscher Infantilismus; c) hochaufgeschossener asthenischer Typ wie bei eunuchoidenen Hochwuchs; litt seit Kindheit an Asthma; trotz Ausbildung sekundärer Geschlechtsmerkmale sexuell vollkommen leistungsunfähig; psychisch infantil.

Nach diesen Anschauungen ist die Entstehung der retardierten Altersentwicklung hervorgerufen einerseits durch eine Anlagestörung, andererseits durch

    [1]) BRISSAND: Nouv. Iconogr. de la Salp. 1897. — ANTON: Münch. med. Wochenschr. 1906, S. 1458. — PERITZ: Der Infantilismus, in KRAUS-BRUGSCH: Spezielle Pathologie und Therapie innerer Krankheiten Bd. I. 1919. — MATHES: Der Infantilismus, die Asthenie. Berlin 1912. Zeitschr. f d. ges. Anat., Abt. 2: Zeitschr. f. Konstitutionslehre Bd. 6, S. 333. 1920. — FALTA: Zitiert auf S. 825. — BORCHARDT: Dtsch. Arch. f. klin. Med. Bd. 136, S. 323. 1921; Bd. 138, S. 129. 1922.
    [2]) HART: Berlin. klin. Wochenschr. 1912, S. 1412 u. 1477.
    [3]) HIRSCH, S.: Zitiert auf S. 862.
    [4]) BORCHARDT: 35. Kongr. f. inn. Med. Wien 1923, Verhandl. S. 200.
    [5]) CURSCHMANN, H.: Münch. med. Wochenschr. 1924.

äußere Ursachen; in beiden Fällen wirken *innersekretorische* Faktoren an der *Habitusveränderung* wesentlich mit. Die Manifestation des *universellen* dystrophischen Infantilismus ist geknüpft an einen *Labilitätszustand des innersekretorischen Systems*, wie er im Zeitpunkt der Pubertät vorausgesetzt werden kann.

Der *symptomatische* oder partielle Infantilismus findet sich bei allen möglichen konstitutionellen oder exogen bedingten Störungen endokriner Drüsen, und zwar sowohl bei sog. uniglandulären wie bei pluriglandulären Formen. Er betrifft lediglich die äußere Gestalt einzelner Körperlemente und läßt keine Rück-

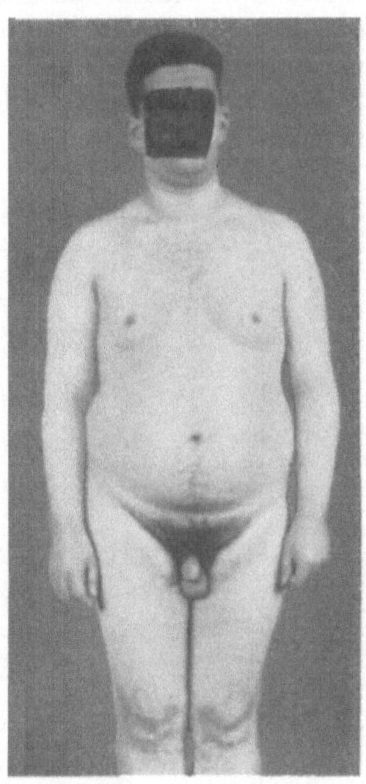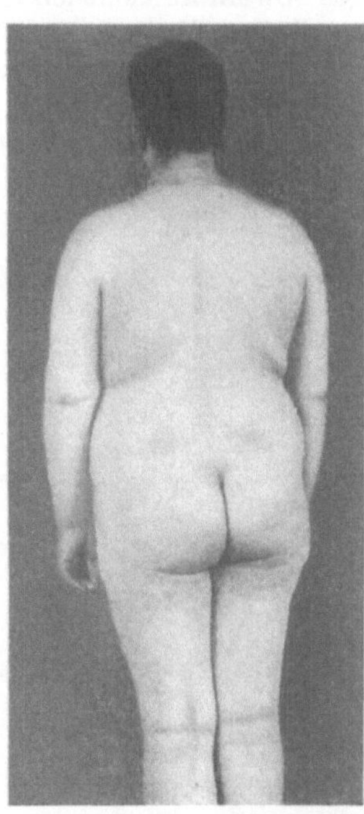

Abb. 91. Bild eines 23 jährigen Mannes, der die Zeichen vorzeitiger körperlicher Reife bietet. Starkes Bauchfettpolster mit Andeutung von Hängebauch und Doppelkinn. Starkes Haarkleid, wie es sonst nur bei älteren Männern zu finden ist. Psychisch: Apathisch. Verlangsamte Reaktion. Sexuell impotent. (Epiphysenfunktionsstörung.)

schlüsse auf den Entwicklungszustand und Gesamtleistung des Organismus zu. Im Gegensatz zum allgemeinen Infantilismus, der echten „Alternsstörung", spielt beim partiellen Infantilismus das funktionelle Verhalten des Organs keine Rolle, wie denn auch RÖSSLE nur hervorhebt, daß bei einem „partiellen Infantilismus" die Hemmung nicht allein im Gewicht, sondern auch in der feineren Struktur gegeben sein müsse.

Den Vorgängen verlangsamter Reife stehen gewisse klinische Syndrome überstürzter Entwicklung — die sog. *Pubertas praecox* — gegenüber. Auch hier lassen sich universelle und partielle Formen unterscheiden; die partiellen Manifestationen sind meist mit Infantilismus verknüpft. Die universelle Pubertas praecox ist noch seltener als der universelle Infantilismus. Die Zeichen verfrühter Reife werden für gewöhnlich am Skelett, den Sexualapparaten, der Psyche, gemessen. In den meisten Fällen kann man nur von symptomatischen Frühreifezeichen sprechen, für die man bei dem Mangel eines Einblicks in den auslösenden Mechanismus die verschiedensten Ursachen genannt hat. Es sind einige Fälle von Tumoren endokriner Drüsen bekannt, die das äußere Bild der Frühreife geboten haben. Die Tumoren betrafen vor allem Epiphyse, Nebennieren und die Genitalien. Andere Fälle — besonders das Phänomen der sog. Wunderkinder — sind ätiologisch noch vollkommen ungeklärt.

Das Auftreten greisenhafter Merkmale in einer früheren Entwicklungsepoche wird als *Progeria oder Senilitas praecox* bezeichnet. Als Ursache dieser sehr seltenen Erscheinung kommen Mißbildungen bzw. schwere Funktionsstörungen endokriner Organe in Frage. Aber gerade die klassischen Fälle Gilfords[1]) zeigen sowohl hinsichtlich des klinischen Bildes wie im Obduktionsbefund große Lücken, die ihreVerwertung für die allgemeinen Fragen der Alternsforschung wesentlich einschränken. In beinahe allen Fällen bestand eine Mischung präseniler und infantiler Merkmale.

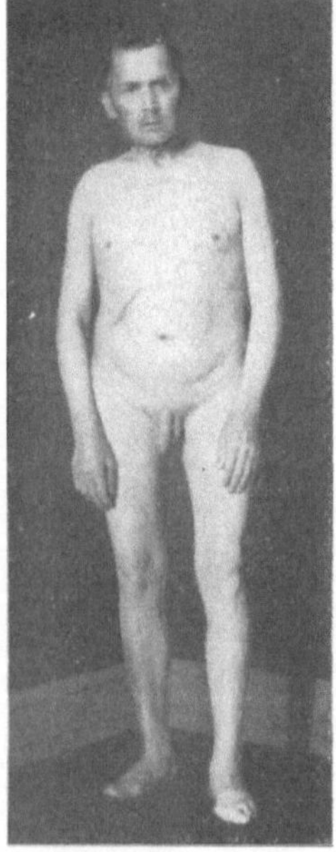

Abb. 92. Späteunuchoidismus bei sog. multipler Blutdrüsensklerosie auf der Grundlage von Lues (55jähriger Mann).

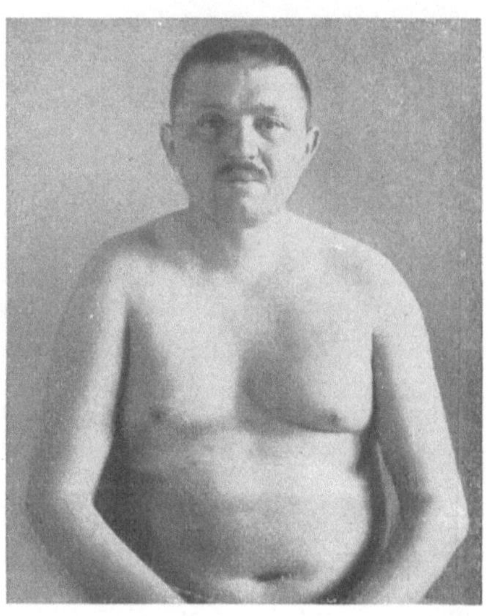

Abb. 93. 42jähriger Mann mit teilweise infantilen, teilweise eunuchoiden Zügen (Infantilismus — Restzustand ?).

Der erste von Gilford beschriebene Fall von Progerie betraf einen jungen Mann von 17 Jahren, der 113 cm groß war und 16 kg wog. Die Sektion ergab eine ausgedehnte Arteriosklerose. Die endokrinen Drüsen waren — nicht untersucht. In der ausländischen Literatur existieren noch eine Reihe weiterer Fälle ohne Obduktionsbefund.

Neben dem Infantilismus und der Progerie finden sich in der Literatur noch Hinweise auf „Reifestörungen" symptomatischer Natur, die in verschiedenen Stadien von Krankheiten, besonders endokriner Organe, auftreten. Zu erwähnen ist besonders der sog. Infantilismus tardiv oder regressiv [Gandy, Claude und Gongerot[2])], der Späteunuchoidismus [Falta[3])]. Vorzeitige

[1]) Gilford: Zitiert auf S. 863.
[2]) Gandy: Bull. et mém. de la soc. méd. des hop. de Paris Bd. 28, Nr. 22. 1911. — Claude et Gongerot: Cpt. rend. des séances de la soc. de biol. Bd. 63, S. 785. 1907.
[3]) Falta: Berlin. klin. Wochenschr. 1912, S. 1412 u. 1477.

Vergreisung im äußeren Habitus zeigen auch die Träger der sog. multiplen Blutdrüsensklerose. In besonders hohem Maße finden sich die Symptome eines Greisenmarasmus bei der hypophysären Kachexie, SIMMONDsche Krankheit [vgl. HIRSCH und BERBERICH, ZONDEK[1])]. Auf die Greisensymptome bei gewissen Störungen der Thyreoidea (Myxödem) wurde bereits hingewiesen.

Die Tatsache, daß bei gealtert aussehenden Individuen, die an den eben erwähnten Krankheiten litten, sich Bindegewebssklerose der Schilddrüse und anderer innersekretorischer Drüsen findet, erlaubt nach RÖSSLE keinen Rückschluß auf das Altern dieser Organe, um so weniger, als eine Bindegewebsvermehrung methodisch sehr schwer festzustellen ist.

In diesem Zusammenhang sind schließlich noch die pathologischen Phänomene zu erwähnen, die in der Klinik allgemein, wenn auch nicht immer, auf Grund exakter Feststellungen, als Folgen vorzeitiger „Abnutzung" gedeutet werden. Die sog. *Aufbrauchkrankheiten* haben in der früheren Pathologie einen relativ großen Raum eingenommen. So faßte man lange die Tabes als typische Aufbrauchkrankheit des Nervensystems auf. In den letzten Jahrzehnten hat die ätiologische Forschung hier bedeutsame Fortschritte erzielt. Vieles, was man früher auf Abnutzung, Verbrauch und krankhaftes Altern bezog, ließ sich bei genauer Analyse auf ganz bestimmte pathologische Prozesse, auf Tumoren, Krankheiten des Blutes und Knochenmarks, Störungen des Nervensystems zurückführen. Es scheint, als wenn der Begriff des Aufbrauchs als ätiologischer Faktor immer mehr an Bedeutung verliert bzw. eine andere präzisere Anwendung im krankhaften Geschehen erfährt [EDINGER[2])]. Von einer „Abnutzung" spricht man heute nur noch bei verschiedenen Typen der chronischen Gelenkerkrankungen [BORCHARDT[3])] und vor allem bei der Arteriosklerose, die als Abnutzungskrankheit schlechthin bezeichnet wird [ROMBERG[4])]. Das Wesen des Abnutzungsfaktors in der Pathogenese der Arteriosklerose[5]) liegt wohl nicht in der Art des schädigenden Agens. Wir wissen heute — auch auf Grund experimenteller Studien — daß Arteriosklerose unter allen möglichen chemischen, physikalischen und funktionellen Einwirkungen in allen Lebensperioden entstehen kann. Nicht auf Qualität und Intensität der

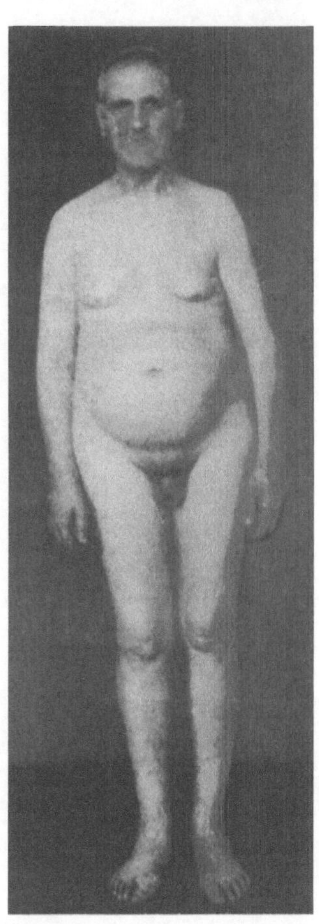

Abb. 94. Späteunuchoidismus auf Grundlage einer angeborenen endokrinen Störung.

---

[1]) HIRSCH, S.: Dtsch. Arch. f. klin. Med. Bd. 140, S. 323. 1922; Münch. med. Wochenschr. 1923, Nr. 49. — HIRSCH, S. und J. BERBERICH: Klin. Wochenschr. 1924, S. 483. — ZONDEK: Dtsch. med. Wochenschr. 1923, Nr. 11, und eine Reihe anderer Autoren.

[2]) EDINGER: Zitiert auf S. 769.

[3]) BORCHARDT: Klinische Konstitutionslehre. Berlin u. Wien 1924.

[4]) ROMBERG (zitiert auf S. 813) vertritt die Auffassung, daß ganz — im Sinne der EDINGERschen Aufbrauchtheorie — die Arteriosklerose besonders an den Stellen stärkerer Beanspruchung sich geltend mache; bei Geistesarbeitern an den Hirngefäßen, bei Personen, die viel ihre Extremitäten benutzen an den Arterien der Arme und Beine.

[5]) Siehe S. 845 u. 855.

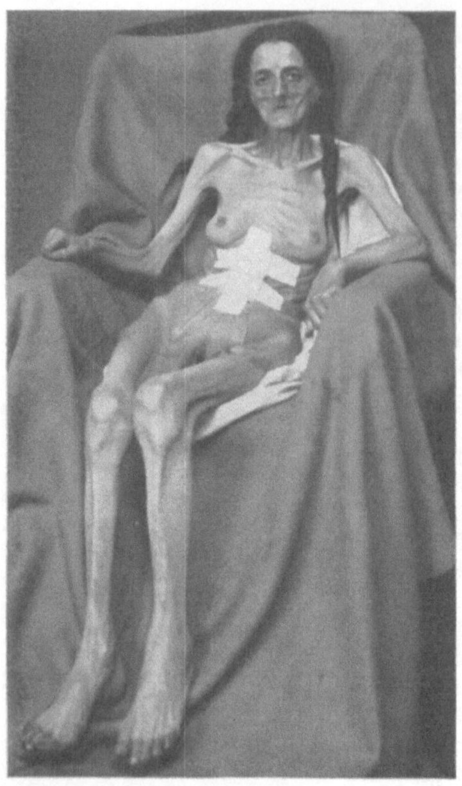

Abb. 95. Hochgradige Kachexie (auf endokriner Grundlage?) nach Zondek.

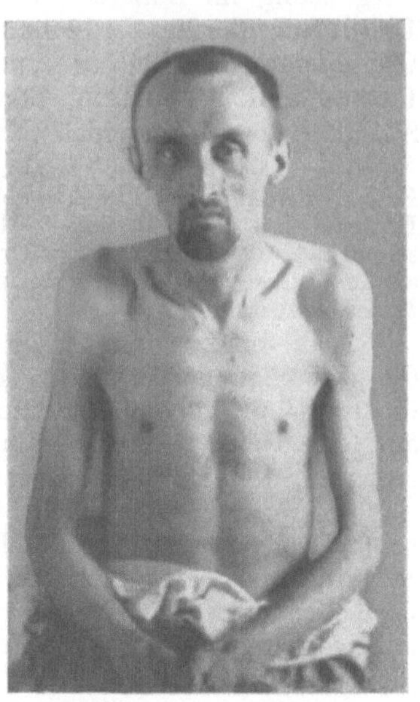

Abb. 97. *Krankheit und Altern.*
30jähriger Mann, der an Tuberkulose leidet. Somatisch und psychisch
zurückgeblieben, infantil. Im
Gegensatz hierzu macht er lediglich nach dem Gesicht und dem
Haarwuchs beurteilt einen älteren
Eindruck.

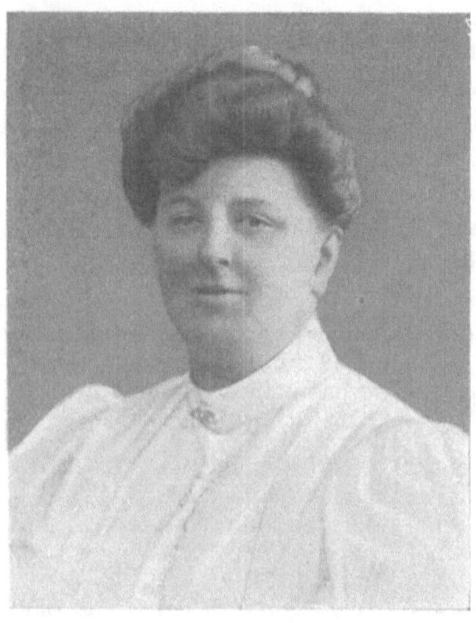

Abb. 96. Die gleiche Patientin (vgl.
Abb. 95) vor dem Verfall (nach
Zondek).

Schädigung dürfte es ankommen, die die „Abnutzung", sondern auf die *Dauer* dieser Einwirkung. Eine einmalige Intoxikation ruft
keine arteriosklerotische Veränderung hervor;
wohl aber häufig wiederholte Reize, mögen
sie chemischer oder psychischer Natur sein.

Die Gesetze, nach denen sich ein
früherer oder späterer Eintritt der Involution regelt, sind noch völlig unerforscht.
Nur allgemein läßt sich sagen, daß die *Konstitution*, und zwar sowohl in ihren erblichen wie in ihren umweltbedingten Elementen, hierbei eine sehr wesentliche Rolle
spielen mag. Aber nicht minder bedeutungsvoll prägt sich in der Art des Involutions-
eintritts das *Schicksal* des Individuums, die
Summe seiner körperlichen und seelischen
Erlebnisse, aus. Es scheint, daß in den
meisten Fällen weniger ein bestimmter, einzelner krankhafter Prozeß als die Beeinträchtigung der allgemeinen Widerstandsfähigkeit
durch nicht ausgeglichene Krankheitsfolgen

auf den Zeitpunkt der Involution und das Tempo des Alterns Einfluß hat; dieser
Faktor kann sowohl in der Konstitution als auch schicksalsmäßig sich geltend
machen. Es ist bekannt, wie oft seelische Leiden in kurzer Frist den Menschen
zermürben und verbrauchen, so daß es zu vorzeitigem Altern kommt. Im Gegensatz hierzu lehren Beobachtungen, daß unter günstigen Bedingungen (wie sie sich

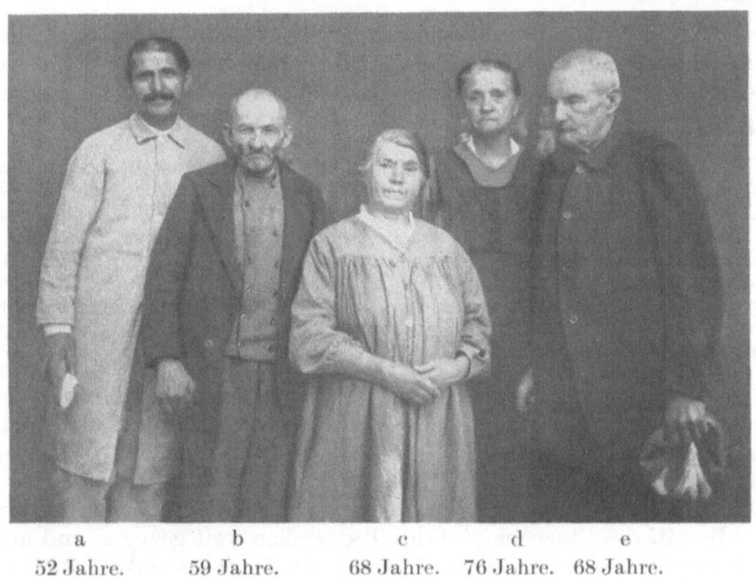

Abb. 98. *Schicksal und Altern.* Patient b (von Beruf Kellner) erscheint sowohl Patient a
(Landarbeiter) als c (Masseuse) gegenüber wesentlich älter. Die Patientin d wiederum, die
Hausnäherin war, erscheint kaum älter als b. e ist vollkommen erblindet, dabei ungefähr
von gleichem Altershabitus wie c.

z. B. oft bei anstaltsmäßiger Unterbringung finden) chronische Leiden, die sich
über Jahre und Jahrzehnte erstrecken, die Lebensenergie nicht beeinträchtigen
(z. B. multiple Sklerose, Tabes, organische Psychosen, aber auch Arthritiden usw.).
Nach allem zeigt sich, daß die Korrelation zwischen dem Alternsvorgang und
dem krankhaften Geschehen keine eindeutige ist und mannigfacher Klärung
bedarf.

VIII. Das Problem des Todes beim Menschen. (Physiologie des Sterbens.)

Die allgemeine biologische Definition des Todes besagt, daß als Tod der
irreversible Stillstand der Lebensvorgänge, insbesondere des Stoffwechsels,
anzusprechen sei [VERWORN, DOFLEIN, LIPSCHÜTZ[1]]. Es gibt keine andere Definition des Todes als durch das Leben, sei es, daß wir den Tod als etwas Negatives, „als Aufhören des Lebens" [SCHOPENHAUER[2]] bezeichnen, sei es, daß wir

---

[1] VERWORN: Allgemeine Physiologie. 5. Aufl. Jena 1909; Artikel „Tod", im Hand-
wörterbuch der Naturwissenschaften. Bd. IX. Jena 1913. — DOFLEIN: Das Problem des
Todes und der Unsterblichkeit. Jena 1919. — LIPSCHÜTZ: Allgemeine Physiologie des Todes.
Braunschweig 1915.

[2] SCHOPENHAUER: Zur Lehre von der Unzerstörbarkeit unseres wahren Wesens durch
den Tod, und an vielen anderen Stellen.

den Tod als Voraussetzung des Lebens oder noch positiver als Ziel des Lebens ansprechen. [„Stirb und werde"! — Goethe[1])]. Ob wir mehr nach dem naiven Denken urteilen: „Kein Leben ohne Tod", oder ob wir mit Ehrenberg[2]) ein biologisches Postulat durch die Formel „ohne Tod kein Leben" ausdrücken — wir gelangen stets an die Grenzen physiologischer Betrachtungsweise an den „Grenzbegriff" [Kant[3])] Leben.

Eine Darstellung der Physiologie des Sterbens beim Menschen bedarf einer besonderen Einstellung; es können darin allgemein biologische Erörterungen[4]) des Todesproblems ebensowenig richtunggebend sein, wie etwa philosophische[5]) Beziehungen.

„Der Tod ist der eigentliche inspirierende Genius oder der Musaget der Philosophie ... Schwerlich sogar würde auch ohne den Tod philosophiert werden ... Das Tier lebt ohne eigentliche Kenntnis des Todes: daher genießt das tierische Individuum unmittelbar die ganze Unvergänglichkeit der Gattung, indem es sich seiner nur als endlos bewußt ist. Beim Menschen fand sich mit der Vernunft notwendig die erschreckende Gewißheit des Todes ein. Wie aber durchgängig in der Natur jedem Übel ein Heilmittel oder wenigstens ein Ersatz beigegeben ist; so verhilft dieselbe Reflexion, welche die Erkenntnis des Todes herbeiführte, auch zu metaphysischen Ansichten, die darüber trösten" (Schopenhauer).

Die physiologische Erörterung des Todesproblems beim Menschen muß von der Beobachtung am Menschen selber ausgehen. Sie darf sich nicht allzu weit von dem Ereignis entfernen, dessen Beurkundung die letzte Aufgabe des behandelnden Arztes ist. Für das Verständnis dieses Ereignisses war es nie förderlich, wenn aus allgemein-biologischen und theoretischen Bedürfnissen heraus der Begriff des Sterbens und des Todes allzu weit gezogen und auf Dinge angewandt wurde, die unter einem bestimmten Gesichtswinkel wohl adäquat, in der tatsächlichen Erscheinung aber durchaus heterogen sind. Das gilt beispielsweise von manchen als „Nekrobiose" bezeichnenden Vorgängen in der allgemeinen Biologie. Auch die Weismannsche[6]) Lehre von der potentiellen Unsterblichkeit der Einzeller befindet sich in einem großen Abstand von den Problemen der menschlichen Physiologie. Andererseits wäre es töricht, zu leugnen, daß das Sterben des Menschen, vom physiologischen Standpunkt aus angesehen, auf das engste verknüpft ist mit dem Phänomen der „Persönlichkeit", des „Individuums", des „Ich" — und schließlich mit dem Leib-Seele-Problem. Allerdings wird sich hier die physiologische Untersuchung in den Grenzen ihrer Methode

---

[1]) Diese „positivistische" Auffassung tritt an vielen Stellen des Goetheschen Werkes hervor, z. B. „Der Tod ist ihr (der Natur) ein Kunstgriff, viel Leben zu schaffen" (Ges. Werke, Artikel „Natur", Bd. XL, S. 381. Stuttgart u. Tübingen).

[2]) Ehrenberg: Theoretische Biologie. Berlin 1923.

[3]) In seiner Kritik der teleologischen Urteilskraft bezeichnet Kant das Leben als Grenzbegriff der mechanischen Naturerklärung. Die Erklärung des organischen Lebens setzt das letztere immer voraus. Das Wechselverhältnis des Ganzen zu seinen Teilen ist für die „mechanische Naturerklärung" ein undurchdringliches Geheimnis.

[4]) Goette (Über den Ursprung des Todes, 1883) bezeichnet als Tod den Stillstand des individuellen Gesamtlebens. Doms (Zeitschr. f. d. ges. Anat., Abt. 1: Zeitschr. f. Anat. u. Entwicklungsgesch. Bd. 23, S. 250. 1921) bezeichnet als das wesentliche Charakteristicum des Todes das Erlöschen des individuellen Systems. Es ist im Anschluß an diese Ausführungen zu einer lebhaften Diskussion über die Berechtigung, einen „Tod ohne Leiche" anzunehmen, gekommen. Besonders Doflein hat sich gegen die Annahme eines solchen — logischen — Todes gewandt. Vom Standpunkt der menschlichen Physiologie erübrigt sich eine Stellungnahme zu diesem Problem.

[5]) Z. B. Hartmann: Das Problem des Lebens. Sachsa i. H. 1906; Grundriß der Naturphilosophie 1907.

[6]) Weismann: Zitiert auf S. 755.

oft lediglich mit einer Umzeichnung der Fragestellung bescheiden müssen. Eine gesonderte Behandlung des Todesproblems beim Menschen ergibt sich vor allem im Hinblick auf die große Bedeutung der *Krankheiten* im Mechanismus des menschlichen Todes. Hier besteht ein starker Gegensatz zwischen dem, was die tägliche Erfahrung am Menschen selbst lehrt und dem, was die allgemeine Biologie bisher an allen anderen Lebewesen — mit Ausnahme ganz weniger gezüchteter Rassen — nachweisen konnte.

Unter den Ergebnissen der normalen und pathologischen Physiologie befindet sich bisher nur eine relativ geringe Anzahl von Tatsachen der Physiologie des Sterbens. Das Maß der wissenschaftlichen und ärztlichen Einsicht in diesen Vorgang ist kaum größer als das der allgemeinen menschlichen Beobachtung, die seit Jahrtausenden um das Rätselhafte und Geheimnisvolle dieses Erlebnisses bemüht ist. Es hat den Anschein, als wenn mit dem stärkeren Eindringen experimenteller Untersuchungsmethoden in die klinische Diagnostik das Interesse an diesem Vorgang, dessen Bedingungen und Mechanismus sich nur der einzelnen Beobachtung erschließen können, in den letzten Jahrzehnten sehr gemindert ist. Es fehlt in unserer schnell lebenden Zeit hiefür vielleicht weniger das Verständnis als die Ruhe und Schärfe des Blickes, wie er den alten Ärzten und Naturforschern eigen war. Neben allgemeinbiologischen Bearbeitern (WEISMANN, BÜTSCHLI, VERWORN, DOFLEIN, MINOT, LIPSCHÜTZ, HARTMANN) und pathologisch-anatomischen Untersuchungen (RIBBERT, MÜHLMANN, v. HANSEMANN u. a.) finden sich in der neueren klinischen Literatur nur ganz vereinzelte Äußerungen zu diesem Problem (vor allem NOTHNAGEL, HOCHE, FR. KRAUS).

IX. Die Bedingungen des Sterbens.

Die Erörterung der physiologischen Bedingungen des Sterbens ist eng verknüpft mit der im täglichen Leben so oft gestellten Frage nach der Ursache des Todes. Die Diskussion über den naturwissenschaftlichen Ursachenbegriff, an der sich in neuerer Zeit eine große Anzahl von Forschern[1] beteiligt haben, gewinnt ihre wesentliche Bedeutung durch die Auseinandersetzung über den praktisch wichtigen Begriff der *Todesursache*. An keinem Beispiel auch zeigt sich besser, daß die Frage nach der Ursache — ganz abgesehen von den erkenntnistheoretischen Problemen, die die KANTsche Kategorie der Kausalität enthält — für die Bedürfnisse der Naturwissenschaft je nach dem Standpunkt des Fragestellers eine wechselnde Antwort erfährt. „Ursache eines Geschehens im naturwissenschaftlichen Sinne ist derjenige zu seinem Zustandekommen notwendige Faktor, der entweder für unser Verständnis oder für unser Handeln der wichtigste ist." Diese Definition B. FISCHERS, die den *subjektiven* Urteilsinhalt scharf unterstreicht, schafft zum mindesten für die Erörterung des Begriffs der „Todesursache" sichere Grundlagen. Wir verstehen so die Aufstellung verschiedener Spielarten des Todes, des „natürlichen Todes", des „physiologischen" Todes, des „Alterstodes" und der

---

[1] ROUX: Mitt. d. Naturwiss. Ges. Halle Bd. 1, S. 1. 1911; Kausale Analyse, Erg.-H. z. Anat. Anz. Bd. 54. Jena 1921. — VERWORN: Kausale und konstitutionelle Weltanschauung. Jena 1912. — HANSEMANN: Über das konditionale Denken in der Medizin und seine Bedeutung für die Praxis. Berlin 1912. — DRIESCH: Philosophie des Organischen. 2. Aufl. Leipzig 1921. — FISCHER, B.: Frankfurt. Zeitschr. f. Pathol. Bd. 12, S. 367. 1919; Münch. med. Wochenschr. 1919, S. 985. — LÖHLEIN: Med. Klinik 1917, Nr. 50. — LUBARSCH: Dtsch. med. Wochenschr. Bd. 1 u. 2. 1919.

medizinisch-statistischen Todesarten und Todesursachen; wir verstehen aber auch die Verwirrung, die durch Nichtberücksichtigung des subjektiven Faktors bei der Fragestellung hervorgerufen wird. Sicherlich haben andererseits die Antworten auf die von den verschiedensten Gesichtspunkten aus gestellten Fragen nach der Todesursache teilweise wertvolles Material für das Verständnis des physiologischen Vorgangs des Sterbens beim Menschen erbracht.

Im folgenden wird vom *Standpunkt der Physiologie* die Frage nach der „Todesursache" *nicht* gestellt schon deshalb, weil sie in diesem allgemeinen Sinne nicht beantwortet werden kann. Die Darstellung wird sich vielmehr auf der Erörterung einzelner physiologischer Erscheinungen, die im Ablauf des Sterbens des Menschen wirksam sind, beschränken. Immerhin werden sich auch hierbei — schon an der Auswahl erkennbar — einzelne Bedingungen hervorheben, die nach dem heutigen Stande unseres Wissens gemäß der Nomenklatur B. Fischers[1]) „notwendiger" oder „wesentlicher" erscheinen als andere Faktoren der Realisation oder sogar der Determination nach Roux. Diese Bedingungen als „Ursachen" des Sterbens und des Todes besonders zu etikettieren, liegt praktisch keine Veranlassung vor.

1. Das Problem des physiologischen Todes beim Menschen.

Die öffentliche Statistik kennt den Unterschied zwischen natürlichem Tod und unnatürlichem Tode des Menschen. Als nicht natürlicher Tod wird hiernach bezeichnet der Tod durch eine fremde Gewalt, d. h. durch Unglücksfall, Verbrechen oder Selbstmord; ein Sonderfall ist der Soldatentod in der Schlacht. Diese Unterscheidung beruht auf juristischen Voraussetzungen und ist für eine naturwissenschaftliche Betrachtung vollkommen wertlos.

Aber auch in der Physiologie hat man, anknüpfend an Beobachtungen des täglichen Lebens, stets daran festgehalten, einen natürlichen von einem unnatürlichen Tod zu unterscheiden, und zwar so, daß als Kriterien weniger die Art des Todes als der besondere Zeitpunkt, in dem er erfolgt, gelten kann. Unter dem gewaltigen Eindruck von der notwendigen Beendigung des Lebens durch den Tod hat man den Tod, der sich am Abschluß einer effektiv langen Lebensdauer unter den Begleiterscheinungen des allmählichen Verfalls der Organe und Versagens der Lebenskräfte einstellt, als „Alterstod", als physiologischen oder natürlichen Tod bezeichnet. Demgegenüber wurde der Tod, der vorzeitig, d. h. in einem relativ frühen Zeitpunkt vor Beendigung der potentiellen Lebensdauer auftritt, als ein pathologischer Tod bezeichnet. Der Tod aus Altersschwäche ist nach dieser Ansicht, die auch neuerdings noch von Minot[2]), Lipschütz[3]) u. a. vertreten wird, eine Entwicklungsphase, die sich mit Notwendigkeit aus den inneren Lebensbedingungen ergibt. So sehr einleuchtend eine solche Einteilung vom Standpunkt der allgemeinen Biologie sein mag, und so mannigfache Beispiele hierzu aus der belebten Natur genannt werden, so wenig vermag sie den Bedürfnissen der menschlichen Physiologie genügen. Wenn wir in der Natur das Verwelken eines Blattes und das Absterben einer Pflanze erleben, so ist die Frage immerhin berechtigt, ob es sich hierbei wirklich um den gleichen

---

[1]) Literatur siehe S. 871, Fußnote 1.
[2]) Minot: Moderne Probleme der Biologie. Jena 1913.
[3]) Lipschütz: Zitiert auf S. 755.

Vorgang handelt wie beim Sterben eines alten Menschen oder eines alten Haustieres[1]).

Die Erfahrung lehrt, daß die meisten Menschen vor dem Erreichen des Involutionsalters sterben, und daß auch bei hochbetagten Greisen in der weit überwiegenden Zahl der Fälle ein pathologischer Prozeß die Beendigung des Lebens herbeiführt. Es wurde bereits an anderer Stelle ausgeführt, welche Bedenken gegenüber der Rubrik „Altersschwäche" in der Mortalitätsstatistik geltend zu machen sind. Altersschwäche als sog. Todesursache wäre, selbst wenn man ihr Vorkommen aus theoretischen Erwägungen gelten ließe, eine extrem seltene Ausnahme. Dafür sprechen sowohl die klinischen Beobachtungen an den großen Altersabteilungen (SCHLESINGER, DEMANGE, eigene Beobachtungen) als auch die Erfahrungen der Pathologen. In den meisten pathologischen Instituten dürfte diese Diagnose zum mindesten in den letzten Jahrzehnten nie gestellt sein (vgl. RÖSSLE). Es ist bisher noch kein Fall — einwandfreie Sektionstechnik vorausgesetzt — bekanntgeworden, der mit Sicherheit das Vorliegen einer zum Tode führenden krankhaften Veränderung oder einer Funktionsstörung hätte ausschließen lassen. LIPSCHÜTZ hat daher die These vom Alterstod des Menschen umformuliert durch den Satz: „Der Greis stirbt stets auch aus Altersschwäche."

„Für eine wissenschaftliche Diskussion des Todes aus Altersschwäche ist es völlig gleichgültig, wieviel Menschen wirklich allein aus Altersschwäche, d. h. ohne Krankheit sterben. Es kommt vielmehr darauf an, festzustellen, ob bei älteren Individuen, die an irgendeiner Krankheit, oder ohne krank gewesen zu sein gestorben sind. sich charakteristische Altersveränderungen nachweisen lassen. Gelingt es, den Nachweis zu erbringen, daß charakteristische Altersveränderungen eine allgemein verbreitete Erscheinung sind, so ist damit gesagt, daß es einen Tod aus Altersschwäche gibt, auch wenn wir in der Praxis neben den charakteristischen Altersveränderungen in der Mehrzahl der Fälle auch pathologische Veränderungen in den Organen vorfinden. Eine wissenschaftliche Diskussion des Todes aus Altersschwäche erstreckt sich eben nur auf den Komplex von spezifischen Altersveränderungen, wenn solche, wie wir zunächst vorausgesetzt haben, wirklich vorhanden sind."

Diese Definition von LIPSCHÜTZ ist vom Standpunkt der *menschlichen* Physiologie wohl abzulehnen. In der Tat bedeutet der Rückschluß von allgemein verbreiteten Altersveränderungen auf das Vorkommen eines Todes aus Altersschwäche nichts anderes als eine Gleichsetzung von „Altern" und „Sterben", die allgemein biologisch vertretbar sein mag. Für die Vorgänge beim Menschen aber enthält ein solches Postulat ein durch Tatsachen nicht gestütztes Vorurteil. Die praktische Nutzanwendung ergäbe für die Involutionsperiode eine besondere Art des Sterbens gegenüber den anderen Entwicklungsstufen, obschon hinter dieser Auffassung des sog. Alterstodes nichts weiter als der konstitutionelle Faktor der Altersstufe im Mechanismus des Todes zu suchen ist, der in jedem Lebensalter mitwirkt. Über Wesen und Größe dieses Faktors läßt sich exakt nicht das geringste aussagen. Daß der Mensch im Greisenalter geringerer pathologischer Reize bedarf, um zu sterben, ist, wie wir an anderer Stelle[2]) ausgeführt haben, nur sehr bedingt richtig. In manchen Einrichtungen des alternden Organismus haben wir einen Stützmechanismus zu erblicken, und es spricht manches dafür, daß der Mensch „früher stürbe, wenn er nicht alterte" [HUFELAND[3])]. Gewiß ist, wie das Wachstum, so auch die Lebensdauer des Menschen artbedingt begrenzt, vielleicht nicht unabänderlich. Auch der Mensch

---

[1]) Daß der „physiologische Tod" auch vom Standpunkt der allgemeinen Biologie reichlich „Problemhaftes" enthält, zeigen die neueren berühmten Versuche von M. HARTMANN.

[2]) Siehe S. 778 f.   [3]) HUFELAND: Makrobiotik, zitiert auf S. 766.

trägt in sich, wie jedes lebendige System, einen Faktor, der die Zeitspanne ausdrückt, innerhalb deren das Speziesindividuum sich den Schädigungen und Reibungen der Umwelt gegenüber behaupten kann. Ob man diesen mathematisch errechenbaren Faktor als Altersfaktor [Pütter[1])] bezeichnen will oder, ohne physiologische Deutung, lediglich als Wahrscheinlichkeitsfaktor, ist gegenüber den Tatsachen irrelevant. Auch die Püttersche Definition eines Alternsfaktors als Maß der Geschwindigkeit, mit der sich die inneren Bedingungen so verschieben, daß das lebende System leichter durch äußere Schädlichkeiten zerstört werden kann, besagt nichts anderes.

Der physiologische oder Alterstod ist ein *theoretisches biologisches Postulat*, das von der Voraussetzung ausgeht, daß das Leben des Menschen zeitlich begrenzt ist, und daß somit a priori auch ohne Einwirkung von außen her der Tod eintreten müsse. Gegenüber der Erfahrung, daß ein solcher physiologischer Tod ohne äußere Einwirkung beim Menschen nie beobachtet ist, stützt sich der Beweis des Alterstodes wesentlich auf die Auffassung, daß man seine Nichtexistenz nicht beweisen könne. Hier ist aber zu berücksichtigen, daß die neueren Ergebnisse der Alternsforschung, über die in den vorhergehenden Abschnitten berichtet ist, nirgends einen Hinweis enthalten, der einen engeren genetischen Zusammenhang der eigentlichen Alternsvorgänge des Menschen mit dem Tode zeigt. Hinzu kommt die Bedeutung des Pathologischen in der Erscheinung des menschlichen Todes, eine Tatsache, zu der ein Analogon in der belebten Natur nicht existiert bzw. nachgewiesen werden kann. Die von Ribbert und Mühlmann vertretene Ansicht, daß es einen physiologischen Gehirntod gäbe, der dem pathologischen Herztod gegenüberzustellen sei, ist lediglich eine Arbeitshypothese für bestimmte Fragestellungen. Das zugrunde liegende Tatsachenmaterial ist gering, und auch Ribbert vertritt keineswegs die Allgemeingültigkeit dieser Hypothese.

Auch der Biologe Doflein hat, im Gegensatz zu Ribbert, wiederholt ausgesprochen, daß „das Leben unter den denkbar günstigsten Verhältnissen die Bedingungen seines Abschlusses nicht in sich selbst enthält". Das Problem des physiologischen Todes oder Alterstodes enthält ein allgemeinbiologisches „Vorurteil" in der eigentlichen Bedeutung dieses Wortes, dessen Anwendung für den Vorgang des Sterbens beim Menschen bestritten werden kann. Fest steht lediglich die Tatsache, daß das menschliche Leben begrenzt ist und bei Gelegenheit irgendeiner als krankhaft bezeichneten Einwirkung beendet wird. Der Tod ist eine „physiologische" Erscheinung, eine natürliche Einrichtung im weitesten Sinne. Es ergibt sich aus dem exakten Tatsachenmaterial bisher kein Hinweis für eine Unterscheidung des sog. physiologischen Todes oder Alterstodes von einem pathologischen Tod des Menschen. Diese Annahme dürfte vielmehr zu einer erkenntnistheoretischen Zweckmäßigkeitslehre gehören, die den Ablauf des Lebens nach irgendeiner Vorausetzung, einer Kategorie, einem Werte bestimmt. Damit überschreitet das Problem den Rahmen rein physiologischer Zuständigkeit.

2. Über sogenannte innere und äußere „Todesursachen". — Statistik.

Daß die Feststellung einer sog. „Todesursache" lediglich Ergebnis einer subjektiv gefärbten Abstraktion ist, ergibt sich besonders aus dem häufigen Wechsel, den die Einteilungen der Todesarten und -formen in den letzten Jahrzehnten erfahren haben. Man hat auch in der Physiologie bis in die neueste

---

[1]) Pütter: Zitiert auf S. 761.

Zeit hinein — abgesehen von dem Problem des Alterstodes — künstliche und natürliche Todesarten, innere und äußere Todesursachen unterschieden. Die Einflüsse der *Umwelt* chemischer und physikalischer Art wurden in einen gewissen Gegensatz zu *inneren* Bedingungen des Todes gestellt, die in der Zersetzung der Struktur, in der Störung der Leistung ihren Ausdruck finden sollten. Je weiter wir in der Geschichte der Naturwissenschaft, bis etwa zum Ende des 18. Jahrhunderts, zurückgehen, desto gröber und starrer werden die Einteilungssysteme. Mit der Entwicklung der gesamten mikrobiologischen Forschungsmethoden im letzten Jahrhundert vollzog sich ein Wandel. Schon die Beschreibung der sog. normalen und krankhaften Alterserscheinungen hat gezeigt, daß viel unklare symptomatische Diagnostik (man denke an die sog. Altersschwäche, den Marasmus und den Morbus climactericus) beseitigt wurde. Andererseits führte die verfeinerte diagnostische Methodik dazu, daß es immer schwieriger wurde, physiologische und pathologische Erscheinungen und Leistungen gegeneinander abzugrenzen. Die gegenseitigen Beziehungen von Struktur und Funktion wurden vielfach revidiert. Die Unterscheidung zwischen sog. äußeren und inneren Faktoren wird mehr und mehr aufgegeben, wie sich das besonders auch in den neueren Vorstellungen über Konstitution und Konstellation kund tut. Dasselbe gilt auch hinsichtlich der sog. inneren und äußeren Bedingungen des Todes. Nach dem heutigen Stande unserer Kenntnis läßt sich nicht sagen, daß der Tod an einem perforierten Magengeschwür oder Aneurysma, an Hirnembolie, an Miliartuberkulose oder Cholera weniger äußerlich, gewaltsam und unnatürlich ist als das Sterben nach Gewehrschuß, Gasvergiftung oder Schlangenbiß. Eine Trennung nach äußeren oder inneren Faktoren ist, was den physiologischen Vorgang betrifft, vollkommen belanglos und hängt ganz vom Standpunkt und der Absicht des Beobachters ab. Es ist leicht, eine „Todesursache", insoweit als solche ein katastrophales Trauma, eine Schußverletzung, eine Verbrennung oder Vergiftung bezeichnet wird, festzustellen — wenn hierdurch das Kausalitätsbedürfnis im einzelnen Falle befriedigt ist.

Die Todesursachenforschung ist seit langem auf das engste mit der offiziellen Medizinalstatistik verknüpft. Sehen wir von dem Sonderfall einzelner epidemischer Krankheiten ab, so ist die physiologische Untersuchung der Todesbedingungen hierdurch nicht immer nur gefördert worden. Es läßt sich sogar sagen, daß die älteren Statistiken, die nach einzelnen großen Gesichtspunkten eingeteilt sind, bessere Antworten auf gewisse physiologische Fragestellungen erbrachten als die modernen, wissenschaftlich überarbeiteten Systeme mit ihren zahlreichen Unterteilungen und der hierdurch bedingten Häufung der Fehlerquellen. Wie sehr fragwürdig die Ergebnisse der modernen Statistik sind, ergibt sich vor allem daraus, daß eine solche feinere Differenzierung der sog. Todesursachen erfolgte, obschon auch heute noch eine verhältnismäßig große Zahl von Todesfällen durch Laien amtlich konstatiert wird.

Solange die statistische Erfassung sich lediglich auf die Sammlung äußerer Krankheitszeichen beschränken mußte — d. h. vor der wissenschaftlichen Überarbeitung der Systeme —, waren die Laiendiagnosen kein sehr störendes Moment. Die zur Zeit übliche, halb auf ätiologischer Diagnose, halb auf Symptomen beruhende Gruppierung macht die Führung der amtlichen Statistik für den Praktiker oft sehr schwierig — oft zu einer deshalb nicht ernst genommenen Formalität. Für medizinisch-wissenschaftliche Fragen ist die Todesursachenstatistik hierdurch, abgesehen von einigen Ausnahmen, wie epidemischen Infektionskrankheiten, nahezu wertlos. Einen interessanten Beitrag hierzu liefert die nachstehende Aufstellung über die Häufigkeit der ärztlich Behandelten unter den Gestorbenen in Baden — also einem relativ sehr hochzivilisierten deutschen Landesteil[1]).

Tabelle 11. Von 100 an nachstehenden Krankheiten im Jahre 1923 Gestorbenen waren ärztlich behandelt:

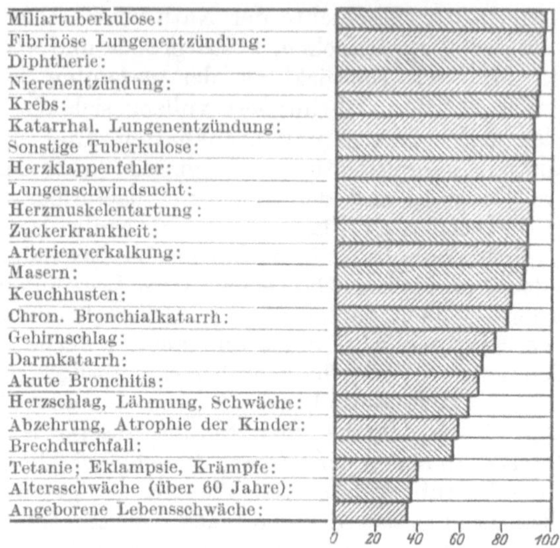

Hieraus könnte man vielleicht eine Relation zwischen Schwere der Erkrankung und ärztlicher Hilfe ableiten. Viel wesentlicher ist, daß unter den „Todesursachen", die ohne vorausgegangene ärztliche Behandlung konstatiert wurden, an erster Stelle „Lebensschwäche, Altersschwäche, Abzehrung, Herzschwäche und -lähmung" mit 50—70% ihrer Fälle sich befinden. Alles das sind aber Symptomdiagnosen, die für gewöhnlich als Beweismittel für die Existenz eines physiologischen oder Alterstodes des Menschen herangezogen werden. In einem statistischen System, das aus einer Mischung ätiologisch begründeter Krankheiten und äußerer Symptome zusammengesetzt ist, überwiegt naturgemäß die ärztlich wissenschaftliche Beurteilung bei den eigentlichen Diagnosen, das Laienelement bei den oberflächlichen Eindrücken.

Schon hieraus geht hervor, daß Todesursachenstatistiken, die im Laufe der letzten Jahrzehnte in allen Staaten nach verschiedensten Gesichtspunkten aufgestellt wurden, vom Standpunkt der Physiologie aus zu mindestens einer sorgfältigen Nachprüfung mit Bezug auf die Einteilungsprinzipien und den Geltungsbereich bedürfen. Über die häufigsten Todesursachen im Deutschen Reich in den Jahren 1892—1921 gibt die nebenstehende Statistik Auskunft.

Auch diese Statistik geht mit dem Begriff Todesursache vom physiologischen, aber auch vom klinischen Standpunkt aus betrachtet sehr willkürlich um. So ist es nicht angebracht, neben Magen-Darmkrankheiten, Brechdurchfall — andere Krankheiten des Verdauungsapparates — Krebs zu unterscheiden. Das gleiche gilt für die Differenzierung von Tuberkulose, Lungenentzündung und Krankheiten der Atmungsorgane. Eine Todesursache „Selbstmord und Unglücksfall" steht in keiner vergleichbaren Beziehung zu Krankheiten der Kreislauforgane.

---

[1]) Nach H. Fischer: Soziale Hygiene, 2. Aufl. Zitiert auf S. 770.

Tabelle 12. Auf 10 000 der mittleren Bevölkerung kamen:

Todesursachen:	1892	1900	1905	1910	1913	1918	1921
Angeborene Lebensschwäche, Bildungsfehler	10,9	11,6	12,8	11,0	10,2	5,8	10,3
Altersschwäche	23,3	22,1	19,3	16,3	15,4	22,0	15,1
Tuberkulose	22,2	22,5	20,5	16,3	14,3	22,9	13,7
Lungenentzündung	14,8	14,1	15,0	12,7	11,9	24,6	11,7
Influenza	—	—	1,9	1,2	0,8	29,3	2,7
Krankheiten der Atmungsorgane	17,1	15,8	11,2	8,9	8,0	9,9	6,2
„ „ Kreislauforgane	—	—	14,2	14,2	16,1	18,2	16,8
Gehirnschlag	—	—	6,4	6,0	6,1	5,8	5,8
Andere Krankheiten des Nervensystems	—	—	10,4	8,0	7,0	6,6	5,8
Magendarmkatarrh, Brechdurchfall	32,0	34,2	24,8	15,4	12,9	5,0	8,7
Andere Krankh. der Verdauungsorgane	—	—	5,9	4,5	4,6	4,8	4,5
Krankh. d. Harn- u Geschlechtsorgane	—	—	3,3	3,1	3,1	3,5	2,9
Krebs	—	—	7,3	7,9	8,2	8,1	8,9
Andere Neubildungen	6,1	7,2	0,8	0,9	0,9	0,8	0,9
Selbstmord	2,1	2,0	2,1	2,2	2,3	1,6	2,1
Verunglückungen, gewaltsame Einwirkungen	—	—	3,9	3,6	3,8	52,3	4,4
Alle Todesursachen zusammen	242,5	221,1	198,1	161,9	149,9	246,8	138,9

Die letzte wissenschaftliche Bearbeitung der amtlichen deutschen Statistik erfolgte vor reichlich einem Vierteljahrhundert[1]). Bei aller Würdigung von Erwägungen der reinen Statistik ist der Abstand unseres Wissens im Beginn der 90er Jahre (man denke nur an die Entwicklung der Bakteriologie und der Röntgendiagnostik) von den heutigen Vorstellungen, wenigstens in praktischen Dingen, ein sehr großer.

Aus der oben angeführten Statistik des Deutschen Reiches würden für die Begründung eines Todes aus „inneren" Ursachen vor allem die Rubriken angeborene Lebensschwäche, Bildungsfehler und Altersschwäche heranzuziehen sein. Bezeichnenderweise war die Zahl der unter diesen unklaren Krankheitsbegriffen eingeordneten Fälle noch im Jahre 1921 18,2%.

Der Katastrophentod wurde früher vielfach als das Kennzeichen niedriger Zivilisation angesehen; die Erfahrungen des Weltkrieges und die Folgen der Industrialisierung mit ihren zahlreichen industriellen Krankheits- und Todesfaktoren und den von Jahr zu Jahr wachsenden Verkehrsunfällen zeigen, daß dem nicht so ist. Auch wenn nach manchen Auffassungen [GOTTSTEIN[2])] die Gefahr verheerender Seuchen, wie in früheren Jahrhunderten, zeitweise gebannt erschien, können solche Urteile angesichts beispielsweise der Grippeepidemie in den letzten Jahren nur für den gegenwärtigen Zeitpunkt Gültigkeit beanspruchen. Die große Krankheitskatastrophe des schwarzen Todes, der Pest, hat in den Jahren 1347—1350 in Europa etwa 25 Millionen Menschen das Leben gekostet [v. LINDHEIM[3])].

Seit historischer Zeit sollen schätzungsweise 7 Milliarden Menschen in Kriegen umgekommen sein. Während in der Vorkriegszeit die Zahl der Todesfälle durch gewaltsame Einwirkungen sich zwischen 3,6—3,9 auf 10 000 Lebende bewegte, betrug diese Ziffer 1918 52,3. Die Verluste aller kriegführenden Mächte durch die unmittelbaren Einwirkungen des Weltkrieges werden auf 12—13 Millionen Tote geschätzt.

---

[1]) Tatsächlich handelt es sich um eine Überarbeitung der seit Mitte des vorigen Jahrhunderts gebräuchlichen amtlichen preußischen Statistik, die von R. VIRCHOW in den 70er Jahren vorbereitet wurde.

[2]) GOTTSTEIN: Zitiert nach MOSSE-TUGENDREICH: Krankheit und soziale Lage. München 1913.

[3]) v. LINDHEIM: Saluti senectutis, zitiert auf S. 763.

Unter den äußeren Bedingungen des Todes spielen soziale Lage und Milieu, Faktoren des Klimas, der Jahreszeit, der Ernährung und des Berufes eine sehr wesentliche Rolle insofern, als sie im phänotypischen Anteil der Konstitution die Widerstandsfähigkeit des Individuums beeinflussen. Hierauf wurde bereits auf S. 759 (Lebensdauer) hingewiesen. Nach dem heutigen Stande unseres Wissens führen auch konstitutionelle Faktoren der oben beschriebenen Art stets nur durch Vermittlung *krankhafter* Vorgänge zum Tode. Im einzelnen Krankheitsbild selbst wirken die verschiedensten Bedingungen für den tödlichen Ausgang meist gleichzeitig. So ergibt das Beispiel der Pneumonie etwa als solche Bedingungen: den Verlust an atmender Lunge, die toxische Schädigung des Parenchyms, die mangelnde Erregung des Atemzentrums, das Versagen der Herzkraft, die Anwesenheit von Pneumokokken, die mangelnde Widerstandsfähigkeit des Organismus aus allgemeinen konstitutionellen Gründen oder infolge Mangels spezifischer Immunität. Auch manche Formen des gewaltsamen Todes lassen, so einfach die Bedingungen dem oberflächlichen Beobachter erscheinen, oft einen ganzen Komplex wirksamer Faktoren bei eingehender Analyse hervortreten, das gilt z. B. beim Erfrierungs- und Vergiftungstod. Ein Unterschied zwischen solchen Todesarten und den äußerlich kompliziert erscheinenden Krankheiten besteht vor allem im *zeitlichen* Ablauf, der bei schnell wirksam werdenden Faktoren die methodische Erforschung der Teilvorgänge sehr erschwert und bisher nur wenig sichere Resultate ermöglicht hat.

X. Der Mechanismus des Todes beim Menschen.

Während des ganzen Lebens findet dauernd ein Untergang lebender Substanz des Organismus statt, ohne daß dadurch das Leben des Individuums wesentlich beeinträchtigt wird; es mag sich hierbei um physiologische Regenerationsvorgänge an den Geweben, um pathologische Prozesse — Abstoßung von Zellen, Gewebsteilen und toten Organbestandteilen — oder schließlich in einzelnen Fällen um operative Entfernung ganzer Organe oder Glieder handeln. Zwar ist nach unserer heutigen Auffassung jede Lockerung eines Organs aus dem Gesamtverband und jeder Funktionsausfall — handle es sich um eine Appendix, eine Gallenblase oder Niere oder einen Unterschenkel — nicht „gleichgültig", sondern wahrscheinlich von nicht unwesentlicher Bedeutung für den Organismus und seine Gesamtleistung; aber der Partialtod bedroht zumeist nicht unmittelbar den Fortbestand des Lebens des Organismus.

Auf der anderen Seite aber lehrt gerade das Phänomen des Partialtodes, daß es andere bestimmte Organe und Funktionen gibt, deren Verlust der Organismus nicht überleben kann.

Im Mechanismus des Todes des Menschen lassen sich aus der Erscheinung des *Partialtodes* zwei wichtige Faktoren erkennen: In dem einen Faktor ist das Prinzip der relativen *Lebenswichtigkeit* einzelner Organe und Leistungen enthalten, der zweite ergibt sich aus der verschiedenen Lebensempfindlichkeit der einzelnen Teile, wie sie sich besonders in der sog. *Absterbeordnung* der Organe geltend macht.

Über die relative *Lebenswichtigkeit* der Organe hat uns mehr als Ergebnisse experimenteller Methoden am Tier, die sich für menschliche Verhältnisse oft nicht verwerten lassen, die moderne Operationslehre wichtige Aufschlüsse vermittelt. In einleuchtender Weise zeigen die neueren Operationsverfahren, daß der Mensch auch nach Verlust einer ganzen Anzahl von Organen und Körperteilen — vielfach wohl mit Ausfallserscheinungen — fortzuleben vermag. Dies gilt in erster Linie vom Geschlechtsapparat, von großen Teilen des

Verdauungstraktus, vom Respirationsapparat (man denke an die funktionelle Ausschaltung einer Lunge), vom uropoetischen System (Nephrektomie), von den Sinnesorganen, den Extremitäten, der Gallenblase, der Milz. Bekannt ist das Vorkommen großhirnloser Neugeborener, aber auch von solchen Individuen, die bei mangelhafter Ausbildung wichtiger Hirnpartien (wie mehrere von mir beobachtete Fälle zeigten) ein hohes Lebensalter erreichten. Von anderen Organen, deren Funktionsmechanismus noch stark umstritten ist, wissen wir aus Experimenten und Operationszwischenfällen, daß ihre Erhaltung für das Leben unbedingt erforderlich ist. Außer dem Hirnstamm, der Medulla oblongata, dem Herzen sind hier vor allem Leber und Pankreas, Nebenschilddrüsen und Hypophyse zu erwähnen. Tatsächlich kann aber auch bei diesen Organen — wie die Pathologie zeigt — der Funktionsausfall gemessen an der Parenchymzerstörung, ein beträchtlicher sein, ehe der Tod eintritt.

Unabhängig von ihrer Lebenswichtigkeit ist die *Empfindlichkeit* der Organe und Gewebe gegenüber äußeren Schädigungen; auch sie spielt im Mechanismus des Todes eine große Rolle. Hier ist an die in den letzten Jahren viel studierte biologische Wirkung der Röntgenstrahlen zu erinnern[1]). Verschiedene Gewebe verhalten sich der Röntgenenergie gegenüber im biologischen Schädigungsgrad verschieden. Man kann annehmen, daß für alle von außen wirkenden schädigenden Reize eine *dem Reiz adäquate Absterbeordnung* der Organe und Gewebe besteht. Möglicherweise gilt das gleiche für Schädigung durch intermediäre Stoffwechselprodukte.

Unter physiologischen Verhältnissen wirkt sich das Prinzip der Lebenswichtigkeit, vor allem hinsichtlich des Sauerstoffbedürfnisses der Organe, Gewebe und Zellen aus. Die Unterbindung der Sauerstoffzufuhr ist, wie Stauungsversuche und Unterbindungsmaßnahmen zeigen, für manche Gewebe und Organe verhältnismäßig lange tragbar; andere wiederum verlieren auch bei kürzester Unterbrechung der Zufuhr ihre Regenerationsfähigkeit[2]). Der Stillstand der Funktionen wird irreversibel. Aus dem Gewebeverband gelöste Zellen verhalten sich hier anders als Organzellen. Besonders bekanntgeworden sind die Untersuchungen MÜHLMANNS[3]) über die Beziehungen zwischen Funktion und Pigmentbildung der Ganglienzellen einerseits, ihrer Ernährung andererseits. Es ist ohne weiteres klar, daß Nachlassen der Herzkraft und die hierdurch bedingte geringe Durchblutung sauerstoffempfindlicher Organe solche Teile des Organismus absterben läßt, bevor der Tod des Organismus eintritt. Andererseits bestehen — je nach der Empfindlichkeit der Zellen und Gewebe und nach den Umständen, die den Tod einleiten — gewisse Stoffwechselvorgänge in einzelnen Zellen und Gewebsteilen über den Zeitpunkt des allgemeinen Todes fort. Beispiele hierfür sind einerseits Zeichen von Gewebstod, Nekrosen, Decubitus, vermehrter Durchlässigkeit der Gefäßwände bei manchen Sterbenden, andererseits Wachstum der Haare nach dem Tode, zeitliche und regionale Schwankungen der Muskelstarre und das verschieden schnelle Fortschreiten der Fäulnis, von dem jede Sektion Zeugnis ablegt.

---

[1]) Zahlreiche Publikationen in „Fortschritte der Röntgenstrahlen" (Bd. 1—33) und „Strahlentherapie" (Bd. 1—20), besonders von KRÖNIG, FRIEDRICH, SEITZ und WINTZ, CASPARI, DESSAUER, HOLTHUSEN.

[2]) STENSONscher Versuch: Unterbindet man die einen Muskel versorgenden Arterien beim Warmblüter, so wird der Muskel in kurzer Zeit gelähmt. Die Lähmung ist reversibel, wenn die Unterbindung kurze Zeit aufrechterhalten wird; bei längerer Dauer kommt es zur Aufhebung der faradischen indirekten und direkten Erregbarkeit, schließlich zur Totenstarre (s. H. FR. STANNIUS: Arch. f. phys. Heilk. Bd. 11, S. 1. 1852). Der Versuch wird auf den dänischen Anatomen NIELS STENSEN (Steno s. Stenonis) zurückgeführt, siehe auch bei BUNGE: Physiologie des Menschen Bd. I, 2. Aufl. 1905.

[3]) MÜHLMANN: Zitiert auf S. 758.

Seit den Anfängen der Menschheitsgeschichte hat man dem Verhalten der *Atmung* und der *Herztätigkeit* im Mechanismus des Todes besondere Bedeutung zugemessen. Bei den Völkern des Altertums und des Mittelalters war das Aufhören der Atmung das Signum mortis. Die Unzuverlässigkeit dieses Zeichens ist wohl vor allem die Ursache des relativ häufigen Vorkommens des sog. Scheintodes in früheren Jahrhunderten. Erst die Erforschung des Blutkreislaufes, die Entwicklung palpatorischer Methoden schuf das Primat der Herztätigkeit als Todeszeichen und wies damit dem Blutkreis die wesentliche Rolle im Mechanismus des Todes zu. Die allgemeine klinische Praxis sieht auch heute noch das *Aufhören der Herztätigkeit* als entscheidendes Todeszeichen an. Immerhin liegen Beobachtungen vor, z. B. bei Hinrichtungen[1]), bei tiefem Kollaps, nach denen die Atmung die Herztätigkeit — soweit das wenigstens durch palpatorische und auscultatorische Untersuchung festzustellen war — überdauern kann; auch gelang es, wie die Atmung, so auch die Herztätigkeit nach minutenlangem Stillstand angeblich wieder in Gang zu bringen. Zu erinnern ist hier an die Wirkung intrakardialer Adrenalingaben, insbesondere bei Operationskatastrophen, an die Wiederbelebung bei schweren toxischen Zuständen, bei Diphtherie u. dgl. Doch sind das sehr seltene Ausnahmen, und die Methoden, nach denen der Stillstand des Herzens am Krankenbett ermittelt wird, müssen auch heute noch als primitive bezeichnet werden. Versuche aus neuester Zeit durch Messung von Aktionsströmen den Todeseintritt genau zu bestimmen, sind physiologisch interessant und aussichtsreich, aber praktisch einstweilen noch nicht von wesentlicher Bedeutung[2]). Tatsächlich kann, wie zahlreiche Beobachtungen bei Vergiftungen usw. zeigen, die *Atmung*, auch wenn sie stundenlang nur passiv erhalten worden ist, wieder in Gang gebracht und so das Leben wiederhergestellt werden. Aber ein *effektiver Stillstand des Herzens* von mehreren Minuten kann, soweit einwandfreie Beobachtungen beim Menschen vorliegen, nicht mehr rückgängig gemacht werden. So gilt für die Physiologie des Menschen immer noch der Satz Nothnagels[3]): „Der Mensch stirbt fast immer vom Herzen aus." „Solange dieses sich in der Brust zusammenzieht, und sei es noch so schwach, noch so mühsam, solange lebt der Mensch — der letzte Herzschlag, und erst damit ist alles unwiederbringlich zu Ende." Hiermit soll keineswegs gesagt sein, daß etwa das Herz in den meisten Fällen die sog. „Ursache des Todes" ist, selbst nicht, daß der Tod durch das Versagen der Herzkraft herbeigeführt wird. Auch hier hat der Begriff der Todesursache viel Verwirrung geschaffen. *Es gilt lediglich der Tatbestand, daß, solange das Herz schlägt, der Tod nicht eingetreten ist, daß andererseits, sobald das Herz seine Tätigkeit eingestellt hat, dies das sicherste Zeichen des Todes ist.*

Es sind ganz verschiedene Bedingungen, die zum *Versagen der Herztätigkeit* führen können; die Polymorphie der Situationen des Todes ist außerordentlich groß. Man kann wohl sagen, daß ein *jeder Mensch seinen eigenen Tod stirbt, wie er sein eigenes Leben geführt hat.* Unter den Momenten, die den Stillstand des Herzens bewirken, stehen in erster Linie pathologische Phänomene, die man als *echten Herztod* bezeichnet. Ein solcher Mechanismus liegt vor bei Erkrankungen der Herzinnenhaut, bei Degenerationen des Herzmuskels, bei Vergiftungen, durch Bakterien- und starke Protoplasmagifte, bei Lähmungen durch

---

[1]) Brouardel, P.: „La mort et la mort subite." Paris 1895. Gad (Zentralbl. f. d. med. Wiss. 1885, S. 724) beobachtete, daß der Kopf eines Enthaupteten noch $1\frac{1}{2}$ Minuten lang dyspnoische Atembewegungen ausführte.

[2]) Bunge sieht als sicheres Todeszeichen, sofern man nicht den Eintritt der Totenstarre abwarten will, das Erlöschen der Erregbarkeit der Muskulatur durch den elektrischen Strom an.

[3]) Nothnagel: Vom Sterben, zitiert auf S. 755.

physikalische Einwirkungen (Temperatur, Elektrizität). Nur in seltenen Fällen wird hierbei die Zerstörung der Herzmuskelfaser den Tod bedingen, denn man findet Degenerationserscheinungen relativ häufig, die sicher schon viele Jahre bestehen. RIBBERT[1]) weist auch darauf hin, daß bei den Fällen von sog. Herztod die Muskelfasern zum größeren oder kleineren Teil noch sehr wohl funktionstüchtig sind. Die Störung ist im wesentlichen hervorgerufen durch den Mangel einer geordneten Tätigkeit der Herzmuskelfasern. Damit ist gesagt, daß das schädigende Agens in die *Automatie des Herzens* eingreift. Bekannt ist die alte Streifrage, ob Herztod oder Nerventod die physiologische Todesform darstellt. RIBBERT und MÜHLMANN[2]) haben die These vertreten, daß der physiologische Tod stets ein Gehirntod sei, da das Gehirn das empfindlichste Organ des Körpers sei. Der pathologische Tod hingegen soll nach RIBBERT meistens ein Herztod sein. Hierbei werden besonders Lungenentzündung, Nierenerkrankung und Arteriosklerose erwähnt. MÜHLMANN hat auf Grund histologischer Untersuchungen an Ganglienzellen die Ansicht vertreten, daß auch jeder pathologische Tod durch das Nervensystem hervorgerufen sei. Die Entscheidung dieser Frage ist letzten Endes davon abhängig, wie man sich zum Problem des Herzautomatismus stellt, indem bekanntlich sich eine neurogene Theorie der Herzbewegung [CARLSON, BETHE[3])] und eine myogene Theorie, nach der die Muskelzellen das exzitomotorische Zentralorgan darstellen, verfochten werden [ENGELMANN, GASKELL[4])]. Der Unterschied zwischen diesen beiden Theorien ist für unser Problem nicht so erheblich, da als Streitpunkt nicht die gewöhnlichen Muskelfasern des Herzens, sondern die spezifischen Muskelzellen des nodalen Gewebes im KEITH-FLACKschen und TAWARAschen Knoten in Betracht kommen. Vom physiologischen Standpunkt betrachtet, würde die Auffassung, daß *jeder Tod ein Nerventod* sei, durch die Entscheidung zugunsten der myogenen Theorie nicht beeinträchtigt, da die strittigen Elemente ungeachtet ihrer histologischen Struktur funktionell als Reizapparate zu betrachten sind.

Ohne weiteres verständlich ist, daß der Stillstand des Herzens auch durch Unterbrechung der *Reizleitung* sowie durch Schädigung der die Herzbewegung modifizierenden Nerven und ihrer in der *Oblongata* gelegenen *Zentren* herbeigeführt werden kann. Das ist besonders für die Verhältnisse am Herzen des Menschen und der höheren Tiere gegenüber den in der Biologie vorherrschenden Tierexperimenten zu betonen. Die histologischen Befunde MÜHLMANNS, die den Nachweis erbringen sollen, daß in einer überaus großen Zahl der Todesfälle der Tod vom Vaguszentrum aus einsetzt, sind allerdings von anatomischer Seite [RÖSSLE[5])] angefochten worden. Immerhin wird man sich in dieser Weise den Eintritt des Herzstillstandes nach psychischen Erregungen bei Hirnverletzungen, Strangulation und Dekapitation leicht erklären können.

Über den Mechanismus des Todes bei Infektionskrankheiten läßt sich Allgemeingültiges nicht aussagen. Die Tatsache, daß manche Bakterien Neigung zu metastatischen Ansiedelungen an der *Herzinnenhaut* zeigen, besagt nichts über den Mechanismus des Todes bei diesen Krankheiten. Eine Polyarthritis rheumatica, eine Gonorrhöe, eine Lues, eine Tuberkulose, die das Herz schädigt,

---

[1]) RIBBERT: Der Tod aus Altersschwäche. Bonn 1908.
[2]) MÜHLMANN: Zitiert auf S. 758.
[3]) CARLSON: Americ. journ. of physiol. Bd. 12, S. 15, 16, 18. — BETHE: Allgemeine Anatomie und Physiologie des Nervensystems. Pflügers Arch. f. d. ges. Physiol. 1909, S. 385. — v. CYON, M. und E.: Arch. f. Anat. u. Physiol. 1867, 1903, S. 389.
[4]) ENGELMANN, TH.: Myogene Theorie und Innervation des Herzens. Die deutsche Klinik. Bd. IV, 2, S. 215. Berlin u. Wien 1907. — GASKELL: The contraction of cardiac muicle. Textbuch der Physiologie, hrsg. von E. A. Schäfer, Bd. II, S. 169. 1900.
[5]) RÖSSLE: Zitiert auf S. 758.

führt deshalb nicht unmittelbar zum Herztod. Umgekehrt gehen dem Herztod bei Diphtherie, bei schwerer toxischer Pneumonie oder Grippe für gewöhnlich nicht langdauernde Herzerkrankungen voraus. Warum gerade hier der Herzmuskel oft versagt, wissen wir nicht.

Schwere toxische Schädigungen des *Herzmuskels* durch Alkohol, fettige Degeneration, durch arteriosklerotische und luetische Schwielen können jahrelang bestehen; über den Mechanismus des Todes bei diesen Zuständen kann deshalb nichts vorausgesagt werden. Interessant ist die Tatsache, daß man sehr häufig hochgradige arteriosklerotische Entartung der Kranzgefäße des Herzens bei der Obduktion findet, ohne daß klinisch eine darauf weisende Störung in Erscheinung getreten war.

So sicher in allen Fällen ein krankhafter Prozeß oder eine Funktionsstörung als „Todesursache" angenommen werden kann, so wenig läßt sich im einzelnen Falle bei einer *Krankheit* der Ausgang in einen typischen Mechanismus voraussagen. Das gilt für Erkrankungen des Stoffwechsels, für bösartige Geschwulstleiden, die, insofern nicht durch Inanition, intermediäre Intoxikation und Kachexie ein schneller Tod bedingt wird, in sich wenig Tendenz zum Mechanismus des Todes zeigen. Bekannt ist das häufige lange Siechtum bei diesen Krankheiten. An anderer Stelle wurde bereits erwähnt, daß der Hungertod als ein Vergiftungstod aufgefaßt werden muß; in Fällen unbeabsichtigter, aber auch gewollter Nahrungsverweigerung, bei Tetanie, Hysterie und schweren Geisteskrankheiten lassen sich stets mit fortschreitender Inanition toxische Substanzen in größerer Menge, z. B. Aceton, im Blute nachweisen.

Lähmung des *Atemzentrums* allein führt nicht sofort zum Herzstillstand und damit zum Tode; sie beeinflußt nach Beobachtungen bei Intoxikationen und am klinischen Syndrom des Cheyne-Stokesschen Atmens zunächst die zentralen Herznervenbahnen. Es kommt zu Änderungen der Anspruchsfähigkeit, der Kontraktivität, des der Frequenz und des Rhythmus. Erst wenn dieser Zustand eine Zeitlang angedauert hat, tritt Herzstillstand ein.

Über die Wirkung sog. chemischer *Blutgifte* — Kohlenoxyd, Blausäure, gewisse pflanzliche und tierische Gifte — wissen wir in bezug auf den Mechanismus des Todes noch sehr wenig. In vielen Fällen dürfte es sich um direkte Protoplasmawirkung handeln. In anderen Fällen mag die Sauerstoffbindung eine Rolle spielen. Die Erscheinungen, unter denen Gifte zum Tode führen, wechseln sehr; hierauf wird an anderer Stelle noch eingegangen werden. Bei der Cyankaliumvergiftung wurde beobachtet, daß das Herz nach Atmungs- und Bewußtseinsverlust noch relativ lange schlägt. Das würde dafür sprechen, daß der Stillstand der Herztätigkeit und damit der Tod erst auf dem Umwege über eine irreversible Lähmung des Atemzentrums erfolgen würde. Das gleiche beobachtet man bei der Wirkung von Opiaten und toxischen Stoffwechselprodukten im urämischen und diabetischen Symptomenkomplex. Es ist irrelevant, ob man hier von Blutgiften, Nervengiften oder Protoplasmagiften spricht. Eine Übertragung von Modellversuchen am Tier oder einzelnen Organ auf den ungemein komplizierten Mechanismus beim Menschen ist nicht ohne weiteres zulässig.

Von sog. inneren Faktoren im Mechanismus des Todes werden neben sog. Bildungsfehlern, die ein extrauterines Leben unmöglich machen, vor allem die sog. *Altersveränderungen* erwähnt. An anderer Stelle haben wir bereits darauf hingewiesen, daß der Automatismus des Herzens im Alter ebenso wie in der Jugend nur durch krankhafte Veränderungen zu stören ist. Davon, daß der Automat des Herzens unter natürlichen Bedingungen wie eine Uhr eines Tages langsamer geht oder stillsteht, kann keine Rede sein. Gewisse Beobachtungen scheinen dafür zu sprechen, daß im Alter eine geringere Leistung der nervösen

Leitungsbahnen besteht (s. S. 829f.), wofür z. B. der Atemtyp mancher Greise im Schlaf als Stütze dienen kann. Aber diese Leistungsminderung führt für sich allein ebensowenig zum Tode wie die gewöhnlichen Altersveränderungen des Herzens. Wenn RIBBERT auf Grund anatomischer Untersuchungen über die Veränderungen der Nervenzellen im Alter zu dem Schluß gelangt, daß der senile Tod meist ein Gehirntod sei, so wäre diese Auffassung vom physiologischen Standpunkt aus dahin zu modifizieren, daß im Mechanismus des Todes beim Hochbetagten möglicherweise Faktoren wirksam werden, die den Tod infolge *Störung des Reizautomatismus* begünstigen. Es ist daran zu denken, daß solche Faktoren in dem gleichen funktionellen Kreise liegen wie Leistungsänderungen, die der geminderten Ansprechbarkeit, der Temperaturregulation und anderer motorischer und vegetativer Funktionen beim Greise übergeordnet sind. An anderer Stelle wurde bereits darauf verwiesen, daß die Umstellung des funktionellen Systems beim Greise zu einem Hervortreten einer primitiven Leistungsverknüpfung, eines „Automatismus" führt, dessen Aufrechterhaltung für die Lebensführung des Hochbetagten notwendig ist. Nur Reize, die diesen Automatismus zu stören imstande sind — diese aber fast stets —, werden verhängsnisvoll. Kommt es also aus irgendwelchen Gründen zur Störung der Herzautomatie im engeren Sinne, so wird es nach dem Gesagten im höheren Alter schwieriger sein, Ersatzfunktionen zu mobilisieren, als in der Jugend. Sicheres hierüber wissen wir nicht. Immerhin sprechen therapeutische klinische Maßnahmen bei Alterskrankheiten in diesem Sinne, z. B. die prophylaktische Stützung des Kreislaufes durch im Herzen selbst ansetzende regulatorische Wirkungen bei Pneumonie und Operationen. Mehrleistungen des Herzens, die durch krankhafte Erscheinungen gefordert werden können, überlassen wir im Alter nicht dem natürlichen zentralen Ausgleich, sondern versuchen in der Peripherie eine Entlastung herbeizuführen.

Eine prinzipielle Verschiedenheit des Mechanismus des Todes im *Alter*, insbesondere aber ein sog. Altersmechanismus des Todes muß nach den bisher bekannten physiologischen Tatsachen für den Menschen bestritten werden. Der sog. „Herzschlag" des Greises, das ruhige Einschlafen des Hochbetagten ist wohl oft auf Verschluß von Coronararterien zurückzuführen. Bestehen *starke Gefäßveränderungen*, besonders von seiten der *Hirngefäße*, so genügt in ausgesprochenen Fällen oft schon ein kleiner, beinahe „physiologischer" Anlaß, um den verminderten Impuls des Zentralnervensystems auf die Herzautomatie aufzuheben. Die Sektion stellt dann mäßige Hirnateriosklerose, oft auch nur Altersveränderungen an den Ganglienzellen fest, eine anatomische „Todesursache" ist nicht recht zu finden; solche Fälle imponieren dann als Altersschwächentod oder „physiologischer Tod".

DOFLEIN[1]) hat den nervös bedingten Tod beim Menschen und bei höheren Tieren als die verfeinerte und höchste Form des Todes bezeichnet. „Hier hängt durch die Verbände des Nervensystems jene Einheit zusammen, welche wir das Individuum nennen." „Mit der Ausschaltung des Nervensystems geht bei den höchststehenden Tieren die Einheit des Zellstaates verloren." Diese Auffassung wurzelt ganz im Morphologischen und Lokalisatorischen. Wir nehmen heute an, daß die Einheit des Individuums nicht lediglich auf den Bindungen des nervösen Apparates beruht, daß die Beziehungen zwischen allen Organen, allen Geweben und Zellen und allen ihren Leistungen mannigfache sind, daß hormonale, chemische, osmotische bis hinauf zu den nervösen Kuppelungen und Austauschvorgängen bestehen. In diesem höchst differenzierten System der Form und Funktion ist, wie schon erwähnt, keine Leistung ohne Beein-

---

[1]) DOFLEIN: Zitiert auf S. 755.

trächtigung der Gesamtleistung des Individuums entbehrlich. Dem Nerven-system fällt hierbei wohl auch beim Menschen vor allem die Rolle zu, die Ver-bindung des Individuums mit der *Umwelt* herzustellen. Wenn im Mechanismus des Todes das Nervensystem vielleicht den wesentlichen Faktor darstellen soll, so wäre damit zugleich ausgesprochen, daß der Tod wesentlich von *außenher* in das geschlossene System eingreift.

Unter den im Mechanismus des Todes wirksam werdenden Hemmungen lebenswichtiger Funktionen spielt neben dem Kreislauf und der Atmung die *Elimination von Stoffwechselprodukten* eine wichtige Rolle. Relativ oft ist die pathologische Häufung solcher intermediärer Stoffe und die Unfähigkeit, sie abzustoßen, eine Hauptbedingung des Todes. Das gilt vor allem für den Tod im Anschluß an Nierenerkrankungen und Stoffwechselerkrankungen und an Verbrennung. Wie wir sahen, sind im eigentlichen Mechanismus des Todes alle diese Faktoren mehr sekundär wirksam. In gleichem Sinne läßt sich das für Störungen aller übrigen Leistungen des Organismus, vor allem auch der *psychischen* Funktionen annehmen. Für die Laienauffassung ist der plötzliche Verlust des Bewußtseins stets ein ominöses Zeichen; in den Mechanismus des Todes gehört die Aufhebung des Bewußtseins nur als Begleiterscheinung. Zweifel-los ist der Bewußtseinsinhalt des sterbenden Menschen im Mechanismus des Todes nicht gl ichgültig. Hierauf wird an anderer Stelle eingegangen (s. S. 886 ff.). Wir nehmen an, daß die Ganglienzellen des Gehirns besonders empfind-lich sind gegenüber Sauerstoffzufuhr. Die Störung dieser Zufuhr durch Auf-hebung der Atmung oder Verlangsamung des Herzschlages, ja jede plötzliche Veränderung der Blutverteilung bei inneren Blutungen und bei psychischen Erregungen kann durch Schädigung des Substrats des Bewußtseins zu Bewußt-losigkeit führen. Mosso[1]) hat gezeigt, daß die Abklemmung beider Carotiden beim Menschen vom augenblicklichen Bewußtseinsverlust gefolgt ist. Bekannt sind die Bewußtseinsstörungen im Verlauf schwerer Störungen der Reizleitung des Herzens (Adam Stokes), die besonders, wenn gleichzeitig Krämpfe auftreten, oft in der Klinik fälschlich als Zeichen echter Epilepsie aufgefaßt werden. Es ist klar, daß im Augenblick, in dem die Herztätigkeit aufhört, das Bewußt-sein schwindet[2]); dieser endgültige Bewußtseinsverlust ist ebenso wie das Auf-hören der Atmung für den Eintritt des Todes obligat. Im allgemeinen ist aber eine Trübung des Bewußtseins schon bei geringeren Störungen der Herztätigkeit, aber auch bei Atemstörungen aus zentraler Ursache vorhanden. Die therapeu-tische Anwendung des Morphiums, des Chloroforms und anderer Narkoticas beruht auf der Beeinflussung des empfindlichen Substrates des Bewußtseins.

Über das Wesen des sog. *Schocktodes* oder des Todes infolge psychischer Er-regungen und den in ihm wirksamen Mechanismus ist nicht allzuviel bekannt[3]), vermutlich kommt der Herzstillstand hierbei reflektorisch auf dem Umweg über das vegetative Nervensystem zustande. Daß hierzu eine besondere Organdisposition in einzelnen Fällen (Status thymico-lymphaticus) vorauszusetzen ist, darf be-stritten werden[4]), zumal bekannt ist, daß der Angstaffekt und erst recht die Steige-rung, die als „Schreck" imponiert, immer mit körperlichen Begleiterscheinungen

---

[1]) Mosso: Sulla circolazione del sangue nel cerebello dell Ruomo. Rom 1880.

[2]) v. Thanhoffer (Zentralbl. f. d. med. Wiss. 1875, S. 405) berichtet über einen lehr-reichen Zwischenfall bei einem Vagusdruckversuch mit einem seiner Schüler; es trat eine tiefe Bewußtlosigkeit ein. Auch Krehl betont die Gefährlichkeit solcher Versuche am Menschen.

[3]) Im Gegensatz hierzu gibt es eine sehr umfangreiche ältere Literatur zu diesem Thema; s. H. Fischer: Über den Schock. Volkmanns klin. Vortr. Bd. 10. Leipzig 1870. — Groe-ningen, G. H.: Über den Schock. Wiesbaden 1885.

[4]) Siehe S. 826.

verknüpft ist. Es ist danach durchaus verständlich, daß bei einer gewissen Konstellation der Schreck auch einmal reflektorisch zum Herzstillstand führen kann.

Im Mechanismus des Todes wirken schließlich, wie das letzte Beispiel schon zeigte, Bedingungen der allgemeinen physiologischen und psychischen Gesamtsituation mit; ein Teil solcher Faktoren wird in dem folgenden Abschnitt noch besonders gewürdigt werden. Bekannt ist, daß die meisten Menschen nachts bzw. gegen Morgen sterben, eine Erscheinung, die wohl mit den Tageschwankungen der Kräftelage in Zusammenhang zu bringen ist.

Für die verschiedenen *Todesarten* gebraucht man von alters her in der volkstümlichen Sprache eine ganze Reihe von besonderen Bezeichnungen: z. B. Ersticken, Ertrinken, Erschießen, Erwürgen, Verbluten, Erfrieren, Erhängen. Mit diesen Ausdrücken werden lediglich die nach außen stärker hervortretenden Begleitfaktoren eines *gewaltsamen* Todes bezeichnet. Eine Einordnung unter die physiologischen Faktoren des Mechanismus des Todes ist nicht schwierig. Von der Voraussetzung ausgehend, daß in den meisten Fällen Sauerstoffmangel im chemischen Sinne zum Tode führt, hat man auch in der physiologischen Ausdrucksweise den Tod häufig durch eine „Erstickung" des Organismus, der Organe, Gewebe und Zellen charakterisiert.

Mit dem endgültigen Stillstande des Herzens ist der Tod eingetreten, ist der Mensch zur *Leiche* geworden, das Individuum besteht nicht mehr. Die jetzt einsetzenden Prozesse an der Leiche gehören nicht mehr zu den Vorgängen des Sterbens des Menschen, der Nekrobiose. Die histolytischen und metamorphotischen postmortalen Veränderungen der Gewebe und Zellen folgen nur noch in den allerersten Stunden nach dem eingetretenen Tode physiologischen Normen. Bekannt ist, daß einzelne Erscheinungen der Nekrose von Organen und größeren Gewebsabschnitten sich gelegentlich als Partialtod auch am Lebenden finden.

Neben dem Auftreten der Leichenflecke infolge Änderung osmotischer Verhältnisse und Diapedese spielt vor allem die *Totenstarre* (Rigor mortis) als postmortale Erscheinung eine bedeutende Rolle. Wie der einzelne Muskel nach dem Ausschneiden aus dem Körper, so verfällt die gesamte Körpermuskulatur des Menschen 10 Minuten bis 7 Stunden — zumeist 3—6 Stunden — nach dem Tode in einen eigentümlichen Zustand der Starre [VOLKHARDT[1])]. Zuerst werden Hals- und Kopfmuskeln ergriffen. Die Haltung des ganzen Körpers bleibt, wie sie beim Tode gewesen ist, jedoch treten häufig noch Veränderungen auf, wenn einzelne Partien schneller als andere von der Starre ergriffen werden (z. B. Fechterstellung der Choleraleichen und Stellung der Leichen auf dem Schlachtfeld). Sehr lebhafte Muskeltätigkeit vor dem Tode, z. B. bei Krämpfen, bei Tetanus, Cholera usw., bedingt schnelle und intensive Starre; in gleichem Sinne wirkt Erhöhung der Temperatur. Die elektrische Erregbarkeit der Muskeln ist nach dem Eintritt der Starre im allgemeinen geschwunden, doch kann, wie MANGOLD[2]) zeigte, die elektrische Erregbarkeit unter gewissen Umständen noch erhalten bzw. wiederhergestellt werden. Die Starre bleibt 1—6 Tage bestehen und löst sich zuerst in den Muskeln, die zuerst betroffen waren. Der Starre folgt die Fäulnis[3]). Der Vorgang der Muskelstarre, der durch die Aufhörung der normalen Ernährung der Muskeln und durch beginnende „Erstickung" bedingt ist, wurde Ausgangspunkt für wichtige Untersuchungen der Muskelphysiologie

---

[1]) VOLKHARDT: Beitr. z. pathol. Anat. u. z. allg. Pathol. Bd. 62, S. 473. 1916.
[2]) MANGOLD: Pflügers Arch. f. d. ges. Physiol. Bd. 56, S. 103, 498; Bd. 182, S. 205. 1920.
[3]) Ältere Angaben, daß Föten vor dem 7. Monate nicht erstarren, wurden von LANGE (Zentralbl. f. Gynäkol. 1894, Nr. 48) und SEITZ (Volkmanns klin. Vortr. N. F. 1902, S. 343) widerlegt.

(Kohlenhydratumsatz, Milchsäurebildung, Eiweißgerinnung). Über die Beziehung der Starre zu den physiologischen Tonusvorgängen beim Menschen, insbesondere über etwaige Einwirkung nervöser Apparate, wissen wir noch nichts. Einzelbeobachtungen von Meirowsky[1]), Ewald und Willgerodt[2]) lassen es wünschenswert erscheinen, auf diesem interessanten Gebiet weiterzuarbeiten.

Einen Scheintod im eigentlichen Sinne gibt es beim Menschen ebensowenig wie ein sog. latentes Leben. Beschreibungen solcher Phänomene[3]) finden ihre Erklärung in einer besonderen Beobachtungseinstellung, wie sie z. B. auch heute noch unter gewissen Situationen im Kriege vorkommen können.

XI. Über das Erlebnis des Sterbens.
Physiologische Voraussetzungen der Affektlage des Sterbenden.

Mit der Schilderung der Teilvorgänge im Mechanismus des Sterbens ist das naturwissenschaftliche Problem des Sterbens des Menschen nach der heutigen Auffassung nicht erschöpft. Der Tod des Menschen bedeutet nicht nur ein endgültiges Aufhören einer Summe von Funktionen und Lebensäußerungen, sondern beim Sterben des Menschen erlischt das Individuum. Dem Vorgang des Sterbens des Menschen werden wir auch vom physiologischen Standpunkt des Menschen nicht gerecht durch die übliche Analyse des Vorganges in einzelne, durch Palpationen und optische Wahrnehmungen festzustellende Leistungsänderungen; *das Sterben als Ganzes ist eine Leistung des Individuums*, ist ein *Erlebnis*, an dessen Verständnis die reine Schilderung und Erklärung des Erlöschens von Teilfunktionen nicht heranreicht. Wenn auch die naturwissenschaftliche Methode ein solches Erlebnis vom Standpunkt der Erkenntnistheorie nie klären kann, so lassen sich doch in diesem Erlebnis gewisse psychische Begleiterscheinungen von außen her erfassen, deren Deutung durch Vergleich mit bekanntem einfühlbaren Erlebten das Verständnis des Erlebnisses des Sterbens immerhin fördern kann.

Das Sterben ist nicht nur ein Erlebnis für den Menschen, der mit dem Tode ringt, sondern Sterben wird auch erlebt in einem anderen Sinne, dann nämlich, wenn wir als Zuschauer den Tod eines anderen Menschen in einer eigenartigen Weise wahrnehmen. Diese besondere Art der Wahrnehmung drückt sich auch sprachlich aus. Wir stellen schwerste Krankheitssymptome, wie Bewußtlosigkeit, Herzschwäche, Atemlähmung in der Klinik fest, ohne damit ein Urteil über den Fortbestand des Lebens zu fällen. Daneben aber kennen wir sowohl in der Laiensprache wie im ärztlich wissenschaftlichen Sprachgebrauch Bezeichnungen, die, unabhängig von dem vorliegenden Krankheitsbilde die Krankheitslage in eine nahe Verbindung mit dem Ende des Lebens bringen. Es sind das Bezeichnungen wie Todeskampf, Agonie, Moribund; schließlich bedeutet ja auch der Ausdruck „Sterben" katexochen nichts anderes als eine besondere Definition des Gesamtkomplexes von Lebensäußerungen, die —

---

[1]) Meirowsky: Pflügers Arch. f. d. ges. Physiol. Bd. 78, S. 64. 1899.
[2]) Ewald und Willgerodt: Pflügers Arch. f. d. ges. Physiol. Bd. 63, S. 521. 1896.
[3]) Siehe A. W. M. van Hasselt: Die Lehre vom Tode und Scheintode Bd. I, S. 49. Braunschweig 1862. — Braid, J.: Observations of trance or human hybernation. S. 28 f. London 1850. Die in vielen populären Darstellungen, besonders aus dem Orient, geschilderten Vorgänge vom Überleben des Menschen unter „unphysiologischen" Verhältnissen sind bis heute aus naheliegenden Gründen (z. B. Heiligkeit religiöser Kulthandlung) nicht nachgeprüft und wohl auch ähnlich wie okkultistische Phänomene ungemein schwierig angreifbar; sie treten stets nur unter ganz besonderen Bedingungen auf, die eine vollkommen einwandfreie Beobachtung ausschließen.

unbeschadet ihrer Form und des Inhalts — eine Sonderbeziehung zum Tode haben.

Das Sterben, den letzten Akt des menschlichen Lebens, hat die naive Vorstellung des Naturmenschen, der Kult der Religionen und das System der Philosophen seit Jahrtausenden als ein Mysterium gefürchtet, verehrt, aber auch geleugnet und verspottet.

> „Vermesse dich, die Pforten aufzureißen,
> Vor denen jeder gern vorüberschleicht:
> Hier ist es Zeit, durch Taten zu beweisen,
> Daß Manneswürde nicht der Götterhöhe weicht;
> Vor jener dunklen Höhle nicht zu beben,
> In der sich Phantasie zu eigner Qual verdammt,
> Nach jenem Durchgang hinzustreben,
> Um dessen Mund die ganze Hölle flammt;
> Zu diesem Schritt sich heiter zu entschließen,
> Und wär' es mit Gefahr, ins Nichts dahinzufließen."
>
> (GOETHE, Faust I, 357.)

In der Tat sind die Versuche zur Überwindung der Todesfurcht nichts anderes als die Geschichte des menschlichen Denkens, der Zivilisation und Kultur.

Die physiologische Methode findet an dem Punkte ein Ende, an dem der Vorgang des Sterbens „hinter" die Erscheinungen des Lebens[1]) führt, in Gebiete, die nur einer metaphysischen bzw. erkenntnistheoretischen Betrachtungsweise zugänig sind. Immerhin kann das naturwissenschaftliche Denken in bestimmten Zonen näher an diese Grenze herankommen; das trifft besonders für das Gebiet der *Affektlage* des Sterbenden zu.

Schon die Vorstellung vom Sterben eines Menschen ist für das normale menschliche Empfinden immer gefühlsbetont, und zwar meist, insoweit nicht durch die Situation stärkere Affekte anderer Art hervortreten, nach der *depressiven* Seite hin. Der Gefühlsinhalt des Erlebnisses kann durch soziale Lage, Anlage, Alter, Lebensschicksal mannigfach bei vielen Menschen verschieden sein. Zugrunde liegen stets elementare physiologische Empfindungen, die Furcht und die Angst vor dem Tode. Über die physiologischen Grundlagen des Furchtgefühls wissen wir sehr wenig. Die Forschung hat sich im allgemeinen stets nur mit den krankhaften Äußerungen der Angst- und Furchtempfindung befaßt [ASCHAFFENBURG, LANGE, ZIEHEN, CRAMER, FORSTER u. a.[2])].

In einem Referat über die Angstpsychosen definiert HOCHE[3]) Angst und Furcht folgendermaßen: Das innerliche Wesen der Angst kann man nur durch eignes Erleben feststellen. Furcht ist ein allgemeinerer Begriff: Sie ist ein Unlustaffekt der Erwartung künftigen oder nahen Unheils. Sorge ist eine Dauerform der Furcht, oft mit spezifischen Nebenempfindungen. Furcht und Sorge kommen ohne jede Angstempfindung vor. Als Grauen wird die Furcht mit besonderer Erwartung, die sich auf die Qualität des Gefürchteten bezieht, d. h. auf Unheimliches, Unerklärliches, überwältigende Sinneseindrücke, quantitativ höchsten Schmerz. Auch das Entsetzen ist eine Abart der Furcht.

Angst ist ein gespannter Unlustaffekt der Erwartung, der nicht auf etwas Äußeres bezogen zu sein braucht, mit obligaten spezifischen körperlichen Empfindungen. In reinster Form werden die Sensationen als Beklommenheit bezeichnet. Der Angstaffekt nimmt in dem Maße ab, als die „hemmende" Funktion des Cortex mehr in den Vordergrund tritt. Daher unterliegen Kinder und Naturvölker viel mehr den Angstzuständen. Bei Katastrophen kommt es zu der Erscheinung der Kollektivangst (panischer Schrecken). Die körperlichen

---

[1]) S. Anm. 1, S. 754.

[2]) ASCHAFFENBURG: Allgemeine Symptomatologie der Psychosen, im Handbuch der Psychiatrie. Leipzig u. Wien 1915. — LANGE: Über Gemütsbewegungen. Deutsche Ausgabe. Leipzig 1887. Die Hauptgesetze des menschlichen Gefühlslebens. Leipzig 1914. — ZIEHEN: Psychologische Physiologie der Gefühle und Affekte. 1914; Verhandl. d. Ges. dtsch. Naturforsch. u. Ärzte 1903. — CRAMER: Allg. Zeitschr. f. Psychiatrie u. psychisch-gerichtl. Med. Bd. 47; Dtsch. med. Wochenschr. 1910, Nr. 32. — FORSTER: Über die Affekte. Monatsschr. f. Psych. u. Neurol. Bd. 19, 305. 1906.

[3]) HOCHE: 4. Jahresversamml. Dtsch. Nervenärzte, Berlin 1910; Dtsch. Zeitschr. f. Nervenheilk. Bd. 41. 1911.

Erscheinungen, die den Angsteffekt begleiten und wahrscheinlich hervorrufen, treten im Tierreich in viel stärkerem und ausgedehnterem Maße auf. Beim Menschen sind die Begleiterscheinungen der Angst zum Teil zurückgebildet, rudimentär.

Die *Angst* vor dem Tode ist ein Elementaraffekt, der bis zu ganz primitiven Formen der belebten Natur herunterreicht. Nur der Mensch kennt die *Furcht* vor dem Tode oder vor dem Sterben. In der ursprünglichen Form tritt die Angst in der Tierreihe bereits als Erstickungsangst auf in Begleitung der allgemeinen seelisch vermittelten Angst vor Vernichtung des Lebens — der „subjektiven Seite der bedrohten Tendenz zur Selbstbehauptung, die als objektive Erscheinung durch die ganze Natur hindurchgeht"[1]). Nach der psychiatrischen Erfahrung gibt es eine toxische und eine reflektorische Genese der Angst. Besonders hervorzuheben ist die Tatsache, daß von allen Affekten keiner so unverkennbar in engstem Zusammenhang mit körperlichen Erscheinungen steht wie die Angst[2]).

Daß der Unlustaffekt der Erwartung des Todes oder besser des Sterbens eine physiologische Erscheinung ist, die bei jedem Menschen vorgebildet ist, darf als Tatsache angesehen werden. Dieser Unlustaffekt findet dauernd Nahrung durch Beobachtungen, daß im Mechanismus des Sterbens selbst häufig *Angstaffekte* sich ausprägen.

Im allgemeinen hält man die Beobachtung und Feststellung einer Affektlage für einfach. Das gilt jedoch nur dann, wenn ein psychischer Kontakt mit der Beobachtungsperson möglich ist; in anderen Fällen, z. B. bei Geisteskranken sind die Feststellungsbedingungen sehr schwierig; das gleiche gilt aber auch bei „Ausnahmesituationen" beim Geistesgesunden bei Katastrophen, im Fieber und Rausch, vor allem aber auch — beim Sterben. Wir sind

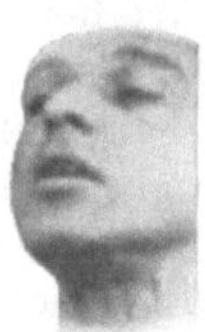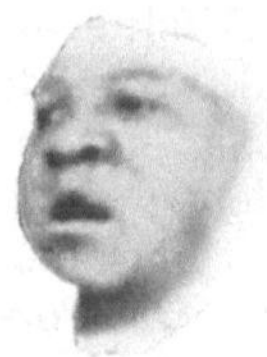

a   b

Abb. 99a u. b. *In der Mimik stark hervortretende Spannung, die als Entsetzen, Angst, aber auch nur gewöhnliche Spannung gedeutet werden kann.* Man beachte das Hervortreten der Adern am Hals, die gereckte Haltung des Kopfes, den offenstehenden Mund. Die Abbildungen wurden einer Photographie (Photoaktuell Berlin) entnommen, die die Zuschauermenge bei einem großen sportlichen Ereignis angesichts der nahen Entscheidung darstellt.

dann häufig lediglich auf Rückschlüsse aus der *Mimik* angewiesen. Wir können oft über die Qualität des Affektes, über den ihm zugrunde liegenden Inhalt nur vage Vermutungen äußern, selbst wenn an der Intensität affektiver physischer Leistungen kein Zweifel besteht. Der Ungeübte verfällt daher leicht der Täuschung. Wie die obenstehenden Abbildungen (99a u. b) zeigen, läßt sich beim mimischen Ausdruck eines Erwartungsaffektes über die Qualität der Affektlage oft nur sehr schwer etwas aussagen. Ähnliche Ausdrucksformen kann man beim Sterbenden häufig beobachten.

---

[1]) S. bei Aschaffenburg: Zitiert auf S. 887.

[2]) Über die wechselseitige Beziehung zwischen den körperlichen und psychischen Komponenten des Angstaffektes wissen wir nichts Sicheres, möglicherweise besteht keine Gesetzmäßigkeit; in vielen Fällen dürfte tatsächlich ein Circulus vitiosus vorliegen (Hoche), indem die körperlichen Symptome die psychischen, die psychischen die körperlichen steigern; s. auch bei Bechterew: Objektive Psychologie oder Psychoreflexologie 1913; Lehmann: Die Hauptgesetze des menschlichen Gefühlslebens 2. Aufl., S. 415. Leipzig 1914.

Entsprechend den auch im allgemeinen dem Angstgefühl zugrunde liegenden ursächlichen Faktoren sieht man Angstaffekte vor allem bei solchen Formen des Sterbens, in denen die Vorbedingungen für eine toxische Genese der Angst vorhanden sind, also vor allem beim sog. Erstickungstod. Voraussetzung ist allerdings, daß es sich um eine langsame Erstickung handelt. Die Zeitspanne der „Erstickung" kann dabei auf psychischem Wege retrograd verlängert werden, wenn irgendwelche mit dem körperlichen Akt an sich möglicherweise nicht zusammenhängende „Vorboten" oder „Vorbereitungen" in das Bewußtsein eintreten.

Wir gehen wohl nicht fehl, wenn wir den substantiellen Mechanismus für die Angstempfindung in nahe Beziehung zur vegetativen Zentrale am Boden des 4. Ventrikels bringen. Hierfür spricht vor allem die Tatsache, daß die den Angstaffekt begleitenden körperlichen Erscheinungen vornehmlich über das vegetative Nervensystem vermittelt werden: Schweißausbruch, Gleichgewichtsstörungen, vasomotorische Erscheinungen: fernerhin der Umstand, daß Angstaffekte auch bei großhirnlosen Wirbeltieren und niederen Tieren auftreten. Schließlich wissen wir ja auch, daß bei solchen Individuen, bei denen „infolge Fortfall von Hemmungen" ein Überwiegen der Leistungen des Hirnstammes gegenüber der Rinde vermutet wird — bei manchen Fällen von Geisteskrankheiten, bei Kindern, bei Greisen —, Angst besonders leicht und stark in Erscheinung tritt.

Bei schneller Lähmung des Atemzentrums — wie im Gefolge von Morphiumvergiftung, bei Narkosen, bei den Endzuständen des urämischen und diabetischen Komas — kommt es meist zur Bewußtlosigkeit, bevor der Angstaffekt einsetzen kann. Eine langsame Lähmung beobachten wir oft im Endstadium der Lungentuberkulose, bei manchen Pneumonien, vor allem auch bei Herz- und Gefäßerkrankungen, bei Peritonitis und inneren Blutungen. Hier tritt langsam die Insuffizienz des Atemzentrums ein, und hier sind die Vorbedingungen für die Entwicklung der Angst, besonders wenn kompensatorische und dekompensatorische Phasen der Sauerstoffzufuhr wechseln, gegeben. Besonders bekannt ist die „Todesangst" bei den sog. stenokardischen Anfällen im Verlaufe einer Aortitis, bei der sog. Angina pectoris; schon in der Bezeichnung „Angina" sehen wir eine Bewertung des subjektiven Faktors. Ist erst einmal auf toxischem Wege der Angsteffekt zur Auslösung gekommen, so kann er auch durch psychische und reflektorische Faktoren leicht reproduziert werden. FORSTER[1]) hat durch psychologische Untersuchungen nachweisen können, daß auch hochgradige Schmerzen, Reizung der serösen Häute reflektorisch Angst erzeugen können. Wir haben bei Bauchschußverletzten im Felde vielfach hochgradige Angstzustände beobachtet. Der Angstaffektzustand des Sterbenden ist das psychische Phänomen, das den als *Todeskampf* bezeichneten körperlichen Vorgang zu begleiten pflegt. Es ist verständlich, daß solche Angstzustände nicht lange bewußt erlebt werden können, da für gewöhnlich durch die zunehmende Intoxikation schnell eine Trübung des Bewußtseins eintritt. In manchen Fällen macht sich die Trübung des Bewußtseins anfangs in delirantem Verhalten bemerkbar, das eine Steigerung des Angstaffektes vortäuscht. Wir kennen Ähnliches im Beginn von Narkosen. Die höhere seelische Verarbeitung des Angstaffektes bei vollem Bewußtsein richtet sich nach dem seelischen Inhalt. In den Äußerungen des Sterbenden kommt vor allem die Klage über „Vernichtungsgefühl" zum Ausdruck, das als Beklommenheit bis zum Gefühl „nicht mehr weiter leben zu können", beschrieben wird. Diese Empfindung ist vermutlich von der gleichen Qualität wie das Gefühl bei einem stenokardischen Anfall, der überlebt wird[2]).

---

[1]) FORSTER: Zitiert auf S. 887.
[2]) Nach J. MACKENZIE soll das Gefühl des Zusammengeschnürtsein bei alten Leuten auf einem rein viscero-motorischen Reflex infolge Altersveränderungen beruhen. (Lehrbuch der Herzkrankheiten, 2. deutsche Aufl. von J. ROTHBERGER, Berlin 1923.)

Neben der ausgesprochenen Unlustempfindung, der Angst, finden wir aber in vielen Fällen beim Sterbenden bzw. in der dem Tode vorausgehenden Zeitspanne auch eine entgegengesetzte Affektlage — von einer ruhigen, zufriedenen Stimmung bis zu ausgesprochenen Lustempfindungen. Man bezeichnet diese Affektlage als *Euphorie* des Sterbens. Die Genese des Lustgefühls ist wesentlich schwerer aufzudecken wie die der depressiven Stimmungslage; immerhin scheint so viel sicher, daß die Euphorie wie die Todesangst in sehr vielen Fällen *toxischen* Ursprungs ist. Man darf wohl annehmen, daß die Euphorie mancher Sterbenden qualitativ das gleiche ist wie das Lustgefühl, das durch Lachgas, Morphium, Alkohol sich in der bekannten Weise kundtut. Aschaffenburg[1]) führt das Lustgefühl im allgemeinen auf eine Erleichterung der Bewegungsantriebe zurück. Wir hätten dann ganz ähnliche Verhältnisse, wie sie bei den angenehmen Empfindungen in einem warmen Bade oder im Fieber vorkommen. In der Tat schildern uns ja auch die Sterbenden häufig, daß sie sich „erleichtert" fühlen, daß sie ein Glücksgefühl durchströmt. Auch das Mienenspiel wird lebhafter, das Denken scheint erleichtert. Aus Schilderungen wiederbelebter Ertrinkender, abgestürzter Bergsteiger und Flieger hören wir häufig, daß in den „vermeintlichen letzten Momenten" sich die Vorstellungen in phantastischer Form aneinanderreihen, wenn auch Angaben, daß solche Personen im Angesicht des Todes ihr ganzes Leben kaleidoskopartig noch einmal durchlebt haben, wohl in das Reich der Fabel gehören. Immerhin verstehen wir zum mindesten den Vorstellungsablauf aus der Ähnlichkeit mit Beobachtungen, die man bei Opium- und Haschischvergiftungen gemacht hat. Die Erleichterung der Bewegungsantriebe ist wohl nicht die einzige Ursache der Euphorie. Oft ist „ein Bewegungsdrang gar nicht vorhanden, sondern eher ein Gefühl, sich nicht zu bewegen zu brauchen" [Aschaffenburg[1])].

Eine Selbstbeobachtung ergab folgendes: Nahm ich, um durch akustische Reize nicht gestört zu werden, vor dem Schlafen kleine Mengen Eukodal, so trat in relativ kurzer Zeit ein Lustgefühl auf, das ich vor allem als Entspannung und Erleichterung empfand. Auffallend war mir aber, daß in diesem Stadium die akustischen Störungen, die ich nicht hören wollte, intensiver wahrgenommen wurden, ohne daß sie eine Reaktion in mir hervorriefen. Trotzdem ich die Geräusche deutlicher hörte, „störten" sie mich nicht mehr. Ich hatte das Gefühl, auf sie nicht mehr reagieren zu brauchen.

Wie nahe verwandt die Euphorie auf toxischer Grundlage beim Sterbenden den Angstaffekten ist, wird durch den außerordentlich schnellen *Umschlag der* frohen und zufriedenen Stimmung in Depression und heftigste Angst erwiesen[2]). Sicher ist der euphorische Zustand wesentlich labiler als die entgegengesetzte Stimmungslage.

Im Mechanismus der Euphorie wirken nicht nur motorische Momente mit, es scheint, daß in vielen Fällen psychogene Faktoren sich geltend machen. Nach qualvollen Leiden, unerträglichen Schmerzen tritt gegen das Ende zu eine Bewußtseinstrübung auf, in der Schmerzen weniger empfunden werden. Bei der Erleichterung brauchte es sich dann durchaus nicht um eine echte narkotische Wirkung zu handeln. Ähnliches beobachtet man bei der Abstumpfung der Wahrnehmung in langdauernder Lebensgefahr, wie sie fast jeder Feldzugsteilnehmer an der Front erlebt hat. Die Umwelt versinkt bei stärksten Spannungen. Statt von Euphorie wird man allerdings in solchen Fällen besser von *Apathie* — womit das Fehlen eines ausgesprochenen Affektes sowohl nach der depressiven wie nach der gehobenen Seite hin bezeichnet wird — sprechen müssen.

---

[1]) Aschaffenburg: Zitiert auf S. 887.
[2]) Bekannt ist die künstlerische Verarbeitung dieses Phänomens in dem Schauspiel des Dichters und Arztes. Arthur Schnitzler: Professor Bernhardi. S. 184.

NOTHNAGEL[1]) sieht in der Tatsache, daß gerade die schrecklichsten Qualen beim Erstickungs-, Verbrennungs- und Zerschmetterungstode durch ein sanftes Sterben beendet werden, ein Gesetz der Ausgleichung. Wir glauben, daß auch diese teleologisch als Ausgleichung angesprochenen Vorgänge im Grunde — wenn auch nicht ausschließlich — auf chemische Wirkungen zurückgeführt werden können.

Die Frage, wann und unter welchen Bedingungen es mehr zu depressiven, wann zu euphorischen Situationen kommt, ist vorerst nicht zu entscheiden; es scheint, daß beide Wirkungen durch die gleichen chemischen Agentien ausgelöst werden können. Momente, die möglicherweise hierbei den Ausschlag geben, sind: Quantitätsdifferenzen, Änderungen der Angriffspunkte, Variationen im Sinne von indirekten oder direkten Wirkungen, ein potenzierender Synergismus, wie ihn W. LIPSCHITZ[2]) im Wirkungsmechanismus der Blutgifte an einzelnen Beispielen erörtert, schließlich die Art der chemischen Bindung im Stoffwechsel. Vielleicht können Narkoseversuche bzw. Berichte über Narkoticavergiftungen an ausgesuchten Versuchspersonen hier noch weiterführen.

Die Bedeutung der Affektlage für das Erlebnis des Sterbenden bringt es mit sich, daß der *Tod im hohen Greisenalter* entsprechend den an anderer Stelle beschriebenen normalen Änderungen des Affektlebens modifiziert ist. Die geringere Ansprechbarkeit der Affektivität läßt erwarten, daß „Angstaffekte" wie auch Euphorie in ihrer Intensität und ihren Formen sich bei sterbenden Greisen weniger deutlich geltend machen. In der Tat verläuft das Sterben im höchsten Alter im Gegensatz zur Jugend affektärmer. Der Greis stirbt zumeist friedlich, ohne Todeskampf, er „löscht aus". Hier — in dem scheinbaren Mangel eines Widerstrebens gegen den Tod liegt eine psychologische Wurzel für die Annahme des physiologischen Todes. In Wirklichkeit ist dieses Sterben nicht „physiologischer" als jedes andere. Nur die äußere Erscheinung, die von der Motorik und der Affektlage abhängig ist, ist eine andere.

Es ist nicht wahrscheinlich, daß es außer diesen mit dem körperlichen Zustand auf das innigste verknüpften seelischen Vorgängen beim Sterbenden noch eine besondere Art psychogener Todesangst gibt[3]). Jedenfalls hat eine solche Todesfurcht mit dem Erlebnis des Sterbens nichts zu tun. Wäre es anders, so müßte beispielsweise der zum Tode Verurteilte vor der Hinrichtung schon gewissermaßen als ein Sterbender in seinem äußeren Verhalten anzusprechen sein. Das ist aber keineswegs der Fall, wenn es auch manchmal aus Todesangst zum Kollaps kommen mag. Andererseits wissen wir doch, daß ohne ernstere Veranlassung aus psychischen Gründen schwerste körperliche Angstsymptome auftreten können, z. B. in der Haft, im Examen, in Gefahren (vgl. die sog. kriegsneurotischen Erscheinungen). Damit hat aber die physiologische Todesangst, die natürliche Affektlage beim Sterben, nichts zu tun.

Viele Menschen sterben *ohne Agonie*, ohne die eigenartigen körperlichen Veränderungen, die dem Tode nach Krankheiten vorauszugehen pflegen. Der Tod durch plötzliche mechanische Einwirkungen, mancher Tod durch Gefäßverschluß (embolischer Verschluß einer Coronararterie oder Hirnarterie)

---

[1]) NOTHNAGEL: Zitiert auf S. 755.

[2]) LIPSCHITZ: Ergebnisse der Physiologie, hrsg. von ASHER und SPIRO, Bd. XXIII. 1924.

[3]) Daß die Durchführung religiöser Kulteinrichtungen den „seelischen Inhalt" des Sterbenden bei bestehendem Bewußtsein beeinflussen, ist selbstverständlich; dasselbe gilt von anderen Eindrücken, die durch das Verhalten der Umgebung des Sterbenden hervorgebracht werden.

gehört hierher. Diese Fälle sind — wie das schon S. 884 — erörtert ist, natürlich nur *scheinbar momentane* Ereignisse. Je nach dem Sitz der mechanischen Gewalt oder des Verschlusses werden Herztätigkeit bzw. Atmung sehr schnell aufgehoben. In solchen Fällen tritt die Bewußtseinstrübung so schnell auf, daß ein *Erleben des Vorganges nicht zustande kommt.* Es sind Fälle bekanntgeworden, in denen der Patient, wie er nach Wiederherstellung versicherte, die Loslösung eines Thrombus bei der Embolie „gespürt" haben will. Meist gehen nach Bewußtseinsverlust Puls und Atmung noch eine kurze Zeit weiter. Die Atmung hört zuerst auf, dann die Herztätigkeit. Für manche Fälle genügt zur Erklärung der Bewußtlosigkeit die Annahme einer Kohlensäureüberladung wichtiger Gehirnbezirke. In vielen Fällen, insbesondere da, wo das Zentralnervensystem, sei es in der Medulla oder in höheren Abschnitten, direkt betroffen wird, tritt ein Schock ein. Der durch tödlichen Kopfschuß Getroffene stürzt sofort bewußtlos zusammen, der durch Herzschuß Verletzte kann unter Umständen noch kurze Momente Zeichen psychischer Leistungen darbieten. Der Ausdruck „Apoplexie" bezeichnet den plötzlichen Eintritt vollkommener Bewußtlosigkeit; der Betroffene schlägt hin. Gerade das Beispiel des oft als Typus eines echten Gehirntodes bezeichneten Sterbens nach Kopfschuß oder Apoplexie im engeren Sinne zeigt, daß der *Bewußtseinsverlust* zwar beim Sterben *obligat,* aber als Signum mortis ohne Bedeutung ist. Ein bewußtloser Apoplektiker, dessen Herd nicht gerade ein lebenswichtiges „Zentrum" betrifft, kann viele Stunden, Tage, ja bei geeigneter Pflege auch über eine Woche geregelte Atmung und Herztätigkeit aufweisen; er stirbt schließlich nicht an seinem Schlaganfall, sondern an der begleitenden Lungenentzündung, die eine Folge der Bewußtlosigkeit ist. Gelingt es, einen Selbstmörder, der Morphium eingenommen hat, durch alle möglichen Reize wachzuhalten und dadurch die langsam einsetzende Bewußtseinstrübung, den „Schlaf", aufzuhalten, so kann eine Rettung erfolgen. Völliger Bewußtseinsverlust ist der Ausscheidung des Giftes hinderlich.

Nach allem läßt sich sagen, daß beim *Erlebnis des Sterbens* stets *Veränderungen der Psyche* eintreten, die beim *plötzlichen Tod durch Verlust des Bewußtseins, beim langsamen Sterben* durch *eine Veränderung der Affektlage mit zunehmender Trübung* und *schließlichem Verlust des Bewußtseins gekennzeichnet sind. Der Augenblick des Todes selbst, d. h. das Aufhören der Herztätigkeit, kann nach unseren heutigen physiologischen Vorstellungen wohl nicht bewußt* „erlebt" *werden.*

Für das Verständnis des Erlebnisses des Sterbens ist die Würdigung jener besonderen Todesform noch kurz erforderlich, bei der das Individuum selbst mit Vorsatz das Sterben herbeiführt. Und doch dürfte der affektive psychische Inhalt des *Selbstmörders* auch bei äußerst depressiver Verfärbung mit der Affektlage des an einer Krankheit Sterbenden nicht ohne weiteres zu vergleichen sein. Das gilt selbstverständlich für die Zeit vor der Ausübung des Suicides. Es fehlen vor allem die körperlichen Begleiterscheinungen des Sterbens vor dieser Zeit. Anders ist es bei den Fällen, bei denen im Delirium unter den Zeichen der höchsten Atemnot der Pneumoniker aus dem Fenster springt oder ein Patient mit Angstpsychose Selbstmord beginnt.

Für gewöhnlich setzt die Überwindung der physiologischen Todesfurcht starke Affekte voraus. Nach den Forschungen Pfeiffers ist der Selbstmord als eine der Veranlassung inäquate Affekthandlung anzusprechen, bei der in einem relativ sehr hohen Prozentsatz eine organische Gehirnveränderung nachweisbar ist. Auch Hoche[1] weist darauf hin, daß der Selbstmord in den meisten

---

[1] Hoche: Vom Sterben. Jena 1919.

Fällen einen Rechenfehler bedeutet: eine „Überschätzung der Episode". Der auf kühler oder nüchterner Beobachtung aufgebaute sog. „Bilanzselbstmord" ist außerordentlich selten. Diese Haltung zu dem Eingriff zeigen fast nur Geisteskranke, besonders schwere Depressionen, bei denen die rücksichtslose beharrliche Art der Durchführung auf einen Fortfall der starken, bei Normalen vorhandenen „Hemmungen" hindeutet. Hierfür spricht auch die Tatsache, daß in der Altersskala, wie eine neue Hamburger Statistik von SIEVEKING, KOOPMANN und BOETTIGER[1]) ergibt, der Zeitraum zwischen dem 70. und 80. Jahre die meisten Selbstmorde aufweist. In diesem hohen Alter ist das Affektleben zwar gewöhnlich ärmer, aber die Neigung zu Psychosen am größten. Im übrigen darf bei Beurteilung statistischer Daten bei Selbstmord das *Gesetz der kleinen Zahlen* nicht außer acht gelassen werden. In allen Statistiken fehlen Angaben über *Selbstmordversuche*, die gewiß viel häufiger sind als erfolgreiche Suicide. Noch viel häufiger aber als der Selbstmordversuch ist der Wunsch zu sterben, das heißt tot zu sein. Dieser Wunsch zu sterben, ist etwas Typisch-Menschliches. Nicht der Tod, d. h. das Nichts, wird gefürchtet, sondern der Übergang vom Leben zum Tode, „der Durchgang, um dessen Mund die ganze Hölle flammt".

Das Verhältnis zum Tode ist eine Funktion der individuellen Persönlichkeit, Es wird entscheidend durch Charakter, Schicksal und Lebensführung bestimmt. Jedes Schematisieren ist hier verfehlt. Von einem primitiven „Vorbeischleichen" an dem Gedanken des Todes, einer „Abreaktion", einer Vogelstraußpolitik ist ein weiter Schritt bis zur Philosophie eines SCHOPENHAUERS, die bekanntlich eine einzige Abwehr der Todesfurcht des großen Pessimisten darstellt. Wenn HOCHE ausspricht, daß die Menschen im Durchschnitt viel anständiger sterben als sie es sich selber zugetraut hätten, so deutet das auf einen gewissen *Ausgleich im tatsächlichen Erleben des Sterbens hin;* dieser Ausgleich dürfte wesentlich *durch die körperlichen Begleiterscheinungen und die hierzu adäquate Affektlage bedingt sein.*

Unter ganz bestimmten Verhältnissen, die in jedem Falle verschieden liegen, ist es möglich, von außenher die körperlichen Erscheinungen des Sterbens zu modifizieren und hierdurch beim Vorherrschen depressiver Affekte das Sterben zu erleichtern. Die *Euthanasie*, die Kunst sanft sterben zu lassen, darf aber nie eine Verkürzung des Lebens bedeuten. Es wird sich fast immer nur darum handeln, die der tödlichen Krankheit anhaftenden Qualen zu mildern bzw. zu beseitigen, indem der Affektzustand des Sterbenden gemäßigt wird. In der Stellung zum Erlebnis des Sterbens erweist sich in der Praxis zumeist der Grad der ärztlichen Ethik. Ein guter Arzt wird in dem Widerstreit zwischen der ersten ärztlichen Pflicht, das Leben zu erhalten und dem menschlichen Mitfühlen für seinen Kranken eine Entscheidung treffen können, die er vor seinem Gewissen verantworten kann, und durch die er andererseits die „Schrecken des Todes" bei den ihm anvertrauten Kranken auf ein Minimum herabsetzen kann. Eine juristische Erörterung der Frage der Euthanasie hat NOTHNAGEL[2]) mit Recht als Mißverständnis bezeichnet.

---

[1]) SIEVEKING, KOOPMANN und BOETTIGER: Dtsch. med. Wochenschr. 1925.

[2]) NOTHNAGEL: Zitiert auf S. 755. Solche juristische Bearbeitungen der Frage liegen auch in neuerer Zeit aus allen Kulturstaaten in größerer Anzahl vor. Am bekanntesten geworden ist die Schrift von BINDING und HOCHE. Die Freigabe der Vernichtung lebenunwerten Lebens, Leipzig 1920. Sie hatte auch parlamentarische Aktionen im Gefolge und fußt auf der Mentalität der Kriegs- und Nachkriegszeit (vgl. das Referat von GAUPP: Deutsche Strafrechtszeitung 1920, S. 322).

XII. Zusammenfassung.

Vom Standpunkt der normalen und pathologischen Physiologie des Menschen aus gesehen, ergibt sich, daß „Altern" und „Sterben" als Entwicklungsphasen im Leben des Menschen nur bedingt und zeitweise zusammen ablaufen. Die Phase des Sterbens wird beim Menschen in jedem „Individualzyklus" [Harms[1])] einmal mit Notwendigkeit durchlaufen; wo dieser Punkt liegt — nahe dem gattungsgemäß „normalen" Nullpunkt der Entwicklungskurve —, das hängt vom Schicksal des einzelnen Individuums ab. Früheres oder späteres Sterben, steiler oder flacher Abfall der Entwicklungskurve auf das Nullniveau geben dem individuellen Zyklus das besondere Gepräge. Die Phase des „Alterns", der Involution wird nicht in jedem Individualzyklus effektiv, dann nämlich nicht, wenn das Individuum an einem Punkte, der nicht weit vom Ausgangspunkt der Entwicklungskurve gelegen ist, in die Phase des Sterbens eintritt. Unter den gegenwärtigen Verhältnissen — wahrscheinlich seit historischer Zeit — sterben mehr Menschen vor dem Eintritt in das „Alter", in die Involutionsphase im physiologischen Sinne, als innerhalb einer Involutionsphase oder gar an einem (hypothetischen) natürlichen Ende dieser Kurvenperiode. Wir sahen, daß *ein gemeinsamer Ablauf von Altern und Sterben zum „Phasenwechsel" des Todes* — wie ihn die allgemeine Biologie und auch teilweise die Erkenntnistheorie als logisches Postulat aufstellen —, daß ein physiologischer Tod für den Spezialfall des Menschen aus den Tatsachen der normalen und pathologischen *Physiologie nicht* festgestellt werden kann.

Der Vorgang des Alterns entspricht einer fortschreitenden *Änderung* der funktionellen und strukturellen *Gesamtsituation* des menschlichen Individuums. Es gibt kein Altern der Organe im eigentlichen Sinne, noch weniger ein solches der sog. Organfunktionen. Lediglich die kausalanalytische Betrachtungsweise, die die Physiologie des Menschen wie jede Methode der Naturwissenschaft anwendet, bedingt es, daß für gewöhnlich aus Veränderung von Organstrukturen und aus Teilfunktionen auf einen Vorgang des Alterns abstrahiert wird. Dabei erhalten Veränderungen der Struktur und Leistungen den Wert von Alterszeichen nur durch die besondere Beziehung zur Gesamtsituation, zur „Feldstruktur" im Sinne moderner psychologischer Anschauungen [Wertheimer, Köhler[2])]. Es darf geradezu als physiologischer Beweis für die Richtigkeit einer solchen Auffassung gelten, daß sich die als Alterszeichen geschilderten Veränderungen von Leistungen und Struktur in nichts Wesentlichem von unter anderen besonders pathologischen Bedingungen entstandenen Änderungen ihrer Erscheinung unterscheiden. *Es gibt keine „absoluten" Alterszeichen;* das gilt für die Bindegewebsvermehrung, für Pigmenteinlagerung wie für Änderungen der Motorik und des Affektlebens. Sehr häufig definieren wir „Alterszeichen" durch *Wachstumszeichen.* Für die morphologische Betrachtungsweise sind „Wachstum und Altern" Teilerscheinungen des übergeordneten Prozesses der Entwicklung, die sich nur dem inneren Wesen nach, und zwar hauptsächlich im Ziele, aber nicht zeitlich unterscheiden" [Rössle[3])]. Vom physiologischen Standpunkt aus gesehen, gibt es nicht Lebensstadien „fast reinen Wachstums" und „fast reinen Alterns". *Altern ist die Entwicklung des Individuums in der Zeit; Wachstum ist die Entwicklung des Individuums im Raume.* Hiergegen spricht nicht, daß man in übertragenem Sinne vielfach vom „Wachstum" psychischer Leistungen spricht. Die erkenntnistheoretische Einstellung zum Problem der Räumlichkeit des Psychischen wird hierdurch nicht berührt.

---

[1]) Harms: Individualzyklen als Grundlage für die Erforschung des biologischen Geschehens, zitiert auf S. 759.

[2]) Wertheimer und Köhler: Dtsch. med. Wochenschr 1924, S. 1269.

[3]) Rössle: Zitiert auf S. 758.

Jede physiologische Auffassung, daß das Altern des Menschen von einem bestimmten Organe ausgeht, darf als *Arbeitshypothese* nur in einem engen Rahmen gelten. In praxi beruhen viele dieser Theorien auf Trugschlüssen; das bezieht sich ganz besonders vom Standpunkt der heutigen Physiologie aus betrachtet, auf die Bedeutung, die den *endokrinen Drüsen* im Ablauf des Alterns vielfach zugeschrieben wird[1]). Die endokrinen Drüsen sind vor allem *Wachstumsorgane*; das Ergebnis ihrer besonderen Leistungen scheint für die *Form* und *Gestalt* des Individuums von wesentlicher Bedeutung zu sein. *Nur insoweit aus Wachstum und äußerer Form auf Altern, Reife und Involution geschlossen* werden kann, hat das endokrine System besondere Bedeutung für den Alternsvorgang. Die endokrinen Organe selbst altern im übrigen mit den anderen Organen gemeinschaftlich.

Die Frage nach der Ursache des Alterns ist vom naturwissenschaftlichen und besonders vom Standpunkte der menschlichen Physiologie aus nicht zu beantworten; sie ist von gleicher Qualität wie die Frage nach der Ursache des Lebens und des Wachstums. Wir wissen nicht, warum die Kurve der individuellen Entwicklung eine absteigende Tendenz hat; gelegentlich können wir im Einzelfall aussagen, welche besondere Konstellation ihre plötzliche Unterbrechung hervorgerufen hat. Es gibt keinen Zentralort des Alterns; *Altern bedeutet eine Änderung der Gesamtsituation.* Als das wichtigste Ergebnis der Alternsforschung beim Menschen ergibt sich bisher, daß, je nach der Stellung einzelner Funktionen im „Felde" der normalen und pathologischen Gesamtleistung, auch der Involutionsvorgang von ihnen beeinflußt wird. Nach neueren Anschauungen und Ergebnissen der klinischen und physiologischen Forschung wird hier das Interesse besonders auf Leistungen gelenkt, die in eine besondere Beziehung zum Hirnstamm bzw. zur Medulla oblongata und den Zentralganglien gebracht werden. Von solchen Leistungen sind zu nennen: Funktionen des Muskeltonus, der Motorik, der Temperatur- und Atmungsregulation, der Vasomotoren, der äußeren Drüsensekretion, der inneren Sekretion, des vegetativen Nervensystems, der Affekte. Es hat den Anschein, als wenn die involutive Änderung der Gesamtsituation in dem Sinne erfolgte, daß die Gesamtleistung der für das Leben besonders wichtigen sog. *vegetativen* somatischen und psychischen Funktionen (ein Funktionskreis, der nach dieser Auffassung den Kern des individuellen Lebens näher umgreift) sich in der Gesamtleistung des Alternden *stärker abzeichnet* als andere akzidentelle Leistungen der Persönlichkeit. Dadurch erscheinen viele Leistungen des Greises *starrer, eindeutiger, automatischer* als in früheren Lebensperioden Der Automatismus, der auch in anderen Phasen zugrunde liegen dürfte, aber durch akzidentelle Leistungen je nach dem Ausdruck „verdeckt", „gehemmt", „ersetzt" ist, tritt in der Gesamtsituation des alternden Menschen mehr und mehr hervor. Deshalb hat die physiologische Gesamtsituation im höchsten Alter oft eine gewisse Ähnlichkeit mit der Situation im frühesten Kindesalter.

Eine solche Hypothese läßt sich anschaulich durch die folgenden 3 Diagramme darstellen. Im frühesten Kindesalter ist danach die Gesamtsituation dadurch charakterisiert, daß der vegetative oder automatische Funktionskreis, soweit er ausgebildet ist, sich aus der kindlichen Gesamtsituation heraushebt; der äußere Kreis der akzidentellen Leistungen, die mit zunehmendem Wachstum an Bedeutung gewinnen, ist noch nicht geschlossen; hier bestehen noch alle Möglichkeiten der Entwicklung. Im Reifestadium ist der Schluß der Persönlichkeit in körperlicher und psychischer Beziehung vollendet. Es besteht ein Höhestadium der Leistungen; akzidentelle Faktoren und vegetative Faktoren sind voneinander nicht abzugrenzen. Es herrscht ein weitgehender „Ersatz" von Funktionen. Das rein

---

[1]) Wir können deshalb Harms, soweit es den Menschen betrifft, nicht beistimmen, wenn er ausführt: „Die Ursache des Seniums liegt im Versagen der inkretorischen Drüsen und im allmählichen Zugrundegehen der Ganglienzellen des Hirns und Rückenmarks und der Sinneszellen."

Vegetative tritt zurück. Im Alter tritt wieder eine Vorherrschaft des „inneren Kreises" ein; die Grenze von vegetativer und akzidenteller Leistung zeichnet sich schärfer ab. Während auch der äußere Kreis geschlossen ist, erscheint ein Teil der Leistungen als rudimentärer Anhang (sit venia verbo). Es tritt eine *Kernverdichtung* in unserem Schema auf. Es bedarf kaum eines Hinweises, daß mit diesen Kreisen nichts Räumliches, auch nichts über die Größe und Qualität von Funktionen gesagt sein soll. Es sind lediglich Anschauungsbilder der Gesamtsituation. Als solche lassen sie sich aber vielleicht auch zur Verdeutlichung nicht nur des speziellen Altersproblems beim Menschen, sondern auch von einem allgemein biologischen und physikalischen Standpunkte verwerten.

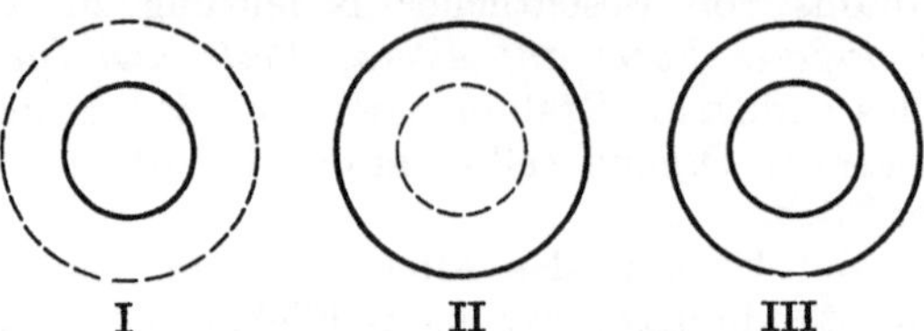

Abb. 100. Physiologische Gesamtsituation im frühesten Kindesalter (I) zur Zeit der Reife des „Schlusses der Persönlichkeit" (II), im Greisenalter (III).

In der allgemeinen Biologie wird Altern und Sterben oft identifiziert; man spricht von Absterben und meint Altern, man deutet „nekrobiotische" Vorgänge als Alterserscheinungen. Für den Menschen ist eine Wesensverbundenheit von Altern und Sterben aus den Tatsachen nicht festzustellen.

Für das physiologische Verständnis des Vorgangs des Sterbens ist die an immer mehr Beispielen nachzuweisende Tatsache enger vielfacher Verknüpfung körperlicher und seelischer Leistungen von großer Bedeutung. Es wurde versucht, dies am Sonderfall der „Affektlage" des Sterbenden darzulegen. Der Vorgang des Sterbens spielt in allen naturwissenschaftlichen, philosophischen und religiösen Erörterungen des sog. *Leib-Seele-Problems* eine wichtige Rolle. In einer physiologischen Betrachtung des Sterbens tritt diese Fragestellung nicht auf. Die Unterscheidung zwischen Seele und Körper in diesem Zusammenhang knüpft letzten Endes immer an die naive Vorstellung an, daß mit dem Tode die Seele den Leib verläßt, der dann zerfällt. Hierin liegt dann ein Trugschluß, wenn unter Seele vor allem die Psyche (die höheren seelischen Funktionen des Individuums) verstanden wird. In der Tat ist es doch so, daß der Tod das Aufhören der gesamten Leistungen des Individuums, der sog. körperlichen wie psychischen bedeutet. In der Leiche fehlt die *Leistung des Individuums*.

Nur mit den Erscheinungen dieser Leistung kann sich die physiologische Betrachtung befassen, bis zum Zeitpunkt ihres Aufhörens darf sie vordringen; was „hinter" den Erscheinungen der Gesamtleistung des Individuums liegt, ist Gegenstand der Metaphysik und Erkenntnistheorie. Hierzu wird man je nach der Weltanschauung irgendwie vom vitalistischen oder mechanistischen Standpunkt Stellung nehmen können. Die Physiologie kann sich nur an die Tatsachen halten, die die Erscheinungen des Lebens — das Leben vorausgesetzt — bieten. Das „Vorauszusetzende", „Problematische", „Geheimnisvolle", „Wunderbare" liegt in der sog. *seelischen* Leistung ebensowenig und ebensoviel wie in der *„primitivsten" sog. körperlichen Leistung*, die am lebenden Organismus in Erscheinung tritt, und die die Leiche nicht mehr besitzt. Das Problem ist das *Leben selber*.

Für eine physiologische Darstellung des Alterns und Sterbens beim Menschen besteht die besondere Kategorie des *krankhaften Geschehens*. Nach unserer heutigen Kenntnis gibt es kein Sterben des Menschen ohne krankhaftes Geschehen. Das Pathologische ist in seiner Erscheinung eng verknüpft mit dem Sterben; möglicherweise wird man dies bei zukünftigen Definitionen zu berücksichtigen haben, um so mehr als der Begriff des Normalen immer mehr zu zerfließen scheint[1]). Weiterer Ausbau physiologischer Altersforschung beim Menschen verspricht besonders wertvolle Ergebnisse für *Konstitutionslehre* und Syzygiologie und ihre Beziehungen zur Pathologie. Es ist vielleicht kein Zufall, daß — wie KREHL[2]) früher einmal betont hat — „in der Kinderheilkunde in Deutschland zuerst die alten Begriffe der Konstitutionspathologie, der Diathese und der Disposition" wieder aufgenommen wurde. Früher, solange man in der „Konstitution" vor allem genotypische und morphologische Faktoren wirksam werden sah, schienen natürlich die Möglichkeiten zur Erforschung dieser Konstitution beim kleinen Kinde leichter gegeben als beim Erwachsenen. In einem gewissen Gegensatz hierzu verlangt der moderne erweiterte *Konstitutionsbegriff* Lösungsversuche in *jeder Phase der Entwicklungskurve* des Menschen. Berücksichtigen wir die bisherigen Ergebnisse der physiologischen Alternsforschung beim Menschen, so bietet sich die Aussicht, daß gerade das Studium der Involutionsperiode bzw. des Mechanismus der in ihr gegebenen veränderten Gesamtsituation der Struktur und Leistung des Individuums die Lösung wichtiger Probleme der Konstitutionslehre in der Zukunft ermöglichen wird.

---

[1]) Hiermit im Zusammenhang eröffnet sich vielleicht auch eine Lösung für das Problem des „physiologischen Todes" beim Menschen. Wenn wir bedenken, daß ein physiologischer Tod so gut wie nie festzustellen ist, daß andererseits mit der Gattung des Menschen irgendwie alles, was wir „krankhaftes Geschehen" nennen, in eigenartiger Weise verknüpft erscheint, so wäre die Anschauung vertretbar, daß das, was wir „Krankheit" nennen, nichts anderes ist, als eine in der Wirkungssphäre der menschlichen Gattung auftretende Modifikation des Vorgangs des Sterbens, eine „rudimentäre" Form des physiologischen Todes.

[2]) KREHL: Pathologische Physiologie 7. Aufl., S. 511. Leipzig 1911.

Konstitution und Vererbung.

Erblichkeitslehre im allgemeinen und beim Menschen im besonderen.

Von

FRITZ LENZ

München.

Mit 25 Abbildungen.

Zusammenfassende Darstellungen.

(Die mit einem * versehenen Schriften beziehen sich vorzugsweise oder ganz auf den Menschen.)

BABCOCK, E. B. and R. E. CLAUSEN: Genetics in relation to agriculture. New York 1918. (Besonders für Pflanzenzüchter.) — BATESON, W.: Mendels principles of heredity 3rd. impression. Cambridge und New York 1913. Deutsche Ausgabe: Mendels Vererbungstheorien. Leipzig und Berlin 1914. (Das Buch enthält eine Lebensgeschichte MENDELS und einen Abdruck seiner Originalarbeiten; in Einzelheiten ist es überholt.) — *BAUER, J.: Vorlesungen über allgemeine Konstitutions- und Vererbungslehre. 2. Aufl. Berlin 1923. (B. ist innerer Mediziner.) — BAUR, E.: Einführung in die experimentelle Vererbungslehre. 5. u. 6. Aufl. Berlin 1922. (Empfehlenswerteste Einführung in die Erblichkeitslehre; B. ist botanischer Erblichkeitsforscher.) — *BAUR, E., E. FISCHER und F. LENZ: Menschliche Erblichkeitslehre. 2. Aufl. München 1923. (Bisher ausführlichste Darstellung der speziellen menschlichen Erblichkeitslehre.) — *BETZ, W.: Über Korrelation. Beihefte zur Zeitschr. f. angew. Psychol. Bd. 3. 1911. (Darstellung der Korrelationsmethode in ihrer Anwendung auf die Erforschung der Erblichkeit psychischer Anlagen.) — CASTLE, W. E.: Heredity in relation to evolution and animal breeding. New York und London 1911. (C. ist Zoologe.) — CASTLE, W. E.: Genetics and eugenics. 3. Aufl. Cambridge (Mass.) 1922. (Sehr empfehlenswertes Buch, das die amerikanischen Arbeiten vollständiger berücksichtigt als die meisten deutschen Bücher.) — *CONKLIN, E. G.: Heredity and environment in the development of men. 3. Aufl. Princeton 1919. — DARWIN, CH. R.: On the origin of species by means of natural selection, or the preservation of favoured races in the struggle for life. 1. Aufl. London 1859. 6. Aufl. 1888. (Die Werke DARWINS sind auch in mehreren deutschen Ausgaben erschienen, das Hauptwerk „Über die Entstehung der Arten" in 8. Aufl., Stuttgart 1899. Da seine Lehren vielfach entstellt worden sind, ist das Lesen seiner Werke auch heute noch dringend zu raten, womöglich im englischen Text.) — DAVENPORT, CH. B.: Statistical methods with special reference to biological variation. 2. Aufl. New York 1904. — *DAVENPORT, C. B.: Heredity in relation to eugenics. New York 1911. — *DENIKER, J.: Les races de la terre. Paris 1914. — DRIESCH, H.: Philosophie des Organischen. 2. Aufl. Leipzig 1921. (D. ist der berühmteste lebende Vertreter des Vitalismus; sein Buch kann für diese mir verfehlt erscheinende Richtung als typisch gelten.) — DÜRKEN, B.: Einführung in die Experimentalzoologie. Berlin 1919. — DÜRKEN, B.: Allgemeine Abstammungslehre. Berlin 1923. (Die Ansichten D.s scheinen dem Verf. in mehrfacher Hinsicht unhaltbar zu sein.) — EIMER, G. H. T.: On orthogenesis. Chicago 1898. (E. ist der markanteste Vertreter der Lehre von der Orthogenese, die unter Paläontologen noch manche Anhänger hat.) — *ELDERTON, E.: A summary of the present position with regard to the inheritance of intelligence. Biometrica Bd. 14. 1923. — *FISCHER, E.: Die Rehobother Bastards und das Bastardierungsproblem beim Menschen. Jena 1913. — *FISCHER, E., TH. MOLLISON, F. GRAEBNER, M. HOERNES, A. PLOETZ und G. SCHWALBE: Anthropologie. Leipzig und Berlin 1923. (Beste zusammenfassende Darstellung des Gesamtgebietes der Anthropologie.) — *GALTON, F.: Hereditary genius. London 1869. Reissued 1914. (Deutsche Ausgabe „Genie und Vererbung",

Leipzig 1910, nicht besonders gut.) — *Galton, F.: Inquiries into human faculty and its development. London 1883. Reprinted 1911. — *Galton, F.: Natural inheritance. London 1889. (Von historischem Interesse.) — *Galton, F.: The history of twins as a criterion of the relative powers of nature and nurture. Journ. of the Anthropol. Inst. 1876. (Grundlegende Arbeit der Zwillingsmethode.) — Gates, R. R.: Heredity and eugenics. London 1923. — *Gobineau, J. A. de: Essai sur l'inégalité des races humaines. Paris 1853—1855. 2. Aufl. 1844. Deutsche Ausgabe „Versuch über die Ungleichheit der Menschenrassen". Stuttgart 1898. (Von historischem Interesse.) — Goldschmidt, R.: Einführung in die Vererbungswissenschaft. 4. Aufl. Leipzig 1923. (Vielseitiges, empfehlenswertes Buch; G. ist zoologischer Erblichkeitsforscher.) — Goldschmidt, R.: Mechanismus und Physiologie der Geschlechtsbestimmung. Berlin 1920. — Goldschmidt, R.: Die quantitative Grundlage von Vererbung und Artbildung. Berlin 1920. (Der Grundgedanke dieses Buches ist nach Ansicht des Verf. nicht haltbar.) — *Gruber, M. und E. Rüdin: Fortpflanzung, Vererbung, Rassenhygiene. 2. Aufl. München 1911. (In Einzelheiten überholt.) — *Günther, H.: Rassenkunde des deutschen Volkes. 8. Aufl. München 1925. (In Einzelheiten nicht einwandfrei.) — *Günther, H.: Kleine Rassenkunde Europas. München 1924. — Haecker, V.: Allgemeine Vererbungslehre. 3. Aufl. Braunschweig 1921. (Berücksichtigt die Zytologie besonders ausführlich.) — Haecker, V.: Entwicklungsgeschichtliche Eigenschaftsanalyse. Jena 1918. (Die von H. aufgestellte entwicklungsgeschichtliche Vererbungsregel scheint dem Verf. allerdings nicht haltbar zu sein.) — *Haecker, V.: Methoden der Vererbungsforschung beim Menschen. In Abderhaldens Handb. d. biol. Arbeitsmethoden, Abt. IX, Teil 3, H. 1. 1923. (H. ist Zoologe.) — Hertwig, O.: Allgemeine Biologie. 6. u. 7. Aufl. 1923. (Wertvolle Darstellung auf zytologischer Grundlage. Die von H. aufgestellte „Biogenesistheorie" scheint dem Verf. allerdings nicht etwas Klares zu besagen.) — Hertwig, O.: Das Werden der Organismen. 3. Aufl. Berlin 1922. (Den mit diesem Buch angestrebten Versuch, die Selektionslehre durch „das Gesetz in der Entwicklung" zu widerlegen, hält Verf. für gescheitert.) — *Hoffmann, H.: Vererbung und Seelenleben. Berlin 1922. (H. ist Psychiater.) — *Holmes, S. J.: The trend of the race. New York 1921. — *Holmes, S. J.: Studies in evolution and eugenics. New York 1923. — *Iltis, H.: Gregor Johann Mendel. Leben, Werk und Wirkung. Berlin 1924. (Ausführlichste Lebensgeschichte Mendels und Darstellung der modernen Erblichkeitslehre. Mißlungener Versuch, den Lamarckismus mit dem Mendelismus zu vereinigen.) — Johannsen, W.: Elemente der exakten Erblichkeitslehre. 2. Aufl. Jena 1913. (Besonders zur Einführung in die Variationsstatistik zu empfehlen. J. ist Pflanzenphysiologe, voreingenommen gegen die Selektionslehre.) — Kammerer, P.: Allgemeine Biologie. 2. Aufl. Stuttgart 1920. (K. ist der bekannteste Vertreter des Lamarckismus in der Gegenwart; sein allgemeiner Standpunkt erscheint dem Verf. unhaltbar.) — Kammerer, P.: Methoden zur Erforschung der Vererbung erworbener Eigenschaften. In Abderhaldens Handb. d. biol. Arbeitsmethoden Abt. IX, Teil 3, H. 1. 1923. — *Kehrer, F. u. E. Kretschmer: Die Veranlagung zu seelischen Störungen. Berlin 1924. — Kühner, F.: Lamarck. Jena 1913. (Wertvolle Darstellung von Lamarcks Leben und Lehre.) — Lamarck, J. B. de: Philosophie zoologique. Paris 1809. Deutsche Ausgabe 1903 in 2. Aufl. (Von historischem Interesse.) — Lang, A.: Die experimentelle Vererbungslehre in der Zoologie seit 1900. Jena 1914. (Ausführliche Zusammenstellung der zoologischen Erblichkeitstatsachen und breite Darstellung der Variationsstatistik. L. war Zoologe.) — *Lapouge, V. de: Les sélections sociales. Paris 1896. (Von historischem Interesse.) — Lotsy, J. P.: Evolution by means of hybridization. The Hague 1916. (L. ist Botaniker; er vertritt den sicher nicht durchführbaren Standpunkt, daß die Bastardkombinationen zur Erklärung phylogenetischer Änderungen ausreichen.) — *Martin, R.: Lehrbuch der Anthropologie. Jena 1914. (Wertvolle Zusammenstellung der anthropologischen Methoden und der Tatsachen über die Variabilität der einzelnen menschlichen Merkmale und Organe. Keine Berücksichtigung psychischer Merkmale. Keine Rassenlehre.) — Meisenheimer, J.: Die Vererbungslehre in gemeinverständlicher Darstellung ihres Inhalts. Jena 1923. (Manche Ansichten M.s scheinen dem Verf. nicht haltbar zu sein.) — Morgan, Th. H.: Evolution and adaptation. New York 1908. — Morgan, Th. H.: A critique of the theory of evolution. Princeton 1916. — Morgan, Th. H.: The physical basis of heredity. Philadelphia 1919. Deutsche Ausgabe: Die stoffliche Grundlage der Vererbung. Berlin 1921. (M. kann als der führende Erblichkeitsforscher der Gegenwart angesehen werden.) — Naegeli, C. v.: Mechanisch-physiologische Theorie der Abstammungslehre. München 1884. (Historisch von Interesse.) — *Newman: H. H.: The biology of twins. Chicago 1917. — Newman, H. H.: Readings in evolution, genetics and eugenics. 3. Aufl. Chicago 1922. (Sehr lehrreiche und objektive Darstellung mit Wiedergabe umfangreicher Abschnitte aus klassischen Werken.) — Pauly, A.: Darwinismus und Lamarckismus. München 1905. (Das charakteristische Buch des Psycholamarckismus.) — Pearl: Introduction to medical biometry and statistics. Philadelphia u. London 1923. — Pearson, K.: Grammar of science. 2. Aufl. London 1900. — *Peters, W.: Die Vererbung geistiger Eigenschaften. Jena 1925. — PLATE, L.: Vererbungslehre. Leipzig 1913. (P. ist Zoologe.) — PLATE, L.: Selektionsprinzip und Probleme der Artbildung. 4. Aufl. Leipzig u. Berlin 1913. — PLATE, L.: Allgemeine Zoologie und Abstammungslehre. Jena 1922. — *POPENOE, P. and R. H. JOHNSON: Applied eugenics. New York 1920. — PRZIBRAM, H.: Experimentalzoologie. 3. Phylogenese inkl. Heredität. Leipzig 1910. — PRZIBRAM, H.: Physiologie der Anpassung. Ergebn. d. Physiol. Bd. 19. München u. Wiesbaden 1921. (Die Schriften P.s sind charakteristisch für die Auffassung der Anpassung vom lamarckistischen Standpunkt.) — *RIPLEY, W.: The races of Europe. 2. Aufl. London 1912. (Wertvolle, mit vielen Bildern versehene Darstellung der Rassenverhältnisse Europas durch einen amerikanischen Geographen; in einigen Punkten allerdings veraltet.) — *SCHALLMAYER, W.: Vererbung und Auslese. 4. Aufl. Jena 1920. — *SCHEIDT, W.: Einführung in die naturwissenschaftliche Familienkunde. München 1923. *SCHEIDT, W.: Allgemeine Rassenkunde. München 1925. — SEMON, R.: Die Mneme als erhaltendes Prinzip im Wechsel des organischen Geschehens. 4. Aufl. Leipzig 1914. (Geistreicher, wenn auch mißlungener Versuch, den Lamarckismus allgemein zu begründen.) — SEMON, R.: Das Problem der ,,Vererbung erworbener Eigenschaften". Leipzig 1912. (Ausführliche Zusammenstellung und Diskussion von Beobachtungen, welche für eine V. e. E. sprechen sollen.) — *SIEMENS, H. W.: Einführung in die allgemeine und spezielle Vererbungspathologie des Menschen. 2. Aufl. Berlin 1923. — *SIEMENS, H. W.: Die Zwillingspathologie. Berlin 1924. — STOMPS, TH. J.: Erblichkeit und Chromosomen. (Aus dem Holländischen übersetzt.) Jena 1923. — STUDY, E.: Die Mimikry als Prüfstein phylogenetischer Theorien. Berlin 1919. — THOMSON, J. A.: Heredity. 2. Aufl. London u. New York 1913. — *THOMSON, J. A.: Darwinism and human life. New York 1917. — TSCHULOK, S.: Deszendenzlehre. Jena 1922. — DE VRIES, H.: Die Mutationstheorie. Leipzig 1901/03. (Hauptsächlich von historischem Interesse.) — WALTER, H. E.: Genetics, an introduction to the study of heredity. 2. Aufl. New York 1923. — *WEINBERG, W.: Über Vererbungsgesetze beim Menschen. Zeitschr. f. indukt. Abstammungs- u. Vererbungslehre 1908—1909. (Teilweise überholt.) — WEISMANN, W.: Vorträge über Deszendenztheorie. 3. Aufl. Jena 1913. (W.s Werk, der von Fach Zoologe war, ist auch heute noch von mehr als historischem Interesse. Die 3. Aufl. ist in gewisser Weise weniger einheitlich und konsequent, als die 2. Aufl. von 1904.) — *YERKES, R. M.: Psychological examining in the United States Army. Memoirs of the National Academy of Sciences. 1921. (Wichtig für die Kenntnis psychischer Rassenunterschiede.) — *ZIEGLER, H. E.: Die Vererbungslehre in der Biologie und in der Soziologie. Jena 1918. (Z. ist Zoologe.) — ZUR STRASSEN, O.: Die Zweckmäßigkeit. In: Allgemeine Biologie von Chun und Johannsen. Leipzig 1915. — ZUR STRASSEN, O.: Grundzüge des Tierlebens. Einführung zu der 4. Aufl. von Brehms Tierleben. Leipzig 1922.

Wichtigste Zeitschriften:

Zeitschrift für induktive Abstammungs- und Vererbungslehre. Herausgeber E. BAUR. Verlag Bornträger, Berlin. (Führende deutsche Zeitschrift auf dem Gebiete der allgemeinen Erblichkeitslehre.) — *Archiv für Rassen- und Gesellschaftsbiologie.* Herausgeber A. PLOETZ. Verlag J. F. Lehmann, München. (Führende deutsche Zeitschrift auf dem Gebiete der menschlichen Erblichkeitslehre.) — *Journal of Genetics.* Herausgeber W. BATESON und R. C. PUNNETT. Cambridge. (Führende Zeitschrift in England.) *Annals of Eugenics.* Herausgeber K. PEARSON, London. — *Genetics.* Herausgeber G. H. SHULL. Baltimore. (Führende Zeitschrift in Amerika.) — *Journal of Heredity.* Herausgegeben von der American Genetic Association. Washington. — *Hereditas.* Herausgeber R. LARSSON. Lund. — *Genetica.* Herausgeber J. P. LOTSY. s'Gravenhage. — *Resumptio genetica.* Herausgeber J. P. LOTSY. s'Gravenhage. (Internationale Referatenzeitschrift über Erblichkeit, welche über alle Neuerscheinungen zu berichten bestrebt ist.)

Zum Schluß sei auf die umfassende Bibliographie von *HOLMES, S. J.: A bibliography of eugenics. Berkeley, California 1924, hingewiesen. Sie enthält über 10 000 Nummern hauptsächlich über menschliche Erblichkeitslehre.

I. Allgemeine Erblichkeitslehre.

A. Einleitung.

Wenn man unter Physiologie die Wissenschaft von den Vorgängen im Bereich der Lebewesen versteht, so kann man die gesamte Erblichkeitslehre als Teil der Physiologie auffassen. Da andererseits alle Reaktionen der Lebewesen ihrer Möglichkeit nach in der Erbmasse angelegt sind und die äußeren Einflüsse nur als auslösende Ursachen dieser Reaktionen wirken, so trägt der Physiologe, was er auch im speziellen bearbeiten möge, irgendwie auch stets zur Erforschung der Erbmasse bei; und insofern als die Erbmasse die Quelle ist, aus der letzten Endes alle organischen Funktionen der Lebewesen fließen, kann man die Erblichkeitswissenschaft als Grundlage der biologischen Wissenschaften überhaupt ansehen. Natürlich wäre es nicht zweckmäßig, die Physiologie etwa der Erblichkeitswissenschaft einfach einordnen zu wollen; aber auch umgekehrt ist es praktisch nicht angängig, die Erblichkeitswissenschaft einfach als Teilgebiet der Physiologie aufzufassen. Die eigentlich wissenschaftliche Erblichkeitsforschung ist im wesentlichen eine Errungenschaft der letzten $2^1/_2$ Jahrzehnte, und sie hat sich in dieser Zeit ausgesprochen zu einer selbständigen Wissenschaft entwickelt, die man in außerdeutschen Ländern allgemein als *Genetik* bezeichnet, ein Name, der auch von deutschen Forschern vielfach neben dem deutschen Worte *Erblichkeitswissenschaft* gebraucht wird. An der Erforschung der Erblichkeit haben sich die Physiologen bisher verhältnismäßig wenig beteiligt; und dieser Umstand ist offenbar der methodologischen Eigenart dieses Gebietes zuzuschreiben. Der allgemeinen Erblichkeitslehre, welche sich hauptsächlich auf Züchtungsversuche gründet, haben sich in erster Linie Botaniker und Zoologen gewidmet. Die spezielle menschliche Erblichkeitslehre, welche Züchtungsversuche nur indirekt zu Analogieschlüssen verwenden kann und die sich hauptsächlich auf genealogisch-statistische Verarbeitung gegebener Erscheinungen gründet, ist mehr von Morphologen als von Physiologen betrieben worden, wie ohne weiteres verständlich ist. Es wäre aber zu wünschen, daß auch Physiologen, speziell auch physiologisch arbeitende Kliniker, sich der Erblichkeitsforschung mehr als bisher widmen möchten, denn unzweifelhaft sind Unterschiede des Stoffwechsels und anderer Funktionen nicht weniger erblich bedingt als Unterschiede der Gestalt. Wenn auch Physiologie und Erblichkeitswissenschaft schon mit Rücksicht auf den Umfang ihrer Gebiete notwendig selbständige Wissenschaften sein müssen, so sind doch beide aufeinander als Hilfswissenschaften angewiesen. Der moderne Physiologe muß über die Grundzüge der Erblichkeitswissenschaft ebenso unterrichtet sein wie der menschliche Erblichkeitsforscher über die Grundzüge der Physiologie. Unter diesem Gesichtspunkte ist die folgende Darstellung der Erblichkeitslehre abgefaßt worden. Vollständigkeit in ähnlichem Ausmaß wie bei den übrigen Kapiteln dieses Handbuchs ist nicht angestrebt worden; sie wäre auch schon mit Rücksicht auf den zur Verfügung stehenden Raum undurchführbar. Eine Darstellung der Erblichkeitswissenschaft von ähnlicher Ausführlichkeit wie die Darstellung, welche die Physiologie in diesem Handbuch erfährt, würde für sich allein ein Handbuch von ähnlichem Umfang ergeben.

Historisch kann man Linnés „Systema naturae", dessen erste Auflage im Jahre 1735 erschien, als den Grundstein der wissenschaftlichen Biologie ansehen. Die Biologie war im Zeitalter Linnés und in dem Jahrhundert nach ihm im wesentlichen Systematik, und mit Recht. Die Mannigfaltigkeit der Organismenwelt ist unendlich. Nur wenn System hineingebracht wird, wird sie übersichtlich. Die Lebewesen sind nicht alle völlig verschieden; sie ähneln sich vielmehr gruppenweise mehr oder weniger weitgehend. Einander ähnliche Lebewesen faßte Linné der allgemeinen Anschauung folgend als in sich einheitliche *Arten* zusammen, ähnliche Arten zu Gattungen, ähnliche Gattungen zu Familien, ähnliche Familien zu Ordnungen usw. Dabei herrschte von vornherein das Bestreben, diese Gruppierung nicht nach zufälligen oder äußerlichen Merkmalen, sondern nach wesentlichen oder innerlich begründeten vorzunehmen. Auch bevor die Erkenntnis der realen Verwandtschaft der verschiedenen Lebewesen durchdrang, schwebte vielen Biologen die Vorstellung einer idealen Verwandtschaft ähnlicher Gruppen vor. Die verschiedenen Arten galten freilich gleichwohl als wesensverschieden. Der Ursprung der Arten wurde auf eine übernatürliche Schöpfung zurückgeführt. Nachdem die verschiedenen Arten aber einmal da waren, bewahrten sie nach der Ansicht jener Zeit ihre Eigenart unverändert durch die Generationen auf dem Wege der Zeugung. Die Arten wurden also als erblich in sich einheitliche Biotypen angesehen und die Individuen einer Art als innerlich völlig gleichartig; soweit Unterschiede zwischen den Individuen bestanden, wurden diese als zufällige „Spiele der Natur" oder als Wirkungen der Lebenslage angesehen, was teilweise zutreffend war. Das Wesen der Erblichkeit wurde also mit dem der Arten identifiziert. Erblich verschiedene Gruppen innerhalb der Arten, d. h. Rassen im eigentlichen Sinne, kannte LINNÉ noch nicht. Was die großen Gruppen der Menschen betrifft, so ist es bei LINNÉ nicht recht klar, ob er diese als (erbliche) Arten oder als (nichterbliche) Varietäten angesehen hat; er scheint in dieser Beziehung geschwankt zu haben. Im allgemeinen stellte man sich vor, daß die Unterschiede der großen Menschengruppen auf direkte Einwirkung der Umwelt zurückzuführen seien, daß z. B. die Neger ihre dunkle Haut einer lange fortgesetzten Bräunung durch die Sonne verdankten, und daß sie in anderer Umwelt auch wieder helle Haut bekommen würden. Die Varietäten wurden also auf „natürliche" Ursachen zurückgeführt, im Unterschied zu den Arten, für die man einen übernatürlichen Ursprung annahm. Das war auch noch der Standpunkt BLUMENBACHS (1752—1840), des „Vaters der Anthropologie", dessen recht unvollkommene Systematik der menschlichen Varietäten bis in die neueste Zeit als maßgebend galt und die selbst heute noch nicht ganz überwunden ist („kaukasische Rasse"!). Unterdessen hatte KANT (1724—1804), der ja nicht nur auf dem Gebiet der Erkenntnistheorie, sondern auch auf dem der Naturwissenschaft Bahnbrechendes geleistet hat, seiner Zeit weit vorauseilend erkannt, daß die Grundlage aller natürlichen Systematik in der *Erblichkeit* zu suchen ist. Er hat in seiner Abhandlung zur „Bestimmung des Begriffs einer Menschenrasse" vom Jahre 1785 geschrieben: „Nur das, was in einer Tiergattung anerbt, kann zu einem Klassenunterschiede in derselben berechtigen." „Der Begriff einer Rasse ist also: der Klassenunterschied der Tiere eines und desselben Stammes, sofern es unausbleiblich erblich ist." Diese Fassung des Rassenbegriffes durch KANT fällt durchaus mit dem zusammen, zu dem wir auf Grund der modernen Erblichkeitsforschung gekommen sind. KANT hat also bereits erbliche Unterschiede innerhalb der Art gekannt; für die menschliche Art nimmt er 4 solcher Rassen an. Er vermutet auch, daß viele von den angeblichen Arten des Linnéschen Schulsystems nur Rassen einer und derselben Art seien. Die Möglichkeit einer Abänderung der „Zeugungskraft selbst", d. h. der Erbmasse, glaubt er dagegen aus teleologischen Gründen ausschließen zu sollen, weil andernfalls auch die Arten und Gattungen unbegrenzt veränderlich sein würden. Indessen tauchten immer mehr Zweifel an der erblichen Konstanz der Arten auf; der phantasiebegabte, aber unsolide französische Biologe LAMARCK (1744 bis 1828) und sein Freund und Anhänger GEOFFROY ST. HILAIRE verkündeten eine allgemeine Veränderlichkeit der Arten, ohne aber damit durchzudringen; und in der Tat war auch ihre Lehre, die auf der Voraussetzung einer allgemeinen und leichten Veränderlichkeit der Erbmasse unter dem Einflusse der Umwelt im Sinne der Bedürfnisse der Lebewesen beruhte, in wesentlichen Teilen nicht haltbar. Durch das Gewicht der Autorität CUVIERS (1769—1832) blieb die Lehre von der Unveränderlichkeit der Arten und damit der Erbmasse auf Jahrzehnte hinaus herrschend. Die Existenz erblicher Rassen innerhalb der Arten wurde zwar nicht mehr geleugnet; aber die Zahl der tatsächlich vorkommenden erblichen Unterschiede innerhalb der Arten wurde bis in die neueste Zeit gewaltig unterschätzt. Hatte man im 18. Jahrhundert die Arten als in sich erblich einheitlich angesehen, so betrachtete man im 19. vielfach die Rassen innerhalb der Arten, speziell die Menschenrassen als einheitliche Biotypen. Wenn diese irrige Vorstellung auch kaum irgendwo klar ausgesprochen wurde, so lag sie doch den Bestrebungen der meisten Anthropologen des 19. Jahrhunderts, durch Schädelmessungen und Feststellung anderer Merkmale die Rassenelemente einer Bevölkerung zu „bestimmen", unzweifelhaft zugrunde. Die Erkenntnis, daß auch die großen Rassen keine erblich einheitlichen Biotypen sind, sondern daß die Erbmasse aus einer großen Zahl einzelner Anlagen besteht, ist erst im 20. Jahrhundert durchgedrungen. Freilich war schon der große Darwin in seiner Lehre von der Pangenesis ihr nahe gekommen. Darwin stellte in seinem Buche über die Variabilität vom Jahre 1868 die Hypothese auf, daß die Erbmasse nichts in sich Homogenes und Einheitliches sei, wie man bis dahin angenommen hatte, sondern daß sie aus einer großen Zahl einzelner Anlagen bestehe; er dachte sich diese stofflich als Partikelchen, die in den verschiedenen Organen entständen und mit der Blutbahn in die Geschlechtsorgane transportiert würden. Auf diese Weise, meinte er, könnten auch vom Individuum erworbene Eigenschaften vererbt werden, wie Lamarck das gelehrt hatte. Darwins genialer Vetter Galton, der Begründer der biometrischen Forschung und der Rassenhygiene, prüfte die Pangenesislehre experimentell mittels Transfusionsversuchen zwischen verschiedenen Kaninchenrassen und schloß aus dem negativen Ergebnis, daß ein Transport von Keimchen oder Genen nicht stattfinde. Die Vorstellung Darwins, daß jedes Lebewesen seiner erblichen Veranlagung nach ein Mosaik sei, gebildet aus einer Schar sich selbständig vermehrender Einheiten, behielt er aber mit Recht bei; nur nahm er an, daß dieses Mosaik von Erbeinheiten, das in den Keimzellen vorhanden sei und die Entwicklung des Organismus leite, nicht von den fertigen Organen der Eltern gebildet werde, sondern direkt auf die Keimzellen der vorigen Generation zurückgehe. Eine Vererbung erworbener Eigenschaften finde daher nicht statt. Galton war somit der erste, der die *Kontinuität der Erbmasse* erkannte. Diese Gedanken Darwins und Galtons wurden in der zweiten Hälfte des 19. Jahrhunderts von drei scharfsinnigen biologischen Denkern, Naegeli, Weismann und de Vries zu großen Theorien der Erblichkeit ausgebaut, die in wesentlichen Grundbestandteilen noch heute haltbar sind, in anderen dagegen irrig waren; sie entbehrten eben zu sehr der Kontrolle durch das planmäßige Züchtungsexperiment. Schon um die Mitte des 19. Jahrhunderts war der französische Pflanzenzüchter Vilmorin auf Grund seiner Züchtungen zu der Erkenntnis gekommen, daß die verschiedenen Individuen einer Art recht verschiedene Vererbungsfähigkeiten haben können. Der einwandfreie Nachweis, daß die Erbmasse aus einer großen Zahl selbständiger Anlagen aufgebaut ist, die sich im Laufe der Generationen in mannigfacher Weise neu kombinieren können, ist erst durch die experimentelle Bastardforschung, welche an den Namen des Augustinerpaters Mendel anknüpft, erbracht worden. Mendel hat seine berühmten Kreuzungsversuche mit Erbsen in den 60er Jahren gemacht; und er hat seine Versuche auch hypothetisch bereits im Sinne der heute wohlbegründeten Theorie gedeutet. Wenn er gleichwohl nicht zu der Erkenntnis der allgemeinen Gültigkeit des nach ihm benannten Gesetzes gelangt ist, so lag das offenbar daran, daß er bei der Kreuzung von Habichtskräutern (Hieracium) keine Trennung der Erbanlagen, sondern scheinbar eine dauernde Verschmelzung der Erbmassen zu einer mittleren erhielt. Wir wissen heute, daß im Falle der Habichtskrautbastarde Mendels es sich um ungeschlechtliche Fortpflanzung (Apogamie) handelte, was Mendel noch nicht wissen konnte. Wir sehen heute das Mendelsche Gesetz ganz allgemein als das Grundgesetz der Erblichkeit an, das überall da gilt, wo geschlechtliche Fortpflanzung ohne Störung durch besondere Einflüsse stattfindet. Historisch ist MENDELS Entdeckung allerdings so gut wie wirkungslos geblieben. Seine Mitteilungen über Erbsen und Habichtskräuter, die in der Zeitschrift des Naturforschenden Vereins von Brünn erschienen, fanden so gut wie keine Beachtung; und er selbst hat sich durch die scheinbar einander widersprechenden Befunde anscheinend abhalten lassen, sich um die Aufmerksamkeit der Fachleute zu bemühen, nachdem ein Versuch, den berühmten Botaniker und Erblichkeitstheoretiker NAEGELI dafür zu interessieren, gescheitert war.

B. Die Grundgesetze der Erblichkeit.

Bevor eine Darstellung des Mendelschen Gesetzes gegeben wird, seien einige Ausführungen über das Wesen erblicher Eigenschaften bzw. Anlagen im allgemeinen gegeben. Selbstverständlich ist die Beschaffenheit eines Lebewesens nicht ausschließlich von seiner erblichen Veranlagung abhängig; auch die Lebensbedingungen, unter denen ein Individuum aufwächst und zum Teil auch noch die, unter denen es sich im erwachsenen Alter befindet, sind für seine Beschaffenheit von mehr oder weniger großem Einfluß. Man kann also die Ursachen, welche die Beschaffenheit und das Verhalten eines Lebewesens bestimmen, in zwei große Gruppen teilen, in Auswirkungen der *Erbmasse* (des *Idioplasmas*) und in Einwirkungen der *Umwelt*. Eine dritte Ursachengruppe, welche diesen an die Seite gestellt werden könnte, gibt es nicht; was nicht aus der Umwelt stammt, stammt eben aus der Erbmasse und umgekehrt; das ist zwar eigentlich selbstverständlich; da es aber oft übersehen wird, möge es ausdrücklich gesagt sein.

Es läßt sich nicht allgemein sagen, ob der Erbmasse oder der Umwelt praktisch die größere Bedeutung zukomme; das ist vielmehr von Fall zu Fall sehr verschieden. Es gibt z. B. Krankheiten, bei denen praktisch allein die Infektion mit einem bestimmten Erreger ausschlaggebend ist, andere, die ohne erkennbare äußere Ursache aus der erblichen Veranlagung erwachsen, und wieder andere, für deren Zustandekommen äußere Schäden und erbliche Anlage ungefähr gleich bedeutungsvoll sind. Wenn also auch in praktischer Beziehung der Erbmasse durchaus nicht allgemein eine ausschlaggebende Bedeutung zugeschrieben werden kann, so kann man doch sagen, daß das eigentliche Wesen eines Organismus nicht in dem liegt, was von außen kommt, sondern in seiner Erbmasse. *Die Erbmasse bestimmt den Grundstock und Kern jedes Lebewesens.*

Schon die einfache Tatsache, daß alle Lebewesen Nachkommen ihrer eigenen Art hervorbringen, wäre nicht möglich, ohne die beherrschende Wirksamkeit der Erblichkeit. Der römische Historiker LIVIUS hat zwar gutgläubig berichtet, daß eine Kuh ein Fohlen zur Welt brachte, und von Laien bekommt man auch heute noch gelegentlich ähnliche Fälle berichtet; aber in der Wissenschaft finden sie glücklicherweise keinen Glauben mehr. Ebenso wie das Wesen der *Art* beruht auch das der *Rasse* in der Erblichkeit. Von allen Arten der Kulturpflanzen und der Haustiere gibt es bekanntlich mehr oder weniger zahlreiche Rassen, die bei Reinzucht in sich beständig sind. Dasselbe gilt auch von den Rassen freilebender Pflanzen und Tiere und ebenso auch von denen der Menschen. Ein Negerelternpaar bringt auch in amerikanischer Umwelt sicher nur Negerkinder hervor, ein Mongolenpaar nur Mongolenkinder usw. Modifikationen des äußeren Typus, welche die andersartige Umwelt den Individuen aufprägt, ändern nichts an den wesentlichen Eigenschaften der Rasse. Wir sehen eben mit KANT das Wesen der Rasse in der Erblichkeit, und in einem weiteren Sinne fassen wir alle erblichen Unterschiede als Rassenunterschiede auf.

Im Unterschied zu dem Wesen der Art und der Rasse liegt aber das Wesen des Individuums nur zum Teil in seiner erblichen Veranlagung begründet. Bei der Ausstattung des Individuums spielen vielmehr die Umwelteinflüsse wesentlich mit, oder sie können es doch wenigstens tun. Wie groß der Einfluß der Lebensbedingungen auf das Individuum sein kann, möge kurz an einigen Beispielen veranschaulicht werden. Der Tierzuchtlehrer v. Nathusius in Halle ließ 2 Ferkel aus demselben Wurf einer einheitlichen englischen Schweinerasse bei quantitativ sehr ungleicher Ernährung aufwachsen; das eine Tier wurde reichlich gefüttert, das andere bekam nur soviel, als nötig war, um es vor dem Verhungern zu schützen. Das reichlich ernährte Tier wurde dabei nicht nur mehrfach so groß und schwer als das schlecht ernährte, sondern es bekam auch ganz andere Körperproportionen, wie Abb. 101 schlagend zeigt. Ein ganz entsprechendes Ergebnis hatte ein Versuch mit Hunden, den der Arzt v. Hoesslin in München anstellte. Zwei junge Hunde von demselben Wurf wurden zunächst von der Mutter 5 Wochen lang gesäugt; sie erreichten dabei ein Gewicht von 3,1 und 3,2 kg. Dann wurde der etwas schwerere auf ein Drittel der Nahrung

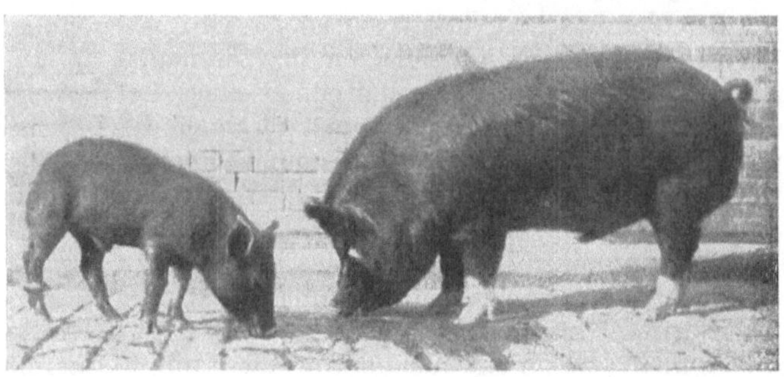

Abb. 101. Geschwister aus einem Wurf einer sonst sehr einheitlichen Schweinerasse (Berkshire). Das linke Tier wurde nur notdürftig, das rechte reichlich ernährt. (Nach S. v. Nathusius aus E. Baur, Vererbungslehre.)

des anderen gesetzt; und nach $1^1/_2$ Jahren hatte er ein Gewicht von 9,5 kg, während der andere, ursprünglich etwas leichtere ein Gewicht von 30,3 kg erreicht hatte. Derartige Unterschiede können zwar während der Wachstumsperiode durch Eintritt anderer Lebensbedingungen bis zu einem gewissen Grade wieder ausgeglichen werden, im erwachsenen Alter aber nur wenig oder gar nicht. Als Folge reichlicherer Ernährung ist offenbar im wesentlichen auch die in allen Ländern Europas beobachtete Zunahme der durchschnittlichen Körperlänge um mehrere Zentimeter während des 19. Jahrhunderts aufzufassen. Eine gleichsinnige Änderung der erblichen, d. h. der rassenhaften Veranlagung der Bevölkerung hat sicher nicht stattgefunden. Wenn also auch die Konstitution des Individuums durch derartige Einflüsse bis zu einem gewissen Grade dauernd verändert werden kann, so ist doch eine gleichsinnige Beeinflussung der Erbmasse, die sich in einer entsprechenden Abweichung der Nachkommen äußern würde, bisher niemals mit Sicherheit beobachtet worden, und gewichtige Gründe sprechen gegen eine solche Möglichkeit überhaupt. Näheres darüber soll weiter unten bei Erörterung der sog. Vererbung erworbener Eigenschaften mitgeteilt werden.

Daß Ernährungsmodifikationen nicht vererbt werden, hat besonders schön der dänische Pflanzenphysiologe Johannsen mittels Versuchen an Bohnen gezeigt. Da die kultivierten Rassen der Gartenbohne *Phaseolus vulgaris* sich in der Regel (wenn auch keineswegs ausschließlich) durch Selbstbefruchtung vermehren, so ist es möglich, durch isolierte Weiterzucht der Nachkommenschaft einzelner Samen erblich in sich einheitliche „reine Linien" zu ziehen. Auch innerhalb einer solchen reinen Linie unterscheiden sich die Samen nach Größe, Gewicht und Form nicht unerheblich, offenbar infolge der verschiedenen Gunst der Lebensbedingungen (Ernährung, Sonne, Feuchtigkeit). Die größten Bohnen innerhalb einer solchen reinen Linie wurden mehr als dreimal so schwer als die kleinsten gefunden. JOHANNSEN hat nun z. B. die schwersten Bohnen einer reinen Linie getrennt ausgesät, von den Nachkommen wieder die schwersten usw. durch eine Reihe von Generationen hindurch. Die Nachkommenschaft der schwereren Bohnen war aber im Durchschnitt nicht schwerer als die der leichteren innerhalb derselben reinen Linie, während andererseits dieverschiedenen von JOHANNSEN isolierten reinen Linien im Durchschnitt sehr verschieden schwere Nachkommen ergaben. Die Ernährungsmodifikationen innerhalb derselben reinen Linie erwiesen sich also als nicht erblich, während die Unterschiede der reinen Linien sehr wohl vererbt wurden und durch gleichartige Kulturbedingungen keineswegs aufgehoben wurden.

Daraus folgt, daß man scharf unterscheiden muß zwischen dem erblichen Typus einer Rasse und der jeweiligen Ausprägung, die dieser Typus je nach den

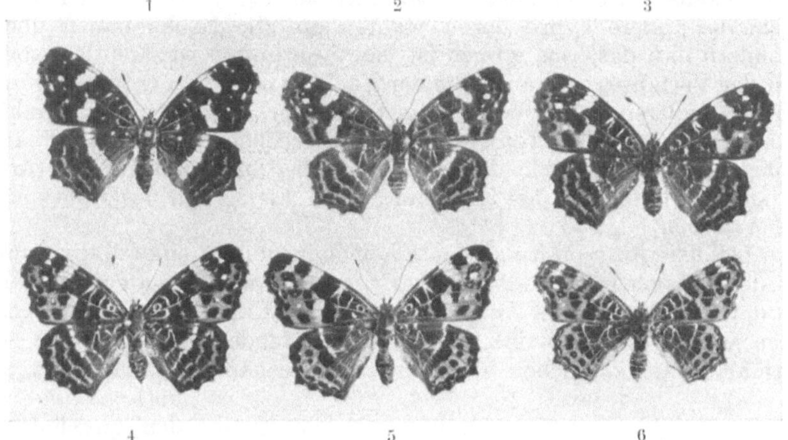

Abb. 102. Modifikationen des kleinen Nesselfalters *(Arachnia levana)*. Fig. 1: die Sommerform; Fig. 6: die Frühlingsform; Fig. 2—5: Übergangsformen. (Nach GOLDSCHMIDT: Einführung in die Vererbungswissenschaft.)

Einflüssen der Umwelt erfährt. Die verschiedenen Bilder, unter denen ein und derselbe erbliche Typus infolge der Einwirkung verschiedener Lebensbedingungen erscheinen kann, bezeichnet man als *Modifikationen* oder *Paravariationen* (*Parationen*). Ebenso nennt man auch wohl den Vorgang der Entstehung solcher Abweichungen. Das Wort *Modifikation* ist von dem Botaniker NAEGELI eingeführt worden und verdankt seine heutige allgemeine Verbreitung hauptsächlich dem Lehrbuch des botanischen Erblichkeitsforschers BAUR. Das Wort *Paravariation* ist von dem medizinischen Erblichkeitsforscher SIEMENS im Rahmen einer besonders übersichtlichen Terminologie der Grundbegriffe der Erblichkeitswissenschaft vorgeschlagen worden. Die erbliche Veranlagung eines Lebewesens nennt man nach SIEMENS seinen *Idiotypus* oder nach JOHANNSEN seinen *Genotypus*, auf deutsch auch wohl sein *Erbbild*, wie ich gelegentlich gesagt habe. Das *Erscheinungsbild* oder der *Phänotypus* (JOHANNSEN) besteht also aus einer idiotypischen und einer paratypischen Komponente, die sich nur nach der Art ihres Verhaltens hinsichtlich der Erblichkeit, sondern lassen. Der *Idiotypus* ist erblich, der *Paratypus* (SIEMENS) nicht; und der Phänotypus ist teils erblich und teils nichterblich.

Ein besonders schönes Beispiel nichterblicher Modifikation bietet der kleine Nesselfalter *Arachnia levana,* der in zwei derart verschiedenen Generationen fliegt, daß man beide zunächst für ganz verschiedene Arten hielt, bis man ihre wechselseitige Abstammung voneinander kennen lernte. Die im April und Mai fliegende erste Generation ist lebhaft braun mit schwarzer Zeichnung (Abb. 102, Fig. 6), die im Juli fliegende zweite Generation ist ganz überwiegend schwarz mit klarer weißer Binde (Abb. 102, Fig. 1). Da die zweite Generation von der ersten abstammt und die erste des nächsten Jahres von der zweiten des vergangenen, so ist die erbliche Veranlagung der beiden Formen natürlich völlig dieselbe. Der Idiotypus ist gleich, der Phänotypus stark verschieden; und zwar ist diese Verschiedenheit im wesentlichen durch die verschiedenen Temperaturverhältnisse während des Puppenstadiums bedingt. Aus Puppen, die sonst typische Falter der zweiten Generation ergeben würden, kann man durch Kälteeinwirkung Falter erhalten, die wieder den Typus der ersten rotbraunen Generation zeigen, und noch leichter Übergänge verschiedenen Grades (Abb. 102, Fig. 2—5), und wenn durch besonders warme Temperatur eine dritte Generation erzeugt wird, so zeigt diese den schwarzweißen Typus der zweiten. Der Fall der *Arachnia levana* zeigt ganz besonders schlagend, daß nicht der äußere Typus der Vorfahren auf die Nachkommen übertragen wird, sondern daß das, was erblich ist, ein Kontinuum ist, aus dem sowohl die Anlagen der Vorfahren, als auch die der Nachkommen sich entwickeln und zwar je nach den äußeren Lebensbedingungen zu mehr oder weniger verschiedenen Erscheinungsbildern. Der Idiotypus muß begrifflich scharf vom Phänotypus geschieden werden; und Erblichkeit im eigentlichen biologischen Sinne (*Idiophorie* nach Siemens) besteht in der Kontinuität von Elementen des Idiotypus durch die Generationen.

Wie bei der Ausgestaltung des Erscheinungsbildes eines Individuums der Einfluß der Umwelt mitbestimmend wirkt, möchte ich auch an einem Säugetierbeispiel darlegen, das ich im Anschluß an gewisse Experimente von W. Schultz aufklären konnte. Es gibt eine in sich reinzüchtende Kaninchenrasse, von den Züchtern als Russenkaninchen bezeichnet, welche ganz überwiegend weiß (albinotisch) und nur an den gipfelnden Teilen (Ohren, Schnauze, Pfoten, Schwänzchen) pigmentiert und zwar in der Regel schwarz ist (Abb. 103). Wenn man einem solchen Russenkaninchen eine größere Stelle weißen Felles enthaart und es dann kühler Temperatur aussetzt, so wächst das Haar an jener Stelle schwarz nach; auf diese Weise wurde der handtellergroße schwarze Fleck, welchen das Tier in Abb. 104 zeigt, erzeugt. Bei sommerlicher Wärme dagegen wächst das Haar weiß nach. Beim Russenkaninchen entscheidet also die Temperatur über die Bildung des Pigments derart, daß unterhalb einer bestimmten Temperatur (ca. 25°) wachsendes Haar schwarz wird; oberhalb dieser kritischen Temperatur wachsendes aber weiß. So erklärt es sich auch, daß die gipfelnden Teile der Russenkaninchen (Ohren, Schnauze usw.), welche für gewöhnlich kühl sind, schwarz gefärbt, Fell und Haar am warmen Rumpf dagegen weiß sind.

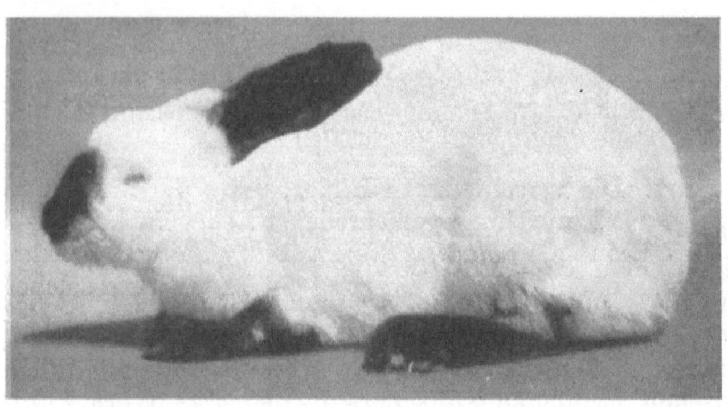

Abb. 103. Russisches oder Himalayakaninchen. (Nach Castle.)

Wenn derart die Färbung von der Temperatur abhängig ist, so erhebt sich die Frage, ob dann die Färbung überhaupt erblich oder nicht vielmehr entscheidend von Umwelteinflüssen abhängig sei? In der Tat wird ein entsprechender Schluß oft gezogen. Seit die Erblichkeitswissenschaft von immer mehr Eigenschaften ihre erbliche Bedingtheit nachweist, gibt es andererseits gewisse Forscher, welche in einer Art von Opposition dagegen nach äußeren Ursachen suchen, die für irgendeinen Zustand bestimmend sein könnten; und wenn sie dann irgendeine abnorme äußere Ursache finden, die von Einfluß darauf ist, so ziehen sie daraus den Schluß, daß der betreffende Zustand gar nicht erblich sei. Vor diesem einseitigen Schluß möge der Fall des Russenkaninchens warnen. Theoretisch wirken stets sowohl die Erbmasse als auch die Umwelt beim Zustandekommen eines Zustandes mit. Praktisch aber kommt es darauf an, welche Einflüsse in der gewöhnlichen Umwelt eines Lebewesens die entscheidende Rolle spielen. Im gewöhnlichen Leben des Russenkaninchens kommt Schwärzung größerer Stellen des Felles am Rumpf überhaupt nicht vor, sondern nur unter den ungewöhnlichen Bedingungen des Experiments. Es würde daher auch völlig unmöglich sein, ein Russenkaninchen unter Anwendung von Kälte etwa therapeutisch von seinem krankhaften Albinismus heilen zu wollen oder durch Aufzucht in der Kälte

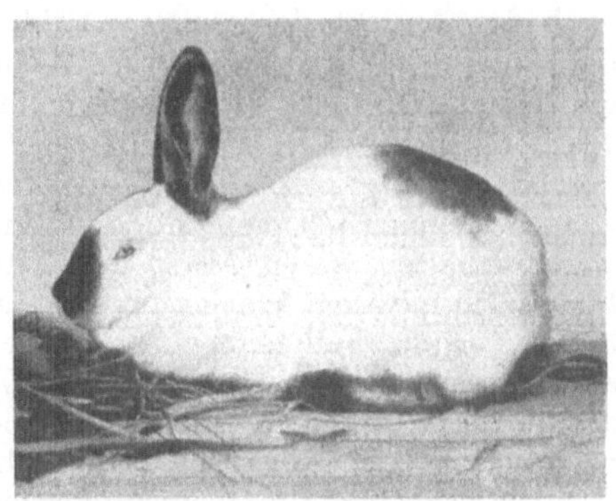

Abb. 104. Russisches Kaninchen, bei dem durch Enthaarung einer Stelle am Rücken und Nachwachsen des Haares bei kühler Temperatur ein Fleck schwarzen Haares erzeugt wurde (Original).

prophylaktisch davor zu bewahren. Die praktisch entscheidende Ursache für den Färbungstypus der Russenkaninchen liegt eben in der Erbmasse dieser Rasse; unter den gewöhnlichen Verhältnissen der Zucht bildet sich der russische Typus mit völliger Regelmäßigkeit heraus. So wichtig der Einfluß der Temperatur dabei theoretisch auch ist, so hat er praktisch doch so geringe Bedeutung, daß die Kaninchenzüchter überhaupt nicht darauf gekommen sind und doch vollen Erfolg in der Erzeugung des Typus gehabt haben.

Der Fall des Russenkaninchens liegt theoretisch genau so wie der von BAUR bekannt gegebene Fall der chinesischen Primel, der seitdem eine gewisse Berühmtheit erlangt hat. Es gibt eine für gewöhnlich rot blühende Rasse der chinesischen Primel, welche bei höherer Temperatur (30—35°) rein weiße Blüten bildet. Nur dürfte der Fall des Russenkaninchens für den Physiologen noch instruktiver sein, weil es sich da um ein Säugetier handelt.

Man hat aus solchen Erfahrungen den Schluß gezogen, daß Eigenschaften überhaupt nicht erblich seien, sondern immer nur die Fähigkeit eines Organismus, je nach den äußeren Lebensbedingungen so oder anders zu reagieren. Im Fall des Russenkaninchens ist in der Tat weder die weiße noch die schwarze Farbe als solche erblich, sondern vielmehr die Fähigkeit, in der Kälte schwarzes und in der Wärme weißes Haar zu bilden. Trotzdem möchte ich es nicht für unzulässig halten, von der Erblichkeit von Eigenschaften zu sprechen. Es kommt dabei ganz darauf an, was man unter einer „Eigenschaft" verstehen will. Ich möchte glauben, daß man das Wort Eigenschaft auch im ursprünglichen Wortsinne gebrauchen und damit die erbliche Eigenart bezeichnen kann. Und in diesem Sinne könnten also „Eigenschaften" doch erblich sein. Sicher ist, daß das, was im letzten Grunde erblich ist, immer eine gewisse *Summe von Reaktionsmöglich-keiten* ist.

In dem oben angeführten Versuch, den v. Nathusius mit Schweinen an-stellte, vertrug die englische Berkshire-Rasse das Hungern viel schlechter als das hannoversche Landschwein. Während bei jener Rasse die Hungertiere schwer verkümmerten, blieben sie bei dieser zwar auch im Wachstum zurück, litten aber sonst nicht besonders. Die Reaktionsmöglichkeiten der beiden Rassen waren also deutlich verschieden.

Wie diese Reaktionsmöglichkeiten im Einzelwesen realisiert werden, ist nach der Ansicht der meisten Erblichkeitsforscher für die weitere Vererbung der Anlagen völlig gleichgültig. Wenn man an Russenkaninchen durch Kälte-einwirkung schwarze Flecke hervorruft und von Tieren mit derart erworbenen Flecken Junge erzeugen läßt, so zeigt sich an den Jungen doch keine Spur von Flecken. Die Jungen fallen vielmehr wie gewöhnlich aus; sie sind bei der Geburt zunächst einheitlich pigmentlos, da im Mutterleibe ja auch ihre gipfelnden Teile warm gehalten waren. Erst unter dem Einfluß der kühlen Außentemperatur bildet sich mit dem Wachstum des Haares der charakteristische russische Typus heraus. Dieser Fall zeigt auch zugleich, daß erbliche Zustände nicht angeboren, angeborene nicht erblich zu sein brauchen. Der angeborene Zustand der Pigment-armut verschwindet in den ersten Wochen des Lebens, und der erblich bedingte russische Typus bildet sich erst nach der Geburt aus.

Die erblichen Unterschiede zweier Lebewesen kommen am reinsten heraus, wenn sie unter möglichst gleichen äußeren Bedingungen aufwachsen und leben, wenn man z. B. verschiedene Kaninchenrassen in gleichen Ställen, bei gleicher Temperatur und bei gleichem Futter hält. Andererseits ist ja bekannt, daß man die Wirkung äußerer Einflüsse, z. B. pharmakologischer Stoffe, am reinsten durch Vergleichsversuche an Tieren einer und derselben reinen Rasse studieren kann. Die Erfahrung hat eben gelehrt, daß eine reine Rasse ihre Reaktionsweise durch die Generationen fast unbegrenzt konstant bewahrt; inwieweit Ausnahmen von dieser Regel, d. h. Änderungen der erblichen Veranlagung vorkommen können, soll weiter unten besprochen werden.

Die Übereinstimmung der Nachkommen desselben Elternpaars, welche für reingezüchtete Rassen charakteristisch ist, macht bei den Nachkommen von Rassenmischlingen einer bunten, auf den ersten Blick unberechenbar scheinenden Verschiedenheit Platz. Die Erbmasse ist eben nicht so einheitlich und homogen, wie die Erfahrung an reinen Rassen nahezulegen scheint, sondern, wie die moderne Erblichkeitsforschung gezeigt hat, aus einer großen Zahl relativ selbständiger Anlagen oder Erbeinheiten zusammengesetzt. Innerhalb einer reinen Rasse kann man die zusammengesetzte Natur der Erbmasse nur nicht erkennen; wohl aber, wenn man die Ergebnisse der Kreuzung verschiedener Rassen durch die Gene-rationen verfolgt und die Zusammensetzung der Generationen zahlenmäßig-quantitativ bestimmt, wie es zuerst Mendel getan hat. Die systematische Kreuzung verschiedener Rassen ist seitdem die hauptsächlichste Methode der experimentellen Erblichkeitsforschung geworden. Die Sache liegt ähnlich wie in der Chemie; an einem Stoff, etwa der Schwefelsäure, kann man durch bloße Untersuchung dieses einen Stoffes als solchen seine Zusammensetzung nicht erkennen; wohl aber gelingt das, wenn man ihn nacheinander mit verschiedenen anderen Stoffen in Verbindung treten läßt. Erst nachdem er aufgespalten ist, kann man die chemische Konstitution eines Stoffes erkennen; und dann kann man ihn auf Grund dieser Kenntnis auch wieder synthetisch zusammen-setzen. Ganz entsprechend kann man die Zusammensetzung einer Erbmasse nur so weit aufklären, als es gelingt, sie aufzuspalten; und insoweit kann man dann auch willkürlich eine bestimmte Erbmasse synthetisch zusammensetzen.

Die experimentelle Erblichkeitsforschung in den letzten Jahrzehnten hat nun ergeben, daß die Erbmasse jedes Lebewesens aus einer großen Zahl verhältnismäßig selbständiger Einheiten besteht, die im Laufe der Generationen neu zusammentreten und sich wieder trennen können, ohne dabei dauernd zu etwas Mittlerem zu verschmelzen. Man bezeichnet eine solche Erbeinheit meist mit dem von JOHANNSEN eingeführten Worte *Gen* oder auch mit dem schon früher von WEISMANN gebrauchten Worte *Id*, das neuerdings SIEMENS wieder aufgenommen hat, oft auch einfach als *Faktor*, was aber wegen der Unbestimmtheit dieses Wortes wenig zweckmäßig ist; spricht man doch auch z. B. von äußeren Faktoren. Die neue Zusammenfügung der Erbeinheiten erfolgt bei der Befruchtung, die Trennung in den sog. Reduktionsteilungen während der Keimzellenreifung, wie man mit guten Gründen annimmt. Dabei verhalten sich — und das ist von wesentlichster Bedeutung — je 2 Erbeinheiten antagonistisch in dem Sinne, daß beide nicht in dieselbe, sondern regelmäßig in verschiedene Keimzellen gehen. Derartige *antagonistische* oder *allelomorphe* Erbeinheiten können einander gleichen, oder aber sie können auch verschieden sein; immer aber sind allelomorphe Erbeinheiten gleichgerichtet in dem Sinne, daß sie sich vorzugsweise an dem gleichen Organ bzw. an derselben Anlage äußern. Um das anschaulich klarzumachen, wähle ich wieder als Beispiel das Russenkaninchen.

Kreuzt man ein Russenkaninchen, das wir der Einfachheit halber hier einfach als weiß bezeichnen wollen, mit einem gefärbten, z. B. schwarzen Tier aus reiner Rasse, so sind die Tiere der ersten Mischlingsgeneration alle schwarz gefärbt; die weiße Färbung des Russenkaninchens ist also völlig zugedeckt worden. Man nennt die erste Mischlingsgeneration die F_1-*Generation* (erste Filialgeneration), die elterliche die P-*Generation* (Parentalgeneration). Es ist eine allgemeine Regel, daß die F_1-Generation zweier verschiedener reiner Rassen in sich einheitlich ist, d. h. daß die F_1-Geschwister sich in ihren erblichen Anlagen nicht unterscheiden. Die Nachkommen der F_1-Tiere, die sog. F_2-Generation, dagegen sind nicht alle gleich; hier tritt vielmehr eine *Spaltung* ein. Paart man in dem geschilderten Falle die schwarzen F_1-Kaninchen untereinander, so tritt in der nächsten, der F_2-Generation, neben einer Mehrheit von voll ausgefärbten schwarzen Tieren wieder eine Minderheit von weiß- (d. h. russisch) gefärbten auf und zwar zeigt im großen Durchschnitt ein Viertel der F_2-Tiere den weißen (russischen) Typus, wie das durch Abb. 105 veranschaulicht wird. Dabei ist es in diesem Falle ganz gleich, ob in der P-Generation das Vatertier weiß und das Muttertier schwarz war oder umgekehrt.

Die Erklärung derartiger Spaltungserscheinungen hat schon MENDEL darin gesehen, daß die Erbanlagen, welche eine bestimmte Eigenschaft, in diesem Falle die Fellfarbe, bedingen, bei der Kreuzung nicht zu etwas Mittlerem verschmelzen, sondern getrennt bleiben und sich in der nächsten Generation nach den Gesetzen des Zufalls oder, was dasselbe ist, der Wahrscheinlichkeit neu kombinieren. Zur Veranschaulichung dieses Vorgangs sind in Abb. 105 unter den Tieren die Erbeinheiten, welche in diesem Falle die Fellfarbe bedingen, durch kleine Kreise dargestellt. Das F_1-Tier hat von einem Elter her (man sagt in der Erblichkeitslehre „der Elter") die Anlage zu Schwarz, von dem andern die Anlage zu Weiß bekommen. In diesem Falle genügt nun bereits eine Erbanlage zu Schwarz, um schwarze Fellfarbe zu bedingen. Die F_1-Tiere sind daher schwarz, obwohl sie auch die Anlage zu Weiß in ihrer Erbmasse enthalten. Die F_1-Tiere ihrerseits bilden nun Keimzellen, die zur Hälfte die Anlage zu Schwarz und zur Hälfte die Anlage zu Weiß enthalten. Trifft nun bei der Befruchtung der F_1-Tiere eine schwarze Erbeinheit mit einer zweiten schwarzen zusammen, so entsteht natürlich ein schwarzes F_2-Tier (dargestellt als das erste in der dritten Reihe von Abb. 105). Trifft eine schwarze Erbeinheit mit einer weißen zusammen, so entsteht ebenfalls ein schwarzes F_2-Tier, da ebenso wie in F_1 *eine* Anlage zu Schwarz bereits zur Ausbildung der schwarzen Färbung genügt. Da die Hälfte aller Keimzellen der F_1-Generation die Anlage zu Schwarz und die Hälfte die Anlage zu Weiß enthält, so ist die Wahrscheinlichkeit des Zusammentreffens einer schwarzen mit einer weißen Erbeinheit natürlich doppelt so groß als die des Zusammentreffens einer schwarzen mit einer ebenfalls schwarzen. In der dritten Reihe der Abb. 105 sind daher 2 Individuen mit der Kombination eines schwarzen und eines weißen Kreises bezeichnet. Trifft schließlich eine weiße Erbanlage mit einer zweiten weißen zusammen, so entsteht natürlich ein weißes F_2-Tier (dargestellt als das vierte in der dritten Reihe). Selbstverständlich muß unter 4 Jungen eines Elternpaares von der entsprechenden F_1-Kombination nicht immer gerade ein weißes sein; vielmehr besteht für jedes einzelne Tier einer solchen F_2-Generation die Wahrscheinlichkeit $\frac{1}{4}$, weiß auszufallen, da die Wahrscheinlichkeit des Zusammentreffens einer weißen Erbeinheit von der Häufigkeit $\frac{1}{2}$ mit einer zweiten weißen eben $\frac{1}{4}$ ist ($\frac{1}{2} \cdot \frac{1}{2} = \frac{1}{4}$), und darum wird im Durchschnitt einer größeren Zahl von Würfen ein Viertel der Jungen weiß sein. Bei einer begrenzten Zahl von Nachkommen läßt sich die mittlere Abweichung von dem idealen Zahlenverhältnis nach der Theorie vom Fehler der kleinen Zahl, die sich ja auf die Wahrscheinlichkeitsrechnung stützt, berechnen.

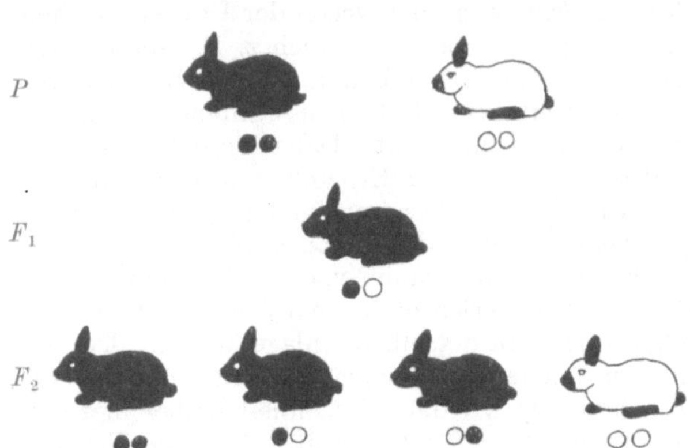

Abb. 105. Schema einer monomeren Mendelspaltung (Kreuzung einer voll gefärbten Kaninchenrasse mit dem albinotischen russischen Kaninchen und Weiterzucht der Bastarde).

Grundsätzlich wichtig ist, daß allelomorphe (homologe) Erbeinheiten in einem Individuum paarweise vorhanden sind, und daß die Partner eines solchen Paares sich bei der Keimzellenbildung (Reduktionsteilung) trennen. Auch in Tieren von reiner Rasse sind allelomorphe Erbeinheiten also paarweise vorhanden. Das schwarze Kaninchen der P-Generation, welches aus rein gezüchteter schwarzer Rasse stammt, enthält also zwei von jenen Erbeinheiten, welche die schwarze Fellfarbe bedingen, eine von väterlicher und eine von mütterlicher Seite her, und daher bildet es auch nur Keimzellen mit der Anlage zu Schwarz. Das weiße P-Kaninchen aus reiner weißer Rasse enthält entsprechend ein Paar von weißen Erbeinheiten und bildet daher nur Keimzellen mit der Anlage zu Weiß. Die beiden Paarlinge eines allelomorphen Paares brauchen indessen nicht immer völlig gleich zu sein; sie können vielmehr auch verschieden sein wie im Falle der F_1-Individuen und von zwei Vierteln der F_2-Individuen.

Organismen, bei denen zwei Erbanlagen, die ein allelomorphes Paar bilden, gleichartig sind (wie bei den beiden Tieren der P-Generation und dem ersten und vierten der F_2-Generation), bezeichnet man gewöhnlich als *homozygotisch* (kürzer homozygot) in bezug auf diese Anlage, Organismen, bei denen die beiden Partner eines allelomorphen Paares verschieden sind, als *heterozygotisch* (heterozygot). Ich halte diese von BATESON eingeführten Worte allerdings für wenig bezeichnend und ziehe daher die Worte *homogametisch* (homogamet) und *heterogametisch* (heterogamet) vor.

Bisher werden die Worte heterogametisch bzw. homogametisch meist in engerem Sinne gebraucht, nämlich je nachdem Unterschiede hinsichtlich der geschlechtlichen Verschiedenheit an den beiderlei Keimzellen mikroskopisch erkennbar sind oder nicht. Das macht indessen meines Erachtens keinen wesentlichen Unterschied; denn aus dem Ergebnis der Zuchtversuche erfahren wir mit Sicherheit, ob Unterschiede der Keimzellen vorhanden sind oder nicht, ganz gleich, ob sie auch mikroskopisch erkennbar sind oder nicht. Dann aber sind die Worte heterogametisch bzw. homogametisch bezeichnender. Ein heterogametisches Wesen ist ein solches, das aus der Vereinigung zweier verschiedener Keimzellen (Gameten) hervorgegangen ist und das demgemäß auch wieder verschiedene Keimzellen bildet; um die Gleichheit bzw. Ungleichheit von befruchteten Eiern (Zygoten) dagegen handelt es sich gar nicht, wie die Worte homozygotisch und heterozygotisch anzudeuten scheinen. Ich ziehe daher die treffenderen Worte homogametisch und heterogametisch vor, wenn diese bisher auch meist in einem engeren Sinne gebraucht werden.

Homogametische F_2-Individuen (wie das erste oder das vierte Tier der F_2-Reihe in Abb. 105) geben mit ihresgleichen gepaart natürlich wieder lauter gleichartige Nachkommen. Heterogametische F_2-Individuen (wie das zweite und das dritte Tier der F_2-Reihe in Abb. 105) verhalten sich bei der Paarung mit ihresgleichen genau wie entsprechende F_1-Individuen, d. h. die Nachkommenschaft spaltet in F_3 in den für die F_2-Generation charakteristischen Zahlenverhältnissen auf.

Wegen des Aufschlusses, den sie für die Erblichkeit menschlicher Anlagen geben, sind die sog. *Rückkreuzungen* heterogametischer F_1-Individuen mit homogametischen P-Individuen besonders wichtig. Die Paarung eines F_1-Tieres der betrachteten Kaninchenkreuzung mit einem weißen Tier hat das in Abb. 106 schematisch dargestellte Ergebnis. Im großen Durchschnitt wird die Hälfte der Nachkommen schwarz, die Hälfte weiß. Wenn in einer Kaninchenbevölkerung die allermeisten Individuen weiß und nur wenige schwarz sind, so wird in der Regel ein schwarzes Individuum sich mit einem weißen paaren und unter

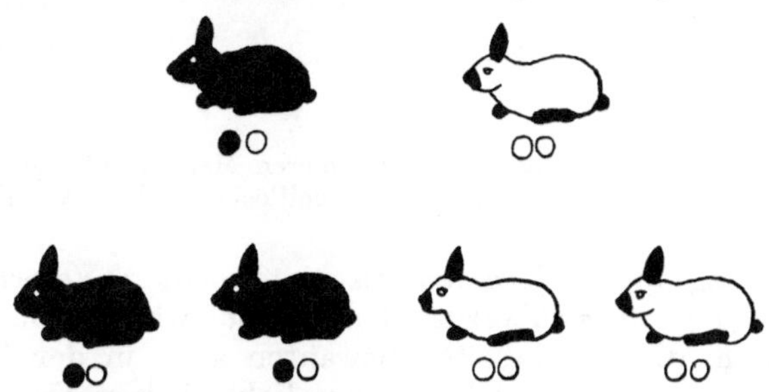

Abb. 106. Rückkreuzung eines F_1-Individuums von dominantem Typus mit der Stammrasse von rezessivem Typus.

seinen Nachkommen immer wieder etwa zur Hälfte schwarze und zur Hälfte weiße Individuen haben. Trotz aller Kreuzungen mit weißen Individuen tritt keine Abschwächung oder Verdünnung der Anlage zu Schwarz ein, diese kann vielmehr unbegrenzt erhalten werden. Da ein bestimmter Nachkomme eines Elternpaares, dessen einer Partner schwarz und dessen anderer weiß ist, die Wahrscheinlichkeit $\frac{1}{2}$ hat, schwarz zu werden (ebenso die Wahrscheinlichkeit $\frac{1}{2}$, weiß zu werden), so kann es aber natürlich auch vorkommen, daß in einem solchen Wurf kein einziges schwarzes Individuum vorhanden ist; die Wahrscheinlichkeit, daß unter 2 Nachkommen kein schwarzer ist, beträgt z. B. $\frac{1}{4}$. So kann also die Vererbung einer derartigen Anlage deszendenzwärts einmal abreißen, während sie aszendenzwärts unbegrenzt zurückverfolgt werden kann. Dieser Fall ist von Bedeutung für die menschliche Erblichkeitslehre, da zahlreiche krankhafte Erbanlagen sich ganz entsprechend verhalten wie die Anlage zu Schwarz in einer überwiegend weißen Kaninchenbevölkerung.

Es ist nun durchaus nicht immer so, daß in heterogametischen Individuen die eine von zwei allelomorphen Erbanlagen von der anderen völlig überdeckt werde. In manchen Fällen nehmen die heterogametischen Individuen äußerlich eine Mittelstellung zwischen den beiden homogametischen Formen ein. Man bezeichnet ihren Typus dann als *intermediär*. Grundsätzlich ändert sich dadurch indessen gegenüber dem betrachteten Falle nichts. Die Verschmelzung zu etwas Mittlerem erstreckt sich nur auf den Phänotypus, nicht etwa auch auf die Erbeinheiten; diese bewahren vielmehr auch in diesem Falle ihre Selbständigkeit und trennen sich in der nächsten Generation wieder. Es ist daher nicht zweck-

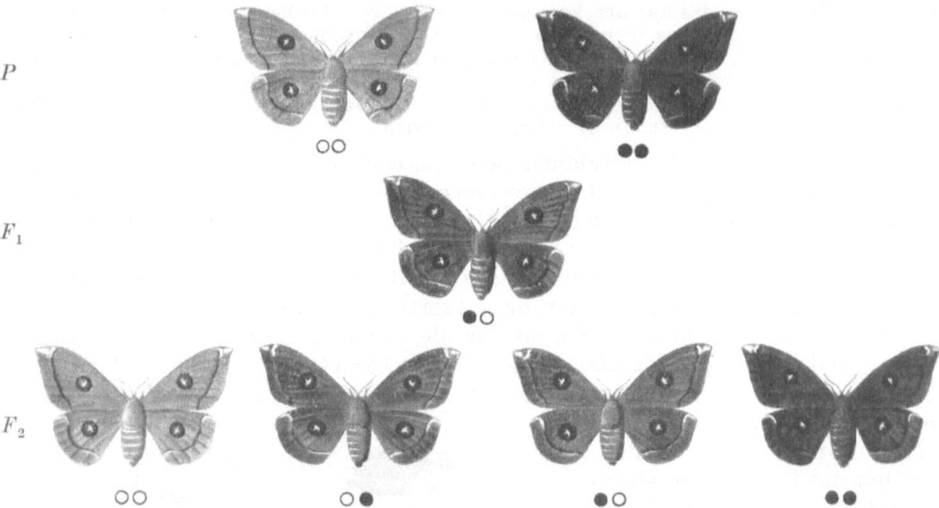

Abb. 107. Schema einer monomeren Mendelspaltung mit intermediärem Verhalten der F_1-Bastarde. (Kreuzung des Nagelflecks, *Aglia tau*, mit der schwarzen Rasse *v. melaina*.)

mäßig, dieses Verhalten als „intermediäre Vererbung" einer „alternativen Vererbung" gegenüberzustellen. Soviel wir wissen, ist alle Vererbung alternativ, d. h. die Erbeinheiten bewahren auch in der Kreuzung ihre Selbständigkeit, und eine Verschmelzung von Erbeinheiten findet nicht statt. Wie scheinbare Ausnahmen von dieser Regel sich erklären, soll weiter unten erörtert werden.

Wenn eine Erbanlage eine ihr allelomorphe überdeckt, so nennt man die überdeckende *dominant*, die überdeckte *rezessiv*. In dem Kaninchenbeispiel war also die schwarze Anlage dominant, die weiße rezessiv. Es ist aber nicht zweckmäßig, von einem „Gesetz der Dominanz" zu sprechen, wie es öfter geschieht. Im Falle intermediären Verhaltens der heterogametischen Individuen liegt eine eigentliche Dominanz nicht vor. Überhaupt bezieht sich die ganze Erscheinung der Dominanz nur auf den Phänotypus. Wirklich vollständige Dominanz scheint auch eher die Ausnahme als die Regel zu sein. In den meisten Fällen unterscheiden sich die heterogametischen Individuen auch von dem homogametischen dominanten Elterntypus ein wenig. So sind die heterogametisch schwarzen Kaninchen weniger tiefschwarz als die homogametischen. Man spricht dann von unvollständiger Dominanz. Ist die Dominanz sehr unvollständig, so nähert sich das Verhalten der heterogametischen Individuen dem intermediären.

Das klassische Beispiel intermediären Verhaltens ist die von Correns bekanntgegebene Kreuzung der rotblühenden *Mirabilis jalapa* mit einer weißblühenden Rasse. Die F_1-Individuen blühen rosa; und die F_2-Individuen zeigen das Verhältnis: 1 rot : 2 rosa : 1 weiß. Daß die homogametisch roten F_2-Individuen (ein Viertel) rot blühen, ist ja ohne weiteres klar; ebenso daß die homogametisch weißen (ebenfalls ein Viertel) weiß blühen; und die heterogametischen F_2-Individuen (zwei Viertel) blühen eben rosa wie die ebenso beschaffenen F_1-Individuen. Entsprechende Fälle sind z. B. von BAUR beim Löwenmaul, *Antirrhinum majus*, aufgefunden worden. Bei Tieren sind noch nicht viele Fälle typisch intermediären Verhaltens bekannt geworden. Man kann dahin z. B. gewisse Anlagen zu grauschwarzer Färbung bei einem für gewöhnlich gelbbraunen Schmetterling, dem Nagelfleck, *Aglia tau* rechnen, die STANDFUSS in ihrer Erblichkeit studiert hat. Eine solche grauschwarze *tau*-Form ist *melaina* benannt worden, die heterogametische Form als *cupreola*. Eine andere mehr partiell, speziell in den Saumteilen der Flügel verdunkelte Form der *Aglia tau* wird von Sammlern als *nigerrima* bezeichnet, die weniger dunkle heterogametische Form als *ferenigra*. Das Aufspalten bei intermediärem Verhalten ist in Abb. 107 schematisch dargestellt. Eine nähere Erläuterung dazu erübrigt sich wohl.

Wenn bei dominantem Verhalten heterogametische Individuen, die die rezessive Erbanlage überdeckt enthalten, mit der (homogametischen) dominanten Form rückgekreuzt werden, so zeigen alle Nachkommen den dominanten Phänotypus. Die Hälfte der Nachkommen enthält aber die rezessive Erbanlage überdeckt, wie es Abb. 108 veranschaulicht. Wenn derartige heterogametische Individuen immer wieder mit homogametischen Dominanten gepaart werden würden, so könnte die rezessive Erbanlage also durch unbegrenzte Generationen latent weitervererbt

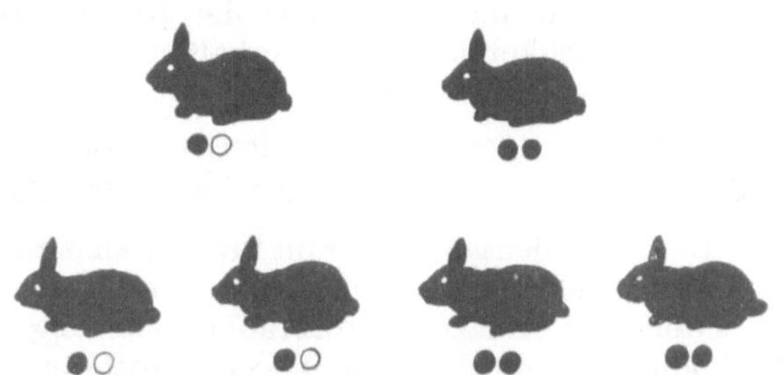

Abb. 108. Rückkreuzung eines F_1-Individuums von dominantem Typus mit der Stammrasse von dominantem Typus.

werden, ohne jemals in die Erscheinung zu treten. In Wirklichkeit aber wird es natürlich gelegentlich auch vorkommen, daß zwei heterogametische Individuen, die sich äußerlich ja nicht von homogametischen unterscheiden, sich untereinander paaren, und dann wird im Durchschnitt ein Viertel der Nachkommen aus dieser Paarung das rezessive Merkmal aufweisen. Auch dieser Fall stellt eine bedeutungsvolle Analogie für die menschliche Erblichkeitslehre dar; denn ihm entspricht durchaus der Erbgang rezessiver krankhafter Erbanlagen. Während bei dominantem Verhalten schon eine Erbanlage genügt, um dem Individuum ihren Stempel aufzudrücken, müssen bei rezessivem Erbgang zwei gleichartige Erbanlagen zusammentreffen, um in die Erscheinung treten zu können. Demgemäß kann man den Gang dominanter Anomalien in der Regel ununterbrochen durch die Generationen zurückverfolgen; rezessive Anomalien dagegen äußern sich gewöhnlich so, daß nur einzelne oder einige Geschwister von der Anomalie betroffen werden, die Eltern und die eventuellen Kinder der Merkmalsträger meist aber nicht. Bei Reinzucht setzen sich natürlich auch rezessive Anomalien ununterbrochen durch die Generationen fort.

Die Häufigkeit, mit der rezessive Merkmale in einer Bevölkerung in die Erscheinung treten, steht zu der Häufigkeit der zugrunde liegenden rezessiven Erbanlage in einer bestimmten Beziehung. Wenn ein rezessives Merkmal in einer Bevölkerung mit der Häufigkeit n verbreitet ist, so ist anzunehmen, daß $\sqrt{n}$ der allelomorphen Erbanlagen entsprechend beschaffen sind. Das möge an einem

Beispiel dargelegt werden, an dem zugleich die gebräuchliche Buchstabenbezeichnung der Erbformeln gezeigt werden kann. An meinem Wohnort in der
Nähe von München kommt vom Lindenschwärmer, *Mimas tiliae*, einem Nacht-
schmetterling, der gewöhnlich olivgrün gezeichnet ist, eine auffallende rotbraune
Form vor, und zwar kommt auf 9 Lindenschwärmer im Durchschnitt etwa ein
rotbrauner. Diese rotbraune Form ist rezessiv erblich, wie mir Zuchtversuche
gezeigt haben. Bezeichnen wir die Erbanlage zu der dominanten grünen Form
als G, so pflegt man die allelomorphe Erbanlage zu der rezessiven, in diesem Falle
also rotbraunen Form, als g (nicht Grün) zu bezeichnen. Der gewöhnliche grüne
Lindenschwärmer hat dann die Formel GG, der rotbraune gg. Eine Kreuzung
zwischen beiden verläuft also nach folgendem Schema:

$$P: GG \cdot gg$$
$$F_1: Gg$$
$$F_2: GG,\ Gg,\ gG,\ gg.$$

In der F_2-Generation tritt also wieder ein Viertel rotbraune Individuen auf.
Ich habe mehrfach aus Zuchten erhaltene Exemplare der rotbraunen Form
mit rotbraunen Individuen aus der freien Natur gepaart und ausschließlich
rotbraune Nachkommen davon erhalten. Bei Reinzucht gibt die rezessive Form
also ausschließlich ebensolche Nachkommen gemäß der Formel:

$$\text{Eltern}: gg \cdot gg$$
$$\text{Nachkommen}: gg.$$

Da die Lindenschwärmer im Freien sich ohne Rücksicht auf die Farbe paaren,
so ist anzunehmen, daß im Durchschnitt jede dritte der allelomorphen Erbeinheiten eine Anlage zu rotbrauner Färbung ist. Dann entstehen rotbraune
Individuen mit der Häufigkeit $\frac{1}{9}$; eine rotbraune Erbanlage, die mit der Häufigkeit $\frac{1}{3}$ verbreitet ist, hat nämlich die Wahrscheinlichkeit $\frac{1}{3}$, bei der Befruchtung
mit einer ebensolchen zusammenzutreffen: $\frac{1}{3} \cdot \frac{1}{3} = \frac{1}{9}$. Die Lindenschwärmer-
population dieser Gegend hat also folgende Zusammensetzung:

$$GG,\ GG,\ GG,\ GG,\ Gg,\ Gg,\ gG,\ gG,\ gg\ .$$

Etwa ein Neuntel aller Individuen zeigt den rezessiven rotbraunen Typus;
von den übrigen acht Neunteln, welche äußerlich den dominanten grünen Typus
zeigen, enthält die Hälfte die Erbanlage zu rotbrauner Färbung überdeckt.
Diese heterogametischen Individuen zeigen übrigens ein weniger schönes Grün
als die homogametischen, ihr Grün ist vielmehr etwas bräunlich getrübt.
Sieht man von diesem mehr nebensächlichen Umstand ab, so liegen die
Verhältnisse hinsichtlich rezessiver Erbanlagen beim Menschen ganz entsprechend,
wenn auch die Zahlenverhältnisse im einzelnen natürlich sehr verschieden sind.
Ob sich nun die rezessive blaue Augenfarbe bei der Mehrheit der Bevölkerung
findet oder ob der rezessive totale Albinismus nur mit einer Häufigkeit von
Eins auf mehrere Zehntausend vorkommt, immer ist die Häufigkeit eines
rezessiven Merkmals gleich dem Quadrat der Häufigkeit der entsprechenden
Erbanlagen oder die Häufigkeit der betreffenden Erbanlage gleich der Wurzel
aus der Häufigkeit des rezessiven Merkmals, wenigstens dann, wenn die Äußerung
der Erbanlage nicht durch andere Paare von Erbanlagen gestört wird, wovon
noch zu reden sein wird.
Auf diesen Verhältnissen der Manifestation rezessiver Erbanlagen beruhen
im wesentlichen auch die Schäden der *Inzucht* bzw. die Gefahren der *Verwandtenehe*. Es wurde schon gesagt, daß eine rezessive Anomalie durch Inzucht rein-
gezüchtet werden kann, und daß sie anderseits durch fortgesetzte Kreuzung

mit homogametisch normalen Individuen dauernd latent gehalten werden könnte, wenn das auch praktisch wegen der meist bestehenden Unmöglichkeit der Unterscheidung homogametisch normaler von heterogametisch normalen nicht dauernd durchführbar ist. Die seit alter Zeit bekannten Gefahren der Verwandtenehe beruhen im wesentlichen darauf, daß dadurch die Wahrscheinlichkeit des Zusammentreffens zweier gleichartiger rezessiver Krankheitsanlagen beträchtlich erhöht wird.

Bisher war von Kreuzungen zweier Rassen die Rede, die sich nur durch eine einzige Erbeinheit bzw. nur ein Paar von Erbeinheiten unterscheiden. Wenn zwei Rassen gekreuzt werden, die sich durch mehrere Paare von Erbeinheiten unterscheiden, so werden die Verhältnisse natürlich komplizierter. Grundsätzlich aber ergibt sich nichts anderes. Zu verschiedenen Paaren gehörige (also nicht allelomorphe) Erbeinheiten verhalten sich in der Kreuzung weitgehend unabhängig voneinander, d. h. sie kombinieren und trennen sich nach den Gesetzen des Zufalls. Kreuzt man z. B. eine schwarze glatthaarige Rasse von Meerschweinchen mit einer weißen angorahaarigen, so sind die Mischlinge erster Generation schwarz und glatthaarig. Nicht nur die Anlage zu schwarzer Farbe ist also dominant über die zu weißer, sondern auch die zu kurzem glatten Haar über die zu dem langen losen Angorahaar, wie der amerikanische Erblichkeitsforscher CASTLE gezeigt hat. Wenn die Formel der schwarzen

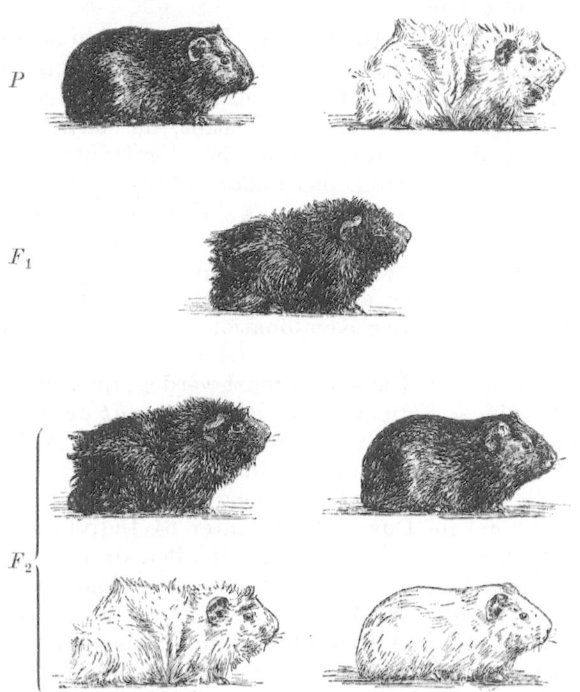

Abb. 109. Schema einer dimeren Mendelspaltung. (Kreuzung einer schwarzen glatthaarigen Meerschweinchenrasse mit einer weißen angorahaarigen. Nach BAUR aus BAUR-FISCHER-LENZ.)

glatthaarigen Rasse $SSGG$ und die der weißen angorahaarigen $ssgg$ ist, so hat der F_1-Bastard die Formel $SsGg$. Dieser Bastard bildet nun 4 verschiedene Keimzellen: SG, Sg, sG und sg. Bei Paarung mit einem gleichartigen Tier ergeben sich also 16 verschiedene Kombinationen bei der Befruchtung gemäß folgendem Schema:

	SG	Sg	sG	sg
SG	$SSGG$	$SSGg$	$SsGG$	$SsGg$
Sg	$SSGg$	$SSgg$	$SsgG$	$Ssgg$
sG	$sSGG$	$sSGg$	$ssGG$	$ssGg$
sg	$sSgG$	$sSgg$	$ssgG$	$ssgg$

Bei völliger Dominanz in dem angegebenen Sinne entstehen aber nur vier Sorten äußerlich verschiedener F_2-Individuen (vgl. Abb. 109). Alle Tiere, die S

enthalten, sei es einmal oder doppelt, sind schwarz; alle, die G enthalten, sei es einmal oder doppelt, sind glatthaarig. Von den 16 F_2-Individuen sind also 9 schwarz und glatthaarig. Alle ss-Tiere sind weiß; soweit sie ein oder zwei G haben, sind sie weiß und glatthaarig; die $ssgg$-Tiere sind weiß und angorahaarig; sie vereinigen also die beiden rezessiven Merkmale. Die gg-Tiere, welche gleichzeitig ein oder zwei S enthalten, sind schwarz und angorahaarig. Diese Kombination ebenso wie die weiß-glatthaarige war bei den P-Tieren nicht vorhanden, man könnte aber beide in sich weiterzüchten. $SSgg$-Tiere würden untereinander gepaart immer nur schwarze angorahaarige und $ssGG$ immer nur weiße glatthaarige geben.

Das Zahlenverhältnis der F_2-Generation ist in diesem Falle 9 schwarz glatthaarig : 3 schwarz angorahaarig : 3 weiß glatthaarig : 1 weiß angorahaarig; es ist das für Kreuzungen von Rassen, die sich in 2 Erbanlagen unterscheiden, bei Dominanz typische Verhältnis, das sich aus der Kombination der Wahrscheinlichkeiten ergibt. Das eine dominante Merkmal wäre bei $\frac{3}{4}$ der F_2-Individuen zu erwarten, das andere ebenfalls bei $\frac{3}{4}$; beide dominanten Merkmale zusammen also bei $\frac{3}{4} \cdot \frac{3}{4} = \frac{9}{16}$. Das eine rezessive Merkmal wäre bei $\frac{1}{4}$ der F_2-Individuen zu erwarten, zusammen mit dem dominanten Merkmal (natürlich dem nichtallelomorphen), also in $\frac{1}{4} \cdot \frac{3}{4} = \frac{3}{16}$. Ebenso häufig ist natürlich die Kombination des anderen rezessiven Merkmals mit den anderen dominanten. Die Häufigkeit der Kombination der beiden recessiven Merkmale ist schließlich $\frac{1}{4} \cdot \frac{1}{4} = \frac{1}{16}$.

Wenn zwei Rassen gekreuzt werden, die sich in 3 Erbeinheiten unterscheiden, in beliebiger Formel $AA\,BB\,CC \times aa\,bb\,cc$, so können in F_1 $2^3 = 8$ verschiedene Gameten gebildet werden, nämlich ABC, ABc, AbC, Abc, aBC, aBc, abC, abc; in F_2 sind dann $2^3 \cdot 2^3 = 64$ verschiedene Kombinationen möglich, von denen die, welche alle drei rezessiven Merkmale in sich vereinigt $(aa\,bb\,cc)$ im Durchschnitt unter 64 Individuen nur einmal verwirklicht wird $(\frac{1}{4} \cdot \frac{1}{4} \cdot \frac{1}{4} = \frac{1}{64})$. Individuen mit allen drei dominanten Merkmalen treten mit der Häufigkeit $\frac{27}{64}$ auf $(\frac{3}{4} \cdot \frac{3}{4} \cdot \frac{3}{4} = \frac{27}{64})$. Die ganze Reihe der Verhältniszahlen in F_2 ist hier $27 : 9 : 9 : 9 : 3 : 3 : 3 : 1$. Wenn die beiden Ausgangsrassen sich in 4 Paaren von Erbeinheiten unterscheiden, $AA\,BB\,CC\,DD \times aa\,bb\,cc\,dd$, so sind in F_1 bereits $2^4 = 16$ verschiedene Gameten möglich, und dementsprechend können in F_2 Individuen aus $2^4 \cdot 2^4 = 256$ verschiedenen Kombinationen hervorgehen, von denen aber bei vollständiger Dominanz nur $2^4 = 16$ Sorten sich phänotypisch unterscheiden. Entsprechend sind bei Unterschieden in n Paaren von Erbeinheiten 2^n verschiedene F_1-Gameten möglich, $(2^n)^2$ Kombinationen für F_2 und bei völliger Dominanz 2^n verschiedene F_2-Individuen.

Wenn beide Ausgangsrassen homogametisch in bezug auf alle beteiligten Erbanlagen sind, so sind alle F_1-Individuen derselben Kreuzung von gleicher Beschaffenheit, gleichgültig, wie groß die Zahl der Erbanlagen, in denen sich die beiden Rassen unterscheiden, ist. Von jeder der Ausgangsrassen enthält jedes F_1-Individuum eben eine volle Garnitur von Erbeinheiten: $ABCD \cdots +\, abcd \cdots = AaBbCcDd \cdots$. So erklärt sich die Erfahrungstatsache der *Uniformität der F_1-Bastarde* zwischen reinen Rassen.

Im Gegensatz zu der Einförmigkeit der F_1-Generation zeigt die F_2-Generation eine bunte Mannigfaltigkeit, weil in ihr alle überhaupt möglichen Kombinationen der beteiligten Erbanlagen verwirklicht werden können. In F_3 und den weiteren Generationen entsteht also nichts grundsätzlich Neues mehr. Soweit die F_2-Individuen homogametisch sind, züchten sie bei Paarung mit gleichartigen Individuen völlig rein; es können also neue, in sich beständige Rassen aus einer Kreuzung entstehen, was öfter aus Mißverständnis des Mendelschen Gesetzes in

Abrede gestellt wird. Nur die heterogametischen F_2-Kombinationen spalten weiter auf. Wenn die beiden Ausgangsrassen sich in einer größeren Zahl von Erbeinheiten unterscheiden, so erscheinen die Ausgangsrassen natürlich nur bei einer kleinen Minderheit in den späteren Generationen wieder, vorausgesetzt, daß keine darauf gerichtete Auslese durch den Züchter oder durch den Daseinskampf stattfindet. Bei entsprechender Auslese kann allerdings eine Restitution auch komplizierter Typen, eine „Entmischung der Rassen" stattfinden, wie sie v. Luschan von den Menschenrassen Vorderasiens angegeben, allerdings wohl nicht genügend begründet hat. Findet eine Auslese nicht statt und erfolgt die Paarung ohne Rücksicht auf den Typus, so gilt der Satz, daß die späteren Generationen (F_3 und die folgenden) einer aus Rassenkreuzung hervorgegangenen Population dauernd dieselbe bunte Zusammensetzung wie die F_2-Generation haben. Wenn alle Erbeinheiten sich unabhängig voneinander fortsetzen, so bestehen für die Individuen aller späteren Generationen eben immer wieder dieselben Kombinationen von Wahrscheinlichkeiten.

Die Tatsache der Dominanz gewisser Erbanlagen führt also nicht zu einem im Laufe der Generationen immer fortschreitenden zahlenmäßigen Vorherrschen der dominanten Typen, wie öfter irrtümlich angegeben wird. Das Maximum der Ausbreitung der dominanten Typen ist vielmehr schon in der F_1-Generation erreicht, vorausgesetzt, daß nicht eine Ausbreitung dieser Typen durch Auslese erfolgt. Entsprechend findet auch kein dauerndes Zurückgehen der rezessiven Anlagen statt, wie öfter in Mißverständnis des Wortes rezessiv angenommen wird. In der Erbmasse einer Population bleiben die verschiedenen Erbanlagen vielmehr, solange keine Auslese einsetzt, in demselben Verhältnis erhalten, in dem sie in die Mischung eingetreten sind. Phänotypisch treten natürlich mehr dominante Erbanlagen in die Erscheinung, als ihrem Anteil an der Erbmasse einer Population entspricht; und andererseits sind mehr rezessive Erbanlagen in einer gemischten Population vorhanden, als dem Verhältnis der Phänotypen entspricht. So ist z. B. anzunehmen, daß in der Erbmasse der deutschen Bevölkerung viel mehr Anlagen zu rein blondem Haar vorhanden sind, als an den Individuen in die Erscheinung treten. Dominant sind dabei immer nur die einzelnen Erbeinheiten, nicht der gesamte Typus einer Rasse als solcher, wie öfter fälschlich angenommen wird. Allerdings haben einige Rassen besonders viele Erbanlagen, die sich in der Kreuzung mit anderen dominant verhalten. So kommt es z. B., daß man Blutserbe der Negerrasse meist auch noch in großer Verdünnung erkennen kann.

Wenn in den oben gegebenen Beispielen von Erbanlagen für schwarze und weiße Fellfarbe, für glattes Haar, Angorahaar usw. gesprochen wurde, so muß man sich doch hüten, die Erbeinheiten einfach mit bestimmten phänotypischen Merkmalen gleichzusetzen. Ein Merkmal kann vielmehr durch mehrere Erbeinheiten bedingt sein. So ist z. B. die Wildfarbe der Kaninchen nach Baur durch 6 verschiedene Erbeinheiten bedingt, in der Buchstabenbezeichnung durch die Formel $AA\ XX\ BB\ CC\ DD\ GG$. Tiere, denen die Anlage G fehlt und die statt dessen g haben, also Tiere von der Formel $AA\ XX\ BB\ CC\ DD\ gg$, sind schwarz. Tiere von der Formel $AA\ XX\ BB\ cc\ dd\ gg$ sind fahlbraun, solche von der Formel $AA\ XX\ bb\ cc\ dd\ gg$ sind gelb. Alle Tiere, die die Erbanlage A nicht haben, sondern statt dessen a, sind weiß (albinotisch) mit pigmentlosen roten Augen. Sogar Tiere von der Formel $aa\ XX\ BB\ CC\ DD\ GG$ sind albinotisch; alle die verschiedenen Farbanlagen X, B, C usw. können nur dann wirksam werden, wenn gleichzeitig A vorhanden ist. Man bezeichnet den Faktor A daher auch wohl als „Grundfaktor für Pigment". Man kann aber auch, was auf dasselbe hinauskommt, den Faktor a als einen Hemmungsfaktor auffassen, der bei homogametischer Anwesenheit jede Bildung von Pigment verhindert.

Manche Erblichkeitsforscher stellen sich vor, daß das Wesen rezessiver Faktoren einfach nur in dem Fehlen allelomorpher positiver Erbanlagen bestehe. Nach dieser Auffassung, der von Bateson aufgestellten sog. *„presence-absence-Theorie"*, würde also z. B. der Faktor A eine wirklich vorhandene Erbeinheit bedeuten, der Faktor a dagegen nur das Fehlen des Faktors A bezeichnen. Diese Vorstellung hat sich als Arbeitshypothese in mancherlei Weise fruchtbar erwiesen.

Da in reinen Rassen die Zusammensetzung der Erbmasse nicht erkannt werden kann, so kann eine bestimmte Erbeinheit als solche nur dann analysiert werden, wenn es gelingt, eine Rasse zu finden, die jene Erbeinheit nicht enthält. So hätte z. B. der „Grundfaktor für Pigment" A niemals erkannt werden können, wenn es nicht albinotische Rassen gäbe, die man mit den pigmentierten kreuzen könnte. Die Analyse der Erbmasse einer Rasse kann daher auch niemals weiter getrieben werden, als es Unterschiede gegenüber anderen Rassen gibt; für praktische Zwecke genügt das aber auch. Diese Kreuzungsanalyse läßt sich durch keinerlei andere Methoden, etwa „entwicklungsmechanische", ersetzen, wie gegenüber anders lautenden Angaben ausdrücklich festgestellt werden möge. So hat W. Schultz im Hinblick auf seine Versuche an Russenkaninchen geschrieben: „Wir können alle Erbanlagen, auch die unsichtbaren, unter Zuhilfenahme der Entwicklungsmechanik im Soma erkennen." „Wir können aus dem Soma die Mendelsche Erbformel in jedem Fall entnehmen[1])." Davon kann aber gar keine Rede sein. Wir haben oben (vgl. S. 910) gesehen, daß es durch Kälte gelingt, an dem für gewöhnlich weißen Fell der Russenkaninchen, die schwarze Haarfarbe, die sonst nur an den gipfelnden Teilen in die Erscheinung tritt, hervorzurufen. Es gibt nun auch Kaninchenrassen von russischem Typus, deren gipfelnde Teile nicht schwarz sind, sondern die irgendeine andere der bei Kaninchen vorkommenden Farben, also z. B. Braun oder Wildfarbe, aufweisen. Bei diesen kann man am Körper durch Kälte natürlich nicht Schwarz, sondern auch nur die Farbe der gipfelnden Teile hervorrufen. Aber das ist natürlich keine Feststellung der Erbformel. Die Farbe kann man ja auch ohne Zuhilfenahme der Entwicklungsmechanik z. B. an den Ohren erkennen. Aber auf welchen Erbanlagen sie beruht, das kann man beim Russenkaninchen ebenso wie bei den voll ausgefärbten Rassen nur durch Kreuzungsanalyse feststellen; und auch sonst kann die Kreuzungsanalyse niemals durch Entwicklungsmechanik ersetzt werden.

Wie ein Merkmal von mehreren Erbeinheiten abhängig sein kann, so kann andererseits auch eine und dieselbe Erbeinheit sich in verschiedenen Merkmalen äußern. Wie schon erwähnt, bewirkt dieselbe rezessive Erbanlage, die beim Russenkaninchen das weiße Fell zur Folge hat, zugleich auch pigmentlose rote Augen und den damit zusammenhängenden Zustand krankhafter Blendbarkeit durch Tageslicht. Diese verschiedenen Zustände hängen natürlich physiologisch eng zusammen insofern, als sie alle auf dem Pigmentmangel beruhen; aber analog liegen offenbar alle Fälle, wo mehrere phänotypische Merkmale von derselben Erbeinheit abhängig sind. Stets haben die in idiotypischer Korrelation stehenden Merkmale eine gemeinsame entwicklungsphysiologische Ursache, die letzten Endes auf die sie gemeinsam bedingende Erbanlage zurückgeht. Da der ganze Organismus in gewisser Hinsicht eine entwicklungsphysiologische und funktionelle Einheit bildet, so wirkt strenggenommen sogar jede Erbeinheit

---

[1]) Schultz, W.: Versteckte Erbfaktoren der Albinos für Färbung beim Russenkaninchen im Soma dargestellt und rein somatisch zur Wirkung gebracht. Zeitschr. f. indukt. Abstammungs- u. Vererbungslehre. 1919.

bei dem Aufbau des gesamten Organismus mit, und umgekehrt ist daher jedes Organ und jede Eigenschaft eigentlich durch das Zusammenwirken aller Erbeinheiten bedingt, wie das z. B. JOHANNSEN besonders betont hat. Es wäre aber einseitig, wenn man darum die spezifische Wirkung der einzelnen Erbeinheiten, wie sie z. B. PLATE in den Vordergrund gestellt hat, ganz leugnen wollte. In der Regel äußerst sich eine bestimmte Erbeinheit eben doch vorzugsweise an einem bestimmten Organ oder in einer bestimmten Eigenschaft, so daß man praktisch meist keinen Fehler begeht, wenn man eine enge ursächliche Beziehung zwischen einer bestimmten Eigenschaft und einer bestimmten Erbeinheit annimmt.

Hüten muß man sich aber vor einer Auffassung, der man hin und wieder noch begegnet, daß jeder Erbeinheit ein bestimmter Teil eines Organs, z. B. ein bestimmter Zellkomplex, entspreche. So stellten sich die Anhänger der sog. Präformationslehre die Sache vor, auch WEISMANN noch. Sie ist aber zu einseitig, wenn sie auch immerhin noch mehr Wahrheit enthält, als die ihr entgegengesetzte Lehre von der sog. „Epigenesis", die überhaupt keine vorgebildeten Erbeinheiten gelten lassen wollte.

Wenn ein Merkmal praktisch wesentlich von zwei verschiedenen Erbeinheiten abhängt, so nennt man es *dimer*, wenn von drei Erbeinheiten, *trimer*, wenn von vielen, *polymer*. Man spricht entsprechend von *Dimerie, Trimerie, Polymerie*.

Ein Sonderfall der Polymerie ist die *Homomerie*. Diese liegt dann vor, wenn mehrere (nichtallelomorphe) Erbeinheiten nicht nur zum Zustandekommen desselben Merkmals beitragen (wie im Falle der Wildfarbe des Kaninchens), sondern wenn die beteiligten Erbeinheiten sich untereinander gleich oder sehr ähnlich äußern; sie können sich praktisch dann gegenseitig ersetzen. Durch Anwesenheit mehrerer gleichsinniger Erbanlagen wird dann gewöhnlich ein höherer Grad einer Eigenschaft bedingt als durch einzelne. Das klassische Beispiel der Homomerie ist der von NILSSON-EHLE bekanntgegebene Fall der roten Kornfarbe des Weizens. Die relativ intensivste rote Farbe wird in diesem Falle durch 3 Paare von Erbeinheiten hervorgerufen; doch ruft auch schon eine einzelne von diesen im heterogametischen Zustand eine deutliche rote Farbe hervor. Man faßt heute z. B. auch die dunkle Haut des Negers als homomer bedingt auf, nachdem lange Zeit die Hautfarbe des Negers als ein angeblich nicht mendelndes Merkmal und ihre Erblichkeit im Falle der Kreuzung mit hellhäutigen Europäern als Fall von „intermediärer Vererbung" gegolten hatte. Die Untersuchungen DAVENPORTS an Mulattenfamilien zeigen aber, daß auch in diesem Falle Spaltungen auftreten. Wie der Anschein einer „intermediären Vererbung" in diesem Falle zustande kommen konnte, möge aber noch kurz erläutert werden. Angenommen, die dunkle Haut des reinen Negers sei durch 3 Paare von Erbeinheiten bedingt, die dem hellhäutigen Europäer sämtlich fehlen. Die Hautfarbe des Negers habe die Erbformel $S_1 S_1\ S_2 S_2\ S_3 S_3$, die des Europäers $s_1 s_1\ s_2 s_2\ s_3 s_3$. Die Bastarde erster Generation haben dann die Formel $S_1 s_1\ S_2 s_2\ S_3 s_3$; und wenn jeder S-Faktor denselben Zuwachs an Pigment bedingt, so werden die F_1-Mulatten einen intermediären Phänotypus darbieten, wie es tatsächlich der Erfahrung entspricht. In F_2 wird gemäß den obigen Auseinandersetzungen (vgl. S. 920) aber im Durchschnitt nur ein Individuum unter 64 $s_1 s_1\ s_2 s_2\ s_3 s_3$ sein, also die helle Haut der weißen Ausgangsrasse aufweisen, ebenso nur eines unter 64 die dunkle Haut der dunklen Ausgangsrasse. Nach der Anzahl der Erbanlagen zu dunkler Pigmentierung (S) wird die Zusammensetzung einer F_2-Population also folgende sein:

Zahl der Pigmentfaktoren	$0S$	$1S$	$2S$	$3S$	$4S$	$5S$	$6S$
Zahl der Individuen ...	1	6	15	20	15	6	1

Die allermeisten Individuen werden also einen Pigmentierungsgrad aufweisen, der zwischen dem der Ausgangsrassen liegt; und da bei Paarung ohne

Rücksicht auf die Erbanlagen das Zahlenverhältnis der F_2-Generation weiterhin erhalten bleibt, werden auch in den weiteren Generationen die mittleren Töne vorherrschen. Noch mehr würde das der Fall sein, wenn mehr als drei verschiedene Erbeinheiten bei der Pigmentierung mitwirken, was gar nicht unwahrscheinlich ist.

In entsprechender Weise ist auch die scheinbar intermediäre Vererbung der Ohrlänge der Kaninchen als ein Fall von Homomerie erklärt worden. Für das Vorkommen wirklich intermediärer Vererbung dagegen fehlen irgendwie verläßliche Belege. Daß mendelnde (spaltende) Vererbung vorkommt, ist dagegen durch tausendfache Erfahrung bewiesen. Wenn außerdem eine ganz andere Art von Vererbung, eben eine intermediäre, vorkommen sollte, so würden damit im Reich der Organismen zwei ganz verschiedene Gesetzlichkeiten nebeneinander vorkommen, von denen nicht abzusehen wäre, wie sie miteinander verträglich sein könnten. Solange daher nicht solidere Belege für das Vorkommen einer intermediären Vererbung beigebracht werden als bisher, muß es angezeigt sein, die bisherigen Fälle, die sich auch anders deuten lassen, in Übereinstimmung mit dem Mendelschen Gesetz als Fälle von Homomerie aufzufassen.

Wenn mehrere nichtallelomorphe Erbeinheiten sich auf dieselbe Eigenschaft beziehen, so können einzelne von diesen Erbeinheiten andere verdecken bzw. an der Äußerung hindern. Um Dominanz handelt es sich dabei nicht, denn ein Dominanzverhältnis kann immer nur zwischen allelomorphen Erbeinheiten bestehen. Das Verdecken einer Erbeinheit durch eine andere, ihr nicht allelomorphe, nennt man vielmehr *Epistase*, das Verdecktwerden *Hypostase*. Auch ein homogametisches Paar von Erbeinheiten kann also durch eine epistatische Erbeinheit verdeckt werden, während Entsprechendes bei der Dominanz, wo es sich um das Überdeckungsverhältnis innerhalb eines Paares von Erbeinheiten handelt, natürlich nicht in Frage kommt.

Bei Kaninchen gibt es eine Erbanlage, welche blaue Augenfarbe bedingt; nennen wir sie B, so haben BB-Tiere blaue Augen, während bb-Tiere rote (albinotische) Augen haben. Kommt nun eine andere Erbanlage für Farbstoffbildung F hinzu, so entstehen dunkle Augen. Tiere von der Formel $BB\,FF$ haben also dunkle Augen, solche von der Formel $BB\,ff$ dagegen blaue. F ist also epistatisch gegenüber B; B ist dominant gegenüber b, aber hypostatisch gegenüber F. Die blaue Farbe kann man hypostatisch gegenüber der dunklen nennen, wenn man ihre Bedingtheit durch B ins Auge faßt, aber auch rezessiv, wenn man ihre Bedingtheit durch ff ins Auge faßt. Die dunkle Farbe ist also einerseits dominant andererseits epistatisch gegenüber der blauen. Beim Menschen kann man die Anlage zu rötlichem Haar als hypostatisch gegenüber der zu schwarzem Haar und als epistatisch gegenüber der zu blondem auffassen. Aus der menschlichen Erblichkeitspathologie ist kein sicheres Beispiel der Epistase oder Hypostase krankhafter Erbanlagen bekannt. Hier kommen praktisch in der Regel nur Verhältnisse der Dominanz bzw. Rezessivität in Betracht.

In diesem Zusammenhange sei noch kurz auf die Erscheinung des sog. *Dominanzwechsels* eingegangen. So bezeichnet man Fälle, in denen der Grad der Dominanz einer Erbanlage im Laufe des Lebens wechselt. Einen Fall dieser Art (anscheinend den ersten) habe ich im Jahre 1907 von der Kreuzung zweier Nachtschmetterlingsarten aus der Familie der Glucken (Lasiocampidae) beschrieben. Die F_1-Bastarde der Kreuzung *Epicnaptera ilicifolia* ♀ × *tremulifolia* ♂ stehen, soweit sie noch im Herbst desselben Jahres ausschlüpfen, dem Phänotypus der *tremulifolia* viel näher, soweit sie erst im nächsten Frühjahr aus überwinterten Puppen schlüpfen, dagegen der *ilicifolia*. Fälle von Dominanzwechsel, die so weit gehen, daß ein Individuum, das zuerst dem einen Elterntypus nahestand, im Laufe der Zeit äußerlich den anderen annimmt, sind jedenfalls selten, wofern sie überhaupt vorkommen.

Vielfach sieht man das Nachdunkeln des menschlichen Haares im Laufe des Heranwachsens als Dominanzwechsel an. Ich möchte diese Deutung indessen in Frage stellen. Ich halte es für keineswegs erwiesen, nicht einmal für wahrscheinlich, daß alle die Individuen, die in unserer Bevölkerung in der Kindheit blondes Haar haben und später dunkles. bekommen, und es ist die Mehrzahl, heterogametisch in bezug auf die Pigmentanlage seien. Das wäre aber eine unerläßliche Voraussetzung der Auffassung dieser Erscheinung als Dominanzwechsel. Nachdunkeln kommt sicher auch bei reinzüchtenden Rassen vor, z. B. bei der Schwyzer Rindviehrasse. Ich vermute, daß es sich um eine Wirkung des Heranreifens von Hormonorganen handelt. Die hellblonden Kinder, welche später nachdunkeln, werden gewöhnlich mit dunkleren Haaren geboren; offenbar bewirken im fötalen Leben die Hormone der Mutter auch im Haar des Kindes Pigmentierung; dann fehlen während der Kindheit diese Hormone, und allmählich treten die von dem Kinde selbst gebildeten in Wirkung. Bei rein blonder Rasse wird aber natürlich kein starkes Nachdunkeln die Folge sein, ebenso nicht bei rein dunkler, da dann auch die kleinen Kinder schon dunkel sind. Vielmehr wird bei mittleren Graden der Pigmentanlagen das stärkste Nachdunkeln unter dem Einfluß der Hormonwirkung stattfinden. Insofern ist also das Nachdunkeln als Folge von Rassenkreuzung aufzufassen, wie es E. FISCHER getan hat. Jedenfalls tut man gut, in der menschlichen Erblichkeitslehre mit dem Begriff des Dominanzwechsels vorsichtig zu sein. Man muß auch im Auge behalten, daß eine Erklärung damit nicht gegeben wäre; denn es gibt ja kein allgemeines Gesetz des Dominanzwechsels. Wenn ein solcher angenommen würde, so bedürfte es vielmehr selber der Erklärung, wie es komme, daß zunächst die eine und dann die andere von zwei allelomorphen Erbanlagen sich dominant verhalte.

Gelegentlich begegnet man in der experimentellen Erblichkeitsforschung Fällen, wo sich nicht nur zwei, sondern mehrere verschiedene Erbeinheiten allelomorph zueinander verhalten; man spricht dann von *multipler Allelomorphie.* Von einer Reihe allelomorpher Erbeinheiten können nie mehr als zwei gleichzeitig in einer Erbmasse vorhanden sein. Wir .nannten oben die Erbanlage zu blauer Augenfarbe beim Kaninchen B; ein Allelomorph zu dieser ist b, welches bei paarweisem Vorhandensein rote (albinotische) Augenfarbe und weiße Haarfarbe bedingt. Ein zweites Allelomorph zu B ist die Anlage zu der oben beschriebenen „russischen" Färbung, die wir b' nennen wollen. Von diesen drei allelomorphen Erbeinheiten können immer nur zwei zugleich in einer Erbmasse vorhanden sein, eben weil sie einander homolog sind und sich zu Paaren vereinigen. Es sind also Tiere Bb, Bb' und bb' möglich, nicht aber solche, die alle drei allelomorphen Erbeinheiten zugleich enthielten. Ein anderer Fall ist der oben genannte der dunklen Formen des Nagelfleckschmetterlings, *Aglia tau.* Die Anlage zu dem schwarzgrauen *melaina*-Charakter M ist allelomorph zu der, welche die gewöhnliche gelbbraune Farbe bedingt, G, ebenso aber auch die Anlage zu der randgeschwärzten *nigerrima*-Form M'. Homogametische *melaina* können daher niemals zugleich die *nigerrima*-Anlage enthalten und umgekehrt; und wenn die *melaina*- und die *nigerrima*-Anlage nebeneinander (heterogametisch) vorhanden sind, so kann in demselben Individuum nicht die gewöhnliche Anlage zu gelbbrauner Färbung vorhanden sein, wie STANDFUSS gezeigt hat. Man stellt sich vor, daß allelomorphe Erbeinheiten an derselben Stelle der Erbmasse lokalisiert (vgl. unten) sind und daß sie phyletisch durch Abänderung auseinander hervorgegangen sind. Beim Menschen sind Fälle von multipler Allelomorphie bisher nicht bekannt; sie kommen zwar vermutlich zahlreich vor, sind aber ohne Züchtungsexperiment sehr schwer nachzuweisen.

Die bisher besprochenen Gesetzlichkeiten sind sämtlich Sonderfälle des *Mendelschen Gesetzes*, das die meisten Erblichkeitsforscher heute als das Grundgesetz der Erblichkeit überhaupt ansehen. Soweit man bisher überblicken kann, gilt es überall, wo Lebewesen innerhalb der Fortpflanzungsgemeinschaft der Art geschlechtlich Nachkommen erzeugen. In Anbetracht der umfassenden Bedeutung dieses Grundgesetzes der Erblichkeit dürfte es angezeigt sein, eine möglichst genaue Formulierung zu versuchen. Wir können sagen: *Die Erbmasse besteht aus besonderen in den Keimzellen stofflich angelegten Einheiten, die im Laufe der Generationen unter Wahrung ihrer Eigenart sich trennen und neu zusammenfügen, und von denen je zwei sich gegensätzlich verhalten in dem Sinne, daß sie bei der Keimzellenbildung niemals in dieselbe, sondern regelmäßig in verschiedene Keimzellen gehen, von denen also jede die Wahrscheinlichkeit $\frac{1}{2}$ hat, in einer bestimmten Keimzelle vertreten zu sein.* Mendel selber hat keine einheitliche Formulierung des nach ihm benannten Gesetzes gegeben, sondern nur wesentliche Grundtatsachen ermittelt, aus denen es folgt. Die von den Wiederentdeckern des Mendelns aufgestellten „Mendelschen Regeln“ sind nicht besonders glücklich formuliert. Überhaupt sollte man bei der allgemeinen Geltung des von Mendel entdeckten Gesetzes nicht von „Regeln“ sprechen, sondern von *dem Mendelschen Gesetz.*

Wenn hier von einer Allgemeingültigkeit des Mendelschen Gesetzes gesprochen wird, so soll damit nicht gesagt sein, daß in der F_2-Generation unter allen Umständen die bei völlig unabhängiger Kombination der Erbeinheiten zu erwartenden Zahlenverhältnisse auch in jedem Falle tatsächlich angetroffen werden müßten. Die beschränkte Zahl der Nachkommen auch der fruchtbarsten Art von Lebewesen bedingt natürlich einen gewissen *Fehler der kleinen Zahl,* der bei der Beurteilung aller tatsächlichen Zahlenverhältnisse zu berücksichtigen ist und dessen mittlere Größe sich auf Grund der Wahrscheinlichkeitstheorie berechnen läßt. Aber auch abgesehen von diesem Fehler der kleinen Zahl können Abweichungen von dem idealen Zahlenverhältnis der F_2-Individuen entstehen, und zwar dadurch, daß die verschiedenen Sorten von Keimzellen der F_1-Individuen nicht immer im Verhältnis ihrer Zahl zur Befruchtung gelangen. Darauf hat z. B. Koehler nachdrücklich hingewiesen. Eine der in Betracht kommenden Ursachen einer Störung der Zahlenverhältnisse besteht in der Möglichkeit, daß gewisse Keimzellen mit einer bestimmten Kombination von Erbeinheiten lebensunfähig oder doch vermindert lebensfähig sind. Häufiger ist der Fall, daß die Lebensunfähigkeit bei gewissen Kombinationen sich erst nach der Befruchtung oder während der Embryonalentwicklung geltend macht. Verhältnismäßig häufig sind Fälle, wo Embryonen, die eine bestimmte Erbeinheit homogametisch, also doppelt, enthalten, nicht lebensfähig sind. Aus diesem Grunde kommt z. B. eine bestimmte Sorte von gelben Mäusen nur heterogametisch vor; und aus der Paarung derartiger gelber Mäuse untereinander gehen graue und gelbe im Verhältnis von 1 : 2 hervor, statt wie zu erwarten 1 : 3, weil die homogametisch gelben eben auf früher Embryonalstufe absterben, wie Castle und Little gezeigt haben. Erbanlagen, welche Lebensunfähigkeit zur Folge haben, werden als *letale Faktoren* bezeichnet. Der große amerikanische Erblichkeitsforscher Morgan hat bei der von ihm besonders studierten Obstfliege *Drosophila melanogaster*[1]) zusammen mit seinen Schülern schon mehr als 20 letale Faktoren aufgefunden. Vermutlich spielen solche auch beim Menschen eine ziemlich große Rolle.

Außer dieser selektiven Sterblichkeit können abweichende Zahlenverhältnisse auch durch selektive Befruchtung bedingt sein; eine solche tritt dann ein, wenn die von einem heterogametischen Individuum gebildeten idiotypisch verschiedenen Keimzellen eine verschiedene Fähigkeit zur Befruchtung haben. Derartige Unterschiede werden natürlich in der Regel nur bei männlichen Keimzellen (Pollenkörnern, Samenfäden) in Betracht kommen. *Heribert-Nilsson,* der diese

---

[1]) Von der Gattung *Drosophila* kommen einige Arten auch bei uns in Mitteleuropa vor, darunter auch *melanogaster.* Es sind 2—3 mm lange schwärzliche Fliegen, die in der Nähe von Obstgärten im Herbst oft massenhaft an den Fenstern sitzen.

selektive Befruchtung als *Zertation*[1]) bezeichnet, hat sie z. B. bei der Kreuzung rotnerviger und weißnerviger Pflanzen der Nachtkerze *Oenothera lamarckiana* gefunden. Bezeichnet R die Anlage zu Rotnervigkeit, so erhielt er aus der Kreuzung $Rr♀ \times rr♂$ 181 rotnervige und 174 weißnervige Nachkommen, also nahezu im Verhältnis 1 : 1, wie es für eine derartige Rückkreuzung typisch wäre. Aus der Kreuzung $rr♀ \times Rr♂$ dagegen erhielt er 254 rotnervige und nur 93 weißnervige Nachkommen, also ein Verhältnis von 2,7 : 1. Die Pollenkörner mit der Anlage zu Rotnervigkeit haben offenbar einen Vorsprung bei der Befruchtung. Wenn nur ganz wenig Pollen zur Bestäubung benützt wurde, so daß so gut wie alle Pollenkörner zur Befruchtung kamen, trat auch keine Zertation in die Erscheinung. Auch der deutsche Erblichkeitsforscher CORRENS hat schon im Jahre 1902 auf Zertation als Ursache der Störung von Mendelzahlen geschlossen.

Eine dritte Ursache abweichender Zahlenverhältnisse kann in der sog. „*Prohibition*" liegen. HERIBERT-NILSSON versteht darunter die Erscheinung, daß gewisse Sorten von Keimzellen bestimmte andere überhaupt nicht befruchten können. So können Pollenkörner der *Oenothera lamarckiana*, welche die Anlage zu Rotnervigkeit enthalten, Eizellen, die diese Anlage ebenfalls enthalten, nicht befruchten. Es liegt auf der Hand, daß diese wie auch die anderen genannten Ursachen abweichender Zahlenverhältnisse keine echten Ausnahmen von dem Mendelschen Gesetz darstellen.

In der oben gegebenen Formulierung des Mendelschen Gesetzes ist absichtlich nicht gesagt worden, daß die einzelnen Erbeinheiten sich völlig unabhängig voneinander trennen und neu kombinieren. Diese Annahme, welche in der ersten Zeit der Mendelforschung nahe zu liegen schien, bedarf nach den Forschungen der letzten $1\frac{1}{2}$ Jahrzehnte einer wesentlichen Einschränkung. Irgendeine Erbeinheit trennt sich bei der Keimzellenbildung zwar von den meisten anderen ihr nicht allelomorphen Erbeinheiten rein nach den Gesetzen des Zufalls, aber doch nicht von *allen* anderen. Sie kann nämlich mit gewissen anderen häufiger als in 50% zusammenbleiben, in einem Zahlenverhältnis, das von 50—100% schwanken kann. Man spricht dann von *Koppelung*, und man stellt sich nach dem Vorgange MORGANS heute vor, daß Erbeinheiten, die in der Erbmasse räumlich nahe beieinander lokalisiert sind, bei der Keimzellenbildung sich gekoppelt verhalten. Der erste Fall von Koppelung wurde von BATESON bei der wohlriechenden Platterbse, *Lathyrus odoratus* entdeckt. Im letzten Jahrzehnt haben dann MORGAN und seine Mitarbeiter gezeigt, daß Koppelung durchaus keine Ausnahmeerscheinung ist, daß vielmehr in jeder Erbmasse die Erbeinheiten gruppenweise gekoppelt zu sein pflegen, die Erbeinheiten aus verschiedenen Koppelungsgruppen untereinander dagegen nicht. In Anbetracht der theoretischen Wichtigkeit der Koppelungserscheinungen muß etwas genauer darauf eingegangen werden.

MORGAN hat z. B. eine Form der Obstfliege, *Drosophila melanogaster*, die zwei abnorme rezessive Erbanlagen in sich vereinigte, nämlich stummelflügelig und schwarz gefärbt war, mit der gewöhnlichen Form, die wohl ausgebildete Flügel besitzt und grau gefärbt ist, gekreuzt. Die F_1-Individuen gleichen der gewöhnlichen Form, sind also normalflügelig und grau. Wird nun ein solches F_1-Weibchen mit einem stummelflügeligen schwarzen Männchen gekreuzt, so sollte man nach dem gewöhnlichen Mendelschema erwarten, daß die F_2-Generation zu gleichen Teilen aus stummelflügeligen schwarzen, normalflügeligen grauen, stummelflügeligen grauen und normalflügeligen schwarzen Individuen bestände. Bezeichnet man die rezessive Anlage zu stummelflügelig

---

[1]) Von certatio = Wettlauf.

mit v, die normale allelomorphe Anlage mit V, die rezessive Anlage zu Schwarz mit b, die normale allelomorphe mit B, so ergibt sich folgendes Mendelschema:

$$P\text{-Generation:}\quad vv\,bb \times V\,V\,B\,B$$
$$\text{Gameten:}\qquad v\,b \qquad\qquad V\,B$$
$$F_1\text{-Generation:}\quad v\,V\,b\,B$$
$$\text{Gameten:}\qquad v\,b,\; V\,B,\; v\,B,\; V\,b\,.$$

Wenn ein F_1-Weibchen mit der stummelflügeligen schwarzen Rasse $vv\,bb$, die ausschließlich Gameten $v\,b$ bildet, zurückgekreuzt wird, so wären also folgende 4 Kombinationen zu erwarten:

$$vv\,bb,\; v\,V\,b\,B,\; vv\,b\,B,\; v\,V\,bb\,.$$

Diese 4 Sorten Individuen treten nun aber nicht zu gleichen Prozentsätzen auf, sondern vielmehr in folgendem Verhältnis:

$$vv\,bb \;=\; \text{stummelflügelig schwarz in } 41{,}5\,\%$$
$$v\,V\,b\,B \;=\; \text{normalflügelig grau in } 41{,}5\,\%$$
$$vv\,b\,B \;=\; \text{stummelflügelig grau in } 8{,}5\,\%$$
$$v\,V\,bb \;=\; \text{normalflügelig schwarz in } 8{,}5\,\%$$

Die Neukombinationen stummelflügelig grau und normalflügelig schwarz, welche in der P-Generation nicht vertreten waren, treten also beträchtlich seltener auf als die ursprünglichen Rassen, welche in die Kreuzung eingetreten waren. Das Bastardweibchen $v\,V\,b\,B$ hat also die 4 Gametensorten $v\,b$, $V\,B$, $v\,B$, $V\,b$ nicht in gleicher Zahl gebildet, wie es bei völlig unabhängiger Verteilung der Erbeinheiten zu erwarten wäre; die ursprünglich beieinander befindlichen Erbanlagen v und b einerseits, V und B andererseits sind vielmehr häufiger beisammen geblieben.

Sind in den Ausgangsrassen die Erbanlagen v und B einerseits, V und b andererseits vereint, so bleiben sie in dieser Weise häufiger zusammen. Die Kreuzung einer stummelflügeligen grauen mit einer normalflügeligen schwarzen Fliege gibt in F_1 natürlich wieder lauter normalflügelige graue Individuen; und die Rückkreuzung eines solchen F_1-Weibchens mit einem stummelflügeligen schwarzen Männchen ergibt die 4 Kombinationen in folgendem Verhältnis:

$$vv\,bb \;=\; \text{stummelflügelig schwarz in } 8{,}5\,\%$$
$$v\,V\,b\,B \;=\; \text{normalflügelig grau in } 8{,}5\,\%$$
$$vv\,b\,B \;=\; \text{stummelflügelig grau in } 41{,}5\,\%$$
$$v\,V\,bb \;=\; \text{normalflügelig schwarz in } 41{,}5\,\%$$

Dieses gegenüber der obigen Rückkreuzung umgekehrte Zahlenverhältnis ist eine Folge des Umstandes, daß im zweiten Falle die Erbeinheiten in den Ausgangsrassen umgekehrt vereinigt waren. Auch hier aber ist das Ergebnis insofern das gleiche, als Erbeinheiten, die in den Ausgangstieren vereinigt waren, überdurchschnittlich häufig beisammen bleiben. Haben sie sich dann aber einmal getrennt und mit der allelomorphen Erbeinheit vereinigt, so bleiben sie nun in der nächsten Generation mit dieser beisammen und zwar in demselben Häufigkeitsverhältnis.

Es hat sich nun gezeigt, daß die Koppelungszahl der Partner eines bestimmten allelomorphen Paares mit denen eines bestimmten anderen weitgehend konstant ist, daß aber dieselbe Erbeinheit mit verschiedenen anderen sehr verschiedene Koppelungsgrade aufweisen kann. Irgendwie gekoppelt ist eine Erbeinheit immer nur mit einer bestimmten Gruppe von anderen, und diese sind dann auch untereinander in irgendeinem Grade gekoppelt. Auf Grund dieser Koppelungserscheinungen hat Morgan die meines Erachtens wohlbegründete Theorie aufgestellt, daß gekoppelt immer solche Erbeinheiten sind, die in demselben Chromosom liegen. Die meisten Erblichkeitsforscher stellen sich heute vor, daß die Erbmasse im wesentlichen im Zellkern lokalisiert ist, und daß die mendelnden Erbeinheiten in den Chromosomen liegen bzw. deren Teile bilden. Die stofflichen (zytologischen) Grundlagen der Vererbung werden ja in einem besonderen Kapitel von HERBST dargestellt, so daß an dieser Stelle die Chromosomentheorie nicht näher begründet zu werden braucht.

Bei der Obstfliege, *Drosophila melanogaster*, gibt es 4 Paare von Chromosomen; und entsprechend haben MORGAN und seine Schüler 4 Koppelungsgruppen von Erbanlagen gefunden. Nach den verschiedenen Koppelungsgraden hat MORGAN geradezu topographische Karten entworfen, auf denen in den einzelnen Chromosomen die Orte der verschiedenen Erbanlagen verzeichnet sind. Die Erfahrungstatsachen sind weitgehend mit der Vorstellung vereinbar, daß die Erbeinheiten in den Chromosomen in linearer Reihe angeordnet sind. Der Koppelungsgrad der unmittelbar benachbarten ist am größten, der weiter auseinanderliegender entsprechend kleiner. Summiert man die auf Grund der Koppelungsverhältnisse berechneten Abstände einer Reihe benachbarter Chromosome, so erhält man annähernd jenen Abstand, der sich aus den Koppelungsverhältnissen der Endglieder der Reihe unmittelbar ergibt. Jedoch würde es voreilig sein, wenn man aus dem Koppelungsgrad auch absolut auf den Abstand der Erbeinheiten schließen würde; es hat sich z. B. gezeigt, daß der Koppelungsgrad bis zu einem gewissen Grade von der Temperatur abhängig ist.

Jedenfalls kann es als durch die Forschungen MORGANS und seiner Schüler sichergestellt gelten, daß jedes Chromosom eine mehr oder weniger große Zahl von Erbeinheiten enthält, und daß zwischen den homologen (man könnte geradezu sagen allelomorphen) Chromosomen ein Austausch von Erbeinheiten stattfinden kann. MORGAN hat diesen Austausch als *Crossing-over* bezeichnet. Bei der Obstfliege findet ein solcher Austausch nur im weiblichen Geschlecht statt; ob eine solche Beschränkung auf ein Geschlecht auch bei anderen Organismenarten und speziell beim Menschen vorkommt, ist vorläufig zweifelhaft. Vermutlich liegen die Verhältnisse in dieser Beziehung bei den verschiedenen Lebewesen verschieden. Übereinstimmen dürfte aber bei den meisten Lebewesen, daß der Austausch der Erbeinheiten in ganzen Gruppen erfolgt. MORGAN stellt sich das wohl mit Recht so vor, daß bei der Sonderung der homologen (allelomorphen) Chromosome in den Reduktionsteilungen die Chromosome in einige große Stücke zerreißen, und daß sich aus diesen Stücken die Chromosome der nächsten Generation aufbauen. Im allgemeinen scheint ein Chromosom höchstens in 3 Stücke zu zerfallen. Bezeichnet man die einzelnen Erbeinheiten in einem Chromosom mit den Buchstaben *A* bis *O*, die in dem homologen Chromosomen mit *a* bis *o*, so kann man im Anschluß an MORGAN folgendes Schema geben. Vor dem Austausch haben die beiden Chromosome die Formeln:

$$A B C D E F G H I K L M N O$$
$$a\ b\ c\ d\ e\ f\ g\ h\ i\ k\ l\ m\ n\ o.$$

Erfolgt einfaches Crossing-over, d. h. Bruch der Kette nur an einer Stelle, so kann das Ergebnis folgendes sein:

$$A B C D E\ f\ g\ h\ i\ k\ l\ m\ n\ o$$
$$a\ b\ c\ d\ e\ F G H I K L M N O.$$

Erfolgt doppeltes Crossing-over, d. h. Bruch der Kette an 2 Stellen, so kann sich folgendes Bild ergeben:

$$a\ b\ c\ d\ E F G H I\ k\ l\ m$$
$$A B C D e\ f\ g\ h\ i\ K L M.$$

Mehr als zweifaches Crossing-over scheint bei *Drosophila* im allgemeinen nicht vorzukommen. Das Minimum des Koppelungsgrades fällt infolgedessen nicht mit dem maximalen Abstand zweier Erbeinheiten desselben Chromosoms zusammen, sondern findet sich bei einer geringeren Entfernung. Von einer Erbeinheit aus nimmt der Koppelungsgrad zunächst mit der Entfernung ab, bis zu Null, um dann wieder anzusteigen. Die Erklärung liegt darin, daß eben doppeltes Crossing-over die Regel zu sein scheint.

Wenn 2 Erbeinheiten unmittelbar benachbart lokalisiert sind, so könnten sie stets zusammenbleiben, absolut gekoppelt sein. Manche Erblichkeitsforscher rechnen in der Tat mit dem häufigeren Vorkommen absoluter Koppelung; und sie deuten in dieser Weise Fälle, wo 2 Merkmale dauernd zusammenbleiben. Ich bezweifle indessen, ob es nötig sei, eine absolute Koppelung zweier selbständiger Erbeinheiten überhaupt anzunehmen. Viele in dieser Weise gedeutete Erfahrungen lassen sich einfacher in dem Sinne auffassen, daß eine und dieselbe Erbeinheit eben 2 verschiedene phänotypische Merkmale bedinge, wie weiter oben erläutert wurde. Andere, mit der erblichen Bedingtheit des Geschlechts zusammenhängende Erscheinungen, die als Fälle absoluter Koppelung aufgefaßt worden sind, sollen weiter unten noch besprochen werden. Auch wenn in einem Chromosom eine große Zahl von Erbeinheiten angenommen wird, sagen wir einmal 100, so würde zwischen zwei benachbarten Erbeinheiten doch wohl nur eine Koppelungsziffer von ca. 99% zu erwarten sein, wirklich absolute Koppelung aber kaum jemals; und die dafür angeführten Belege lassen sich, wie gesagt, auch anders deuten.

Um Mißverständnissen vorzubeugen, sei noch bemerkt, daß Koppelung von Erbeinheiten nicht etwa aus der statistischen Erscheinung der Korrelation zweier Merkmale in einer Population erschlossen werden kann, wie vielfach irrigerweise angenommen wird. Das würde nur der Fall sein in den ersten Generationen nach der Kreuzung zweier Rassen. Aus den oben gegebenen Beispielen über Stummelflügeligkeit und schwarze Farbe bei *Drosophila* geht hervor, daß Stummelflügeligkeit in manchen Zuchten mit schwarzer Farbe gekoppelt ist und eben darum in anderen mit der allelomorphen Anlage zu grauer Farbe. Und Entsprechendes gilt allgemein: Wenn irgendeine Erbanlage mit einer anderen in einem Koppelungsverhältnis steht, so steht sie eben darum auch mit jeder zu dieser allelomorphen Anlage in demselben Grade in einem Koppelungsverhältnis. Folglich kann aus statistischen Erscheinungen von Korrelation in einer Fn-Population nicht auf Koppelung von Erbeinheiten geschlossen werden.

Vermutlich wird die Morgansche Theorie in mancher Hinsicht auf Grund künftiger Forschungsergebnisse noch umgestaltet werden müssen. An der grundlegenden Bedeutung der Morganschen Entdeckungen kann indessen füglich nicht mehr gezweifelt werden. Seit der Entdeckung des Mendelschen Gesetzes ist auf dem Gebiet der Erblichkeitswissenschaft nichts so Epochemachendes mehr geleistet worden wie die Morgansche Theorie, die ihre Fruchtbarkeit vor allem auch dadurch bewährt hat, daß sie zu einer großen Zahl bedeutungsvoller Untersuchungen angeregt hat und weiter anregt.

C. Die erbliche Bedingtheit des Geschlechts.

Durch die moderne Erblichkeitsforschung ist ein Problem, an dem sich Jahrhunderte, ja man kann vielleicht sagen Jahrtausende, vergeblich versucht hatten, der Lösung zugeführt worden: die Bestimmung des Geschlechts. Wir wissen heute, daß bei den allermeisten Tieren und Pflanzen, soweit sie überhaupt getrenntgeschlechtig sind, die Entscheidung darüber, ob aus einer befruchteten

Eizelle sich ein männliches oder ein weibliches Individuum entwickelt, im wesentlichen auf Grund der Erbeinheiten, die bei der Befruchtung zusammentreffen, erfolgt. Man kann das Zustandekommen der Geschlechtsbestimmung durch die Kombination der Erbeinheiten vergleichen mit der Rückkreuzung eines heterogametischen Individuums mit der rezessiven Stammform, woraus, wie oben erläutert wurde, zur Hälfte Nachkommen von dem rezessiven Typus und zur Hälfte von dem (dominanten oder intermediären) Typus des heterogametischen Individuums hervorgehen (vgl. Abb. 106). Wenn Individuen von dem heterogametischen Typus immer nur mit solchen von dem homogametischen rezessiven gepaart werden, so entstehen natürlich in allen Generationen immer ungefähr je zur Hälfte Nachkommen von dem einen und dem andern Typus. So auch im Falle der Geschlechtsbestimmung; und bei getrenntgeschlechtigen Tieren ist ja eben durch den Umstand, daß nur zwei Individuen verschiedenen Geschlechts miteinander Nachkommen erzeugen können, dafür gesorgt, daß die beiden Typen (der homogametische und der heterogametische) bei jeder Paarung zusammentreffen. Man kann bei gewissen Schmetterlingen (dem Schwammspinner, *Lymantria dispar*) durch geeignete Paarungskombination es erreichen, daß Hunderte von Nachkommen eines Weibchens entweder alle nur männlich oder alle nur weiblich sind oder daß auch sexuelle Zwischenstufen entstehen (GOLDSCHMIDT). Diese sog. Intersexe, deren Männlichkeitsgrad bzw. Weiblichkeitsgrad man sogar vorausbestimmen kann, können analog den oben erwähnten Erscheinungen unvollkommener Dominanz aufgefaßt werden. Außer diesen Tatsachen über die willkürliche Erzeugung des einen oder anderen Geschlechts, deren Aufklärung in erster Linie den Arbeiten von CORRENS und GOLDSCHMIDT zu danken ist, haben hauptsächlich die Erfahrungen über sog. geschlechtsgebundene Erbanlagen (Beispiel: Rotgrünblindheit) und zytologische Untersuchungen über die sog Geschlechtschromosome dazu beigetragen, daß heute die Geschlechtsbestimmung im wesentlichen als klargestellt gelten kann.

Die Darstellung der idiotypischen Bedingtheit des Geschlechts geschieht am einfachsten auf Grund der Theorie von den Geschlechtschromosomen. Während im allgemeinen die Chromosome in diploiden Zellen, d. h. in der befruchteten Eizelle und den aus ihr entstehenden Körperzellen im Unterschied von den haploiden Keimzellen, die nur einen einfachen Satz von Chromosomen enthalten, paarweise vorhanden sind, gilt das doch nicht ausnahmslos. Bei manchen Tieren gibt es in dem einen von beiden Geschlechtern einzelne Chromosome ohne Partner; bei anderen ist ein Partner zwar vorhanden, aber ungleich gestaltet, z. B. kleiner oder sonst morphologisch abweichend. In diesen „Heterochromosomen" sieht man die „Geschlechtschromosome", d. h. die Träger der geschlechtsbestimmenden Erbeinheiten. Bei den meisten Tieren scheinen im weiblichen Geschlecht zwei gleichartige Geschlechtschromosome vorhanden zu sein und im männlichen Geschlecht zwei ungleichartige bzw. nur ein unpaariges. Bei anderen Tieren ist es umgekehrt, z. B. bei Schmetterlingen und Vögeln. Bei der Obstfliege *Drosophila* ist das weibliche Geschlecht das homogametische, d. h. es enthält zwei gleichartige Geschlechtschromosome, die man als X-Chromosome bezeichnet, und das männliche Geschlecht ist das heterogametische, d. h. es enthält zwei ungleichartige Geschlechtschromosome, ein X- und ein Y-Chromosom. Für den Menschen ergibt sich aus den Tatsachen des sogleich zu besprechenden geschlechtsgebundenen Erbganges, daß die Geschlechtsbestimmung in analoger Weise wie bei *Drosophila* erfolgt. Mikroskopisch sind beim Menschen die zytologischen Verhältnisse noch nicht endgültig klargestellt; einige Zytologen haben auch für den Menschen bereits Heterochromosome angegeben, andere bestreiten das noch. Eine irgendwie entscheidende Bedeutung kommt dieser Meinungsverschiedenheit indessen nicht zu; es wäre ja auch möglich, daß beim Menschen die physiologisch verschiedenwertigen Heterochromosome morphologisch nicht deutlich unterscheidbar wären. Im übrigen gibt es auch nicht etwa zytologische Beobachtungen, welche der aus den Erfahrungen über den geschlechtsgebundenen Erbgang mit Sicherheit folgenden Tatsache der Heterogametie des männlichen Geschlechts beim Menschen widersprechen würden.

Man kann für den Menschen ebenso wie für *Drosophila* die Geschlechtsbestimmung durch folgendes Schema darstellen (Abb. 110). Der Mann ist in bezug auf das X-Chromosom heterogametisch; er bildet daher zweierlei Samenzellen, solche ohne und solche mit einem X-Chromosom. Das Weib ist in bezug auf das X-Chromosom homogametisch; es bildet daher nur einerlei Eizellen, die sämtlich ein X-Chromosom enthalten. Wird nun eine Eizelle von einer Samenzelle ohne X-Chromosom befruchtet, so entsteht eine befruchtete Eizelle mit nur einem X-Chromosom und daraus ein männliches Kind. Wird eine Eizelle von einer Samenzelle mit X-Chromosom befruchtet, so entsteht eine befruchtete Eizelle mit zwei X-Chromosomen und daraus ein weibliches Kind. Ein Y-Chromosom, das möglicherweise im männlichen Geschlecht noch vorhanden ist, wurde im Schema nicht berücksichtigt, da beim Menschen bisher sichere Anhaltspunkte dafür fehlen. Bei *Drosophila* ist ein Y-Chromosom zwar vorhanden, eine Bedeutung dieses Y-Chromosoms für die Erblichkeit und Geschlechtsbestimmung konnte indessen bisher nicht nachgewiesen werden. Auch beim Menschen scheint die Geschlechtsbestimmung praktisch entscheidend von den X - Chromosomen bzw. den darin enthaltenen Erbeinheiten abzuhängen. Jedenfalls geschieht die Geschlechtsbestimmung durch die männliche Samenzelle; in bezug auf die Eizelle wird sie daher mit der Befruchtung entschieden („syngam“), in bezug auf die Samenzelle schon vorher („progam“). Später ist bekanntlich noch die Hormonwirkung der Keimdrüsen von wesentlichem Einfluß auf die Ausbildung der Geschlechtscharaktere; insofern als die Hormonwirkung in geringem Umfange von äußeren Einflüssen abhängig ist, spielen auch „metagame“ Einflüsse noch eine Rolle. Da aber der Bau und die Funktion der Keimdrüsen wie der inkretorischen Organe überhaupt in erster Linie von der erblichen Anlage abhängt, so ist die Erbmasse letztlich das Entscheidende. Auf Folgen künstlicher Eingriffe, wie Kastration und Transplantation, braucht in diesem Zusammenhange nicht eingegangen zu werden.

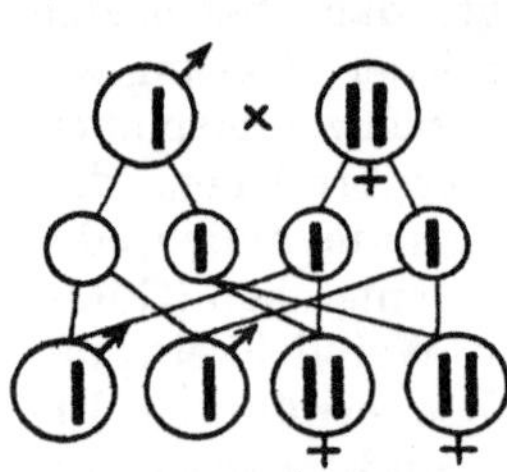

Abb. 110. Schema der Geschlechtsbestimmung bei *Drosophila* und Mensch.

Auf Grund der Theorie der Geschlechtsbestimmung erklären sich heute die Erscheinungen des Erbganges geschlechtsgebundener Anlagen, wie der Rotgrünblindheit, die früher so rätselhaft waren, in sehr einfacher Weise. Man hat bekanntlich seit langer Zeit beobachtet, daß gewisse Anomalien sich niemals vom Vater auf den Sohn vererben, sondern vielmehr durch die selbst davon freibleibende Tochter auf männliche Enkel. Heute nimmt man an, daß diesen Anomalien rezessive Erbanlagen zugrunde liegen, die im X-Chromosom lokalisiert sind. Am besten ist der Erbgang der Rotgrünblindheit bekannt. Zur Erläuterung mögen die Abb. 111 und 112 dienen. Die Erbanlage zur Rotgrünblindheit als ein Defekt im X-Chromosom ist durch Verkürzung des schwarzen Stäbchens, das das X-Chromosom darstellt, versinnbildlicht. Da das X-Chromosom des Vaters ausschließlich auf die Töchter übergeht — diejenigen Kinder, welche aus der Befruchtung durch einen Samenfaden mit X-Chromosom hervorgehen, werden eben Töchter — so kann auch die im X-Chromosom lokalisierte Erbanlage zu Rotgrünblindheit niemals vom Vater auf den Sohn übergehen, sondern nur auf die Töchter, und zwar auf sämtliche Töchter. In den Töchtern tritt die Anlage aber nicht in die Erscheinung, da die Töchter von der normalen Mutter her ja auch ein normales X-Chromosom bekommen, das zur Entwicklung eines normalen Farbensinnes genügt, das also den Defekt des vom Vater überkommenen X-Chromosoms überdeckt. Ich denke, daß durch die verschiedene Länge der Stäbchen, durch welche in Abb. 111 die X-Chromosome dargestellt sind, diese Verhältnisse ohne weiteres anschaulich werden.

Da die normalen Söhne des rotgrünblinden Mannes die Erbanlage zu Rotgrünblindheit überhaupt nicht bekommen, so können sie dieselbe natürlich auch nicht weitervererben. Anders aber die phänotypisch normalen Töchter. Abb. 112 stellt die Verbindung zwischen einer weiblichen Person, die die Erbanlage zu Rotgrünblindheit überdeckt enthält, und einem normal farbentüchtigen Manne dar. Ein Sohn kann entweder das normale oder das anormale X-Chromosom von der Mutter bekommen. Daher ist im Durchschnitt die Hälfte der Söhne aus einer der-

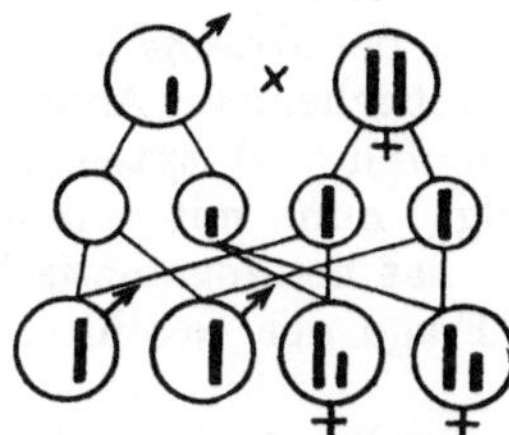

Abb. 111. Der Erbgang der Rotgrünblindheit. (Verbindung eines rotgrünblinden Mannes mit einer normalen Frau.)

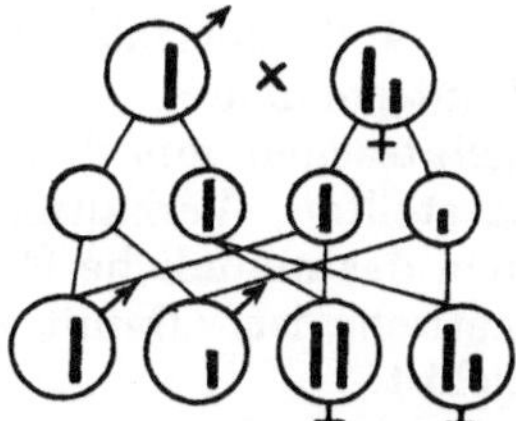

Abb. 112. Der Erbgang der Rotgrünblindheit. ♀ (Verbindung eines normalen Mannes mit einer Frau, die die Erbanlage zu Rotgrünblindheit überdeckt enthält.)

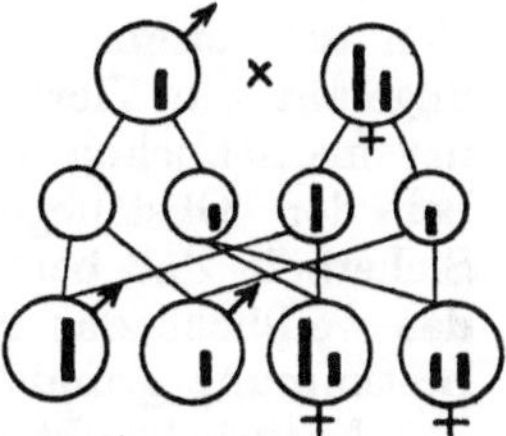

Abb. 113. Der Erbgang der Rotgrünblindheit. (Verbindung eines rotgrünblinden Mannes mit einer Frau, die die Erbanlage zu Rotgrünblindheit überdeckt enthält.)

artigen Ehe farbentüchtig und die Hälfte rotgrünblind. Die Töchter sind in diesem Falle nicht sämtlich Träger der Anlage, sondern im Durchschnitt hat die Hälfte von ihnen eine normale Erbmasse, wie aus dem Schema ohne weiteres hervorgeht.

Nun kommen gelegentlich auch rotgrünblinde Frauen vor, und die Theorie zeigt, wie solche entstehen können. Wenn eine Frau, die die Erbanlage zu Rotgrünblindheit überdeckt enthält — man hat solche Personen früher „Konduktoren" genannt — einen rotgrünblinden Mann heiratet, so ist zu erwarten, daß nicht nur die Hälfte der Söhne, sondern auch die Hälfte der Töchter rotgrünblind ist, wie Abb. 113 zeigt. Wenn schließlich eine rotgrünblinde Frau von einem ebensolchen Manne Kinder bekommt, so sind auch alle Kinder rotgrünblind, wie ich wohl nicht mehr im einzelnen auseinanderzusetzen brauche.

Für alle diese verschiedenen Möglichkeiten sind nun auch Erfahrungsbelege in mehr oder weniger großer Zahl bekannt. Bis in die letzten Jahre fehlte nur ein Beleg an menschlichem Erfahrungsmaterial, daß zwei Eltern, die beide mit derselben geschlechtsgebundenen Anomalie behaftet wären, lauter ebensolche Kinder hätten, wie die Theorie es erfordert. Seit kurzem ist auch diese Lücke ausgefüllt. Der Ophthalmologe Vogt ist in systematischer Weise der Familiengeschichte rotgrünblinder Mädchen nachgegangen, und er hat dabei nicht nur mehrere Familien gefunden, wo der Erbgang unserer Abb. 113 entspricht, sondern auch eine Familie, wo ein rotgrünblindes Elternpaar einen rotgrünblinden Sohn und zwei rotgrünblinde Töchter hat.

Diese Belege sind von größter Wichtigkeit, weil auf den Erfahrungen über geschlechtsgebundene Erbanlagen der Beweis für die erbliche Bedingtheit des Geschlechts beim Menschen beruht. Wir kennen außer der Rotgrünblindheit noch eine beträchtliche Anzahl anderer rezessiver geschlechtsgebundener Anlagen; es gibt aber keine einzige, die in umgekehrt analoger Weise etwa überwiegend im weiblichen Geschlecht vorkäme und durch männliche Konduktoren vererbt würde. Wohl aber gibt es diesen umgekehrt analogen Erbgang bei Schmetterlingen und Vögeln, wo eben das männliche Geschlecht das homogametische und das weibliche das heterogametische ist. Anderseits liegen die Verhältnisse bei der Obstfliege, *Drosophila*, dem am besten erbbiologisch erforschten von allen Tieren, genau wie beim Menschen; und bei der Obstfliege hat man durch zahlreiche Zuchtexperimente die Sachlage natürlich an der Hand ganz ungleich größerer Zahlen sicherstellen können als beim Menschen, auch konnten dort die zytologischen Verhältnisse mikroskopisch klargestellt werden. Bei *Drosophila* gibt es z. B. eine rezessive geschlechtsgebundene Erbanlage, welche weiße Augenfarbe im Unterschied zu der gewöhnlichen roten bewirkt. Von den bisher studierten ca. 400 anormalen Erbanlagen bei *Drosophila* sind ungefähr ein Viertel geschlechtsgebunden. Aus der durchgehenden Analogie der menschlichen Erfahrungstatsachen mit den experimentell und zytologisch bei der Obstfliege sichergestellten Verhältnissen folgt nun mit völliger Sicherheit, daß beim Menschen das männliche Geschlecht das heterogametische, das weibliche das homogametische ist. Damit ist die Frage der Geschlechtsbestimmung grundsätzlich gelöst.

Natürlich gibt es nicht nur rezessive, sondern auch dominante Erbanlagen von geschlechtsgebundenem Erbgang. Auch diese gehen niemals vom Vater auf den Sohn über, äußern sich aber im weiblichen Geschlecht ebenfalls. Dominanten geschlechtsgebundenen Erbgang würde z. B. normale Farbentüchtigkeit in einer überwiegend rotgrünblinden Bevölkerung zeigen. Die Abb. 111—113 können daher zugleich zur Veranschaulichung des dominanten geschlechtsgebundenen Erbgangs dienen, wenn man die normalen Anlagen an Stelle der krankhaften ins Auge faßt. Dominant und rezessiv sind ja Begriffe, die sich wechselseitig bedingen und die nur in Beziehung aufeinander einen Sinn haben.

Auch beim Zustandekommen polymerer Merkmale können geschlechtsgebundene Erbanlagen natürlich mitwirken, d. h. von den verschiedenen Erbeinheiten, welche zusammen ein Merkmal bedingen, können eine oder mehrere geschlechtsgebunden sein. Das scheint z. B. bei der braunen Augenfarbe der Fall zu sein, wie ich aus dem Umstande, daß in Mitteleuropa mehr Frauen als Männer braunäugig sind, erschlossen habe.

Theoretisch möglich erscheint noch ein Erbgang, der an das *Y*-Chromosom, d. h. den Partner des *X*-Chromosoms im männlichen Geschlecht, gebunden wäre. Da Samenfäden mit einem *X*-Chromosom immer männliche Nachkommen geben, so würden Erbanlagen, die im *Y*-Chromosom lokalisiert wären, ausschließlich in männlicher Linie erblich sein und zwar auf sämtliche männlichen Nachkommen. Bei *Drosophila*, dem hinsichtlich seiner Erbmasse bestbekannten Lebewesen, sind derartige Erbanlagen bisher nicht nachgewiesen worden. Immerhin sind Individuen, denen das *Y*-Chromosom ganz fehlt, nicht lebensfähig; funktionslos ist es also offenbar nicht. Dagegen ist von einem Fisch aus der Karpfengruppe, *Lebistes reticulatus* aus Trinidad, von J. Schmidt in Kopenhagen ein auffälliger schwarzer Fleck in der Rückenflosse beschrieben worden, der nur bei Männchen vorkommen und sich unabhängig von der idiotypischen Beschaffenheit der Mütter auf sämtliche männlichen Nachkommen vererben soll. Beim Menschen ist von Schofield ein Stammbaum beschrieben worden, in dem sich teilweise

Verwachsung der zweiten und dritten Zehe durch 4 Generationen bei sämtlichen 14 männlichen Familienmitgliedern, dagegen bei keinem der 18 weiblichen gefunden haben soll. Die Originalmitteilung SCHOFIELDS ist indessen nicht so eingehend, daß ich danach das Vorkommen dieses Erbganges für den Menschen als sichergestellt ansehen möchte. Immerhin ist sie theoretisch möglich. Nach der landläufigen Anschauung setzt sich die „Familie" ja vorwiegend in männlicher Linie fort, und es wäre nicht ausgeschlossen, daß einige wesentliche Eigentümlichkeiten tatsächlich in dieser Weise erblich wären. SCHOPENHAUER hat es vom „Willen" bzw. vom Charakter behauptet, ohne aber genügende Belege dafür beizubringen.

Andererseits wäre auch eine Erblichkeit in ausschließlich weiblicher Linie theoretisch denkbar. Beschrieben worden ist eine solche bisher allerdings nicht (wenigstens nicht bei Tieren; bei Pflanzen liegen in dieser Hinsicht besondere Verhältnisse vor, von denen weiter unten noch geredet werden soll). Am nächsten kommt diesem Modus ein Fall, den GOLDSCHMIDT am Schwammspinner, *Lymantria dispar*, beschrieben hat und über den ich auch ziemlich ausgedehnte eigene Zuchterfahrungen besitze, die mit GOLDSCHMIDTS Erfahrungen im wesentlichen übereinstimmen. Es gibt gewisse Rassen des Schwammspinners, die bei Kreuzung mit anderen eigenartige intersexuelle Männchen oder besser männliche Intersexe ergeben, bei denen in den meist überwiegend männlichen Körper mehr oder weniger große weibliche Teile mosaikartig eingesprengt sind. Die für das Zustandekommen dieser Fleckenzwitter wesentlichste Erbanlage hat sich nun als ausschließlich in weiblicher Linie erblich erwiesen, doch scheint es sich nicht um eine Wirkung des Y-Chromosoms zu handeln (das ja bei Schmetterlingen ausschließlich im weiblichen Geschlecht vorkommt), sondern vielmehr um eine Anlage, die mit dem Plasma des Eies weitergegeben wird. Völlig klargestellt ist der Fall noch nicht. Über gewisse Versuche, die ich angestellt habe, um die Frage zu entscheiden, ob dem Plasma neben den im Zellkern lokalisiert zu denkenden Mendeleinheiten eine wesentliche Rolle bei der Vererbung zukomme, möchte ich weiter unten bei Besprechung der Speziesbastarde kurz berichten.

Der Bestimmung des Geschlechts durch mendelnde Erbeinheiten scheint auf den ersten Blick die Erfahrung zu widersprechen, daß bei vielen Tieren das Geschlechtsverhältnis nicht genau 100:100 ist, sondern konstant bei verschiedenen Arten mehr oder weniger von dieser idealen Mendelzahl abweicht. Beim Menschen werden auf 100 Mädchen etwa 106 Knaben geboren (in Deutschland in den letzten Jahren 107—108). Diese Abweichung von dem Verhältnis 100:100 erklärt sich zwanglos durch selektive Befruchtung (Zertation vgl. S. 927). Da auf Grund des geschlechtsgebundenen Erbganges kein Zweifel mehr bestehen kann, daß das Geschlecht beim Menschen wie bei den Lebewesen von entsprechender idiotypischer Geschlechtskonstitution nicht im unbefruchteten Ei, sondern im Samenfaden vorherbestimmt ist, so bleibt nur der Schluß übrig, daß die männlich bestimmten Samenfäden (die ohne X-Chromosom) etwas häufiger zur Befruchtung kommen als die weiblich bestimmten (die mit X-Chromosom). Ich habe das schon im Jahre 1912 auseinandergesetzt, und heute stellt man sich das Zustandekommen des Geschlechtsverhältnisses ziemlich allgemein in dieser Weise vor. Der bekannte Erblichkeitsforscher CORRENS hat, geleitet durch diese Vorstellung, das Geschlechtsverhältnis bei der Nelkengattung Melandrium experimentell beeinflussen können. Blüten, die mit ganz wenig Pollen bestäubt wurden, wo also die Konkurrenz der beiderlei männlichen Keimzellen weitgehend ausgeschaltet war, lieferten 75 männliche Nachkommen auf 100 weibliche, berechnet aus einer Gesamtzahl von 1292; Blüten, die mit viel Pollen bestäubt wurden, wo also die Konkurrenz der beiderlei männlichen Keimzellen besonders stark war, lieferten nur 43 männliche Nachkommen auf 100 weibliche, berechnet aus einer Gesamtzahl von 1276. Daß bei Melandrium die weibchenbestimmenden Pollenkörner in der Konkurrenz erfolgreicher sind, macht natürlich keinen grundsätzlichen Unterschied gegenüber den Verhältnissen beim Menschen; entscheidend ist, daß die Versuche auch bei Melandrium das Vorkommen von zweierlei männlichen Keimzellen bestätigen, was auch aus den Kreuzungsversuchen mit dieser Pflanzengattung hervorgeht. In weiteren Versuchen konnte CORRENS auch zeigen, daß die obere Hälfte der Samenkapseln von Melandrium, wo die Samenanlagen früher von den rascher wachsenden weiblich bestimmten Pollenschläuchen erreicht werden, verhältnismäßig mehr weibliche Nachkommen gibt als die untere Hälfte. Agnes Bluhm konnte die Männchenziffer bei weißen Mäusen durch akute Alkoholisierung der Vatertiere auf 122 erhöhen gegenüber einer Männchenziffer von 79 in unbeeinflußten Kontrollzuchten (bestimmt an 331 bzw. 965 Individuen). Die Alkoholisierung erschwerte offenbar die Befruchtung, so daß hauptsächlich nur noch die ohnehin schon leichter befruchtungsfähigen männlichen Samenfäden zur Befruchtung gelangten. Daß Alkoholisierung tatsächlich die Befruchtung durch Lähmung der Samenfäden erschwert, ist durch Versuche von Cole und Davis sichergestellt. Wenn ein Kaninchenweibchen gleich nacheinander von zwei Männchen verschiedener Rasse, von denen das eine Alkohol bekommen hatte, belegt wurde, so stammten die erzeugten Jungen nur von dem nicht alkoholisierten Männchen. Wurde dagegen nur ein alkoholisiertes zur Begattung zugelassen, so konnte es ebenfalls Junge erzeugen. Auch durch Behandlung männlicher Mäuse mit Yohimbin und Coffein konnte Agnes Bluhm die Männchenziffer unter den Nachkommen bis auf 120 und 126 erhöhen. Im allgemeinen scheinen bei Tieren, die eine Männchenziffer von mehr als 100 haben, Einflüsse, die die Befruchtung erschweren, zugleich eine Erhöhung der Männchenziffer zu bewirken, indem unter Verhältnissen erschwerter Befruchtung die relativ beweglicheren männlich bestimmten Samenfäden noch am ehesten zur Befruchtung gelangen.

Die Abweichungen, welche in verschiedenen menschlichen Familien von der rein zufälligen Geschlechtsverteilung bestehen, sind indessen sehr gering. Die landläufige Vorstellung, daß gewisse Familien ausgesprochen zu Mädchengeburten, andere ausgesprochen zu Knabengeburten neigen, beruht zum größten Teil auf einer unkritischen Verallgemeinerung von einzelnen Fällen mit gehäuften Mädchen- oder Knabengeburten, die ja auch bei rein zufälliger binomialer Verteilung in einem Teil der Fälle zu erwarten sind. Geissler, Woods und Bürckle haben an ziemlich großem Material überhaupt keine Abweichung von der wahrscheinlichkeitstheoretisch zu erwartenden Verteilung feststellen können. Fetscher dagegen ist kürzlich zu einem wesentlich anderen Ergebnis gekommen. Auch eine Arbeit, die Baumann auf meine Anregung auf Grund württembergischer Familienregister gemacht hat, ergibt bei genügend subtiler Methodik eine gewisse, wenn auch schwache familienweise Häufung von Geburten desselben Geschlechts, die über den dreifachen mittleren Fehler der kleinen Zahl weit hinausgeht.

Meistens wird die erbliche Bedingtheit des Geschlechts so dargestellt, als ob die Entscheidung über das Geschlecht wesentlich nur von einer einzigen Erbeinheit bzw. einem Paare von solchen abhänge. Das ist nach dem bisherigen Stande der Erfahrungen auch gewiß möglich; soviel ich sehe, ist aber auch noch eine andere Möglichkeit gegeben, nämlich die, daß mehrere im X-Chromosom lokalisierte Erbeinheiten bei der Geschlechtsbestimmung mitwirken, daß das Geschlecht also nicht monomer, sondern polymer bedingt sei. Bei *Drosophila* können ja im weiblichen Geschlecht Erbeinheiten zwischen den beiden X-Chromosomen ausgetauscht werden; und wenn auch die X-Chromosome im ganzen das Geschlecht bedingen, so kann man sie eben wegen dieses Vorkommens des Austausches zwischen ihnen nicht selber als unteilbare Erbeinheiten ansehen. Ob nun ein bestimmtes Paar der in den X-Chromosomen enthaltenen Erbeinheiten über das Geschlecht entscheidet oder deren mehrere, das ist, soviel ich sehe, nach dem bisher vorliegenden Erfahrungsmaterial nicht zu entscheiden. Anhaltspunkte könnten die Erfahrungen Goldschmidts bieten, daß die geschlechtsbestimmenden Faktoren verschiedener Rassen des Schwammspinners, soweit sie in den Geschlechtschromosomen lokalisiert zu denken sind, aus Bastarden wieder in ihrer ursprünglichen quantitativen Eigenart herausspalten. Das spräche für Monomerie; denn bei Polymerie wären wohl Abwandlungen infolge Austauschs von Erbeinheiten zwischen den Geschlechtschromosomen zu erwarten. Wenn das Geschlecht etwa polymer bedingt sein sollte, so würde man die geschlechtsgebundene Vererbung auch nicht als Fall von „absoluter Koppelung", nämlich zwischen einer geschlechtsgebundenen Erbanlage und einer geschlechtsbestimmenden Erbeinheit, darstellen dürfen, wie es in gewissen Lehrbüchern geschieht; denn eine absolute Koppelung einer Erbeinheit könnte natürlich nur an eine bestimmte andere, nicht aber an deren mehrere, die sich umkombinieren könnten, statthaben. Aus diesen Gründen habe ich die oben gegebene Darstellung gewählt und nicht von Koppelung an den Geschlechtsfaktor, sondern nur von

Lokalisation im Geschlechtschromosom gesprochen. Im übrigen hat die Frage „monomere oder polymere Bedingtheit des Geschlechts?“ mehr theoretische als praktische Bedeutung. Die praktischen Konsequenzen hinsichtlich der geschlechtsgebundenen Erbanlagen usw. sind in beiden Fällen dieselben.

D. Die Erblichkeit bei Artbastarden und die Frage einer Vererbung durch das Plasma.

Die ersten Erfahrungen über Mendelsche Spaltung wurden hinsichtlich der Unterschiede kultivierter Pflanzenrassen und domestizierter Tierrassen gemacht; auch in der späteren Forschung betreffen die allermeisten Ergebnisse über mendelnde Erbeinheiten domestizierte Lebewesen, und das wird voraussichtlich auch in Zukunft so bleiben. Auch die Obstfliege *Drosophila* und der Mensch sind in dieser Beziehung als domestiziert anzusehen. Eine Zeitlang schien es sogar, als ob das Spaltungsgesetz überhaupt nur für derartige Rassenunterschiede gelte und als ob die Charaktere der natürlichen Arten sich nach einer anderen Gesetzlichkeit vererbten, nämlich im Sinne einer von der spaltenden grundsätzlich verschiedenen intermediären Vererbung. Noch kürzlich hat MEISENHEIMER (1923) sich auf diesen Standpunkt gestellt. Wenn diese Ansicht zu Recht bestände, so würde sie natürlich von außerordentlicher Tragweite sein. Dann wäre nämlich zu schließen, daß die mendelnden Erbeinheiten überhaupt keine wesentliche Bedeutung für die Entstehung der Arten hätten; die großen Unterschiede der Lebewesen, wie sie in den Artunterschieden gegeben sind, würden vielmehr einer ganz anderen Gesetzlichkeit folgen. Art und Rasse würden nicht nur quantitativ, sondern von Grund aus verschiedene Begriffe sein, und an Stelle eines großen Grundgesetzes der Erblichkeit würden deren zwei anzunehmen sein, und zwar zwei Gesetzlichkeiten, die sich in jedem Einzelfall einander ausschließen würden. MEISENHEIMER beruft sich auf Ergebnisse der Kreuzung zweier Schmetterlingsarten, *Biston pomonarius* und *hirtarius*; die F_1-Individuen zeigen einen intermediären Phänotypus; auch einige Individuen aus Rückkreuzungen von F_1-Männchen mit den beiden reinen Arten zeigten intermediäre Phänotypen zwischen F_1 und den Ausgangstypen; die F_1-Weibchen sind in der Regel steril. MEISENHEIMER bemerkt dazu: „Der in der ersten Tochtergeneration hergestellte Mischtypus erweist sich als konstant; er wirkt als selbständige unlösbare Einheit in neuen Erbgängen weiter.“ Der erste Teil des Satzes würde meines Erachtens aber nur dann gerechtfertigt sein, wenn es gelungen wäre, F_2-Individuen in größerer Zahl zu züchten, was nicht der Fall ist; und auch für den zweiten Teil des Satzes, nämlich daß eine „selbständige unlösbare Einheit“ entstanden sei, vermag ich stichhaltige Belege nicht zu sehen[1]). Daß über die Erblichkeit von Artunterschieden überhaupt noch so grundsätzliche Meinungsverschiedenheiten möglich sind, ist offenbar dem Umstande zuzuschreiben, daß Artbastarde meist steril zu sein pflegen, besonders im weiblichen Geschlecht. Wo Artbastarde nicht steril sind, kennen wir indessen schon mehrere Fälle von offenbarer Spaltung. Besonders geeignet zum Studium dieser Frage sind die Bastarde von Schmetterlingsarten, weil deren bunte Farben und oft komplizierte Zeichnungen die Verfolgung einzelner Charaktere durch die Generationen besonders gut gestatten. Ich habe meine Aufmerksamkeit daher seit Jahren den Speziesbastarden von Schmetterlingen zugewandt, bisher aber keine Tatsachen gefunden, die die Annahme einer konstant intermediären Vererbung im Sinne MEISENHEIMERS

---

[1]) Anm. b. d. Korr.: Eine eingehende Kritik der Ansichten MEISENHEIMERS hat soeben FEDERLEY gegeben (Gibt es eine konstant-intermediäre Vererbung? Zeitschr. f. indukt. Abstammungs- u. Vererbungslehre Bd. 37, H. 4. 1925).

nötig machen würden. Wohl aber gibt es Fälle ganz offenbarer Spaltung, die natürlich bei Artbastarden nur in hohem Grade polymer sein kann. Sehr schöne Spaltung zeigt der Bastard zwischen dem Wolfsmilchschwärmer, *Deilephila euphorbiae*, und dem phänotypisch sehr verschiedenen Fledermausschwärmer, *Deilephila vespertilio*; die F_1-Individuen zeigen einen intermediären Phänotypus, der dem des Wolfsmilchschwärmers etwas näher steht; die F_2-Individuen zeigen die Charaktere der beiden Arten in sehr verschiedener Kombination. Polymere Spaltungen finden sich auch bei Bastarden zwischen verschiedenen Pflanzenarten. Baur hat über eine Anzahl solcher Fälle berichtet. Persönlich habe ich unverkennbare Spaltung bei den F_2-Nachkommen des Bastards zwischen der Gartenbohne *Phaseolus vulgaris* und der Feuerbohne *Phaseolus multiflorus* beobachtet. Jedenfalls kann keine Rede davon sein, daß Artbastarde in der Regel nicht spalten sollen. Nach den bisherigen Erfahrungen könnten solche Fälle höchstens ausnahmsweise vorkommen. Bevor wir aber eine zweite, ganz andersartige Art der Vererbung neben der sonst nachgewiesenen annehmen, haben wir meines Erachtens die logische Pflicht, zu prüfen, ob die scheinbaren Ausnahmen sich nicht doch der sonst bekannten Gesetzlichkeit einordnen lassen; und das ist meines Erachtens der Fall.

Die Voraussetzung einer regulären Mendelspaltung ist die ungestörte Vereinigung der homologen Chromosome von beiden Eltern her und die ungestörte Verteilung der Chromosome in der Reduktionsteilung der Keimzellen. Diese Voraussetzung ist nun bei Bastarden zwischen einander fernstehenden Arten nicht oder nur teilweise erfüllt, wie Federley in sehr instruktiven Untersuchungen nachgewiesen hat. In Bastarden von Arten, die sich nicht sehr nahestehen, verhält sich nur ein Teil der Chromosome homolog (man könnte auch sagen allelomorph oder antagonistisch); die übrigen Chromosome verhalten sich wie nichthomologe (unabhängige). Bei der Reduktionsteilung werden daher nur die ersteren in normaler Weise neu verteilt; die letzteren dagegen verhalten sich in der Reduktionsteilung wie in einer Äquationsteilung. So kommt es, daß ein Teil der Chromosome verschiedener Herkunft einfach nebeneinander bestehen bleibt; die F_2-Individuen und die Individuen aus Rückkreuzungen erhalten eine größere Zahl von Chromosomen als nach ihrer Herkunft bei ungestörter Reduktionsteilung zu erwarten wäre, und es ist klar, daß durch dieses Nebeneinanderbestehen von Chromosomen verschiedener Herkunft der Anschein dauernd intermediärer Vererbung entstehen kann. Im normalen Leben der Organismen spielen solche Störungen aber natürlich keine Rolle.

Auch die hochgradige Polymerie der Speziesbastarde kann zu dem irrigen Anschein einer dauernd intermediären Vererbung Anlaß geben. Daß Polymerie in der speziellen Form der Homomerie intermediäre Vererbung vortäuschen kann, wurde schon weiter oben auseinandergesetzt; aber auch wenn die beteiligten Erbeinheiten nicht gleichgerichtet sind, kann dieser Anschein entstehen. So sprunghafte Unterschiede wie die zwischen manchen domestizierten Rassen (z. B. Albinismus gegen normale Färbung) scheinen für die Artbildung keine große Rolle zu spielen, da derartige starke Abweichungen in der Regel halb oder ganz pathologisch sind, d. h. die Erhaltungswahrscheinlichkeit beeinträchtigen und daher in der freien Natur, wo der Züchter nicht seine schützende Hand über auffallende Varietäten hält, bald wieder zugrunde zu gehen pflegen. Daher haben im allgemeinen nur ganz kleine Abänderungen Aussicht, dauernd erhalten zu bleiben; und daher scheint die Artbildung meist in ganz kleinen Schritten zu erfolgen. Infolgedessen unterscheiden sich auch nahe verwandte Arten meist in einer großen Zahl von Erbeinheiten, wenn auch in den einzelnen nur sehr wenig; und daß eine derartige hochgradige Polymerie in der Kreuzung den Eindruck intermediären Verhaltens machen kann, ist ohne weiteres einleuchtend.

Man kann auf Grund der dargelegten Sachlage folgende Regel aufstellen: Kultivierte oder domestizierte Rassen derselben Art sind gewöhnlich nur durch mehr oder weniger starke Unterschiede in einzelnen Erbeinheiten getrennt; ihre Bastarde mendeln daher nach dem Typus der Monomerie oder einer Polymerie niederen Grades. Nahe verwandte freilebende Arten sind gewöhnlich durch kleine Unterschiede in zahlreichen Erbeinheiten getrennt; ihre Bastarde mendeln daher nach dem Typus einer Polymerie hohen Grades, die noch durch Störung des Chromosomenmechanismus weiter kompliziert werden kann. Die F_2-Generation von Bastarden domestizierter Rassen derselben Art zeigt daher meist übersichtliche Zahlenverhältnisse, die F_2-Generation von Bastarden verschiedener Arten dagegen unübersehbar komplizierte. Ein Wesensunterschied hinsichtlich der Vererbung besteht indessen zwischen beiden Fällen nicht.

Die Erfahrungen an Artbastarden sind geeignet, auch Licht auf die Frage zu werfen, ob nur der Kern der Keimzellen als Träger der Erbmasse in Betracht kommt oder ob auch das Plasmas dabei eine mehr oder weniger große Rolle spielt. Allgemeine Übereinstimmung herrscht in der Ansicht, daß die mendelnden Erbeinheiten im Zellkern lokalisiert zu denken sind. Nachdem aber die moderne Erblichkeitsforschung die Bedeutung der mendelnden Erbeinheiten immer mehr klargestellt hat, macht sich in letzter Zeit da und dort eine Art von Reaktion dagegen geltend. Mendelnde Erbeinheiten können ja nur insoweit analysiert werden, als es gelingt, Rassen aufzufinden, die sich hinsichtlich der betreffenden Erbeinheiten unterscheiden, und sie zu kreuzen. Lebewesen, die miteinander kreuzbar sind, stimmen aber offenbar stets in dem wesentlichen Grundstock ihrer Erbmasse überein. Also, so hat man geschlossen, reiche die Mendelsche Kreuzungsanalyse an den eigentlichen Grundstock der Erbmasse gar nicht heran; sie betreffe vielmehr nur leichte Rassenunterschiede, Eigenschaften gewissermaßen an der Oberfläche, und es sei ganz wohl denkbar, daß das eigentliche erbliche Wesen der Arten gar nicht durch die mendelnden Erbeinheiten des Kernes, sondern vielmehr durch das Plasma des Eies übertragen werde. Dieser Ansicht hat u. a. kein Geringerer als WINKLER auf der Versammlung der Deutschen Gesellschaft für Vererbungswissenschaft im Jahre 1923 Ausdruck gegeben. Eine solche Annahme ist an der Hand von Erfahrungsmaterial in der Tat nicht leicht zu widerlegen, und doch halte ich sie für nicht genügend begründet. Auf die Versuche über Bastardierung von Seeigeln, ihre künstliche Parthenogenese, Merogonie und mehrfache Befruchtung, welche man in diesem Zusammenhange anzuführen pflegt, will ich an dieser Stelle nicht eingehen, da sie meines Wissens von HERBST in seinem Beitrage besprochen werden. Ich möchte nur auf die reziproken Kreuzungen von Schmetterlingsarten hinweisen. Da die Schmetterlinge im männlichen Geschlecht homogametisch sind, so wäre unter der Voraussetzung, daß die ganze Erbmasse aus mendelnden im Kern lokalisierten Einheiten bestehe, zu erwarten, daß die F_1-Männchen aus den beiden reziproken Kreuzungen zweier Arten in jedem Falle idiotypisch gleich seien, während unter der anderen Voraussetzung, daß auch das Plasma bei der Vererbung eine Rolle spiele, Unterschiede der reziproken F_1-Männchen zu erwarten wären. Die F_1-Weibchen der reziproken Kreuzungen dagegen könnten auch dann, wenn das Plasma für die Vererbung bedeutungslos wäre, verschieden ausfallen, da sie ja auch eine verschiedene Mendelformel haben, während die Mendelformel der reziproken F_1-Männchen dieselbe ist. Mir sind nun schon eine Anzahl Fälle reziproker Kreuzungen von Schmetterlingsarten bekannt, in denen ein Unterschied zwischen den F_1-Männchen nicht festzustellen ist. Darunter sind auch die reziproken Bastarde zwischen dem Weinschwärmer, *Chaerocompa elpenor*, und dem Wolfsmilchschwärmer, *Deilephila euphorbiae*, die ich je in einer Anzahl Exemplare gezogen habe. Unterschiede an Einzelstücken sind nicht beweiskräftig, da solche auch innerhalb der reinen Arten vorkommen; vergleicht man aber eine Anzahl von Stücken beider Bastarde, so ist bei normal ausgebildeten Exemplaren ein charakteristischer Unterschied in Färbung oder Zeichnung nicht festzustellen. Der Bastard, welcher mütterlicherseits vom Weinschwärmer stammt, ist im Durchschnitt allerdings ein wenig größer, offenbar deshalb, weil das Weinschwärmerei beträchtlich größer als das des Wolfsmilchschwärmers ist, was aber natürlich für die Erbmasse nichts besagt. Diese beiden Schwärmerarten werden allgemein zu zwei verschiedenen Gattungen gerechnet und meiner Ansicht nach mit Recht. In diesem Fall ist also das Plasma zweier verschiedener Gattungen (nicht nur Arten) nicht so verschieden, daß diese Verschiedenheit einen erkennbaren Einfluß auf die Vererbung ausüben würde. Andere Fälle reziproker Gattungsbastarde sind meines Wissens nicht bekannt; die Schwierigkeiten der Zucht sind zu groß. Auch nach Winkler, dem zur Zeit wohl ausgesprochensten Vertreter einer Erbbedeutung des Plasmas, wären übrigens wesentliche Unterschiede des Plasmas innerhalb der Art nicht anzunehmen, auch nicht einmal zwischen den verschiedenen Arten einer Gattung. Winkler stellt sich vielmehr vor, daß im Plasma gewissermaßen das Wesen der Gattung begründet liege, daß es innerhalb der Gattung also im wesentlichen gleich sei. Nach dem Ausfall der erwähnten reziproken Kreuzungen scheint aber selbst das Plasma zweier Gattungen nicht so verschieden zu sein, daß das von wesentlicher Bedeutung für die Vererbung wäre. Aber auch wenn nur innerhalb der Gattung eine Übereinstimmung des Plasmas in dieser Beziehung bestände, so wäre meines Erachtens eben darum das Plasma für die Vererbung *praktisch* bedeutungslos, denn überall, wo die Erblichkeit praktisch eine Rolle spielt, handelt es sich immer nur um Unterschiede innerhalb der Gattung, speziell auch in der menschlichen Erblichkeitslehre. Wenn nun das Plasma aller Eier innerhalb der Gattung in dieser Hinsicht gleichwertig ist, so gibt es praktisch eben keine Vererbung durch das Plasma. Eine Ausnahme würde nach dem bisherigen Stande des Wissens höchstens der oben besprochene Fall der erblichen Bedingtheit des Scheckenzwittertums beim Schwammspinner darstellen, und zwar würde es sich dort um einen Rassenunterschied innerhalb der Art handeln; aber dieser Fall kann, wie gesagt, noch nicht als endgültig geklärt gelten. Vererbung in ausschließlich weiblicher Linie ist in einigen Fällen bei Pflanzen festgestellt worden. So hat Correns gefunden, daß bei *Mirabilis* Weißscheckigkeit, die auf einem Defekt der Chlorophyllträger, der Chromatophoren beruht, nur durch die Eizelle übertragen wird; entsprechende Fälle hat auch Baur bei *Antirrhinum* und *Primula* gefunden. Bei der Sojabohne *Soja hispida* folgt bei Kreuzungen zwischen Pflanzen mit grünen Keimblättern und solchen mit gelben nach Terao die Farbe der Keimblätter der Bastarde und ihrer Nachkommen ausschließlich der Keimblattfarbe der Mutterpflanze. Auch hier scheint es sich um eine Besonderheit der Chromatophoren zu handeln. Die Chromatophoren stellen überhaupt weitgehend unabhängige Gebilde dar, die sich selbständig fortpflanzen und mit der sie tragenden Pflanze gewissermaßen nur in Symbiose leben, ähnlich wie bei den Flechten der Algenteil mit dem Pilzteil. Die Übertragung von Eigentümlichkeiten der Chromatophoren kann daher nicht im Sinne einer Vererbung durch das Plasma gedeutet werden. Bei Tieren oder gar beim Menschen kommt eine solche Übertragung auch nicht in Betracht, da hier Chromatophoren oder ähnliche Gebilde nicht vorkommen. Ich glaube daher, daß auch heute noch ein Satz gilt, den vor einigen Jahren Stomps, der Nachfolger von DE VRIES auf dem Lehrstuhl der Botanik in Amsterdam, geschrieben hat: „Fragen wir, was an unanfechtbaren Gründen zugunsten einer Übertragung von erblichen Eigenschaften durch das Protoplasma angeführt werden kann, so kann die Antwort darauf lauten: Nichts[1])."

E. Die Änderung der Erbmasse.

Durch das Spiel der Kombination und Wiedertrennung der Erbanlagen können wohl mancherlei Unterschiede der Nachkommen gegenüber ihren Eltern und der Geschwister untereinander hervorgebracht werden; grundsätzlich Neues aber kann dadurch natürlich nicht entstehen. Und doch kann die Erbmasse auch in ihren Elementen nicht unveränderlich sein, denn es geht natürlich nicht an, die Entstehung neuer Arten allgemein auf Kreuzung schon vorhandener zurückzuführen, wie es sonderbarerweise auch heute noch gelegentlich versucht wird. Wir nehmen doch heute als gesichert an, daß die verschiedenen Varietäten einer Art von gemeinsamen Vorfahren abstammen, die verschiedenen Arten einer Gattung in weiter zurückliegender Zeit ebenfalls wieder usw. Also müssen irgendwie und irgendwann auch grundsätzliche Änderungen der Erbmasse möglich sein. Das ist nicht nur ein deduktiver Schluß, sondern es gibt nach den Erfahrungen der experimentellen Tier- und Pflanzenzüchtung auch vielfache empirische Belege für das Vorkommen echter Änderungen der Erbmasse. Man nennt solche Erbänderungen heute meist *Mutationen* oder mit einem wohl noch bezeichnenderen Namen *Idiovariationen.* BAUR hat im Laufe seiner Untersuchungen am Löwenmaul, *Antirrhinum majus,* bereits über 100 verschiedene neue Idiovariationen auftreten sehen, MORGAN und seine Schule bei *Drosophila* gar über 400. Als man zuerst auf diese Erbänderungen aufmerksam wurde, nahm man mit DE VRIES meist an, daß das Wesen der Mutation in *großen* Sprüngen liege. Das hat sich als nicht ganz zutreffend herausgestellt. Die Größe der Sprünge kann ja auch keinen grundsätzlichen biologischen Unterschied bedeuten. Grundsätzlich wichtig ist nur, daß die Änderungen eben *erblich* sind und sich durch unbegrenzte Generationen fortsetzen. Nichterbliche Änderungen der Organismen (Modifikationen oder Paravariationen) können kontinuierlich sein; die Idiovariationen dagegen sind im Grunde immer diskontinuierlich, sprunghaft, mögen sie äußerlich auch nur eine kaum wahrnehmbare Änderung gegenüber der Ausgangsform bedingen. Da wir uns die Erbmasse chemisch-physikalisch bestimmt vorstellen, so würden wir auch gar nicht erwarten können, daß sie kontinuierlich fließende Änderungen erleiden könne; es ist vielmehr nur natürlich, daß sie wegen ihrer Molekularstruktur nur in mehr oder weniger großen Sprüngen geändert werden kann oder „stoßweise", wie man wohl gesagt hat, durch Verlust, Anlagerung oder Umlagerung von Molekeln oder Molekelgruppen.

In den meisten Fällen, die man bisher beobachtet hat, betrifft eine Mutation nur eine einzige Erbeinheit, während der Rest der Erbmasse unverändert ist. Man hat in Zuchten der Obstfliege *Drosophila,* die für gewöhnlich nur rotäugige Individuen ergeben, z. B. gelegentlich weißäugige Männchen auftreten sehen, und diese Weißäugigkeit erwies sich weiterhin als konstant rezessiv-geschlechtsgebunden erblich (vgl. oben S. 932). Hier hatte also eine Änderung einer Erbeinheit in einem Geschlechtschromosom des Muttertiers stattgefunden. Das Neuauftreten dieser Anlage zu Weißäugigkeit ist in mehreren Zuchten unabhängig beobachtet worden; es scheint sich also um eine Mutation zu handeln, die verhältnismäßig leicht eintritt. Ebenso sind von MORGAN und seinen Mitarbeitern auch nicht-geschlechtsgebundene, also in anderen Chromosomen liegende

---

[1]) Erblichkeit und Chromosomen. Jena 1923. (S. Literaturverzeichnis.)

Mutationen in beträchtlicher Zahl beobachtet worden. Die meisten (ca. 90%) verhielten sich einfach rezessiv; nur ca. 10% äußerten sich auch im heterogametischen Zustande; ich möchte aber Bedenken tragen, diese einfach als dominant zu bezeichnen, da diese Benennung voraussetzen würde, daß sie sich im homogametischen Zustande ebenso oder doch ähnlich verhalten würden; die allermeisten dieser nicht-rezessiven Mutanten bedingten in homogametischem Zustande aber Lebensunfähigkeit ihrer Träger, d. h. es waren „letale" Faktoren. Auch von den rezessiven Mutanten war ein beträchtlicher Teil im homogametischen Zustande letal; der Unterschied dieser gegenüber den nicht-rezessiven bestand also nur darin, daß sie sich im heterogametischen Zustande nicht äußerten. Auch diejenigen rezessiven Mutanten, welche mit dem Leben vereinbar waren, bedingten im homogametischen Zustande in den meisten Fällen übrigens eine Herabsetzung der Lebenstüchtigkeit (z. B. Stummelflügeligkeit, Augenmißbildung u. a.); und auch soweit eine krankhafte Natur der Mutanten nicht ohne weiteres deutlich war, ist es sehr fraglich, ob Individuen mit den mutierten Eigenschaften den Daseinskampf in der freien Natur ebensogut bestehen konnten wie die Stammform (z. B. schwarze Körperfarbe, weiße Augenfarbe u. a.).

In den Zuchten der Morganschule sind mehrere geschlechtsgebundene Mutanten aufgetreten, die mit den übrigen geschlechtsgebundenen Erbeinheiten denselben Koppelungsgrad wie die Anlage zu Weißaugigkeit haben und die sich sämtlich zu dieser Erbeinheit allelomorph verhalten. Es liegt also eine Reihe multipler Allelomorphe (vgl. oben S. 925) vor, die bisher 10 Glieder umfaßt, und die man sich aus einer und derselben normalen Erbeinheit durch verschiedene Erbänderung hervorgegangen denkt. Auf analoge Weise dürfte ganz allgemein die Erscheinung der multiplen Allelomorphie entstehen.

Bestimmte Erbeinheiten sind offenbar besonders zu mutativen Änderungen disponiert, und zwar nicht nur zu Änderungen überhaupt, sondern zu ganz bestimmten Änderungen. Außer den Erfahrungen an *Drosophila* spricht auch das Vorkommen analoger Varietäten bei verwandten Arten in diesem Sinne. So finden sich bei fast allen domestizierten Säugetieren rezessiv albinotische Rassen, melanotische, gescheckte, angorahaarige u. a.; auch bei freilebenden Säugern finden sich gelegentlich albinotische und melanotische Individuen, und bei diesen wohl nur deshalb nicht häufiger, weil diese Formen in der freien Natur dem Daseinskampf nicht gleich gut gewachsen sind wie die Stammarten. Bei Haustieren entscheidet der Wille des Züchters über die Erhaltung, und daher kommt es, daß z. B. Dackelbeinigkeit nur bei Hunden zu Jagd- bzw. Sportzwecken weitergezüchtet worden ist, während sie bei Schafen, wo sie auch einmal aufgetreten ist, nur zum Zweck des wissenschaftlichen Studiums weitergezüchtet wurde. Jedenfalls ist anzunehmen, daß es sich bei den analogen Varietäten verwandter Tiere wenigstens in vielen Fällen um mutative Abänderung analoger Erbeinheiten handelt.

Andererseits scheinen die verschiedenen Arten der Lebewesen und auch die verschiedenen Rassen einer Art in verschiedenem Grade zu Mutationen disponiert zu sein. In diesem Sinne sprechen gewisse Erfahrungen Morgans an *Drosophila* und Baurs an *Antirrhinum*.

Was die Häufigkeit bzw. Seltenheit von Mutationen betrifft, so werden darüber recht verschiedene Angaben gemacht; die einen Autoren bezeichnen die Mutationen als selten, die anderen als häufig. Baur hat sich dahin ausgesprochen, daß Mutationen offenbar etwas ungemein Häufiges seien. Die Morganschule dagegen spricht von Seltenheit. Tatsächlich aber gehen die Ansichten gar nicht so weit auseinander, wie es nach diesen Worten scheint. Die Worte „häufig" und „selten" bezeichnen eben nur relative Begriffe. Die Morganschuler MULLER und ALTENBURG haben geschatzt, daß bei *Drosophila* im Durchschnitt jede Erbeinheit nur etwa alle 2000 Jahre mutiere; und wenn man auf ein Jahr 25 Generationen der Bananenfliege rechnet, so wurde eine Erbeinheit nur alle 50 000 Generationen mutieren. Das macht den Eindruck von Seltenheit. Indessen ist zu bedenken, daß MULLER und ALTENBURG für das Geschlechtschromosom, fur dessen Erbeinheiten sie die Schatzung gemacht haben, mindestens 500 Erbeinheiten annehmen und fur die ubrigen Chromosome eine ebenso große Zahl. Auf die 4 Paare von Chromosomen bei *Drosophila*, würden also mindestens 4000 Erbeinheiten kommen; auf die Zahl der Individuen berechnet, wurde sich dann ergeben, daß etwa jedes 13. Individuum Trager irgendeiner Mutante sei. Diese Schatzung auf ca. 8% fallt praktisch mit der von BAUR zusammen, der beim Lowenmaul die Haufigkeit der Mutation auf 10% geschatzt hat. Praktisch wird dadurch jedenfalls die Konstanz auch einer reingezuchteten Linie schon in wenigen Generationen illusorisch gemacht, vorausgesetzt, daß nicht eine scharfe Selektion für die Ausmerzung der Mutanten sorgt.

Der Zeitpunkt der Entstehung von Mutationen scheint auf verschiedenen Stadien des Lebenszyklus liegen zu konnen. Gelegentlich wurde bei *Drosophila* beobachtet, daß nicht nur ein, sondern daß mehrere Mannchen zugleich dieselbe neue rezessive geschlechtsgebundene Eigenschaft aufwiesen. Daraus folgt, daß eine Mutation in jungen Oogonien vor der Reduktionsteilung stattfinden kann. Wenn in den meisten Fallen nur ein einziges Männchen sich als Trager einer Mutante zeigt, so spricht das nicht notwendig fur eine spätere Entstehung, etwa im fertigen Ei; denn es brauchen ja nicht alle abgeanderten Oogonien zur Befruchtung gekommen zu sein; das ware sogar recht unwahrscheinlich. Am haufigsten scheinen Mutationen gerade wahrend der Reduktionsteilung stattzuhaben, und das ist leicht verstandlich, weil in diesem Stadium der Umgruppierung die Erbmasse Storungen besonders leicht ausgesetzt erscheint. Im ubrigen scheinen Mutationen aber, wenn auch seltener, auch auf anderen Stadien vorkommen zu konnen. Sicher weiß man das von Pflanzen. Bei manchen Pflanzen kommt es nicht ganz selten vor, daß auf einem sonst einheitlichen Stock ein abgeänderter Sproß entsteht, der, wenn er Bluten und Früchte tragt, diese neue Eigenschaft als erbliche Mutante zu erkennen gestattet. Offenbar hat in solchen Fällen eine Erbanderung in einer Zelle des Vegetationspunktes eines Sprosses stattgefunden; man spricht von Knospenmutationen.

Jene Erscheinungen, welche DE VRIES seinerzeit bei der Nachtkerze *Oenothera Lamarckiana* beobachtete und welche ihm den Anlaß zur Aufstellung seiner Mutationstheorie gaben, werden heute ubrigens fast allgemein anders gedeutet. Man faßt die *Oenothera Lamarckiana* heute als komplizierten Speziesbastard auf, der durch Mendelsche Abspaltung aus sich neue Formen hervorgehen ließ. Das schließt freilich nicht aus, daß einige der von DE VRIES beschriebenen neuen Formen echte Mutanten waren; und seine theoretischen Darlegungen haben auf jeden Fall den Weg zur Erkenntnis dessen, was wir heute Mutation nennen, gewiesen, mag er seine Beobachtungen im einzelnen auch nicht einwandfrei gedeutet haben.

Was die Natur der Mutationen betrifft, so hat man in Anlehnung an die Batesonsche Presence-absence-Hypothese wohl gemeint, daß es sich in der Regel um Ausfall von Erbeinheiten handle, gelegentlich auch um Entstehung neuer. Diese beiden Moglichkeiten scheinen gewiß auch tatsächlich vorzukommen; andererseits aber gibt es auch Tatsachen, welche die Moglichkeit einer Abänderung vorhandener Erbeinheiten lehren, z. B. die oben erwahnten Erfahrungen über die Entstehung einer allelomorphen Reihe verschiedener Erbeinheiten aus einer ursprünglich einheitlichen.

Zu den Erscheinungen der Mutation wird von den meisten Autoren auch das sog. *Deficiency-Phänomen* gerechnet, welches der Morganschüler Bridges entdeckt hat. *Drosophila*-Weibchen, die gewisse rezessive geschlechtsgebundene Erbanlagen heterogametisch enthielten und die solche also eigentlich nicht manifest zeigen sollten, wiesen gelegentlich die betreffenden Merkmale trotzdem auf. Die Erscheinungen sprachen dafür, daß ein bestimmter Abschnitt des zweiten *X*-Chromosoms ausgefallen war, der die normalen Erbanlagen, die für gewöhnlich die rezessiven überdecken würden, enthielt. Wenn der Versuch gemacht wurde, dieses defekte *X*-Chromosom auf männliche Nachkommen zu übertragen, so zeigte sich, daß derartige Männchen nicht lebensfähig waren. Hier wäre also nicht nur eine Erbeinheit ausgefallen, sondern zugleich ein ganzer Block von solchen.

Schließlich kommt es auch vor, daß ganze Chromosome aus einer Erbmasse ausfallen können, was ebenfalls Bridges entdeckt hat. Dieser Fall bietet auch insofern ein besonderes Interesse, als hier die cytologischen Beobachtungen mit den Folgen, welche dieser Ausfall für den Erbgang hat, direkt in Beziehung gesetzt werden können. Den Ausgangspunkt dieser Untersuchungen bildete die Erscheinung der sog. *non-disjunction*, des Nichtauseinanderweichens zweier Chromosome in der Reduktionsteilung. Bridges beobachtete, daß bei *Drosophila* aus der Kreuzung weißäugiger Weibchen und rotäugiger Männchen, die in der Regel nur rotäugige Weibchen und weißäugige Männchen ergibt, ausnahmsweise auch eine Minderheit (ca. 2,5%) weißäugige Weibchen und rotäugige Männchen entstanden. Er erklärte diese auffallende Erscheinung durch die Annahme, daß in diesen Fällen entgegen der Regel die beiden *X*-Chromosome des Muttertiers bei der Reduktionsteilung sich nicht getrennt hätten, sondern beieinander geblieben seien (non-disjunction). Die Erfahrungen bei der Weiterzucht der Ausnahmetiere stimmten mit dieser Annahme durchaus überein; und die zytologische Untersuchung zeigte, daß in der Tat die gemäß der Hypothese zu erwartenden *X X Y*- und *X X Y Y*-Weibchen vorkommen. Diese Beobachtungen bilden einen besonders klaren Beleg für die Theorie von der Lokalisation der mendelnden Erbeinheiten in den Chromosomen im allgemeinen und von der Abhängigkeit des Geschlechts vom Chromosomenbestand im besonderen. Da die Zytologie der Vererbung einem anderen Teile dieses Handbuchs vorbehalten ist, kann hier nicht näher darauf eingegangen werden. In diesem Zusammenhange ist die non-disjunction hauptsächlich deshalb wichtig, weil sie von Bridges nicht nur bei den Geschlechtschromosomen, sondern in einem Falle auch bei einem Autosomenpaar beobachtet wurde. Während sonst alle Keimzellen je ein Chromosom von jedem Autosomenpaar enthalten, entstanden in diesem Falle einerseits Keimzellen mit 2 Chromosomen derselben Art und andererseits solche, die gar kein Chromosom dieser Art enthielten. Wenn eine derartige Keimzelle zur Befruchtung gelangte, so entstanden also Individuen, die hinsichtlich dieser Autosomensorte heterogametisch waren; und diese Individuen zeigten einen von dem gewöhnlichen ziemlich stark abweichenden Typus. Individuen, denen beide Autosome dieser Art fehlten, wie solche an sich durch geeignete Paarung natürlich hätten erhalten werden können, erwiesen sich als nicht lebensfähig. Das Fehlen eines Chromosoms äußerte sich phänotypisch also ganz analog wie eine der oben erwähnten „dominanten" Mutationen, die im homogametischen Zustande nicht lebensfähig sind; und es erscheint gar nicht unwahrscheinlich, daß eine innere Beziehung zwischen den beiden Erscheinungen besteht. Da durch non-disjunction natürlich auch Organismen mit einem überzähligen Chromosomenpaar entstehen können, die im Unterschied zu denen mit einem Chromosomenpaar zu wenig sehr wohl lebensfähig sein können, so können auf diesem Wege auch neue erbbeständige Rassen entstehen. BLAKESLEE hat beim Stechapfel *Datura stramonium* derartige Rassen mit einem überzähligen Chromosomenpaar auftreten sehen.

Schließlich gibt es Mutationen, die durch die Verdoppelung nicht nur eines, sondern aller Chromosomenpaare gekennzeichnet sind. Schon unter den von DE VRIES bei *Oenothera Lamarckiana* beobachteten Formen gab es eine, die sich durch Riesenwuchs und doppelte Chromosomenzahl auszeichnete: *mut. gigas.* WINKLER hat derartige tetraploide Gigasformen sogar experimentell erzeugen können. Wenn er bei der Tomate *Solanum lycopersicum* und dem Nachtschatten *Solanum nigrum* Pfropfungen vornahm und dann die Pfropfsprosse wieder wegschnitt, so kam es mehrfach vor, daß aus der Schnittfläche neue Sprosse mit doppelter (tetraploider) Chromosomenzahl hervorgingen. Offenbar waren zwei angeschnittene Zellen miteinander verschmolzen, und die Kerne hatten sich vereinigt. Wurde eine daraus gezogene tetraploide Pflanze mit Pollen einer gewöhnlichen diploiden bestäubt, so entstanden in F_1 triploide Pflanzen von uniformem Charakter; die F_2-Generation aber zeigte eine bunte Mischung von Charakteren je nach den verschiedenen nunmehr eintretenden Chromosomenkombinationen. Während die tetraploiden Rassen sich als solche weiterzüchten ließen, waren die triploiden natürlich nicht konstant, wie es nicht anders zu erwarten war. Aber auch die daraus hervorgehenden Kombinationen erwiesen sich in der Regel als nicht konstant; die meisten kehrten nach einigen Generationen wieder in den diploiden Zustand zurück, der offenbar der stabilste ist. Aber auch diese wieder diploid gewordenen Linien wiesen vielfach Charaktere auf, die sich bei der diploiden Ausgangsrasse nicht fanden. Es waren also Änderungen der Erbmasse experimentell erzeugt worden.

Während in WINKLERS Fall die Ursachen der Erbänderung auf der Hand liegen, sind die Ursachen der Mutationen im engeren Sinne, d. h. der Änderung der einzelnen Erbeinheiten noch sehr wenig klargestellt. GOLDSCHMIDT, der gewiß als erste Autorität anzuerkennen ist, hat in seinem Bericht über das Mutationsproblem, den er auf der Versammlung der Deutschen Gesellschaft für Vererbungswissenschaft im Jahre 1922 in Wien erstattet hat, sogar gesagt: „Wenn wir ehrlich sein wollen, können wir sagen, daß wir darüber nichts, rein gar nichts wissen. Alle bisherigen Angaben über experimentelle Erzeugung von Mutanten konnten der Kritik nicht standhalten." Und doch scheint mir diese Skepsis etwas zu weit zu gehen. Ganz sicher scheint es mir zunächst zu sein, daß die Mutationen nicht spontan im Sinne von ursachlos entstehen können, sondern daß sie irgendwie durch äußere Einflüsse verursacht sein müssen. Sehr mit Recht hat der Hygieniker GRUBER schon im Jahre 1907 einmal gesagt, daß „die beliebte Vorstellung einer ursachelosen, spontanen Variation der Keimstoffe überhaupt allem wissenschaftlichen Denken Hohn spricht". Die Frage kann also nur sein, welcher Art die mutationserzeugenden Einflüsse seien und wie sie im einzelnen wirken. Ich habe den Vorgang der Verursachung von Mutationen seit 1912 als *Idiokinese* bezeichnet und jene chemischen oder physikalischen Einflüsse, welche Änderungen der Erbmasse zur Folge haben können, als *idiokinetische Einflüsse.* Diese Benennung bedeutet selbstverständlich nicht eine Lösung des Problems; sie dient vielmehr nur der kurzen präzisen Bezeichnung von Vorgängen, die sonst mit Umschreibungen bezeichnet werden müßten. Das Wort Idiokinese ist übrigens nicht gleichbedeutend mit dem von FOREL gebrauchten Ausdruck „Blastophthorie" (Keimverderb), da dieser auch nichterbliche Änderungen bezeichnete und andererseits auf ungünstige Änderungen eingeschränkt war.

In der europäischen biologischen Literatur haben die Angaben des amerikanischen Zoologen TOWER eine große Rolle gespielt, der bei Kartoffelkäfern

(*Leptinotarsa*) durch abnorme Temperaturen Erbänderungen hervorgerufen haben will. In Amerika hat man Towers Publikationen mit großer Skepsis aufgenommen; und neuerdings werden sie auch bei uns nicht mehr als einwandfrei angesehen. Das heißt natürlich nicht, daß nicht trotzdem etwas Wahres an Towers Befunden sein könne.

Der Zoologe Jollos vom Institut für Biologie in Dahlem hat an Infusorien (*Paramaecium*) nach Einwirkung arseniger Säure und außerdem auch abnormer Temperaturen neben vielen Dauermodifikationen auch einige echte Idiovariationen auftreten sehen. Während die Dauermodifikationen zwar auch zum Teil durch zahlreiche ungeschlechtliche Generationen erhalten blieben, aber nach Konjugationen wieder in den Ausgangstypus zurückschlugen, erhielten sich die Idiovariationen auch durch alle Konjugationen hindurch. Ich möchte diese Befunde wohl als Belege für die Erzeugung von Mutationen ansehen; andererseits scheint Goldschmidt, der 2. Direktor des Dahlemer Instituts ist, das nicht zu tun; denn sonst hätte er nicht den oben angeführten Ausspruch tun können.

In Amerika hat der Mediziner Stockard umfangreiche Versuche über Schädigung der Erbmasse gemacht. Er hat Meerschweinchen, die vorher normale Junge erzeugt hatten, monatelang täglich (mit Ausnahme des Sonntags) Alkoholdämpfen in besonderen Blechkästen (Tanks) ausgesetzt. Die Tiere wurden dabei nicht krank, waren aber auch nie ganz nüchtern; ihr Zustand entsprach also dem mancher „mäßiger" Trinker. Die Paarungen derart alkoholisierter Tiere verliefen oft ergebnislos; auch gab es viele Totgeburten; die wenigen erzielten Jungen starben zum großen Teil schon früh, was alles bei nicht alkoholisierten Vergleichstieren viel weniger vorkam. Auch wenn nur die Mutter oder — was besonders wichtig ist — nur der Vater alkoholisiert war, waren allerhand Schwächezustände und Mißbildungen bei den Jungen die Folge. Bei Weiterzucht derartiger entarteter Tiere zeigten sich krankhafte Zustände auch bei den Enkeln und selbst noch bei den Urenkeln und Ururenkeln der Alkoholiker. Eine Regeneration trat entweder nur durch Kreuzung mit gesunden Stämmen ein, und zwar nur im Verhältnis der Zufuhr gesunden Blutes, oder aber schließlich infolge des Zugrundegehens der am meisten krankhaften Nachkommen, d. h. infolge natürlicher Auslese. Bestimmte krankhafte Erbanlagen, die in mendelndem Erbgang durch die Generationen verfolgt werden könnten, hat Stockard nicht erzeugen oder doch nicht als solche nachweisen können; doch liegt das vielleicht nur an der Schwierigkeit seines Arbeitsmaterials; Meerschweinchen werfen ja nur ganz wenige Junge. Die Erzeugung ganz bestimmter Mutationen einzelner Erbeinheiten ist also auch in Stockards Versuchen nicht gelungen; und ich zweifle sogar, ob sie jemals gelingen wird. Daß er aber Änderungen der Erbmasse überhaupt hervorgerufen habe, daran scheint mir ein Zweifel nicht wohl berechtigt zu sein.

Von der idiokinetischen Schädigung der Nachkommen muß die bloß parakinetische, bei der die Erbmasse unversehrt bleibt, begrifflich klar unterschieden werden. So ist das häufige Vorkommen von Fehlgeburten in Alkoholikerfamilien und die Schwäche der Nachkommenschaft zum Teil wohl auf direkte Vergiftung der Frucht zurückzuführen. Bei Schwächezuständen der Nachkommen, die durch isolierten Alkoholmißbrauch des Vaters entstanden wären, wäre eine bloß parakinetische Schädigung aber nicht anzunehmen. Da der Samenfaden eine millionenfach kleinere Masse als das Ei hat, kann er nicht eine irgendwie in Betracht kommende Menge von Alkohol mit in die befruchtete Eizelle bringen. Darum sind gerade auch jene Versuche Stockards, wo durch isolierte Alkoholisierung des Vatertieres eine Schädigung der Nachkommen entstand, so bedeutungsvoll. Parakinetische Schäden sind spätestens mit der nächsten Zeugungsfolge wieder ausgleichbar, idiokinetische dagegen bleiben in der Erbmasse potentiell unbegrenzt erhalten.

Zytologisch ist die Schädigung der Keimzellen durch Alkohol von Kostitsch studiert worden. Er verabreichte weißen Ratten längere Zeit hindurch täglich ca. 1,4 ccm Alkohol. Dabei ging das spezifische keimbildende Epithel mit der Zeit zugrunde, während die Zwischenzellen erhalten blieben. Schon bald nach Beginn der Alkoholisierung konnte Kostitsch allerlei Störungen der Kernteilungen beobachten, insbesondere derart, daß asymmetrische Teilungen auftraten, also beide Tochterzellen verschiedene Mengen Kernsubstanz bekamen. Es liegt nahe, anzunehmen, daß auf solche Weise während der Reduktionsteilungen Defekte der Erbmasse entstehen können, z. B. auf dem Wege der non-disjunction. Zytologisch wird man eine non-disjunction zwar wohl nur dann beobachten können, wenn der Vorgang ganze Chromosome betrifft. Grundsätzlich aber ist anzunehmen, daß eine non-disjunction auch hinsichtlich einzelner Erbeinheiten vorkommen kann. Dort könnte sehr wohl die Quelle der Mehrzahl aller rezessiven Mutationen liegen; denn ein solcher Vorgang würde sich genau so äußern müssen, als wenn eine bestimmte Erbeinheit zerstört würde. Andererseits könnte non-disjunction einzelner Erbeinheiten zur Anhäufung gleichartiger Erbeinheiten in einer Erbmasse, d. h. zur Entstehung von Polymerie führen.

Ebenso wie der Alkohol können vermutlich die allerverschiedensten Gifte Schädigungen oder, allgemeiner gesprochen, Änderungen der Erbmasse zur Folge haben. Man muß an gewerbliche Gifte wie Blei, Quecksilber, Phosphor, Nicotin, Schwefelkohlenstoff, Benzol, Anilin, auch an Arzneimittel wie Chinin, Jod und Arsenpräparate, durch die tierische Zellparasiten abgetötet werden können, denken. Was das Jod betrifft, so wird schon durch verhältnismäßig kleine Mengen, die sonst keinen merklichen Einfluß auf das Befinden haben, vorübergehende und durch größere Mengen dauernde Unfruchtbarkeit bewirkt, wie Versuche von Adler, Loeb und Zoeppritz gezeigt haben.

Daß auch die Syphilis als Ursache erblicher Entartung in Betracht komme, ist möglich, aber nicht erwiesen. Eine kritische Sichtung der darauf bezüglichen Angaben hat Peiper vorgenommen, und zwar mit negativem Resultat.

Mit Sicherheit ist dagegen eine idiokinetische Wirkung von *Röntgenstrahlen* und den ihnen wesensverwandten Strahlen der radioaktiven Stoffe anzunehmen. Oskar Hertwig hat Samen- und Eizellen von Amphibien mit radioaktiven Stoffen bestrahlt und gefunden, daß auch in Versuchen, wo nur die Samenfäden allein bestrahlt wurden, die aus der Befruchtung normaler Eier mit solchen Samenfäden hervorgehenden Individuen allerlei Mißbildungen und Schwächezustände zeigten. Ganz ähnliche Ergebnisse hat er übrigens auch durch Einwirkung von Chemikalien (Methylenblau, Chloralhydrat, Chinin) erzielt, und er sagt dazu: „Durch die mitgeteilten Versuche mit radioaktiven und mit chemisch wirkenden Substanzen wurde der nicht anzufechtende experimentelle Nachweis erbracht, daß durch sie das Idioplasma der Keimzellen dauernd verändert werden kann.“

Mavor hat durch Röntgenbestrahlung von Weibchen der Obstfliege *Drosophila* die Erscheinung der non-disjunction viel häufiger herbeiführen können, als sie sonst einzutreten pflegt. Von 19 bestrahlten rotäugigen Weibchen des wilden Typus brachten 14 neben einer Mehrzahl rotäugiger Männchen ein oder einige weißäugige hervor. 22 Schwestern der Muttertiere, die unbestrahlt blieben und als Kontrolltiere dienten, erzeugten ausschließlich rotäugige Nachkommen.

Ich neige zu der Vermutung, daß Strahlenwirkungen überhaupt zu den wichtigsten idiokinetischen Einflüssen gehören. Das Zustandekommen der Wirkung kann man sich auf zweierlei Art denken, erstens auf dem Wege über die Freimachung von Sauerstoffionen, auf der z. B. auch die keimtötende Wirkung des Jods zu beruhen scheint, und zweitens durch den Elektronenhagel, welcher beim Auftreffen von Röntgen- oder Radiumstrahlen entsteht. Für die Änderung einzelner Erbeinheiten kommt wohl hauptsächlich die zweite Möglichkeit in Betracht. Auch in der freien Natur entstehen ja vielfach Elektronenstrahlungen, zumal infolge der Wirkungen der ultravioletten Bestandteile des Sonnenlichts. Auch scheint ja der Atomzerfall, aus dem die Radiumstrahlung sich ergibt, nicht absolut auf die radioaktiven Stoffe beschränkt zu sein, sondern in geringem Grade auch sonst vorzukommen. An Ursachen von Erbänderungen ist also kein Mangel in der Natur. Auch wenn einmal Atomzerfall den Anstoß zu einer Mutation geben würde, so würde es sich dabei übrigens immer noch um eine äußere Ursache im Sinne der oben gegebenen Überlegungen handeln, nicht um ein „spontanes" Mutieren, das aus dem Wesen des Organismus oder dem der Erbmasse als solchem sich ergeben würde.

Wenn freilebende Tiere unter die Verhältnisse künstlicher Zucht gebracht werden, so scheint das schon zu genügen, um Erbänderungen in großer Zahl hervorzurufen. Wenn man eine Schmetterlingsart in der Gefangenschaft fortzüchtet, so tritt regelmäßig schon nach wenigen Generationen eine so starke Entartung ein, daß die weitere Fortzüchtung großen Schwierigkeiten begegnet, wovon ich mich an zahlreichen Zuchten überzeugt habe. Die sog. *Domestikation* scheint also zu allerhand Änderungen der Erbmasse Anlaß zu geben, d. h. sie scheint nicht nur in einer Änderung der Ausleseverhältnisse, sondern auch in einer größeren Häufung idiokinetischer Faktoren zu bestehen. Alle domestizierten Pflanzen und Tiere einschließlich des Menschen sind in ihrer Erbkonstitution mehr oder weniger erschüttert. Man könnte dagegen einwenden, daß in der freien Natur Erbänderungen vielleicht nicht minder häufig wären, daß sie dort aber wegen der Erhaltungswidrigkeit der meisten Mutanten von der unerbittlichen Auslese rasch wieder beseitigt würden. Daran ist sicher etwas Wahres; auf Grund meiner Erfahrungen an Schmetterlingszuchten habe ich aber doch den Eindruck gewonnen, daß die Ausschaltung der Auslese bei der künstlichen Haltung nicht ausreicht, um die rasche Entartung der Stämme zu erklären. Nur einzelne Arten sind dieser Entartung weniger ausgesetzt, z. B. der Schwammspinner, *Lymantria dispar*, mit dem ich seit Jahren Versuche über die Wirkung der Inzucht und Domestikation mache. Ich vermute auch, daß die vielen Mutationen, welche die Morganschule bei *Drosophila* und welche Baur bei *Antirrhinum* beobachtet haben, zum großen Teil in den idiokinetischen Einflüssen des domestizierten Zustandes ihre Ursachen haben dürften.

Eine landläufige Ansicht geht dahin, daß es die *Inzucht* sei, welche die Entartung domestizierter Stämme bewirke. Versuche an *Drosophila* haben indessen ergeben, daß durch eine ganze Reihe von Generationen fortgesetzte Inzucht nachteilige Wirkungen nicht erkennen ließ. Natürlich kann Inzucht zum Zusammentreffen rezessiver krankhafter Erbanlagen und damit zu ihrem Manifestwerden führen, wie oben gezeigt wurde; aber dieser Inzuchtschaden steht an dieser Stelle nicht zur Diskussion. Baur hat beim Löwenmaul, *Antirrhinum*, gefunden, daß Inzuchtlinien im allgemeinen im Laufe der Generationen schwächer werden, bis sie sich auf ein gewisses „Inzuchtminimum" einstellen. Bei einigen Rassen lag dieses Minimum sogar unter der Existenzmöglichkeit; die betreffenden Sippen starben bei Inzucht trotz aller Mühe aus. Andere Rassen schienen relativ immun gegen die Inzucht zu sein. Kreuzt man verschiedene im Inzuchtminimum befindliche Sippen, so erhält man nach Baur mit einem Schlage wieder vollkommen kräftige Nachkommen. Jedenfalls führt also Inzucht als solche nicht zu einer Änderung der Erbeinheiten, nicht zur Idiokinese.

Ebenso wie Inzucht, so führt auch die *Kreuzung* stärker verschiedener Rassen, die in gewisser Hinsicht das Gegenteil der Inzucht darstellt, als solche nicht zur Entartung. Phänotypisch sind die Mischlinge verschiedener Rassen sogar oft größer und kräftiger als die beiden Ausgangsrassen; man spricht von einem „Luxuriieren" der Bastarde. Bei Kreuzung verschiedener Rassen von Bohnen und Erbsen, die sich hauptsächlich durch Selbstbefruchtung fortpflanzen, springt ein solches Luxuriieren in die Augen. Auch bei Kreuzung verschiedener Rassen einer Tierart kann es vorkommen, z. B. bei der Kreuzung der großen Schwyzer Rinderrasse mit der schwarz-weißen ostfriesischen. Für den Menschen ist ein Luxurriieren z. B. bei den Mischlingen von nordamerikanischen Indianern und Europäern durch Boas zahlenmäßig belegt worden. Bei Kreuzung stark verschiedener Rassen kann allerdings Unfruchtbarkeit die Folge sein. Die F_1-Bastarde sämtlicher Menschenrassen sind, soviel man weiß, in ihrer Fruchtbarkeit zwar nicht deutlich beeinträchtigt; es ist aber nicht ausgemacht, daß in solchen Fällen auch alle F_2-Kombinationen fruchtbar seien. Den Mischling zwischen Feuerbohne (*Phaseolus multiflorus*) und Gartenbohne (*Ph. vulgaris*) fand ich fruchtbar, wenn auch vermindert; von den F_2-Nachkommen dagegen war die Mehrzahl unfruchtbar. In vielen Fällen geht gerade das Luxuriieren der Bastarde mit Unfruchtbarkeit einher. So fand ich bei Kreuzung verschiedener Schmetterlingsarten (z. B. *Actias selene* und *A. luna, Epicnaptera ilicifolia* und *Ep. tremulifolia, Smerinthus geminatus* und *Sm. ocellatus*), daß die F_1-Weibchen größer als der Durchschnitt der Elterarten, aber unfruchtbar waren. Offenbar war das Material, das sonst zur Bildung der Eier geführt hätte, zu einem Riesenwuchs der Individuen verwandt worden. Daß Rassenkreuzung auch abgesehen von neuen Kombinationen der Erbeinheiten zu einer Änderung der Erbmasse führen könne, ist zwar möglich, bisher aber nicht sicher nachgewiesen.

Die Natur der Mutationen oder Idiovariationen scheint weniger von der Art der idiokinetischen Einflüsse als von der bisherigen Beschaffenheit der Erbmasse abhängig zu sein. Dafür spricht einerseits der Umstand, daß es bisher nie gelungen ist, durch ein bestimmtes Agens eine bestimmte Mutation hervorzurufen, und andererseits der Umstand, daß bei gewissen Arten bestimmte Mutationen mehrfach beobachtet worden sind, wie die weiße Augenfarbe bei *Drosophila*. Auch aus allgemeinen Gründen ist gar nicht zu erwarten, daß es jemals gelingen werde, eine bestimmte Mutation durch ein bestimmtes Agens hervorzurufen. Stellt man sich z. B. die Einwirkung einer Elektronenstrahlung auf eine Keimdrüse vor, so wäre zu erwarten, daß nur gelegentlich und unberechenbar Erbeinheiten in einzelnen Zellkernen so geändert werden, daß die Zellen noch lebensfähig bleiben. Die allermeisten Änderungen werden eben zu Existenzunfähigkeit führen. Auch wird man je nach dem Stadium der Teilung und je nach der Lage der Zelle bzw. der einzelnen Chromosome andere Folgen des Getroffenwerdens erwarten müssen. Nürnberger hat auf Grund einiger Kaninchenversuche die Ansicht vertreten, daß Röntgenstrahlen entweder nur zur völligen Abtötung von Keimzellen führen oder aber die Erbmasse intakt lassen. Dieser Schluß ist indessen keineswegs zwingend. Auch wenn die Röntgenstrahlen stark idiokinetisch wirken, ist nicht zu erwarten, daß man bei einer begrenzten Zahl von Nachkommen gerade existenzfähige Mutationen beobachten würde, zumal ja auch die allermeisten Mutationen rezessiv sein dürften und daher in der ersten Generation nicht in die Erscheinung treten würden.

Schon oben wurde erwähnt, daß die große Mehrzahl aller Mutationen eine verminderte Lebenstüchtigkeit bedingt; die allermeisten sind überhaupt letal, und auch die, welche mit dem Leben bis zu einem gewissen Grade vereinbar sind, sind in der Regel krankhaft, d. h. bedingen eine verminderte Erhaltungswahrscheinlichkeit. Auch diese Tatsachen erscheinen im Lichte unserer Vorstellungen von der Idiokinese eigentlich nur als selbstverständlich. Die Erbmasse aller Lebewesen ist offenbar von sehr kompliziertem Bau; sie ist es ja, die die Anpassung der Lebewesen an ihre Umwelt bedingt. Da nun alle Tier- und Pflanzenarten an ihre Umwelt in mehr oder weniger vollendeter Weise angepaßt sind, so ist es nur selbstverständlich, daß die allermeisten Änderungen der Erbmasse, welche aus chemischen oder physikalischen Ursachen, d. h. ziellos, entstehen, eine Verminderung dieses Anpassungszustandes bzw. der Anpassungsfähigkeit bedingen werden. Andererseits aber sind Erbänderungen, die erhöhte Anpassungsfähigkeit bedingen, natürlich nicht völlig unmöglich. Man muß sich hüten, Wertgesichtspunkte in das Naturgeschehen hineinzutragen. Die Ausdrücke Plus- und Minusvarianten, fortschrittliche und rückschrittliche Mutationen usw. sind irreführend. Die Natur kennt keine solchen Wertunterschiede oder Tendenzen, sondern nur Notwendigkeit. Wenn man aber höhere Anpassungsfähigkeit als Kriterium einer Plusvariante ansieht, so ist es eben nicht zu erwarten, daß Plusvarianten ebenso häufig wie Minusvarianten auftreten würden. Andererseits kann man aus dem Umstande, daß „fortschrittliche" Mutationen bisher niemals mit Sicherheit beobachtet worden seien, keineswegs schließen, daß sie nicht vorkämen. Die meisten Idiovariationen, welche man bisher beobachtet hat, bedeuten starke Abweichungen vom bisherigen Typus; und es ist ohne weiteres verständlich, daß solche in der Regel erhaltungswidrig sind. Bei ganz kleinen Idiovariationen aber wird man kaum jemals in der Lage sein, genau zu sagen, wie die Anpassungsfähigkeit der betreffenden Organismenart dadurch beeinflußt werde. Eine Herabsetzung der Anpassungsfähigkeit ist oft leicht zu erkennen, nicht aber ihre Steigerung, weil deren Beurteilung eine Kenntnis der Bedeutung der betreffenden Idiovariation in den allerverschiedensten Lebenslagen voraussetzen würde; und eine solche ist praktisch kaum möglich. Im übrigen folgt aus den Tatsachen der stammesgeschichtlichen Entwicklung, daß auch „fortschrittliche" Mutationen vorkommen, wenn auch nur als seltene Ausnahme unter einer Überzahl von erhaltungswidrigen.

Eine Mutation wird natürlich im allgemeinen nicht reversibel sein. Zumal wenn man sich vorstellt, daß rezessive Mutationen auf dem Ausfall einer bestimmten Erbanlage beruhen, erscheint es als äußerst unwahrscheinlich, daß die ausgefallene Erbeinheit wieder neu gebildet werden könnte. Von den übrigen Erbeinheiten aus kann sie nicht gebildet werden, weil diese nur befähigt sind, ihre eigene Eigenart zu bewahren und bei der Vermehrung zu erhalten; aus nichts aber kann sie natürlich auch nicht neu entstehen. In Morgans Laboratorium sind einige Male in *Drosophila*-Kulturen, die ein rezessives Merkmal homogametisch darboten, Individuen vom Typus der Stammform aufgetreten; Morgan selber aber sagt, er wage diese Fälle nicht als Rückmutationen zu verwerten, da Fliegen von der Stammform immer im Laboratorium vorhanden seien und daher wohl einmal ein Ei oder eine junge Larve von dieser in eine solche Kultur hineingeraten könne. Für sichergestellt hält er nur einen Fall, wo aus einer Mutantenrasse, die das dominant-geschlechtsgebundene Merkmal bandförmig reduzierte Augen aufwies, mehrfach Individuen hervorgingen, die normale Augen hatten und weitervererbten. Gerade bei dominanten Mutationen, die man meist als auf dem Hinzukommen einer positiven Erbanlage sich beruhend denkt, macht die Vorstellung einer Rückmutation weniger Schwierigkeiten; in diesem Falle braucht ja eine positive Erbanlage nur auszufallen, um den Typus der Stammform wieder in die Erscheinung treten zu lassen; und daß gewisse Erbeinheiten besonders labil sind und zum Zerfall neigen, ist nicht weiter verwunderlich.

Ausdrücklich bemerkt sei, daß abgesehen von der Mutation die einzelnen Erbeinheiten ihre Eigenart qualitativ und quantitativ unverändert durch die Generationen bewahren. GOLDSCHMIDT hat allerdings im Jahre 1920 die Ansicht vertreten, daß die Erbeinheiten eine „quantitative Fluktuation" erleiden könnten. Er stellt sich die Erbeinheiten als Enzyme vor und hat gemeint, diese Enzyme könnten in ihrer Quantität eine Zu- oder Abnahme erfahren, was eben die „Fluktuation" der Erbfaktoren ausmachen würde. Er hat seine Hypothese hauptsächlich auf Erfahrungen über Kreuzungen verschiedener Rassen des Schwammspinners stützen wollen. Meines Erachtens sprechen aber nicht nur die sonstigen Erfahrungen der Erblichkeitsforschung, sondern auch GOLDSCHMIDTS eigene Befunde gegen das Vorkommen solcher „Fluktuationen". Wenn die Erbeinheiten nur chemisch bestimmt wären, so wäre zu erwarten, daß zwei Erbeinheiten derselben Art, die z. B. in dem Mengenverhältnis von 80 : 120 in eine Kreuzung eingingen, bei der Spaltung kein anderes Resultat ergeben würden als zwei Erbeinheiten, die in dem Mengenverhältnis 100 : 100 in die Kreuzung eingingen. Nach GOLDSCHMIDT bewahrten aber die Erbeinheiten auch in der Kreuzung ausnahmslos ihre Quantität. Mir scheint aus diesen und anderen Tatsachen auch zu folgen, daß die Erbeinheiten nicht bloß chemisch, sondern daß sie irgendwie auch morphologisch bestimmt sein müssen. Neuerdings (1922) hat nun GOLDSCHMIDT seine Befunde im Sinne multipler Allelomorphie, die auf dem Wege der Mutation entstehe, gedeutet. Dieser Auffassung scheint mir nichts im Wege zu stehen; die Annahme einer „Fluktuation" der Erbeinheiten aber ist damit aufgegeben. Diese bewahren ihre Eigenart vielmehr so lange, bis sie einmal eine Mutation erleiden; und das tritt, wie wir gehört haben, im allgemeinen im Verlauf von Tausenden von Generationen erst einmal ein.

F. Der phylogenetische Aufbau der Erbmasse.

Es gibt Autoren, welche der Ansicht sind, daß Mutation und Auslese zur Erklärung des phylogenetischen Aufbaues der Erbmasse der verschiedenen Lebewesen nicht ausreichen, daß dabei vielmehr eine „Vererbung erworbener Eigenschaften" wesentlich mitwirke. Diesen Standpunkt haben z. B. neuestens noch MEISENHEIMER, ordentlicher Professor der Zoologie in Leipzig, und DÜRKEN, Professor der Zoologie in Breslau, vertreten. Eine Erörterung der Frage einer „Vererbung erworbener Eigenschaften" erscheint daher an dieser Stelle als unerläßlich.

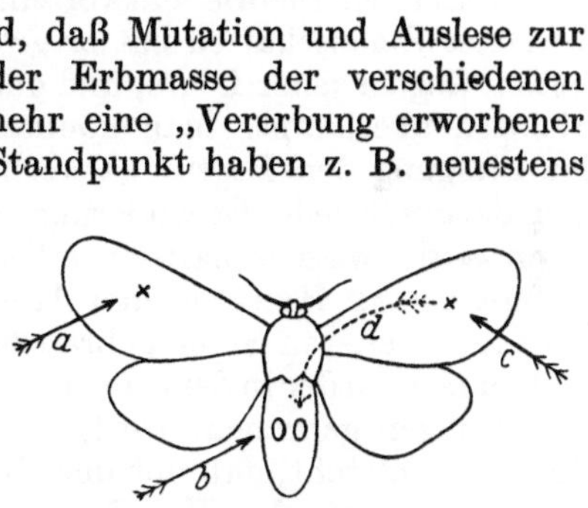

Ein Teil der Meinungsverschiedenheiten über diese leidenschaftlich umstrittene Frage rührt einfach daher, daß die verschiedenen Autoren zum Teil mit den gebrauchten Worten einen verschiedenen Sinn verbinden. Daher sei die Fragestellung zunächst an der Hand eines Schemas präzisiert (ähnliche Schemata haben auch H. E. ZIEGLER und MEISENHEIMER gegeben).

Abb. 114. Schema zur Veranschaulichung der Fragestellung nach dem Vorkommen einer „Vererbung erworbener Eigenschaften".

Man kann bei Schmetterlingen durch Einwirkung abnormer Temperaturen in einem bestimmten Stadium des Puppenzustandes Änderungen in Zeichnung und Farbe des daraus hervorgehenden Falters erzeugen, z. B. bei der Bärenart *Arctia caja,* deren Umrisse Abb. 114 wiedergibt. Eine derartige (parakinetische) Einwirkung von Außeneinflüssen sei durch den Pfeil *a* dargestellt, die dadurch gesetzte Änderung im Kleide des Falters durch das liegende Kreuz auf der linken

Seite. Andererseits sei eine durch dieselben Einflüsse erzeugte idiokinetische Einwirkung auf die Erbmasse durch den parallelen Pfeil *b* dargestellt; die Gonaden sind als zwei kleine rundliche Gebilde im Leibe des Tieres angedeutet. Es ist nun zwar denkbar, daß die Folge einer solchen idiokinetischen Einwirkung *b* im Kleide der nächsten Generation äußerlich sich einmal zufällig ganz ähnlich darstellen könne wie die Folge der parakinetischen Einwirkung *a* in der Eltergeneration; eine „Vererbung erworbener Eigenschaften" wäre das aber doch nicht, weil die neue Eigenschaft ja gar nicht die Folge der erworbenen Eigenschaft der Eltergeneration wäre. Eine „Vererbung erworbener Eigenschaften" müßte vielmehr den Weg gehen, welchen die rechte Seite der Abbildung zeigt. Eine äußere Einwirkung *c* müßte zunächst eine Änderung im Kleide des Falters bewirken und diese ihrerseits eine Änderung in der Erbmasse, wie das der punktierte Pfeil *d* andeutet, und zwar dürfte diese Änderung der Erbmasse nicht irgendwie beschaffen sein, sondern so, daß sie in der Nachkommengeneration eine Eigenschaft zur Folge hätte, die jener erworbenen Eigenschaft der Eltern gliche, die ihre eigene Ursache war. „Vererbung erworbener Eigenschaften" ist also durchaus nicht gleichbedeutend mit Erbänderung überhaupt, wie es der verstorbene Berliner Biologe Oskar Hertwig hingestellt hat, der in seinem Buche über das „Werden der Organismen" geschrieben hat: „Da man jetzt allgemein eine dauerhafte idioplasmatische oder genotypische Veränderung der Keimzellen als eine Mutation bezeichnet, ist jeder durch Beobachtung gefundene oder im Experiment hervorgerufene Fall einer solchen, wenn sie auf die nächste Generation übertragen wird, auch *ein Beweis* für die Vererbung erworbener Eigenschaften. Sie leugnen, hieße die Konstanz der Art proklamieren." Das bedeutet eine Verschiebung der Wortbedeutung. Auch Weismann, der große Gegner der Lehre von der „Vererbung erworbener Eigenschaften" hat selbstverständlich nicht die Konstanz der Art vertreten; hat er doch ein ganzes System der Deszendenztheorie entworfen. Nur eine Vererbung vom Individuum erworbener Eigenschaften hat er geleugnet; nur eine solche leugnen auch die modernen Gegner jener Lehre, und das ist die große Mehrzahl der wissenschaftlichen Biologen überhaupt. Man könnte ja vielleicht meinen, daß man im Interesse der Einigung den Begriff „Vererbung erworbener Eigenschaften" weiter fassen und darunter jede Erbänderung verstehen sollte. Das läge indessen nicht im Interesse der wissenschaftlichen Klarheit, da erfahrungsgemäß von jenen Autoren, die mit Oskar Hertwig den Ausdruck „Vererbung erworbener Eigenschaften" in diesem weiteren Sinne gebrauchen, jener Ausdruck bei gegebener Gelegenheit doch immer wieder in dem engeren Sinne einer erblichen Übertragung individueller Anpassungen gebraucht wird, so daß bei nicht sehr aufmerksamen Lesern der Eindruck entsteht, daß mit dem Nachweis des Vorkommens von Erbänderungen überhaupt auch die Vererbung individueller Anpassungen sichergestellt sei. Das aber ist ganz und gar nicht der Fall. Der Streit um die „Vererbung erworbener Eigenschaften" ist daher nur teilweise ein Wortstreit; zum anderen Teil geht er um ein Grundproblem der Biologie, das meines Erachtens sogar *das* Hauptproblem der Biologie überhaupt ist, wie noch gezeigt werden soll.

Vor Jahren fanden die Angaben des Physiologen Brown-Séquard viel Beachtung, der bei Meerschweinchen durch gewisse Verletzungen Epilepsie hervorgerufen haben wollte, die sich dann vererbt haben sollte. Diese Angaben haben der Nachprüfung, besonders durch Wrzosek und Maciesza nicht standgehalten. Ebenso ist es den Angaben Guthries ergangen, der Ovarien einer Hühnerrasse auf Hennen einer anderen funktionsfähig überpflanzt haben und einen Einfluß der Eigenschaften der Hennen auf die Erbmasse der eingepflanzten Ovarien beobachtet haben wollte. Diese Angaben sind besonders durch die

Kritik des amerikanischen Erblichkeitsforschers Castle widerlegt worden, der sich dabei auch auf eigene negative Experimente stützte. Am meisten Aufsehen haben die Angaben des Wiener biologischen Schriftstellers Kammerer erregt. Kammerer hat u. a. angegeben, daß er bei Feuersalamandern durch Halten auf gelbem Grunde eine Zunahme der gelben Fleckenzeichnung erzielt habe, die sich teilweise auf die Nachkommen vererbt habe, durch Haltung auf schwarzem Grund eine Zunahme und Vererbung der schwarzen Grundfarbe. Versuche von Herbst u. a. konnten diese Angaben nicht bestätigen. Zudem hat ein langjähriger Mitarbeiter Kammerers, namens Megušar, bekundet, daß er an Kammerers Tieren von jenen Veränderungen nichts wahrgenommen habe. Auch die Angaben Kammerers über Änderungen der Fortpflanzungsinstinkte und -funktionen bei der Geburtshelferkröte und dem Alpensalamander hält man heute ziemlich allgemein nicht mehr für einwandfrei. Kürzlich (1923) hat nun Kammerer noch Versuche mit der Seescheide *Ciona intestinalis* angegeben, die er für ein Experimentum crucis erklärt, nachdem er mit den Ergebnissen der früheren Versuche selber nicht zufrieden gewesen sei. Er schnitt der *Ciona* den Mundsiphon ab; dieser regenerierte zu übermäßiger Größe, und das Übermaß zeigte sich auch bei den nicht operierten Nachkommen. Kontrollversuche von Fox zeigten keine solche Hyperregeneration; dagegen zeigte sich, daß bei reichlicher Ernährung mit Algen die Siphons auch ohne Regeneration eine außergewöhnliche Größe erreichen. Die Lösung dürfte vermutlich darin zu suchen sein, daß die operierten Tiere Kammerers und ihre Jungen nicht wegen der Regeneration und ihrer Vererbung, sondern einfach infolge besonders guter Pflege der verletzten Tiere und ihrer Nachkommenschaft ungewöhnlich große Siphons entwickelten. Pictet hat angegeben, daß er durch Ernährung von Raupen mit ungewöhnlichem Futter Änderungen in Farbe und Zeichnung von Schmetterlingen erzielt habe, die sich vererbten; als besonders extrem beschreibt er Änderungen, die der Schwammspinner, dessen Raupe für gewöhnlich Blätter von Eichen frißt, durch Ernährung mit Fichtennadeln erfahren habe. Versuche, die ich mit Schwammspinnern vornahm, ergaben nichts von solchen Änderungen, wie Pictet sie beschrieben hat.

Gelegentlich werden noch Ergebnisse, die Standfuss und E. Fischer (Zürich) mit Temperaturexperimenten bei Schmetterlingen erzielten, als Belege für eine „Vererbung erworbener Eigenschaften" angesehen. Standfuss erzielte durch Einwirkung von Kälte auf Puppen des kleinen Fuchses, *Vanessa urticae*, Schwärzung gewisser Flügelpartien daraus schlüpfender Falter; und unter den Nachkommen derart abgeänderter Tiere waren einige, die ebenfalls etwas mehr Schwarz als gewöhnliche Stücke hatten. Entsprechende Beobachtungen machte E. Fischer bei Versuchen mit dem Bärenspinner *Arctia caja*. Ich habe selber ziemlich ausgedehnte Erfahrungen mit Schmetterlingszuchten und auch mit Temperaturversuchen und kann diese Fälle durchaus nicht als Belege einer „Vererbung erworbener Eigenschaften" ansehen, was übrigens auch E. Fischer nicht tut. Leicht verdunkelte Exemplare, wie einige unter den Nachkommen waren, kommen auch in gewöhnlichen Zuchten gar nicht selten vor; und dazu kommt noch, daß in der elterlichen Generation durchaus nicht alle, sondern nur einige Stücke verdunkelt waren; da gerade diese zur Weiterzucht ausgewählt wurden, so kann die Verdunkelung einiger Stücke unter den Nachkommen auch durch unbeabsichtigte Auslese von Elterntieren, die auf Grund ihrer erblichen Veranlagung zur Verdunkelung neigten, bedingt gewesen sein.

In den letzten Jahren hat Guyer berichtet, daß er bei Kaninchen erbliche Linsendefekte durch Injektion von Hühnerserum, das Antikörper gegen Eiweiß von Kaninchenlinsen enthielt, erzeugt habe. Auch abgesehen davon, daß es sich hier gar nicht um eine Vererbung erworbener Eigenschaften im eigentlichen Sinne handeln würde, werden „von seiten der Serologen Einwände gegen die serologischen Voraussetzungen der Versuche erhoben" (Goldschmidt). Eine Nachprüfung erscheint dringend geboten. In jüngster Zeit (1923) hat endlich der russische Physiologe Pawlow in der amerikanischen Zeitschrift Science die sensationelle Mitteilung gemacht, daß er Mäuse auf Glockenzeichen dressiert habe und daß die Dressurresultate sich insofern vererbt hätten, als die Nachkommen in viel kürzerer Zeit hätten dressiert werden können. Eine Nachprüfung liegt bisher nicht vor; doch tut man meines Erachtens gut, mit der Annahme eines derartigen Ergebnisses vorsichtig zu sein. Seit Jahrzehnten sind immer wieder Versuchsergebnisse bekanntgegeben worden, die eine „Vererbung erworbener Eigenschaften" sicherstellen sollten. Immer wieder wurden diese Versuche von mehr oder weniger vielen Gelehrten, die ihrer ganzen Einstellung nach zu der Annahme einer „Vererbung erworbener Eigenschaften" neigten, als endgültiger Beweis angesehen; und immer wieder haben die Angaben der Kritik nicht standzuhalten vermocht. Das wird sich vermutlich auch noch weitere Jahrzehnte hindurch wiederholen. Immerhin ist es bemerkenswert, daß im Laufe der Zeit die Zahl der Biologen, welche jene Angaben mit Vertrauen aufnehmen, allmählich immer kleiner wird. In großen Teilen der Tagespresse sowie in populären Broschüren und Vorträgen werden solche Angaben freilich immer noch mit Eifer verbreitet, z. B. auch die jüngsten Angaben Pawlows. Es kommt das offenbar daher, daß eine „Vererbung erworbener Eigenschaften" ungeheure Möglichkeiten menschlichen Fortschritts zu versprechen scheint und nicht zum wenigsten auch die Möglichkeit einer leichten Abstreifbarkeit unerwünschter Rassenanlagen.

Von kritischen Biologen, auch wenn sie früher der Annahme einer „Vererbung erworbener Eigenschaften" zuneigten, wie z. B. Goldschmidt, wird indessen immer mehr zugegeben: „Das Ergebnis der Versuche, eine Vererbung erworbener Eigenschaften zu beweisen, ist so spärlich, daß man es direkt als negativ bezeichnen kann" (Goldschmidt 1923). Praktisch kann also eine „Vererbung erworbener Eigenschaften" jedenfalls keine große Rolle spielen; andererseits ist theoretisch zuzugeben, daß diese Möglichkeit durch den negativen Ausfall der bisherigen einwandfreien Experimente auch noch nicht als endgültig widerlegt angesehen werden kann. Da es sich nach den bisherigen negativen Versuchsergebnissen höchstens um ganz kleine, erst im Laufe der Generationen sich anhäufende Veränderungen handeln könnte, würde ihr experimenteller Nachweis im Falle ihres wirklichen Vorkommens außerordentlich schwierig und langwierig sein. Das muß man den Anhängern dieser Lehre zugute halten. Leider hat das die unangenehme praktische Folge, daß fast nur Forscher derartige Experimente in Angriff nehmen werden, die von vornherein ein positives Ergebnis erwarten; negativ ausgegangene Versuche werden offenbar auch häufiger als ergebnislos unpubliziert bleiben als anscheinend positive; und ein Forscher, der auf Grund seiner sonstigen biologischen Anschauungen ein positives Ergebnis nicht erwarten zu können glaubt, wird im allgemeinen nicht geneigt sein, jahrelang die mühevolle Arbeit solcher Versuche auf sich zu nehmen. Der einzelne Biologe ist auch aus äußeren Gründen meist gar nicht in der Lage, derartige zeitraubende Versuche durchzuführen; er ist auf die Berichte von andern angewiesen wie der Historiker, was entschieden einen geringeren Grad der Exaktheit mit sich bringt. Um so mehr ist auf diesem Gebiet rücksichtslose Kritik unerläßlich. Es handelt sich hier nicht um die Personen, sondern um die Sache. Daher ist auch die da und dort gegenüber der Kritik an den Tag gelegte Empfindlichkeit gar nicht am Platz.

Immerhin gibt es eine große Zahl experimenteller Tatsachen, die stark gegen das Vorkommen einer „Vererbung erworbener Eigenschaften" sprechen. Allgemein zugegeben wird, daß Verstümmelungen keine erblichen Folgen haben. Schon WEISMANN hat durch zahlreiche Generationen Mäusen die Schwänze abgeschnitten, aber immer wieder Junge mit normalen Schwänzen erhalten. Die Anhänger einer „Vererbung erworbener Eigenschaften" wenden dagegen ein, daß durch einen so groben Defekt eine Umgestaltung der Erbmasse auch gar nicht zu erwarten sei, sondern nur durch funktionelle Einflüsse, die durch längere Zeit wirkten. Eine erworbene Eigenschaft werde gewissermaßen nur „in statu nascendi" vererbt; zumal die Übung eines Organs durch Gebrauch, die Schwächung durch Nichtgebrauch soll erbliche Folgen haben. Nun aber fallen bei Verstümmelungen Übung und Gebrauch eines Organs doch viel radikaler aus, als es bei Erhaltung des Organs überhaupt möglich wäre. Dieser Einwand ist daher nicht stichhaltig. Auch die Versuche JOHANNSENS und anderer Forscher mit reinen Linien, welche zeigen, daß Modifikationen nicht vererbt werden (vgl. S. 908), sprechen stark gegen das Vorkommen einer „Vererbung erworbener Eigenschaften" überhaupt. Schließlich sind die Tausende von experimentellen Tatsachen über Mendelsche Spaltung, bei der die Reinheit der Erbeinheiten auch durch die Bastardgenerationen hindurch erhalten bleibt, ebenso viele Belege gegen eine „Vererbung erworbener Eigenschaften". Wenn eine solche vorkäme, müßte man doch erwarten, daß aus den roten F_1-Bastarden einer roten und einer weißen Erbsenrasse nicht wieder ein Teil rein weiße Nachkommen hervorgingen, aus den schwarzen Bastarden einer schwarzen und einer weißen Kaninchenrasse nicht wieder ein Teil rein weiße Nachkommen usw. In den Bastarden findet die denkbar innigste Durchdringung verschiedener Eigenschaften, und zwar „in statu nascendi" statt; wenn hier trotzdem keine Beeinflussung der Erbanlagen durch die Eigenschaften des Individuums erfolgt, so muß das Vorkommen einer solchen überhaupt als äußerst unwahrscheinlich gelten.

Manche Anhänger einer „Vererbung erworbener Eigenschaften" geben rückhaltslos zu, daß einwandfreie experimentelle Belege dafür bisher nicht beigebracht worden seien; sie meinen aber, daß man sich die phylogenetische Entwicklung der Lebewesen ohne diese Annahme nicht erklären könne. Das typische Argument, das in diesem Zusammenhange angeführt zu werden pflegt, ist der Fall des afrikanischen Warzenschweins *Phacochoerus*. Diese Schweinegattung, welche verhältnismäßig hochbeinig ist, aber wie ihre Verwandten das Bedürfnis hat, ihre Nahrung durch Wühlen zu suchen, kniet beim Wühlen nieder und hat an der dabei gedrückten Stelle des Karpalgelenks eine derbe Schwiele. Diese Schwiele ist auch schon bei den Embryonen vor der Geburt angelegt, obwohl diese sie noch nicht durch Druckwirkung erworben haben können. So scheint der Schluß nahe zu liegen, daß die Schwiele durch die Übung des Kniens und Rutschens erworben und dann in der Anlage vererbt worden sei. Dieser Schluß ist jedoch nicht zwingend; die Anlage zur Schwielenbildung kann vielmehr sehr wohl unabhängig von der Gebrauchswirkung in der Erbmasse entstanden und, da sie natürlich eine sehr erhaltungsgemäße Eigenschaft darstellt, durch natürliche Auslese ausgebreitet sein. Wenn dieser Schluß zunächst nicht einleuchtend sein sollte, so ist daran zu erinnern, daß es viel kompliziertere Anpassungen gibt, deren Entstehung infolge von Übung überhaupt nicht in Betracht kommt. Dahin gehören die Anpassungen solcher Organe, die durch Gebrauch nicht gestärkt, sondern nur abgenützt werden, z. B. die Zähne der Wirbeltiere oder die Chitinorgane der Insekten (Kiefer, Flügel, Stridulationsleisten u. a.). Auch diese Organe sind ganz offensichtlich auf bestimmte Funktionen eingerichtet, und ebenso sind sie schon im Embryonal- bzw. Larvenstadium angelegt; niemand aber wird sie auf eine Vererbung von Gebrauchswirkungen zurückführen wollen. Wenn aber in diesen Fällen eine andere phylogenetische Erklärung nötig ist, so ist nicht abzusehen, warum gerade der viel einfachere Fall der embryonalen Anlagen von Hautschwielen eine Vererbung erworbener Anpassung beweisen solle. Wohl bestehen in allen Fällen Beziehungen zwischen Gestalt und Funktion. Nicht nur ist die Funktion von der Gestalt abhängig, sondern auch die Gestalt von der Funktion. Diese Abhängigkeit der Gestalt von der Funktion ist einerseits in der individuellen Anpassung begründet; die Funktion prägt bis zu einem gewissen Grade dem Organ im individuellen Leben ihren Stempel auf. Besonders eindrucksvoll ist die Stärkung durch Gebrauch, die Schwächung durch Nichtgebrauch; das Organ wird dadurch für die künftige Funktion geeigneter; es wird erhaltungsmäßiger, als es ohne Ausübung der Funktion wäre, wenn die Funktion für das Leben des Tieres von Wichtigkeit ist. Aber auch das Schwächerwerden des Organs bei Nichtgebrauch ist eine erhaltungsmäßige Anpassung; wird im Leben eines Tieres eine bestimmte Funktion nicht benötigt, so bedeutet das Schwächerwerden des betreffenden Organs eine erhaltungsmäßige Einsparung an Stoff und Energie. Alle individuellen Anpassungen aber müssen ihrer Möglichkeit nach schon in der Erbmasse angelegt sein. Das Wesen der Erbmasse besteht ja in einer Summe von Reaktionsmöglichkeiten, wie eingangs dargelegt wurde, und diese Reaktionsmöglichkeiten, welche die eigentliche Quelle der individuellen Anpassungen sind, stellen ihrerseits die generelle Anpassung der Rasse bzw. der Art an ihre Lebensbedingungen dar. Die individuelle Anpassung kann auf die generelle zurückgeführt werden, nicht aber die generelle auf die individuelle, wie es der Lamarckismus versucht. Wenn aber das nicht möglich ist, so muß die generelle Anpassung, d. h. der phylogenetische Aufbau der Erbmasse, auf einem anderen Wege erklärt werden. Hier bleibt meines Erachtens nur der von Darwin gewiesene Weg, die Zurückführung der generellen Anpassung auf die Wirkung der Auslese.

Von ganz besonderer Bedeutung für die Entscheidung der Frage nach den Ursachen der phylogenetischen Gestaltung der Organismen sind die Tatsachen der *Mimikry*, worauf in neuerer Zeit besonders Study nachdrücklich hingewiesen hat. Unter Mimikry versteht man bekanntlich die Erscheinung, daß gewisse Arten von Tieren anderen, ihnen nicht näher verwandten Arten äußerlich weitgehend gleichen. So gleicht in Südamerika die harmlose Raupe eines Schwärmers täuschend der schwarzweißrot geringelten sehr giftigen Korallenschlange; andere große Raupen, besonders südamerikanische, gleichen nur in ihrem vorderen Teil bis ins einzelne Schlangenköpfen. Mehrere Arten der Schmetterlingsgattung *Caligo* bieten in der Schreckstellung, die sie bei Beunruhigung einnehmen, das Bild des Kopfes einer großen Waldohreule; die gefürchteten Hornissen werden von Schmetterlingen und harmlosen Blattwespen nachgeahmt. Zahlreiche giftige oder widrige Schmetterlingsarten werden von genießbaren Arten bis in kleine Einzelheiten der Färbung und Zeichnung nachgeahmt. Hier kann eine Entstehung durch direkte Anpassung gar nicht ernstlich in Betracht kommen; andererseits aber liegt es auf der Hand, daß die schützende Ähnlichkeit Erhaltungswert und damit Selektionsbedeutung hat. Vollendete Fälle von Mimikry zeigen geradezu, wie erstaunlich fein die Wirkung der Selektion arbeitet; denn wenn man nicht eine übernatürliche Zwecktätigkeit zu Hilfe nehmen will, bleibt eine andere Erklärung einfach nicht übrig.

Ein moderner Gegner der Selektionstheorie, Dürken, hat die Erscheinung der Mimikry dadurch abtun zu können geglaubt, daß infolge der „beschränkten Möglichkeiten der Stammesentwicklung" rein zufällig sich auch gelegentlich nicht näher verwandte Tiere ähneln müßten. Auf diese Weise läßt sich aber absolut nicht erklären, warum die mimetischen Tiere sich gerade unter ihre Vorbilder mischen oder doch in derselben Umwelt leben. Dürkens Auffassung läuft auf eine Leugnung der Mimikry überhaupt hinaus; denn wenn die Ähnlichkeit nur zufällig wäre, würde sie natürlich keine Erhaltungsbedeutung haben. Wer aber Fälle von Mimikry wirklich in der Natur beobachtet, kann gar nicht zweifeln, daß die mimetischen Tiere von ihrer Ähnlichkeit mit anderen wirklichen Schutz genießen. Und wenn die Ähnlichkeit Erhaltungsvorteil gewährt, so hat sie mit logischer Notwendigkeit auch Auslesebedeutung.

Entgegen der bis zum Überdruß wiederholten Behauptung, daß der „Darwinismus" überwunden sei, ist zu betonen, daß die Selektionstheorie nach wie vor unerschüttert feststeht und in ihren einzelnen Bestandteilen durch die moderne Erblichkeitsforschung der letzten $2^1/_2$ Jahrzehnte nur präziser fundiert worden ist. Sehr mit Recht hat GOLDSCHMIDT in seinem Referat auf der Versammlung der Deutschen Gesellschaft für Vererbungswissenschaft im Jahre 1922 in Wien gesagt: „Aber eines sehen wir, mancher vielleicht mit Erstaunen, daß die Tatsachen uns so im wesentlichen wieder zu DARWIN zurückgeführt haben, DARWINS Auffassung allerdings verbessert durch die exakte Analyse seines Sammelbegriffs der Variation."

Alle Arten der Organismen sind an ihre Umwelt angepaßt, zwar nicht absolut — es gibt auch allerlei Mängel der Anpassung — aber doch in mehr oder weniger hohem Grade; sonst könnten ja die Organismen überhaupt nicht bestehen. Innerhalb der Arten ist nun der Grad der Anpassung durchaus nicht bei allen Individuen derselbe. Die moderne Erblichkeitsforschung hat ja gezeigt, daß jede Art aus vielen erblich verschiedenen Linien besteht; und diese verschiedenen Erbstämme haben natürlich nicht alle genau denselben Grad der Anpassung. Ein verschiedener Grad der Anpassung bedeutet aber eine verschiedene Erhaltungswahrscheinlichkeit. Da nun fortwährend in der Natur zahlreiche Individuen zugrundegehen und andere neu erzeugt werden, so sind die überlebenden im Durchschnitt an die gerade bestehenden Lebensbedingungen besser angepaßt als die zugrundegehenden. Dasselbe gilt von den Unterschieden der Fortpflanzung. Das ist ein logisch unabweisbarer Schluß aus den Tatsachen. Die natürliche Auslese wirkt also notwendig auf Erhaltung und Steigerung der Anpassung einer Population hin. Über das in der Natur der in einer Population vorhandenen Erbeinheiten begründete Maximum hinaus kann freilich die Auslese die Anpassung nicht ohne weiteres steigern; dazu bedarf es vielmehr des Auftretens neuer Erbanlagen, die eine Anpassung über den bisherigen Grad hinaus ermöglichen. Daß Änderungen der Erbmasse genügend häufig vorkommen, wurde bereits oben ausgeführt. Erbänderungen sind als solche nicht auf erhöhte Anpassung gerichtet; sie erfolgen vielmehr ziellos und bedingen daher in der Regel eine gegenüber der Ausgangsform verminderte Anpassung. Diese minder angepaßten Mutanten haben eine geringere Erhaltungswahrscheinlichkeit, und die natürliche Auslese wirkt daher in der Regel weniger auf Steigerung als auf Erhaltung der Anpassung hin. Aber grundsätzlich kann auch eine Steigerung der Anpassung durch Auslese erfolgen; die Mutation hat ja an sich keine Tendenz zur Verminderung der Anpassung; sie erfolgt vielmehr ziellos, d. h. ganz ohne Beziehung auf die Bedürfnisse der Anpassung, und eben darum werden unter zahlreichen Mutanten auch einmal einzelne sein, die eine Steigerung der Anpassung bedingen; diese werden dann von der Auslese automatisch erhalten und ausgebreitet, und so wird eine Steigerung der Anpassung der Population erreicht. Grundsätzlich kann also die generelle Anpassung auf die Wirkung der Auslese zurückgeführt werden und damit auch die individuelle Anpassung, deren Möglichkeit ja in der generellen begründet liegt.

Es wird oft eingewandt, z. B. auch von dem verdienstvollen dänischen Erblichkeitsforscher JOHANNSEN, die Auslese könne nichts Neues schaffen, da ja die einzelnen Erbänderungen nicht durch Auslese entständen. Letzteres ist zwar richtig, ist aber kein stichhaltiger

Einwand gegen die Wirksamkeit der Auslese. Mit derselben Scheinlogik könnte man argumentieren, ein Bildhauer könne kein Marmorbildnis schaffen, da seine Tätigkeit nur im Wegschlagen von Teilchen bestehe und er den Marmor selbst nicht schaffe. Schon Darwin selber hat sich gegen dieses Mißverständnis gewandt und ausdrücklich betont, daß die Auslese nicht die Ursache der Variation sei, sondern nur dadurch wirke, daß sie die angepaßteren Varianten erhalte und ausbreite. Auch von den modernen Anhängern der Selektionslehre behauptet niemand, daß die Selektion die Ursache der Variation bzw. der Mutation sei. Dieser Einwand sollte daher von ernsten Wissenschaftlern wirklich nicht mehr wiederholt werden.

Mißverständlich ist auch die Charakterisierung der Selektionstheorie als einer „Zufallslehre", wie es Oskar Hertwig getan hat. Wenn von den Vertretern der Selektionstheorie gesagt wird, daß die Änderungen der Erbmasse „zufällig" erfolgen, so heißt das selbstverständlich nicht, daß sie etwa nicht notwendig bedingt seien; es heißt nur, daß sie ziellos, d. h. ohne Beziehung auf die Bedürfnisse der Anpassung erfolgen. Das Wirken der Auslese dagegen ist *nicht* „zufällig"; hier besteht vielmehr eine Beziehung zwischen dem Grade der Anpassung und dem Grade des Erhaltenwerdens durch die natürliche Auslese. Die Selektionstheorie versteht den phylogenetischen Aufbau der Erbmasse nicht als Ergebnis des Zufalls, sondern als Ergebnis von Wahrscheinlichkeiten, ähnlich wie die moderne Physik die Gesetze der Massenwirkung (z. B. in der kinetischen Gastheorie).

Wie die Auslese wirkt, das möge an einem gedachten Würfelversuch erläutert werden. Angenommen, jemand habe die Aufgabe, mit 10 Würfeln 60 Augen zu werfen. Möglich ist ein solcher Wurf natürlich; seine Wahrscheinlichkeit beträgt freilich nur $1 : 6^{10} = 1 :$ ca. 60 Millionen. Wenn jemand in der Minute 10 Würfe machen würde, so hätte er bei täglich achtstündiger Arbeitszeit voraussichtlich gegen 40 Jahre lang zu würfeln, bis der gewünschte Wurf einmal eintreten würde. Ein Wurf von 60 Augen, der schon innerhalb der ersten Stunde erzielt werden würde, würde also geradezu ein Wunder sein, obwohl er nicht unmöglich wäre. Viel leichter aber läßt sich das Resultat auf dem Wege der Auslese unter zufällig zustande gekommenen Einzelwürfen erreichen. Man würfelt zunächst mit einem Würfel und hat die Aussicht, im Durchschnitt schon nach 6 Würfen, also nach 36 Sekunden, die Sechs oben liegen zu sehen. Dann nimmt man den zweiten Würfel und verfährt ebenso. Sobald die Sechs erscheint, läßt man den Würfel so liegen, jeder andere Wurf aber wird verworfen. Auf diese Weise werden alle 10 Würfel im Durchschnitt schon nach 10×36 Sekunden = 6 Minuten in der gewünschten Lage sein. So wirkt die natürliche Auslese. Die einzelnen Varianten, in diesem Falle die einzelnen Würfe, sind nicht durch Auslese verursacht, sie sind vielmehr zufällig zustande gekommen, d. h. ohne Beziehung zum Enderfolg. Die Auslese entscheidet nur über Bestehenbleiben oder Beseitigung der einzelnen Würfe bzw. Varianten. Trotzdem aber wäre es widersinnig, zu leugnen, daß das Endergebnis, das Obenliegen aller 60 Augen, entscheidend durch die Auslese zustande gekommen ist.

Nicht durch Auslese bedingt ist die *Möglichkeit* eines solchen Ergebnisses überhaupt. Diese Möglichkeit lag vielmehr in der Bauart der Würfel begründet. Entsprechend ist auch die *Möglichkeit* der in ihrer Anpassung vielfach so wunderbaren Organismen nicht durch Auslese bedingt. Die Möglichkeit eines Organs wie des menschlichen Auges muß vielmehr in der physikalischen und chemischen Natur der Elemente der Welt ganz unabhängig von aller Auslese begründet liegen. Die Leistung der Auslese bei der Gestaltung der Organismen ist also nur, das Mögliche wirklich zu machen. Die Gegner der Auslesetheorie aber scheinen zu meinen, ihre Aufgabe sei, das Wirkliche möglich zu machen. Das kann sie freilich nicht leisten. Das Problem von der Möglichkeit des Wirklichen ist überhaupt kein naturwissenschaftliches, sondern ein metaphysisches Problem. Transzendentalphilosophie ist die Lehre von den Dingen, insofern sie *möglich* sind, nach Kant. Damit aber haben wir es hier nicht zu tun. Immerhin glaube ich, daß diese Überlegung zu einer Versöhnung der Anhänger und Gegner der Selektionstheorie beitragen könnte. Daß die Welt der Organismen *möglich* ist, ist ein staunenswertes Wunder, das die Selektionstheorie keineswegs lösen will oder kann. Was sie leistet, ist aber ein grundsätzliches Verständnis, wie das, was abgesehen von aller Auslese möglich ist, im Laufe der Phylogenese verwirklicht werden konnte.

An der Hand unseres Würfelbeispiels möge auch kurz die Erscheinung der sog. „Orthogenese" besprochen werden. Manche Biologen, besonders Paläontologen, glauben an das Fortschreiten der Phylogenese in ganz bestimmten Richtungen. Die Tatsachen, auf welche diese Ansicht gestützt wird, bestehen darin, daß in vielen Fällen phylogenetische Änderungen einer späteren Periode die Richtung einer früher eingetretenen Änderung fortzusetzen scheinen, z. B. in der Stammesgeschichte der Pferde von fünfzehigen über dreizehige zu einzehigen Vorfahren. Aus solchen Tatsachen wird nun oft gefolgert, daß die Änderungen der Erbmasse nicht ziellos erfolgen, sondern in bestimmter Richtung, eben orthogenetisch; und weiter wird daraus öfter der Schluß auf bestimmt gerichtete Entwicklungskräfte gezogen. Ich glaube nicht, daß dieser Schluß einwandfrei ist. Die Erfahrungen mit den wirklich beobachteten Mutationen zeigen nichts von bestimmt gerichteten Entwicklungskräften; und wenn bei phylogenetischer Rückwärtsverfolgung eines Tierstammes sich eine mehr oder weniger gerade Linie der Entwicklung zu ergeben scheint, so braucht das durchaus nicht auf eine zielstrebige Kraft zu deuten; es kann vielmehr durch die Wirkung der Auslese ausreichend erklärt werden. Wenn ein Schritt in einer bestimmten Richtung erhaltungsfördernd war, so wird ein weiterer in der gleichen Richtung oft auch noch erhaltungsfördernd sein; und so kann durch selektive Anhäufung gleichsinnig wirkender Erbanlagen (Homomerie) die Erscheinung der „Orthogenese" zustande kommen.

Gegen diese Deutung der Erscheinung der Orthogenese könnte eingewandt werden, daß orthogenetische Änderungen durchaus nicht in allen Fällen erhaltungsgemäß seien, daß sie vielmehr in nicht wenigen Fällen zu schädlichen Exzeßbildungen geführt haben und schließlich für die Rasse geradezu verhängnisvoll geworden sind. So kann die Größenzunahme vieler Arten im Laufe ihres phylogenetischen Lebens zunächst zwar zweckmäßig gewesen sein, indem sie die Verteidigung gegen starke Feinde erleichterte, schließlich aber wurde für die riesig angewachsenen Formen die Nahrungsbeschaffung allzu schwierig; und speziell die Anpassung an neue Lebensbedingungen kann durch einseitige Exzeßbildungen unmöglich gemacht werden. Für die Vorfahren des Mammuts bedeutete Verlängerung der Stoßzähne zunächst sicher eine Erleichterung der Verteidigung und wohl auch der Nahrungsbeschaffung. Die riesigen gerollten Zähne des späteren Mammuts aber waren weder für die Verteidigung noch zum Schaufeln mehr geeignet. Und doch widersprechen auch diese exzessiven Orthogenesen der selektiven Auffassung keineswegs. Die Lösung liegt in dem Prinzip der Korrelation der Organe. Eine bestimmte· Erbeinheit bezieht sich ja nicht nur auf ein einziges Organ, sondern mehr oder weniger auf alle Organe bzw. auf die Gesamtheit des Organismus. Es können daher Mutationen hinsichtlich ihrer Gesamtwirkung auch dann noch erhaltungsmäßig sein, wenn sie hinsichtlich einzelner Organe ein Überschreiten des Optimums mit sich bringen. Es ist z. B. anzunehmen, daß jene Mutationen, die die ersten Schritte der Orthogenese der Mammutzähne bedingten, auch in anderer Hinsicht erhaltungsmäßig waren. Und diese Erhaltungsmäßigkeit kann sich durch weitere Mutationen in gleicher Richtung noch gesteigert haben, obwohl die dadurch bedingte Überlänge der Zähne als solche eher erhaltungswidrig war. Diese Erhaltungswidrigkeit konnte aber weitgehend vermieden werden durch andere Mutationen, die eine Einrollung der Zähne bedingten, so daß diese relativ wenig hinderlich waren. Ähnliche Überlegungen dürften hinsichtlich der eingerollten übermäßigen Hörner der Böcke mancher Schafarten am Platze sein. Man kann also die Erscheinung der Orthogenese, auf welche viele Paläontologen so großes Gewicht legen, ruhig als solche anerkennen, ohne daraus Schlüsse auf Tendenzen der Erbmasse zu bestimmt gerichteten Mutationen oder gegen die Selektionstheorie zu ziehen.

Auch die phylogenetische Rückbildung von Organen, das sog. Rudimentär-werden, welches man als negative Orthogenese ansehen kann, erfordert keineswegs die Annahme bestimmter Entwicklungstendenzen oder gar die einer „Vererbung erworbener Eigenschaften". Plate hat gemeint, das Rudimentärwerden an Organen könne nicht selektionistisch erklärt werden, da die Lebewesen keinen Erhaltungsvorteil davon hätten, wenn ein nicht mehr benötigtes Organ ein wenig kleiner werde; also müsse man annehmen, daß der Nichtgebrauch des Organs als solcher zu seiner Rückbildung geführt habe, was die Annahme einer Vererbung erworbener Eigenschaften nötig mache. Dieser Schluß ist indessen unzweifelhaft irrig. Schon der Umstand, daß Defektmutationen ganz ungleich häufiger sind als Exzeßmutationen wirkt, dahin, daß Organe, die nicht mehr gebraucht werden, der phylogenetischen Rückbildung verfallen. Außerdem aber bedingen Defektmutationen an Organen, die nicht mehr benötigt werden, unzweifelhaft auch einen Erhaltungsvorteil, weil sie eine Einsparung an Material und Energieaufwand mit sich bringen. Ich habe das z. B. an der phylogenetischen Rückbildung des menschlichen Körperhaares gezeigt. Seit die Vorfahren des heutigen Menschen sich durch Kleidung und Wohnung gegen Kälte und Nässe schützen konnten, ist dichte Behaarung des Körpers keine Lebensnotwendigkeit mehr. Damit konnte der Aufwand, den das Nachwachsen des Haares erfordert, eingespart werden. Es ist bekannt, daß die Mauser für Säugetiere und Vögel eine erhebliche Beeinträchtigung mit sich bringt. Ein weiterer schwerwiegender Vorteil der Rückbildung des Haarkleides ergibt sich aus dem Umstande, daß das Körperhaar der Sitz gefährlicher Parasiten, zumal der Körperläuse, ist, die ihrerseits Überträger mörderischer Krankheiten sind. Zur Bekämpfung von Fleckfieber- und Rückfallfieberepidemien bedient man sich bekanntlich der Enthaarung. Entsprechend nahm unzweifelhaft die Seuchengefährdung des Vormenschen mit der Rückbildung des Haarkleides ab. In analoger Weise können auch andere Fälle von phylogenetischer Rückbildung erklärt werden. Auch das Rudimentärwerden von Organen spricht also nicht für eine „Vererbung erworbener Eigenschaften"; sie steht vielmehr durchaus im Einklang mit der selektionistischen Auffassung.

Ausdrücklich sei auch bemerkt, daß die biologischen Tatsachen keinerlei Anhaltspunkte für ein allgemeines Gesetz der Höherentwicklung bieten. Vom Menschen aus gesehen, mag die menschliche Stammesgeschichte ja den Eindruck einer Entwicklung zum Höheren machen. Wir haben aber keine Gewähr, daß die Entwicklung in derselben Richtung weitergehe; viele Tatsachen lassen sogar einen Niedergang wahrscheinlicher erscheinen. Auch die Stammesgeschichte mancher Tiere, besonders Entoparasiten, weist Erscheinungen auf, die man eher als Niedergang ansehen könnte, wenn nicht derartige Wertungen überhaupt unwissenschaftlich wären. Anpassung an die jeweiligen Lebensbedingungen ist nicht Höherentwicklung. Der Glaube an ein phylogenetisches Gesetz der Höherentwicklung stammt offenbar aus der Zeit des Aufkommens der Abstammungslehre, wo man in ihr eine Befriedigung von Gemütsbedürfnissen suchte. Oskar Hertwig hat sogar noch im Jahre 1918 erklärt, daß Pflanzen, Tiere und Menschen sich in einem „unaufhaltsamen Entwicklungsprozeß" befänden, der „unbegrenzte Möglichkeiten" in sich berge. Dafür fehlen aber solide Unterlagen.

Für bedenklich halte ich auch die Annahme phylogenetisch wirksamer Kräfte, überhaupt die Annahme von „Kräften" in der Biologie. Es ist noch nicht sehr lange her, da erklärte auch die Physik ihre Erscheinungen aus „Kräften". Es wurde eine „Schwerkraft" angenommen, die man sich willensartig wie mit Händen ziehend vorstellte analog dem Spannungsgefühl im eigenen Körper bei Anstrengungen. Dann aber kam man dahinter, daß wir das Wesen einer solchen „Kraft" niemals fassen können, daß „Kraft" in diesem Sinne ein metaphysischer Begriff ist, der naturwissenschaftlich gar nichts erklärt. Wenn der moderne Physiker das Produkt aus Masse und Beschleunigung mit dem Namen Kraft bezeichnet, so hat diese mit dem alten metaphysischen Begriff wenig mehr als den Namen gemein. Sehr erzieherisch hat in dieser Hinsicht die Doktorpromotion in MOLIÈRES „Malade imaginaire" gewirkt, wo der Doktorandus auf die Frage, warum das Opium einschläfernd wirke, antwortet: Quia est in eo virtus dormitiva. Die Naturwissenschaft kann nur Gesetze des Seins und Geschehens erkennen, nicht wirkende „Kräfte". Insbesondere die Biologie muß sich vor Scheinerklärungen durch zielstrebige Kräfte hüten. Da aber solche Annahmen in der Form des Lamarckismus bzw. des Vitalismus auch bei gewissen Erblichkeitsforschern noch eine große Rolle spielen, scheint mir eine besondere Kritik dieser Lehren angezeigt zu sein.

Diejenigen Erblichkeitsforscher, welche die selektionistische Erklärung der generellen Anpassung ablehnen — und das ist immerhin eine nicht ganz unbeträchtliche Minderheit — neigen fast alle zum Lamarckismus in irgendeiner Form. Nur wenige Forscher gibt es, welche sowohl den Darwinismus als auch den Lamarckismus ablehnen, z. B. JOHANNSEN, aber schwerlich recht konsequent; wie schon erwähnt, beruht die Ablehnung der Selektionstheorie durch JOHANNSEN nur auf einer irrigen Auffassung dieser Lehre.

Die von LAMARCK vertretene Lehre bezeichnet man heute seit ihrem modernen Erneuerer und konsequenten Ausgestalter PAULY meist als *Psycholamarckismus.* LAMARCK stellte sich vor, daß psychische Strebungen (besoin, sentiment interieur) die Anpassung der Lebewesen bewirkten. Die Vorfahren der Giraffe hatten das Bestreben, Laub von hohen Bäumen zu fressen; infolge ihrer Anstrengungen streckte sich nach LAMARCK ihr Hals und nahm im Laufe vieler Generationen die schließlich erreichte Länge an. Letzten Endes ist es bei LAMARCK also die Psyche, welche sich den Körper gestaltet; allerdings stellte er sich diese psychogenen Wirkungen nicht als bewußte Zweckgestaltung, sondern als Folgen eines dunklen, mehr oder weniger unbewußten Dranges vor. Er hat auch bereits den Einfluß der Gewöhnung, des Gebrauchs und Nichtgebrauchs und den der Umwelt herangezogen, aber alle auf dem Wege über den psychischen, willensartigen Drang wirkend sich gedacht. Wenn derartige Einflüsse phylogenetische Wirkungen haben sollten, so war eine notwendige Voraussetzung natürlich die, daß ihre Folgen vererbt würden, und LAMARCK hat sich auch ausdrücklich zu einer Vererbung erworbener Eigenschaften bekannt. Sein Ausgangspunkt war die Beobachtung der individuellen oder funktionellen Anpassung; ein Bedürfnis führt zum Gebrauch eines bestimmten Organs, der Gebrauch zu seiner Stärkung, die eine Anpassung darstellt. Er führt also die generelle Anpassung auf individuelle zurück. Grundsätzlich tut auch der moderne Lamarckismus noch dasselbe.

Man kann aber nicht Anpassung durch Anpassung erklären. Die Anpassung ist ja gerade das große Problem der Biologie, das es zu erklären gilt. Der Lamarckismus aber führt zu der Konsequenz, daß die Fähigkeit zur Anpassung eben ein allgemeines nicht weiter erklärbares Grundprinzip des Lebens sei. Er führt damit notwendig zum Vitalismus, d. h. der Lehre, daß das Leben nicht nur durch physikalische und chemische Gesetzlichkeiten bedingt sei, sondern durch ein besonderes Lebensprinzip, das direkt zweckgestaltend wirke. Physikalische oder chemische Vorgänge als solche wirken eben nicht zweckgestaltend; aber die biologische Erfahrung zeigt auch, daß durchaus nicht alle Lebensvorgänge zweckmäßig im Sinne von erhaltungsmäßig sind. Wenn ein Organismus Schäden, die durch äußere Einwirkungen gesetzt sind, nicht überwinden kann, so mag das allenfalls noch mit vitalistischen Anschauungen vereinbar sein; denn man könnte von der „Lebenskraft" oder „Entelechie" schließlich nicht verlangen, daß sie allmächtig sei, wie ein moderner Vitalist, Driesch, sich ausgedrückt hat. Die Tatsache aber, daß es zahllose krankhafte Erbanlagen gibt, die durch die Generationen erhalten bleiben und trotz aller Wünsche und Anstrengungen der Individuen nicht ausgeglichen werden können, spricht meines Erachtens entscheidend gegen jeden Vitalismus. Defekte der Erbmasse betreffen das Wesen der Organismen selber; und wenn sie nicht überwunden werden können, so zeigt das eben, daß die Erbmasse Mosaikcharakter hat, und daß die Lebensvorgänge *nicht* allgemein auf „Ganzheit" gerichtet sind, wie Driesch es will. Zumal auch die Tatsache, daß die allermeisten Änderungen der Erbmasse erhaltungswidrig sind, widerlegt allen Vitalismus erbarmungslos.

Lamarck selber hat sich übrigens, wenn auch schwerlich konsequent, ausdrücklich gegen den Vitalismus ausgesprochen: „Das Leben ist ein ganz natürliches Phänomen, eine physische Tatsache, allerdings eine in ihren Grundlagen etwas komplizierte, aber durchaus nicht irgendein besonderes Wesen." „Es besteht also keinerlei Unterschied in den physikalischen Gesetzen, von denen alle vorhandenen Körper regiert werden, wohl aber ein ganz erheblicher in den angeführten Umständen, unter denen diese Gesetze wirken." Das ist ein Bekenntnis zu der dem Vitalismus entgegengesetzten Anschauung, zum *Mechanismus*. Damit aber steht meines Erachtens Lamarcks eigene Lehre vom Zustandekommen der Anpassung in unlösbarem Widerspruch. Chemische und physikalische Vorgänge als solche führen eben nicht zur Anpassung; und wenn Einflüsse der Umwelt von einem Organismus im Sinne der Anpassung beantwortet werden, so muß die Fähigkeit dazu bereits in der Erbmasse begründet liegen, d. h. die individuelle Anpassung in der generellen; die generelle Anpassung ihrerseits kann also nicht auf die individuelle zurückgeführt werden, wie der Lamarckismus es tut. Die Darwinsche Auslesetheorie aber bedeutet grundsätzlich eine Erklärung der generellen Anpassung, aus der dann auch die individuelle sich ergibt.

Der offensichtlich bestehende Zusammenhang zwischen der phylogenetischen Entstehung bzw. Stärkung eines Organs und den Lebensbedürfnissen, der immer wieder zu der lamarckistischen Auffassung verleitet, daß das Bedürfnis des Lebewesens die Gestaltung des Organs bedinge, ist durchaus mit der Selektionstheorie vereinbar, ja in ihrem Lichte erst wirklich verständlich. Überall, wo ein Bedürfnis der Art nach besimmter Gestaltung (z. B. Größerwerden) eines Organs besteht, sind in dieser Richtung erfolgreiche Mutationen von Erhaltungsvorteil. Und da Mutationen der allerverschiedensten Richtungen im Laufe phylogenetischer Zeiten in Überfülle auftreten, so entscheidet das Bedürfnis tatsächlich über die Gestaltung des Organs, aber das Bedürfnis der Art, nicht das Bedürfnis der Individuen, wie Lamarck meinte. Auch bewirkt das Bedürfnis nicht die Entstehung der Mutationen, sondern ihre Erhaltung und Häufung. Wenn für die Vorfahren der Giraffe als Art ein „Bedürfnis" bestand, das Laub von hohen Bäumen zu fressen, so hatten Mutationen, die eine Verlängerung des Halses bedingten, eben eine erhöhte Erhaltungswahrscheinlichkeit. Und daß solche Mutationen im Laufe der Jahrtausende irgendwann einmal auftraten, ist bei der großen Häufigkeit der Mutationen gewiß nicht verwunderlich. Auch die Erscheinung der Orthogenese, welche weiter oben besprochen wurde, kann auf diese Weise aus dem „Bedürfnis" einer Art nach fortschreitender Ausbildung eines Organs in einer bestimmten Richtung verstanden werden. So hat der Säbeltiger *Machairodus* im Laufe seines phylogenetischen Lebens immer längere

Hauer ausgebildet und das Riesengürteltier, das seine Hauptnahrung bildete, immer dickere Panzer. Das ist selektionistisch ohne weiteres verständlich; und es besteht keinerlei Anlaß, hier eine Tendenz der Erbmasse zu Mutationen in bestimmter Richtung anzunehmen. Ohne entsprechende Mutationen kann freilich die Auslese keine phylogenetische Umgestaltung bewirken; aber die Mutationen als solche sind nicht das Entscheidende; sie sind nicht etwa ihrem Wesen nach zweckmäßig, sondern diejenigen Mutationen, welche von der natürlichen Auslese erhalten werden, waren eben zufällig zweckmäßig. Derartige zweckmäßige Mutationen werden in der Regel nur eine ganz geringfügige Abweichung von der bisherigen Form oder Funktion bedingen. Wenn eine Erbeinheit eine starke Änderung erfährt, so wird dadurch in der Regel der Bau der Erbmasse zu stark gestört und die Erhaltungswahrscheinlichkeit zu stark beeinträchtigt, als daß eine derartige große Mutation zum Ausgangspunkt für eine neue Rasse geeignet wäre (vgl. S. 949). Die Arten entstehen daher nicht durch einzelne große Mutationen auseinander, wie DE VRIES sich das zunächst vorstellte, sondern durch Anhäufung zahlreicher kleiner Mutationen auf dem Wege der Selektion. Das schließt freilich nicht aus, daß im Leben der Arten Zeiten relativ schneller phylogenetischer Umgestaltung mit solchen relativer Konstanz abwechseln. Die Zeiten relativer Konstanz werden im allgemeinen ungleich länger dauern; denn wenn eine Art an ihre Lebensbedingungen relativ vollkommen angepaßt ist, so besteht für sie kein „Bedürfnis" nach Umgestaltung. Wenn aber eine Anpassung an neue Lebensbedingungen nötig wird, so erfordert sie so mannigfache Umgestaltungen, wie sie durch die Mutation einer einzigen Erbeinheit nicht erreicht werden können. Als z. B. die Vorfahren der Menschen gezwungen waren, von dem Waldleben der Anthropoiden zum Leben in der Buschlandschaft und weiterhin in der Steppe überzugehen, da erforderte das Umgestaltungen des Fußes, der Hand, des Kopfes der allerverschiedensten Art; und es konnten daher viele neue Mutationen erhalten und gehäuft werden. Diese relative Schnelligkeit der Umgestaltung bzw. die Kürze der Zeit der Umzüchtungsperioden im Vergleich zu den langen Perioden relativer Konstanz erklären auch den Umstand, daß dem Paläontologen im allgemeinen nur mehr oder weniger feste Arten und so gut wie gar keine Zwischenformen in die Hand kommen.

Die von DRIESCH wieder aufgenommene „Entelechie" des ARISTOTELES, d. h. ein direkt zwecktätiges, auf „Ganzheit" gerichtetes Prinzip, ist nichts anderes als die sog. „Lebenskraft"; der Vitalist BLUMENBACH sprach von einem „Nisus formativus", was ebenfalls auf dasselbe hinausläuft. Der mechanistische Denker STUDY hat in einer Kritik des Lamarckismus in Anspielung an die Molièresche Virtus dormitiva von einer Virtus formativa gesprochen; und in der Tat, die Annahme eines Nisus formativus, einer Entelechie oder Lebenskraft würde keine bessere Erklärung sein als die Virtus dormitiva bei MOLIÈRE. Man muß sich auch ganz klar darüber sein, daß eine besondere „Lebenskraft" mit einer unverbrüchlichen physikalisch-chemischen Gesetzlichkeit unvereinbar sein würde; denn wenn alles Geschehen durch physikalische und chemische Gesetze bestimmt ist, so ist die Annahme einer besonderen Lebenskraft zum mindesten überflüssig. Wenn eine solche aber angenommen wird, so heißt das zugleich, daß die chemischen und physikalischen Gesetze zum Zustandekommen des Lebens nicht ausreichen; auch das Energiegesetz z. B. könnte dann im Bereiche des Lebens nicht streng gültig sein. In der Natur würden zwei ganz verschiedene Gesetzlichkeiten herrschen, und es wäre nicht abzusehen, wie ihr Geltungsbereich abgegrenzt sein könnte.

Um diesen Konsequenzen zu entgehen, ist immer wieder versucht worden, den Lamarckismus mit dem Mechanismus zu vereinigen. So hat OSKAR HERTWIG seinen Standpunkt im Gegensatz zum Psycholamarckismus als *Mechano-lamarckismus* bezeichnet. Er betont die strenge Notwendigkeit des Naturgeschehens und glaubt, daß die individuelle Anpassung durch direkte Wirkung der chemischen oder physikalischen Einflüsse der Umwelt zustande komme. Gegen eine „direkte Bewirkung", wie seit Naegeli ein solcher Zusammenhang bezeichnet wird, ist gewiß nichts zu sagen; nur muß man im Auge behalten, daß eine Einwirkung der Umwelt nur dann Anpassung zur Folge haben kann, wenn die Erbanlagen der betreffenden Organismenform so eingerichtet sind, daß der Organismus auf die Einflüsse der Umwelt erhaltungsgemäß reagiert; d. h. die individuelle Anpassung als Folge direkter Bewirkung setzt die generelle Anpassung, die Anpassung der Erbmasse schon voraus. Diese kann daher nie und nimmer durch „direkte Bewirkung" erklärt werden. Das Problem der Anpassung wird auch von Mechanolamarckismus nicht gelöst, sondern übersprungen.

Dazu kommt noch, daß eine Vererbung der individuellen Anpassung als Folge direkter Bewirkung, die ja auch der Mechanolamarckismus annimmt, notwendig eine direkte Zwecktätigkeit einschließen würde. Ein äußerer Einfluß soll eine Eigenschaft E zur Folge haben; diese Eigenschaft E soll auf die Erbmasse einwirken und dort einen Zustand e bewirken. Dieses e soll bei den Nachkommen dann wieder eine Eigenschaft zur Folge haben, die, wenn auch nicht ganz der Eigenschaft E entspricht, so doch einen abgeschwächten Grad von ihr darstellt, der mit E' bezeichnet wird. Diese angenommene Gleichsinnigkeit der Änderung der Erbmasse würde aber eine Zweckmäßigkeit voraussetzen, die nicht in der Erbmasse begründet sein könnte; soll es sich doch gerade um eine Bereicherung der Erbmasse handeln. Ohne eine solche Zwecktätigkeit wäre nämlich durchaus nicht zu erwarten, daß die Eigenschaft E in der Erbmasse gerade eine solche Änderung zur Folge hätte, daß bei den Nachkommen wieder die Eigenschaft E, wenn auch in abgeschwächtem Grade aufträte. Wenn überhaupt der Zustand E eine Änderung der Erbmasse zur Folge haben würde, so wäre vielmehr zu erwarten, daß es irgendeine unberechenbare Änderung x wäre, die ihrerseits bei den Nachkommen nicht die Eigenschaft E, sondern X zur Folge haben würde. In der von den Lamarckianern vorausgesetzten Gleichsinnigkeit der Erbänderung, die eine Auswahl unter zahllosen Möglichkeiten darstellen würde, liegt somit die Annahme einer direkten, nicht in der Erbmasse angelegten Zwecktätigkeit verborgen.

Diese Konsequenz kann auch nicht durch den von Dürken eingeführten Begriff einer „hologenen Induktion" vermieden werden (unter „Induktion" verstehen die Lamarckianer eine Beeinflussung der Erbmasse vom Organismus aus). Unter „hologener Induktion" versteht Dürken eine Beeinflussung vom „Gesamtkörper", nicht nur von einem bestimmten Teil aus; da die „hologene Induktion" den gesamten Körper in Mitleidenschaft ziehe, so könne auf diese Weise auch eine Beeinflussung der Keimzellen erfolgen. Dadurch wird aber meines Erachtens die Schwierigkeit, welche in der Annahme einer *gleichsinnigen* Beeinflussung liegt, keineswegs beseitigt. Die Versuche Dürkens mit Schmetterlingspuppen, welche er als Beleg einer „hologenen Induktion" anführt, kann ich in keiner Weise als beweiskräftig ansehen.

Das heißt aber: Auch der sog. Mechanolamarckismus führt unweigerlich zum Vitalismus; er ist also überhaupt nicht konsequent durchführbar. Konsequent in seiner Art ist allein der Psycholamarckismus. Aller Lamarckismus führt notwendig zur Annahme nicht selektiv entstandener Zwecktätigkeit, einer Zwecktätigkeit, die mit dem Mechanismus der Naturgesetze nicht vereinbar wäre, die also besondere, neben den Naturgesetzen und im Widerspruch mit ihnen wirkende Kräfte voraussetzen würde. Aller Lamarckismus ist daher eine Art Okkultismus; und Driesch, der konsequenteste Denker dieser Richtung, hat sich denn auch offen zum Okkultismus bekannt.

Gegen diese Ausführungen wird vermutlich eingewandt werden, daß es sich um spekulative Deduktionen handle. Entscheiden dürfe aber allein die Erfahrung; und die empirischen Tatsachen zwängen eben zu der Annahme einer Vererbung erworbener Eigenschaften. Nun, ich halte meine Ausführungen für logisch zwingende Schlußfolgerungen, die von biologischen Tatsachen ihren Ausgang nehmen; und Schlußfolgerungen als solche sind nicht unberechtigte Spekulationen; reine Beobachtungen bedeuten an und für sich überhaupt noch keine Erkenntnis allgemeiner Gesetzlichkeiten; alle Naturerkenntnis aber ist Erkenntnis von Gesetzen. Wenn freilich einmal einwandfreie Tatsachen uns zwingen würden, eine „Vererbung erworbener Eigenschaften" anzunehmen, dann dürften wir auch vor den oben ausgeführten Konsequenzen nicht zurückschrecken. Dann würde eine mechanistisch-einheitliche Naturauffassung nicht durchgeführt werden können, sondern wir würden transzendente Zwecktätigkeiten, die neben den physikalischen und chemischen Gesetzen und im Gegensatze zu ihnen wirken würden, annehmen müssen. Mit einer exakten biologischen Wissenschaft nach dem Vorbilde der Physik und Chemie wäre es zu Ende, und wir würden die Lebenserscheinungen nur noch nach dem Vorbilde des Lebenswillens in unserer eigenen Brust zu deuten versuchen können, wie es die vitalistischen Denker Schopenhauer und Hartmann getan haben. Die Frage nach der „Vererbung erworbener Eigenschaften" hat also eine Bedeutung, die weit über die eines Spezialproblems der Erblichkeitslehre hinausgeht, die geradezu für unsere biologische Grundanschauung überhaupt entscheidend ist.

Meines Erachtens haben wir keinen Anlaß, eine transzendente Zwecktätigkeit im Gegensatz zum mechanistischen Naturgeschehen anzunehmen. Wenn es möglich wäre, mittels einer unendlich feinen Pinzette alle dazu nötigen Atome in dieselbe Anordnung zu bringen, die sie in einer bestimmten Erbmasse bzw. in einem bestimmten Lebewesen haben, so würde ein derartiges synthetisch hergestelltes Gebilde tatsächlich leben, ohne daß noch eine besondere „Lebenskraft" oder eine „Entelechie" hinzuzukommen brauchte. Darum leugne ich die Zweckmäßigkeit im Bereich der Lebewesen durchaus nicht. Aber aus der Tatsache, daß es Lebewesen von wunderbar zweckmäßigem Bau gibt, schließe ich eben, daß diese Zweckmäßigkeit ihrer Möglichkeit nach in den chemisch-physikalischen Elementen der Welt schon gegeben ist. Die Vitalisten unterschätzen die Möglichkeiten chemisch-physikalischer Wirkungen eben. Mechanismus und Teleologie, Notwendigkeit und Zwecktätigkeit schließen sich daher nicht aus; es handelt sich vielmehr nur um Betrachtungen von zwei verschiedenen Seiten her. Wie aber die Vereinigung von Mechanismus und Teleologie möglich ist, das hat uns die Darwinsche Selektionstheorie gezeigt. Sie zeigt uns nicht, wie Zweckmäßigkeit möglich ist; das ist ein metaphysisches Problem. Sie zeigt uns aber, wie im Einklang mit dem mechanistischen Geschehen der Natur die Zweckmäßigkeit, welche schon in den Elementen der Welt ihrer Möglichkeit nach begründet liegen muß, wirklich werden kann; und das Problem der Zweckmäßigkeit ist nach zur Strassen, mit dem ich mich im wesentlichen einig weiß, das *Grundproblem der Biologie*.

II. Über Erblichkeit beim Menschen.

A. Methodologische Gesichtspunkte.

Die *menschliche Erblichkeitslehre* beschäftigt sich mit den erblichen Unterschieden der Menschen. Mit Unterschieden der Menschen hat es auch die Pathologie zu tun. Sie erforscht, wie der kranke Mensch sich vom gesunden unterscheidet und was die Ursachen dieser Unterschiede sind. Wenn es keine Unterschiede menschlicher Individuen gäbe, weder solche aus inneren noch solche aus äußeren Ursachen, so wäre alle Medizin und Hygiene ohne Sinn; denn dann gäbe es auch keine ungünstigen Unterschiede zu beseitigen oder ihr Eintreten zu verhüten. Die normale Physiologie als rein theoretische Wissenschaft sucht im Gegensatz zur Pathologie möglichst von allen solchen Unterschieden zu abstrahieren und die Funktionen *des* Menschen im allgemeinen zu erforschen, ebenso wie die normale Anatomie den Bau *des* Menschen studiert. Die Zustände, mit denen es die Pathologie zu tun hat, sind von den normalen durch geringere Erhaltungsgemäßheit unterschieden. Die menschliche Erblichkeitslehre dagegen hat es sowohl mit normalen als auch mit pathologischen Zuständen zu tun; sie grenzt die Zustände, mit denen sie sich beschäftigt, nach der Art ihrer Verursachung ab. Wie schon oben ausgeführt wurde, kann man die Ursachen, welche die Beschaffenheit und das Verhalten eines Lebewesens bestimmen, in zwei große Gruppen einteilen, in Einwirkungen der Umwelt und in Auswirkungen der Erbmasse. Mit letzteren hat es die menschliche Erblichkeitslehre zu tun. Soweit sie sich mit krankhaften Erbanlagen, d. h. mit Anlagen von vergleichsweise geringer Erhaltungsgemäßheit, beschäftigt, fällt ihr Gebiet mit einem Teil der Pathologie zusammen. Es ist dabei theoretisch gleichgültig, ob man dieses Gebiet als Erblichkeitspathologie (Teil der Pathologie) oder als pathologische Erblichkeitslehre (Teil der Erblichkeitslehre) fassen will. Die Methode seiner Erforschung, die hauptsächlich statistisch-genealogischer Natur ist, weicht stark von den sonstigen Methoden der Pathologie ab, so daß es praktisch angezeigt sein dürfte, die Erblichkeitspathologie als Teil der Erblichkeitslehre zu behandeln. Viele erbliche Unterschiede der Menschen sind nun aber nicht nur unter dem Gesichtspunkt der größeren oder geringeren Erhaltungsmäßigkeit (bzw. der Gesundheit und Krankheit) von Bedeutung, sondern auch aus anderen Gründen, z. B. die Unterschiede der großen Rassen, die Unterschiede der Begabung u. a. Da das Wesen der Rasse in der Erblichkeit liegt, so kann man das Studium der erblichen Unterschiede der Menschen allgemein als *Rassenlehre* oder *Anthropologie* bezeichnen. Die bisher meist übliche Definition der Anthropologie als „Naturgeschichte der Hominiden" ist viel zu weit, weil sie streng genommen auch das gesamte Gebiet der Anatomie und Physiologie umfassen würde. Die Anthropologie der Zukunft wird meines Erachtens identisch mit der menschlichen Erblichkeitslehre sein und das Studium der erblichen Unterschiede der Menschen bezeichnen. Sie wird zu einem Teil pathologische Anthropologie oder Rassenpathologie sein, d. h. Erforschung der krankhaften Erbanlagen, und zum anderen Teil normale Anthropologie, d. h. Erforschung der erblichen Unterschiede, soweit sie nicht eigentlich krankhafte Bedeutung haben.

Ein Grenzgebiet ist die *Konstitutionslehre.* Die verschiedenen Konstitutionen sind ja in erster Linie in der erblichen Veranlagung begründet; doch halte ich es nicht für zweckmäßig, den Begriff der Konstitution ausschließlich auf die erbliche Veranlagung zu beschränken bzw. mit ihr zu identifizieren. Ich bin vielmehr der Ansicht, daß es am zweckmäßigsten ist, in Übereinstimmung mit dem bisherigen Sprachgebrauch, mit dem Worte Konstitution die gesamte Verfassung des Körpers und der Seele zu bezeichnen, d. h. die phänotypische Beschaffenheit, soweit sie dauernd ist und nicht oder nur schwer durch Umwelteinflüsse geändert werden kann. Die Konstitutionslehre hat enge Beziehungen zur Pathologie, indem sie wie jene die Verfassung des Körpers (und die der Seele) unter dem Gesichtspunkt der größeren oder geringeren Erhaltungswahrscheinlichkeit oder, was dasselbe ist, ihrer Widerstandsfähigkeit, betrachtet; aber sie ist doch nicht nur ein Teilgebiet der Pathologie, weil sie sich auch für Unterschiede der Individuen, soweit sie nicht eigentlich krankhafte Bedeutung haben, interessiert.

Die *menschliche Erblichkeitslehre*, welche experimentelle Züchtungsversuche nicht direkt anwenden kann, gründet sich in ihren allgemeinen Sätzen auf Analogieschlüsse aus den Erfahrungen an Pflanzen und Tieren und in ihren speziellen Sätzen auf die statistische Methode in weitestem Sinne, d. h. die Erfassung des tatsächlich Gegebenen nach Zahl und Maß und das Ziehen von Schlüssen daraus. In Analogie zu den Erfahrungen an Tieren und Pflanzen dürfen wir schließen, daß das Mendelsche Gesetz auch für den Menschen gilt; denn dieser steht nicht nur Kaninchen und Hühnern, sondern auch Fliegen und Schmetterlingen unvergleichlich viel näher als den Pflanzen. Und wenn für alle diese Gruppen von Lebewesen das Mendelsche Gesetz gilt, wie oben dargelegt wurde, so wäre es widersinnig, anzunehmen, daß es für den Menschen nicht gelten sollte. Direkt aus menschlichem Erfahrungsmaterial läßt sich das Mendelsche Gesetz allerdings nicht streng beweisen. Dem steht vor allem die verhältnismäßig zu kleine Kinderzahl auch der größten menschlichen Familien entgegen; und die Gewinnung genauer Zahlenverhältnisse scheitert daher am Fehler der kleinen Zahl. Bewiesen werden kann die Geltung des Mendelschen Gesetzes aber deduktiv, und zwar aus dem allgemeinen Satze, daß es für alle sich geschlechtlich fortpflanzenden Lebewesen gilt. Deduktive Schlüsse sind in der Naturwissenschaft zu Unrecht in Mißkredit gekommen, weil viel Mißbrauch damit getrieben worden ist. Voraussetzung deduktiver Schlüsse ist natürlich, daß die allgemeinen Sätze, auf welche sie sich gründen, genügend erhärtet sind; wenn das aber der Fall ist, sind sie sicherer als induktive Schlüsse aus beschränktem Material. Hinsichtlich des Mendelschen Gesetzes gestattet das induktive Material an menschlichen Familien streng genommen nur den Schluß, daß es einer ausnahmslosen Geltung des Mendelschen Gesetzes beim Menschen nicht widerspricht.

Durch Analogieschluß aus Erfahrungen an Tieren in Verbindung mit den Erfahrungen über geschlechtsgebundene Erbanlagen ist auch die Geschlechtsbestimmung beim Menschen aufgeklärt worden, in welchem Sinne, wurde ja bereits weiter oben auseinandergesetzt.

Über den zytologischen Nachweis von Heterochromosomen beim Menschen besteht noch keine Einigkeit; Guyer, Montgomery, v. Winiwarter, Paniter haben solche angegeben; andere Autoren bezweifeln das noch. Auch über die Zahl der Chromosome beim Menschen sind die verschiedenen Untersucher noch nicht einig. Flemming, Duesberg, Guyer, Montgomery, Gutherz haben 24 als diploide Zahl angegeben, v. Winiwarter und Paniter dagegen 48; es erscheint nicht ganz ausgeschlossen, daß beide Zahlen vorkommen könnten (vgl. S. 945). Die Chromosomenforschung begegnet gerade beim Menschen besonderen Schwierigkeiten, weil die Zellen sehr klein sind und geeignetes Material schwer zu beschaffen ist. Die Sicherheit der Erkenntnisse über die Geschlechtsbestimmung beim Menschen wird dadurch indessen nicht beeinträchtigt. Die Zellforschung, welche für die allgemeine Erblichkeitslehre so bedeutungsvoll ist, bildet keinesfalls die Grundlage der menschlichen Erblichkeitsforschung. Auch wenn etwa die menschliche Zytologie den Anschluß an die Erblichkeitslehre überhaupt nicht finden sollte, würde das dem Fortschritt der menschlichen Erblichkeitslehre keinen Eintrag tun, da diese sich eben auf andere Methoden gründet.

Aus den aus Erfahrungen an Tieren und Pflanzen gewonnenen Tatsachen darf man auch schließen, daß auch beim Menschen keine „Vererbung erworbener Eigenschaften" vorkommt. Man begegnet nicht selten der Ansicht, daß beim Menschen erworbene geistige Eigenschaften doch wohl erblich sein müßten, weil sonst kein Kulturfortschritt denkbar sei. Dieser Schluß beruht auf einer Verwechslung der biologischen Vererbung mit der Überlieferung von Kulturgütern. Tatsächlich gibt es auch hinsichtlich des Menschen keinerlei sichere Erfahrungen, welche für eine Vererbung erworbener Eigenschaften sprächen, wohl aber eine Fülle von Tatsachen, welche dagegen sprechen.

Man hat wohl gemeint, daß die relative Immunität gewisser Rassen gegen bestimmte Infektionskrankheiten, die bei ihnen heimisch sind, auf Vererbung aktiv erworbener Immunität zurückzuführen sei. Diese Tatsache ist im Lichte der modernen Biologie indessen anders zu erklären. Wie weiter oben ausgeführt wurde, besteht die Erbmasse in einer Summe von Reaktionsmöglichkeiten. Ob diese Reaktionsmöglichkeiten im Leben des Individuums ausgenützt werden, und wie sie ausgenützt werden, ist für die Beschaffenheit der von dem Individuum weitergegebenen Erbmasse ohne Bedeutung. Für die Erbmasse einer *Rasse* aber ist es keineswegs bedeutungslos, ob die in ihr liegenden Reaktionsmöglichkeiten im Leben der Rasse gebraucht werden oder nicht, und zwar wegen der damit verbundenen *Auslese*. So auch im Falle der Immunität gegen bestimmte Infektionskrankheiten. Die Entstehung aller jener Immunstoffe, die auf Reize durch bestimmte Infektionserreger gebildet werden, muß ihrer Möglichkeit nach natürlich in der Erbmasse angelegt sein, und demgemäß ist die Fähigkeit, im Bedarfsfalle spezifische Immunstoffe zu bilden, bei verschiedenen Rassen und verschiedenen Individuen recht verschieden. Da der Ausgang des Kampfes mit den Infektionserregern in vielen Fällen gleichbedeutend mit der Entscheidung über Leben und Tod ist, so können alle die zahlreichen Reaktionsmöglichkeiten zur Bildung von Immunstoffen als durch natürliche Auslese gezüchtet verstanden werden. Durch Ausmerzung disponierter Familien und Überleben von verhältnismäßig immunen, nicht aber durch „Vererbung erworbener Eigenschaften" ist es also zu erklären, daß z. B. die Neger wenig empfindlich gegen Malaria und gelbes Fieber sind, die Inder gegen Cholera, die Juden gegen Tuberkulose. Die Neger und Indianer, in deren Heimat die Tuberkulose keine Rolle spielte, und bei denen daher keine Immunität dagegen gezüchtet werden konnte, sind besonders anfällig dagegen. Die Juden andererseits, welche auch unter den ungünstigen Gesundheitsbedingungen osteuropäischer Städte von der Tuberkulose relativ verschont bleiben, leben seit vielen Jahrhunderten in städtischer Umwelt, in der Tuberkulose vorkam; auf diese Weise sind tuberkulosedisponierte Familien unter den Juden im Lauf der Zeit immer seltener geworden.

Wo es sich nicht um die allgemeinsten Gesetzlichkeiten handelt, sondern um spezielle Verhältnisse, da können diese natürlich ganz anders liegen als bei einem bestimmten Tier oder bei einer Gruppe von Tieren. Immerhin kann auch von solchen speziellen Tiererfahrungen die Anregung zur Prüfung einer Frage beim Menschen ausgehen. So ist der vollständige Albinismus beim Menschen genau in derselben Weise erblich bedingt wie bei vielen Tieren, nämlich einfach rezessiv. Da man aber in solchen Fällen von vornherein nicht wissen kann, wie weit die Analogie geht, ist in jedem Fall die Prüfung an statistischem Material beim Menschen unerläßlich.

Wenn in der menschlichen Erblichkeitsforschung die Klarstellung spezieller Verhältnisse nicht an der Hand von experimentellen, sondern nur von statistischen Erfahrungen erfolgen kann, so ist das doch kein so grundsätzlicher Unterschied, wie öfter angenommen wird. Während der experimentelle Erblichkeitsforscher bestimmte Kreuzungen absichtlich herbeiführt, muß der menschliche Erblichkeitsforscher sie aufsuchen. So hat Eugen Fischer die Nachkommen aus Kreuzungen zwischen Europäern und Hottentotten planmäßig aufgesucht, Davenport die zwischen Europäern und Negern. Im allgemeinen darf man annehmen, daß alle Kreuzungen, die praktisch von Interesse sind, in den Millionenbevölkerungen der Menschen irgendwo schon vorhanden sind; und wenn man sie aufsucht, so ist das ein vollwertiger Ersatz für ihre absichtliche Herbeiführung, die noch den Nachteil haben würde, viel zeitraubender zu sein. Auch bei der Erforschung krankhafter Erbanlagen ist dieser Weg angezeigt. So hat der Ophthalmologe VOGT systematisch nach Familien mit rotgrünblinden Töchtern gesucht und dabei wichtige Aufschlüsse erhalten, die weiter oben schon besprochen worden sind (vgl. S. 933).

Es kann nicht meine Aufgabe sein, an dieser Stelle eine eingehende Methodenlehre der menschlichen Erblichkeitsforschung zu geben; dieses Handbuch dient vielmehr der Wiedergabe der sichergestellten Tatsachen und Gesetzlichkeiten. Andererseits gehört in ein Handbuch der Physiologie auch nicht eine Besprechung der einzelnen Erbanlagen normaler oder pathologischer Natur; denn Physiologie ist doch die Wissenschaft von den *allgemeinen* Gesetzlichkeiten in den Funktionen der Organismen. Soweit spezielle Erbanlagen sich in der physischen oder psychischen Konstitution auswirken, wird das ja auch in den Beiträgen von J. BAUER und H. HOFFMANN behandelt. Ich will daher nur noch einige Hinweise geben, wie die allgemeinen Gesetzlichkeiten der Vererbung speziell beim Menschen in die Erscheinung treten.

B. Die verschiedenen Möglichkeiten des Erbgangs in menschlichen Bevölkerungen.

Die vielen verschiedenen Erbanlagen, welche bei der Obstfliege, beim Löwenmaul, bei Kaninchen und anderen tierischen oder pflanzlichen Organismen festgestellt worden sind, lassen sich fast alle in dominante und rezessive einerseits, in geschlechtsgebundene und nicht geschlechtsgebundene andererseits einteilen. Das ist auch bei den allermeisten der bisher bekannt gewordenen menschlichen Erbanlagen der Fall.

Dominante Merkmale sind, soweit nicht auch äußere Einflüsse bei ihrem Zustandekommen wesentlich mitwirken, regelmäßig auch bei einem der Eltern eines Merkmalsträgers zu erwarten, abgesehen natürlich von den seltenen Fällen, wo die Neuentstehung einer derartigen Erbanlage durch Erbänderung vorläge, was übrigens, soviel ich sehe, an menschlichem Material bisher niemals mit Sicherheit im einzelnen Falle nachgewiesen werden konnte. Da der Regel nach jeder Träger einer dominanten Erbanlage auch das durch sie bedingte Merkmal aufweist, so können solche Erbanlagen in ununterbrochener Reihe durch die Generationen rückwärts verfolgt werden, bis sich ihre Spur im Dunkel der Vergangenheit verliert (vgl. Abb. 115); so ist dominante Nachtblindheit von NETTLESHIP durch 9, dominante Chorea von ENTRES durch 7 Generationen zurückverfolgt worden. Deszendenzwärts dagegen kann die Kontinuität dominanter Erbanlagen natürlich in jeder Generation abreißen, dann nämlich, wenn ein Träger des Merkmals unter seinen Kindern zufällig kein damit behaftetes

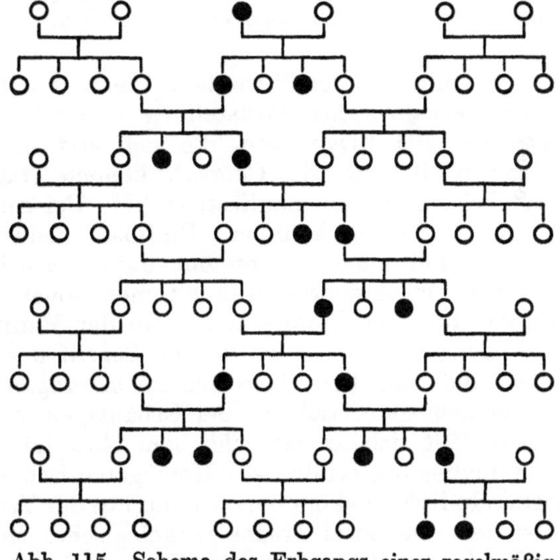

Abb. 115. Schema des Erbgangs einer regelmäßig dominanten Anlage.

hat; die Wahrscheinlichkeit, daß Kinder von Trägern dominanter Merkmale, die in der Regel ja heterogametisch in bezug auf die zugrunde liegende Erbanlage sind, frei von der Erbanlage sind, ist eben nicht geringer als die, daß sie damit behaftet sind. Durch ein von dem Merkmal freies Kind aber kann eine vollständig dominante Erbanlage natürlich nicht weitergegeben werden; für solche Erbanlagen gilt also die Regel: einmal frei, für immer frei. Ich habe die verschiedenen Möglichkeiten, welche sich hinsichtlich der Zahlenverhältnisse bzw. Wahrscheinlichkeiten bei dominanten Erbanlagen ergeben können, in einem Schema vereinigt, das in Abb. 116 wiedergegeben ist. Es sind für jede Ehe 4 Kinder angenommen, weil sich die verschiedenen Wahrscheinlichkeiten alle in Vierteln ausdrücken lassen. Durch Annahme gehäufter Fälle von Vetternehe ist gezeigt, wie auch eine dominante Erbanlage homogametisch gemacht und damit zur Reinzucht gebracht, weiterhin durch Kreuzung mit merkmalfreien Familien wieder heterogametisch gemacht, d. h. verteilt, aber niemals durch „Verdünnung" ausgelöscht werden kann.

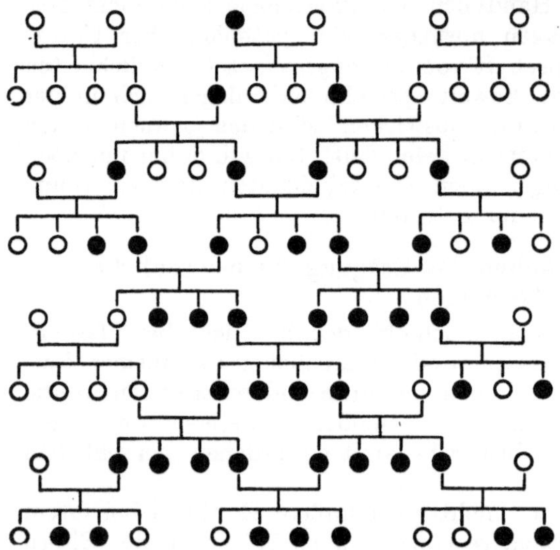

Abb. 116. Erbgang einer vollständig dominanten Anlage mit Häufung infolge Verwandtenehen.

Eher noch häufiger als ein ununterbrochener Erbgang durch die Generationen ist allerdings der Fall, wo einzelne Generationen von einem Merkmal, das im ganzen dominant zu sein scheint, „übersprungen" werden. Wenn es sich dabei nicht einfach um Lücken in der genealogischen Feststellung handelt, so kommen folgende Ursachen in Betracht. Bei Erbanlagen, die sich erst in höherem Lebensalter zu äußern pflegen (z. B. Star oder Chorea), können Träger der Erbanlage sterben, bevor diese bei ihnen sich manifestiert hat. Bei Anlagen, die zu ihrer Manifestation der Auslösung durch äußere Einflüsse bedürfen, können diese Einflüsse ausbleiben; und auch so entsteht dann natürlich der Anschein eines „Überspringens" einer oder mehrerer Generationen. Schließlich können gewisse Erbanlagen durch bestimmte andere an der Manifestation gehindert werden.

Streng genommen würde der Begriff der vollständigen Dominanz voraussetzen, daß eine Erbanlage sich im heterogametischen Zustande ebenso äußere wie im homogametischen. Bei Erbanlagen, die einen krankhaften Zustand bedingen, läßt sich an menschlichem Material aber meist nicht entscheiden, ob diese Bedingung erfüllt ist. Homogametisch mit einer dominanten Anlage behaftete Individuen könnten eben nur aus der Verbindung zweier Träger der Anlage entstehen; und zwei Träger pathologischer Merkmale, z. B. von Polydaktylie, werden in der Regel nicht die Ehe miteinander eingehen. Daher läßt sich bei den meisten anscheinend dominanten krankhaften Merkmalen nicht sagen, ob die betreffende Erbanlage bei homogametischem Vorhandensein nicht vielleicht einen höheren Grad von Krankhaftigkeit bedingen würde. Wenn das aber der Fall wäre, so würde im heterogametischen Zustande nicht reine Dominanz, sondern unvollständige Dominanz bzw. intermediäres Verhalten vorliegen.

Wenn in der menschlichen Erblichkeitspathologie eine Erbanlage, die schon bei heterogametischer Anwesenheit sich äußert, schlechtweg „dominant" genannt wird, so steht dieses Wort eigentlich für „mehr oder weniger dominant".

Rezessive Erbanlagen äußern sich im Unterschied von dominanten durchaus nicht in jedem Einzelfalle in einer familiären Häufung der durch sie bedingten Merkmale. Bei selteneren Anlagen und damit bei den meisten krankhaften ist vielmehr der häufigste Fall der, daß beide Eltern eines Merkmalsträgers und ebenso seine eventuellen Kinder frei von dem Merkmal sind. Wenn rezessive Anlagen in die Erscheinung treten sollen, so müssen eben zwei gleichartige Erbanlagen zusammentreffen. Und da unter den Kindern von Eltern, die beide eine rezessive Anlage nur heterogametisch und damit latent enthalten, nur jedes vierte als Merkmalsträger zu erwarten ist, werden in vielen Fällen auch unter den Geschwistern von Merkmalsträgern keine weiteren Merkmalsträger sein. Der Erbgang einer rezessiven Erbanlage wird daher in vielen Fällen so, wie es Abb. 117 zeigt, verlaufen. Ein Punkt im Kreise bedeutet eine Erbanlage, die phänotypisch nicht in die Erscheinung tritt. Andererseits kann natürlich auch bei rezessiven Erbanlagen durch Verbindung zweier homogametischer Träger der Anlage (und damit des Merkmals) das Merkmal in Reinzucht sich fortsetzen, wie es in Abb. 118 unter der Annahme gehäufter Verwandtenehen dargestellt ist. Abb. 118 zeigt überhaupt alle Möglichkeiten, die im Erbgang rezessiver Anlagen in Betracht kommen. Jedenfalls darf aus dem Umstande, daß ein bestimmtes Merkmal nur bei einem einzigen Individuum („sporadisch") beobachtet wird, nicht geschlossen werden, daß es „nicht hereditär" sei, wie es noch öfter geschieht. Wenn bei einem bestimmten Kinde zweier nicht behafteter Eltern ein rezessives Merkmal auftritt,

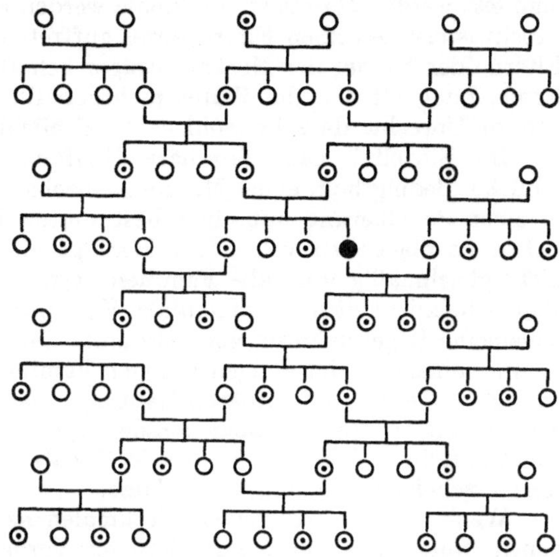

Abb. 117. Erbgang einer rezessiven Anlage mit isoliertem Auftreten des durch Zusammentreffen zweier derartiger Anlagen bedingten Merkmals.

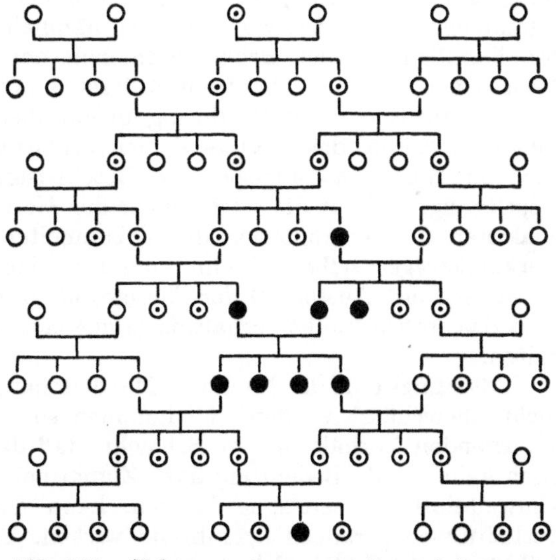

Abb. 118. Erbgang einer rezessiven Anlage mit gehäuftem Auftreten des durch Zusammentreffen zweier derartiger Anlagen bedingten Merkmals.

so besteht die Wahrscheinlichkeit $1/4$, daß auch bei einem bestimmten anderen Kinde die rezessive Erbanlage homogametisch zusammentreffe und damit manifest werde. Rezessive Merkmale werden also häufig bei zwei oder mehreren Geschwistern desselben Elternpaares auftreten, ohne daß in der Regel auch die Eltern oder Kinder der Merkmalsträger behaftet zu sein pflegen. Man hat diese Erscheinung oft als „familiäres nichthereditäres Auftreten" bezeichnet, natürlich zu Unrecht, da sehr wohl echte Erblichkeit vorliegen kann.

Im Einzelfall kann familiäre Häufung natürlich gelegentlich auch ohne erbliche Bedingtheit eines Merkmals beobachtet werden. Wenn ein Merkmal in einer Bevölkerung mit einer bestimmten Häufigkeit vorkommt, so wird es sich ganz abgesehen von seiner Bedingtheit durch bestimmte Ursachen doch nicht gleichmäßig über alle Familien verteilen, sondern nach den Gesetzen der Wahrscheinlichkeit eine binomiale Verteilung zeigen. Familiäre Häufung als allgemeine Regel kann für ein bestimmtes Merkmal daher nicht aus der Häufung in einer einzigen oder einigen wenigen Familien erschlossen werden, sondern nur aus einer *allgemeinen* familiären Häufung. Daher ist Vorsicht gegenüber einzelnen Stammbäumen, die vielleicht gerade wegen der darin sich zeigenden (aber vielleicht zufälligen!) Häufung eines Merkmals als „interessant" und publikationswert erscheinen mochten, am Platze.

Wenn man bei rezessiven Merkmalen nach den Befunden an Familien, in denen mindestens ein Merkmalsträger vorhanden ist, Mendelsche Zahlenverhältnisse feststellen wollte und zu dem Zwecke die Erfahrungen an einer größeren Zahl von Familien summierend einfach das Verhältnis von behafteten und unbehafteten Kindern auszählen würde, so würde man notwendig ein zu hohes Zahlenverhältnis finden. Alle jene Familien, wo ebenfalls beide Eltern die Erbanlage latent enthalten, diese aber zufällig bei keinem der Kinder homogametisch zusammengetroffen ist, würden dabei nämlich der Zählung entgehen. Der Rest von Familien gleicher Erbbeschaffenheit der Eltern aber stellt natürlich eine Auslese von zufällig gehäuftem Auftreten des Merkmals dar. Trotzdem ist es möglich, auf Grund der Erfahrung an Familien, die mindestens einen Merkmalsträger aufweisen, das richtige Zahlenverhältnis zu erhalten und zwar mit Hilfe der von Weinberg angegebenen Geschwistermethode. Diese beruht auf der Überlegung, daß für die Geschwister der Merkmalsträger dieselben Wahrscheinlichkeiten der Kombination der Erbeinheiten der Eltern bestehen wie für die Merkmalsträger selber. Wenn man also das Zahlenverhältnis unter den Geschwistern mit Ausschluß der Ausgangsfälle (der Probanden) feststellt, so muß man das wahre Zahlenverhältnis (abgesehen vom Fehler der kleinen Zahl) erhalten.

Allerdings darf der Nachweis Mendelscher Zahlenverhältnisse beim Menschen nicht überschätzt werden. Es kommen so viele Störungen der theoretisch zu erwartenden Verhältnisse in Betracht, daß der Nachweis genauer Zahlen praktisch keine große Bedeutung hat. Zumal bei Anlagen, zu deren Äußerung auch Umwelteinflüsse beitragen können, kann das Suchen nach genauen Zahlenverhältnissen geradezu irreführend wirken. Auch durch selektive Befruchtung („Zertation" s. S. 927), d.h. durch verminderte oder erhöhte Befruchtungsfähigkeit von Keimzellen, die Träger bestimmter Erbanlagen sind, können die theoretischen Zahlenverhältnisse verschoben werden. Dasselbe kann schließlich auch durch selektive Sterblichkeit der Individuen geschehen. Regelmäßig werden aber rezessive Merkmale bei Eltern und Kindern von Merkmalsträgern seltener sein als bei ihren Geschwistern. Bei nicht zu häufigen dominanten Erbanlagen ist das Auftreten der durch sie bedingten Merkmale in den drei Gruppen der Eltern, Kinder und Geschwister von Merkmalsträgern dagegen gleich häufig zu erwarten, vorausgesetzt, daß die Fortpflanzung durch das Merkmal nicht wesentlich beeinflußt ist. Bei rezessiven Merkmalen hängt die Häufigkeit ihres Auftretens bei Eltern und Kindern von Merkmalsträgern wesentlich auch von der Häufigkeit ab, mit der die betreffende Erbanlage in der Bevölkerung überhaupt vorkommt. Wenn ein rezessives Merkmal in einer Bevölkerung z. B. mit der Häufigkeit 1 : 100 vorkommt (die es bedingende Erbanlage also mit der Häufigkeit 1 : 10, vgl. S. 918), so wird es bei Eltern und Kindern von Merkmalsträgern mit der Häufigkeit 1 : 10 zu erwarten sein, oder allgemein gesprochen: ein rezessives Merkmal, das mit der Häufigkeit n in einer Bevölkerung verbreitet ist, wird mit der Häufigkeit $\dfrac{1}{\sqrt{n}}$ bei Eltern und Kindern von Merkmalsträgern zu erwarten sein.

Da das Zusammentreffen gleichartiger Erbanlagen besonders durch Verwandtenehen begünstigt wird, ist zu erwarten, daß die Träger rezessiver Merkmale zu einem höheren Prozentsatz aus Verwandtenehen stammen, als es der allgemeinen Häufigkeit der Verwandtenehen entspricht. Die Häufigkeit der Ehe zwischen Vetter und Base ersten Grades beträgt in Deutschland ungefähr $^{1}/_{2}$—1%; sie ist in evangelischen Gegenden im allgemeinen etwas höher als in katholischen, wo die kirchliche Trauung blutsverwandter Paare eine besondere Dispens voraussetzt. In der jüdischen Bevölkerung ist die Verwandtenehe beträchtlich häufiger, da die Juden, welche von der Gesamtbevölkerung in Deutschland etwa 1% ausmachen, besonders in kleineren Orten eben wegen ihrer Minderzahl häufig zu Verwandtenehen kommen werden. REUTLINGER hat in zwei hohenzollernschen Kleinstädten unter 117 jüdischen Ehen nicht weniger als 19 Vetternehen ersten Grades gefunden; das wären 16,2 $\pm$ 3,4%, also etwa 10 bis 20%. Diese größere Häufigkeit der Verwandtenehe erklärt die größere Häufigkeit gewisser erblicher Leiden unter den Juden, z. B. der Taubstummheit. Außerdem scheint es freilich auch bestimmte krankhafte Erbanlagen zu geben, die sich nur in der jüdischen Bevölkerung ausgebreitet haben, z. B. ein seltenes Leiden, die sog. amaurotische Idiotie. Im allgemeinen sind Verwandtenehen auf dem Lande häufiger als in der Stadt, zumal der Großstadt. Vetternehen zweiten und entfernteren Grades sind auf dem Lande häufiger als solche ersten Grades, in der Stadt seltener, weil hier die entfernteren Verwandten meist nur noch wenig oder gar nicht in Berührung stehen.

Die Häufigkeit blutsverwandter Ehen unter den Eltern der Träger rezessiver Merkmale ist um so größer zu erwarten, je seltener das betreffende Merkmal ist. Wenn eine bestimmte rezessive Erbanlage überhaupt nur in einer einzigen Familie überdeckt vorhanden wäre, so würden zwei solche Anlagen ausschließlich nur durch Verwandtenehen zusammengeführt und damit offenbar werden können; die Merkmalsträger würden in diesem Falle also zu 100% aus blutsverwandten Ehen stammen. Wenn eine rezessive Erbanlage dagegen sehr verbreitet in einer Bevölkerung ist, so werden zwei solcher Anlagen natürlich oft auch ohne Verwandtenehe zusammentreffen, und die Häufigkeit der Verwandtenehe unter den Eltern der Merkmalsträger wird demgemäß geringer sein. Bei sehr verbreiteten rezessiven Anlagen, wie denen zu blauer Augenfarbe, wird man daher keine nachweisbar gesteigerte Häufigkeit der Verwandtenehe unter den Eltern erwarten dürfen. Krankhafte Erbanlagen von rezessivem Erbgang aber werden natürlich niemals auch nur annähernd so häufig sein; und bei ihnen ist überdurchschnittliche Häufigkeit von Verwandtenehen unter den Eltern daher die Regel. Personen, die mit allgemeinem Albinismus behaftet sind, einer rezessiven Anomalie, die nur mit einer Häufigkeit von Eins zu mehreren Zehntausend verbreitet ist, stammen zu etwa 33% aus blutsverwandten Ehen. Bei schizophrenen

Geistesstörungen, die bei ca. 1% aller Mitglieder unserer Bevölkerung auftreten und bei denen rezessive krankhafte Erbanlagen mindestens mitzuwirken scheinen, beträgt die Häufigkeit der Vetternehe unter den Eltern nur ca. 2%, also nur ca. das zwei- bis vierfache der sonstigen Häufigkeit. Auch bei anderen rezessiven Anomalien stimmt die statistische Erfahrung mit der theoretischen Erwartung über die Beziehung zwischen Seltenheit der Erbanlage und Häufigkeit der Verwandtenehe recht gut überein.

Merkmale, die durch geschlechtsgebundene Erbanlagen bedingt sind, finden sich bei beiden Geschlechtern mit verschiedener Häufigkeit, die dominanten bis zu zweimal häufiger im weiblichen, die rezessiven vielfach häufiger im männlichen Geschlecht.

Auch bei geschlechtsgebundenen Erbanlagen kann man die Häufigkeit homogametischer Individuen in Beziehung zu der Häufigkeit der betreffenden Erbanlagen bringen, wie das weiter oben für gewöhnliche rezessive Erbanlagen geschehen ist (vgl. S. 918). In Mitteleuropa sind etwa 4% aller Männer rotgrünblind. Da jeder Mann nur eine entsprechende Erbanlage enthalten kann, machen die Erbanlagen zu Rotgrünblindheit also $4\% = \dfrac{1}{25}$ aller allelomorphen Erbanlagen aus; und da im weiblichen Geschlecht die Anlage nur beim Zusammentreffen zweier gleichartiger Erbeinheiten in die Erscheinung tritt, wäre die Häufigkeit der Rotgrünblindheit beim Weibe auf $\dfrac{1}{25} \cdot \dfrac{1}{25} = \dfrac{1}{625} =$ etwa 0,16% zu erwarten. Tatsächlich hat man etwa 0,4% gefunden, z. B. Vogt bei seinen systematischen Nachforschungen nach farbenblinden Schulmädchen. Diese kleine Erhöhung über die erwartungsmäßige Zahl erklärt sich vermutlich daraus, daß durch Verwandtenehen, die ja auch in Familien, wo die Anlage zu Rotgrünblindheit vorkommt, einen gewissen Bruchteil aller Ehen ausmachen, zwei solcher Anlagen etwas öfter zusammengeführt werden, als bloß auf Grund ihrer Häufigkeit zu erwarten wäre. Für die Häufigkeit rezessiver geschlechtsgebundener Merkmale im männlichen Geschlecht ist die Verwandtenehe natürlich bedeutungslos, da beim Manne ja auch schon eine einzelne derartige Anlage sich äußert. Wenn die Häufigkeit eines rezessiven geschlechtsgebundenen Merkmals im männlichen Geschlecht gleich n ist, so wird sie im weiblichen Geschlecht ohne Berücksichtigung der Verwandtenehen gleich n^2 sein. Bei dominanten geschlechtsgebundenen Merkmalen ist die Häufigkeit im weiblichen Geschlecht $2n - n^2$, wenn n die Häufigkeit im männlichen ist. Bei seltenen Merkmalen dieser Art ist die Häufigkeit im weiblichen Geschlecht doppelt so groß als im männlichen, da n^2 dann sehr klein ist und vernachlässigt werden kann.

Andererseits braucht verschiedene Verteilung erblicher Merkmale auf beide Geschlechter aber nicht immer auf Geschlechtsgebundenheit der zugrundeliegenden Erbeinheiten zu beruhen. Es scheint z. B. eine einfach dominante Erbanlage zu geben, welche Hypospadie bedingt; diese aber kann im weiblichen Geschlecht natürlich nicht in die Erscheinung treten; man spricht dann wohl von geschlechtsbegrenzten Merkmalen. Auch der „Dominanzwechsel nach dem Ge-

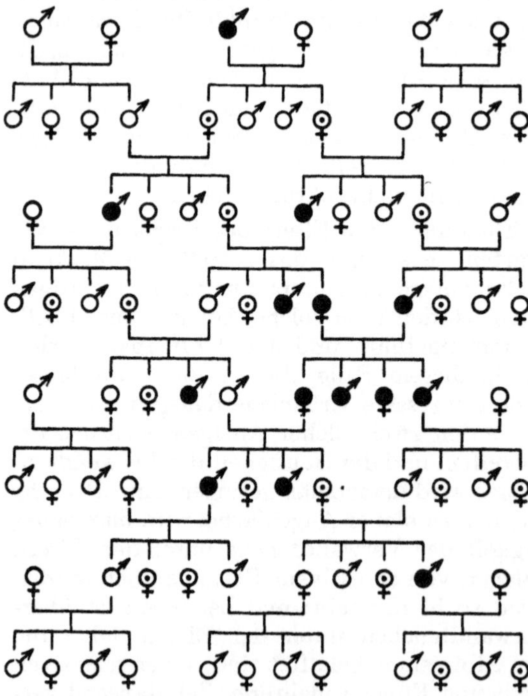

Abb. 119. Schema des Erbgangs einer rezessiven geschlechtsgebundenen Anlage.

schlecht" kann verschiedene Verteilung eines erblichen Merkmals bedingen. Man kennt gewisse Erbanlagen bei Schafen, die im männlichen Geschlecht schon bei heterogametischem Vorhandensein Hornbildung bewirken, im weiblichen aber nur bei homogametischem Vorhandensein; eine solche Erbanlage verhält sich im männlichen Geschlecht also dominant, im weiblichen aber rezessiv, ohne daß sie darum aber geschlechtsgebunden wäre. Rezessive geschlechtsgebundene Erbanlagen sind beim Menschen leicht daran zu erkennen, daß sie viel häufiger im männlichen als im weiblichen Geschlecht auftreten und niemals vom Vater auf den Sohn übergehen. Die verschiedenen Möglichkeiten des rezessiven geschlechtsgebundenen Erbgangs sind in Abb. 119 zusammengestellt. Dominante geschlechtsgebundene Anlagen sind an einzelnen Stammbäumen oft nicht sicher von einfach dominanten zu unterscheiden. Stärkeres Überwiegen weiblicher Merkmalsträger spricht für Geschlechtsgebundenheit einer dominanten Anlage, Übergang vom Vater auf den Sohn schließt sie aus. Die verschiedenen Möglichkeiten des dominanten geschlechtsgebundenen Erbgangs sind in Abb. 120 zusammengestellt.

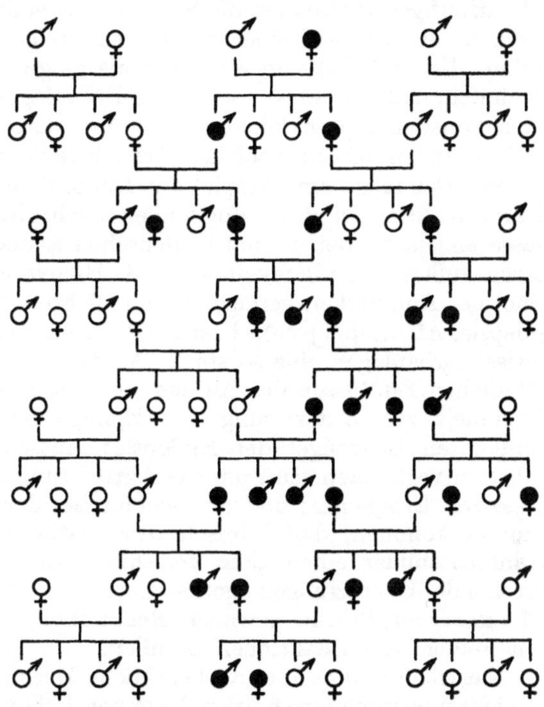

Abb. 120. Schema des Erbgangs einer dominanten geschlechtsgebundenen Anlage.

Schließlich möchte ich noch ein Schema geben, daß den Gang geschlechtsgebundener Erbanlagen ohne Rücksicht auf Dominanz oder Rezessivität zeigt (Abb. 121). Hier kommt wohl deutlicher als in den vorigen Abbildungen zum Ausdruck, daß die geschlechtsgebundenen Erbanlagen des Mannes immer nur auf die Töchter ·übergehen und daß die Söhne ihre geschlechtsgebundenen Erbanlagen ausschließlich von der Mutter erhalten. Darauf beruhen die Erscheinungen der „kreuzweisen" Vererbung, die schon lange von der alltäglichen Beobachtung des Volkes gesehen, aber natürlich nicht richtig gedeutet und vielfach übertrieben worden ist. Nur ein kleiner Teil der menschlichen Erbanlagen ist geschlechtsgebunden; im Hinblick auf die bisher bekannten krankhaften Erbanlagen kann man schätzen, daß vielleicht ein Zehntel aller menschlichen Erbanlagen geschlechtsgebunden sei. Es gibt Anhaltspunkte dafür, daß auch von jenen Erbanlagen, welche die geistige Begabung bedingen, ein beträchtlicher Teil geschlechtsgebunden ist.

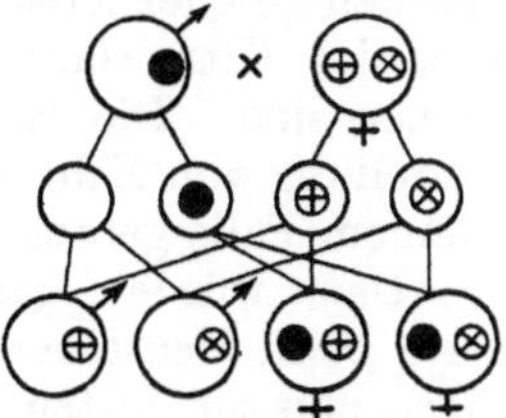

Abb. 121. Schema des Erbgangs geschlechtsgebundener Anlagen ohne Rücksicht auf Dominanz oder Rezessivität.

Nicht selten ergibt sich in der menschlichen Erblichkeitsforschung das Bild, daß ein Merkmal, z. B. ein klinisch einheitlich erscheinendes Krankheitsbild, anscheinend ganz verschiedene Erbgänge aufweisen kann, in einigen Familien dominanten, in anderen rezessiven. Das kann daran liegen, daß es sich trotz äußerer Ähnlichkeit des Bildes im Grunde um wesensverschiedene Anlagen handelt. Häufiger dürfte aber die Sachlage folgende sein. Viele krankhafte Zustände beruhen offenbar auf einer exzessiven Steigerung normaler Reaktionsmöglichkeiten. Es erscheint nun nicht nur als möglich, sondern sogar als höchst wahrscheinlich, daß es gewisse spezifische Erbanlagen gibt, die als Verstärker (Aktivatoren, Sensibilisatoren) leichter, sonst unwirksamer Reize wirken, derart, daß diese bei Vorhandensein einer solchen Erbanlage doch schon zu exzessiven Reaktionen führen. Das möge am Beispiel der Epilepsie erläutert werden. Die epileptische Krampfreaktion ist ihrer Möglichkeit nach offenbar auch in der normalen Erbmasse angelegt. Bei normalen Menschen können solche Anfälle aber nur durch starke äußere Schädlichkeiten, z. B. Hirnverletzungen, ausgelöst werden. Bei abnormer Anfälligkeit genügen schon leichtere Einflüsse zur Auslösung (Alkoholepilepsie, Affektepilepsie). Und bei der genuinen Epilepsie schließlich wird durch gewisse Erbanlagen eine so starke Anfälligkeit bedingt, daß auch unter den gewöhnlichen Einflüssen des Alltags schon Anfälle auftreten. Genügt eine einzige Erbeinheit zur Aktivierung der Epilepsiebereitschaft, so entsteht das Bild dominanten Erbganges der Epilepsie; müssen dagegen zwei gleichartige Erbeinheiten vorhanden sein, um die Aktivierung zu bedingen, so entsteht das Bild rezessiven Erbganges; und das scheint bei der Epilepsie die Regel zu sein. So kann es kommen, daß klinisch bzw. pathologisch-physiologisch wesensgleiche Krankheitsbilder einen ganz verschiedenen Erbgang aufweisen können. Entsprechende Überlegungen gelten auch von krankhaften Zuständen, die nicht auf exzessiver Stärke gewisser Reaktionen, sondern auf der Schwäche bzw. dem Fehlen von Reaktionen beruhen.

Natürlich gibt es auch viele erbliche Merkmale bei menschlichen Individuen, die nicht nur durch eine einzige Sorte von Erbanlagen (sei es heterogametisch oder homogametisch) entscheidend bedingt sind, sondern bei deren Zustandekommen mehrere verschiedene Erbanlagen wesentlich mitwirken, die also nicht monomer, sondern *polymer* sind (vgl. S. 923). Auch von krankhaften Zuständen ist dimere oder polymere Bedingtheit mehrfach vermutet (z. B. der Schizophrenie), bisher meines Erachtens aber niemals nachgewiesen worden. Unzweifelhaft polymer sind jedoch die allermeisten sog. normalen Eigenschaften bzw. Unterschiede der Menschen. Sicher wissen wir, daß die Unterschiede der Haut-, Haar- und Augenfarbe, der Körperlänge und Kopfform (soweit diese überhaupt erblich sind) polymer sind. Die restlose Aufklärung dieser Polymerien, d. h. die genaue Feststellung von Zahl und Art der dabei beteiligten Erbeinheiten, ist aber noch in keinem Falle gelungen und wird vermutlich auch niemals völlig durchführbar sein. Dazu würden ganz ungleich größere Geschwisterzahlen notwendig sein, als sie beim Menschen vorkommen. Im allgemeinen wird man sich damit begnügen müssen, festzustellen, in welchem Ausmaße die normalen Unterschiede überhaupt von Erbanlagen und in welchem sie von Umwelteinflüssen abhängen, außerdem, soweit sie erblich sind, welcher Grad von Polymerie ungefähr vorliege, wieweit geschlechtsgebundene Erbanlagen mitwirken, in welcher Richtung dominante und in welcher rezessive Erbanlagen wirken usw.

Auf Grund der bisherigen Ergebnisse der menschlichen Erblichkeitsforschung möchte ich folgende Regel aufstellen: *Erblich bedingte krankhafte Zustände sind im allgemeinen monomer, normale polymer bedingt.* Das ergibt sich nicht nur aus der tatsächlichen Erfahrung, sondern ist im Grunde auch aus allgemeinen Erwägungen heraus gar nicht anders zu erwarten. Der durchschnittliche Typus jeder Art von Lebewesen ist weitgehend an seine Lebensbedingungen angepaßt.

Wenn nun eine bestimmte Erbeinheit eine so starke Änderung erfährt, daß dadurch allein schon ein klar abgrenzbares Merkmal bedingt wird, dessen Erbgang man direkt verfolgen kann, d. h. dominant oder rezessiv monomer, so wird dieses Merkmal im allgemeinen krankhaften Charakter haben; denn starke Abweichungen von dem angepaßten Mitteltypus werden eben im allgemeinen minder angepaßt sein. Eben wegen dieser minderen Angepaßtheit bzw. Erhaltungsgemäßheit wird das betreffende erbliche Merkmal sich nicht stark ausbreiten können, sondern über kurz oder lang wieder ausgemerzt werden. Kleine Änderungen der Erbmasse, die keine Beeinträchtigung der Erhaltung bedingen, dagegen werden sich ausbreiten können; im Laufe der Generationen werden viele solche kleinen Abweichungen entstehen und sich ausbreiten; so entstehen die vielen Unterschiede der sog. normalen Eigenschaften, und jede einzelne von diesen wird daher polymer bedingt sein, wie es der tatsächlichen Erfahrung entspricht. Entsprechend sind die vielen mutativ entstandenen Charaktere, welche MORGAN bei *Drosophila* und BAUR bei *Antirrhinum* beobachtet haben, in der Regel einerseits monomer erblich und andererseits krankhaft; die normalen Unterschiede der verschiedenen Arten der Gattungen *Drosophila* und *Antirrhinum* dagegen sind polymer bedingt (vgl. S. 939).

HAECKER glaubt folgende „entwicklungsgeschichtliche Vererbungsregel" aufstellen zu können: „Merkmale mit einfach verursachter, ausgesprochen autonomer (auf Selbstdifferenzierung beruhender) Entwicklung weisen klare Spaltungsverhältnisse auf; Merkmale mit komplex verursachter, durch Korrelation gebundener Entwicklung zeigen, wenn zwei Varianten durch Amphimixis zusammengeführt werden, größere oder kleinere Abweichungen vom Mendelschen Schema." Ich habe mich bisher nicht überzeugen können, daß diese Regel einen wirklichen Fortschritt unserer Erkenntnis bedeute. Der Begriff „einfach verursachte Entwicklung" kann meines Erachtens, konsequent zu Ende gedacht, nichts anderes bedeuten als Monomerie; eben jene Merkmale, die entscheidend nur durch eine einzige Erbeinheit bedingt sind, haben eine einfach verursachte Entwicklung, und jene, die durch mehrere zugleich wesentlich mitbedingt sind, eine komplex verursachte. Dann aber läuft HAECKERS Regel auf eine Tautologie hinaus.

C. Die Zwillingsforschung.

Von ganz besonderem Wert für die Erkenntnis der relativen Bedeutung von erblicher Veranlagung und Umwelt ist das *Studium eineiiger Zwillinge.* Zustände, die praktisch allein von der Erbmasse abhängen, treten auch bei polymerer Bedingtheit bei eineiigen Zwillingen regelmäßig in gleicher Art und in gleichem Grade auf. Eineiige Zwillinge ähneln sich daher in den meisten Fällen außerordentlich stark; selbst nahe Angehörige können sie öfter nicht sicher unterscheiden. Allerdings entwickeln sich eineiige Zwillinge meist auch unter sehr weitgehend gleichen äußeren Bedingungen. Das gilt aber auch für zweieiige Zwillinge. Daher ist der Vergleich der Befunde an eineiigen und zweieiigen Zwillingen für die ätiologische Erforschung vieler Zustände ganz besonders aufschlußreich, wie schon GALTON erkannt und neuerdings besonders SIEMENS ausgeführt hat. Eineiige Zwillinge gehen regelmäßig aus derselben Erbmasse hervor. Ausnahmen von dieser Regel, die auf einer Störung der Chromosomenteilung beruhen (gewissermaßen einer non-disjunction bei einer Zellteilung, die keine Reduktionsteilung wäre), könnten höchstens ganz selten erwartet werden. Erbungleiche Teilungen kommen normalerweise ja nur bei der Keimzellenbildung (Reduktionsteilung) vor, nicht aber bei der Entwicklung eines befruchteten Eies. Daß die gewöhnlichen Zellteilungen im Laufe der Entwicklung wirklich Äquationsteilungen, d. h. erbgleiche Teilungen sind, das zeigen die Erfahrungen an Klonen und reinen Linien, d. h. an Organismen, die Generationen hindurch ohne Fremdbefruchtung sich fortpflanzen und dabei ihre erbliche Eigenart getreu bewahren. Man darf daher schließen, daß auch bei eineiigen Zwillingen die entscheidenden Zellteilungen nicht zu einer Verschiedenheit der Erbmasse führen, und die tatsächliche Erfahrung stimmt damit überein. Das heißt nicht, daß eineiige Zwillinge immer völlig gleich gestaltet sein müßten. Auch abgesehen von verschiedenen Umwelteinflüssen während der späteren Entwicklung, z. B. verschiedener Lage im Uterus infolge gegenseitiger Behinderung, scheint die Teilung der Embryonalanlagen eventuell selber zu Verschiedenheiten Anlaß geben zu können. Anscheinend tritt diese Teilung, die zur Bildung eineiiger Zwillinge führt, nicht immer in demselben Stadium ein. Wenn die Trennung schon bei der ersten oder den gleich darauf folgenden Zellteilungen eintritt, so dürfte weitgehende Ähnlichkeit der Zwillinge die Folge sein, und das trifft in den meisten Fällen zu. Bei späterer Teilung der Embryonalanlage dagegen können mehr oder weniger große Unterschiede die Folge sein. Wenn die Differenzierung der Organanlagen schon eingeleitet ist, so können durch ungleiche Teilung zwei sehr verschiedene Früchte entstehen, z. B. kann die eine normal, die andere ein Akardier sein. Auch in solchen Fällen aber brauchen die beiden Früchte nicht erbungleich zu sein. Die Entscheidung, ob es sich wirklich um eineiige Zwillinge handelt, kann durch genaue anthropologische Untersuchung fast immer getroffen werden; wenn Haut-, Haar- und Augenfarbe und andere erbliche Merkmale, die in der Regel polymer bedingt sind, bei Zwillingen übereinstimmen, so ist der Schluß erlaubt, daß es sich um eineiige handelt. Wichtig ist auch die Feststellung des Geburtshelfers, ob ein oder zwei Chorien vorhanden waren. Es scheint indessen, daß Monochorie nicht notwendig mit Eineiigkeit identisch ist. Die Entscheidung darüber, ob ein oder zwei Chorien gebildet werden, hängt offenbar davon ab, in welcher Entfernung sich zwei Embryonalanlagen einnisten, nicht eigentlich von der Eineiigkeit oder Zweieiigkeit als solcher. Es wäre also möglich, daß in seltenen Fällen zwei verschiedene Eier sich unmittelbar nebeneinander einnisten und nur ein Chorion bilden, und andererseits, daß die Zwillingsteilhälften eines und desselben Eies auseinanderrücken und zwei Chorien bilden. Nachdem ich diese Möglichkeit theoretisch erörtert hatte, sind von Siemens bzw. v. Verschuer einzelne Fälle mitgeteilt worden, welche anscheinend in diesem Sinne zu deuten sind.

Siemens hat die Ansicht vertreten, daß die Zwillingsforschung den Nachweis der Nichterblichkeit und den der polymeren Bedingtheit von Merkmalen sicherer ermögliche als die sonstige genealogische Erblichkeitsforschung; insbesondere gestatte sie auch, die Frage nach der erblichen Disposition zu nichterblichen Merkmalen zu entscheiden. Polymerien können durch die Zwillingsforschung indessen wohl als vorliegend nachgewiesen, nach Grad und Art aber auch kaum genauer bestimmt werden. Durch Zwillingsforschung hat z. B. gezeigt werden können, daß bei der Entstehung des Kropfes (Siemens) und bei der der Zahncaries (Weitz) die erbliche Veranlagung wesentlich mitwirken muß, was bis dahin nicht sichergestellt war. Für die „Nichterblichkeit" von Merkmalen dagegen dürfen Unterschiede eineiiger Zwillinge nur mit großer Vorsicht verwertet werden, worauf z. B. J. Bauer nachdrücklich hingewiesen hat. Siemens führt hauptsächlich asymmetrische Merkmale an, welche durch die Zwillingsmethode als „nichterblich" erwiesen sein sollen, z. B. Naevusbildungen und Linkshändigkeit. Es sind das Merkmale, von denen man aus allgemeinen Gründen eher überwiegend erbliche Bedingtheit erwarten würde. Siemens hat z. B. 21 eineiige Zwillingspaare gefunden, von denen nur der eine, und 3 Paare, welche beide Linkshändigkeit aufwiesen. Es könnte aber meines Erachtens sein, daß gerade die Zwillingsschwangerschaft als solche zur Linkshändigkeit des einen Zwillings disponieren würde; man könnte sich denken, daß die beiden Zwillinge im Uterus sich oft so gegenseitig im Raum beeinträchtigten, daß der eine hauptsächlich nur den einen, der andere den anderen Arm bewegen und üben könnte. Dann aber würde man aus den Befunden an Zwillingen nicht auf die Ätiologie der Linkshändigkeit im allgemeinen schließen können; und da die Zwillingsbildung als solche durch die erbliche Veranlagung mindestens mitbedingt ist, würde hier gerade eine besondere Art erblicher Bedingtheit von Linkshändigkeit vorliegen. Auch bei den Naevusbildungen ist Vorsicht am Platze. Daß dabei die erbliche Veranlagung sehr wesentlich mitspielt, folgt gerade aus den Befunden von SIEMENS, der eineiige Zwillinge hinsichtlich der Naevusbildung viel ähnlicher fand als zweieiige. MEIROWSKY hat die Naevusbildung in Analogie zu der asymmetrischen Scheckung vieler Haustierrassen gesetzt. Auch dort ist die (in der Regel asymmetrische) Scheckung als solche unzweifelhaft erblich, meist anscheinend durch dominante Erbanlagen bedingt; die einzelnen Flecken dagegen können sehr verschieden ausfallen. Die Scheckenbildung ist überhaupt ein Gegenstand der Erblichkeitsforschung, der noch manche Rätsel bietet. Nach Erfahrungen an Scheckenzwittern des Schwammspinners scheint auf einem gewissen Stadium der Ontogenese eine Art „Ausgießung" eines Enzyms, das bei der Pigmentbildung mitwirkt, zu erfolgen. Wenn dieses Enzym in relativ geringer Menge vorhanden ist, bleiben einzelne Bezirke pigmentlos. Ich vergleiche den Vorgang der Scheckenbildung gern mit dem der Braunfärbung der Roßkastaniensamen; diese sind bekanntlich zuerst weiß; dann treten, von gewissen Zentren ausgehend, glänzend rotbraune Flecke auf, die unter Vorschiebung scharfer Ränder wachsen und allmählich sich über die ganze Oberfläche ausdehnen. Wenn auf einem gewissen Stadium eine Fixierung dieser Fleckenbildung eintreten würde, so wäre die Folge dauernde Scheckung. Etwas ganz Analoges findet nun anscheinend auch bei der Pigmentierung der Wirbeltiere statt; und wenn das zur Ausdehnung der Pigmentierung über die ganze Haut notwendige Enzym auf Grund einer Schwäche bestimmter Erbanlagen in ungenügender Menge gebildet wird, so ist erbliche Weißscheckung die Folge. Derartige erbliche Weißscheckung, die mit der Bildung der Naevi depigmentosi sicher Wesensverwandtschaft hat, ist auch an menschlichen Familien gelegentlich beobachtet worden; sie scheint meist auf einer dominanten Erbanlage zu beruhen.

D. Regression und Korrelation.

Wenn das Studium der Erblichkeit normaler Merkmale (die, wie oben ausgeführt wurde, in der Regel polymer bedingt sind) massenstatistisch betrieben wird, d. h. durch Vergleich der durchschnittlichen Beschaffenheit von Eltern und Kindern oder sonstiger Verwandtschaftsgruppen, so ergibt sich die Erscheinung der *Regression*. Diese möge an dem klassischen Material GALTONS, der zuerst in dieser Weise der Erblichkeit nachgegangen ist, erläutert werden. GALTON hat in 928 Familien die Körperlänge der Eltern und der (erwachsenen) Kinder bestimmt. Die Körperlänge der Frauen wurde nach dem durchschnittlichen Verhältnis in männliche Körperlänge umgerechnet, aus der Körperlänge beider Eltern das Mittel genommen und ebenso aus der der Kinder eines Paares. Dann ergaben sich die Beziehungen, welche in Abb. 122 dargestellt sind. Überdurchschnittlich große Eltern haben im allgemeinen auch überdurchschnittlich große Kinder, unterdurchschnittlich große Eltern auch unterdurchschnittlich große Kinder. Aber die Kinder weichen im Durchschnitt nicht ebenso stark vom Mittel ab wie ihre Eltern, sondern nur etwa zwei Drittel so stark; ihre „Regression" gegen die Eltern beträgt ca. 0,68. Diese Regression kann als ein Maß der Erblichkeit betrachtet werden, wenn auch nur als ein rohes. Nun kann man natürlich auch umgekehrt betrachten, wie die Größe der Eltern von der der Kinder abhängig ist. Da die Kinder natürlich einen ebenso großen Teil ihrer Erbmasse mit den Eltern gemeinsam haben wie die Eltern mit den Kindern, so sollte man erwarten, daß die Regression der Eltern gegen die Kinder ebenso groß sein werde wie die der Kinder gegen die Eltern. Da zeigt sich aber zunächst scheinbar ein anderes Ergebnis. Die Abhängigkeit der Größe der Eltern von der der Kinder ist in Abb. 123 dargestellt. Es zeigt sich, daß in Galtons Material überdurchschnittlich große Kinder zwar im allgemeinen auch überdurchschnittlich große Eltern, unterdurchschnittlich große Kinder unterdurchschnittlich große Eltern hatten, daß aber die Abweichung der Eltern vom Mittel im Durchschnitt nur ca. ein Drittel von der der Kinder betrug; die „Regression" der Eltern gegen die Kinder hinsichtlich der Körperlänge betrug 0,33. Hier würde sich also scheinbar eine andere „Erblichkeitsziffer" ergeben, als

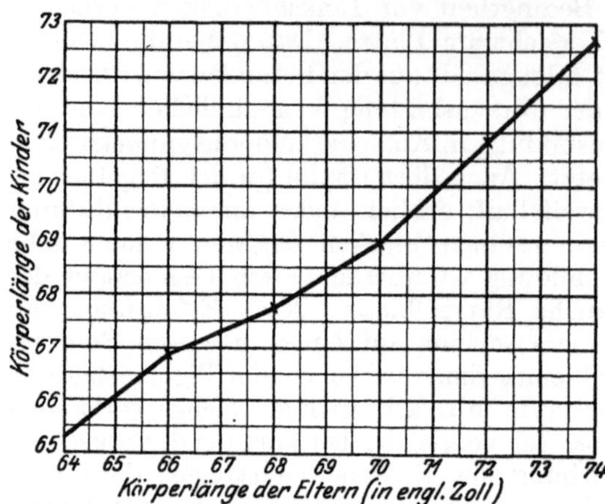

Abb. 122. Die Regression der Körperlänge der Kinder gegen die der Eltern (nach dem klassischen Material Galtons).

wenn man die Größe der Kinder auf die der Eltern beziehen würde. Dieser Unterschied erklärt sich aus der verschiedenen Variabilität der Eltern und der Kinder; die Regression ist nämlich ceteris paribus wesentlich von der Variabilität abhängig. In Galtons Material war die Variabilität der Kinder erheblich größer als die der Eltern, und entsprechend war auch die Regression der Kinder gegen die Eltern größer. Die größere Variabilität in der Länge der Kinder ihrerseits war offenbar

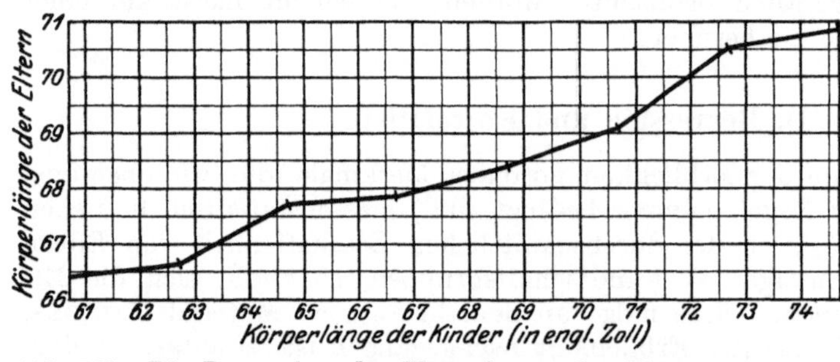

Abb. 123. Die Regression der Körperlänge der Eltern gegen die der Kinder (nach dem klassischen Material Galtons).

dadurch bedingt, daß die Kinder doch noch nicht alle völlig ausgewachsen waren; daher blieb auch die Durchschnittslänge der Kinder mit 68,1 Zoll hinter der der Eltern mit 68,4 Zoll zurück. Berechnet man die Regression relativ zu den Variabilitäten, so fallen beide zusammen. Wenn das aber der Fall ist, so liegt es auf der Hand, daß dieser Wert ein besseres Maß der Erblichkeit ist als die einzelnen Regressionen in absolutem Maß. In der von Galton begründeten biometrischen Schule benutzt man als Maß der Erblichkeit daher den sog. Korrelationskoeffizienten, der gleich dem geometrischen Mittel, d. h. der Wurzel aus dem Produkt der beiden Regressionen ist. Er ergibt sich an dem vorliegenden Material auf $+0{,}47$.

Tatsächlich wird der Korrelationskoeffizient allerdings auf einem anderen

Wege berechnet, nämlich nach der sog. Produktmomentmethode gemäß der Formel

$$r = \frac{\sum \alpha_x \alpha_y}{n\,\sigma_x \cdot \sigma_y}.$$

Darin bedeutet α_x die Abweichung eines Elternpaares vom Mittel der Eltern, α_y die Abweichung einer Kindergruppe vom Mittel der Kinder, $\sum \alpha_x \cdot \alpha_y$ die Summe der Produkte aller dieser Abweichungen, σ_x die Wurzel aus dem arithmetischen Mittel der Quadrate der Elternabweichungen vom Mittel der Eltern, σ_y entsprechend bei den Kindern, n schließlich die Gesamtzahl der Familiengruppen. Vom Korrelationskoeffizienten aus können dann auch die Regressionen berechnet werden nach den Formeln

$$R_{\underset{x}{y}} = r\,\frac{\sigma_x}{\sigma_y} \quad \text{und} \quad R_{\underset{y}{x}} = r\,\frac{\sigma_y}{\sigma_x}.$$

Dabei bedeutet in unserm Falle $R\,\frac{y}{x}$ die Regression der Kinder gegen die Eltern, $R\,\frac{x}{y}$ die der Eltern gegen die Kinder. Entsprechend kann man aber auch die Regression von Geschwistern sowie von andern Verwandten gegeneinander bestimmen.

Die Beurteilung der Erblichkeit mit Hilfe der Korrelationsrechnung spielt in der angelsächsischen Literatur eine große Rolle. Das ist der Grund, weshalb ich diese Methode hier wenigstens kurz andeuten zu sollen meinte. In der deutschen Literatur mißt man dieser Methode weniger Bedeutung bei. In der Anwendung auf die Erblichkeitslehre ist der Korrelationskoeffizient nämlich nicht nur von dem Verhältnis der erblichen Veranlagung zur Umwelt abhängig, sondern auch von der Kombination der einzelnen Erbeinheiten. Er kann bei gleicher Mächtigkeit der Umweltwirkungen daher recht verschiedene Werte geben und ist daher kein exaktes Maß der Mächtigkeit der erblichen Veranlagung. Auch wenn die Erbmasse alles, die Umwelt nichts bewirken würde, so würde in einer gemischten Population die Korrelation zwischen Eltern und Kindern doch nicht den Wert 1 erreichen, sondern beträchtlich geringer sein. Angenommen, Umwelteinflüsse hätten keinerlei Einfluß auf die Körperlänge, so würden die größten Elternpaare einer Bevölkerung doch nicht ausschließlich Kinder haben, die zu den größten ihrer Generation gehören würden. Die Gruppe der größten Eltern würde nämlich nach ihrem Phänotypus ausgelesen sein; in ihren Nachkommen aber würden ihre Erbanlagen in neuen Kombinationen vereinigt sein, und unter diesen Kombinationen wären auch solche zu erwarten, die eine weniger extreme Körpergröße bedingen. Folglich würde die Abweichung der Kinder vom Mittel die der Eltern nicht erreichen; die Regression würde kleiner als Eins sein und damit auch die Korrelation.

Wenn die Erblichkeit von Merkmalen, an denen man nicht viele Grade wie bei der Körpergröße unterscheiden, sondern nur ihr Vorhandensein oder Nichtvorhandensein feststellen kann, mittels der Korrelationsrechnung erfaßt werden soll, so setzt man das Vorhandensein des Merkmals gleich Eins, sein Nichtvorhandensein gleich Null. Auf diese Weise entsteht eine Variationsreihe von zwei Graden, und man kann diese nun genau so behandeln wie Variationsreihen von mehr Graden. Angenommen, ein Merkmal finde sich bei 1% der Bevölkerung; von 10 000 untersuchten Vätern mögen es also 100 aufweisen und von den 100 ältesten Kindern dieser Väter 10; im übrigen sei das Merkmal auch in der kindlichen Generation mit der Häufigkeit 1 : 100 vertreten, im ganzen also bei

100 der ältesten Kinder aller 10 000 Väter. Man kann dann folgende Korrelationstabelle aufstellen:

	Kind $+$	Kind $-$	Summe
Vater $+$ . .	10 $(= a)$	90 $(= b)$	100
Vater $-$ . .	90 $(= c)$	9 810 $(= d)$	9 900
Summe	100	9 900	10 000

Der Korrelationskoeffizient läßt sich für diesen alternativen Fall etwas vereinfachen. Wenn man für die Zahlen in den einzelnen Feldern Buchstaben einsetzt, so wie es in der Tabelle angegeben ist, so ist

$$r = \frac{a \cdot d - b \cdot c}{\sqrt{(a + b)\,(c + d)\,(a + c)\,(b + d)}}.$$

In dem gewählten erdachten Beispiel ergibt er sich auf 0,09. Man würde wohl geneigt sein, aus dieser verhältnismäßig geringen Größe des Korrelationskoeffizienten auf schwache „Erblichkeit" des Merkmals zu schließen. Und doch könnte dieses ausschließlich durch die Erbmasse bestimmt und von Umwelteinflüssen völlig unabhängig sein! In genau dem gleichen Verhältnis würde sich nämlich ein einfach-rezessives Merkmal, das in der Bevölkerung mit der Häufigkeit 1 : 100 vorkäme, bei den Kindern von Merkmalsträgern wiederfinden. Wenn ein rezessives Merkmal häufiger vorkäme, z. B. bei 25% der Bevölkerung, so würde sich folgende Verteilung ergeben:

	Kind $+$	Kind $-$	Summe
Vater $+$ . .	1 250	1 250	2 500
Vater $-$ . .	1 250	6 250	7 500
Summe	2 500	7 500	10 000

Als Korrelationskoeffizient würde sich nunmehr 0,33 ergeben, also ein bedeutend höherer Wert, obwohl der theoretische Erbgang genau derselbe geblieben wäre. Je nach der Häufigkeit eines erblichen Merkmals ergibt sich also eine ganz verschiedene Korrelation zwischen Eltern und Kindern. Wenn bei der Ehewahl keinerlei Auswahl in bezug auf das Merkmal erfolgt, so kann der Korrelationskoeffizient zwischen 0 und 0,5 schwanken, je nach der Häufigkeitsverteilung. Wenn Träger des Merkmals vorzugsweise untereinander heiraten, so kann der Korrelationskoeffizient allerdings auch höhere Werte annehmen, bei strengster Paarungsauswahl bis zu 1,0.

Jedenfalls sieht man daraus, daß die Korrelationsrechnung ein sehr unvollkommenes Mittel zur Erfassung der Erblichkeit als solcher ist. Sehr wertvoll ist sie dagegen zur Entscheidung der Frage, ob zwei Merkmale ganz oder zum Teil von derselben Erbeinheit abhängig sind. Ebenso wie den Zusammenhang entsprechender Eigenschaften bei Eltern und Kindern kann man nämlich auch den zwischen zwei verschiedenen Eigenschaften, die an denselben Individuen vorkommen, mittels der Korrelationsrechnung prüfen. Als Beispiel diene die Beziehung zwischen Haar- und Augenfarbe, welche Retzius und Fürst an 45 000 schwedischen Rekruten festgestellt haben:

	Augen dunkel	Augen hell	Summe
Haar dunkel	5 259	4 759	10 018
Haar hell .	9 679	25 238	34 917
Summe	14 938	29 997	44 935

Gemäß der oben gegebenen Formel ergibt sich eine Korrelation von $+ 0{,}22$; d. h. dunkle Augen sind öfter mit dunklem Haar und helle Augen mit hellem Haar vereinigt, als bei rein zufälliger Verteilung zu erwarten wäre. Diese Erscheinung erklärt sich in der Hauptsache daraus, daß die Pigmentierung von Haar und Augen zum Teil von denselben Erbeinheiten abhängt; andererseits spielt allerdings auch noch ein Umstand mit, von dem weiter unten geredet werden soll.

Man könnte vielleicht meinen, daß eine Korrelation zwischen zwei verschiedenen Eigenschaften auch durch Einwirkung gemeinsamer Umwelteinflüsse bedingt sein könne. Das ist gewiß richtig; zugleich aber ist zu bedenken, daß in allen Fällen, wo äußere Einflüsse zwei verschiedene Eigenschaften korrelativ beeinflussen, eine Disposition zu gleichsinniger Reaktion hinsichtlich dieser Eigenschaften schon vorhanden sein muß und folglich eine mindestens teilweise Bedingtheit durch dieselben Erbanlagen. Die Abhängigkeit von gemeinsamen äußeren Einflüssen wird sich in den meisten Fällen besser auf experimentellem Wege oder auf dem der klinischen Beobachtung erweisen bzw. ausschließen lassen. Die Abhängigkeit von gemeinsamen Erbanlagen dagegen kann an menschlichem Material nur auf dem Wege der Korrelationsstatistik festgestellt werden; und diese Feststellung ist natürlich von großer theoretischer und praktischer Wichtigkeit sowohl auf dem Gebiete der Pathologie als auch dem der Anthropologie.

Von manchen Biologen wird der Begriff der Korrelation auch wohl im Sinne einer physiologischen Abhängigkeit gebraucht, z. B. wenn gesagt wird, daß zwei Organe auf dem Wege der inneren Sekretion in Korrelation ständen. Zweckmäßiger aber ist es, den Begriff der Korrelation als solchen nicht im Sinne einer ursächlichen Abhängigkeit zu fassen, sondern als rein statistischen Begriff, der weiter nichts bedeutet, als daß zwei verschiedene Erscheinungen häufiger zusammen vorkommen, als nach der Häufigkeit jeder einzelnen zu erwarten wäre. Wenn eine Korrelation in diesem Sinne besteht, so wird natürlich stets auch irgendein ursächlicher Zusammenhang anzunehmen sein; dieser kann aber oft sehr indirekt sein, und man tut gut, den Begriff der Korrelation als solchen nicht mit Hypothesen darüber zu belasten.

Ausdrücklich betont sei noch einmal, daß aus der Korrelation von Merkmalen nicht etwa auf Koppelung von Erbeinheiten geschlossen werden darf (vgl. S. 930). Seit die Koppelungsforschung sich in der experimentellen Erblichkeitslehre so fruchtbar erwiesen hat, haben nicht wenige Autoren gemeint, daß damit auch in der menschlichen Erblichkeitsforschung etwas zu machen sein müsse; was sie gefunden haben, sind aber nur Korrelationen, nicht Koppelungen. Der Begriff der absoluten Koppelung ist überhaupt entbehrlich (vgl. S. 930); und relative Koppelungen zu erweisen, dazu sehe ich in der menschlichen Erblichkeitsforschung keinen Weg. Der Nachweis von Koppelungen an menschlichem Erfahrungsmaterial würde ganz ungleich größere Geschwisterzahlen voraussetzen, als sie tatsächlich vorkommen.

E. Die großen Rassen.

Ein anderer verbreiteter Irrtum besteht darin, daß man auf Grund der Korrelation von Merkmalen in einer Bevölkerung die Rassenelemente, welche ursprünglich in die Bevölkerung eingegangen sind, analysieren könne. So hat v. EICKSTEDT eine Rassenanalyse der Sikhs auf die Feststellungen von Korrelationen zwischen Kopfform, Gesichtsform, Körperlänge und einigen anderen Merkmalen gründen zu können gemeint. Tatsächlich folgt daraus meines Erachtens aber nur, daß diese Merkmale zum Teil von denselben Erbeinheiten abhängig sind. In einer gemischten Bevölkerung, in der keine geschlechtliche Auslese nach bestimmten Merkmalsgruppen stattfindet, kombinieren sich die einzelnen Erbeinheiten unabhängig voneinander, ganz gleich, von welchen Ursprungsrassen die verschiedenen Erbeinheiten in die Bevölkerung hineingebracht worden sind. Man kann daher aus dem Zustande einer derartigen Bevölkerung von F_n-Charakter mit keinem Mittel die Ausgangsrassen feststellen. Demgemäß zeigt sich in gemischten Bevölkerungen auf begrenztem Wohngebiet auch keine Korrelation zwischen den verschiedenen Rassenmerkmalen. Pearson z. B. hat in der englischen Bevölkerung keine Korrelation zwischen Kopfform, Körpergröße, Haar- und Augenfarbe feststellen können.

Das Bild ändert sich indessen, wenn man größere Gebiete ins Auge faßt. Würde man z. B. die Körpergröße und die Augenfarbe für ganz Europa feststellen, so würde man unzweifelhaft eine sehr deutliche Korrelation zwischen hoher Körpergröße und heller Augenfarbe finden. Würde man die Bevölkerung der ganzen Erde messen, so würde man z. B. eine hohe Korrelation zwischen dunkler Hautfarbe und Kraushaar finden usw. Das kommt daher, daß die Bevölkerung großer Gebiete eben nicht F_n-Charakter hat, d. h. nicht gleichmäßig gemischt ist. In verschiedenen Gegenden haben sich verschiedene Rassenelemente relativ unvermischt oder doch weniger vermischt erhalten. So ist in dem oben gegebenen Beispiel die Korrelation von dunkler Haar- und Augenfarbe zum Teil, wenn auch vermutlich nur zum kleineren Teil, durch den Umstand bedingt, daß unter den schwedischen Rekruten die von lappischer Herkunft großenteils sowohl dunkle Haarfarbe wie dunkle Augenfarbe hatten. Es liegt nun auf der Hand, daß trotz der weitgehenden Unabhängigkeit der Erblichkeit der einzelnen Rassenmerkmale die Ursprungsrassen, aus denen die gemischten Bevölkerungen hervorgegangen sind, doch ihre besondere theoretische und praktische Bedeutung haben.

Die menschlichen Bevölkerungen sind natürlich nicht seit je so gemischt gewesen wie heute. Für die Menschen auf primitiver Kulturstufe bildeten Meere, Gebirge, Wüsten und selbst große Ströme schwer überschreitbare Grenzen, so daß Sonderentwicklungen der einzelnen Gruppen je nach den Ausleseverhältnissen der Umwelt stattfinden konnten. Daß sie tatsächlich stattgefunden haben, zeigen die tiefgreifenden Unterschiede der großen Rassen. Auf Verschiedenheiten der Abstammung und der Auslese gehen alle Rassenunterschiede menschlicher Gruppen zurück. So wird z. B. blondes Haar, das sich in Nordeuropa bei der Mehrheit der Bevölkerung findet, nach Süden und Osten immer seltener, bis es in Zentralafrika und in Ostasien gar nicht mehr vorkommt. In ähnlicher Weise sind auch die seelischen Erbanlagen über die verschiedenen Länder verschieden verteilt. Auch die zeitliche Verteilung der Rassenanlagen ist eine verschiedene; so war die Bevölkerung Griechenlands vor $2^1/_2$ Jahrtausenden wesentlich anders zusammengesetzt als heute. In räumlicher Beziehung ist die Verteilung der Rassenanlagen nicht nur nach geographischen Gegenden, sondern auch nach sozialen Gruppen (Sprachnationen, Ständen) recht verschieden. Auf diese Unterschiede in räumlicher und zeitlicher Hinsicht gründet sich die Aufstellung der großen Rassen des Menschengeschlechts, welche zwar stets nur eine Annäherung an die Wirklichkeit darstellen kann, darum aber gewiß nicht bedeutungslos ist.

Selbstverständlich stammen alle Menschen von einer gemeinsamen Urform ab. Die Sonderentwicklung der verschiedenen Rassen ist auch nicht so weit gediehen, daß man verschiedene Arten annehmen müßte. Die phänotypischen Unterschiede zwischen einem Neger, einem Mongolen und einem Europäer nordischer Rasse gehen zwar beträchtlich über die zwischen vielen benachbarten „guten" Arten im Tier- und Pflanzenreich hinaus; andererseits aber scheinen alle Menschenrassen in der Kreuzung unvermindert fruchtbar zu sein, was von Bastarden guter Arten sowohl in F_1 als auch in F_2 nicht gilt. Man wird also gut tun, das Menschengeschlecht im ganzen als eine Art aufzufassen und innerhalb des Menschengeschlechts nur Unterarten zu unterscheiden. Über die Unterschiede der meisten Haustierrassen gehen die der menschlichen Unterarten freilich beträchtlich hinaus. Während die Erbanalyse der Kaninchenrassen z. B. zeigt, daß diese sich nur in ganz wenigen Erbeinheiten unterscheiden, zeigen die Erfahrungen an Bastarden, z. B. zwischen Negern und Europäern, daß es sich hier um Unterschiede in einer großen Zahl von Erbeinheiten handeln muß.

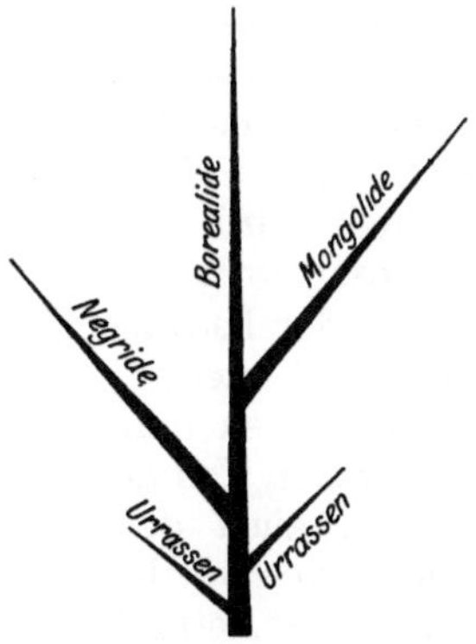

Man kann unter den rezenten Menschen hauptsächlich drei große Unterarten unterscheiden, deren eine die Neger und die ihnen verwandten Rassen umfaßt, deren zweite die Mongolen und die ihnen verwandten Rassen, zu denen auch die Uramerikaner gehören, und deren dritte die nordische Rasse und die ihr verwandten umfaßt. Entsprechend kann man von *negriden* (negerartigen), *mongoliden* (mongolenartigen) und *borealiden Rassen* sprechen. EUGEN FISCHER pflegt die dritte Gruppe als europäide zu bezeichnen, was aber leicht zu Mißverständnissen führt, da in Europa auch mongolide Rassen heimisch sind. Außer diesen großen Gruppen gibt es noch Reste von Urrassen, wie die Australier und die Wedda, die in vergangenen Zeiten anscheinend weiter verbreitet waren. Die hauptsächlichste Systematik des Menschengeschlechts wird durch Abb. 124 veranschaulicht.

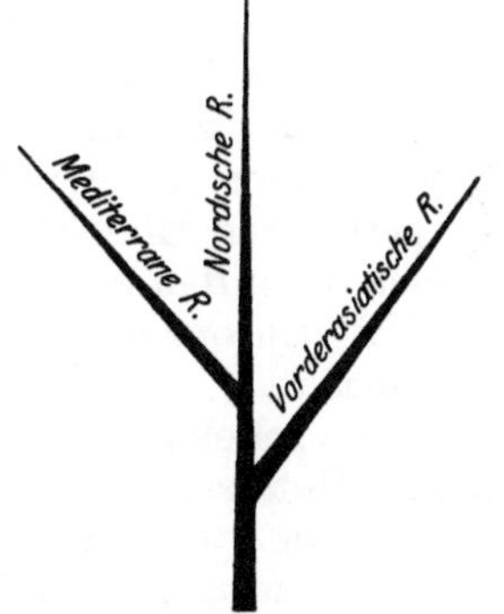

Abb. 124. Schema der hauptsächlichen Gliederung des Menschengeschlechts.

In Europa unterscheidet man zweckmäßig 4—5 Rassen. Den Norden und Nordwesten Europas bewohnt die sog. *nordische* Rasse, vielleicht weniger mißverständlich *boreale* Rasse zu nennen. Sie ist gekennzeichnet durch weiches blondes Haar, rosig weiße Haut, helle (blaugraue oder graue) Augen, schmales kielförmig vorspringendes Gesicht mit schmaler Nase, hoher Nasenwurzel und ausgesprochenem Kinn, durch hohen Wuchs, schlanke Gestalt und relativ lange Beine; die Körpergröße beträgt beim männlichen Geschlecht wohl mindestens 173 cm im Mittel, der Längenbreitenindex des Kopfes (Breite in Prozent der Länge) 76—80. Ihr Hauptsitz ist in den Küstenländern der Nord- und Ostsee; doch bildet sie einen starken Mischungsbestandteil der Bevölkerung bis in die Alpenländer und im Osten etwa bis Finnland,

Abb. 125. Schema der hauptsächlichen Gliederung des borealiden Zweiges des Menschengeschlechts.

Ingermanland und bis an die Pripetsümpfe. Einen geringeren Anteil der Mischung macht sie auch weiter im Süden und Osten aus.

Den Südwesten Europas nimmt die *mediterrane Rasse* ein, welche in den Körperformen der ihr verwandten nordischen ähnlich ist, sich von ihr aber durch bräunliche Hautfarbe, dunkelbraune Augen, braunschwarzes Haar und geringere Körpergröße (nur ca. 160 cm) unterscheidet. Sie bewohnt außer der Pyrenäenhalbinsel den südlichen Teil Italiens bis zur Höhe von Rom, die großen Inseln und den größten Teil Nordafrikas und reicht in Mischung bis England einerseits, Griechenland und die Küsten des Schwarzen Meeres andererseits.

Zu der Gruppe der borealiden Rassen gehört auch die sog. *vorderasiatische Rasse*. Diese gleicht in den Farben der mediterranen, doch ist die Kopfform brachycephal (Index 80—85). Besonders charakteristisch ist der steile Abfall des Hinterhauptes und die große, im Knorpelteil abwärts gebogene Nase. Die vorderasiatische Rasse ist hauptsächlich in Kleinasien, Armenien und dem Kaukasus heimisch; sodann auch auf der Balkanhalbinsel; und in Mischung reicht sie weit durch Mitteleuropa westwärts bis Zentralfrankreich. Jenen Typus, der von manchen Autoren als „dinarische Rasse" bezeichnet wird und der hauptsächlich auf der nördlichen Hälfte der Balkanhalbinsel vorkommt, kann man meines Erachtens als einen Mischtypus auffassen, der hauptsächlich aus vorderasiatischen Elementen mit nordischen Einschlägen besteht.

Im Osten und Nordosten Europas machen *mongolide* Rassenelemente einen sehr großen Teil der Bevölkerung aus, nicht nur unter den Tataren und Lappen, sondern auch den Großrussen. Sie sind gekennzeichnet durch untersetzten Wuchs, verhältnismäßig kurze Gliedmaßen, breites flaches Gesicht mit breiter Stumpfnase, straffes Haar und dunkle Pigmentierung. In Mischung kommen mongolide Elemente sicher auch in Mitteleuropa weitverbreitet vor. Unter Lappen und Tataren gibt es viele Typen, die auch bei uns nicht auffallen würden.

Die meisten Anthropologen unterscheiden in Mitteleuropa noch eine besondere Rasse, welche sie mit dem erfahrungsgemäß leicht mißverstandenen Namen „alpine Rasse" bezeichnen. Ich habe mich von der Notwendigkeit der Aufstellung einer besonderen „alpinen Rasse" indessen bisher nicht überzeugen können. Man hat früher meist einfach alle Merkmale mitteleuropäischer Menschen, die sich nicht auf die nordische oder die mediterrane Rasse zurückführen ließen, der „alpinen" zugeschrieben, insbesondere Brachycephalie. Meines Erachtens reicht aber die Tatsache starken vorderasiatischen und mongoliden Einschlags in Mitteleuropa zur Erklärung jener Formen aus. Viele Armenier unterscheiden sich von vielen unserer Volksgenossen, zumal in Süddeutschland, nur durch einen geringeren Einschlag nordischer Rasse. Haken- oder Sechsernasen finden sich auch unter den Armeniern nur bei einer Minderheit. Auf die Verwandtschaft vieler Mitteleuropäer mit den Vorderasiaten hat besonders v. Luschan aufmerksam gemacht.

Die morphologischen Unterschiede der großen Rassen scheinen zum großen Teil auf Unterschieden der inneren Sekretion zu beruhen (Paulsen, Keith, Bean, Stockard); diese ihrerseits aber gehen natürlich auf Unterschiede der Erbanlagen zurück, von denen der Bau und die Funktion der Hormonorgane abhängig ist.

Die Sonderentwicklung der großen Rassen kann nur durch Auslese zustande gekommen sein, und zwar in erster Linie durch klimatische, in zweiter durch geschlechtliche Auslese. Man hat sich lange vorgestellt, daß die dunklen Farben der südlichen Rassen durch Vererbung und Cumulierung individuell erworbener Sonnenbräunung entstanden seien. Diese Erklärung ist aber nach dem, was oben über die Nichterblichkeit erworbener Eigenschaften ausgeführt wurde, nicht haltbar. Aber die dunkle Pigmentierung gewährt offenbar einen gewissen Schutz gegen Sonnenstrahlen und möglicherweise auch gegen andere Einflüsse des warmen Klimas; sie kann daher von der natürlichen Auslese erhalten und ausgebreitet werden. Auch die Fähigkeit zur vorübergehenden Pigmentbildung bei Besonnung ist ja eine erhaltungsmäßige Anpassung, die selektionistisch verstanden werden kann. Andererseits zeigt das Zurückgehen der Pigmentierung nach Aufhören der sonnigen Zeit, daß das Pigment einen Aufwand bedeutet, den der Organismus nur so lange, als es nötig ist, leistet. In Nordeuropa scheinen dunkel pigmentierte Individuen häufiger der Tuberkulose zu verfallen (LUNDBORG), vielleicht, weil die dunkle Haut das Sonnenlicht weniger zur Wirkung kommen läßt. In dem feuchten, sonnenarmen Klima Nordeuropas kann der Verlust der dunklen Pigmentierung daher sehr wohl einen Vorteil im Kampf ums Dasein bedeutet haben. Die Rasse ist also bis zu einem gewissen Grade ein Produkt ihrer Umwelt, aber nicht ein direktes Produkt der Umwelt im Sinne des Lamarckismus, sondern ein Züchtungsprodukt der Umwelt.

Natürlich weisen die großen Rassen des Menschengeschlechts auch einschneidende *seelische Unterschiede* auf, die zwar weniger leicht zu fassen als die körperlichen, dafür aber auch um so bedeutungsvoller sind. Die negriden Rassen sind den borealiden und auch den mongoliden an Kulturbegabung offenbar nicht gewachsen. Die mongoliden Rassen sind besonders an das soziale Zusammenleben angepaßt. In Ostasien leben mehrere hundert Millionen mongolider Menschen seit Jahrtausenden in einem großen Reich beisammen, was eine gleich große Zahl borealider Menschen niemals auf längere Zeit fertiggebracht hat.

Auf die Begabungsunterschiede der großen Rassen werfen die Intelligenzprüfungen, welche die Amerikaner während des Weltkrieges an ihren Rekruten angestellt haben, ein interessantes Licht. Nach YERKES, der die Ergebnisse psychologisch bearbeitet hat, gehörten von 93 973 Weißen 12,1% der ersten und zweiten Begabungsklasse an, von 18 891 Negern nur 0,7%. Dabei waren offenbar auch diese überdurchschnittlich begabten 0,7% „Neger" zum größten Teil noch Mischlinge; die Neger aus den Südstaaten wiesen nämlich nur 0,3% überdurchschnittlich begabte Individuen auf, die „Neger" aus den Nordstaaten, welche zum großen Teil aus Mischlingen bestehen, dagegen 3,4%.

Für die in Europa geborenen Rekruten ergab sich folgende Reihenfolge geordnet nach Geburtsländern:

England	19,7	Schweden	4,3	Rußland	2,7
Schottland	13,0	Norwegen	4,1	Griechenland	2,1
Holland	10,7	Irland	4,0	Italien	0,8
Deutschland	8,3	Türkei	3,4	Belgien	0,8
Dänemark	5,4	Österreich	3,4	Polen	0,5

Die Prüfungstests waren so gewählt, daß die Vorbildung nur einen möglichst geringen Einfluß auf das Ergebnis hatte. Es ist natürlich möglich, daß die verschiedenen Gruppen von Rekruten nicht denselben Grad der Begabung wie die Bevölkerung ihres Geburtslandes hatten, daß mit anderen Worten die Einwanderer aus verschiedenen Ländern in verschiedener Weise eine Auslese darstellten; dieser Umstand kann aber nicht entfernt die großen Unterschiede zwischen den verschiedenen Gruppen erklären. In Frankreich gebürtige Rekruten sind in der Aufstellung nicht enthalten, weil es so gut wie gar keine Einwanderer aus Frankreich in den Vereinigten Staaten gibt. Die hauptsächlichste Ursache der Unterschiede liegt unzweifelhaft in der Rasse. Wenn man das Ergebnis in Beziehung zur Rassenkarte Europas setzt, so zeigt sich, daß die Einwanderer aus Ländern mit vorwiegend nordischer Rasse im allgemeinen weit besser abschnitten als die aus anderen Ländern. In der ersten Hälfte der Reihe stehen ausschließlich Länder der nordwestlichen Hälfte Europas, der Heimat der nordischen Rasse; nur die nordwesteuropäischen Belgier schnitten schlecht ab; doch ist es bekannt, daß gerade in Belgien die nordische Rasse stark mit anderen Elementen durchsetzt ist. Das verhältnismäßig günstige Abschneiden der Einwanderer aus der Türkei dürfte der intelligenten vorderasiatischen Rasse zuzuschreiben sein, die ja auch den Hauptbestandteil der Juden ausmacht.

F. Die Erblichkeit der seelischen Veranlagung.

Auch die seelischen Unterschiede der großen Rassen können als Produkt der natürlichen Auslese verstanden werden. In der Umwelt der nordischen Rasse konnten sich auf die Dauer nur Menschen halten, welche auf längere Zeit vorausdachten, welche Vorräte für den Winter anlegten und die Mühe nicht scheuten, an deren Erzeugung zu arbeiten. Daraus dürfte sich die sorgende Voraussicht des nordischen Menschen erklären, ebenso seine Begabung für Technik aus der Notwendigkeit, dauerhafte Häuser und seefähige Schiffe zu bauen. Die südlichen Rassen dagegen sind in einer Umwelt entstanden, welche ihnen Nahrung ohne besondere Mühe bot; und hätten sie Vorräte anlegen wollen, so wären ihnen diese doch in kürzester Zeit durch Ameisen, Schimmel oder Fäulnis zerstört worden. Für sie war es daher erhaltungsgemäß, in den Tag hineinzuleben und sich nicht um die Zukunft zu sorgen, wie das besonders für die Neger ganz charakteristisch ist. Auch die verhängnisvollen Seiten der nordischen Eigenart erklären sich aus der Besonderheit der Ausleseverhältnisse. An den unwirtlichen Küsten Nordeuropas konnten die Menschen nicht in Massen beisammenwohnen; zu große Anhäufungen von Menschen wären infolge Versagens der Nahrungsquellen zugrunde gegangen. Neigung zur Einzelsiedelung, zur Absonderung und Expansion, ja zum Zwist und zur Zersplitterung waren für den nordischen Menschen in seiner angestammten Umwelt daher erhaltungsgemäß. Dieser Züchtungsauslese verdankt der nordische Mensch einerseits Eigenschaften, die von höchster Bedeutung für den Fortschritt der Kultur sind, seinen Drang in die Ferne, seinen Unabhängigkeitssinn, seinen todesverachtenden Mut, seine Fähigkeit zum Befehlen und Herrschen, andererseits aber auch Eigenschaften, die ihm unter den Verhältnissen des modernen Lebens zum Verhängnis werden: seine mangelnde Fähigkeit der Einfügung in eine große Gemeinschaft, seine Neigung zu Zwist und Trotz, deren Folge die immer wiederholte Selbstzerfleischung der nordischen Menschen untereinander ist, die den Untergang ihrer Rasse in greifbare Nähe rückt. Die Rasse ist eben an die Umwelt, in der sie lebt, infolge der Umgestaltung fast aller Lebensverhältnisse heute nicht mehr so angepaßt wie vor Jahrtausenden. Von innen heraus, infolge eines unvermeidlichen „Alterns" stirbt eine Rasse nicht; alle Arten von Tieren und Pflanzen, die im Laufe der Erdgeschichte ausgestorben sind, sind immer nur zugrunde gegangen, weil die Umwelt sich in einer erhaltungswidrigen Richtung verändert hatte. Schon scheinbar ganz geringfügige Änderungen der Umwelt können diese Folge haben; und im Falle der nordischen Rasse ist die verhängnisvolle Umweltänderung sogar durch sie selber herbeigeführt worden. Andererseits würde aber auch eine verhältnismäßig kleine Umgestaltung der modernen Umwelt im erhaltungsmäßigen Sinne, welche die Errungenschaften der Kultur durchaus bestehen lassen könnte, die Existenz und Tüchtigkeit der Rasse wieder sicherstellen. Das ist die Aufgabe der Rassenhygiene.

Ein sehr verbreitetes Vorurteil geht dahin, daß „Rasse" nur etwas Körperliches sei, und daß der „Geist" mit der Rasse nichts zu tun habe. Schon Paulus stellte den Nachkommen Abrahams im Fleisch seine Nachkommen im Geist gegenüber. Tatsächlich aber ist die geistige Konstitution des Menschen ebenso wie die körperliche in ihrem Grundstock durch die erbliche Veranlagung, d. h. durch die Rasse im weiteren Sinn bestimmt. Der entscheidende Begriffsunterschied ist daher nicht der zwischen „Natur" und „Geist", wie es gern hingestellt wird, sondern vielmehr der zwischen Erbmasse und Umwelt. Die Kultur gehört zur Umwelt, und ihre geistigen Erzeugnisse dürfen nicht mit dem Geist überhaupt identifiziert werden. Soweit sie Bestandteil der individuellen Seele werden, handelt es sich um erworbene Eigenschaften, die wohl durch Tradition und Erziehung übertragen, aber nicht vererbt werden können. Auch die individuelle Seele hat also eine erbliche und eine nichterbliche, eine idiotypische und eine paratypische Komponente. Daß die individuell erworbenen seelischen Fähigkeiten nicht vererbt werden, ist eine der allerwichtigsten Einsichten. Ein Farbenschwacher kann durch keine Übung die ihm fehlenden Farbenempfindungen erwerben; die Art und der Grad seiner Farbenschwäche bleibt vielmehr immer derselbe, vorausgesetzt, daß sein Farbensinn nicht durch Giftwirkung oder Krankheit weitere Einbuße erleidet. Damit durch Übung und Erziehung ein Erfolg erreicht werden kann, müssen immer schon entsprechende Anlagen vorhanden sein. Die Erfolge der Erziehung beruhen hauptsächlich auf der Aneignung von Gedächtnisinhalten und auf der Gewöhnung an gewisse Anschauungen und Verhaltungsweisen. Sie stellen im allgemeinen individuelle Anpassungen an die Lebensbedingungen der Gesellschaft, wie sie gerade gegeben sind oder doch in der letzten Generation gegeben waren, dar; nicht selten sind sie allerdings teilweise auch erhaltungswidrig. Irgendwelche Belege, daß Erziehungserfolge erblich werden können, fehlen auch in der Erfahrung des menschlichen Lebens gänzlich. Wenn die Kinder gebildeter Eltern im Durchschnitt bildungsfähiger sind als die ungebildeter, so sind sie es nicht infolge der Ausbildung der Eltern, sondern weil sie von diesen Erbanlagen überkommen haben, die schon die Eltern zur Aneignung höherer Bildung befähigten. Andererseits ist es eine alltägliche Erfahrung, daß auch von hoch gebildeten Eltern nicht selten Kinder stammen, die trotz allen Aufwands an Bildungs- und Erziehungsmitteln sich keine höhere Bildung anzueignen vermögen. Das Mendelsche Gesetz erklärt solche Fälle ohne weiteres.

Was die unmittelbare Feststellung der Erblichkeit psychischer Fähigkeiten betrifft, so ist sie am leichtesten bei Defekten; erbliche Taubheit ist einfach rezessiv, Defekte des Rotgrünsinnes rezessiv geschlechtsgebunden; auch erbliche Verstandesschwäche (Idiotie, Schwachsinn) scheint im allgemeinen durch eine einzige oder höchstens einige wenige abnorme Erbanlagen bedingt zu sein. Auch auf psychischem Gebiete gilt die Regel, daß krankhafte erbliche Zustände monomer, die Unterschiede innerhalb des Bereichs des Normalen polymer zu sein pflegen. Dementsprechend lassen sich die gewöhnlichen Unterschiede der geistigen Begabung praktisch nicht nach klaren Mendelzahlen feststellen, obwohl theoretisch das Mendelsche Gesetz sicher auch für die seelischen Anlagen gilt. Ebenso wie bei polymeren körperlichen Merkmalen (Körpergröße usw.) ist die hauptsächliche Methode der Erforschung normaler psychischer Unterschiede daher die Regressions- und Korrelationsrechnung. PEARSON, PETERS und andere haben auf diesem Wege schlagende Ergebnisse erzielt. Andererseits kann auch die Zwillingsmethode wertvolle Aufschlüsse geben, wie schon GALTON gezeigt hat.

PETERS hat 1925 eine kritische Zusammenstellung der Erfahrungen über die Erblichkeit geistiger Eigenschaften gegeben (s. Lit.). Die Anwendung der Korrelationsrechnung durch PEARSON und seine Mitarbeiter hat ergeben, daß die seelische Ähnlichkeit zwischen nahen Verwandten nicht minder groß als die körperliche ist. Pearson hat auf Grund von Familienurkunden zwischen Vätern und Söhnen eine Korrelation von 0,58 in bezug auf die Intelligenz gefunden, Schuster auf Grund von Oxforder Studienzeugnissen von 0,49. Man vergleiche damit die Korrelation von 0,47, welche sich aus Galtons Material über die Körperlänge von Eltern und Kindern ergibt (vgl. S. 980). Für die Augenfarbe, welche erfahrungsgemäß von Umwelteinflüssen praktisch unabhängig ist, hat Pearson eine Korrelation von 0,55 zwischen Vätern und Söhnen gefunden. Für 8 verschiedene seelische Eigenschaften hat er im Mittel eine Korrelation von 0,52 zwischen Brüdern gefunden, für 8 verschiedene körperliche Eigenschaften von 0,54. Miss Elderton hat auf Grund von Intelligenzprüfungen (Binet-Termansche Tests), die Miss Gordon an 2×216 Geschwistern vorgenommen hat, eine Korrelation von 0,54 gefunden. Aus diesen Ergebnissen darf man schließen, daß die seelischen Eigenschaften nicht minder erblich bedingt sind wie die körperlichen; und es erscheint als die einzig plausible Annahme, daß sie auch im einzelnen in ganz analoger Weise erblich sind.

Im einzelnen ist am besten der Erbgang musikalischer Begabung von einer ganzen Reihe von Autoren studiert worden. Die Erblichkeit bestimmter Talente ist natürlich leichter zu verfolgen als die Unterschiede der gewöhnlichen Begabung. Aber auch hohe Allgemeinbegabung tritt ganz ausgesprochen familienweise gehäuft auf; und nichts steht der Annahme im Wege, daß auch die geniale Begabung in der Erbmasse begründet sei, nur natürlich nicht monomer, sondern in komplizierter Weise polymer.

Die Frage der gegenseitigen Abhängigkeit des Seelischen und des Körperlichen wird durch die Feststellung der erblichen Bedingtheit der seelischen Anlagen nicht berührt. Es ist daher eine einseitige Darstellung, wenn gelegentlich gesagt wird, daß die seelischen Anlagen nicht als solche erblich seien, sondern nur insofern, als ihre körperliche Grundlage, der Bau des Zentralnervensystems erblich sei. Wir brauchen diese Hypothese nicht, sondern wir stellen fest, daß die seelischen Anlagen ebenso unmittelbar erblich sind wie die körperlichen. Irgendwelche Zusammenhänge zwischen Körper und Seele müssen ja freilich bestehen; welcher Art sie aber sind, wissen wir nicht. Es dürfte sich da im Grunde um eine metaphysische, nicht um eine naturwissenschaftliche Frage handeln.

Die Physiologie des Kernes als Vererbungssubstanz.

Von

Curt Herbst
Heidelberg.

Mit 22 Abbildungen.

Zusammenfassende Darstellungen.

Boveri, Th.: Ergebnisse über die Konstitution der chromatischen Substanz des Zellkerns. Jena 1904. — Godlewski, E.: Das Vererbungsproblem im Lichte der Entwicklungsmechanik betrachtet. Leipzig 1909. — Godlewski, E.: Physiologie der Zeugung. Wintersteins Handb. d. vergl. Physiol. Bd. 3, Hälfte 2. 1914. — Hertwig, O. u. G.: Allgemeine Biologie. 6. u. 7. Aufl. 1923. — Morgan, T. H.: Die stofflichen Grundlagen der Vererbung. Berlin 1921. — Penners, A.: Über die Rolle von Kern und Plasma bei der Embryonalentwicklung. Naturwissenschaften 1922. — Stomps, Theo J.: Erblichkeit und Chromosomen. Jena 1923. — Wilson, E. B.: The Cell in Development and Heredity. 3. Aufl. 1925. — Winkler, H.: Über die Rolle von Kern und Protoplasma bei der Vererbung. Ber. d. dtsch. Ges. f. Vererbungswiss., Zeitschr. f. ind. Abst.- u. Vererbungslehre Bd. 33. 1924.

Für die Beantwortung der Frage, welche Teile der Geschlechtszellen die elterlichen Eigenschaften auf die Nachkommen übertragen, gibt es drei Möglichkeiten: Erstens könnten nur die Kerne für diese Übertragung in Betracht kommen, zweitens nur das Protoplasma und drittens Kern und Protoplasma, also die Keimzellen als Ganzes. In fast allen Lehrbüchern der Zoologie, der Entwicklungsgeschichte und der Vererbungswissenschaft wird nun die Frage dahin beantwortet, daß die erste der drei Alternativen das Richtige treffen soll. Es sind meist nur Erwägungen allgemeiner Natur, welche als Beweise hierfür vorgebracht werden. Wir wollen uns diese Art von Beweisen zunächst ansehen und erst dann uns den experimentellen zuwenden.

I. Beweise allgemeiner Natur für die Bedeutung des Kernes als Vererbungssubstanz.

1. Beweis aus der Gleichheit der Keimzellen in bezug auf ihre Fähigkeit, die elterlichen Eigenschaften zu übertragen, und ihre Chromosomenzahl.

Unsere Anschauungen über die Bedeutung des Kernes für die Vererbung gehen bekanntlich im wesentlichen zurück auf Oscar Hertwig[1]) und Eduard Strasburger[2]), die beide im Jahre 1884 unabhängig voneinander nachzuweisen

---

[1]) Hertwig, O.: Das Problem der Befruchtung und der Isotropie des Eies, eine Theorie der Vererbung. Jena 1884.

[2]) Strasburger, E.: Neue Untersuchungen über den Befruchtungsvorgang der Phanerogamen. Jena 1884.

versuchten, daß das Idioplasma Naegelis[1]) oder die Vererbungssubstanz in den Kernen der Geschlechtszellen lokalisiert wäre.

Zur Begründung dieses Satzes wird jetzt fast immer eine Schlußfolgerung benutzt, die sich bereits in der Schrift von O. Hertwig aus dem Jahre 1884 klar ausgesprochen vorfindet. Die beiderlei Keimzellen sind in bezug auf ihre Fähigkeit, die elterlichen Eigenschaften zu übertragen, vollkommen gleichwertig. Das gehe daraus hervor, daß die Nachkommen von den beiden Eltern im allgemeinen gleich viel erben, so daß sie also eine Mittelstellung zwischen den letzteren einnehmen würden. Das gilt nun freilich längst nicht immer, sondern es dominiert bekanntlich sehr häufig ein Merkmal, das von einem der beiden Eltern stammt, über ein anderes, das dem anderen Elter eigentümlich ist. Aber auch in diesen Fällen ist es in der Regel ganz gleichgültig, ob das dominierende Merkmal durch das Ei oder das Spermium übertragen wird, so daß also auch hier die beiderlei Keimzellen in vererbungsphysiologischer Hinsicht sich als gleichwertig erweisen. Nun aber ist das einzige Merkmal, in dem sich die gewöhnlich äußerlich so verschieden beschaffenen Geschlechtszellen vollkommen gleichen, der Kern und speziell die Anzahl der Chromosomen, die in demselben enthalten sind. Diese Äquivalenz von Ei und Spermakern in bezug auf die Anzahl der Chromosomen kennen wir seit den berühmten Untersuchungen E. von Benedens[2]) über die Befruchtung des Pferdespulwurmeies. Daraus ergibt sich, daß wir für die Übertragung der elterlichen Eigenschaften auf die Nachkommen den Kern der Geschlechtszellen verantwortlich zu machen haben und nicht das in beiden in so verschiedenen Mengen vorhandene Cytoplasma.

Die Schlußfolgerung hat etwas außerordentlich Bestrickendes an sich. Und in der Tat muß eine Substanz, die bei der Befruchtung eine so große Rolle spielt und bei der Furchung des Eies von beiden Eltern her in so gleicher Menge auf die einzelnen Zellen übertragen wird, von der größten Wichtigkeit für die Ausgestaltung des neuen Organismus sein. Es geht aus der obigen Schlußfolgerung aber trotzdem nicht hervor, daß die Kernsubstanz allein für die Übertragung der elterlichen Eigenschaften verantwortlich zu machen ist, denn es ist sehr wohl möglich, daß die geringe Menge Cytoplasma, die ein Spermium aufweist, doch dieselbe Quantität an Vererbungssubstanz besitzt wie die große Cytoplasmamasse des Eies, aber in einer viel konzentrierteren Form. So könnte man daran denken, daß das Mittelstück des Spermiums diese konzentrierte Vererbungssubstanz. beherberge, die in derselben Quantität im Ei, aber diffus verteilt, vorhanden ist. Der Kern aber brauchte nur unumgänglich notwendige Bedingungen für den normalen Ablauf allgemeiner Lebensprozesse zu enthalten. Sehr zu beachten ist ferner ein Einwand, den Held[3]) macht; er weist nämlich darauf hin, daß die anfänglich geringere Menge Spermaplasma eine größere Vermehrungsenergie besitzen könne als die größere Eiplasmamenge, und er kann sich dabei auf eigene Beobachtungen über die Teilungsenergie der Plasmosomen des Spermium und des Eies nach erfolgter Befruchtung beim Pferdespulwurm stützen. So schön also auch dieser erste Beweis zu sein scheint, beruht er doch auf der zunächst unbewiesenen Voraussetzung, daß die Gleichheit der beiderlei Keimzellen in bezug auf die Fähigkeit der Übertragung der elterlichen Eigenschaften sich auch in der quantitativen Gleichheit eines ihrer morphologischen Bestandteile zeigen müsse.

---

[1]) Naegeli, C.: Mechanisch-physiologische Theorie der Abstammungslehre. Leipzig 1884.
[2]) Beneden, E. van: Recherches sur la maturation de l'œuf, la fécondation et la division cellulaire. Gand und Leipzig 1883.
[3]) Held, H.: Befruchtung und Vererbung. Rektoratsrede. Leipzig 1923.

2. Beweis aus der Notwendigkeit der Verhütung der Summierung sowohl der Kern- wie der Vererbungssubstanzen.

Oscar Hertwig[1]) bringt in seiner allgemeinen Biologie folgenden weiteren Beweis für die Identität von Kern- und Vererbungssubstanz: Da bei der Befruchtung jede Keimzelle gleich viel Kernsubstanz mitbringt, so würde sich die Kernmasse im Laufe der Generationen ziemlich rasch bis zu einem in morphologischer und physiologischer Hinsicht unmöglichen Grade vermehren, wenn nicht eine periodische Reduktion der Kernmasse stattfände. Diese Reduktion der Kernmasse geschieht bekanntlich bei den Reifungsteilungen der Keimzellen, bei denen die Anzahl der Chromosomen auf die Hälfte herabgesetzt und außerdem durch das rasche Aufeinanderfolgen von zwei Kernteilungen ohne dazwischen eingeschaltetes Ruhestadium verhindert wird, daß die halbierte Kernmenge wieder durch Wachstum verdoppelt wird.

Ebenso wie eine Summierung der Kernmassen muß nun aber auch eine solche des Keimplasmas, d. h. jener Substanz vermieden werden, die zur Übertragung der Eigenschaften der Eltern auf die Nachkommen notwendig ist und durch die Keimbahn von einer Generation zur anderen kontinuierlich weitergegeben wird.

Was liegt da näher, als eine Identität von Keimplasma und Kernsubstanz anzunehmen und Weismann[2]) beizupflichten, welcher als erster die Behauptung aufgestellt hat, daß durch die Reduktionsteilung der Keimzellen die Halbierung der Keimplasmamasse herbeigeführt wird?

Auch diese Beweisführung hat außerordentlich viel für sich. Aber ganz einwandfrei ist auch sie nicht. Denn wer bürgt uns dafür, daß nicht auch der Zelleib der Keimzellen, oder vielleicht nur dieser, Idioplasma enthält, und daß eine Summierung des letzteren einfach dadurch verhütet wird, daß bei einer Teilung der Keimzellen das Wachstum des mit geteilten Keimplasmas auf das ursprüngliche Maß der Mutterzelle unterbleibt, oder daß, wie Held[3]) meint, eine Reduktion der Vererbungssubstanz innerhalb des Plasmas der Geschlechtszellen vor der Befruchtung stattfindet?

Ich halte es für zwecklos, noch auf andere Beweise allgemeiner Natur einzugehen, da sie alle an Bedeutung den experimentell gewonnenen nachstehen müssen und höchstens Hinweise, keine Beweise, für die behauptete Gleichheit von Kernsubstanz und Keimplasma liefern können.

II. Experimentelle Beweise für die Bedeutung des Kernes als Vererbungssubstanz.

Einleitung. Die Beschreibung des Versuchsmaterials.

Zu den Versuchen, die in diesem zweiten Kapitel besprochen werden sollen, sind fast nur Seeigel benutzt worden, die bis zu dem sog. Pluteusstadium großgezogen wurden. Zum Verständnis des Folgenden ist es infolgedessen notwendig, zunächst eine kurze Beschreibung der Larven der reinen Seeigelformen und ihrer Bastarde zu geben. Als Versuchsmaterial dienten folgende drei Spezies:

Bisher übliche Bezeichnung:	Neue Bezeichnung:
Echinus microtuberculatus	Parechinus microt. ⎫ Echinidae
Strongylocentrotus lividus	Paracentrotus lividus ⎭
Sphaerechinus granularis	Sphaerechinus gran. Toxopneustidae.

---

[1]) Hertwig, O.: Zitiert auf S. 991.

[2]) Weismann, A.: Über die Zahl der Richtungskörperchen und ihre Bedeutung für die Vererbung. Jena 1887.

[3]) Held: Zitiert auf S. 992.

Wie aus der Tabelle hervorgeht, stehen die beiden ersten Formen in näherer Verwandtschaft zueinander als zu der dritten Form, die einer anderen Familie angehört. Die Plutei von Parechinus und Paracentrotus gleichen einander sehr. In Abb. 126 ist eine solche Larvenform von Paracentrotus abgebildet, doch könnte, wenigstens was das Skelett anbetrifft, dieselbe Abbildung auch für den Pluteus von Parechinus dienen. Der spitzer zulaufende Teil der Larve wird als Scheitel bezeichnet, obgleich er beim Schwimmen nach unten gerichtet ist. Ihm gegenüber liegt die Oralseite des Tieres mit dem Mund, der in den dreigliedrigen Darm hineinführt. Der Enddarm mit dem After liegt auf der Seite, welche in der Abbildung dem Beschauer zugekehrt ist. Das Mundfeld ist von einem Wimperring umsäumt und in vier Fortsätze oder Arme ausgezogen, von denen zwei über dem Munde liegen (Oralarme), während die zwei anderen der Analseite angehören (Analarme). Diese vier Fortsätze sind ebenso wie der Scheitel von Kalkstäben gestützt, von denen die ersteren als Oralresp. Analarmstützen, die letzteren als Scheitelbalken bezeichnet werden. Außerdem gibt es noch an der Analseite kurz vor dem After einen analen Querstab auf jeder Seite. Von Sphaerechinus granularis sieht nun der Pluteus ganz anders aus (Abb. 127). Der Scheitel ist hier abgestumpft, und die Körperproportionen sind ganz andere, denn während das Verhältnis der Länge der Scheitelbalken zur Länge der Analarmstützen bei Paracentrotus ungefähr 1 : 1 ist, ist es bei Sphaerechinus ungefähr 1 : 2. Sehr große Unterschiede ergeben sich weiter am Skelett: Bei Paracentrotus sind die Analarme nur durch je einen Kalkstab gestützt, bei Sphaerechinus dagegen meist von drei, welche durch Querbrücken verbunden sind, so daß sog. Gitterstäbe entstehen. Letztere erweisen sich im Querschnitt als dreikantig, da die drei Stäbe in den drei Ecken eines Dreieckes angeordnet sind. Als seltene Ausnahmen kommen auch Gitterstäbe mit nur zwei oder mit mehr als drei Längsstäben vor. Bei Paracentrotus enden die analen Scheitelbalken mit keulenförmigen Anschwellungen, bei Sphaerechinus dagegen gabeln sie sich an ihrem Ende rechtwinkelig, und der eine Gabelast legt sich an den der gegenüberliegenden Seite an. Außer den analen Scheitelbalken gibt es nun aber bei Sphaerechinus im Gegensatz zu Paracentrotus auch noch orale Scheitelbalken. In der Abbildung sind die letzteren heller gehalten als die analen Scheitelbalken. Auch die oralen gabeln sich an ihren Enden rechtwinkelig. Indem nun die queren Gabeläste untereinander und die seitlichen mit den entsprechenden der analen Scheitelbalken verschmelzen, entsteht am Scheitel von Sphaerechinus ein viereckiger Rahmen.

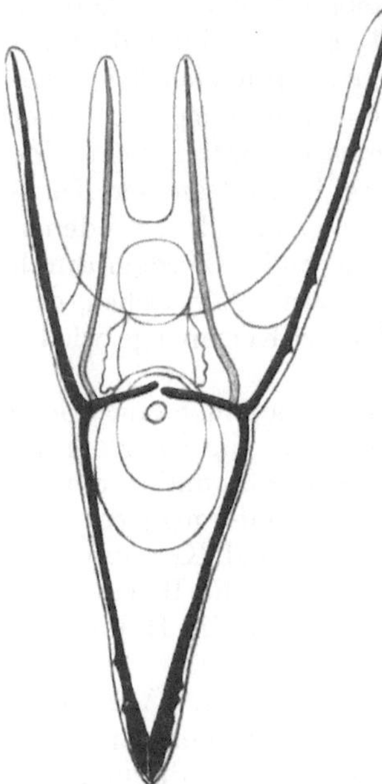

Abb. 126. Pluteus von Paracentrotus lividus. Nach Herbst.

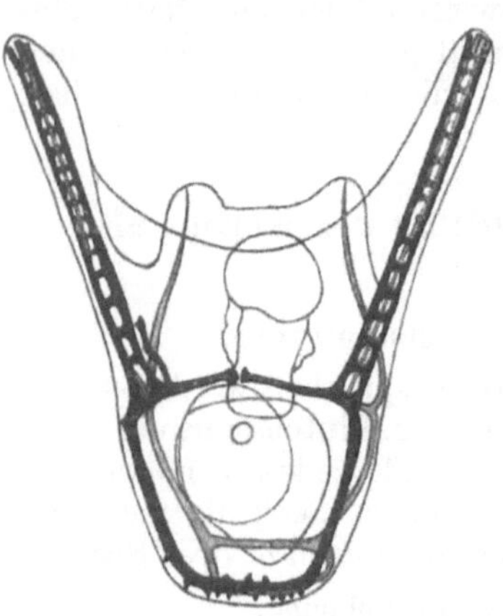

Abb. 127. Pluteus von Sphaerechinus granularis. Nach Herbst.

Da die Plutei von Parechinus und Paracentrotus einander so ähnlich sehen, kommt für Vererbungsfragen eine Bastardierung beider nicht in Betracht. Für solche Zwecke muß man Sphaerechinus als Mutter und einen der beiden anderen Seeigel als Vater benutzen. Solche Bastarde schwanken in ihrem Aussehen sehr, indem sie bald mehr dem Vater, bald mehr der Mutter gleichen. Im ganzen nehmen sie gewöhnlich eine Mittelstellung zwischen den beiden elterlichen Formen ein. In Abb. 128a u. b sind zwei Bastarde der Kombination Sphaerechinus ♀ × Paracentrotus ♂ dargestellt, an denen man die Mittelstellung zwischen den beiden elterlichen Formen deutlich erkennt. In Abb. 128 a sind die Analarmstützen mehr denen der väterlichen, in Abb.128 b mehr denen der mütterlichen Form genähert, zeigen aber in beiden Fällen deutlich den Einschlag des anderen der beiden Eltern, denn auch in Abb. 128 b, wo Querverbindungen zwischen den zwei Stäben vorhanden sind, ist die Anzahl dieser weit geringer als bei der reinen mütterlichen Form (Abb. 127), und außerdem sind nur zwei Längsstäbe an Stelle von drei[1]), die dort die Regel bilden, zu sehen. Die

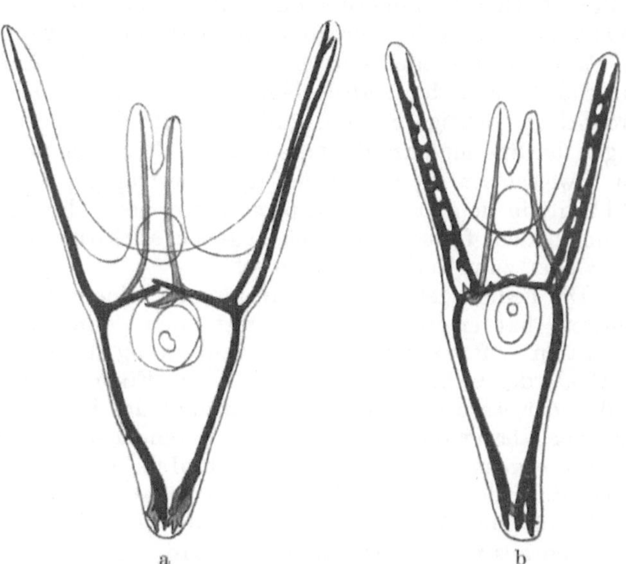

Abb. 128 a und b. Zwei normale Bastardplutei der Kombination Sphaerechinus ♀ × Paracentrotus ♂. Nach HERBST.

analen Scheitelbalken sind an ihren Enden weder keulenförmig gestaltet, noch zeigen sie die typische Sphaerechinus-Gabelung, an deren Stelle eine mehr hirschgeweihartige Verästelung getreten ist. Die oralen Scheitelstäbe sind nicht vorhanden. Nur selten finden sich Ansätze dazu an den Oralarmstützen vor. Als ein solcher dürfte der kleine gekrümmte Fortsatz auf der im Bilde rechten Seite der in Abb. 128a dargestellten Larve zu deuten sein.

1. BOVERIS Versuche der Züchtung merogonischer Bastarde.

Im Jahre 1889 gelang es BOVERI[2]) im Anschluß an Versuche der Gebrüder HERTWIG nachzuweisen, daß kernlose Eibruchstücke von Seeigeln nach Befruchtung mit Sperma von derselben Spezies normale Plutei liefern können. Die Entwicklung eines kernlosen Eibruchstückes mit nur väterlichem Kernmaterial wird jetzt allgemein mit DELAGE[3]) als Merogonie bezeichnet. BOVERI ging dann weiter und befruchtete kernlose Eibruchstücke von Sphaerechinus mit Sperma von Parechinus und erhielt dabei rein väterliche Formen, „Organismen ohne mütterliche Eigenschaften". Er glaubte dadurch den Beweis geführt zu

---

[1]) Der in der Abbildung 127 rechte Analarm weist in diesem Falle am Ende sogar vier Stäbe auf.

[2]) BOVERI, TH.: Ein geschlechtlich erzeugter Organismus ohne mütterliche Eigenschaften. Sitzungsber. d. Ges. f. Morphol. u. Physiol. München Bd. 5. 1889.

[3]) DELAGE, Y.: Études sur la Mérogonie. Arch. de zool. exp. et gén. (3) Bd. 7. 1899.

haben, daß die Übertragung der elterlichen Eigenschaften durch den Kern stattfinde. Von anderer Seite wurde dagegen eingewandt, daß auch die Bastarde
aus kernhaltigen Eiern mitunter dem Vater ähnlich sehen können, weswegen sich
Boveri mehrere Male veranlaßt sah, das Problem wieder aufzugreifen und auf
eine breitere und sichere Basis zu stellen. Die Resultate seiner mühevollen Untersuchungen hat er in einer posthumen Schrift[1]) mitgeteilt. Aus denselben geht hervor, daß Boveris Larven, die keine mütterlichen Eigenschaften zeigten und aus
kreuzbefruchteten, kernlosen Eifragmenten von Sphaerechinus entstanden sein
sollten, doch zum mindesten einen Teil des mütterlichen Kernes enthalten haben
müssen, da sich echt merogonische Bastarde der Kombination Sphaerechinus ♀
× Paracentrotus oder Parechinus ♂ nur bis zum Anfang des Gastrulastadiums
entwickeln und dann absterben. Daraus ergibt sich der physiologisch außerordentlich wichtige Schluß, daß die Teile des Spermiums — wir dürfen nicht
sagen der Spermakern, da wir sonst das als richtig voraussetzen würden, was erst
zu beweisen ist —, von denen die Übertragung der väterlichen Eigenschaften
abhängt, in dem fremden Eiplasma nur dann ihre Tätigkeit entfalten können,
wenn in dem fremden Plasma zugleich auch der dazugehörige weibliche Kern
ganz oder zum Teil vorhanden ist.

Die Fehlerquellen, welche Boveri zu seinem ursprünglichen falschen Schluß
führten, hat er in folgenden Umständen gefunden: Erstens kann durch das
Schütteln — Boveri benutzte zur Gewinnung kernloser Eifragmente die Schüttel-
methode der Gebrüder Hertwig — die Eikernmembran gesprengt werden, so
daß der Kernsaft nach außen tritt und das Kernreticulum als kleiner unregelmäßiger Körper im Eiplasma liegt. In einem solchen Zustand ist dann der Kern
noch in seinem wesentlichen Bestandteil da, kann aber in dem Ei resp. in einem
Bruchstück desselben im Leben nicht mehr gesehen werden. So können Bruchstücke für kernlos gehalten werden, die es nicht sind. Werden sie befruchtet,
so gehen aus ihnen gewöhnliche Bastarde von geringerer Körpergröße, aber mit
normal großen Kernen hervor. Zweitens ist es möglich, daß beim Schütteln
von einem aus einem gesprengten Kern hervorgegangenen Kernreticulum ein
kleines Stückchen abgerissen und mit in das scheinbar kernlose Eifragment
hineingelangt. Drittens kommen bisweilen Eier vor, welche an Stelle eines einheitlichen Kernes Teilkerne in verschiedener Anzahl enthalten. Solche Eier
entstehen auf die Weise, daß sich nach der letzten Reifeteilung die einzelnen
Teilbläschen, die aus den Chromosomen entstehen, nicht insgesamt zu einem
Kern vereinigen, sondern als Partialkerne von verschiedener Größe im Plasma
isoliert liegenbleiben. Von solchen kleinen Partialkernen kann nun sehr leicht
einer in ein Eibruchstück hineingelangen und darin übersehen werden, besonders
wenn er auch infolge des Schüttelns seinen Kernsaft nach außen entleert hat.
Werden scheinbar kernlose Eifragmente der zweiten und dritten Kategorie
kreuzbefruchtet, so entstehen Larven, deren Kerngröße zwar viel kleiner als
bei diploiden Larven, aber doch größer als bei haploiden ist. Die Plutei, welche
Boveri früher für solche mit nur väterlichem Kernmaterial gehalten hatte,
waren solche der zweiten und dritten Kategorie, denn ist gar nichts von mütterlichem Chromatin in den Kernen der Bastarde Sphaerechinus ♀ × Parechinus ♂
oder Paracentrotus ♂ enthalten, dann geht die Entwicklung gar nicht bis zum
Pluteus, sondern, wie schon oben gesagt, nur bis zum Anfange des Gastrulastadiums vor sich. Bei den miteinander näher verwandten Formen Parechinus
und Paracentrotus können sich zwar mitunter echt merogonische Bastarde

---

[1]) Boveri, Th.: Zwei Fehlerquellen bei Merogonieversuchen und die Entwicklungs-
fähigkeit merogonischer und partiell-merogonischer Seeigelbastarde. Arch. f. Entwicklungsmech. d. Organismen Bd. 44. 1918.

bis zum Pluteusstadium entwickeln, doch sind solche Larven mit Parechinus-plasma und Paracentrotuskern wegen der Ähnlichkeit der Skelettformen der beiden Eltern, wie schon oben erwähnt, nicht zu Vererbungsversuchen brauchbar.

Trotzdem also die so geistreich ersonnenen Versuche BOVERIS mit merogonischen Bastarden bis jetzt noch zu keinen Ergebnissen geführt haben, die für die Frage der Lokalisation der Vererbungssubstanz von Bedeutung sind, so ist doch nicht ausgeschlossen, daß ähnliche Experimente mit anderen Formen zu brauchbaren Resultaten führen werden.

In dieser Hinsicht können auch noch Versuche von großer Bedeutung werden, die SPEMANN[1]) und BALTZER[2]) auf der einen und PAULA HERTWIG[3]) auf der anderen begonnen haben.

SPEMANNS Methode gründet sich auf das Vorkommen von physiologischer Polyspermie bei den Tritonen. Er durchschnürte nun Eier von Triton taeniatus, die mit Sperma von T. cristatus befruchtet worden waren, so, daß in das eine Teilstück ein überzähliger Spermakern und in das andere der Kopulationskern gelangte. Beide Teile traten in Entwicklung ein. Daraus ergibt sich ein in physiologischer Hinsicht wichtiger Schluß. Da ein überzähliger Spermakern in Teilung eintritt, wenn er von dem Kopulationskern abgetrennt wird, während er im unzerschnürten Ei untätig geblieben und schließlich aufgelöst worden wäre, so muß der Kopulationskern einen hemmenden Einfluß auf die überzähligen männlichen Kerne ausüben. BALTZER hat die Versuche von SPEMANN mit verschiedenen Tritonkombinationen fortgesetzt. Es ergab sich, daß sich die merogonischen Tritonbastarde viel weiter entwickeln als die der Kombination Sphaerechinus × Parechinus, aber doch immer noch nicht weit genug, um sicher entscheiden zu können, daß die Larven keine mütterlichen Eigenschaften besaßen. Es ist trotzdem möglich, daß man mit dieser Methode mit anderen Kombinationen doch noch brauchbare Resultate zur Entscheidung der Frage, die uns hier beschäftigt, erhalten kann.

Dasselbe gilt von der Methode von PAULA HERTWIG, die nach dem Verfahren von OSCAR und GÜNTHER HERTWIG durch Radiumbestrahlung den Eikern von Anuren- und Urodeleneiern entwicklungsunfähig machte und solche „entkernte" Eier kreuzbefruchtete. Mit merogonischen Tritonbastarden erhielt sie ganz ähnliche Resultate wie BALTZER, indem auch bei ihr die Kombination Taeniatus ♀ × Palmatus ♂ sich am weitesten entwickelte, aber eben noch nicht weit genug, um von Wert für die Lösung unseres Problems zu sein. Sollten weitere Experimente mit der Hertwigschen Methode schließlich doch noch zu einem für Vererbungsfragen brauchbaren Ergebnis führen, so wäre der Schluß aus den Experimenten nur dann eindeutig, wenn tatsächlich die merogonischen Bastarde Organismen ohne mütterliche Eigenschaften wären. Sollten dieselben aber auch mütterliche Merkmale aufweisen, so dürfte daraus nicht geschlossen werden, daß die Übertragung der letzteren durch das mütterliche Plasma erfolgt sei, denn der mütterliche Kern hat sich zwar nicht mit geteilt, war aber doch im befruchteten Ei vorhanden, so daß er dieses und alle jene Furchungszellen beeinflußt haben könnte, durch die er während der Furchung hindurchgegeben wird.

Kehren wir nun noch einmal zu den von BOVERI aufgedeckten Fehlerquellen bei merogonischen Versuchen und zu seinen Befunden über die mangelhafte

---

[1]) SPEMANN, H.: Vererbung und Entwicklungsmechanik.' Ber. d. dtsch. Ges. f. Vererbungswiss., Zeitschr. f. ind. Abst.- u. Vererbungslehre Bd. 33. 1924.

[2]) BALTZER, FR.: Über die experimentelle Erzeugung und die Entwicklung von Tritonbastarden ohne mütterliches Kernmaterial. Verhandl. d. Schweiz. naturforsch. Ges. 1920.

[3]) HERTWIG, P.: Bastardierungsversuche mit entkernten Amphibieneiern. Arch. f. mikroskop. Anat. u. Entwicklungsmech. Bd. 100. 1923.

Entwicklung merogonischer Bastarde entfernt verwandter Arten zurück, so ist durch diese Tatsachen ein Einwand außerordentlich unwahrscheinlich geworden, den Godlewski[1]) auf Grund von merogonischen Bastarden der Kombination Parechinus ♀ × Antedon ♂ gegen die Annahme des Kernes als alleiniger Vererbungssubstanz gemacht hatte. Er hatte anscheinend kernlose Bruchstücke von Parechinuseiern mit Sperma von Antedon, einem Haarstern, befruchtet, der zu einer anderen Klasse der Echinodermen als Parechinus gehört, und vier ausgebildete „Gastrulae" von typischem Parechinus-, also rein mütterlichem Charakter erhalten. Daraus schloß er, daß auch im Plasma des Eies Vererbungssubstanzen lokalisiert sein müßten, nicht nur im Kern, wie man anzunehmen pflegte. Da aber nun selbst merogonische Keime der Kombination Sphaerechinus ♀ × Parechinus resp. Paracentrotus ♂ nicht über den Anfang des Gastrulastadiums hinausgelangen, so ist eine Entwicklung über dieses Stadium hinaus bei merogonischen Bastarden von Tieren, die verschiedenen Klassen angehören, erst recht nicht zu erwarten. Boveri hat infolgedessen recht, wenn er meint, daß Godlewski denselben Fehlerquellen zum Opfer gefallen sein dürfte, die auch ihn früher getäuscht hatten.

2. Erster experimenteller Beweis für die Identität von Kern- und Vererbungssubstanzen an der Hand partiell-thelykaryotischer Bastarde.

Im Jahre 1888 machte Boveri[2]) in einer reinen Parechinus-Kultur die interessante Entdeckung, daß bei einem großen Teil der Eier der eingedrungene Spermakern nicht sogleich mit dem Eikern verschmolz, sondern daß letzterer zunächst allein in Teilung eintrat, und daß der väterliche Kern erst mit einem mütterlichen Furchungskern auf dem 2-, 4- oder gar erst 8-Zellenstadium kopulierte. Bei diesem Versuch waren die Eier vor der Befruchtung 14 Stunden in nicht erneuertem Seewasser liegengeblieben und erst dann mit Samen befruchtet worden, der so lange mit 0,05 proz. Kalilauge behandelt worden war, daß nur noch ein kleiner Teil der Spermien Beweglichkeit zeigte. Boveri nannte das interessante Phänomen der verspäteten Kernkopulation anfangs „partielle Befruchtung", während er später dafür die Bezeichnung „partielle Thelykaryose" einführte. Larven, die aus solchen Eiern mit verspäteter Kernkopulation hervorgehen, weisen natürlich teilweise rein mütterliche (Thelykaryen), teilweise Kopulationskerne in den Körperregionen auf, die aus den entsprechenden Furchungszellen hervorgehen. Boveri erkannte auch sofort die Wichtigkeit einer solchen abnormen Verteilung der elterlichen Kernsubstanzen für das Vererbungsproblem, doch führten seine Bemühungen, das Resultat wiederzuerhalten, nie zu einem vollen Erfolg, so daß es ihm nicht gelang, partiell-thelykaryotische Bastarde zu erzeugen. Solche kamen mir aber bei meinen Versuchen über Kombination von Parthenogenese und Befruchtung in die Hände[3]), freilich auch selten, aber doch immerhin bei mehreren Versuchen.

An der Hand der Abb. 129 a—g will ich den ganzen Verlauf der partiellen Thelykaryose etwas eingehender schildern: In Abb. 129 a sehen wir, daß ein Spermakern in das Ei eingedrungen ist und daß sich an der Seite desselben, an der ihm

---

¹) Godlewski, E.: Untersuchungen über die Bastardierung der Echiniden- und Crinoidenfamilie. Arch. f. Entwicklungsmech. d. Organismen Bd. 20. 1906.

²) Boveri, Th.: Über partielle Befruchtung. Sitzungsber. d. Ges. f. Morphol. u. Physiol. München Bd. 4. 1888.

³) Herbst, C.: Vererbungsstudien. V. Arch. f. Entwicklungsmech. d. Organismen Bd. 24. 1907. — Vererbungsstudien. VI. Arch. f. Entwicklungsmech. d. Organismen Bd. 27. 1909. — Vererbungsstudien. VII. Arch. f. Entwicklungsmech. d. Organismen Bd. 34. 1912.

das Mittelstück ansaß, eine Sphäre entwickelt hat. Diese Sphäre hat sich um
ein kleines Körperchen, das Centrosoma, herum gebildet, welches das Spermium
mit in das Ei hineingebracht hat, und welches nicht mit dem Mittelstück des

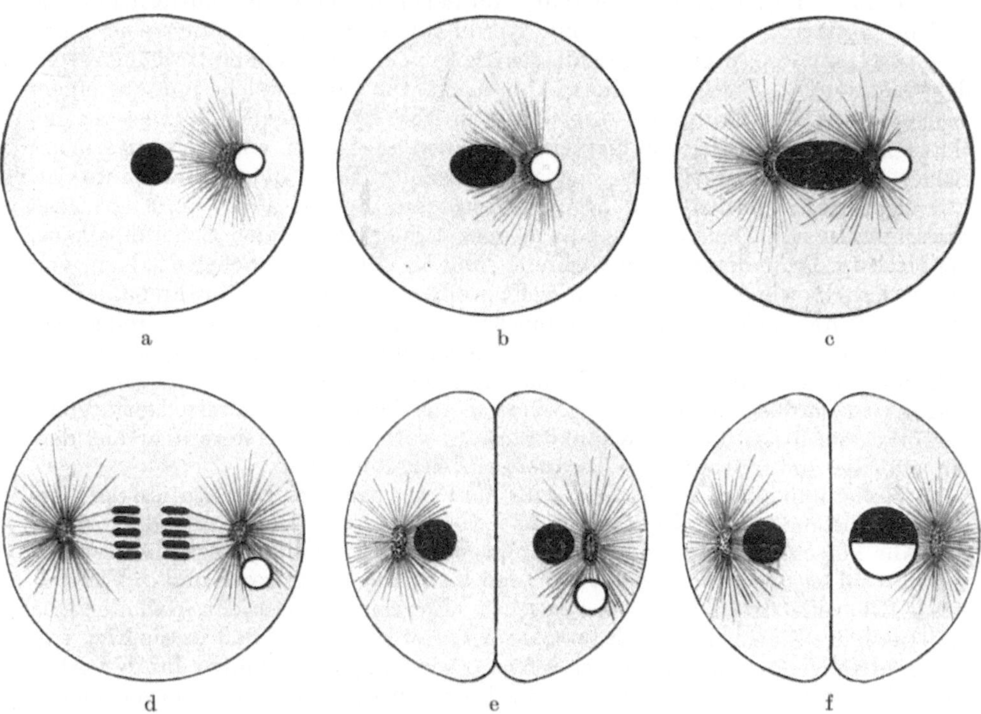

Abb. 129 a—g. Schemata zur Veranschaulichung
der partiellen Thelykaryose. Hell der Spermakern, schwarz der Eikern. Erst nach der Zweiteilung des Eies ist die Verschmelzung des
Spermakernes mit dem einen Furchungskern
eingetreten (f). g ein partiell-thelykaryotischer
Bastardpluteus. Rechts im Bilde die großen
Kopulationskerne der Bastard-, links die kleinen
der rein mütterlichen Seite, die oberen vom
Wimperring, die unteren vom Enddarm. Nach
HERBST.

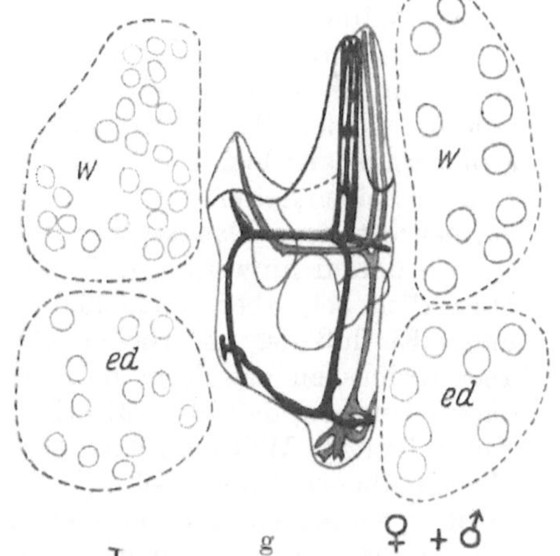

Samenfadens identisch ist, sondern entweder innerhalb des Mittelstückes oder
zwischen diesem und dem Kern liegen mag.
Bei den Seeigeln ist dies noch nicht recht
aufgeklärt. Das ist aber auch für uns von
wenig Belang; wichtig ist nur, daß dieses
Etwas, um das herum sich der Teilungsapparat für die Furchung des Eies bildet,
vom Spermium stammt und nicht vom Ei. Am Eikern nämlich ist ganz und
gar nichts von einer Strahlung zu sehen. In Abb. 129 b ist die Spermasphäre
an den Eikern herangerückt, und in Abb. 129 c hat sie sich in zwei Tochtersphä-
ren geteilt, welche an entgegengesetzte Pole des stark angewachsenen Eikerns gerückt sind. Der Spermakern ist nicht mit dem letzteren verschmolzen, sondern

liegt der einen Polstrahlung noch an. Das ist auch noch in Abb. 129d der Fall, wo der Eikern sich bereits geteilt hat, und die beiden Tochterplatten nach den beiden Spindelpolen auseinanderweichen. In Abb. 129e hat sich das Ei in die beiden ersten Furchungszellen geteilt, von denen die eine nur mütterliches, die andere mütterliches und väterliches Kernmaterial enthält. Letzteres ist noch in einem besonderen Kern eingeschlossen, der nun erst mit dem mütterlichen Kern der einen Furchungszelle kopuliert (Abb. 129f). Die Larve, welche nun aus einem solchen Zweizellenstadium hervorgeht, ist in Abb. 129g abgebildet. Dieselbe besitzt auf der einen Seite, von kleinen Anomalien abgesehen, ein rein mütterliches Skelett, während das Skelett der anderen Seite Bastardcharaktere aufweist. Das sieht man deutlich an den Analarmstützen, die auf dieser Seite aus zwei unverbundenen Stäben bestehen, aus dem Fehlen des oralen Scheitelbalkens, der sich auf der anderen Seite vorfindet, und an den analen Scheitelbalken, von denen der eine wie bei Bastarden hirschgeweihartig verästelt ist, während der der anderen Seite typische Sphaerechinus-Charaktere ebenso wie der dreikantige Gitterarm dieser Seite zur Schau trägt. Es ist nun von der größten Bedeutung, daß die Sphaerechinushälfte kleinkernig, die Bastardhälfte dagegen großkernig ist. Daraus geht hervor, daß letztere aus der Zelle des Zweizellenstadiums hervorgegangen ist, die den Kopulationskern enthielt, die erstere aber aus derjenigen, die nur mütterliches Kernmaterial erhalten hatte.

Was ist nun aus dieser Tatsache für die Frage nach der Lokalisation der Vererbungssubstanz in den Keimzellen zu lernen?

Alle Forscher stimmen darin überein, daß das Spermium folgende Bestandteile mit in das Seeigelei hineinbringt: den Kern, das Centrosoma und das Mittelstück. Betreffs des Schwanzes herrschte allgemein die Ansicht, daß derselbe außerhalb des Eies bleibe, doch berichtete später Witschi[1]), daß in die Eier von Paracentrotus mitunter auch der Schwanz eindringe, und einige Jahre vorher hatte J. Ries[2]) behauptet, daß nur die leere Schwanzhülle außen liegen bleibt, die beiden Fibrillen des Achsenfadens aber mit in das Ei hineingelangen. Welche von diesen Bestandteilen haben nun etwas mit der Übertragung der väterlichen Eigenschaften zu tun?

Das Centrosoma kann es nicht sein, denn infolge der Teilung der Spermasphäre in die beiden Sphären der ersten Furchungsspindel ist ein Teil davon in jede der beiden Furchungszellen hineingelangt. Wenn im Centrosoma die Vererbungssubstanz lokalisiert wäre, müßten infolgedessen die väterlichen Charaktere auf beiden Seiten der Larve, also auch da, wo rein mütterliches Kernmaterial ist, hervortreten. Das ist aber nicht der Fall. Ein ganz arger Skeptiker könnte freilich darauf hinweisen, daß das Skelett auf der rein mütterlichen Seite zwar mütterlich sei, aber doch kleine Abnormitäten aufweist, die vielleicht auf einen Einfluß des väterlichen Centrosomas zurückzuführen seien. Darauf ist aber erstens zu erwidern, daß diese kleinen Abnormitäten wahrscheinlich nur darauf beruhen, daß die mütterliche Seite keine diploiden, sondern nur haploide Kerne besitzt. Will man das aber nicht gelten lassen und behaupten, daß diese kleinen Abnormitäten doch auf den Einfluß eines Spermiumteiles beruhen, nun, so ist zu entgegnen, daß dann ebenso gut der Spermakern wie das Spermacentrosoma dafür verantwortlich gemacht werden kann, da doch auch die Seite des Eies, welche das mütterliche Kernmaterial erhalten hat, vor der Teilung eine Zeitlang dem Einflusse des Spermakernes ausgesetzt war. Und endlich sei noch betont,

---

[1]) Witschi, E.: Über das Eindringen des Schwanzfadens bei der Befruchtung von Seeigeleiern. Biol. Zentralbl. Bd. 31. 1911.

[2]) Ries, J.: Kinematographie der Befruchtung und Zellteilung. Arch. f. mikroskop. Anat. Bd. 74. 1909.

daß so kleine Abweichungen von der Norm auch in rein mütterlichen Zuchten vorkommen können. Wir können also dem Skeptiker nicht beistimmen und halten den Satz für bewiesen, daß das Centrosoma mit der Übertragung der väterlichen Eigenschaften nichts zu tun hat.

Wie steht es nun mit dem Mittelstück, dem MEWES[1]) neben dem Kern eine sehr wichtige Rolle bei der Vererbung zuschreibt, da an seinem Aufbau Chondriosomen (Mitochondrien) beteiligt sind, in denen er auch Vererbungssubstanz erblickt. MEWES[2]) hat das Schicksal des Mittelstückes im Seeigelei genau verfolgt und gefunden, daß dasselbe zur Zeit der Kopulation der beiden Vorkerne ganz in der Nähe des Eikernes, nicht selten unmittelbar an seiner Oberfläche zu finden ist, dabei kann es dicht neben dem Spermakern oder entfernt von ihm liegen, oder endlich ihm sogar direkt opponiert sein. Es bleibt dann dem Zufall überlassen, in welche der beiden Furchungszellen es hineingelangt. Für uns ist wichtig die regellose Lagerung, welche das Mittelstück zum Spermakern einnimmt, denn daraus ergibt sich, daß dasselbe nicht in allen Fällen während des ganzen Verlaufs der ersten Furchungsteilung neben dem Spermakern liegengeblieben und somit in dieselbe Zelle, wie die väterliche Kernsubstanz, hineingelangt ist. Weil es so ganz zufällig entweder der einen oder der anderen der beiden Furchungszellen zuerteilt wird, muß es gelegentlich auch auf die Seite mit rein mütterlichem Kernmaterial gelangen. Enthält es Vererbungssubstanz, so müßten also auch mitunter die kleinkernigen Hälften der partiell-thelykaryotischen Bastarde, nicht rein mütterliche, sondern Bastardmerkmale zeigen, was nicht der Fall ist. Also auch im Mittelstück des Spermiums ist die Vererbungssubstanz nicht lokalisiert.

HELD[3]) bezweifelt zwar, daß das von MEWES allein gefärbte Gebilde des Mittelstückes das ganze Spermioplasma des Seeigelsamenfadens sei, aber selbst dann, wenn er recht hätte und sich die „Plasmosomen" des Echinidenspermiums genau so verhielten wie die von Ascaris megalocephala, würden die partiell-thelykaryotischen Bastardplutei beweisen, daß diese Plasmosomen nichts mit der Übertragung der väterlichen Eigenschaften zu tun haben, denn diese Körnchen sollen sich gleichmäßig auf beide Blastomeren verteilen und müßten infolgedessen auch beide Larvenhälften in gleicher Weise beeinflussen.

Was nun den Schwanz des Spermiums anbelangt, so stimmten früher alle Forscher darin überein, daß derselbe beim Seeigelei nicht mit in das Ei aufgenommen werde. Im Gegensatz hierzu gibt — wie schon erwähnt — WITSCHI an, daß er, wenigstens mitunter, mit Kopf und Mittelstück zusammen in das Ei von Paracentrotus eindringen kann. Da er also nach dieser Angabe nicht immer in das Eiinnere gelangt, so ist es ausgeschlossen, daß er bei der Übertragung der väterlichen Eigenschaften eine Rolle spielen kann. Es gibt nun aber auch noch die Angabe von RIES, nach der vom Schwanz nur die Hülle außen bleiben soll, während der aus zwei Teilen zusammengesetzte Achsenfaden mit dem Centrosoma stets in das Ei hineingelangen soll. Wenn sich das Centrosoma in zwei teilt, erhält jedes der beiden einen von den zwei Fibrillen, die den Achsenfaden des Schwanzes zusammensetzen. Von den beiden Centrosomen gelangt bei der Furchung das eine mit seinem Achsenfaden in die eine und das andere mit dem

---

[1]) MEWES, F.: Die Chondriosomen als Träger erblicher Anlagen. Arch. f. mikroskop. Anat. Bd. 72. 1908.

[2]) MEWES, F.: Verfolgung des sog. Mittelstückes des Echinidenspermiums im befruchteten Ei bis zum Ende der ersten Furchungsteilung. Arch. f. mikroskop. Anat. Bd. 80, 2. Abt. 1912.

[3]) HELD, H.: Untersuchungen über den Vorgang der Befruchtung. I. Arch. f. mikroskop. Anat. Bd. 89, II. Abt. 1917.

seinigen in die andere der beiden Zellen, die also nicht nur in bezug auf die Centrosomata, sondern auch in bezug auf die Menge an Schwanzsubstanz vollkommen gleichwertig wären. Enthielte die Achsenfadensubstanz Vererbungssubstanz, so müßte die Larvenhälfte mit rein mütterlichem Kernmaterial auch väterliche Charaktere aufweisen. Da dies nicht der Fall ist, kann der Achsenfaden keinen Einfluß auf die Vererbungsrichtung ausüben. Um alle möglichen Einwände zu widerlegen, haben wir auch die Angaben von Ries als richtig angenommen, obgleich die abenteuerlichen Ideen dieses Forschers über die Astrosphärenbildung einen auch gegen seine tatsächlichen Angaben mißtrauisch machen können.

Nachdem wir so die Übertragung väterlicher Eigenschaften durch das Centrosoma, das Mittelstück, den ganzen Schwanz oder nur die beiden Achsenfäden des letzteren ausgeschlossen haben, bleibt nur übrig, daß dieselbe ausschließlich durch den Kern des Spermiums erfolgt.

Morgan[1]) hat zu diesem meinen Beweisverfahren bemerkt, daß dasselbe eigentlich wenig mehr sage als der Vergleich ganzer Bastarde und ganzer parthenogenetischer Larven der rein mütterlichen Form. Dies ist aber deshalb falsch, weil die rein mütterliche Seite meiner Larven auch aus einer befruchteten Zelle hervorgegangen ist, denn sie verdankt ihren Teilungsapparat und damit ihre Entwicklungserregung ebenfalls dem eingedrungenen Spermium, was bei einem parthenogenetischen Ei nicht der Fall ist. Morgans Ausspruch ist erklärlich aus der weiten Verbreitung der falschen Definition der Befruchtung: Die Befruchtung besteht in der Kopulation der beiden Geschlechtskerne. Diese Definition geht bekanntlich auf O. Hertwig zurück; und trotzdem hat gerade dieser Forscher in seiner Schrift vom Jahre 1884 ursprünglich unter Befruchtung auch nur Entwicklungserregung verstanden und diese wohl unterschieden vom Übertragen von elterlichen Eigenschaften. Nur weil er damals der Meinung war, daß die Kernsubstanz nicht nur die Vererbungssubstanz, sondern auch der Befruchtungsstoff sei, erklärt sich seine Definition der Befruchtung. Da sich nun aber durch spätere Untersuchungen bekanntlich herausgestellt hat, daß der Befruchtungsstoff, der den Entwicklungsprozeß in Gang setzt, durch das Centrosoma des Spermiums in das Ei hineingebracht wird, dessen Teilungsapparat nach Vollendung der Reifungsteilungen zugrunde geht, so hätte Oscar Hertwig eigentlich seine alte Definition der Befruchtung ändern müssen. Dadurch, daß er das nicht tat, wurde die Befruchtung der Übertragung der elterlichen Eigenschaften gleichgesetzt, ganz im Gegensatz zu dem, was er früher unter Befruchtung verstand. So kommt es, daß jetzt vielfach Fälle, wo das Spermium zwar in das Ei eindringt und die Entwicklung in Gang setzt, aber sein Kern sich nicht an der weiteren Entwicklung beteiligt, als Parthenogenese bezeichnet werden. Das ist falsch; denn auch solche Eier haben „den Befruchtungsstoff" im Sinne O. Hertwigs von 1884 vom Spermium erhalten.

Trotzdem somit Morgans Auffassung der partiell-thelykaryotischen Bastardlarven irrig ist, sei doch betont, daß die letzteren nur beweisen können, daß die Eigenschaften von der väterlichen Seite nur durch den Kern des Spermiums und nicht durch andere Bestandteile desselben in das Ei hineingebracht werden. Ob aber auch im Ei die Vererbungssubstanz nur im Eikern und nicht auch im Plasma lokalisiert ist, das ist durch die partiell-thelykaryotischen Bestarde noch nicht bewiesen, darauf wird vielmehr erst das folgende Beweisverfahren eine Antwort geben.

---

[1]) Morgan: Zitiert auf S. 991.

3. Zweiter experimenteller Beweis für die Identität von Kern- und Vererbungssubstanz an der Hand von Bastarden aus Eiern mit vergrößertem weiblichen Vorkern und aus Rieseneiern.

A. Die Befruchtung von Eiern, deren Kernsubstanz vor dem Zusetzen des Samens durch einen geringfügigen Anstoß zur Parthenogenese vermehrt worden ist. Um den Einfluß einer über die Norm hinaus vermehrten Quantität der mütterlichen Kernsubstanz auf die Vererbungsrichtung der Bastarde von Seeigeln zu studieren, erteilte ich[1]) den Eiern von Sphaerechinus vor der Besamung einen geringfügigen Anstoß zur Parthenogenese, indem ich sie 5 oder 8 Minuten mit einem Gemisch von 100 ccm Seewasser $+ 6$ ccm $n/_{10}$-Essigsäure, Buttersäure oder, was meist der Fall war, Isovaleriansäure behandelte. Aus dem Gemisch wurden die Eier nach der angegebenen Zeit in normales Seewasser zurückgebracht, das mehrere Male gewechselt wurde, um alle Spuren von Säure aus demselben zu entfernen.

Von den behandelten Eiern wurden nun Portionen 1, $1^1/_2$, 2, $2^1/_2$, 3 und $3^1/_2$ Stunden nach der Behandlung mit Samen von Paracentrotus befruchtet und die daraus entstandenen Larven mit denen aus der unbehandelten Kontrollkultur verglichen. Dabei stellte sich heraus, daß die Larven aus den Eiern, welche 1 Stunde nach der Behandlung befruchtet worden waren, sich von den gewöhnlichen Bastardlarven nicht deutlich unterschieden, während die Plutei der anderen Zuchten, deren Eier $1^1/_2$—$3^1/_2$ Stunden nach der Behandlung besamt worden waren, der Mutter außerordentlich viel ähnlicher waren als die gewöhnlichen Bastarde.

Woran liegt diese Verschiebung der Vererbungsrichtung nach der mütterlichen Seite? Vielleicht gibt die Antwort darauf die Tatsache, daß infolge der vorübergehenden Behandlung der Eier mit z. B. Isovaleriansäure der erste Teilungsschritt eingeleitet und somit die Kernsubstanz in den Eiern vor der Befruchtung vermehrt worden ist. Messung und Größe der Eikerne ergab nämlich, daß die Vererbungsrichtung dann sich mehr nach der mütterlichen Seite hinwendet, wenn der Eikern ungefähr um die Hälfte seines Volumens zugenommen hat, und daß der Höhepunkt der Verschiebung der Vererbungsrichtung nach der Mutter hin dann erreicht ist, wenn das Volumen des Eikerns etwa doppelt so groß geworden ist als in einem normalen unbefruchteten Ei. Demnach wäre also die größere Quantität an mütterlicher Kernsubstanz für die größere Mutterähnlichkeit der Larven verantwortlich zu machen.

Eine Untersuchung der befruchteten behandelten Eier auf Schnitten ergab nun aber[2]), daß der Spermakern zwar mit dem vergrößerten Eikern kopulierte, bei der Furchung sich aber nicht in der normalen Weise an der Karyokinese beteiligte, indem er unregelmäßig dabei zerzogen wurde. So konnte also die größere Mutterähnlichkeit der Larven auch an diesem abnormen Verhalten des Spermachromatins liegen. Diese Frage galt es weiter zu prüfen, und ich glaubte hier durch folgende Überlegungen weiter kommen zu können.

Die Eier waren in diesen Versuchen mitten in dem Prozeß befruchtet worden, der zur ersten Teilung führt. Vielleicht ist auf diesen Umstand das abnorme Verhalten des Spermachromatins bei der Kernteilung zurückzuführen? Ich mußte also danach streben, mit Hilfe eines schwachen Anstoßes zur Parthenogenese Eier mit *ruhendem* doppelt so großen Kern als in der Norm zu erhalten. Dieses Resultat erreichte ich[3]) auf zweierlei Weise:

---

[1]) HERBST, C.: Vererbungsstudien. IV. Arch. f. Entwicklungsmech. d. Organismen Bd. 22. 1906. V. Ibidem Bd. 24. 1907.

[2]) HERBST, C.: Vererbungsstudien VI. Ibidem Bd. 27. 1909.

[3]) HERBST, C.: Vererbungsstudien. VIII—IX. Sitzungsber. d. Heidelberger Akad. d. Wiss., math.-naturwiss. Klasse, Abt. B, Jg. 1913, 8. Abh.

Es kamen erstens die unbefruchteten Eier von Sphaerechinus auf 5 Stunden in ein Gemisch aus 70 Teilen mit CO_2 gesättigten und 30 Teilen gewöhnlichen Seewassers. Dann wurden sie einige Male mit normalem Seewasser gewaschen, um die Kohlensäure zu entfernen und sich selbst überlassen. Am anderen Morgen fand man dann in dem Gefäß ungefurchte Eier mit ruhenden Riesenkernen von doppeltnormaler Größe vor.

Die zweite, nach meinen Erfahrungen bessere Methode, bestand im folgenden: Die Eier kamen auf 1 Stunde in ein Gemisch von 400 ccm Seewasser und 8 ccm $n/_{10}$-NH_3. Dann wurden sie mehrere Male mit gewöhnlichem Seewasser gewaschen und ruhig stehen gelassen. Am anderen Morgen, d. h. etwa 24 Stunden, nachdem die unbefruchteten Eier in das ammoniakhaltige Seewasser gekommen waren, fand man dann in der Kultur ungefurchte Eier mit Riesenkernen von doppelter oder auch vierfacher Größe als in der Norm vor.

Wie kommen diese Eier mit ruhenden Riesenkernen zustande? Die Untersuchung ergab, daß in solchen Fällen infolge des geringfügigen Anstoßes zur Parthenogenese beim ersten „Teilungsschritt" nicht ein Dyaster, sondern ein Monaster gebildet wird. Infolgedessen kommt es nicht zur Teilung der Eizelle, sondern es bleibt letztere ungeteilt, und es finden sich die Chromosomen nicht zu 2 Furchungskernen, sondern zu einem einzigen zusammen, der nun doppelt so groß ist wie zu Anfang. Folgen zwei Monasterbildungen aufeinander und tritt dann erst Ruhe ein, so entstehen Eier mit vierfach so großem Kern als in der Norm. Es können bei der Monasterbildung auch Eier entstehen, die an Stelle des einen Riesenkernes mehrere Teilbläschen enthalten, das ist aber für das Resultat ganz gleichgültig, denn auch solche Eier weisen die doppelte oder vierfache Menge an Kernsubstanz auf und entwickeln sich nach Befruchtung ebensogut wie die Eier mit einheitlichem Riesenkern.

Der Unterschied in der Kerngröße zwischen normalen unbehandelten Sphaerechinuseiern und solchen, die infolge der Behandlung mit CO_2 oder NH_3 einen Riesenkern von doppelter Größe erhalten haben, geht deutlich aus dem Vergleich von Abb. 130c, das ein normales Ei darstellt, mit Abb. 130d hervor, welche letztere sowohl ein Monasterei aus einer CO_2- wie aus einer NH_3-Kultur sein könnte.

Wurden nun die Sphaerechinuseier mit ruhendem Riesenkern mit Sperma von Paracentrotus kreuzbefruchtet, so gingen daraus Larven hervor, welche der Mutter weit ähnlicher waren als die Bastarde aus Eiern mit normalgroßem Kern. Die Verschiebung der Vererbungsrichtung nach der mütterlichen Seite war ebenso ausgesprochen in diesen neuen Versuchen mit ruhenden Riesenkernen wie in jenen ersten, wo die Eier mitten im ersten „Teilungsschritt" befruchtet wurden. In Abb. 130a und b sind 2 Bastarde aus Monastereiern einer CO_2-Kultur wiedergegeben — sie könnten aber ebensogut aus einer NH_3-Zucht stammen. — Vergleicht man dieselben mit den Bastarden aus unbehandelten Eiern mit normalgroßem Kern (Abb. 128a und b), so erkennt man deutlich, zumal an der Beschaffenheit der Analarmstützen — in Abb. 130b aber auch der oralen Scheitelbalken —, die größere Ähnlichkeit mit Sphaerechinuspluteis (Abb. 127).

Das Material aus den CO_2-Versuchen hatte ich meinem Schüler Theodor Hinderer[1]), das aus den NH_3-Zuchten Walter Landauer[2]) zur genauen Be-

---

[1]) Hinderer, Th.: Über die Verschiebung der Vererbungsrichtung unter dem Einfluß von Kohlensäure. Arch. f. Entwicklungsmech. d. Organismen Bd. 38. 1914.

[2]) Landauer, W.: Über die Verschiebung der Vererbungsrichtung bei Echinodermenbastardlarven unter dem Einfluß von Ammoniak. Arch. f. Entwicklungsmech. d. Organismen Bd. 52. 1922.

arbeitung, namentlich auch in cytologischer Hinsicht, übergeben. Die Untersuchung der befruchteten Monastereier bestätigte ganz meine Erwartungen. Sowohl HINDERER wie LANDAUER fanden nämlich, daß eine normale·Kopulation von Ei- und Spermakern stattfand, und daß sich letzterer bis auf einzelne Ausnahmen in ganz normaler Weise an der Karyokinese beteiligte. Die Ausnahmen wurden höchstwahrscheinlich von solchen Eiern geliefert, deren Kern im Moment der Befruchtung nicht in Ruhe war.

Wie verhält es sich nun aber mit der Chromosomenanzahl in den Teilungsfiguren der kreuzbefruchteten Monastereier? Die Sphaerechinuseier weisen nach

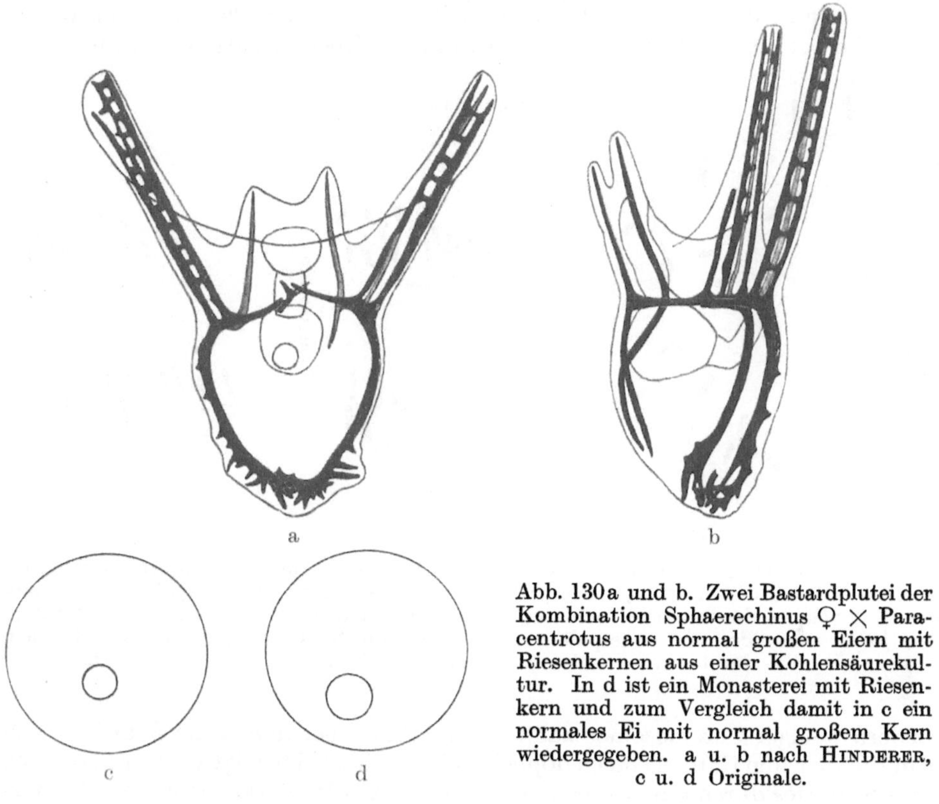

Abb. 130a und b. Zwei Bastardplutei der Kombination Sphaerechinus ♀ × Paracentrotus aus normal großen Eiern mit Riesenkernen aus einer Kohlensäurekultur. In d ist ein Monasterei mit Riesenkern und zum Vergleich damit in c ein normales Ei mit normal großem Kern wiedergegeben. a u. b nach HINDERER, c u. d Originale.

BALTZER[1]), HINDERER und LANDAUER im haploiden Zustand 20, die Eier von Paracentrotus dagegen 18 Chromosomen auf. Nach einer Monasterbildung müßten also im Sphaerechinus-Ei 40 Chromosomen vorhanden sein und nach Befruchtung mit einem Spermium von Paracentrotus 58. HINDERER aber fand bei der Zweiteilung der kreuzbefruchteten Monastereier in den Tochterplatten in keinem Falle mit Sicherheit 58 Chromosomen, sondern weniger, bis zu 42 herab, und LANDAUER stieß in Tochterplatten auf die Zahlen 40, 42, 44, 46 und 58. Wie kommt dies merkwürdige Resultat zustande, daß man in den meisten Fällen weniger als die zu erwartenden 58 Chromosomen in den bastardierten Monastereiern vorfindet? HINDERER meinte, daß das vielleicht daher komme, daß die doppelte Quantität an mütterlicher Kernsubstanz einen Teil der väterlichen

[1]) BALTZER, FR.: Über die Beziehung zwischen dem Chromatin und der Entwicklung und Vererbungsrichtung bei Echinodermenbastarden. Arch. f. Zellforsch. Bd. 5. 1910.

unterdrücke; Landauer aber konnte nachweisen, daß bei den abweichenden Zahlen nur scheinbar Chromosomen fehlen, daß aber tatsächlich alles väterliche und alles mütterliche Chromatin vorhanden ist. Daß scheinbar Chromosomen fehlen, kommt nur daher, daß bei der Monasterbildung meist nicht alle Chromosomen der Länge nach in zwei geteilt sind, sondern daß eine größere oder geringere Anzahl ungespalten und darum dicker ist als die übrigen. So sind z. B. in Abb. 131a alle Chromosomen eines Monasters dargestellt; man zählt ihrer 34, von denen sechs durch ihre größere Dicke auffallen. Denkt man sich dieselben ebenfalls gespalten, so kommt die richtige Zahl 40 im unbefruchteten Monasterei heraus. Wird nun ein solches Ei mit Sperma von Paracentrotus befruchtet, so treten bei der Teilung die dicken, früher ungespalten gebliebenen Chromosomen wieder als solche auf, und so kommt es, daß man in den Tochterplatten meist nicht 58,

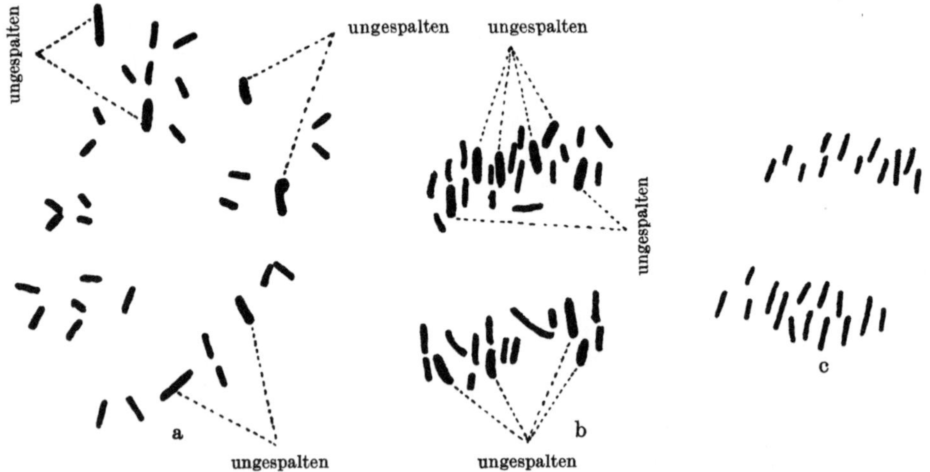

Abb. 131a. Die Chromosomen eines Monastereies aus einer Ammoniakkultur. Man unterscheidet deutlich die dickeren, ungespaltenen, von den dünneren, gespaltenen Chromosomen. b Schnitt durch ein befruchtetes Monasterei auf dem Stadium der Tochterplatten. Man kann auch hier die ungespalten gebliebenen mütterlichen Chrmosomen erkennen. c Schnitt durch ein normales Ei im gleichen Stadium. Nach Landauer.

sondern weniger Chromosomen zählt. Man erhält aber immer die Zahl 58, wenn man die dickeren Chromosomen doppelt zählt. Abb. 131b zeigt die Chromosomen eines Schnittes durch ein bastardiertes Monasterei. Man erkennt in den Tochterplatten deutlich die dickeren Chromosomen, die in einem ähnlichen Schnitt durch ein Kontrollei (Abb. 131c) fehlen. Trotz der starken Verschiebung der Vererbungsrichtung ist also bei den Ammoniakeiern mit Riesenkern nichts vom väterlichen Chromatin eliminiert worden, was in Hinblick auf Einwände Boveris noch einmal ganz besonders betont sein möge.

Durch diese Resultate ist nun einwandfrei bewiesen, daß zur Verschiebung der Vererbungsrichtung nach der mütterlichen Seite die in meinen ersten Versuchen beobachtete abnorme Zerteilung des Spermachromatins nicht unbedingt notwendig ist, denn die Verschiebung ist ebenso groß, wenn sich das Spermachromatin in völlig normaler Weise an der Mitose beteiligt. So könnte man also die andere Alternative bereits für bewiesen halten, daß die Verschiebung der Vererbungsrichtung nach der mütterlichen Seite deshalb erfolgte, weil die Quantität der mütterlichen Kernsubstanzen größer war als die der väterlichen.

Gegen diese Schlußfolgerung könnte man aber noch folgendes einwenden: Die Eier, welche durch Monasterbildung ihren Kern verdoppelt haben, aber auch jene, welche vor der Befruchtung noch keinen Monaster gebildet, sondern durch Vermehrung der Kernsubstanzen ihr Kernvolumen verdoppelt haben, können vielleicht infolge dieses geringfügigen Anstoßes zur Parthenogenese eine solche Veränderung in ihrem Plasma erfahren haben, daß der fremde Spermakern jetzt seinen Einfluß nicht mehr in dem Maße geltend machen kann wie in einem normalen Ei. Gegen diesen Einwand kann man aber das Bestehen der partiell-thelykaryotischen Bastardplutei geltend machen, die zeigen, daß der Spermakern seinen Einfluß auch noch in hohem Maße ausüben kann, wenn er erst mit dem Kern der einen Furchungszelle kopuliert, die doch, wie das Monasterei, ebenfalls bereits einen Teilungsschritt hinter sich hat und die in ihrem Plasma in derselben Weise verändert sein müßte wie das Monasterei.

So ist also dieser Einwand widerlegt, und man kann schon hiernach den Satz für bewiesen halten, daß die Geschlechtskerne nach ihrer Quantität die Vererbung beeinflussen, daß also die Geschlechtskerne Vererbungssubstanz enthalten. Wem diese Schlußfolgerung noch nicht genügt, dem können wir aber noch weitere Beweise liefern.

B. Die Natur der Bastarde aus Rieseneiern als Beweis für die Identität von Kern- und Vererbungssubstanz. Es war seit langem bekannt, daß bei den Seeigeln neben den normalgroßen Eiern ausnahmsweise auch Rieseneier von doppelter Größe[1]) vorkommen, die in der Regel auch einen Kern von doppelter Größe enthalten. Nach den Untersuchungen von BIERENS DE HAAN[2]) und nach eigenen Beobachtungen über das Verschmelzen von Eiern bei Parechinus und Sphaerechinus war es das Wahrscheinlichste anzunehmen, daß die Rieseneier aus der Verschmelzung von zwei unreifen oder auch schon reifen Eiern innerhalb des Ovariums entstehen dürften. Demgegenüber sieht sich aber BOVERI[3]) auf Grund von Beobachtungen, die noch nicht näher veröffentlicht worden sind, zu der Annahme gezwungen, daß bei der letzten Oogonienteilung an Stelle eines Dyasters ein Monaster aufgetreten ist, so daß Oocyten mit doppelt so großem Kern als in der Norm entstanden. Der Zelleib dieser Oocyten mit Riesenkern soll dann im Verhältnis zum Kern so herangewachsen sein, daß nach Abschluß der Wachstumsperiode nunmehr auch er doppelt so groß war wie der eines normalgroßen Eies. Für das Folgende ist die Entstehungsgeschichte der Rieseneier gleichgültig und ebenso die Tatsache, daß es auch Rieseneier von doppelter Größe, aber mit vierfach, ja gar achtfach so großen Kernen als normale Eier gibt, denn diese letzteren Sorten von Rieseneiern habe ich bis jetzt noch nie kreuzbefruchten können. Wir haben es also nur zu tun mit Rieseneiern mit doppelt so großem Zelleib und Zellkern als in der Norm.

Schon seit dem Jahre 1908 hatte ich mich bemüht, zur sicheren Fundierung des Quantitätsgesetzes der Wirkung der beiden Geschlechtskerne auch Rieseneier von Sphaerechinus mit Samen von Paracentrotus zu befruchten und daraus Bastardlarven zu ziehen, die nach meiner Ansicht mutterähnlicher ausfallen müssen als Larven aus normalgroßen Eiern. Ich kam aber erst im Frühjahre 1913 zum Ziel, wo ich 120 Rieseneier isolieren und aus ihnen 22 wohlausgebildete

---

[1]) Vgl. Abb. 130c mit Abb. 132c.
[2]) BIERENS DE HAAN, J. A.: Über bivalente Eier von Sphaerechinus granularis usw. Zool. Anz. Bd. 42. 1913.
[3]) BOVERI, TH.: Über die Charaktere von Echinidenbastardlarven bei verschiedenen Mengenverhältnissen mütterlicher und väterlicher Substanzen. Verhandl. d. phys.-med. Ges. Würzburg N. F. Bd. 43. 1914.

Plutei züchten konnte[1]). Der eingehende Vergleich dieser Bastarde aus Rieseneiern mit solchen aus normalgroßen ergab nun auf das deutlichste, daß dieselben der Mutter viel ähnlicher waren als letztere, was aus der Gegenüberstellung der Abb. 132a und b (Bastarde aus Rieseneiern) und Abb. 128a und b (Bastarde aus normalgroßen Eiern) klar zu erkennen ist. Was ich erwartet hatte, war also eingetreten.

Im Frühjahr 1914 gelang es dann auch Boveri[2]), 5 Bastarde aus Rieseneiern zu züchten, deren größere Mutterähnlichkeit er ebenfalls erkannte, die ihn aber, da ihm bei Niederschrift seiner vorläufigen Mitteilung meine Resultate noch

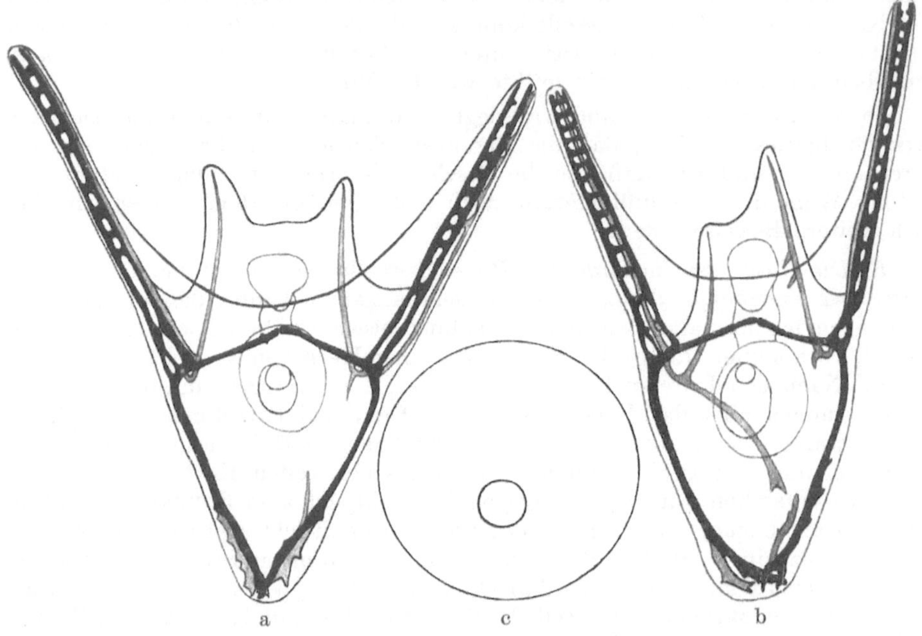

Abb. 132a u. b. Zwei Bastarde aus Rieseneiern, von denen eines in c dargestellt ist. Man vergleiche dasselbe mit einem normalen Ei (130 c) und einem Monasterei mit Riesenkern (130 d) und man wird die Gleichheit von Riesenei- und Monastereikern konstatieren. Nach Herbst.

unbekannt waren, zu dem falschen Schluß verleiteten, die Bastarde aus Rieseneiern seien der Mutter weniger ähnlich als die aus normalgroßen Eiern mit durch Monasterbildung verdoppeltem Eikern, weil er zufälligerweise nur solche Riesenbastarde erhalten hatte, bei denen die Brücken zwischen den Analarmstützen nur höchst spärlich oder unvollkommen ausgebildet waren. Unter meinen 22 Larven kamen aber auch solche mit typischen dreikantigen Gitterstäben wie bei Sphaerechinus vor. Die beiden in Abb. 132a und b dargestellten Riesenbastarde zeigen solche, und ihr Vergleich mit den Bastarden aus normalgroßen Eiern mit Riesenkern (Abb. 130a und b) beweist schlagend, daß die Bastarde aus Rieseneiern der Mutter ebenso ähnlich sind wie die aus normalgroßen Monastereiern.

Für sich allein freilich beweisen die Rieseneier noch nicht, daß die größere Mutterähnlichkeit der Bastarde, die aus ihnen hervorgehen, auf den doppelt so

---

[1]) Herbst, C.: Vererbungsstudien. X. Arch. f. Entwicklungsmech. d. Organismen Bd. 39. 1914.

[2]) Boveri, Th.: Zitiert auf voriger Seite.

großen Kern zurückzuführen ist, da auch ihr Zelleib doppelt so groß ist als in der Norm. Verbinden wir aber die Resultate an kreuzbefruchteten Rieseneiern mit denen an normalgroßen Monastereiern, so läßt sich ein bindender Beweis für die Richtigkeit des Quantitätsgesetzes der Wirkung der beiden Geschlechtskerne bei der Übertragung der elterlichen Eigenschaften ziehen.

Am Ausgangspunkt unseres Beweisverfahrens steht die Tatsache, daß durch die Bastardbefruchtung von Rieseneiern wie von normalgroßen mit infolge von Monasterbildung verdoppelter Kerngröße die Vererbungsrichtung in gleichem Maße nach der mütterlichen Seite hin verschoben wird. Wie kommt es, daß aus so verschiedenem Eimaterial dasselbe Endprodukt hervorgeht? Was zunächst die doppelte Menge des Eiplasmas bei den Rieseneiern anbelangt, so kann deshalb die größere Mutterähnlichkeit der Bastardlarven aus ihnen nicht von derselben abhängen, weil die Monastereier ebenfalls mutterähnlichere Larven liefern, obwohl sie keinen größeren Zelleib besitzen als normale Eier. Das gleiche Resultat der Riesen- und Monastereier kann auch nicht daran liegen, daß letztere bereits einen „Teilungsschritt" hinter sich haben, und daß damit eine Veränderung des Eies eingetreten ist, die den Einfluß des Spermiums abschwächt, denn die Rieseneier haben vor der Befruchtung noch keinen solchen Teilungsschritt hinter sich. Es bleibt deshalb nur übrig, für die größere Mutterähnlichkeit der Larven die gleich großen und gegen die Norm doppelt so großen Kerne beider Eisorten verantwortlich zu machen, denn nur in dieser Hinsicht stimmen die Abb. 130d und 132c miteinander überein.

Auf ganz andere Weise hat Boveri die Möglichkeit auszuschließen versucht, daß es der doppelt so große Zelleib der Rieseneier ist, welcher die Bastarde aus ihnen der Mutter ähnlicher macht als die, welche aus normalgroßen Eiern entstehen. Er kam auf den naheliegenden Gedanken, die Möglichkeit, ob die Menge des Protoplasmas Einfluß auf die Vererbungsrichtung hat, dadurch zu prüfen, daß man durch Schütteln gewonnene kernhaltige Eibruchstücke normalgroßer Eier kreuzbefruchtet und zusieht, ob die Larven daraus dem Vater ähnlicher werden als die aus ganzen Eiern. Mich selbst hatte von der Ausführung dieses Versuches die Tatsache abgehalten, daß solche Larven aus Bruchstücken oft ein defektes Skelett und insbesondere kurze Analarmstützen aufweisen. Haben solche kurze Analarmstützen noch keine Querverbindungen, so hätten sie doch solche bekommen können, wenn sie länger geworden wären. Solche Larven mit kurzen Fortsätzen können infolgedessen eine größere Vaterähnlichkeit vortäuschen, obgleich sie ihnen ihrer inneren Vererbungstendenz nach gar nicht zukommt. Boveri hatte natürlich auch diese Schwierigkeit gesehen, glaubte aber, sie auf folgende Weise überwinden zu können:

Er benutzte zum Vergleich mit den Bastardlarven aus Eibruchstücken nicht solche aus ganzen Eiern, sondern solche aus Furchungszellen, die von derselben Größe waren wie die Eibruchstücke. In bezug auf die mögliche defekte Ausbildung des Skelettes verhalten sich beide Larvenkategorien gleich. Die hieraus resultierende Fehlerquelle ist also auch für beide gleich und kann deshalb vernachlässigt werden. Nun aber würde nach Boveri unter der Voraussetzung, daß es das Plasma des Eies und des Spermiums ist, welches die elterlichen Eigenschaften überträgt, doch ein Unterschied zwischen den Zwerglarven aus Furchungszellen und aus gleich großen Eibruchstücken bestehen, wie folgende Überlegung zeigt: Wegen der Mittelstellung der Bastarde müssen die beiden Plasmasorten trotz ihrer großen Mengenverschiedenheit doch in bezug auf ihre Wirkungsstärke im Verhältnis 1 : 1 stehen. Bei symmetrischer Ausbildung der Larven muß dasselbe Verhältnis aber auch noch in den beiden ersten Furchungszellen vorhanden sein. Nehmen wir dagegen ein Bruchstück des unbefruchteten Eies

von halber Größe und besamen dieses, so wird das Verhältnis von Ei- zu Sperma-
protoplasma darin wie $^1/_2$: 1 sein. Wenn nun das Mengenverhältnis der beiderlei
Protoplasmasorten über die Vererbungsrichtung entscheidet, so müßten aus
kreuzbefruchteten Eibruchstücken von halber Größe vaterähnlichere Larven
hervorgehen als aus isolierten Zellen des Zweizellenstadiums von kreuzbefruchteten
ganzen Eiern. Boveri hat 20 Larven jeder Sorte daraufhin genau untersucht
und diese Möglichkeit nicht bestätigt gefunden. Verlust an Eiprotoplasma bewirkt kein dem Vater Ähnlicherwerden. Somit kann es also bei den Rieseneiern
nicht die doppelte Menge an Eiprotoplasma, sondern nur die an Kernsubstanz
sein, welche die Bastarde daraus der Mutter ähnlicher macht. Es haben also zwei
ganz verschiedene Beweisverfahren zu ganz demselben Resultat geführt, was
natürlich dasselbe um so fester begründet erscheinen läßt.

Dieses Resultat aber besteht darin, daß für die Vererbung der Skelettform
der Echiniden nur der Kern, nicht aber das Protoplasma von wesentlicher Bedeutung ist, und daß die beiderlei Geschlechtskerne nach Maßgabe ihrer Quantität wirken.

Oben hatten wir an der Hand der partiell-thelykaryotischen Plutei bewiesen,
daß die Vererbungssubstanz des Spermiums im Spermakern zu suchen sei. Durch
die Monaster- und Rieseneier ist dies nun auch für den Eikern bewiesen.

4. Die vom Mendelismus gelieferten Beweise für die Bedeutung des Kernes als Vererbungssubstanz.

In seinem glänzenden Werk „Die stofflichen Grundlagen der Vererbung"
sagt Morgan, daß es seiner Meinung nach die Ergebnisse der Genetik sind,
welche die überzeugendsten Beweise für die Richtigkeit der Chromosomentheorie
liefern. Diesem Ausspruch kann ich nur in sehr beschränktem Maße beistimmen,
da meiner Ansicht nach erst einmal bewiesen sein muß, daß wir in den Kernen
der Geschlechtszellen die Vererbungssubstanz zu suchen haben, bevor man das
Spalten der Merkmale mit den Reduktionsteilungen in Beziehung setzen darf.
Ja, es ist sogar nicht nur dieser Beweis vorher notwendig, sondern es müßte sogar
auch erst gezeigt werden, daß die Chromosomen qualitativ verschieden sind.
Erst auf diese beiden Voraussetzungen ließe sich dann das Gebäude der modernen
Chromosomentheorie aufbauen, sowie es etwa durch Morgan und seine Schule
geschehen ist. Für sich allein also liefert die mögliche Erklärung der Resultate
der Mendelforschung durch die cytologischen Befunde an den Kernen der Keimzellen vor und während der Reifung keinen bindenden Beweis für die Identität
von Kern- und Vererbungssubstanz.

Unter einer gewissen Bedingung könnte aber doch die Mendelsche Bastardforschung wirklich überzeugende Beweise für die Chromosomentheorie der Vererbung beibringen, nämlich dann, wenn es gelingen sollte, auf Grund dieser Theorie
vorhergesagte Konsequenzen durch das nachfolgende Experiment zu bestätigen.

An erster Stelle ist hier auf die Koppelung der Gene und die Theorie derselben einzugehen, wie sie Morgan und seine Schule in bewunderungswürdiger
Weise ausgebaut hat. Es handelt sich bei der Koppelung um die Tatsache, daß
in vielen Fällen keine freie Kombinierbarkeit der Merkmale im ursprünglichen
Mendelschen Sinne stattfindet, sondern daß Gruppen von Genen gemeinsam
übertragen werden. Die Hypothese zur Erklärung dieser Verhältnisse lautet
nun: Freie Kombinierung der Merkmale findet dann statt, wenn die Gene
in verschiedenen Chromosomen liegen, mehr oder weniger feste Koppelung aber
dann, wenn die Gene einem und demselben Chromosom angehören. Aus dieser
Annahme ergibt sich nun die Konsequenz, daß es nicht mehr Gruppen von
gekoppelten Merkmalen geben darf, als die betreffende Spezies Chromo-

somengruppen aufweist. In der Tat sind nun bis jetzt in keinem Falle mehr Gruppen gekoppelter Gene aufgefunden worden, als es Chromosomengruppen bei den untersuchten Spezies von Drosophila gibt. So existieren bei D. melanogaster 4 Gruppen von gekoppelten Faktoren und 4 Gruppen von Chromosomen, bei D. willistoni 3 Gruppen gekoppelter Gene und 3 Gruppen von Chromosomen. Es sind zwar auch weniger Gruppen von gekoppelten Faktoren als Chromosomengruppen gefunden worden, aber das spricht nicht gegen die Theorie, denn es ist sehr wohl möglich, daß in solchen Fällen manche Koppelungsgruppen nur noch nicht bekannt sind. Sollten aber in Zukunft Fälle aufgefunden werden, in denen die Anzahl der Gruppen der gekoppelten Gene größer ist als die der Chromosomengruppen, so wäre damit nicht etwa der Satz von der Identität von Kern- und Vererbungssubstanz widerlegt — für den wir ja andere Beweise angeführt haben —, sondern nur die spezielle Vorstellung der Morganschule von der Lokalisation der Gene in den Chromosomen. Man könnte ja auch zu einer mehr chemischen Vorstellung zurückkehren, wie ich sie mir in meiner II. Vererbungsstudie[1]) bildete, und nach der die Ausgestaltung der Merkmale eines Organismus abhängig wäre von einer spezifischen komplizierten Verbindung, die bei der Vereinigung der beiden Geschlechtskerne entsteht. Gekoppelte Faktoren könnten dann solche sein, die durch ein und dieselbe Atomgruppe der komplizierten Verbindung bedingt sind. Aufspaltung und Austausch der Faktoren wäre natürlich auch bei einer solchen Vorstellung möglich.

An zweiter Stelle müssen wir kurz auf solche abweichende Zuchtresultate zu sprechen kommen, die ihre hypothetische Erklärung in einer abnormen Verteilung der Chromosomen fanden, und wo letztere durch cytologische Untersuchungen dann wirklich nachgewiesen werden konnten. Hierher würden zuerst die berühmten Untersuchungen von BRIDGE[2]) über das Nichtauseinanderweichen der X-Chromosomen gehören. Da dieselben aber überall besprochen werden, und eine Schilderung von ihnen sich sowohl bei MORGAN[3]) wie bei GOLDSCHMIDT[4]) vorfindet, so will ich als Beispiel einen Fall schildern, den Frau LILIAN MORGAN[5]) entdeckt hat:

Es handelt sich um die vollständige Umkehr der gewöhnlichen Übers-Kreuz-Vererbung recessiver geschlechtsgebundener Charaktere in einem Stamm von Drosophila melanogaster. Der gewöhnliche Gang der Übers-Kreuz-Vererbung ist bekanntlich folgender: Wird ein Weibchen mit einem recessiven geschlechtsgebundenen Merkmal gepaart mit einem Männchen, das den dominanten allelomorphen Faktor aufweist, so tragen — Heterozygotie im männlichen Geschlecht vorausgesetzt — die Weibchen der F_1-Generation den dominanten Charakter des Vaters, die Männchen den recessiven der Mutter zur Schau. Hier haben wir also die gewöhnliche Vererbung übers Kreuz solcher geschlechtsgebundener Charaktere vor uns. Letztere werden nach der Theorie von dem X-Chromosom mit übertragen, und da nun von den beiden Geschlechtschromosomen des Weibchens das eine X von der Mutter, das andere von dem Vater stammt, der das dominante Merkmal aufweist, die Söhne aber ihr einziges X-Chromosom von der Mutter beziehen, und dieses den Faktor für die recessive Eigenschaft mitbringt,

---

[1]) HERBST, C.: Vererbungsstudien. I—III. Arch. f. Entwicklungsmech. d. Organismen Bd. 21. 1906.

[2]) BRIDGES, CALVIN B.: Non-disjunction as Proof of the Chromosome Theory of Heredity. Genetics Bd. 1. 1916.

[3]) MORGAN: Zitiert auf S. 991.

[4]) GOLDSCHMIDT, R.: Einführung in die Vererbungswissenschaft. — GOLDSCHMIDT, R.: Mechanismus und Physiologie der Geschlechtsbestimmung.

[5]) MORGAN, LILIAN: Non-Criss-Cross Inheritance in Drosophila melanogaster. Biol. bull. Bd. 42, 1922.

so müssen also die Töchter dem Vater, die Söhne aber der Mutter gleichen. Von dieser Regel machten nun aber die Weibchen des von Frau Morgan entdeckten Stammes eine Ausnahme. Sie hatten gelbe Körperfarbe und wurden aus einem Grunde, der uns später verständlich werden wird, als doppeltgelbe Weibchen bezeichnet. Wurden diese Tiere mit dem recessiven Merkmal für Gelb mit einem Männchen gepaart, das dem „wilden" Typus angehörte und somit das dominante Merkmal Grau besaß, so glichen die Töchter der gelben Mutter und die Söhne dem grauen Vater. Es lag also eine vollständige Umkehr der gewöhnlichen Übers-Kreuz-Vererbung vor. Wie erklärt sich dies merkwürdige Resultat? Die Er-klärung ist leicht, wenn wir annehmen, daß die beiden X-Chromosome der Mutter vereinigt sind und sich bei der Reduktionsteilung wie ein einfaches Chromosom

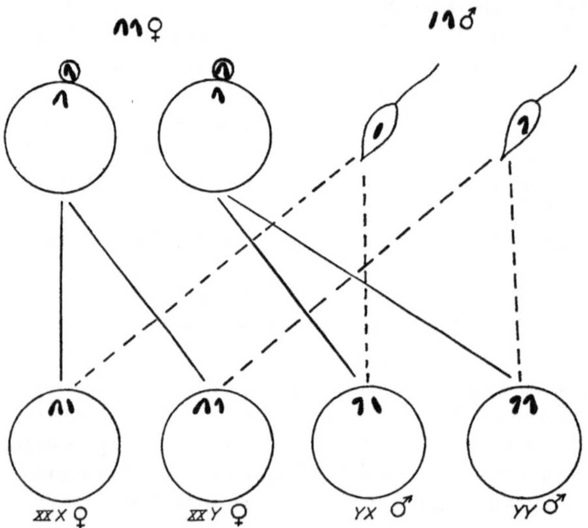

Abb. 133. Bastardierung von einem doppeltgelben Drosophila-Weibchen von der Formel XXY mit einem grauen Männchen vom wilden Typus (XY). Das Y-Chromosom ist an der hakenförmigen Gestalt kennt-lich, das Doppel-X an der geknickten Form, die in-folge der Verlötung der beiden X-Chromosome an einem Ende entstanden ist. Die erste Reihe zeigt die ver-schiedenen Sorten von Keimzellen, die zweite Reihe die möglichen Kombinationen. Aus T. H. Morgans Croonian Lecture.

benehmen. Die angenom-mene Vereinigung der beiden X-Chromosomen trat auf in einem Mosaikweibchen, das einen grauen Kopf und Tho-rax und ein gelbes Abdomen aufwies. Es besaß normale weibliche Geschlechtsorgane. Bei der Reifung der Eier müs-sen demnach in diesem Weib-chen Eier mit $2\,X$, die ver-lötet waren, und Eier ohne X entstanden sein. Wurden diese Eier befruchtet von einem Männchen, das Samen-zellen mit X und solche mit Y produzierte, so müßten also zweierlei Weibchen ent-standen sein, solche mit XXX und solche mit XXY, die aus der Befruchtung eines Eies mit Doppel-X durch einen Samenfaden mit Y entstan-den sind. Wir wollen nun einmal annehmen, wir hätten ein Weibchen von der letzte-ren Formel vor uns. Paaren wir dasselbe mit einem grauen Männchen vom wilden Typus, so können wir uns den Vererbungsgang an der Hand des beistehenden Schemas von T. H. Morgan[1]) (Abb. 133) klarmachen.

Das doppeltgelbe Weibchen von der angenommenen Formel XXY produ-ziert Eier mit $2\,X$, die beide an einem Ende miteinander verlötet sind, und Eier mit Y. Die Befruchtung beider Eisorten mit Spermien mit X müßte Weibchen mit $3\,X$, von denen 2 zu einem verlötet sind, und normale Männchen von der Formel XY ergeben, die also dem Vater gleichen und grau sind. Die Befruchtung der beiden Eisorten mit Spermien mit Y würde dagegen gelbe Weibchen vom Typus der Mutter von der Formel XXY und Männchen von der Formel YY, die aber nicht existenzfähig sein würden, da ihnen das X-Chromosom fehlt.

---

[1]) Morgan, T. H.: Croonian Lecture on the Mechanism of Heredity. Proc. of the roy. soc. of London (B.) Bd. 94. 1922.

Die Zuchtresultate liefern nun in der Regel nur gelbe Weibchen und graue Männchen in ungefähr gleicher Zahl, und wir könnten die ersteren auf die befruchteten Eier mit Doppel-X und -Y und die letzteren auf solche mit Einfach-X und -Y zurückführen. Gelegentlich treten aber auch graue Weibchen auf. Diese könnten entstanden sein aus befruchteten Eiern mit 3 X, d. h. einem Doppel-X und einem einfachen. Eine Dose des dominanten Faktors Grau würde dann über 2 Dosen des recessiven Merkmals Gelb dominiert haben. Das nur gelegentliche Auftreten der grauen Weibchen mit 3 X würde sich daraus erklären, daß dieselben gewöhnlich zugrunde gehen und nur gelegentlich durchkommen. Übrigens sind sie, auch wenn sie durchkommen, unfruchtbar, wie Frau Morgan durch zahlreiche Zuchtversuche festgestellt hat.

Die vorstehende hypothetische Auslegung der Zuchtversuche eines doppeltgelben Weibchens mit einem grauen Männchen des wilden Typus ist nun durch die cytologischen Untersuchungen von Lilian Morgan bestätigt worden.

In Abb. 134a ist eine Chromosomenplatte von einer Oogonienteilung eines normalen Weibchens vom wilden Typus dargestellt. Die beiden geraden Chromosomen sind die beiden X-Chromosomen desselben. In Abb. 134b sehen wir dagegen eine Platte von einem grauen abnormen Weibchen vor uns und erkennen in ihr die mit ihren Enden verlöteten beiden X-Chromosome, die also ein Doppel-X darstellen, und das einfache X. Und in Abb. 134c endlich haben wir eine Chromosomenplatte aus den Oogonien eines sog. doppeltgelben Weibchens vor uns, in der wir das auf Grund der Theorie erwartete Doppel-X und das hakenförmige Y-Chromosom wahr-

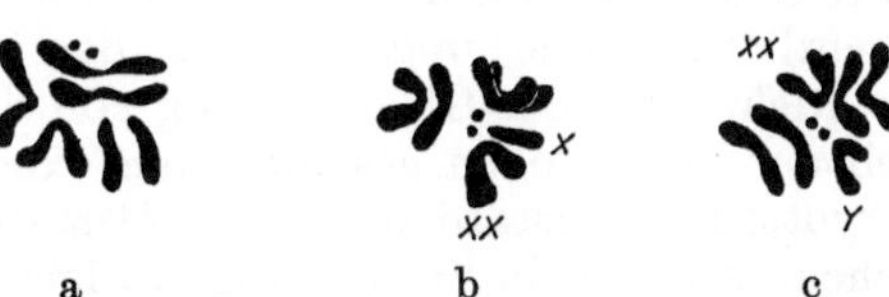

Abb. 134. a Oogoniumäquatorialplatte von einem grauen Weibchen des wilden Typus nach Bridges. b eine solche von einem grauen Weibchen von der Formel XXX. c Äquatorialplatte von einem doppeltgelben Weibchen von der Formel XXY. Nach Lilian Morgan.

nehmen. Da jeder Partner des Doppel-X den geschlechtsgebundenen Faktor für Gelb mit sich führt, so tragen also die doppeltgelben Weibchen ihren Namen mit Recht.

Es ist nun wichtig zu betonen, daß die Resultate nicht nur gestatten, den allgemeinen Schluß zu ziehen, daß die Chromosomen Vererbungssubstanz sind, sondern auch noch den speziellen, daß bestimmte Faktoren nur in bestimmten Chromosomen, in unserem speziellen Falle geschlechtsgebundene Faktoren im X-Chromosom, lokalisiert sind, daß also, wie wir im nächsten Abschnitt mit Boveri noch auf andere Weise zeigen werden, die Chromosomen qualitativ verschieden sind. Der letztere, der speziellere, der beiden Schlüsse kann falsch oder wenigstens unsicher sein, ohne daß damit dasselbe auch für den ersten allgemeineren Schluß zu gelten braucht. Die Sicherheit des spezielleren Schlusses beruht selbstverständlich auf der Voraussetzung, daß man die X-Chromosomen scharf von dem Y-Chromosom wie von den Autosomen unterscheiden kann. Lilian Morgan gibt nun aber selbst zu, daß dies nicht immer ganz leicht ist, und bildet selbst ein Paar Äquatorialplatten ab, wo sie ihre Deutung mit einem Fragezeichen versieht; und die Abbildungen von Bridge hat Stieve[1]) einer scharfen Kritik unterzogen und dabei mit Recht das Hypothetische mancher Deutungen von Bridge hervorgehoben. Aus diesen Gründen kann der oben gezogene speziellere Schluß auf die Lokalisation bestimmter Faktoren in bestimmten Chromosomen

---

[1]) Stieve, H.: Neuzeitliche Ansichten über die Bedeutung der Chromosomen unter besonderer Berücksichtigung der Drosophila-Versuche. Zeitschr. f. d. ges. Anat., Abt. 3: Ergebn. d. Anat. u. Entwicklungsgesch. Bd. 24. 1922.

noch nicht als über allem Zweifel erhaben anerkannt werden. Für den Schluß allgemeinerer Art haben aber trotzdem die Resultate von Bridge und Lilian Morgan ihren Wert behalten. Man kann nämlich so argumentieren: In gewissen Zuchten wurden von der Regel abweichende Vererbungsresultate erhalten. Wenn die Chromosomen wirklich die Vererbungssubstanz repräsentieren, so müßte man in solchen Fällen an den Chromosomengarnituren Abweichungen von der Norm konstatieren, vorausgesetzt, daß diese Abweichungen sich überhaupt optisch wahrnehmen lassen. Nun aber haben die cytologischen Untersuchungen tatsächlich solche abnorme Zusammensetzungen der Chromosomengarnitur ergeben. Folglich müssen die Chromosomen Vererbungsträger sein. Für diesen allgemeinen Schluß kommt also „das Wie‟ der Abweichung der Chromosomengarnitur von der Norm gar nicht in Frage, sondern nur das Abweichen überhaupt. Freilich kann man wiederum hiergegen mit Stomps[1]) einwenden, daß die Abnormitäten in den Chromosomengarnituren doch eine Ursache haben müßten, und daß diese im Plasma liegen könne. Das ist richtig. Damit brauchen aber nicht die Veränderungen im Plasma die *direkten* Ursachen für die abnormen Vererbungsgänge zu sein, sondern nur die indirekten, nämlich insofern als sie Abänderungen in der eigentlichen Vererbungssubstanz, der Chromosomengarnitur, hervorrufen. Für die Richtigkeit der Gleichsetzung von Kern- und Vererbungssubstanz kann man sich auf unsere oben geschilderten experimentellen Resultate an partiell-thelykaryotischen Bastarden und an Bastarden aus Monaster- und Rieseneiern beziehen. Also nur in Verbindung mit letzteren vermögen die Resultate der Genetik Beweise für die Identität von Kern- und Vererbungssubstanz herbeizuschaffen.

5. Boveris Beweise für die qualitative Verschiedenheit der Chromosomen.

An die Versuche von Bridge und Lilian Morgan schließen wir am besten die Beweise für die qualitative Verschiedenheit der Chromosomen an, welche Boveri[2]) vor mehr als 20 Jahren geliefert hat, wenn dieselben auch nicht für einen Beweis gelten können, daß Kern- und Vererbungssubstanz identisch sind.

Den Ausgangspunkt für Boveris Untersuchungen bildete der Befund Drieschs, daß aus doppelt befruchteten Seeigeleiern, nicht wie Fol meinte, Zwillinge, sondern einheitliche, aber kränkliche und krüppelige Larven entstehen. Boveri isolierte noch mehr disperme Eier, die leicht daran erkannt werden, daß sie sich gleich in 4 Zellen teilen, und fand, daß zwar fast alle dispermen Keime krüppelige Larven lieferten, daß aber in seltenen Fällen auch gesunde Larven von normaler Ausbildung aus ihnen hervorgehen können. Aus mindestens 1500 isolierten Simultanvierern entstanden nämlich 2 gesunde Plutei, zu denen dann noch 9 Stück kamen, die etwa zu $^3/_4$ normal waren.

Woran liegt die merkwürdige Tatsache, daß sich doppelt befruchtete Eier fast immer abnorm und nur so ganz selten normal entwickeln?

Folgende Überlegungen und Versuche Boveris werden uns die richtige Antwort geben:

Jedes Spermium bringt in das Ei einen Teilungsapparat hinein, der sich dann im Ei in zwei teilt. Bei Dispermie entstehen infolgedessen 4 Teilungszentren, woraus die simultane Vierteilung folgt. Außerdem aber bringt jede Keimzelle einen haploiden Chromosomensatz mit, so daß wir im doppelt befruchteten Ei $^3/_2$ Sätze haben. Wir wollen nun mit Boveri der Einfachheit wegen annehmen, daß die haploide Chromosomenzahl bei dem als Beispiel gewählten Objekt nur

---

[1]) Stomps: Zitiert auf S. 991.
[2]) Boveri, Th.: Über mehrpolige Mitosen als Mittel zur Analyse des Zellkerns. Verhandl. d. phys.-med. Ges. Würzburg, N. F. Bd. 35. 1902. — Derselbe: Zellenstudien. VI. Die Entwicklung dispermer Seeigeleier. Jena 1907.

4 beträgt. Der Eikern würde also die Chromosomengarnitur a_1, b_1, c_1, d_1, die beiden Spermakerne aber würden a_2, b_2, c_2, d_2 und a_3, b_3, c_3, d_3 mitbringen. Diese 12 Chromosomen werden nun auf die Äquatorialplatten zwischen den 4 Spindelpolen ganz zufällig verteilt, so daß z. B. die in Abb. 135a dargestellte Anordnung herauskommen kann. Die Chromosomen spalten sich nun der Länge nach und werden bei der simultanen Vierteilung des Eies in der in Abb. 135b dargestellten Weise auf die 4 Tochterzellen verteilt. Da letztere von dem Eiplasma ganz gleiche Teile erhalten, während die Chromosomen ganz unregelmäßig auf sie verteilt werden, so kann man auf die Vermutung kommen, daß es die unregelmäßige Verteilung der

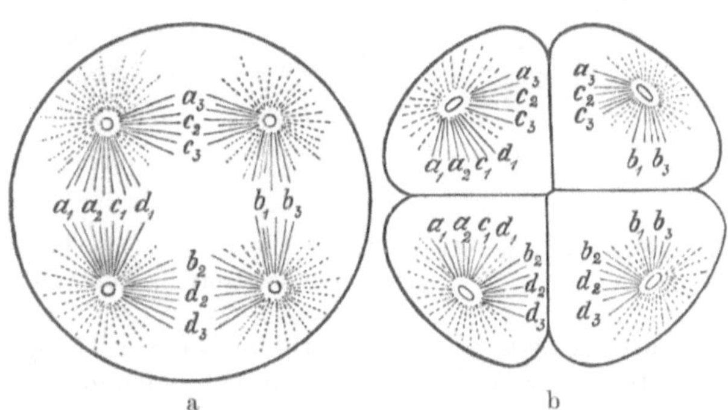

Abb. 135 a u. b. Zwei Schemata zur Erläuterung der unregelmäßigen Verteilung der Chromosomen in doppeltbefruchteten Seeigeleiern. Nach BOVERI.

letzteren ist, welche die in der Regel krüppelige Entwicklung der Larven aus dispermen Eiern herbeiführt. Trifft diese Möglichkeit das Richtige, so müssen sich folgende beiden Konsequenzen durch das Experiment beweisen lassen.

Erstens müssen sich die isolierten vier Zellen des dispermen Eies im Gegensatz zu den isolierten vier Zellen des normal befruchteten Eies, die alle zu einem normalen kleinen Pluteus werden, in der Regel verschieden entwickeln; und zweitens müssen auch nicht in Zellen zerlegte ganze disperme Keime in der Regel regionale Verschiedenheiten aufweisen. Die Experimente haben nun tatsächlich die Richtigkeit der beiden Konsequenzen ergeben.

Was zunächst die Entwicklung der isolierten vier Zellen eines dispermen Eies anbelangt, so berichtet darüber BOVERI[1]) folgendes: „Die vier aus einem Ei stammenden, unter ganz identischen Bedingungen gezüchteten Blastomeren entwickelten sich in der Regel verschieden, und vor allem verschieden weit. Zwar bis zur Blastula geht die Entwicklung fast bei allen normal vor sich, dann aber zeigen sich Unterschiede: das eine Viertel z. B. löst sich in isolierte Zellen auf, während die anderen noch mehrere Tage als Larven herumschwärmen; von diesen bleibt vielleicht eine auf dem Blastulastadium stehen, wogegen die dritte gastruliert und in diesem Zustand die Entwicklung sistiert, die vierte aber vielleicht ein Skelett bildet und Darmgliederung aufweist und damit den Übergang zum Pluteus wenigstens beginnt."

In Abb. 136a—d sind z. B. die vier Objekte wiedergegeben, welche aus einem simultan in 4 Zellen geteilten, doppelt befruchteten Ei von Paracentrotus lividus stammen, das am 13. Dezember 1901 in die vier Zellen mittels Ca-freien Wassers zerlegt wurde. Am folgenden Tage hatten die 4 Zellen geliefert: 1 beginnende normal aussehende Gastrula, 1 dünnwandige Blastula mit Mesenchym, 1 dickwandige Blastula mit Mesenchym, 1 Stereoblastula, d. h. eine Blastula, deren Blastocöl mit trüben pathologischen Elementen angefüllt ist. Am 15. Dezember sahen die 4 Objekte so aus, wie das in Abb. 136a—d zu sehen ist, d.h. es waren vorhanden: 1 fertige Gastrula von ziemlich normaler Form, aber mit pathologischen Elementen im Innern (Abb. 136a), 1 dünnwandige, in Auflösung begriffene

---

[1]) BOVERI: Zitiert auf S. 991.

Stereoblastula mit einem Skelettdreistrahler (Abb. 136b), 1 dickwandige Stereoblastula, gleichfalls dem Absterben nahe (Abb. 136c), 1 Haufen isolierter Zellen (Abb. 136d).

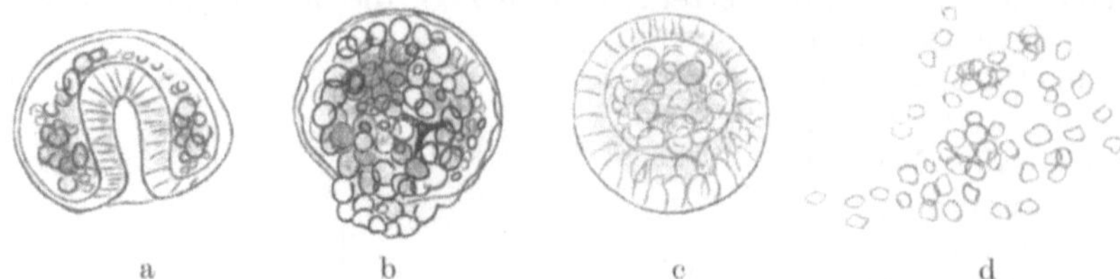

a   b   c   d

Abb. 136 a—d. Vier Keime aus den vier isolierten Zellen eines doppeltbefruchteten Eies von Paracentrotus. Nach Boveri.

Im Gegensatz zu dieser pathologischen und sehr verschiedenen Entwicklung der isolierten vier Zellen des doppelt befruchteten Eies stehen die 4 Objekte, welche aus den vier isolierten Zellen eines Viererstadiums eines normal befruch

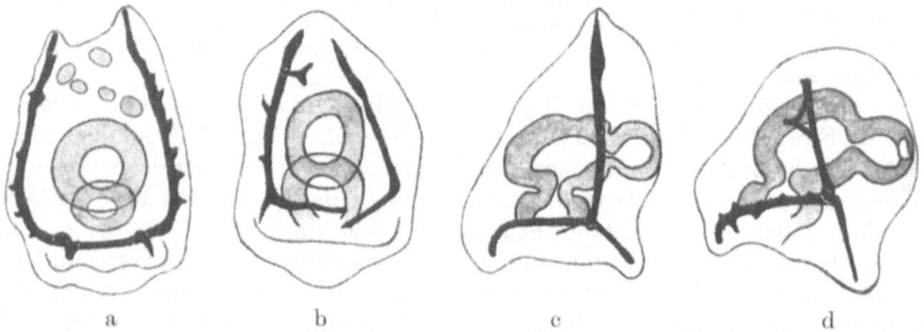

a   b   c   d

Abb. 137 a—d. Vier Larven aus den vier isolierten Zellen eines normal befruchteten Eies von Paracentrotus. Nach Boveri.

teten Eies von demselben Seeigel sich entwickeln, wie die Abb. 137a—d zeigen, von denen jede einen jungen Pluteus mit Skelett darstellt.

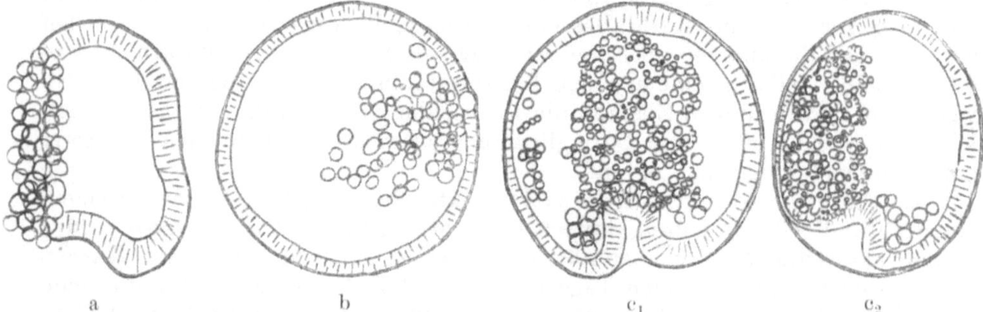

a   b c_1 c_2

Abb. 138. a Blastula aus einem doppelt befruchteten Ei von Parechinus, die partiell zerfällt, b partiellkranke Blastula aus einem gleichen Ei. c_1 u. c_2 eine ähnliche Larve auf weiter vorgerücktem Stadium mit Ansatz zur Gastrulation, von zwei Seiten dargestellt. Nach Boveri.

Um nun auch noch einiges Beweismaterial für regional verschiedene Entwicklung ganzer dispermer Keime zu geben, sei zunächst auf die Abb. 138a—c verwiesen, welche Blastulae resp. beginnende Gastrulae aus Simultanvierern dar stellen. In Abb. 138a sehen wir eine Blastula aus einem doppeltbefruchteten Ei von Echinus vor uns, von der ein Teil in einzelne Zellen zerfällt. In Abb. 138b ist eine andere Blastula aus einem ebensolchen Ei desselben Seeigels vom animalen Pol aus dargestellt. Man sieht, daß ungefähr im Bereich eines Quadranten pathologische Elemente im Blastocöl liegen. Ein beginnendes Gastrulastadium mit Anhäufung von pathologischen Elementen in etwa einem Quadranten des Blastocöls ist in Abb. $138c_1$ von der einen Seite, in Abb. $138c_2$ um $90°$ um ihre Achse gedreht dargestellt. Letztere Abbildung läßt auch erkennen, daß die Urdarmeinstülpung sich nicht normal, sondern nur partiell vollzogen hat. In Abb. 139 endlich ist einer der seltenen Plutei aus dispermen Eiern von Echinus wiedergegeben, an dem man deutlich die regional verschiedene Ausbildung erkennt. Die eine Seite weist nämlich ein ganz typisches, die andere dagegen ein krüppeliges Skelett auf, und es sind auch große pathologische Elemente in der primären Leibeshöhle zu erblicken.

Nachdem sich durch diese experimentellen Tatsachen unsere beiden oben gezogenen Konsequenzen als richtig erwiesen haben, kann es also nur die unregelmäßige Verteilung der Chromosomen sein, welche schuld an der pathologischen Entwicklung der Keime ist.

Diese Schlußfolgerung stellt uns nun aber vor eine neue Frage: Ist die in der Regel pathologische Entwicklung dispermer Keime bedingt durch die unregelmäßige Verteilung der Chromosomen ihrer Quantität oder ihrer Qualität nach?

Die erstere der beiden Alternativen läßt sich durch folgende Tatsachen und Überlegungen ausschließen.

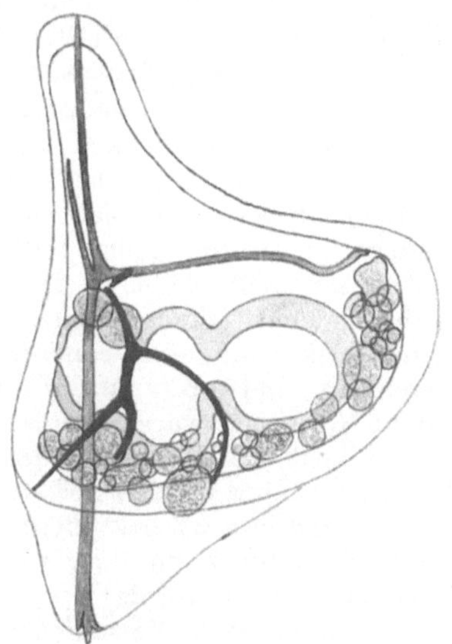

Abb. 139. Partiell pathologischer Pluteus aus einem dispermen Ei von Paracentrotus. Nach Boveri.

Erstens ist es Tatsache, daß sich die Seeigeleier sowohl mit der haploiden, diploiden, triploiden oder tetraploiden Chromosomenanzahl normal entwickeln können. Es kann also die Menge der Chromosomen außerordentlich großen Schwankungen unterliegen, ohne den normalen Ablauf der Entwicklung unmöglich zu machen. Die haploide Zahl beträgt für Parechinus und Paracentrotus 18, für Sphaerechinus 20, die tetraploide also 72 resp. 80. In einem doppelt befruchteten Ei werden also 108 resp. 120 Chromosomen auf die 4 Blastomeren verteilt, im Durchschnitt würde also jede 27 resp. 30 Chromosomen erhalten. Wollte man nun annehmen, daß die normale Entwicklung der Keime nur von der Zahl der Chromosomen, also von ihrer Quantität, abhängt, und daß somit 18 resp. 20 davon genügen würden, so müßte sich die Mehrzahl der dispermen Keime normal entwickeln, was den Tatsachen widerspricht. Es ist also ausgeschlossen, daß sich jeder Keim normal entwickelt, der in seinen Vierteln mindestens die haploide Chromosomenzahl ohne Rücksicht auf ihre Qualität enthält.

Nun aber könnte man die reine Quantitätshypothese noch durch die Annahme zu retten suchen, daß verschiedene Quantitäten an Kernsubstanz in den einzelnen Larvenbezirken schädlich wirken. Dem widerspricht aber, daß Boveri normale Larven mit recht verschieden großen und abnorme Larven mit gleich großen Kernen in den einzelnen Regionen aufgefunden hat.

Da sonach die Erklärung der pathologischen Entwicklung der dispermen Keime durch die unregelmäßige Verteilung der Chromosomen ihrer Quantität nach ausgeschlossen ist, bleibt nur die Erklärung durch die unregelmäßige Verteilung der Chromosomen ihrer Qualität nach übrig. Das heißt aber nichts anderes, als daß die Chromosomen qualitativ verschieden sind. Die Versuche über künstliche Parthenogenese und über die Befruchtung kernloser Eifragmente haben nun ergeben, daß ein vollständiger Chromosomensatz zur normalen Entwicklung wenigstens bis zum Larvenstadium bei den Seeigeln genügt. Es werden sich also auch in ganz seltenen Fällen die dispermen Keime normal entwickeln können, nämlich dann, wenn jede Zelle des Simultanvierers eine vollständige Chromosomengarnitur erhält. Erhalten nicht alle vier Zellen ganze Sätze, so werden die Keime partiell pathologisch, erhält keine von ihnen eine vollständige Garnitur, so entstehen ganz pathologische Produkte.

Die Wahrscheinlichkeit, daß jede Zelle des dispermen Eies einen vollständigen Chromosomensatz bei dem ersten Teilungsschritt zuerteilt bekommt, ist natürlich größer, wenn sich das doppelt befruchtete Ei nicht simultan in vier, sondern nur in drei Zellen teilt, was dann vorkommt, wenn eines der Spermazentren ungeteilt bleibt, so daß eine dreipolige Furchungsspindel entsteht. Und in der Tat entwickelten sich aus isolierten Simultandreiern ca. 8% Plutei, die keine Defekte aufwiesen, sondern höchstens Asymmetrien zeigten. Aus Simultanvierern aber hatte Boveri nur 0,6% Plutei erhalten, wobei sogar defekte Larven, die zu $^3/_4$ normal waren, mitgezählt wurden.

Es liegt auf der Hand, daß dieses scharfsinnige Beweisverfahren Boveris durch Ausschluß anderer Erklärungsmöglichkeiten, also indirekt, geführt wurde. Es wäre deshalb zu begrüßen, wenn schließlich auch noch der direkte Beweis durch Entfernung einzelner Chromosomen mittels des Mikromanipulators von Pétérfi gelingen würde.

Die qualitative Verschiedenartigkeit der Chromosomen sagt zunächst nur, daß dieselben verschiedene Funktionen haben. Worin aber diese verschiedene Funktion besteht, sagt das Boverische Beweisverfahren, so wie wir es bis jetzt kennengelernt haben, noch nicht. Das Beweisverfahren sagt also noch nicht, daß die einzelnen Chromosomen verschiedene Rollen bei der Vererbung zu spielen haben; es ist demnach für sich allein kein Beweis für die Identität von Kern- und Vererbungssubstanz. Erst wenn wir es mit den früher geführten experimentellen Beweisen für diese Identität verbinden, können wir sagen, daß die verschiedenen Chromosomen verschiedene Rollen bei der Übertragung der elterlichen Eigenschaften zu spielen haben, oder, um in der Sprache der modernen Genetik zu reden, daß sie verschiedene Gene enthalten. Erst so kommt die Berührung der Untersuchungen Boveris mit denen der Morganschule zustande, die aber noch viel weiter geht als Boveri, indem sie nicht nur in die verschiedenen Chromosome verschiedene Gene verlegt, sondern diesen Genen auch bestimmte Plätze in den Chromosomen anweist, wie an anderer Stelle[1]) dieses Werkes nachzulesen ist.

Fassen wir am Schlusse des Kapitels über die experimentellen Beweise für die Bedeutung des Kernes als Vererbungssubstanz die hauptsächlichsten Resultate noch einmal kurz zusammen, so wurde durch die partiell-thelykaryotischen Bastarde bewiesen, daß es im Spermium der Kern und nur der Kern ist, welcher die von väterlicher Seite herkommenden Eigenschaften auf die Nachkommen überträgt. Daß es aber auch im Ei der Kern und nicht das Protoplasma ist,

----

[1]) Siehe Beitrag Lenz S. 929.

von dem die Übertragung der mütterlichen Merkmale abhängt, geht aus meinen Versuchen über die Bastardierung von normalgroßen Eiern mit Riesenkern und von Rieseneiern und aus Boveris Untersuchung über die Bastardierung von Bruchstücken normalgroßer Eier in Verbindung mit der Kreuzbefruchtung von Rieseneiern hervor. Diese letzteren Versuche von uns beiden haben übrigens nicht nur die Identität von Kern- und Vererbungssubstanz bewiesen, sondern zugleich auch die bedeutsame Tatsache zutage gefördert, daß der Kern nach seiner Quantität die Vererbungsrichtung beeinflußt. Nachkommen aus einem Ei mit doppelt so großem Kern als in der Norm werden der Mutter viel ähnlicher als Nachkommen aus Eiern mit normalgroßem Kern. Die Experimentalresultate des Mendelismus aber liefern für sich allein keine strengen Beweise für die Gleichsetzung von Kern- und Vererbungssubstanz, sie vermögen dies erst zu tun in Verbindung mit den von mir und Boveri zutage geförderten Tatsachen.

Wenn nun aber auch die Ähnlichkeit der Merkmale der Nachkommen mit denen ihrer Vorfahren durch die Kontinuität der Kernsubstanzen der Keimbahn bestimmt ist, so ist damit doch noch nicht gesagt, daß bei dem Entfalten der elterlichen Eigenschaften im Keim das Protoplasma der Keimzellen gar keine Rolle spielt. Dieser Frage wollen wir uns in dem folgenden Abschnitt zuwenden.

III. Experimentelle Beweise für die Notwendigkeit bestimmten Eiplasmas für das Inerscheinungtreten bestimmter Bildungen am Embryo.

Da die hierher gehörigen Tatsachen in meinem Artikel „Entwicklungsmechanik oder Entwicklungsphysiologie der Tiere" im Handwörterbuch der Naturwissenschaften[1]) zu finden sind, will ich mich an dieser Stelle ganz kurz fassen.

Den Ausgangspunkt für alle Arbeiten über die Abhängigkeit bestimmter Keimblatt- und Organbildungen von bestimmten Plasmapartien des Eies bilden

1. Die Versuche von Driesch und Morgan[2]) am Ctenophorenei,

welche von H. E. Ziegler[3]) und Fischel[4]) weitergeführt wurden. Zum Verständnis derselben wollen wir uns zunächst Abb. 140 a ansehen, die eine Rippenqualle vom aboralen Pol aus betrachtet darstellt. Das Wesentliche an dem Bilde sind für uns die acht Reihen von Ruderplättchen, welche in der Nähe des apikalen Sinnespoles ihren Ursprung nehmen und oralwärts ziehen. Schneidet man nun von einem unge-

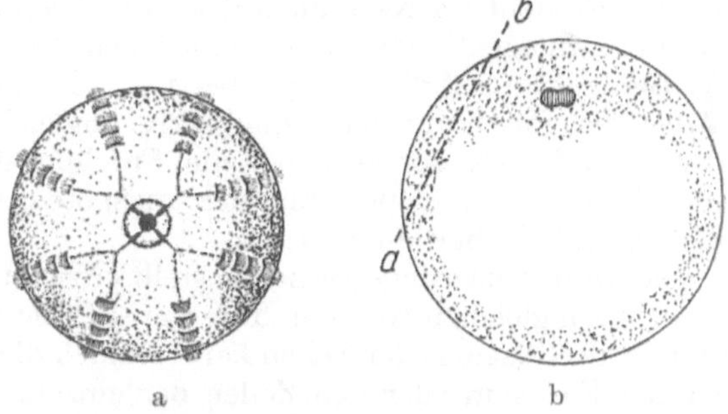

Abb. 140 a.   Schema einer vom aboralen Pol betrachteten Ctenophore. Verändert nach Kühn. b Schema eines Ctenophoreneies. Nach Fischel.

---

[1]) Herbst, C.: Entwicklungsmechanik und Entwicklungsphysiologie. Handwörterbuch der Naturwissenschaften. Jena 1913.

[2]) Driesch, H. und T. H. Morgan: Zur Analyse der ersten Entwicklungsstadien des Ctenophoreneies. Arch. f. Entwicklungsmech. d. Organismen Bd. 2. 1895.

[3]) Ziegler, H. E.: Experimentelle Studien über Zellteilung. III. Die Furchungszellen von Beroe ovata. Arch. f. Entwicklungsmech. d. Organismen Bd. 7. 1898.

[4]) Fischel, A.: Experimentelle Untersuchungen am Ctenophorenei. I—IV. Arch. f Entwicklungsmech. d. Organismen Bd. 6. 1897 und Bd. 7. 1898.

furchten Ei (Abb. 140b) in der animalen Hälfte seitliches Plasma etwa in der Richtung *a—b* ab, ohne den Kern zu verletzen, so entwickelt sich aus dem defekten Ei eine Larve, die weniger als 8 Ruderplättchenreihen, sog. Rippen, besitzt. Es ist also hier ein bestimmter Eiplasmabezirk notwendig zur Entstehung bestimmter Organe.

2. Die Versuche von Crampton[1]) am Ilyanassa- und von E. B. Wilson[2]) am Dentaliumei

schlossen sich an die von Driesch und Morgan am Ctenophorenei an. Ilyanassa ist eine zu den Vorderkiemern gehörende Schnecke und Dentalium ein Vertreter der Weichtiergruppe der Scaphopoden. Wird von den Eiern dieser Tiere der sog. Dotterlappen entfernt, so kommen die Urmesodermzellen und damit der Cölomesoblast in Wegfall. Wilson fand außerdem, daß nach Entfernung des Dotterlappens auf dem Zweizellenstadium des Dentaliumeies die Scheitelplatte der Larve nicht ausgebildet wird, aus der die Cerebralganglien des ausgebildeten Tieres hervorgehen. Der kernlose Dottersack, der einen Teil des Eiplasmas repräsentiert, enthält also Substanzen, die zur Ausbildung bestimmter Keimblatteile und Organe unentbehrlich sind.

Wie reimen sich diese Befunde, welche die große Bedeutung des Eiplasmas für das Auftreten bestimmter Embryonalbildungen deutlich demonstrieren, mit unserer Feststellung zusammen, daß der Kern in seinen Chromosomen die Vererbungssubstanz enthalte?

IV. Vereinigung der scheinbar einander widersprechenden Tatsachenreihen.

1. Die Hypothese von Driesch über das Aufeinanderwirken von Kern und Plasma.

A. Darlegung der Hypothese. In seiner „Analytischen Theorie der organischen Entwicklung" von 1894 hatte sich Driesch folgende Anschauung über die Rolle von Kern und Plasma bei der Ausgestaltung des tierischen Organismus gebildet: Er sieht im Kern auch das wesenbestimmende Element der Zelle, welches die „Anlagen" für die verschiedenen Eigenschaften des Organismus von einer Generation auf die andere überträgt. Er geht weiter von der Tatsache aus, daß bei der Furchung keine qualitativ ungleiche Kernteilung im Sinne Weismanns stattfindet, sondern daß die Furchungskerne zum mindesten zunächst noch die Gesamtheit der Entwicklungspotenzen enthalten, was durch seine Druckversuche[3]) bewiesen ist.

Das Differenzierungsgeschehen stellt er sich nun so vor, daß bei der Furchung die potentiell gleichen Kerne in differentes Plasma hineinzuliegen kommen. Diese Differenz des Plasmas der Zellen kann einfach die Folge der Teilung des spezifisch gebauten Eies sein oder den Zellen der einzelnen Keimbezirke auch von außen aufgeprägt werden, wobei das Wort „außen" im weitesten Sinne zu verstehen ist, also auch Beeinflussung durch andere Zellbezirke einschließt. Das veränderte

---

[1]) Crampton, H. E.: Experimental Studies on Gastropod Development. Arch. f. Entwicklungsmech. d. Organismen Bd. 3. 1896.

[2]) Wilson, E. B.: Experimental Studies on Germinal Localisation. I u. II. Journ. of exp. zool. Bd. 1. 1904.

[3]) Ich kann auf diese Versuche von Driesch hier nicht näher eingehen und verweise deshalb auf meinen Artikel „Entwicklungsmechanik" im Handwörterbuch der Naturwissenschaften. Zu ähnlichen Resultaten wie Driesch gelangte übrigens Oscar Hertwig am Froschei und in neuerer Zeit auf ganz anderem Wege als die ersten beiden Forscher Spemann, auf dessen Versuche wir weiter unten kurz zu sprechen kommen werden.

Plasma wirkt nun auf die Kerne ein und aktiviert aus denselben, aus der Gesamtsumme der „Anlagen" nur ganz bestimmte, die nun zurückwirken auf den Zelleib und diesen zu einer bestimmten Differenzierung, also etwa zur Bildung von contractilen oder reizleitenden Elementen, zwingen.

Die Beeinflussung des Plasmas durch den Kern denkt er sich weiter als fermentativ vermittelt. Wir haben also hier eine Anschauung vor uns, die in neuerer Zeit bei verschiedenen Autoren, z. B. WOLTERECK[1]) und GOLDSCHMIDT[2]), zu finden ist und als höchst modern gilt. Der Unterschied zwischen den modernen Forschern und DRIESCH besteht nur darin, daß DRIESCH von einem Fermentgemisch im Kerne sprach, während man jetzt den Fermenten einen bestimmten Platz in den Chromosomen anweisen würde. DRIESCH selbst hat die Fermenthypothese verlassen, und ich halte sie auch für unrichtig, wie wir weiter unten sehen werden.

Sehen wir deshalb von dieser speziellen Ansicht über die Natur der Gene ab, so wäre der scheinbare Widerspruch zwischen den beiden Tatsachenreihen derartig aufgelöst, daß Kern und Protoplasma der Zelle verschiedene Aufgaben zu erfüllen haben: Wohl ist der Kern die Vererbungssubstanz; was für Anlagen aus ihm aber im einzelnen Fall aktiviert werden, hängt von der spezifischen Beschaffenheit des Zelleibes ab. Das Primäre bei der Differenzierung der Zellen ist also hiernach der Zelleib, der dann als zweiten Schritt den Zellkern beeinflußt, und darauf folgt als dritter Schritt die Beeinflussung des Plasmas durch einen Teil der Totalpotenz des Kernes.

Gibt es nun Beweise für die Beeinflussung des Kernes durch das Protoplasma? Dieser Frage wollen wir uns jetzt zuwenden.

B. Beweise für die Beeinflussung des Kernes durch das Protoplasma. a) BOVERIS *Beweis für die Auslösung des Diminutionsprozesses der somatischen Chromosomen bei Ascaris megalocephala durch die Beschaffenheit des Cytoplasmas der somatischen Zellen.* Um das folgende zu verstehen, müssen wir uns erst kurz mit dem von BOVERI entdeckten Diminutionsprozeß bei den somatischen Kernen von Ascaris megalocephala bekannt machen: In Abb. 141 a sehen wir das Zweizellenstadium eines Eies der Varietät univalens vor uns, welche in jedem Vorkern ein Chromosom, im Furchungskern also deren zwei aufweist. Wir sehen, wie je zwei schleifenförmige Chromosomen, deren Enden etwas

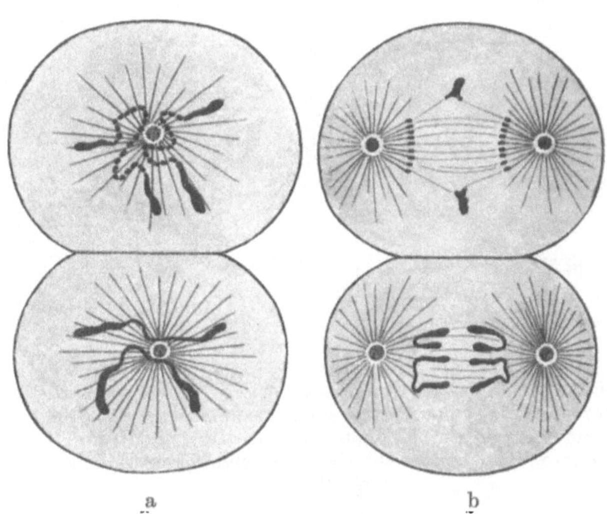

Abb. 141 a u. b. Zwei Schemata zur Demonstration des Diminutionsprozesses in den somatischen Zellen von Ascaris megalocephala univalens. Nach BOVERI.

---

[1]) WOLTERECK, R.: Beitrag zur Analyse der „Vererbung erworbener Eigenschaften" usw. Verhandl. d. zool. Ges. 1911.

[2]) GOLDSCHMIDT, R.: Die quantitativen Grundlagen von Vererbung und Artbildung. Berlin 1920.

keulenartig angeschwollen sind, in den beiden Zellen liegen, wie aber in der einen Zelle, welche in der Folge nur Ektoderm liefert, die mittleren Partien der beiden Chromosomen bereits in einzelne kleine Elemente zerfallen sind. Die Folge davon ist, daß bei der Vierteilung (Abb. 141b) sich nur die eine Zelle sowie das ungefurchte Ei unter Beteiligung von zwei schleifenförmigen Chromosomen teilt, während in der anderen die keulenförmigen Enden abgestoßen und nur die kleinen Chromosomen der mittleren Partien regelmäßig auf die beiden Tochterzellen verteilt werden. Die abgestoßenen Enden der Chromosomen gehen zugrunde. Diese Diminution des Kernes vollzieht sich in der Folge an allen somatischen Zellen, während die Keimbahnzellen die beiden Urchromosomen behalten. Welches ist nun die Ursache dieses Diminutionsprozesses in den somatischen Zellen? Es sind hier nur zwei Erklärungsmöglichkeiten denkbar:

Erstens kann der Diminutionsprozeß ein autonomer Vorgang einer bestimmten Chromosomenspalthälfte sein, d. h. es kann bei der ersten Furchungsteilung jedes Chromosom durch eine qualitativ ungleiche Kernteilung in ein diminutorisches, somatisches, und in ein nichtdiminutorisches, generatives, gespalten werden.

Zweitens aber wäre es denkbar, daß der Diminutionsprozeß kein autonomer Vorgang bestimmter Chromosomen ist, sondern daß er den Chromosomen durch die Beschaffenheit des Plasmas aufgezwungen wird, in das die Chromosomen zu liegen kommen.

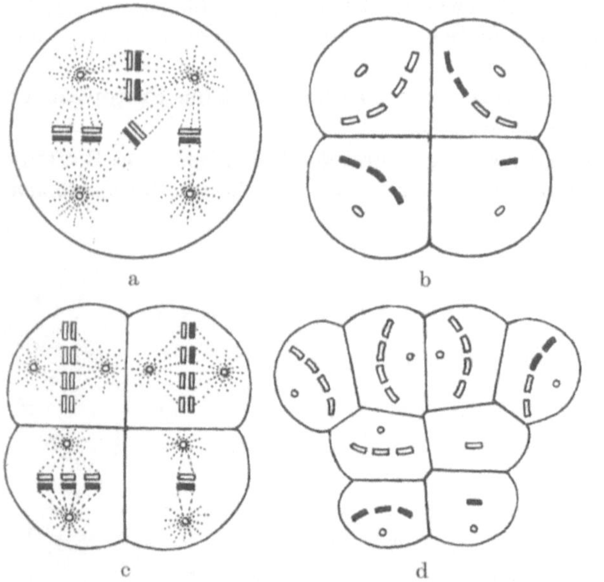

Boveri[1]) hat nun das Studium doppelt befruchteter Eier von Ascaris megalocephala dazu benutzt, um zwischen diesen beiden Alternativen zu unterscheiden. Wir folgen seinem Gedankengang und wollen uns zunächst überlegen, was für Befunde wir an doppelt befruchteten Eiern erwarten müßten, wenn die erste Alternative richtig wäre.

Die doppelt befruchteten Eier teilen sich bekanntlich beim ersten Teilungsschritt sofort in 4 Zellen und weisen bei der Varietät bivalens 6 Chromosomen auf, zwei mütterliche und 2×2 väterliche. Abb. 142a zeigt einen Fall, der auch wirklich beobachtet worden ist. Die 6 Chromosomen haben sich hier bereits der Länge nach in zwei Hälften gespalten, so daß also 6 Paare von Chromosomen zu sehen sind. Nach der ersten Hypothese wären die Spalthälften nunmehr schon unabänderlich zu diminutorischen, somatischen ·Chromosomen und nichtdiminutorischen, generativen Urchromosomen determiniert. Bei der Vierteilung des Eies

Abb. 142a—d. Vier Schemata der Furchung eines dispermen Eies von Ascaris megalocephala bivalens zur Demonstration der Möglichkeit, daß die Diminution bestimmten Spalthälften der Chromosomen eigentümlich ist. Nach Boveri.

¹) Boveri, Th.: Die Potenzen der Ascaris-Blastomeren bei abgeänderter Furchung. Festschr. f. R. Hertwig Bd. 3. Jena 1910.

(Abb. 142b) würden also in eine Zelle 4 diminutorische, in die zweite 2 diminutorische und 2 Urchromosomen, in die dritte 3 und in die vierte 1 Urchromosom hineingelangen. Abb. 142c zeigt die vier Spindeln mit den gespaltenen Chromosomen bei dem nächsten Teilungsschritt, der in Abb. 142d vollzogen ist. Wir müßten also bei Richtigkeit der ersten Alternative unter den 8 Zellen 5 mit diminutorischen Chromosomen, 2 Zellen mit Urchromosomen und 1 Zelle mit beiden Sorten vorfinden. Allgemein ausgedrückt dürften also nie mehr und nie weniger Urchromosomen als 6 vorhanden sein, die in der mannigfachsten Weise auf die 8 Zellen verteilt sein müßten.

Was müßten wir aber bei derselben Spindelanordnung wie im ersten Fall erwarten, wenn nicht die erste, sondern die zweite der beiden Alternativen das Richtige träfe? Wir können uns das an der Hand der folgenden Boverischen Schemata klarmachen. In Abb. 143a sehen wir wieder dieselbe Spindelanordnung wie in Abb. 142a vor uns; die Chromosomenspalthälften sind hier aber alle gleich; ob sie zu Urchromosomen oder diminutorischen werden, hängt davon ab, ob in die Zellen Plasma vom vegetativen Pole des Eies hineingelangt, das in den Zeichnungen schraffiert ist, oder nicht. Nach dem ersten Teilungsschritt (Abb. 143b) hätten wir also ein Vierzellenstadium vor uns, auf dem das Plasma in den beiden animalen Zellen die Chromosomen zur Diminution zwingt, während die Chromosomen in den beiden vegetativen Zellen, welche das schraffierte Plasma enthalten, Urchromosomen,

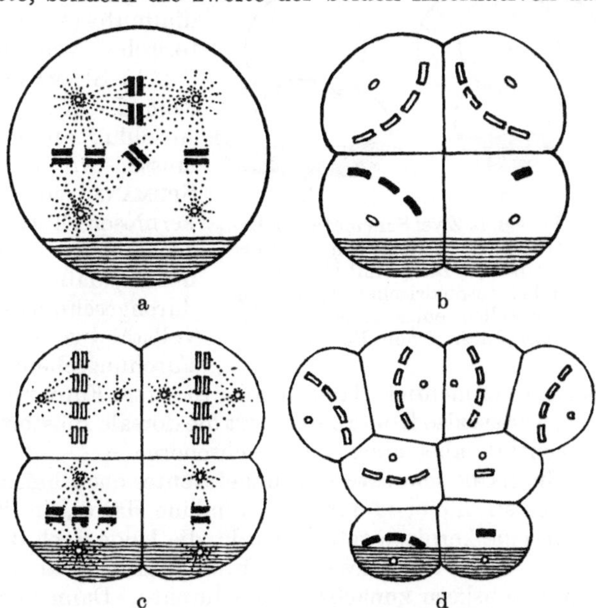

Abb. 143 a—d. Vier Schemata zur Demonstration der Möglichkeit, daß die Diminution von der Beschaffenheit des Cytoplasmas abhängig ist. Nach Boveri.

die eine Zelle drei, die andere eines behalten müßten. Bei der Achtteilung (Abb. 143c und d) würde das schraffierte Plasma nur in die beiden vegetativsten Zellen gelangen, welche allein von allen 8 Zellen Urchromosomen aufweisen dürften. Allgemein ausgedrückt dürften also bei Richtigkeit dieser Alternative nie diminutorische und Urchromosomen zusammen in einer Zelle vorkommen. Außerdem dürfte die Gesamtzahl der Urchromosomen in der Regel nicht sechs betragen, sondern entweder mehr oder weniger, und endlich dürften sich Urchromosomen nur in solchen Zellen vorfinden, die Plasma vom vegetativen Pole zuerteilt bekommen. In unserem Beispiel sind dies zwei Zellen, da die Spindelfigur ein Quadrat bildete. Sind aber die Teilungszentren tetraedrisch angeordnet, so kann entweder nur eine Zelle des Simultanvierers das Plasma erhalten (Abb. 144a) oder es können drei Zellen davon abbekommen (Abb. 144b).

Die Tatsachen haben nun der zweiten Alternative Recht gegeben, denn in dem Falle, den wir als Beispiel wählten, fanden sich zwei Zellen mit nur 4 Urchromosomen im ganzen vor. Und auch in den anderen Fällen beobachtete Boveri nie Urchromosomen und diminutorische zusammen in einer Zelle. Die Zahl der Urchromosomen schwankte von Fall zu Fall, wie es die zweite Hypothese verlangt, und zwar zwischen zwei und zwölf, während nach der ersten Hypothese die Zahl konstant sechs betragen müßte, falls es sich um die Varietät bivalens handelt. Die niedersten Zahlen kamen in Eiern des Tetraedertypus (Abb. 144a), die höchsten in Eiern des Tetraedertypus Abb. 144b vor, während die dispermen Keime vom Typus unseres Beispiels (Abb. 143a) in der Mitte standen.

Es ist somit von Boveri auf höchst elegante Weise bewiesen worden, daß es von der Beschaffenheit des Plasmas abhängt, in das ein Chromosom zu liegen kommt, ob dasselbe zu einem somatischen, diminutorischen wird oder ein nichtdiminutorisches, generatives bleibt.

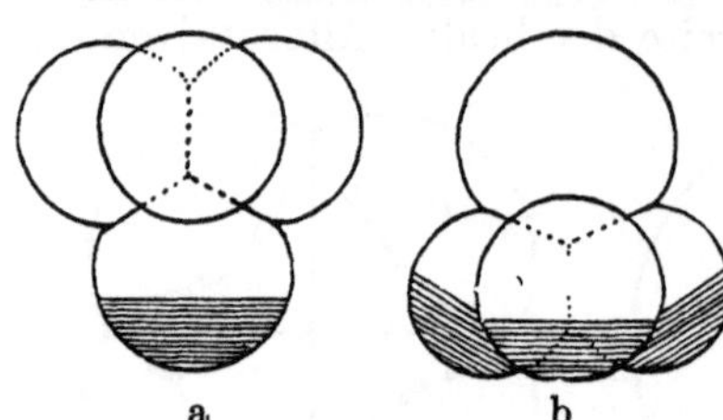

a   b

Abb. 144a u. b. Zwei Schemata zur Demonstration der Entstehung von einer (a) oder drei (b) Zellen mit Urchromosomen bei tetraedrischer Anordnung der vier Zellen eines dispermen Ascaris-Eies. Nach Boveri.

b) Spemanns *Beweis für die Beeinflussung der Kerne durch das Cytoplasma.* Im Anschluß an die Boverische Beweisführung müssen wir auf die schönen Versuche von Spemann[1]) über die nachträgliche Bekernung kernloser Eibruchstücke bei Triton taeniatus zu sprechen kommen und vorher daran erinnern, daß ein auf dem Zweizellenstadium durchgeschnürtes Tritonei dann zwei kleine vollständige Larven liefert, wenn die erste Furchungsebene mit der späteren Medianebene zusammenfiel. Trennte aber die erste Furchungsebene Rücken- von Bauchseite, war sie also frontal, so liefert die dorsale Blastomere einen normalen Embryo, die ventrale aber einen ohne Achsenorgane.

Spemann schnürte nun ungefurchte, eben befruchtete Eier mit einer Haarschlinge stark ein, so daß das Ei in eine Hälfte, die Ei- und Spermakern enthielt, und in eine kernlose geteilt wurde, die beide noch durch eine Brücke zusammenhingen. Die Folge dieser Art Einschnürung war, daß sich die Hälfte mit dem Kopulationskern zunächst allein furchte. Dann aber trat doch ein Kern durch die Verbindungsbrücke in die kernlose Hälfte über, die sich nun ebenfalls zu entwickeln begann. War median geschnürt worden, so konnte noch ein Kern des 16-Zellenstadiums die ursprünglich kernlose Hälfte zu einem normalen Embryo umwandeln, war dagegen frontal geschnürt worden, und war der Kopulationskern in das Material für die präsumptive Bauchseite zu liegen gekommen, so brachte es in solchen Fällen mit einer Ausnahme nur noch ein Kern des 8-Zellenstadiums fertig, die ursprünglich kernlose dorsale Eihälfte zu einem normalen Embryo umzuformen, ein Kern des 16-Zellenstadiums aber nicht mehr.

Die ursprünglich vollständig gleichen Furchungskerne müssen also durch das längere Liegen in ventralen Plasma eine Veränderung erfahren haben, die eine nachträgliche normale Entwicklung der dorsalen Hälfte verhindert, wie ja auch aus einer ventralen Eihälfte nie ein normaler Embryo hervorgeht.

c) *Beobachtungen von* Brachet[2]) *und mir*[3]) *als Indizien für die Beeinflussung des Kernes durch das Cytoplasma.* In einer Arbeit von 1922 berichtet Brachet über interessante Beobachtungen, die er an Eiern von Paracentrotus lividus

¹) Spemann, H.: Über verzögerte Kernversorgung von Keimteilen. Verhandl. d. dtsch. zool. Ges. 1914. Vgl. auch S. 997, Anm. 1.
²) Brachet, A.: Recherches sur la fécondation primaturée de l'œuf d'oursin. Arch de biol. Bd. 32. 1922.
³) Vererbungsstudien VII. Arch. f. Ent.-Mech. Bd. 14. 1912.

machte, welche während der Metaphase der ersten oder zweiten Reifungsteilung
oder der Telophase der zweiten besamt wurden, wo die mütterlichen Chromosomen bereits schon wieder die Form von kleinen Bläschen angenommen haben.
Handelt es sich um die Besamung von Eiern in Metaphase, wobei es gleichgültig
ist, ob es die Metaphase der ersten oder zweiten Reifungsteilung ist, so lösen sich
die Spermaköpfe, nachdem sich um ihren Halsteil herum die Strahlung ausgebildet hat, sofort in Chromosomen auf, ohne vorher das gewöhnliche bläschen-
förmige Stadium durchlaufen zu haben. Sind dagegen in den Eiern die mütterlichen Chromosomen bereits wieder zu Bläschen geworden, wenn die Spermien in
die Eier eindringen, so bilden sich die Köpfe der letzteren auch zu bläschenför-
migen Vorkernen um. Beiderlei Eisorten werden polysperm befruchtet, und es
ist wichtig darauf hinzuweisen, daß die Köpfe aller gleichzeitig eingedrungenen
Spermien sich immer ganz gleich benahmen.

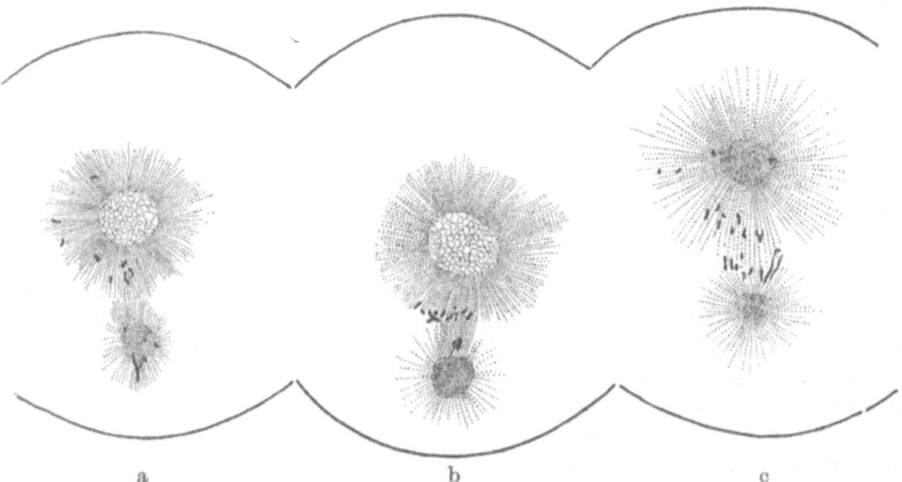

a   b   c

Abb. 145a—c. Drei „zusammengesetzte" Spindeln in Monastereiern von Sphaerechinus,
die mit Sperma von Paracentrotus befruchtet worden sind. „Überstürzte" Auflösung des
Spermakernes in Chromatinfäden. Nach HERBST.

Ganz ähnliche Beobachtungen wie BRACHET an noch nicht ganz reifen Eiern
hatte ich schon 10 Jahre früher an Eiern gemacht, die im Momente der Befruchtung bei der Bildung eines Monasters infolge geringfügigen Anstoßes zur Parthenogenese begriffen waren.

Auch hier konnte ich nämlich das überstürzte Auflösen des Spermakernes
in einzelne Chromatinfäden beobachten, ohne daß ein bläschenförmiges Stadium
vorhergegangen wäre. So sehen wir z. B. in Abb. 145a einen großen mütterlichen
Monaster mit mütterlichen Chromosomen und eine kleinere Spermastrahlung
mit einem intensiv gefärbtem kleinen Knäuel von väterlichen Chromatin vor uns,
aus dem sich ein Chromatinfaden herauszulösen beginnt. In Abb. 145b sind bereits mehrere kleine Fäden vom größeren schleifenförmigen Rest des Spermakernes
abgerissen, und in Abb. 145c ist bereits der ganze väterliche Kern in einzelne Fäden
aufgelöst, die zum Teil schwer von den mütterlichen Chromosomen zu unterscheiden sind. Der Spermakern hat also durch überstürzte Auflösung, wie ich den
Vorgang nannte, die Beschaffenheit des mütterlichen Kernes des betreffenden
Stadiums angenommen.

Weiter machte ich die Beobachtung, daß väterliche Kernsubstanz, die entfernt vom Eikern im Ooplasma liegen geblieben ist — mag es sich um ganze

Spermakerne oder um Teile von solchen handeln — ihre Färbbarkeit cyclisch in Übereinstimmung mit dem anderen Kernmaterial der Zelle verändert. In Abb. 146a sehen wir z. B. ein Zweizellenstadium vor uns, von dem jede Zelle einen

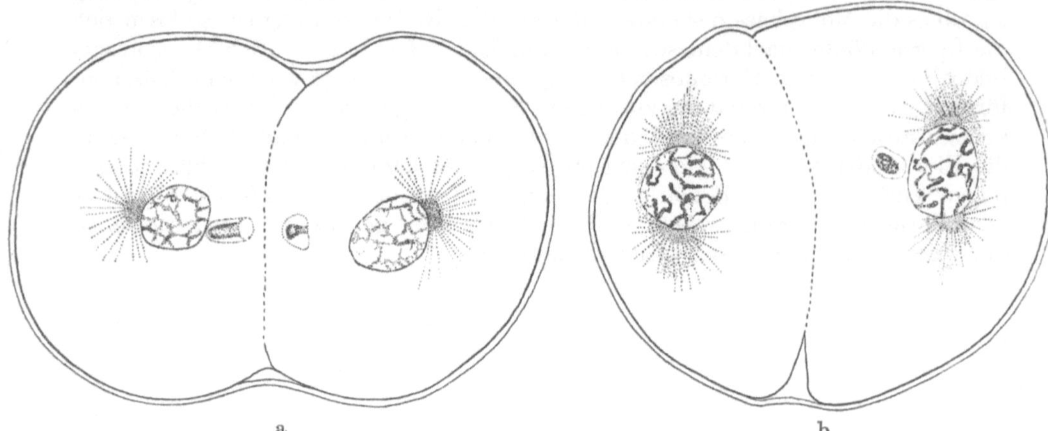

a   b

Abb. 146 a u. b. Zwei Zweizellenstadien von Sphaerechinuseiern, die zeigen sollen, daß liegengebliebenes Chromatin von Paracentrotus in seiner Färbbarkeit mit den mütterlichen Kernen Hand in Hand geht. Nach HERBST.

Teil des bei der Furchung zerrissenen Spermakernes enthält. Die Furchungskerne sind noch jung und zeigen ein wenig gefärbtes Reticulum. Übereinstimmend damit sind auch die beiden Teile des Spermakernes wenig gefärbt. In Abb. 146b dagegen sind die beiden mütterlichen Kerne bereits wieder bei der Ausbildung der Chromosomen begriffen, sie zeigen infolgedessen erneute stärkere Färbbarkeit, die sich auch an dem Spermakern zu erkennen gibt. Und in Abb. 147 endlich zeigen die beiden im Cytoplasma liegengebliebenen Reste des Spermakernes nicht nur wieder dieselbe Färbbarkeit, sondern auch fädige Struktur wie die beiden wieder in Teilung eingetretenen Kerne.

Wie ist nun diese parallele Entwicklung getrennter Kerne innerhalb einer Zelle zu erklären? BRACHET sagt einfach: L'état du cytoplasme, dans une cellule, conditionne la structure nucléaire. Meiner Meinung nach

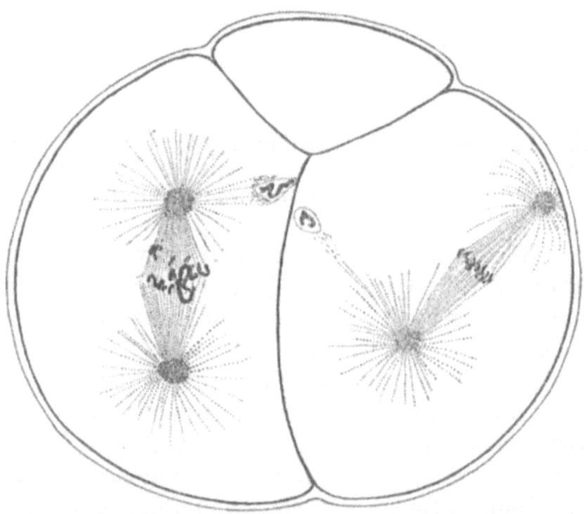

Abb. 147. Hier sieht man, daß bei der Vorbereitung zur Vierteilung das väterliche, liegengebliebene Chromatin den Zustand des mütterlichen in Färbbarkeit und Struktur angenommen hat. Nach HERBST.

scheinen aber zwei Alternativen diskutiert werden zu müssen: „Einmal wäre es möglich, daß die Veränderungen, welche sich im mütterlichen Furchungskern abspielen, den Zustand des liegengebliebenen väterlichen Chromatins beeinflussen, und sodann liegt die andere Möglichkeit vor, daß beide Erscheinungsweisen von einem dritten Faktor abhängig sind. Dieser dritte Faktor wäre der Zustand des Cytoplasmas, welcher mit Auflösung der alten und Aufbau der neuen Teilungsfigur periodisch wechselt;" so schrieb ich 1912. BRACHET aber hat die erste der beiden Alternativen gar nicht gesehen. Und doch ist es möglich, daß die Struktur des oder der männlichen Kerne in einer Eizelle von dem jeweiligen Zustand des Eikernes beherrscht wird. Gestützt auf die Beobachtungen BOVERIS am Ascarisei glaube ich zwar auch, daß es der jeweilige Zustand des Ooplasmas ist, welcher die Struktur des Kernes vorschreibt, aber es ist dabei erstens einmal zu betonen, daß die Boverischen Untersuchungen sich nicht auf die verschiedenen Stadien der Karyokinese, sondern nur auf einen ganz besonderen Prozeß beziehen, und zweitens, daß es oft nicht richtig ist, von einem Objekt auf ein anderes zu schließen. Der sichere Beweis, daß die zweite Alternative richtig ist, kann nur so geführt werden, daß man von Seeigeleiern auf verschiedenen Stadien der Teilung kernlose Stücke absprengt, diese besamt und zusieht, wie sich der Spermakern in denselben benimmt. Bis jetzt sind meine und BRACHETS Beobachtungen nur Indizien für die Beeinflussung des Kernes durch das Cytoplasma.

d) *Die Beobachtungen von* SEILER[1]) *und* BĚLAŘ[2]) an reifenden Eiern parthenogenetischer Psychiden und Nematoden können auch nur Indizien für die Richtigkeit unserer These liefern. SEILER stellte bei den parthenogenetischen Eiern von Solenobia triquetrella und pineti fest, daß vor den Reifungsteilungen genau wie bei den bisexuellen Formen eine Chromosomenkonjugation stattfindet, und daß die Chromosomen in der ersten Reifungsteilung Tetraden bilden. Ganz ähnliche Resultate erhielt BĚLAŘ bei Rhabditis monohystera und einigen anderen rein thelytok-parthenogenetischen Rhabditisarten, ja er konnte bei diesen Formen sogar nachweisen, daß Geschwisterchromosomen miteinander konjugieren. Daraus ergibt sich der physiologisch wichtige Schluß, daß zum Zustandekommen der Chromosomenkonjugation gar keine homologen Chromosomen verschiedener Herkunft nötig sind; und BĚLAŘ folgert daraus weiter, „daß für manche Vorgänge im Kern der physiologische Zustand des Cytoplasmas vielleicht doch in weit höherem Maße bestimmend ist, als man bisher anzunehmen geneigt war".

e) *Die Beobachtungen von* JUNKER[3]) *am Männchenovar der Steinfliege Perla marginata.* Im Gegensatz zu BĚLAŘ, dessen Schlußfolgerung nur hypothetischer Natur ist, liefert JUNKER einen experimentellen Beweis für die Beeinflussung des Kernes durch das Cytoplasma. Freilich hat er das Experiment nicht selbst gemacht, sondern die Natur, welche an dem queren Bügel des hufeisenförmigen Samenleiters statt der Hodenfollikel, die sich an den seitlichen Teilen des Samenleiters vorfinden, Ovarialröhren wachsen ließ, die aber keine reifen Eier liefern. Die Eier dieser männlichen Ovarien besitzen nun die männliche Chromosomengarnitur, nämlich 22 Chromosomen, unter denen sich 2 X-Chromosomen vorfinden, während das Weibchen 4 X-Chromosomen aufweist. Die beiden X-Chromosomen des Männchens unterscheiden sich deutlich von den Autosomen, so daß sie als Heterochromosomen mit Recht bezeichnet werden können. Im Weibchen dagegen benehmen sich die 4 X-Chromosomen genau so wie die Autosomen, und es ist nun wichtig, daß dies auch die 2 X-Chromosomen der männlichen Garnitur in den Eiern des Männchenovars tun. „Diese Befunde zeigen deutlich,

---

[1]) SEILER, J.: Geschlechtschromosomen-Untersuchungen an Psychiden. IV. Zeitschr. f. ind. Abst.- u. Vererbungslehre Bd. 31. 1923.

[2]) BĚLAŘ, K.: Über den Chromosomencyclus von parthenogenetischen Erdnematoden. Biol. Zentralbl. Bd. 43. 1923.

[3]) JUNKER, H.: Cytologische Untersuchungen an den Geschlechtsorganen der halbzwitterigen Steinfliege. Arch. f. Zellforsch. Bd. 17. 1923.

daß das Verhalten der Heterochromosomen durch die Art der Zellen, in denen sie enthalten sind, bedingt wird."

C. *Abschluß des Beweisverfahrens für die Begründung der ersten Hypothese.* Nachdem wir im vorhergehenden Abschnitt Beweise für die Beeinflussung des Kernes durch das Cytoplasma beigebracht haben, müßten wir nun solche für den dritten Schritt, für die Rückwirkung des Kernes auf das Cytoplasma beibringen, welches durch dieselbe zu einer bestimmten Differenzierung gezwungen wird.

Bevor wir in das Beweisverfahren eintreten, müssen wir auf eine wichtige Bedingung hinweisen, die unbedingt erfüllt sein muß, damit überhaupt eine zur Differenzierung führende Beeinflussung des Cytoplasmas durch den Kern zustande kommen kann: Es muß das Cytoplasma von artgleicher oder artähnlicher Beschaffenheit sein, soll es dem Einfluß des Kernes zugänglich sein. Das beweisen erstens die verschiedenen Resultate bei reziproken Kreuzungen von manchen Seeigeln [Baltzer[1])], Teleostiern [Pinney[2])] und Kröten [Günther Hertwig[3])]; zweitens die Ergebnisse der heterogenen Bastardierung von Parechinus ♀ × Antedon ♂ [Godlewski[4])], wo trotz des normalen Verhaltens des Spermachromatins doch rein mütterliche Larven entstehen, und drittens die Merogonieversuche mit Bastardbefruchtung an Seeigeln von Boveri[5]) und Baltzer[6]), an Tritonen von letzterem[7]) und Paula Hertwig[8]) und an Kröten von derselben Forscherin. Auch auf die wichtige, bereits vorn, S. 996, erwähnte Entdeckung Boveris verdient hier noch einmal hingewiesen zu werden, daß ein Kern sich dann auch in artfremdem Plasma betätigen kann, wenn ihm der ganze zum Plasma gehörige Kern oder nur ein Teil davon beigesellt ist.

Wenden wir uns nun den Beweisen für den dritten Schritt unserer Hypothese zu, so können wir uns kurz fassen, denn wir haben dieselben schon vorn im zweiten Kapitel geliefert, indem wir zeigen konnten, daß die Ausdifferenzierung des Larvenskeletts der Seeigel vom Kern abhängig ist. Es ist natürlich sehr wohl möglich, daß bei dieser Rückwirkung des Kernes auf das Cytoplasma die spezifische Beschaffenheit des letzteren auf das Endresultat der Reaktion mit einen Einfluß ausüben kann; und man könnte z. B. versucht sein, die kleineren Unterschiede, welche sich zwischen den verschiedenen Individuen einer Bastardkultur mit normalgroßen oder Rieseneiern von Seeigeln immer zu erkennen geben, auf Unterschiede im Cytoplasma der einzelnen Eier zurückzuführen, und für diese Unterschiede, wie dies Koehler[9]) will, das Alter der Keimzellen, oder wie ich es mir[10]) dachte, den verschiedenen Gehalt an Nucleinsäure oder, wie wir später S. 1036 sehen werden, an anderen[10]) Reservestoffen verantwortlich machen, aber alle diese Zugeständnisse an die Beteiligung des Plasmas an der Entfaltung der „Anlagen" würden doch keine Gegenbeweise dafür abgeben, daß die „Anlagen" von Generation zu Generation nur durch den Kern übertragen werden.

Wie kommt nun aber die spezifische Struktur und die spezifische physikalische und chemische Beschaffenheit des Eiplasmas zustande, wie geschieht

---

[1]) Baltzer: Zitiert auf S. 1005, Anm.

[2]) Pinney, E.: A Study of the Relation of the Behavior of the Chromatin to Development and Heredity in Teleost Hybrids. Journ. of morphol. Bd. 31. 1918.

[3]) Hertwig, G.: Kreuzungsversuche an Amphibien. Arch. f. mikroskop. Anat. Bd. 91. 1918.

[4]) Godlewski: Zitiert auf S. 998, Anm. 1.   [5]) Boveri: Zitiert auf S. 996.

[6]) Baldzer: Zitiert auf S. 1005.   [7]) Zitiert auf S. 997, Anm. 2.

[8]) Hertwig, P.: Zitiert auf S. 1005, Anm. 3.

[9]) Koehler, O.: Über die Ursachen der Variabilität bei Gattungsbastarden von Echiniden. Zeitschr. f. ind. Abst.- u. Vererbungslehre Bd. 15. 1915/16.

[10]) Die im Ooplasma vorhandene Nucleinsäure kann man nämlich auch als Reservestoff zur Bildung der Kerne der Furchungszellen bezeichnen.

dieser erste Schritt? Wir wollen auf die Erörterung dieser Frage erst eingehen, wenn wir die zweite Hypothese besprochen haben werden.

2. Die Hypothese der plasmatischen und karyotischen Gene.

Den scheinbaren Widerspruch zwischen den beiden oben aufgestellten Tatsachenreihen kann man aber auch noch durch eine andere höchst einfache Hypothese verständlich machen, indem man annimmt, daß der Kern nur für einen Teil der Eigenschaften des Organismus die Vererbungssubstanz sei, daß aber der andere Teil durch das Cytoplasma bestimmt und von einer Generation auf die andere übertragen werde. So könnte man z. B. sagen, daß bei den Echiniden wohl die Form des Skeletts vom Kern aus bestimmt werde, daß aber aus dem Ei ein im erwachsenen Zustand radiär gebauter Stachelhäuter, weiter ein Seeigel, und zwar ein regulärer hervorgehe, hänge einzig und allein vom Cytoplasma des Eies ab. Es ist z. B. Loeb[1]), der eine solche Ansicht in seinem Buche The organism as a whole ausgesprochen hat, aber auch Conklin[2]) hat sich in demselben Sinne geäußert. Der bilaterale Bau z. B. eines Wirbeltieres wäre hiernach auch einfach durch den des Eies bestimmt, was viel leichter verständlich wäre, als anzunehmen, daß dasselbe von einem Gen im Kerne abhängig wäre. Aber es ist hierauf zu erwidern, daß selbst so grundlegende Struktureigentümlichkeiten wie bilateraler und radiärer Bau mendeln können, also nach der allgemeinen Ansicht der Forscher eine Anlage im Kern haben müssen, wie durch die Untersuchungen von Erwin Baur[3]) an Löwenmäulern festgestellt worden ist. Daß man dies nicht auch bei Tieren zeigen kann, liegt einfach an der Unmöglichkeit radiäre und bilaterale Formen miteinander zu bastardieren. Ich halte es deshalb für eine willkürliche Annahme, daß nur die spezielleren Merkmale ihre Anlage im Kern haben, die allgemeineren aber nicht.

Ich kann mich auch nicht einverstanden erklären mit der Hypothese von Winkler[4]), der in den Kern die Gene für die „mehr oder weniger nebensächlichen und äußerlichen Besonderheiten", in das Ooplasma aber einen Grundstock von solchen Genen verlegen möchte, „die für das Auftreten der lebenswichtigen Grundeigenschaften verantwortlich sind". Ich sollte meinen, die bekannte Tatsache, daß gelbe Mäuse nur im heterozygoten Zustand existenzfähig sind, sollte uns vor einer solchen Annahme warnen, denn wir sehen an diesem Beispiel, daß ein Gen für ein so äußerliches und nebensächliches Merkmal, wie es die gelbe Pelzfarbe ist, in doppelter Dosis höchst lebensgefährlich werden kann. Und auch die mendelnden recessiven Letalfaktoren, von denen Morgan und seine Schule bei Drosophila berichten, scheinen mir sehr gegen die von Winkler ausgesprochene Möglichkeit zu sprechen.

Im übrigen ist auch diese zweite Hypothese vor dieselbe Schwierigkeit gestellt wie die erste, nämlich vor die Frage:

3. Wie kommt der spezifische Eibau zustande?

Es ist klar, daß die Urgeschlechtszellen, welche durch Teilung aus dem Ei entstehen, nur noch ein Bruchstück ᐧvom Bau des ungefurchten, reifen Eies repräsentieren. Der Eibau muß also während der Wachstums- und Reifungs-

---

[1]) Loeb, J.: The Organism as a Whole. New York u. London 1916.
[2]) Conklin, E. G.: The share of the egg and sperm in heredity. Proc. of the nat. acad. of sciences (U. S. A.) 1917.
[3]) Baur, Erwin: Einführung in die experimentelle Vererbungslehre. 5. u. 6. Aufl. Berlin 1922.
[4]) Winkler: Zitiert auf S. 991.

periode der Oocyten wiederhergestellt werden. Wie geschieht dies? Es sind nur zwei Möglichkeiten denkbar:

Die Wiederherstellung des vollständigen Eibaues ist eine Regeneration vom Bruchstück des Ooplasmas aus, wobei der Eikern keine formative, sondern nur eine lebensermöglichende Rolle spielt, denn wir wissen aus den Merotomieversuchen, daß Cytoplasma ohne Kern nicht lebensfähig bleibt. Wäre diese Regenerationshypothese richtig, dann könnte man in der Tat von plasmatischen Genen sprechen.

Zweitens wäre es aber auch möglich, daß der Kern dem Zelleib seinen Bau aufzwingt. Man kann sich das so vorstellen, daß der Kern, um mich der Ausdrucksweise von Gurwitsch[1]) anzunähern, ein morphogenetisches Feld in das Cytoplasma hinein entwirft, welches z. B. die Bildung oder Anordnung gewisser Stoffe nur an gewissen Stellen des Zelleibes möglich macht. Die Folge davon würde der typische Eibau sein. Das ist keine aus der Luft gegriffene, sondern eine legitime Hypothese, nachdem Spemann[2]) die weitreichende Entdeckung gemacht hat, daß die obere Urmundlippe im Amphibienkeim ein Organisationszentrum ist, das ein morphogenetisches Feld in den Keim hinein entwirft. Der Kern wäre also das Organisationszentrum der unvollständigen Eizelle und würde diese in einer bestimmten Periode der Eientwicklung wieder vollständig machen. Diese zweite Möglichkeit kann auch durch das Experiment auf ihre Richtigkeit hin geprüft werden, das somit das letzte Wort beim Verwerfen der einen oder der anderen Hypothese über die Bedeutung des Kernes als *alleinige* Vererbungssubstanz zu sprechen haben wird.

4. Kritik der Hypothese von der enzymatischen Natur der Gene.

Wir hatten bereits oben kurz erwähnt, daß es für modern gilt, die Anlagen oder Gene als Enzyme zu bezeichnen, welche im Kern in bestimmter Weise angeordnet sind. Es findet sich diese Anschauung nicht nur bei Goldschmidt[3]), sondern auch bei anderen modernen Genetikern vor, von denen nur noch Winkler erwähnt sein mag. Eine meiner Meinung nach sehr treffende und nicht zu widerlegende Kritik dieser Gleichsetzung von Gen mit Ferment hat Spemann[4]) in seinem Münchener Vortrag von 1923 gegeben.

Wir wollen bei unserer Kritik so vorgehen, daß wir uns zunächst fragen, was wir von vornherein von den Genen oder Anlagen alles fordern müssen?

Erstens müssen dieselben die *Ur*bedingungen für die verschiedenen Differenzierungsprozesse im Organismus repräsentieren, und zweitens müssen sie wachsen und sich vermehren können wie lebende Substanz, denn besäßen sie letztere Eigenschaften nicht, so müßten sie in der Keimbahn im Laufe der zahllosen Zellteilungen an Quantität immer mehr abnehmen und schließlich ganz verschwinden. Die Fermente können sich aber nicht aus sich selbst heraus vermehren wie ein Organismus. Sie erfüllen also die zweite Forderung nicht und können deshalb keine Gene sein. Man darf aber auch nicht sagen, daß die Nichterfüllung dieser einen Forderung gleichgültig wäre, da der infolge der Verteilung auf viele Zellen sich allmählich verringernde Vorrat an Fermenten von anderen Teilen der Zelle her, welche Fermente bilden, wieder aufgefüllt würde, denn in

---

[1]) Gurwitsch, A.: Über den Begriff des embryonalen Feldes. Arch. f. Entwicklungsmech. d. Organismen Bd. 51. 1922.

[2]) Spemann, H. und Hilde Mangold: Über Induktion von Embryonalanlagen durch Implantation artfremder Organisatoren. Arch. f. mikroskop. Anat. u. Entwicklungsmech. Bd. 100. 1924.

[3]) Goldschmidt: Zitiert auf S. 1021, Anm. 2.

[4]) Spemann: Zitiert auf S. 997, Anm. 1.

diesem Falle würden sie nicht mehr die Urbedingungen für Lebens- und Gestaltungsprozesse repräsentieren, sondern nur ein vermittelndes, zwischen Anfang und Ende des Prozesses eingeschobenes Glied. Die Gene können somit unmöglich Fermente oder Profermente sein; sie können höchstens solche von bestimmter Qualität und in bestimmter Quantität hervorrufen. Letztere Ansicht vertreten auch Loeb und Chamberlain[1]), wenngleich diese Forscher gegen die Gleichsetzung von Gen und Enzym nur aus dem Grunde sind, weil die Gene unmöglich die ganze Masse an Enzyme enthalten könnten, die im Embryo und ausgewachsenen Organismus vorhanden ist. Die alten Hypothesen von Weismann[2]), der mit lebenden Determinanten, oder von de Vries[3]), der mit Pangenen rechnete, sind viel richtiger als die modernen Fermenthypothesen — sofern man überhaupt die Anlagen als Korpuskeln gelten lassen will —, denn sie erfüllen das, was man von Anlagen fordern muß. Wir werden im Schlußkapitel darauf zu sprechen kommen, wie man sich die Anlagen eigentlich zu denken hat.

V. Der Geltungsbereich des Quantitätsgesetzes bei der Wirkung der männlichen und weiblichen Kernsubstanzen.

1. Die Resultate von Correns an Maisbastarden.

Wir waren vorn (S. 1007) im Kapitel über die experimentellen Beweise für die Identität von Kern- und Vererbungssubstanz zu dem wichtigen Ergebnis gelangt, daß die beiderlei Kernsubstanzen nach Maßgabe ihrer Quantität wirken. Es war sowohl mir wie auch Boveri bei unseren Versuchen entgangen, daß wir da zu demselben Resultat gelangt waren, das sich schon 1899 Correns[4]) bei seinen grundlegenden Untersuchungen über Maisbastarde aufgedrängt hatte, und zwar aus folgendem Grunde: Er sah die Zuchten von reziproken Maisbastarden fast immer verschieden ausfallen, und zwar in der Weise, daß das Bastardendosperm stets mehr dem Endosperm derjenigen Rasse glich, welche als weibliche Pflanze verwendet worden war. Zur Erklärung dieser Tatsache nahm er an, „daß die weibliche Erbmasse der männlichen stets dadurch überlegen sei, daß zwei Kerne aus dem Embryosack mit einem aus dem Pollenschlauch verschmelzen", was ja seit der Entdeckung der doppelten Befruchtung durch Nawaschin und Guignard eine bekannte Tatsache ist.

Am deutlichsten trat das Resultat bei der Form der Kleberzellen hervor, die sich immer nach derjenigen der Rasse richtete, welche als weibliche Pflanze genommen worden war und somit die Anlagesubstanz in doppelter Quantität enthielt. Aber auch bei denjenigen Merkmalen, welche sich, wie z. B. die Farbe der Kleberschicht und des Endosperms, im Bastard intermediär verhielten, zeigten den Einfluß der Menge der Kernsubstanz auf das Vererbungsresultat recht schön, denn es war die Kombination $\female A \times \male a$ in der in Betracht kommenden Eigenschaft der Form A viel ähnlicher als der Form a, welcher sich dagegen die umgekehrte Kombination $\female a \times \male A$ näherte. Es trat also immer die Eigenschaft stärker hervor, welche durch zwei Kerne übermittelt wurde.

Nur bei dem Merkmalspaar Stärke-Zucker vermochte auch die doppelte Quantität des recessiven Merkmales nicht die einfache des dominanten zu unterdrücken. Einen ähnlichen Fall hatten wir bereits vorn S. 1013 kennengelernt,

---

[1]) Loeb, J. und M. M. Chamberlain: An attempt at a physico-chemical explanation of certain groups of fluctuating variation. Journ. of exp. zool. 19. Bd. 1915.
[2]) Weismann, A.: Das Keimplasma. Eine Theorie der Vererbung. Jena 1892.
[3]) de Vries, Hugo: Intracelluläre Pangenesis. Jena 1889.
[4]) Correns, C.: Bastarde zwischen Maisrassen. Bibl. Botanica, 1901.

wo wir durch Frau Morgan erfuhren, daß bei Drosophila zwei Dosen Gelb nicht eine Dose des dominanten Grau verdrängen können. Es liegt natürlich nahe, anzunehmen, daß in solchen Fällen der Unterschied in den Quanten der beiden Vererbungssubstanzen so groß ist, daß nicht zwei, sondern vielleicht erst vier oder noch mehr Dosen der einfachen Dose des dominanten Merkmals überlegen sind, doch wäre es auch möglich, daß die Quantität der Anlagesubstanz nur *eine* Ursache der Dominanz ist, die aber außerdem noch von anderen Faktoren abhängig sein kann. So meint — ich glaube mit Recht — F. v. Wettstein, dessen ausgezeichneten Untersuchungen wir uns jetzt, in aller Kürze freilich nur, zuwenden wollen.

2. Die Resultate F. v. Wettsteins[1]) mit multiploiden Laubmoosformen.

Um das Folgende zu verstehen, müssen wir uns zunächst daran erinnern, daß die Moose einen Generationswechsel haben. Die Moospflanze repräsentiert den haploiden Gametophyten, der in den Antheridien die männlichen und in den Archegonien die weiblichen Keimzellen produziert. Aus der befruchteten Eizelle geht der diploide Sporophyt hervor, der dem Moospflänzchen aufsitzt und als eine gestielte Kapsel auch den Laien bekannt ist. Der Sporophyt erzeugt Sporen, bei deren Bildung die Reduktionsteilung stattfindet. Aus den Sporen entsteht zunächst ein Vorkeim, das Protonema, aus dem sich dann die Moospflanze, der haploide Gametophyt, wieder entwickelt. Wettstein benutzte nun die bekannte Methode der Marchals, um multiploide Moospflanzen zu züchten. Zu diesem Zwecke wurden Teile des diploiden Sporophyten, vom Stiel oder der Urne oder dem Deckel, isoliert und auf einem künstlichen Nährboden weiter kultiviert. Die Teilstückchen regenerieren dann, aber, das ist das Interessante und Wichtige, keinen neuen Sporophyten, sondern ein Protonema, das natürlich nun wie der Sporophyt diploid ist und einem diploiden Moospflänzchen den Ursprung gibt. Aus den diploiden Keimzellen desselben gehen dann tetraploide Sporophyte hervor, aus denen man dann auf demselben Wege tetraploide Gametophyten erhalten kann.

Es liegt klar auf der Hand, daß man z. B. durch Bastardierung eines auf solche Weise erhaltenen bivalenten Moospflänzchens mit einem univalenten leicht das Quantitätsgesetz der Vererbungssubstanz auf seine Richtigkeit hin prüfen kann. Das hat F. v. Wettstein getan.

Er machte seine Versuche zunächst mit verschiedenen Sippen von Funaria hygrometrica, welche sich in 7 Merkmalspaaren unterschieden, von denen für uns aber nur drei in Betracht kommen, nämlich die

Blattgestalt: breitblättrig, B — schmalblättrig, b;

Sporogongestalt: großkapselig mit langem Stiel und flachem Deckel, S — kleinkapselig mit kurzem Stiel und spitzem Deckel, s

und die Sporogonfärbung: Orangerot, C — ockerfarbig, c.

Hierzu ist noch zu bemerken, daß B und S auf der einen und b und s auf der anderen Seite untrennbar miteinander verbunden sind, so daß man — falls keine absolute Koppelung vorliegt — mit Wettstein meinen könnte, es werde die Blattgestalt durch die einfache, die Sporogongestalt durch die doppelte Dosis derselben Anlagesubstanz bestimmt. Jedenfalls ist es wegen des engen Ver-

---

[1]) Wettstein, F. v.: Kreuzungsversuche mit multiploiden Moosrassen. Biol. Zentralbl. Bd. 43. 1923. — Wettstein, F. v.: Gattungskreuzungen bei Moosen. Ber. d. dtsch. Ges. f. Vererbungswiss., Zeitschr. f. ind. Abst.- u. Vererbungslehre Bd. 33. 1924. — Wettstein, F. v.: Morphologie und Physiologie des Formwechsels der Moose auf genetischer Grundlage. I. Zeitschr. f. ind. Abst.- u. Vererbungslehre Bd. 33. 1924. — Wettstein, F. v.: Kreuzungsversuche mit multiploiden Moosrassen. II. Biol. Zentralbl. Bd. 44. 1924.

bundenseins von B mit S und b mit s nicht nötig, in den Formeln neben B und b auch noch S und s mitzuschreiben.

Wir wollen nun zunächst die beiden triploiden Bastarde $BBbCCc$ und $BbbCcc$ betrachten, die durch Kreuzung der diploiden reinen Formen $BBCC$ und $bbcc$ mit bc resp. BC erhalten wurden, und dieselben mit den beiden homozygoten triploiden Formen $BBBCCC$ und $bbbccc$ vergleichen. Man kann dann in außerordentlich deutlicher Weise den Einfluß desjenigen Gens, das quantitativ überwiegt, auf die Färbung und Gestaltbildung des Sporogons konstatieren. Es geht also mit Zunahme der c-Dosen die Färbung aus Orangerot in Ockergelb und die Gestalt mit Zunahme der b-Dosen aus der großkapseligen Form mit flachem Deckel in die kleinkapselige mit spitzem Deckel über.

Folgende genauere Angaben, welche sich auf die Form und Farbe des Sporogons beziehen, mögen dies beweisen:

A. *Kapselvolumen in Vergleichszahlen*:
$BBBCCC$ 176,91; $BBbCCc$ 145,77; $BbbCcc$ 101,31; $bbbccc$ 59,62.
Mit Zunahme der Anzahl der b-Dosen nimmt also die Kapselgröße ab.

B. *Deckelverhältnis (Durchmesser : Höhe)*:
$BBBCCC$ 4,52; $BBbCCc$ 3,97; $BbbCcc$ 2,91; $bbbccc$ 2,71.
Mit Zunahme der Anzahl der b-Dosen wird der Deckel der Kapsel spitzer.

C. *Kapselfärbung*:
$BBBCCC$ Kapsel orangerot, Deckel rot; $BBbCCc$ Kapsel orange, Deckel dunkelorange; $BbbCcc$ Kapsel ockerfarbig, am Grund schwach rostgelb, Deckel ocker; $bbbccc$ Kapsel ocker, Deckel ocker.

Mit Zunahme der c-Dosen geht also die orangerote Färbung allmählich in Ockergelb über.

Und wenn ich schließlich noch erwähne, daß die beiden tetraploiden Bastarde $BBBbCCCc$ und $BbbbCccc$ sich in nichts von den tetraploiden homozygoten Kapseln unterschieden, so genügen diese Beispiele vollkommen zum Beweise des Satzes, daß die Dominanz eines Merkmals von der Quantität abhängig ist, mit der es in der Zygote vertreten ist.

v. WETTSTEIN hat außer seinen Sippenkreuzungen bei Funaria auch Gattungskreuzungen ausgeführt, z. B. zwischen Physcomitrella patens ♀ × Funaria hygrometrica ♂, und bei Rückkreuzung des bivalenten Bastard FPh mit den univalenten Eltern zu den triploiden Bastarden $FFPh$ resp. $FPhPh$ ebenfalls auf das deutlichste den Einfluß der Quantität des Gens auf die Dominanz festgestellt.

Eines müssen wir aber noch betonen, nämlich daß die Resultate von v. WETTSTEIN für sich allein noch nicht zeigen, in welchem Teil der Mooszelle wir die verschiedenen Quanten der Anlagesubstanz zu suchen haben. Es ist nämlich schon seit den Untersuchungen der MARCHALS bekannt, daß die multiploiden Moosformen nicht nur einen größeren Kern, sondern auch einen entsprechend größeren Zelleib besitzen. Deshalb lehren die Versuche v. WETTSTEINS in bezug auf den Sitz der Vererbungssubstanz für sich allein nicht mehr als die Bastardierungsversuche mit Rieseneiern bei Seeigeln. Da nun aber sowohl meine wie BOVERIS Experimente bewiesen haben, daß es bei den letzteren nicht auf den größeren Zelleib, sondern auf den größeren Kern ankommt, so dürfte dies auch für die multiploiden Keimzellen der Moose gelten, die sich ja in bezug auf die Übertragung der elterlichen Eigenschaften genau so verhielten wie die Seeigeleier mit vermehrtem Kernmaterial.

3. Das Ergebnis.

Wir könnten zwar noch einige andere Beispiele für die Bedeutung der
Quantität des Kernmaterials für den Entfaltungsgrad der elterlichen Eigenschaften beibringen, ich glaube aber, daß die drei wohl untersuchten Fälle genügen,
um die Allgemeingültigkeit des Quantitätsgesetzes der Wirkung der Vererbungssubstanz für das ganze Organismenreich sicherzustellen. Das ist sicher eine
bedeutungsvolle Errungenschaft, weil sie uns gestattet, das Vererbungsproblem
quantitativ zu fassen. Was ich mir vor 19 Jahren in meinen ersten Vererbungsstudien vorgenommen hatte, die Resultate der Mendelforschung kausal aufzulösen, das erscheint jetzt möglich, und Untersuchungen wie die von v. Wettstein werden zur Erreichung dieses Zieles wichtige Beiträge liefern.

VI. Die Boverische Hypothese von den zwei Embryonalperioden in der Funktion des Kernes.

Verschiedene Beobachtungen haben Boveri zu der Vorstellung geführt, „daß
in der Entwicklung zwei in bezug auf die Mitwirkung des Kernes essentiell verschiedene Perioden zu unterscheiden sind: eine erste, in der die Konstitution des
Eiplasmas maßgebend ist, während an den Chromosomen nur gewisse generelle[1])
Qualitäten gefordert werden, und eine zweite, in welcher die Chromosomen durch
ihre spezifischen Eigenschaften zur Geltung kommen und in der der Keim, wenn
diese Wirkung ausbleibt oder eine unrichtige ist, zugrunde geht". Diese Formulierung findet sich zwar in seiner posthumen Schrift[2]) vor, gibt aber in der Tat
eine sehr alte Anschauung von ihm wieder. Welche Tatsachen haben nun Boveri
zu seiner Auffassung geführt?

1. Die Entwicklung dispermer Keime.

Wir haben vor S. 1014 eingehend geschildert, wie Boveri durch das Studium
doppelt befruchteter Seeigeleier zu dem Schlusse kam, daß die Chromosomen
eines Satzes qualitativ verschieden sein müssen. Dabei war es auffallend, daß
die dispermen Keime bis zum Blastula- oder beginnendem Gastrulastadium
immer gesund waren, und daß sie darauf erst krank zu werden begannen und
schließlich eingingen, wenn ihnen nicht eine glücklichere Chromosomenkombination die Weiterentwicklung ermöglichte. Warum macht sich die abnorme
Chromosomenkombination immer erst nach dem Blastulastadium bemerkbar?
Er erteilt darauf die Antwort, weil zum Ablauf der Furchung und zur Blastulabildung noch keine bestimmten Chromosomen notwendig sind, sondern die
generellen Eigenschaften des Chromatins genügen. Später aber, wenn die Organbildung beginnt, müssen ganz bestimmte Qualitäten der Chromosomen in Tätigkeit treten; und so kann sich die normale Weiterentwicklung nur dann vollziehen, wenn mindestens ein vollständiger Chromosomensatz vorhanden ist.

---

[1]) Boveri hat leider nie eine scharfe Definition von dem gegeben, was er unter „generellen" Qualitäten des Kernes versteht. Nur an zwei Stellen seiner Arbeiten macht er, soviel
ich weiß, Angaben darüber. In der großen Dispermiearbeit von 1907 macht er S. 241 darauf
aufmerksam, daß schon zur Furchung Kernsubstanz insofern notwendig ist, als bei den
Echiniden nur da zwischen zwei Spindelpolen eine Teilungsebene hindurchgeht, wo sich
Chromosomen im Äquator vorfinden. Dann weist er in seinem Sammelbericht von 1904,
S. 101, auf die früher einmal von Loeb geäußerte Ansicht hin, daß der Zellkern das wesentliche Oxydationsorgan der Zelle sei. Keinesfalls aber hat er mit den Worten „generell" und
„spezifisch" eine ähnliche Ansicht äußern wollen wie die oben (S. 1029) erwähnte von Loeb,
Conklin und Winkler, auch nicht zwischen den Zeilen, wie Penners meint, auf dessen
Aufsatz hiermit hingewiesen sei.

[2]) Vgl. S. 996.

2. Die Entwicklung merogonischer Bastarde entfernt verwandter Seeigel.

Wir hatten schon früher S. 996 erfahren, daß sich zwar Bastarde der Kombinationen Sphaerechinus ♀ × Paracentrotus ♂ oder Parechinus zu nor-. malen Pluteis entwickeln, daß aber merogonische Bastarde derselben Formen höchstens das beginnende Gastrulastadium erreichen. Das Endstadium fällt also hier genau mit dem der meisten dispermen Keime zusammen; und Boveri erklärt deshalb auch beide Resultate auf dieselbe Weise, indem er sagt, daß in beiden Fällen bis zu dem angegebenen Stadium die generellen Kernqualitäten genügen, daß aber „von dem Zeitpunkt an, wo zurWeiterentwicklung die speziellen Chromosomeneigenschaften nötig werden, sowohl bei der heterospermen Merogonie wie bei der homospermen Dispermie die Kerne versagen. Im ersten Fall versagen sie, weil die Chromosomen nicht auf das Plasma, in dem sie sich befinden, abgestimmt sind, im zweiten Fall, weil die Chromosomen, obgleich zu diesem Plasma passend, nicht zu der richtigen Kombination vereinigt sind".

Die interessante Tatsache, daß der artfremde Kern im artfremden Plasma aber doch seine Eigenschaften zur Geltung bringen kann, wenn ihm zum artfremden Plasma gehörige Kernsubstanz beigegeben ist, läßt sich vielleicht durch einen Gedanken verständlich machen, den zuerst Günther Hertwig[1]) ausgesprochen, und den sich auch seine Schwester Paula zu eigen gemacht hat. Da ich den Kern, wie oben auseinandergesetzt wurde, nicht als ein geordnetes Magazin von Fermenten ansehe, so stelle ich die Hertwigsche Hypothese etwas anders dar: Die beiden Forscher nehmen an, daß der Kern die Bildung spezifischer Fermente veranlasse, welche auf die artspezifischen Reservestoffe wirken. Die Seeigeleier enthalten nun zwar wenig, aber immerhin auch Reservestoffe, die also nach der Hypothese artspezifisch sein sollen. Die zu ihrem Ab- und Umbau gehörigen Fermente kann aber der artfremde Kern nicht hervorrufen. Deshalb bleibt von dem Stadium an, auf dem das Wachstum[2]) beginnt, die Entwicklung stehen, wenn dem artfremden Kern nicht artspezifische Kernsubstanz beigegeben ist. Paula Hertwig meint, daß so wohl auch die Resultate ihrer merogonischen Bastardierungsversuche mit Kröten und Fröschen und wahrscheinlich auch die mit Tritonen zu erklären seien, welche, wie auch die vorn, S. 997, erwähnten Versuche von Baltzer, die schönste Parallele zu Boveris Befunden erkennen lassen. Mir erscheint der Hertwigsche Gedanke sehr beachtenswert.

3. Die matrokline Beschaffenheit der früheren Larvenstadien von Bastarden.

Im Jahre 1898 machte Driesch[3]) viel beachtete Mitteilungen über rein mütterliche Charaktere an Bastardlarven von Echiniden, indem er zeigte, daß bei diesen nicht nur der Furchungsrhythmus, sondern der Habitus der Blastula und Gastrula rein mütterlich ist, und daß sich erst auf dem Pluteusstadium der Einfluß des Vaters durchzusetzen beginnt. Er führte mit Recht diese Tat-

---

[1]) Hertwig, G.: Die Bedeutung des Kernes für das Wachstum und die Differenzierung der Zelle. Verhandl. d. anat. Ges., Anat. Anz. Bd. 55. 1922.

[2]) Es ist freilich zu beachten, daß auf den ersten Stadien der Larvenentwicklung die Volumen- und Gewichtszunahme ausschließlich durch Wasseraufnahme bewirkt wird. Immerhin können während dieser Zeit Reservestoffe auch zur Vermehrung der lebenden Substanz verwendet werden.

[3]) Driesch, H.: Über rein mütterliche Charaktere an Bastardlarven von Echiniden. Arch. f. Entwicklungsmech. d. Organismen Bd. 7. 1898 und Bd. 16. 1903.

sachen darauf zurück, das daß Baumaterial für diese Stadien einzig und allein das Cytoplasma des Eies liefert.

Boveri[1]) bestritt, anfangs, daß der Einfluß des Vaters so spät einsetze, und glaubte, nachgewiesen zu haben, daß derselbe sich bereits in der Zahl der Mesenchymzellen geltend mache. So glaubte er damals einen weiteren Beweis für die Richtigkeit seiner Hypothese von den zwei Perioden in der Kernfunktion vor sich zu haben. Die Bastardlarven sollten sich so weit rein mütterlich entwickeln, wie die generellen Kernqualitäten zur Entwicklung ausreichen, und das sei eben das Blastulastadium. Später aber sah er sich, besonders infolge der Untersuchungen von Peter[2]) über die Mesenchymzellenzahl, gezwungen, zuzugeben, daß es erst das Stadium der fertigen Gastrula mit beginnender Skelettanlage ist, auf dem sich zuerst der spezifische Einfluß des Männchens zu erkennen geben kann, was gar keinen so großen Unterschied von den ursprünglichen Angaben von Driesch bedeutet, zumal wenn man bedenkt, daß das Stadium, auf dem erst der väterliche Einfluß sichtbar wird, je nach dem verwendeten Eimaterial verschieden sein kann.

Es weicht somit das Stadium, bis zu dem die Bastardkeime der Echiniden rein mütterlich sind, so sehr von dem Stadium ab, bis zu welchem sich die dispermen Keime mit unvollständigem Chromosomensatz und merogonische Bastarde entwickeln, daß meiner Meinung nach das Erklärungsprinzip, das für die beiden letzteren Phänomene Gültigkeit hat, nicht auch auf die rein mütterliche Beschaffenheit der ersten Larvenstadien der Seeigelbastarde angewendet werden kann.

Darin bestärkt mich die Tatsache, daß andere Artbastarde sich noch viel weiter rein mütterlich entwickeln können. So berichtet Standfuss[3]) von Schmetterlingsbastarden, daß die jungen Raupen sich von der mütterlichen Art gar nicht oder nur wenig unterscheiden, und daß erst während der weiteren Phasen der Metamorphose der väterliche Einfluß zum Durchbruch kommt. Es tritt z. B. bei dem Bastard Saturnia spini ♀ × pavonia ♂ erst beim vierten Raupenkleid „unzweifelhaft eine gewisse Annäherung an den Typus der Sat. pavonia" hervor.

Ebenso wiegen nach Kammerer[4]) bei den jungen Fischchen der Kombination Perca fluviatilis ♀ × Acerina cernua ♂ zunächst die mütterlichen Merkmale vor, und erst später treten die väterlichen auf, die dann schließlich die dominierenden werden. Die von Przibram gegebenen Abbildungen von Fischchen von 98 und von 296 Tagen und die Photographien von ausgewachsenen Fischen lassen diese Angaben als richtig erscheinen.

Warum setzt sich bei den Schmetterlingen und Fischen der Einfluß des Vaters so spät durch? Mit der Boverischen Hypothese von den beiden Perioden der Kernfunktion kommt man hier nicht aus, denn für die Ausbildung von Merkmalen bei Raupen und jungen Fischen genügen generelle Kernqualitäten nicht mehr. Es wäre dagegen möglich, daß die Menge der mütterlichen Reservestoffe bestimmt, bis zu welchem Stadium die mütterlichen Merkmale vorherrschen. Seeigeleier besitzen davon viel weniger als Insekten- und Fischeier, und es kommen bei ihnen die väterlichen Eigenschaften auch verhältnismäßig früh zum Durch-

[1]) Boveri, Th.: Über den Einfluß der Samenzelle auf die Larvencharaktere der Echiniden. Arch. f. Entwicklungsmech. d. Organismen Bd. 16. 1903 und Bd. 17. 1904.

[2]) Peter, K.: Ein Beitrag zur Vererbungslehre. Über rein mütterliche Eigenschaften an Larven von Echinus. Dtsch. med. Wochenschr. 1906, Nr. 31.

[3]) Standfuss, M.: Handbuch der paläarktischen Großschmetterlinge. Jena 1896.

[4]) Kammerer, P.: Bastardierung von Flußbarsch und Kaulbarsch. Arch. f. Entwicklungsmech. d. Organismen Bd. 23. 1907.

bruch, nach BOVERI nämlich wenigstens mitunter schon auf dem Stadium der fertigen Gastrula, während sie bei den beiden anderen Tiergruppen erst sehr viel später erscheinen. Es ist die Aufgabe späterer Forschungen, diese Möglichkeit auf ihre Richtigkeit hin zu prüfen. Sollte sie sich als richtig herausstellen, so wäre damit — wie wir schon vorn S. 1028 betonten — noch nicht die Falschheit der Ansicht von der Gleichsetzung von Kern- und Vererbungssubstanz bewiesen, sondern nur gezeigt, daß die Art der Reaktion des Cytoplasmas auf den Einfluß des Kerns wesentlich mit von der Beschaffenheit der Reservestoffe abhängig ist, die sich im Zelleib vorfinden. Außerdem ist zu beachten, daß dieselben während der Wachstumsperiode der Eier unter dem Einfluß des Kernes entstanden sein können.

VII. Sind die Organismen Aggregate von Anlagen?

Wir haben in den vorstehenden Abschnitten unserer Abhandlung häufig von Anlagen oder Genen gesprochen, gleichsam als ob letztere kleine Partikel wären, deren Gesamtmenge die Vererbungssubstanz ausmacht. Letztere wäre also ein Aggregat von räumlich umgrenzten kleinen Bausteinchen. Eine solche Aggregationstheorie wird von fast allen Vererbungstheoretikern vertreten, obgleich dem denkenden Forscher doch die Frage sich aufdrängen müßte, wie die Einheit des Organismus bei vollständiger Selbständigkeit seiner Bausteine eigentlich garantiert sein könne?

Ich bin vor nunmehr 19 Jahren darangegangen, die Richtigkeit der Aggregationstheorie durch Experimente einer Prüfung zu unterziehen. Wie diese Versuche ausgeführt werden können, lehrten mich folgende Überlegungen:

„Es ist bekannt, daß die Reizschwellen äußerer Einflüsse bei den verschiedenen Organismen auf sehr verschiedener Höhe liegen können. Würden wir zwei Tiere miteinander paaren, von denen wir genau wissen, welchen Grad eines einwirkenden Agens sie noch aushalten und welchen nicht, so würden wir es in der Hand haben, falls die Anlagen getrennte Bestandteile des Keimes wären, durch Steigerung der Höhe des einwirkenden Agens über das Maximum des einen der beiden Eltern hinaus die Entfaltung der Anlagen des letzteren zu unterdrücken und nur die Charaktere des anderen entstehen zu lassen. Durch einen einfachen äußeren Faktor könnten wir also dasselbe erreichen, wie wenn es möglich wäre, mit einer Nadel die Anlagen vom Vater oder von der Mutter her isoliert abzutöten[1].“

Ich prüfte nun zunächst den Einfluß verschiedener Temperaturen auf die Ausbildung der Bastarde der beiden Seeigel Sphaerechinus $\female$ × Paracentrotus $\male$, von denen der letztere höhere Temperaturgrade aushält als ersterer. Die Larven müßten also, wenn sie Aggregate von selbständigen Anlagen repräsentierten, bei höheren Temperaturen der väterlichen Form ähnlicher werden, was aber ganz und gar nicht der Fall war, denn es stellte sich in gewisser Weise sogar das Gegenteil heraus. Wirkte die Temperatur bereits schädigend, so wurden die Bastarde stets als Ganzes geschädigt, nie in ihrem mütterlichen Anteil allein.

Auch Versuche mit Säure- und Alkalizusatz zum Meerwasser führten zu negativen Resultaten. Ebenso taten das Experimente, die sich auf die verschiedene Einwirkung von K-freiem Seewasser auf Sphaerechinus- und Parechinuskeime stützten, doch halte ich jetzt diese letzteren Versuche infolge von gewissen Bedenken, die BOVERI[2] äußerte, nicht mehr für ganz beweiskräftig.

---

[1] Vererbungsstudien II. Arch. f. Entw.-Mech. Bd. 21, S. 287. 1906.
[2] BOVERI: Zellenstudien VI, S. 219. 1907.

Obgleich ich deshalb der Meinung bin, daß zur Entscheidung der fundamentalen Frage noch weitere Versuche angestellt werden müssen, so halte ich doch die erwähnten Temperaturexperimente nach wie vor für einwandfrei und deshalb auch noch den Schluß für berechtigt, den ich vor 19 Jahren daraus zog.

Ich schloß aus den Ergebnissen meiner Versuche, daß die Anlagekomplexe von väterlicher und mütterlicher Seite nach ihrer Vereinigung im Kopulationskern nicht unabhängig voneinander bleiben, sondern daß sie zu einem neuen Ganzen vereinigt werden. Dieses neue Ganze stellte ich mir als chemische Verbindung vor, welche aus Bestandteilen des Eies und des Spermatozoons entsteht. Mit den Chromosomen ist diese Verbindung nicht identisch; dieselben würden nur Bausteine der Verbindung enthalten, während die Verbindung selbst vielleicht im Kernsaft enthalten sein könnte. In dieser chemischen Verbindung nun denke ich mir sämtliche Merkmale des Lebewesens nicht nur als additive, sondern im wesentlichen als konstitutive Eigenschaften gegeben. Additive physikalische Eigenschaften von chemischen Körpern sind bekanntlich solche, deren numerischer Wert von der Zahl und Art der Atome abhängt, wie z. B. der Wert des Molekulargewichtes. Konstitutive Eigenschaften aber sind solche, die durch die Art und Weise der Verkettung der Atome, also durch die Beziehung der Atome zueinander, bestimmt sind, wie z. B. das optische Drehungsvermögen.

Es ist meiner Meinung nach ein großer Fehler der modernen Genetik gewesen, immer nur mit additiven, aber nicht mit konstitutiven Merkmalen zu rechnen, die nicht ihren Sitz in *einem* Partikelchen haben. Nur Rudolf Fick[1]) (dieser gleichzeitig mit mir), Erwin Baur[2]) und neuerdings Woltereck[3]) sind zu einer ähnlichen Anschauung wie ich gelangt. Der letztere der beiden Forscher bezeichnet die Anlagen nicht als extensive, sondern als intensive Mannigfaltigkeiten[4]), und zwar als Reaktionskonstanten eines Artplasmas.

Es ist eine Konsequenz der Auffassung der Merkmale als mehr konstitutive als additive Eigenschaften der chemischen Verbindung des Keimplasmas, daß eine einzige Veränderung in der Konstitution derselben mehrere Merkmale beeinflussen, und daß umgekehrt ein einziges Merkmal von mehreren Bausteinen der Verbindung abhängen kann. Und das ist in der Tat der Fall, denn Morgan[5]) der selbst die Unterscheidung von additiven und konstitutiven Eigenschaften nicht beachtet hat, sagt wörtlich: „Erstens kann jedes Gen mannigfaltige Wirkungen auf den Organismus ausüben, und zweitens ist jeder Teil des Körpers und sogar jedes besondere Merkmal das Produkt vieler Gene", und er betont besonders, daß es sich bei diesem Ausspruch nicht um Spekulationen, sondern um Tatsachen handelt.

Die Mendelschen Spaltungsregeln bereiten einer sochen Auffassung nicht die geringsten Schwierigkeiten, denn man braucht nur anzunehmen, daß bei der

---

[1]) Fick, R.: Archiv f. Anat. u. Phys. Anat. Abt. Suppl. 1905. Ibidem Anat. Abt. 1907. Ergebn. d. Anat. u. Entw. Bd. 16. 1907. Abt. der Preuß. Akad. d. Wiss. Phys.-math. Klasse Nr. 3. 1924. Die Naturwissenschaften 13. Jahrg. Heft 24. 1925.

[2]) Baur, E.: Einführung in die experimentelle Vererbungslehre. 5. u. 6. Aufl. S. 111. 1922.

[3]) Woltereck, R.: Über Reaktionskonstanten und Artänderung. Ber. d. Ges. f. Vererbungswiss., Zeitschr. f. ind. Abst.- u. Vererbungslehre Bd. 33. 1924.

[4]) So habe auch ich mich früher (Arch. f. Entwicklungsmech. d. Organismen Bd. 21, S. 290. 1906) ausgedrückt, aber mit Unrecht, denn der Begriff der intensiven Mannigfaltigkeit bezieht sich bei Driesch (Philosophie des Organischen. 2. Aufl. Leipzig 1921) auf seine Entelechie als Naturfaktor, während in unserem Falle, wo das Keimplasma eine chemische Verbindung sein soll, die Begriffe „additive und konstitutive Eigenschaften" angenommen werden müssen.

[5]) Morgan: Die stofflichen Grundlagen der Vererbung, S. 207. Berlin 1921.

Bildung der Geschlechtszellen die Verbindung des Keimplasmas in ihre Bestandteile zerfällt, und daß aus diesen neue Kombinationen entstehen. Auch mit der qualitativen Verschiedenheit der Chromosomen kann sich die Hypothese abfinden, indem sie in den verschiedenen Chromosomen verschiedene Bausteine des eigentlichen Keimplasmas vorhanden sein läßt, und mit dem Quantitätsgesetz dürfte sie sich auch vereinigen lassen. Doch es hat keinen Sinn, schon jetzt weitere Spekulationen zu machen und sich in irgendeiner Richtung festzulegen, es erscheint mir vorläufig vielmehr wichtiger, noch weitere Beweise gegen die Aggregationstheorie herbeizuschaffen, als eine voreilig bis ins einzelne ausgebaute neue Vererbungstheorie aufzustellen.

Phänomenologie und Systematik der Konstitution und deren dispositionelle Bedeutung auf somatischem Gebiet.

Von

JULIUS BAUER
Wien.

Mit 18 Abbildungen.

Zusammenfassende Darstellungen.

BAUER, J.: Vorlesungen über allgemeine Konstitutions- und Vererbungslehre. 2. Aufl. Berlin: Julius Springer 1923. — BAUER, J.: Konstitutionelle Disposition zu inneren Krankheiten. 3. Aufl. Berlin: Julius Springer 1924. — BAUER, J., Praktische Folgerungen aus der Vererbungslehre. Med. Klinik 1925. Beiheft Nr. 1. — BAUR, E., E. FISCHER und F. LENZ: Grundriß der menschlichen Erblichkeitslehre und Rassenhygiene. 2. Aufl. München: Lehmann 1923. — BIEDL, A.: Innere Sekretion. 4. Aufl. Berlin u. Wien: Urban & Schwarzenberg 1922. — BORCHARDT, L.: Allgemeine klinische Konstitutionslehre. Ergebn. d. inn. Med. u. Kinderheilk. Bd. 21, S. 498. 1922. — BORCHARDT, L.: Klinische Konstitutionslehre. Berlin u. Wien: Urban & Schwarzenberg 1924. — BRUGSCH, TH.: Allgemeine Prognostik. 2. Aufl. Berlin u. Wien: Urban & Schwarzenberg 1923. — GÜNTHER, H.: Die Grundlagen der biologischen Konstitutionslehre. Leipzig: Thieme 1922. — HART, C.: Konstitution und Disposition. Ergebn. d. allg. Pathol. u. pathol. Anat. Bd. 20, Abt. I, S. 1. 1922. — MARTIUS, F.: Konstitution und Vererbung in ihren Beziehungen zur Pathologie. Berlin: Julius Springer 1914. — PENDE, N.: Le debolezze di costituzione. Introduzione alla patologia costituzionale. Collezione Bardi di attualità della medicina. Roma: Libreria die scienze e lettere 1922. — PFAUNDLER, M.: Was nennen wir Konstitution, Konstitutionsanomalie und Konstitutionskrankheit? Klin. Wochenschr. 1922, S. 817. — SIEMENS, H. W.: Einführung in die allgemeine und spezielle Vererbungspathologie des Menschen. 2. Aufl. Berlin: Julius Springer 1923.

Einleitung.

Es ist eine Binsenwahrheit, daß sich von all den vielen Menschen auch nicht zwei vollkommen gleichen. In ihrer Gestalt und äußeren Körperform sowohl wie in der inneren Zusammensetzung, in der Funktionsweise, Anpassungsfähigkeit und Widerstandskraft der Gewebe, Organsysteme und Organe, in ihren seelischen Eigenschaften und Äußerungen weichen sie mehr oder minder voneinander ab. Jedes menschliche Wesen bildet eine *Individualität*, eine *Persönlichkeit* für sich, die in vollkommen übereinstimmender Weise noch niemals existiert hat und niemals existieren wird. Es gibt nur Ähnlichkeiten verschiedenen Grades aber keine Identität.

Die *Ähnlichkeiten* erstrecken sich auf größere und kleinere Gruppen menschlicher Individuen oder sie betreffen bloß zwei Individuen. Angehörige einer Rasse, einer Familie, Geschwister oder gar eineiige Zwillinge zeigen derartige

Ähnlichkeiten. Aber auch Angehörige eines Volkes bzw. Staatswesens, Bewohner derselben Gegend, Vertreter derselben Berufszweige sind solche Gruppen mehr oder minder einander ähnelnder Individuen. In der ersten Reihe ist es der mehr oder minder große gemeinsame Bestand an Keimplasma, der die Zugehörigkeit zu einer Rasse oder Familie kennzeichnet, in der zweiten die Gemeinsamkeit der Umwelteinflüsse (sog. peristatische Einflüsse), das gleiche Klima die gleichen Lebensgewohnheiten und Ernährungsverhältnisse, welche für die Ähnlichkeiten der Individuen verantwortlich zu machen sind. Es sind also in der ersten Reihe *endogene*, in der zweiten dagegen *exogene* Faktoren, die Ähnlichkeiten oder Verschiedenheiten von Individuen bedingen.

Die wissenschaftlich-biologische Betrachtung, Analyse und Wertung solcher individuellen Differenzen ist nun Aufgabe und Ziel der sog. *Konstitutionslehre*. An ihr ist normale und pathologische Anatomie und Physiologie, vor allem aber die klinische Medizin in allen ihren Spezialfächern in hohem Grade interessiert. Hat doch das Verständnis gewisser Krankheitsfälle die Kenntnis individueller Varianten in Bau und Funktion der Gewebe und Organe oftmals zur Voraussetzung. Zu den Funktionen des Organismus gehört auch seine Reaktionsart und Reaktionsstärke auf äußere Reize, insbesondere auch auf schädliche, krankmachende Reize und die Berücksichtigung individueller Unterschiede dieser Reaktionen ist eine unerläßliche Bedingung für die richtige Beurteilung eines Krankheitsfalles in seiner Diagnose, Ätiologie und Pathogenese, vor allem aber in seiner Prognose und Therapie. So ist denn die sog. Konstitutionslehre keineswegs eine medizinische Spezialdisziplin für sich, sondern ein Teil der Anatomie, Physiologie, Pathologie und klinischen Medizin, deren Methoden auch ihre Methodik, soweit es sich um Aufdeckung und Beschreibung besonderer individueller Varianten und um die Kenntnis ihrer speziellen Bedeutung für die Entstehung und den Verlauf von Krankheiten handelt. Zur Aufklärung des Ursprungs bestimmter Individualvarianten lehnt sich die Konstitutionslehre an die Vererbungslehre an und arbeitet mit deren Methodik. Eine besondere Rolle spielen in der Konstitutionslehre die statistischen Verfahren, einerseits weil es sich bei jeder einzelnen Individualvariante um deren Grad, Häufigkeit und Verteilung in der Bevölkerung, sowie um die Bestimmung ihrer Beziehungen zu anderen Merkmalen und Ereignissen, wie z. B. zur Entstehung gewisser Erkrankungen handelt, andererseits weil die menschliche Erblichkeitslehre vorwiegend mit statistischen Methoden zu arbeiten hat, da ihr das Vererbungsexperiment verschlossen bleibt und sie auf die nachträgliche Bearbeitung von Naturexperimenten angewiesen ist.

Begriffsbestimmung.

Individuelle Differenzen, somit aber auch alle Merkmale und Eigenschaften eines Individuums können entweder keimplasmatisch bedingt, also im Momente der Vereinigung der elterlichen Keimzellen potentiell gegeben sein, oder aber sie können der Einwirkung äußerer Faktoren, sei es auf den intra- oder extrauterin sich entwickelnden Organismus, sei es auf das fertige vollentwickelte Individuum, entstammen. Diese Gruppierung in keimplasmatisch oder germinal bzw., da das materielle Substrat und die Träger der Erbanlagen ganz vorwiegend, wenn nicht ausschließlich die Kernschleifen oder Chromosomen darstellen, in chromosomal bedingte Eigenschaften und in Eigenschaften, welche äußeren Einwirkungen auf den Organismus ihre Entstehung verdanken, ist begreiflicherweise von fundamentaler Bedeutung. Die Bedeutung liegt darin, daß erstere naturgemäß vererbbar sind, da sie anlagemäßig auch in die Keimzellen ihres Trägers hineingelangen bzw. hineingelangen können, während die letzteren den Chromosomenapparat und damit den Vererbungsmechanismus zunächst nicht berühren und die Möglichkeit, ob eine Beeinflussung desselben durch äußere Einwirkungen überhaupt in der Weise stattfinden kann, daß erworbene Eigenschaften des Organismus anlagemäßig in der gleichen Weise im Keimplasma registriert werden, noch Gegenstand der Diskussion ist. Ob es also eine Vererbbarkeit erworbener Eigenschaften gibt oder nicht, keinesfalls kommt sie für den hochdifferenzierten Organismus des Menschen praktisch in Betracht und wir können sagen, die zweite Gruppe von Eigenschaften ist nicht vererbbar. Dieser Gruppierung hat auch die Terminologie Rechnung zu tragen. Wir nennen den individuell verschiedenen und zeitlich wechselnden Gesamtbestand an Merkmalen und Eigenschaften eines Organismus seine *Körperverfassung* (Bauer) oder seinen *Phänotypus* (Johannsen).

Die Körperverfassung bzw. der Phänotypus setzt sich zusammen aus der Summe der durch das Keimplasma übertragenen, also schon im Momente der Befruchtung anlagemäßig gegebenen Merkmale und Eigenschaften und aus den mannigfachen intra- und extrauterinen Beeinflussungen, Akquisitionen und Anpassungen des Organismus. Den ersteren Anteil, den gesamten Komplex von Erbanlagen, der die Zugehörigkeit des werdenden Individuums zu seiner Spezies, Rasse und Familie sowie zu seinem Sexus bestimmt und bei der ungeheuren Mannigfaltigkeit und praktisch absoluten Originalität der Erbanlagenmischung den Grundstock der persönlichen Individualität ausmacht, bezeichnen wir als *Konstitution, Genotypus* oder *Idiotypus*. Den zweiten Anteil der Körperverfassung, die durch die Einwirkungen der Umwelt (der sog. Peristase) und den Einfluß funktioneller Anpassungen entstandenen Abänderungen und Abweichungen von dem anlagegemäßen Entwicklungsablauf und der anlagegemäßen morphologischen und funktionellen Beschaffenheit des Organismus nennen wir *Kondition* [Tandler[1])] oder *Paratypus*.

Diese Fassung des Konstitutionsbegriffes erscheint theoretisch und praktisch am zweckmäßigsten, wenn sie auch durchaus nicht allgemein eingeführt ist und in den letzten Jahren eine ganze Literatur über die begriffliche Umgrenzung des sog. Konstitutionsbegriffes entstanden ist. Es sei diesbezüglich auf die Ausführungen in meinem Buche „Konstitutionelle Disposition zu inneren Krankheiten" 3. Auflage, verwiesen. Allerdings müssen wir uns gleich eingangs folgendes klarmachen. Die Konstitution in unserem Sinne ist etwas Fiktives, sie ist der Ausdruck zur Kennzeichnung von Anlagen, aus welchen sich reelle Merkmale und Eigenschaften erst entwickeln. Alle die Anlagen (Gene, Determinanten), welche in der befruchteten Eizelle vorhanden sind und durch ihre Gegenwart die Entwicklung dieser Eizelle in einer ganz bestimmten Richtung und Weise bestimmen, welche mit der fortschreitenden mitotischen Zellteilung in den Chromosomenapparat jeder einzelnen Körperzelle hineingelangen und die Differenzierungsprozesse der Zellen überwachen, welche, kurz gesagt, dafür verantwortlich sind, daß sich aus dieser befruchteten Eizelle ein Organismus der betreffenden Art und Rasse, des betreffenden Geschlechtes und der betreffenden Individualität entwickelt, alle diese Anlagen sind ja bloße Energien, sind Potenzen, sind Fähigkeiten zu einer bestimmten Entwicklungsrichtung und Reaktionsweise. Die Realisierung dieser Anlagen vollzieht sich aber naturgemäß nicht unbeeinflußt von äußeren Faktoren der Umwelt und so spielen denn von Anbeginn an konditionelle (paratypische) Einwirkungen auf den Organismus eine Rolle und was wir Körperverfassung oder Phänotypus nennen, ist vielfach keine bloße Summe von Konstitution und Kondition, sondern eine enge Vermengung der beiden, eine Amalgamierung (Rössle).

---

[1]) Tandler, J.: Zeitschr. f. angew. Anat. u. Konstitutionslehre Bd. 1, S. 11. 1913.

Trotz der zweifellos häufig vorhandenen, gelegentlich sogar unüberwindlichen Schwierigkeiten der Trennung konstitutioneller von konditionellen Merkmalen und Eigenschaften ist diese Unterscheidung theoretisch notwendig und praktisch in der Regel weitgehend durchführbar. Wenn wir uns erinnern, wie geringfügige, ja oft unglaublich feine Details im Körperbau und in der Funktionsweise der Organe, vor allem auch des Seelenlebens von den Eltern auf die Kinder übertragen werden und an diesen nachweisbar sein können, dann werden wir die theoretisch gewiß stets anzunehmende Mitwirkung konditioneller Einflüsse auf die Manifestation der Erbanlagen nicht überschätzen. Wenn wir bedenken, daß verschiedenartige Naevi an der gleichen Stelle der Körperoberfläche bei Mitgliedern einer Familie vorkommen können, daß die Form der Ohrmuschel in ausgesprochener Weise durch Erbanlagen bestimmt wird, ja daß die feinen Hautleisten an den Fingerballen, wie sie im Fingerabdruck (Daktylogramm) zum Ausdruck kommen, exquisite Erblichkeit aufweisen, dann werden wir gewiß zugeben, daß die Analyse des Phänotypus in seinen konstitutionellen und konditionellen Anteil mindestens ebenso weit zu gelangen vermag wie unsere sonstige klinische Analyse. Abb. 148 zeigt, wie sich bei zwei eineiigen Zwillingen, die sich auch im übrigen außerordentlich ähnlich sind, selbst die gleiche Ohrform mit der gleichen Abplattung des Helix vorfindet, obgleich der eine Bruder in Schädellage, der andere in Steißlage zur Welt kam, gleiche konditionelle Einwirkungen, wie Druck des Amnion u. dgl. also wohl ausgeschlossen werden können. Die Form der Ohrmuschel ist somit zweifellos durch be-

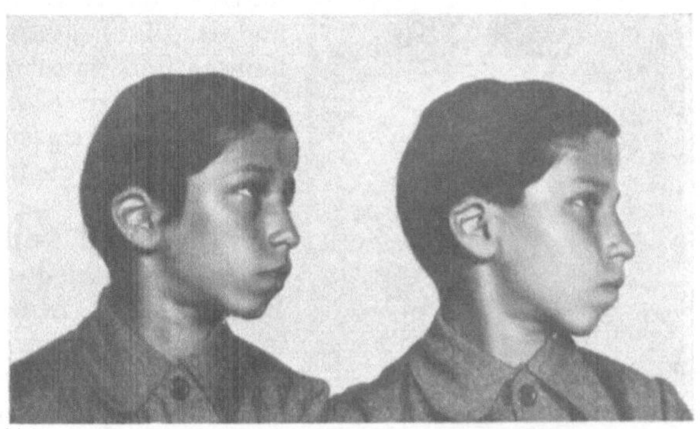

Abb. 148. Eineiige Zwillinge mit gleicher Bildung der Ohrmuschel.

stimmte Erbanlagen bestimmt, also konstitutionell, wenngleich äußere Einwirkungen gelegentlich mit diesen Erbanlagen interferieren mögen.

Wir haben unter den konditionell (paratypisch) entstandenen Merkmalen und Eigenschaften zweierlei Gruppen auseinanderzuhalten: solche, die durch exogene Einwirkungen auf latente Anlagen und solche, die durch exogene Einwirkungen auf realisierte Anlagen, d. h. also auf manifeste Merkmale und Eigenschaften, zustandegekommen sind. Haben äußere Faktoren die Auswirkung keimplasmatischer Potenzen, die Manifestation von Genen verhindert, gestört oder geändert, so ist das Ergebnis eine Abweichung der Körperverfassung, die zwar konditioneller Natur ist, einer Konstitutionsabweichung aber überaus ähnlich sehen und von ihr vielfach nur schwer unterschieden werden kann. Haben äußere Faktoren beispielsweise das Prävalenzverhältnis zweier allelomorpher Erbanlagen beeinflußt, kam es unter diesem Einfluß zur Dominanz oder Epistase von Erbanlagen, die ohne diese Einwirkung recessiv bzw. hypostatisch geblieben wären, dann ist es gleichfalls eine konditionell bedingte Änderung der Körperverfassung, eine Unterscheidung von einer Konstitutionsänderung aber in solchem Falle wiederum nicht leicht. Trotzdem ist diese Unterscheidung anzustreben, zumal die eben angeführten Annahmen rein theoretischer Natur sind und praktisch nicht allzu häufig Schwierigkeiten bereiten.

Einige Beispiele mögen das Gesagte erläutern. Ein kindlicher Organismus, der durch schwere, lang dauernde Erkrankung oder durch chronische Unterernährung geschädigt wurde, bleibt bekanntlich in Wachstum und Entwicklung zurück. Wir sprechen von einem *Infantilismus dystrophicus* (Lorain), von *Kümmerformen.* Das ist ein konditioneller Zustand, der durch die hemmenden äußeren Einwirkungen auf die chromosomalen Potenzen, durch die Behinderung der normalen Realisierung der Gene zustande kam. Wird ein männliches Individuum in früher Kindheit *kastriert,* dann ändert sich auch die Ausbildung gewisser, normalerweise zu erwartender und auch normal angelegter sog. sekundärer Geschlechtscharaktere, d. h. dieses Individuum wird auch im erwachsenen

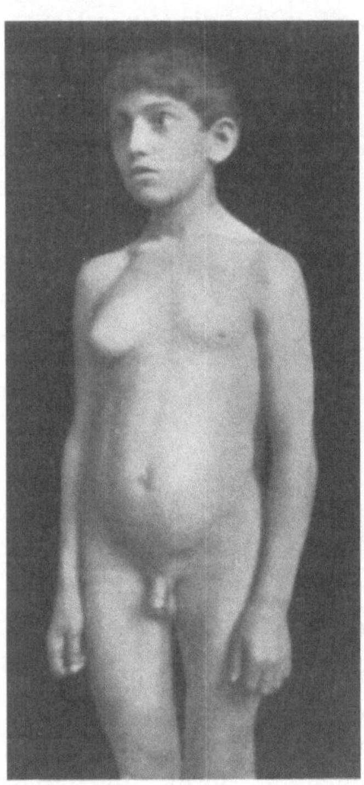

Abb. 149. Halbseitige Gynäkomastie bei 13 jährigem Knaben.

Zustand gewisse männliche Geschlechtsmerkmale (Bartwuchs, Stammbehaarung, Skelettform u. dgl.) vermissen lassen und weibliche bzw. asexuelle Charaktere (Fettverteilung) aufweisen. Der konditionell bedingte Ausfall des Keimdrüsenhormons hat das normalerweise herrschende Prävalenzverhältnis der Sexualgene in den Körperzellen geändert, die Prävalenz der männlichen Anlage gehemmt und damit die Auswirkung der weiblichen Anlage bis zu einem gewissen Grade ermöglicht. Die Körperverfassung des Kastraten stellt eine Konditionsabweichung, keine Konstitutionsabweichung dar.

Einen Fall, wo die Entscheidung konstitutionell oder konditionell schwieriger ist, stellt folgende Beobachtung (Abb. 149) dar. Der sonst gesunde und normal entwickelte 13 jährige Knabe hat rechterseits eine Mamma, wie sie etwa der Mamma eines 16—18 jährigen Mädchens entsprechen würde, links ist seine Brust vollkommen normal. Es handelt sich also um eine *einseitige Gynäkomastie,* um ein einseitig zur Ausbildung gelangtes, vereinzeltes, heterosexuelles Merkmal, ein partielles Halbseitenzwittertum (sog. Lateralhermaphroditismus). Das Genitale des Knaben ist seinem Alter entsprechend normal entwickelt. Die, wie mir scheint, einzig mögliche Erklärung, welche ich auch schon seinerzeit gegeben habe[1]), ist die Annahme, daß sich aus irgendeinem Grunde in den das rechtsseitige Brustdrüsengewebe formierenden Zellen das normale Prävalenzverhältnis der Sexualallelomorphen männlich-weiblich invertiert hat, daß es lokal an einer bestimmten Zellgruppe zu einer abnormen Prävalenz der weiblichen Geschlechtsdeterminanten gekommen ist. Hormonal kann natürlich solch eine halbseitige Erscheinung nicht bedingt sein, sie kann nur autochthonen, lokalen Ursprunges sein. Sie könnte z. B. durch eine Abweichung vom normalen mitotischen Zellteilungsvorgang hervorgerufen sein, z. B. durch sog. Hängenbleiben von Chromosomen, wodurch eine abnorme Verteilung der Sexualpaarlinge zustande käme. Bei der ungeheuren Kompliziertheit des mitotischen Zellteilungsaktes kann das gelegentliche Vorkommen derartiger „Entwicklungsfehler" gar nicht wundernehmen. Die Seltenheit einer derartigen Verirrung gelegentlich der zahllosen

---

[1]) Bauer, J.: Endocrine glands and individual constitution. Endocrinology Bd. 8, S. 297. 1924.

Zellteilungen ist jedenfalls viel staunenswerter als deren Vorkommen. Nun könnte eine solche lokale Störung im Zellteilungsvorgang durch äußere Faktoren ausgelöst sein, dann wäre ihr Ergebnis eine konditionelle Anomalie der Körperverfassung, sie könnte aber auch ohne besondere äußere Beeinflussung gewissermaßen als Zufall entstehen, und dann könnte die resultierende Anomalie der Körperverfassung keinesfalls als konditionell bezeichnet werden, sie wäre aber andererseits auch nicht vererbbar, weil nicht durch eine bestimmte Erbanlage, durch eine chromosomale Eigentümlichkeit repräsentiert.

Es gibt also auch theoretisch Schwierigkeiten der Abgrenzung zwischen konstitutionell und konditionell, sie sind aber für den praktischen Gebrauch kaum störend und unterscheiden sich in ihrer prinzipiellen Wertigkeit nicht von den Schwierigkeiten, mit welchen auch sonst unser diagnostisches Vorgehen zu rechnen hat. Was übrigens den obenerwähnten Zufall anlangt, dem die Störung des Zellteilungsaktes zuzuschreiben wäre, so ist natürlich auch dieser Zufall determiniert, und auch er kann nur das Ergebnis äußerer oder innerer Faktoren sein, unter deren Einwirkung der Zellteilungsakt sich abspielt. Daß es innere Faktoren im Sinne von Genen gibt, welche den Zellteilungsvorgang beherrschen, kann einem Zweifel kaum unterliegen, da z. B. die ausgesprochene Vererbbarkeit eineiiger Zwillingsschwangerschaft erwiesen ist. Wenn die Blastomeren des sich entwickelnden Organismus auseinanderweichen und jede Gruppe für sich ein ganzes statt nur einen Teil eines Individuums hervorbringt, so beweist die Heredität dieses Ereignisses, daß Zellteilungsvorgänge durch Gene überwacht werden.

Zusammenfassend können wir also sagen, daß die konstitutionelle und konditionelle Komponente der individuellen Körperverfassung zwar prinzipiell auseinanderzuhalten sind, daß aber oftmals diese Unterscheidung Schwierigkeiten begegnet, insbesondere wenn die konditionelle Einwirkung noch nicht realisierte, latente Erbanlagen betroffen hat. Die Schwierigkeit der Abgrenzung ergibt sich aber nicht nur für die praktische Durchführung am gegebenen Einzelfall, sie ist auch theoretisch in gewissen Fällen vorhanden, wie die Analyse des Falles einseitiger Gynäkomastie ergab. Verlegen wir den Zeitpunkt einer konditionellen Einwirkung auf den Organismus fortschreitend zurück, so gelangen wir zu der Schwierigkeit der Entscheidung, ob eine konditionelle Einwirkung während des Fötallebens oder aber noch vor der Vereinigung der elterlichen Keimzellen auf die vom Zellverband des elterlichen Organismus indessen schon losgelösten Keimzellen (z. B. durch chemische antikonzeptionelle Mittel) oder aber gar schon auf die in den Keimdrüsen der Eltern heranreifenden Zellen eingewirkt hat.

Keimschädigung, Blastophthorie nennt man diesen Vorgang, wenn es sich um eine konditionelle Schädigung der Keimzellen handelt, wie sie höchstwahrscheinlich vor allem Syphilis und Alkoholismus der Eltern herbeizuführen vermögen. *Keimänderung* nannte ich jede derartige Beeinflussung der Keimzellen durch konditionelle Änderungen des elterlichen Organismus. *Idiokinese* heißt eine solche Veränderung, wenn sie vererbbare Veränderungen der Keimzellen, d. h. also Veränderungen ihres Chromosomenbestandes betraf. Durch Idiokinese bedingte Merkmale und Eigenschaften sind selbstverständlich als konstitutionell zu qualifizieren, sie sind nicht *ererbt*, aber vererbbar. So können Konditionsänderungen der Eltern zu Konstitutionsänderungen der Kinder führen. Ob derartige Konditionsänderungen des elterlichen Organismus eine ganz bestimmt gerichtete Veränderung der Keimzellen herbeiführen können, in dem Sinne, daß der Erbanlagenbestand dieser Keimzellen genau so abgeändert wird, daß die aus ihm resultierenden Merkmale und Eigenschaften des neuen Individuums den vom elterlichen Organismus erworbenen Konditionsänderungen entsprechen, d. h. also, ob erworbene Eigenschaften vererbt werden können oder nicht, ist, wie schon oben bemerkt, eine noch unentschiedene Frage. Jedenfalls sehen wir auch auf diesem Gebiete der Biologie, wie allenthalben die Grenzen ineinander fließen und konditionell von konstitutionell nicht immer scharf geschieden werden kann.

Aufgabe und Wege.

Unsere Aufgabe ist die Darstellung und Ordnung jener Merkmale und Eigenschaften des menschlichen Organismus, welche konstitutioneller Natur sind, sowie die Feststellung ihrer Bedeutung als krankheitsbegünstigende oder krankheitshemmende Faktoren. Selbstverständlich handelt es sich nicht um die Darlegung der Anatomie und Physiologie im allgemeinen, welche naturgemäß konstitutionelle Merkmale und Eigenschaften umfaßt, sondern uns beschäftigt das, was als *individuelle Variante* vom Durchschnitts- oder Normaltypus der Anatomie und Physiologie irgendwie abweicht, denn nur diese individuellen Abweichungen rechtfertigen bzw. erfordern ja eine eigene wissenschaftliche Erforschung und Analyse, sie sind Gegenstand der Konstitutionslehre.

Zwei verschiedene Wege stehen uns zur Erreichung unserer Aufgabe offen. Da alles Konstitutionelle einmal in Gestalt von Erbanlagen, Genen existiert hat, können wir, von den Ergebnissen der modernen Vererbungsforschung ausgehend, diese uns bisher bekannt gewordenen Gene einer Betrachtung unterziehen und können den phänotypischen Resultaten ihrer realen Manifestation, der Gesetzmäßigkeit ihrer exogenen Beeinflußbarkeit, ihren korrelativen Bindungen (Koppelungen) an andere Erbanlagen und Genkomplexe und schließlich ihrem Vererbungsmodus nachgehen. Diesen *induktiven* Weg teilt die Konstitutionslehre mit der Vererbungslehre, hier ist Konstitutionsforschung und Vererbungsforschung identisch. Die bisher noch recht spärlichen Ergebnisse menschlicher Vererbungswissenschaft gestatteten aber leider keine ausreichende Verwertung für die praktische Konstitutionslehre, und so ist dieser induktive Weg in der Konstitutionslehre bisher eigentlich kaum betreten worden.

Leichter zugänglich, verläßlicher und vorläufig ausschließlich in Verwendung steht das *deduktive* Verfahren, welches, von den individuellen Varianten der Person ausgehend, ihren konstitutionellen Ursprung festzustellen sowie ihre biologische und klinische Bedeutung zu erforschen strebt. Der konstitutionelle Ursprung einer individuellen Variante ist gesichert, wenn diese eine Erbeigenschaft darstellt, wenn also ihre Vererbbarkeit erwiesen ist. Da eineiige Zwillinge die einzigen Lebewesen darstellen, welche eine identische Konstitution aufweisen, da sie ja aus dem gleichen Chromosomenmaterial aufgebaut sind, so kann das Studium eineiiger Zwillinge sehr wertvolle Dienste leisten hinsichtlich der Beurteilung konstitutioneller und konditioneller Eigenschaften.

Wir wollen zunächst die Erscheinungsformen (Phänomenologie) konstitutioneller Eigenschaften besprechen und hierbei den Versuch machen, induktiv von den Erbanlagen auszugehen, dann aber auf deduktivem Wege die Systematik der Konstitutionen und ihre dispositionelle Bedeutung erörtern.

Phänomenologie der Konstitution.

Unter den im Momente der Befruchtung potentiell bereits festgelegten Merkmalen und Eigenschaften des werdenden Organismus ist vielleicht am interessantesten die *Geschwindigkeit des Lebensablaufes.* Für die Abwicklung der aufsteigenden, evolutionellen Phase des Daseins innerhalb einer bestimmten, rassecharakteristischen Frist ist ebenso wie für die Dauer und Schnelligkeit des

Ablaufes der absteigenden, involutiven Periode das Vorhandensein von Genen maßgebend, denn es kann einem Zweifel kaum unterliegen, daß es nicht nur Rassendifferenzen — und diese allein wären natürlich schon ein Beweis für die konstitutionelle, genotypische Bedingtheit —, sondern auch Familiendifferenzen gibt in bezug auf die Entwicklungsschnelligkeit und Seneszenz. Die recht erheblichen erblichen Unterschiede bezüglich des Pubertätsalters, vor allem aber bezüglich der durchschnittlichen Lebensdauer sind im allgemeinen nicht genügend beachtet. Wenn auch langdauernde Infektionskrankheiten, chronische Vergiftungen, mangelhafte Ernährung, Mangel an Luft und Licht u. v. a. die Auswirkung der normalen Erbanlagen des heranwachsenden Organismus verzögern, ja hemmen kann — wir haben ja oben schon von derartigen konditionellen Kümmerformen, von konditionellem Infantilismus dystrophicus (LORAIN) gesprochen —, so ist doch andererseits bekannt, daß die Pubertät bei verschiedenen Rassen in verschiedenem Alter erreicht wird, und es ist bekannt, daß mehrere Mitglieder gewisser Familien eine verzögerte Entwicklung, also einen temporären *Infantilismus* oder aber eine mehr oder minder stark beschleunigte Reife aufweisen können. So habe ich selbst zwei Brüder mit einer *Pubertas praecox* im Alter von 3 und $3^1/_2$ Jahren an der Klinik PIRQUET sehen können.

Auf der anderen Seite können zwar gewisse konditionelle Einflüsse wie die oben angeführten Schädigungen, vor allem aber auch Kummer und Sorgen, längerer Aufenthalt im Gefängnis, Aufgeben des Berufes und der gewohnten Beschäftigung den Involutionsprozeß erheblich beschleunigen, die Existenz familiärer *Langlebigkeit* bzw. *Kurzlebigkeit* (vgl. H. SCHLESINGER) ist dennoch ein zwingender Beweis für einen konstitutionellen Faktor, der die Dauer des Lebensprozesses beherrscht. Es gibt Familien, in denen durch Generationen die meisten Mitglieder ein Alter von 80 Jahren und darüber erreichen, und ebenso auch solche, in denen kaum jemals das Alter von 60 Jahren erreicht wird. Die Lebensdauer ist auch bei den verschiedenen Menschenrassen außerordentlich different. So sollen die Juden, die Skandinavier, die Balkanvölker langlebige, die übrigen Südeuropäer kurzlebige Rassen sein (H. M. FRIEDMANN). H. GILFORD spricht direkt von einem Rassensenilismus und gibt an, daß manche niedere Stämme der Australneger so frühzeitig altern, daß sie um das 50. Jahr ihr Lebensende erreichen. Nach RÖSSLE ist Langlebigkeit ein dominant-mendelndes Merkmal.

Bei der Taufliege (Drosophila), deren Lebensdauer zufällig in Tagen etwa so lang ist wie die des Menschen in Jahren und deren Erbanlagenkomplex durch die Studien T. MORGANS wie der keiner anderen Gattung eines Lebewesens unserem Einblick erschlossen wurde, an dieser Drosophila konnten langlebige und kurzlebige Stämme in reinen Linien gezüchtet und entsprechende Kreuzungsexperimente angestellt werden [R. PEARL[1]]. Wenn auch Ernährung und Temperatur die Lebensdauer der Drosophila mit bestimmen [J. LOEB und NORTHROP[2])], so ist doch an der konstitutionellen Grundlage der physiologischen Lebensdauer nicht zu zweifeln, und die umfangreichen Untersuchungen PEARLS mit seinen Schülern SYLVIA PARKER und GONZALEZ[3]) ergaben, daß ganz bestimmte, in einem bestimmten Chromosom lokalisierte Gene, welche gewisse äußere morphologische Merkmale des Körpers verursachen, zugleich einen konstanten Einfluß auf die Lebensdauer ihrer Träger ausüben, also zugleich auch ein viel allgemeineres

---

[1]) PEARL, RAYMOND: The Harvey society lectures. Philadelphia-London: Lippincott Comp. 1921—1922.

[2]) LOEB, J. und J. H. NORTHROP: Journ. of biolog. chemistry Bd. 32, S. 103. 1917.

[3]) PEARL, R., S. L. PARKER und B. M. GONZALEZ: Americ. naturalist Bd. 57, S. 153. 1923. — GONZALEZ, B. M.: Americ. naturalist Bd. 57, S. 289. 1923.

und wesentlicheres Organisationsprinzip funktioneller Natur mit beherrschen. Die physiologische Lebensdauer ist das Resultat der Wirkung mendelnder Erbeinheiten.

Zondek[1]) berichtet über 6 Schwestern, die sämtlich um das 35. Lebensjahr ausgesprochene Erscheinungen des *Senilismus* bekamen. Die Menses blieben aus, die Haare wurden grau, die Zähne fielen aus, die Haut wurde welk und trocken. Äußere Momente kamen für diesen familiären Senilismus praecox ursächlich nicht in Frage.

Wie soll man sich nun eigentlich die genotypische Bedingtheit der Geschwindigkeit des Lebensprozesses vorstellen? Wir müssen uns ja jederzeit darüber klar sein, daß das, was wir Erbanlagen oder Gene nennen, ein abstrakter, fiktiver Begriff ist, der als Denkbehelf unserem Vorstellungsvermögen von den im Chromosomenapparat schlummernden Potenzen entgegenkommt, ja deren weitere wissenschaftliche Erforschung erst ermöglicht. Wir haben also anzunehmen, daß in irgendeinem der Chromosomen, die von der befruchteten Eizelle aus in alle aus ihr auf mitotischem Wege hervorgehenden Körperzellen hineingelangen, etwas enthalten ist — wir nennen es Erbanlage oder Gen —, was die Geschwindigkeit des Lebensprozesses bestimmt. Dieses Gen wird aber genau wie andere Erbanlagen auch seine Wirksamkeit in verschieden differenzierten Zellen in verschiedenem Maße entfalten können. Seine Wirksamkeit wird von der Interferenz mit anderen Erbanlagen, aber auch von der Differenzierungsart und der Funktion der betreffenden Zellen abhängen. Vorzeitige oder verzögerte Entwicklung, vorzeitige oder verzögerte Rückbildung kann den Gesamtorganismus, kann aber auch bloß Teile desselben, einzelne Gewebe, Organsysteme, Organe oder Organteile betreffen. Dementsprechend reden wir auch z. B. von einem *Infantilismus* oder *Senilismus universalis* und *partialis*.

Vor allem kommt aber hier ein fundamentales Prinzip der Organisation höherer Metazoen hinzu, das ist die Ausbildung und Differenzierung spezieller Zellkomplexe zum Zwecke der erforderlichen Regulation und Kontrolle über die nebeneinander und in gegenseitiger Abhängigkeit verlaufenden Differenzierungsvorgänge an den Zellen. Diese Zellkomplexe entsprechen Teilen des *Blutdrüsen und Nervensystems*. Auch im fertigen Organismus bleiben sie Organe der Korrelation und überwachen die gegenseitigen funktionellen Beziehungen der Teile. Die Organe der inneren Sekretion haben erst im Laufe der Stammesgeschichte allmählich ihren Einfluß auf Merkmale und Eigenschaften des Organismus gewonnen und sich gewissermaßen als Vermittler bzw. als eine Art Multiplikator oder Kondensator gewisser Erbanlagen herausgebildet, die, in jeder einzelnen Zelle vorhanden, ursprünglich einen derartigen Verstärkungsmechanismus nicht besaßen. Insbesondere die Vorgänge des Wachstums, der Entwicklung und der senilen Rückbildung stehen weitgehend unter dem Einflusse des Blutdrüsenapparates, und so sehen wir denn auch die Erbfaktoren des Wachstums, der Evolution und Involution vielfach auf dem Umwege über die Blutdrüsen wirksam werden, wir beobachten konstitutionelle Abweichungen von der Norm des Wachstums, der Entwicklung und Rückbildung, an deren Zustandekommen mehr oder minder ausgesprochen Teile des endokrinen Systems mitgewirkt haben. Die betreffenden Gene können also autochthon-cellulär zur Realisation gelangen, d. h. ihre Wirksamkeit und ihren phänotypischen Effekt an Ort und Stelle, an den Zellen entfalten, in deren Chromosomenapparat sie enthalten sind, oder aber ihre Realisation erfolgt im Bereiche gewisser Anteile des Blutdrüsensystems, und sie manifestieren ihr Vorhandensein im Organismus auf dem Umwege endokrin-hormonaler Wirkungen.

---

[1]) Zondek, H.: Dtsch. med. Wochensch. 1923, Nr. 11.

So gibt es Fälle von offenbar rein autochthon-cellulärer Wachstums- und Entwicklungshemmung oder Beschleunigung und von ebensolcher seniler Rückbildung auf der einen Seite, Fälle von endokrin-hormonal bedingten Vegetationsanomalien auf der anderen Seite, wobei Mischformen der beiden ein selbstverständliches Postulat darstellen. Die seltenen Fälle von reinem *Infantilismus universalis* ohne exogene Veranlassung, die Fälle von sog. *Nanosomia primordialis*, bei welcher ein wohlproportionierter, normal funktionierender, aber im ganzen zu kleiner Organismus vorliegt, einzelne Fälle von *vorzeitiger Pubertät*, von *proportioniertem Riesenwuchs*, von gleichmäßiger, vorzeitiger *seniler Involution* gehören zu solchen autochthon-cellulären Auswirkungen abnormer Erbanlagen. Es ist aber begreiflich, daß bei Anwesenheit derartiger abnormer Wachstums- und Entwicklungsgene Symptome abnormer Blutdrüsenfunktion sehr oft mit hereinspielen und der phänotypischen Manifestation dieser Gene ein mehr oder minder charakteristisches Gepräge verleihen, da sich ja in diesen Blutdrüsen solche Gene in besonderem Maße auswirken. Einzelne Symptome von neben den autochthon-cellulären Vegetationsanomalien einhergehenden Blutdrüsenanomalien, wie Keimdrüsen- oder Schilddrüseninsuffizienz, Hypophysenstörung u. dgl., sind bei derartigen Zuständen keine Seltenheit und modifizieren das Grundbild der ursprünglich autochthon-cellulären Vegetationsanomalien. Trotzdem ist die wahre Natur solcher Konstitutionsanomalien des Wachstums und der Entwicklung nicht aus den Augen zu verlieren und eine den Chromosomenapparat sämtlicher Körperzellen betreffende Abweichung autochthon-cellulärer Art nicht mit endokrin-hormonal bedingten Zuständen zu verwechseln.

So wenig sich ein Kind von einem Erwachsenen bloß durch eine Insuffizienz der Keimdrüsen, mehrerer oder sämtlicher Blutdrüsen unterscheidet, so wenig beruht der universelle Infantilismus auf einer endokrinen Anomalie. Wenn, wie in der oben angeführten Beobachtung, aber auch in Fällen der Literatur, Pubertas praecox bei Geschwistern beobachtet wird, ohne daß irgendwelche Anhaltspunkte für eine pineale oder sonst eine endokrine (Nebennieren-) Genese vorliegen würde, dann ist eine autochthon-celluläre Konstitutionsanomalie wohl nicht

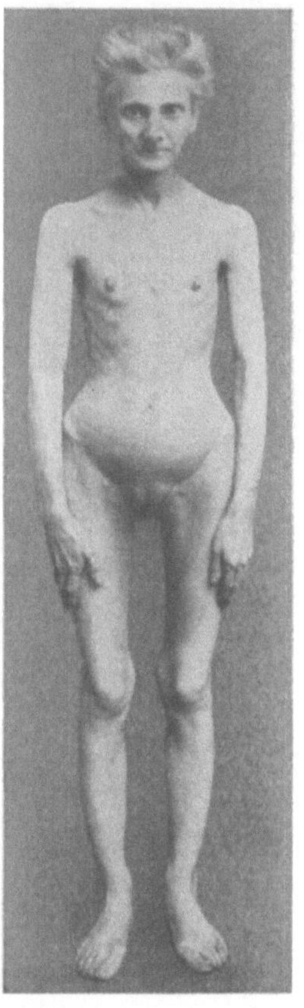

Abb. 150. Senium vom kachektischen Typus (nach H. Zondek).

von der Hand zu weisen. Familiäre Nanosomie oder aber familiärer Gigantismus ohne ausgesprochene Zeichen abwegiger Blutdrüsenfunktion sind durchaus nicht seltene Vorkommnisse.

Was die konstitutionelle senile Involution anlangt, so habe ich ja schon wiederholt darauf hingewiesen, daß die verschiedene Beteiligung der einzelnen Blutdrüsen an der Senescenz dem klinischen Bilde ein charakteristisches Gepräge verleiht. Es ist kein Zufall, wenn bei einer der oben erwähnten sechs vorzeitig alternden Schwestern (Abb. 150) Zondek eine hochgradige sklerotische Atrophie im Bereiche der Hypophyse, Ovarien und Nebennieren feststellen konnte, während die Schilddrüse verhältnismäßig nur wenig verändert war. Dieser atrophisierende, kachektisierende, eintrocknende Typus der Senescenz erinnert nur zu sehr an die Fälle Simmondsscher hypophysärer Kachexie. Bei dem zweiten Typus mit der auffallenden Zunahme des Fettpolsters, das bei männlichen Individuen eine mehr oder minder ausgesprochene feminine oder sog. eunuchoide Verteilung (Hüften, Unterbauch, Brust, Oberschenkel) aufweist (Abb. 151), ist es offenbar eine andere Konstellation von Drüsen mit innerer Sekretion, welche dem Involutionsprozesse in besonderem Maße verfallen.

Wenn Kermauner bei Mutter und 5 Töchtern statt eines vierwöchigen Menstruationszyklus einen 21 tägigen Zyklus als Konstitutionsmerkmal beobachten konnte, so kann nur eine besondere, von der Norm abweichende, an den Keimdrüsen sich manifestierende, chromosomale Potenz dafür verantwortlich gemacht werden. Also nicht nur Geschwindigkeit und Dauer, auch der *Rhythmus der Lebensvorgänge* wird von einem konstitutionellen Faktor beherrscht, der gelegentliche Abweichungen zeigen kann.

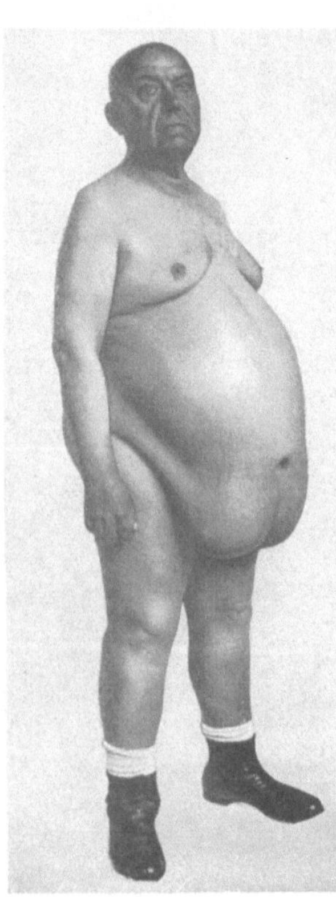

Abb. 151. Senium vom fettwüchsigen (eunuchoiden) Typus.

Wir haben oben schon erwähnt, daß die konstitutionelle Kurzlebigkeit, wenn wir diesen Ausdruck zur Kennzeichnung vorzeitiger Abnutzbarkeit, Erschöpfbarkeit, prämaturer Senescenz beibehalten wollen, nicht immer den ganzen Organismus gleichmäßig betreffen muß, im Gegenteil viel häufiger sich bloß auf einzelne seiner Teile zu erstrecken pflegt. Man hat mit Bezug auf dieses Vorkommnis von Heterochronie der senilen Organinvolution gesprochen. Als Fälle dieser Art hätten beispielsweise jene zu gelten, bei denen oft familiär mit dem Erreichen des Entwicklungshöhepunktes das Haar zu ergrauen beginnt und die mit 40 Jahren weißhaarig sind, oder jene Fälle, bei welchen sich in einem gewissen Kontrast mit dem übrigen Zustand des Organismus in relativ frühen Jahren ein hochgradiges Geroderma (Greisenhaut), eine Atherosklerose, eine Arthritis deformans, ein Arcus corneae senilis oder eine Linsentrübung usw. entwickelt, oder Fälle, bei denen ohne nachweisbare Organveränderungen mit 40 Jahren und erheblich früher die Klimax einsetzt, bei denen in jungen Jahren massenhaft Corpora amylacea im Zentralnervensystem gefunden werden oder bei denen die charakteristischen psychischen Veränderungen des Seniums auffallend frühzeitig und isoliert sich einstellen. Die Bedeutung dieser meist nachweisbar hereditären involutiven Konstitutionsanomalien für die Pathologie liegt auf der Hand.

Indessen wollen wir nicht entscheiden, ob alle die Zustände, welche dem tieferblickenden Kliniker und Pathologen die Annahme einer bestimmten *konstitutionellen Teilminderwertigkeit des Organismus* in gewissen Geweben, Organsystemen oder Organen geradezu aufdrängen, ob diese Zustände in die Kategorie der partiellen Kurzlebigkeit gehören, d. h. ob jene Fälle offenkundig konstitutioneller, weil erblicher Anfälligkeit bestimmter Körperabschnitte und deren Resistenzschwäche gegenüber äußeren und inneren Einflüssen verschiedener Art dem Vorhandensein der gleichen abnormen Gene zuzuschreiben sind wie die partielle Kurzlebigkeit, oder ob hier ganz andere Erbanlagen im Spiele sind. Keinesfalls ist es zweifelhaft, daß es solche Teilminderwertigkeiten konstitutioneller Natur gibt, die als Achillesferse ihres Trägers die Lokalisation verschiedenster exogener und endogener Schädigungen determinieren oder durch die Lebensschwäche (Abiotrophie) ihres Substrates zu „spontanen", rein endogen verursachten Erkrankungsformen führen. Diese konstitutionellen Teilminderwertigkeiten sind in der Pathologie von großer Bedeutung. Sie können betreffen:

1. eine Körperhälfte,
2. die Abkömmlinge eines Keimblattes bzw. bestimmte Gewebe,
3. bestimmte Organsysteme, Organe oder Organteile,
4. bestimmte Funktionen des Organismus bzw. alle an einer einheitlichen

Funktion beteiligten, in bezug auf diese Funktion synergischen Zellkomplexe.

Die uns von der Natur gelieferten Beweise für das Vorkommen einer *Halbseitenminderwertigkeit* sind außerordentlich selten. JENS PAULSEN[1]) erwähnt einen Soldaten, bei dem die linke Gesichtshälfte kleiner ist als die rechte. Der Augenspiegel zeigt, daß die Netzhautgefäße links schwächer sind und die Pigmentierung des Augenhintergrundes links geringer ist als rechts. Zugleich ist der linke Hoden mangelhaft entwickelt. In Fällen von einseitiger Aplasie der Gaumentonsille wurde sonderbarerweise der gleichzeitige Defekt des Hodens der betreffenden Seite beobachtet. Sehr schön demonstriert eine von H. BENEDIKT[2]) mitgeteilte Beobachtung die konstitutionelle Minderwertigkeit der rechten Körperhälfte. Ein Mensch mit einem angeborenen kolossalen vasculären Naevus am rechten Arm und einem ebensolchen an der rechten Brustseite bekommt eine postdiphtherische Spätlähmung der ganzen rechten oberen Extremität. Die Mutter hatte statt der rechten Ohrmuschel ein kleines verbildetes Rudiment, hatte ferner eine rechtsseitige periphere Facialislähmung, sah am rechten Auge schlechter und trug den gleichen großen Naevus rechts an Brust und Arm. Ein Bruder hatte infolge von Rachischisis einen rechtsseitigen Klumpfuß, die Großmutter eine Gesichtsasymmetrie durch schlechtere Innervation des rechten Facialis. ANDERS[3]) teilte den Befund eines 25jährigen, vorher vollkommen gesunden Mannes mit, bei welchem plötzlich eine tödliche Hirnblutung aus einer der ausgedehnten, lediglich die Venen der linken Hirnhälfte betreffenden Varices erfolgt war. Die konstitutionelle Minderwertigkeit der Venen der linken Hirnhälfte kam nebenbei noch darin zum Ausdruck, daß nur auf der linken Seite eine gleichfalls varikös entartete Vena ophthalmomeningea sowie gleichfalls nur links ein sog. Sinus pericranii vorhanden war. Sowohl die Vena ophthalmomeningea wie der Sinus pericranii, d. i. ein blutführender Hohlraum über dem Schädelknochen und unter den Weichteilen, der durch Knochenlücken mit dem Gehirnsinus in Verbindung steht, stellen morphologische Konstitutionsanomalien dar.

Zu den Halbseitenminderwertigkeiten ist auch die konstitutionelle, anscheinend dominant vererbbare *Heterochromie der Iris,* d. h. die ungleiche Färbung der beiden Regenbogenhäute zu zählen. Es ist nämlich ein regelmäßiges Vorkommnis, daß das hellere Auge von einer schleichend verlaufenden eigenartigen Iridocyclitis mit Linsen- und Glaskörpertrübung befallen wird. Bei Katzen, wo Heterochromie der Iris weitergezüchtet werden kann, soll auf der Seite des helleren Auges regelmäßig Taubheit bestehen. Dem analog beobachtete ZANIBONI[4]) auch am Menschen einen Fall, der neben der Cyclitis und Katarakt

[1]) PAULSEN, J.: Korresp. d. Dtsch. Ges. f. Anthropol., Ethnol. u. Urgesch. Bd. 49, S. 12. 1918.
[2]) BENEDIKT, H.: Dtsch. Zeitschr. f. Nervenheilk. Bd. 46, S. 492. 1913.
[3]) ANDERS, H.: Zieglers Beitr. z. allg. Pathol. u. pathol. Anat. Bd. 64, S. 540. 1918.
[4]) ZANIBONI: Ärztl. Verein in Brünn, 23. II. 1920. Wien. klin. Wochenschr. 1920, Nr. 41, S. 916.

des helleren Auges eine labyrinthäre Schwerhörigkeit auf dem Ohre der gleichen Seite aufwies. Wenn sich eine progressive Erbsche Muskeldystrophie einmal streng halbseitig entwickelt, wie dies in einem von E. Adler[1]) mitgeteilten Falle geschah, so ist eine halbseitige Minderwertigkeit der Muskulatur eine unerläßliche Voraussetzung.

Schließlich gehören noch gewisse Fälle von partiellem Riesenwuchs hierher, die entweder eine ganze Körperhälfte, eine Gesichtshälfte oder auch bloß einzelne Extremitäten oder deren Teile betreffen.

Derartige Fälle konstitutioneller halbseitiger Minderwertigkeit sind auf Grund unserer heutigen biologischen Kenntnisse nicht unverständlich. Roux hat an niederen Tieren gezeigt, daß die beiden Körperhälften aus den beiden ersten Furchungszellen der befruchteten Eizelle hervorgehen, derart, daß die eine die rechte, die andere die linke Körperhälfte entstehen läßt. Durch die erste Furchungsebene wird also die Medianebene des Embryo bestimmt. Nach Abtötung des einen halben Blastomers konnte Roux, allerdings an niederen Tieren, einen halben Embryo sich entwickeln sehen, der nur die eine, rechte oder linke Körperhälfte aufwies, der nur ein halbes Nervensystem, bestehend aus *einem* Medullarwulst, einen halben Urdarm, nur eine Ohrblase usw. besaß. Man kann sich also sehr wohl vorstellen, daß Anomalien, welche nur die eine der beiden ersten Furchungszellen betreffen, zu Anomalien bloß der einen Körperhälfte in mehr oder minder ausgedehntem Maße führen können.

Wir erinnern uns hierbei an den oben erwähnten Fall von halbseitiger Gynäkomastie und an die bei niederen Tieren gelegentlich vorkommenden Fälle von *Halbseitenzwittertum* (*Lateralhermaphroditismus*), wo die eine Körperhälfte männliche, die andere weibliche Geschlechtsmerkmale aufweist und die zytologische Untersuchung eine entsprechende Seitendifferenz in der Chromosomenverteilung erkennen läßt. Wir erinnern uns an die Beobachtungen von Bridges über „non-disjunction", über das Hängenbleiben von Chromosomen bei der mitotischen Zellteilung und werden uns vorstellen können, daß derlei Anomalien der ersten Zellteilungen der befruchteten Eizelle solche Halbseitenminderwertigkeiten zu verursachen vermögen. Allerdings, die Vorstellung, daß diese Anomalien der Zellteilung ohne äußere Einflüsse aus einer inneren Ursache, ja auf Grund einer bestimmten Erbanlage erfolgen sollen, übersteigt beinahe unser Fassungsvermögen! Und dennoch muß es sich wohl so verhalten, denn auch mit der Vorstellung, daß eine Erbanlage das Auseinanderweichen und die Separation der ersten beiden Blastomeren und damit die Entstehung eineiiger Zwillinge bedingt, müssen wir uns abfinden. Die Natur ist immer noch viel grandioser und bewunderungswerter, als wir es uns vorzustellen vermögen. Das Vorkommen einer Halbseitenminderwertigkeit bedeutet im übrigen prinzipiell nichts anderes als das Vorkommen biologischer Wertigkeitsdifferenzen bei eineiigen Zwillingen.

2. Die partielle konstitutionelle Minderwertigkeit kann die *Abkömmlinge eines Keimblattes* oder aber *bestimmte Gewebsarten* mehr oder minder isoliert betreffen. Ein charakteristisches Beispiel dieser Art ist die *Recklinghausensche Neurofibromatose* und die sog. *tuberöse Sklerose*. Diese beiden Erkrankungen sind nach unseren heutigen Anschauungen prinzipiell identisch und nur durch die Lokalisation des krankhaften Geschehens voneinander verschieden. Es sind auf kongenitaler, konstitutioneller Entwicklungsstörung beruhende Systemerkrankungen der noch undifferenzierten nervösen Mutterzellen, der Neuroepithelzellen, die je nach der Stelle, an welcher sie zu proliferieren beginnen, je nach der Lokalisation im zentralen, peripheren oder sympathischen Nervensystem

---

¹) Adler, E.: Med. Klinik 1922, S. 1323.

das Bild der tuberösen Sklerose oder *Recklinghausenschen Neurofibromatosis* oder schließlich eine Kombination beider entstehen lassen. Nicht selten ist die Abartung allerdings nicht elektiv auf die eine Gewebsart, die undifferenzierten Neuroepithelzellen, beschränkt, sondern betrifft auch andere Abkömmlinge des äußeren Keimblattes (Adenoma sebaceum, Pigmentnaevi der Haut), aber auch des mittleren Keimblattes (tumorartige Bildungen an Herz und Nieren, verschiedenartige Entwicklungshemmungen). Die genotypische Anomalie des äußeren Keimblattes kann an verschiedenen Individuen einer Familie auch dissoziiert in Erscheinung treten, wie beispielsweise in einer von SCHUSTER beobachteten Familie, in der *multiple Naevusbildungen, Adenoma sebaceum* und tuberöse Hirnsklerose bei verschiedenen Mitgliedern der Familie alternierten oder aber kombiniert vorkamen. Übrigens sind die Beziehungen zwischen dem Adenoma sebaceum, einer oft familiären, ektodermalen naevusartigen Bildungsanomalie der Talgdrüsen, und geistiger Minderwertigkeit, insbesondere Epilepsie, also gleichfalls einer ektodermalen Anomalie, nur in einem anderen Abkömmling des äußeren Keimblattes, bekannt.

Eine ausgebreitete genotypische ektodermale Hemmungsbildung stellen die seltenen heredo-familiären Fälle von kombinierten Entwicklungsdefekten der *Schweiß-* und *Talgdrüsen,* der *Haare* und *Zähne* dar. Dazu kommen auch noch psychische Defekte, meistens allerdings auch noch anderweitige degenerative Stigmen[1]). Die *familiäre amaurotische Idiotie* (TAY-SACHS), eine das Zentralnervensystem und die Netzhaut betreffende Konstitutionsanomalie gehört gleichfalls hierher, ebenso als mesodermale Minderwertigkeit die bekannt häufige Kombination von Entwicklungsstörungen im Bereiche der Harn- und Geschlechtsorgane.

Es gibt eine seltene Form chronisch progredienter Gelenkerkrankung, die mit generalisierten Lymphdrüsenschwellungen und Milztumor einhergeht, das sog. *Still-Chauffardsche Syndrom.* In diesem Krankheitsbilde kann ausnahmsweise die Synovia der Gelenke intakt und ihre Beteiligung substituiert sein durch jene der Sehnenscheiden und Schleimbeutel, mitunter sind auch die serösen Membranen ergriffen. Ich habe gezeigt, wie dieses Syndrom offenbar durch recht verschiedene bakterielle Erreger hervorgerufen werden kann und nur auf Grund einer besonderen konstitutionellen Minderwertigkeit der betreffenden Gewebsteile zur Entwicklung kommt. Diese genotypische Minderwertigkeit der verschiedenen mesodermalen Gebilde stellt die obligate Bedingung in der Ätiologie der Erkrankung dar.

PFAUNDLER hat beim *Lymphatismus* eine systematische Minderwertigkeit sämtlicher Mesenchymderivate angenommen und Bindegewebe, Gefäßsystem, lymphatisches Gewebe und glatte Muskulatur für konstitutionell abnorm reizbar und abnutzbar erklärt. Eine auch anatomisch-histologische Begründung erfuhr die Annahme der systematischen konstitutionellen Minderwertigkeit aller Grundsubstanz liefernden Zellelemente der mesenchymalen Stützgewebe in einem im Aschoffschen Institute untersuchten Falle von sog. *Osteogenesis imperfecta*[2]). Die Osteoblasten sind bei der Osteogenesis imperfecta ihrer Aufgabe nicht gewachsen und vermögen nur mangelhaft Knochengrundsubstanz zu produzieren, aber auch die ihnen genetisch vollkommen entsprechenden Odontoblasten konnten sich in dem beschriebenen Falle nicht in der gewöhnlichen Weise anordnen und Grundsubstanz produzieren; die Fibroblasten dokumentierten ihre Unfähigkeit, in normaler Weise Fibrillen zu bilden, dadurch, daß das Bindegewebe durchweg zellreicher und von krausfaseriger Beschaffenheit war, und die Chondroblasten

---

[1]) Vgl. J. STRANDBERG: Arkiv f. inre med. Bd. 51, S. 1. 1918.
[2]) BAUER, H. K.: Dtsch. Zeitschr. f. Chirurg. Bd. 154, S. 166. 1920; Bd. 160, S. 289. 1920.

zeigten ihre konstitutionelle Minderwertigkeit in der Weise, daß die Knorpelzellen eine spindelige Form aufwiesen und keine richtigen Knorpelkapseln hervorbrachten. Selbstverständlich braucht eine derartige konstitutionelle Minderwertigkeit nicht in allen Fällen dieses Leidens bloß das eine Gewebe oder die
ihrem embryonalen Ursprung nach nahe verwandten Gewebe allein zu betreffen,
es können sich die verschiedensten degenerativen Anomalien zu den für die
Krankheit typischen und obligaten hinzugesellen, es kann Idiotie, Wolfsrachen,
Nierendystopie u. v. a. als akzidentelle Konstitutionsanomalie hinzutreten. Die
die Krankheit charakterisierende Konstitutionsanomalie bleibt aber bei der
Osteogenesis imperfecta oder Osteopsathyrosis idiopathica stets die Dysplasie,
die konstitutionelle Insuffizienz der knochenbildenden Mutterzellen, der Osteoblasten. Eine charakteristische Gruppe von exquisit heredo-familiären Fällen
dieser Art idiopathischer Knochenbrüchigkeit weist eine eigentümlich blaue
Sclera infolge von Verminderung ihrer Stützfasern auf, also eine typische Kombination anomaler Anlage des Knochengewebes und zum mindesten eines Teiles
des Bindegewebes. Auch in solchen Fällen können anderweitige, zum Teil gleichfalls in der betreffenden Familie typisch wiederkehrende Anomalien, wie Hämophilie, angeborene Herzfehler, Otosklerose, progressive labyrinthäre Schwerhörigkeit u. a., hinzutreten.

Eine konstitutionell abnorme Beschaffenheit des gesamten Bindegewebes,
eine „Schwäche der Binde- und Stützsubstanzen" infolge einer „allgemeinen
Konstitutionsanomalie des gesamten Stratum fibrosum des Körpers" hatten
schon Tuffier und dann Biers Schüler Vogel und Klapp angenommen, um
eine Reihe zusammengehöriger Krankheitszustände, wie Belastungsdeformitäten
des Skelettes, Hernien, Varicen, Ptosen, Prolapse usw. einheitlich deuten zu
können. Von Rössle[1]) wurde sie in den Vordergrund der Geschwulstdisposition
gestellt. Während der Organentwicklung würde eine solche abnormale Beschaffenheit des Bindegewebes zu Anomalien in der Oberflächengestaltung der
Organe, zu abnormer Lappung an Lungen, Leber, Milz, Nieren, sie würde im Gewebe zu falschen Mischungen, Lücken- und Haufenbildungen und „illegalen
Zellverbindungen" führen, wie sie in Fibromen, Cysten, Divertikeln, Lücken
der Herzklappen, aus der Kammerscheidewand heraustretenden Sehnenfäden,
in der Neigung zu Hernien, abnormen Gekrösebildungen, Varicen an Lymphund Blutgefäßen u. dgl. zum Ausdruck kommen, welche das konstitutionelle
Terrain der Geschwulstträger regelmäßig charakterisieren. Im Alter würde die
Anomalie des Bindegewebes infolge von atrophischen und sonstigen Veränderungen Entlastungswucherungen anderer Gewebe und damit Tumorbildung auslösen können. Mangelhafte Anlage des Bindegewebes wurde übrigens auch zur
Erklärung der Genese gewisser Fälle von Lipomatosis dolorosa angenommen
und mit dem Hinweis auf schlaffe Bauchdecken, hochgradigen Nabelbruch,
Varicen und Plattfüße zu begründen versucht. Selbst eine konstitutionelle
Minderwertigkeit des elastischen Gewebes hat man in gewissen Fällen annehmen
zu müssen geglaubt.

3. Die partielle konstitutionelle Minderwertigkeit kann aber vor allem
elektiv ein bestimmtes Organsystem, Organ oder einen Organteil betreffen.
Wir sprechen in diesen Fällen von *konstitutioneller Organminderwertigkeit* im Sinne
von Martius und A. Adler und bezeichnen mit diesem Ausdruck jenen Zustand eines Organs, der es zu einem Locus minoris resistentiae einerseits unter
den übrigen normalen Organen desselben Individuums, andererseits mit Bezug
auf das gleiche normal konstituierte Organ anderer Individuen stempelt. Daß

---

[1]) Rössle, R.: Zeitschr. f. angew. Anat. u. Konstitutionslehre Bd. 5, S. 127. 1919.

das Organ einen solchen Locus minoris resistentiae darstellt, müssen wir aus seiner besonderen Krankheitsbereitschaft, aus seiner geringen Widerstandsfähigkeit gegenüber verschiedenen äußeren Schädigungen, ja evtl. gegenüber der in der gesteigerten oder selbst normalen Arbeitsweise gelegenen Abnützung a posteriori erschließen. Dabei ist es gleichgültig, ob die Organminderwertigkeit, abgesehen von der besonderen Krankheitsdisposition, auch noch in morphologischen oder funktionellen Anomalien der Partialkonstitution dieses Organs zum Ausdruck kommt oder nicht. Relativ häufig wird dies allerdings der Fall sein und ein Organ, welches durch seine Morbidität unzweifelhaft seine Minderwertigkeit dokumentiert, pflegt nicht selten allerhand Zeichen abwegiger Gestaltung oder Arbeitsweise, d. h. sog. degenerative Stigmen, aufzuweisen.

Daß auch konditionelle Schädigungen, wie Traumen, vorangegangene anderweitige Erkrankungen u. dgl., ein Organ vorübergehend oder dauernd zu einem Locus minoris resistentiae machen können, ist ja bekannt. Ich erinnere nur an die Bedeutung dieses Prinzips für die Lokalisation der Tuberkulose. Tierversuche und klinische Beobachtungen lehrten immer wieder, daß sich die KOCHSchen Bacillen in vorher geschädigten Organen mit besonderer Vorliebe ansiedeln. MATTHES machte darauf aufmerksam, daß sich posttyphöse Entzündungen oder Eiterungen besonders gern in vorher geschädigten oder sonst veränderten Geweben lokalisieren. Viele Erkrankungen, deren Ätiologie auf ein weit zurückliegendes Trauma zurückgeführt wird, gehören hierher. Was aber Trauma oder sonstige erworbene Schädigungen, das vermag auch eine in der Erbanlage begründete stiefmütterliche Ausstattung eines Organs, also eine konstitutionelle Organminderwertigkeit, ob sie nun auch sonst morphologisch oder funktionell erkennbar ist oder ob sie sich nur in der besonderen Krankheitsdisposition allgemeiner oder spezieller Natur kundgibt. Welches der tiefere Grund dieser konstitutionellen Organminderwertigkeit ist, warum das betreffende Organ für den Kampf ums Dasein weniger gut gewappnet ist, entzieht sich in der Regel, wenn auch nicht immer, unserer Beurteilung, der aus der klinischen Beobachtung abstrahierte Begriff der Organminderwertigkeit ist aber dessenungeachtet eine notwendige Fiktion, so gut wie etwa der Begriff der Erbanlage oder der Begriff des Elektrons.

Ein sehr instruktives Beispiel von konstitutioneller Organminderwertigkeit können wir am Magen beobachten. Auch hier erschließen wir diese biologische Minderwertigkeit notwendigerweise aus unseren klinischen Erfahrungen, ohne zunächst eine Vorstellung davon zu besitzen, worin diese Minderwertigkeit besteht, ob sie eine strukturelle, chemische oder funktionelle sein mag. Es ist nämlich eine unzweifelhafte Tatsache, daß das *Ulcus pepticum* häufig bei mehreren Mitgliedern einer Familie durch mehrere Generationen hindurch vorkommt, und daß in der Aszendenz von Ulcuskranken auffallend häufig Magenkrebs zu verzeichnen ist. Bei den Angehörigen Ulcuskranker findet man rund dreimal so häufig Carcinoma ventriculi wie bei jenen Magengesunder. Jeder achte Ulcuspatient hat Vater oder Mutter an einem Magenkrebs verloren, während bei Magengesunden erst jeder zweiundzwanzigste über Carcinom des Magens in seiner Aszendenz zu berichten weiß[1]). Da wir heute wissen, daß das Magencarcinom durchaus nicht häufig die Folge eines vorangegangenen Ulcus darstellt, so muß man annehmen, daß bei Angehörigen gewisser Familien irgendeine besondere Beschaffenheit des Magens vorkommt, die eine individuelle Disposition für die Entwicklung des Ulcus sowohl wie für die des Krebses schafft und die es allein

---

[1]) Vgl. E. SPIEGEL: Dtsch. Arch. f. klin. Med. Bd. 126, S. 45. 1918.; J. BAUER und BERTA ASCHNER: Klin. Wochenschr. 1922, Nr. 25/26, S. 1250 u. 1298; BERTA ASCHNER: Zeitschr. f. Konstitutionslehre Bd. 9, S. 6. 1923.

erklären kann, daß Ulcus und Carcinom in diesen Familien wesentlich häufiger zusammentreffen, als es nach den Gesetzen der statistischen Wahrscheinlichkeit zu erwarten wäre. Worin diese besondere individuelle Beschaffenheit des Magens besteht, ist vorerst vollkommen ungeklärt, nur die Tatsache, daß sie besteht, und daß sie sich auch wirklich nur auf die Partialkonstitution des Magens erstrecken kann, ist sicher, und schon, um mit dem Begriff dieser besonderen individuellen Beschaffenheit besser arbeiten zu können, bezeichnen wir ihn als „Organminderwertigkeit". Übrigens besitzen wir in der Frage der Organminderwertigkeit beim Magengeschwür immerhin gewisse Anhaltspunkte, um auch ihrem Wesen etwas näherzutreten.

Es ist wiederholt beobachtet worden, daß sich in persistierenden Meckelschen Divertikeln typische peptische Geschwüre ganz von der Art der Magen- oder Duodenalgeschwüre entwickelt haben, und man hat festgestellt, daß sich in solchen Fällen versprengte Inseln von Magenschleimhaut in den Divertikeln vorfinden, welche zu dieser Geschwürsbildung Veranlassung geben[1]). Es ist einleuchtend, daß ein solches dystopisches, durch einen Entwicklungsfehler verlagertes Stück Magenschleimhaut, selbst wenn es histologisch gar nicht von einer normalen Magenschleimhaut zu unterscheiden ist, biologisch nicht als vollwertig angesehen werden kann, und wir werden uns nicht wundern, wenn diese Minderwertigkeit die Ursache einer Ulcusbildung wird, so wie etwa anderwärts versprengte Keime zur Bildung von Geschwülsten Veranlassung geben. Das dystopische Stück Magenschleimhaut ist eben biologisch minderwertig, auch wenn wir ihm die Minderwertigkeit strukturell nicht anmerken und sie nur aus dem allgemeinen Zusammenhang entnehmen. Nun hat man auch in der Magenschleimhaut gewisser normaler Menschen atypische Zellinseln gefunden, die den Charakter der Darmschleimhaut an sich tragen und von einer Reihe von Autoren als der Ausgangspunkt von Geschwürsbildungen angesehen werden. Das wäre gewiß eine interessante konstitutionelle Grundlage für die von uns erwiesenen Beziehungen zwischen Ulcus der Kinder und Magenkrebs der Eltern bzw. für die daraus erschlossene Organminderwertigkeit des Magens.

Die biologische Minderwertigkeit des Magens folgt in ihrer Übertragung auf die Nachkommenschaft, wie die oben zitierten Untersuchungen ergaben, den Mendelschen Regeln und verhält sich offenkundig als recessives Merkmal. Sie ist also vorhanden, wenn statt der beiden elterlichen Gene für die Entwicklung einer normalen Magenstruktur (MM) zwei abweichende, eben biologisch minderwertige Anlagen (mm) die Entwicklung des Magens veranlassen und überwachen. Dieser homozygot-recessive Zustand mm ist aber noch nicht gleichbedeutend mit Erkrankung an Ulcus oder Carcinom, er drückt vielmehr lediglich eine biologische Organminderwertigkeit des Magens aus, die eine sehr gewichtige konstitutionelle Disposition zur Ausbildung dieser Erkrankungen bedeutet. Ob die eine oder die andere, ob beide oder keine von beiden Erkrankungen sich entwickelt, hängt ab von der Anwesenheit anderer Erbanlagen und der Einwirkung exogener Schädlichkeiten verschiedener Art. Die beifolgenden Stammbäume illustrieren zwar das Gesagte sehr deutlich, haben aber als kasuistische Auslese natürlich keinerlei Beweiskraft. Der erste Stammbaum (Abb. 152) zeigt die enorme Häufung des Ulcus, der zweite (Abb. 153) des Magencarcinoms in einer Familie, wobei im letzteren Falle noch die zwei jüngsten Geschwister der letzten Generation Ulcusträger darstellen. Das gemeinsame Bindeglied ist hier eben der homozygot-recessive Zustand der minderwertigen Magenbeschaffenheit mm.

---

[1]) Vgl. P. Müller: Beitr. z. klin. Chirurg. Bd. 115. 1919.

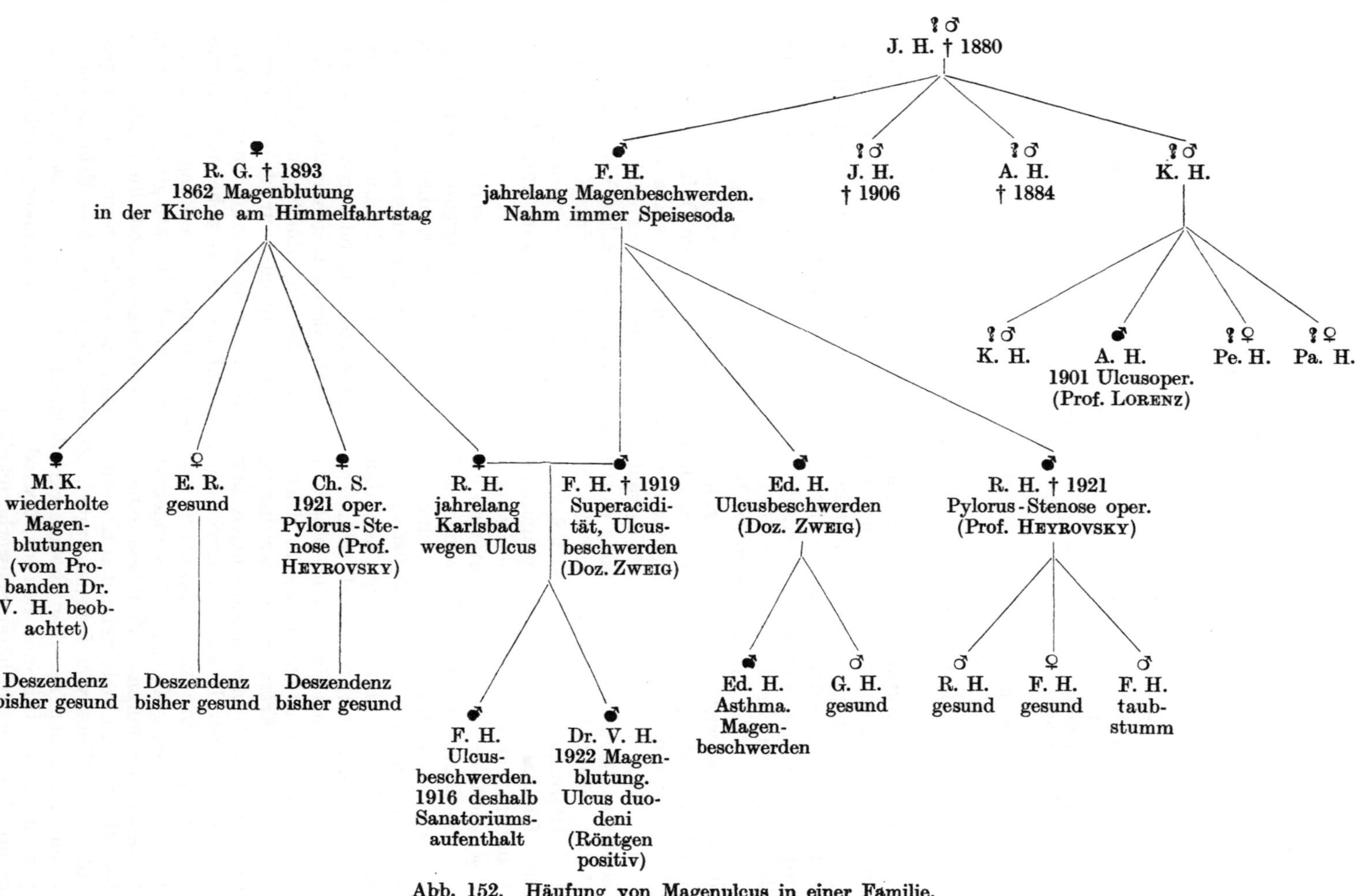

Abb. 152. Häufung von Magenulcus in einer Familie.

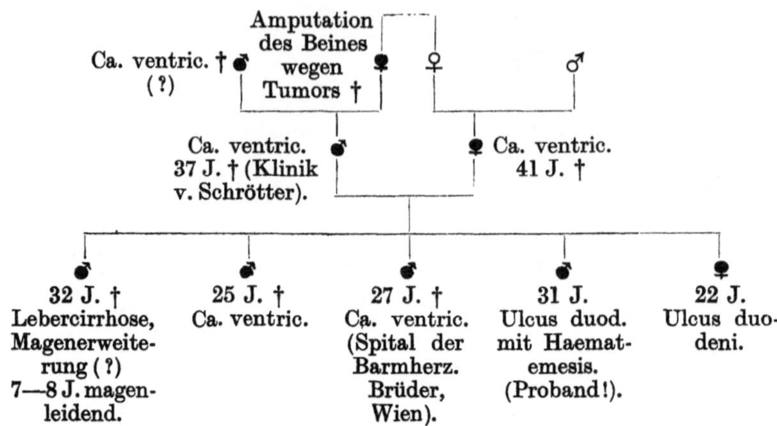

Abb. 153.   Häufung von Magenkrebs in einer Familie.

Eine konstitutionelle Organminderwertigkeit des *Rectums* liegt in jenen interessanten Familien vor, wo eine ganze Anzahl von Mitgliedern eine Polyposis recti, einzelne ein Rectumcarcinom mit oder ohne präexistente Polyposis aufweisen. Besonders instruktiv ist z. B. eine Beobachtung von Jüngling: Ein 12½jähriger, schwächlicher Knabe wurde wegen außerordentlich zahlreicher Rectumpolypen an die Tübinger chirurgische Klinik gebracht. Seine Mutter und 3 Geschwister der Mutter waren an Mastdarmkrebs zugrunde gegangen. Eines dieser 3 Geschwister, eine Schwester, hatte seit ihrem 10. Lebensjahr an Rectumpolypen gelitten, ehe sie im späteren Alter dem Carcinom zum Opfer fiel. Deren Sohn, also ein Vetter des erstgenannten Patienten, litt gleichfalls an Polyposis recti. Diese instruktive Familiengeschichte demonstriert den so häufig beobachteten Übergang von Polyposis recti in Carcinom, die direkte Vererbung der Anlage zur Polypenbildung auf die Nachkommen, sowie das Koordinations- und Alternationsverhältnis von Polyposis und Carcinoma recti. Deutlicher kann eine familiäre, vererbbare Organminderwertigkeit wohl kaum zum Ausdruck kommen! Ich selbst kenne eine Dame mit Hirschsprungscher Krankheit (durch Operation bestätigt), deren Vater an einem Rectumcarcinom verstarb.

Die Form und Weise, in welcher sich eine genotypische Organminderwertigkeit als konstitutionelle Disposition an der Pathogenese einer Krankheit beteiligt, kann verschieden sein. Zunächst einmal kann die Organminderwertigkeit, die Lebensschwäche eine derartige sein, daß Schädigungen und Einflüsse aller Art, welche an sich, d. h. für das Mittelmaß an Widerstandsfähigkeit durchaus belanglos sind, in diesen Fällen eine progrediente anatomische Degeneration des betreffenden Parenchyms auslösen. Dieses Prinzip der sog. *Abiotrophie* oder der *abiotrophischen Erkrankungen*, welches von Gowers zunächst nur für die heredodegenerativen Systemerkrankungen der nervösen Zentralorgane angenommen worden war, wurde später folgerichtig auch auf andere Gewebe und Organe ausgedehnt (v. Strümpell, Martius) und dabei auf eine Bemerkung O. Rosenbachs zurückgegriffen, „daß es angeborene embryonale Defekte gibt, bei deren Bestehen die normale Funktion schon eine Schädigung bedeute". Martius bezeichnet die in Rede stehenden Konstitutionsanomalien als „normale Bildungen mit einem Minus von Lebensenergie". Zu den abiotrophischen Erkrankungen wären außer den nervösen Systemerkrankungen zu zählen gewisse Fälle von Schrumpfniere, Diabetes mellitus, Myxödem, Arthritis deformans, Starbildung, progressiver labyrinthärer Schwerhörigkeit u. a.

Es wäre natürlich verfehlt, wollte man die abiotrophischen Erkrankungen, wie z. B. manche Fälle von Amyotrophien, Schrumpfniere, Diabetes u. a. kurzerhand als Alterserscheinungen ansehen, wie dies übrigens H. GILFORD wirklich tut, denn einerseits liegen hier regressive Veränderungen vor, wie sie in dieser Intensität das normale Senium gar nie erreicht, andererseits greifen sekundär kompensatorische Prozesse, vor allem eine Proliferation des interstitiellen Gewebes ein, die dem normalen Senium fremd sind. Doch sind auch hier die Grenzen schwer zu ziehen und manchmal, wie z. B. bei gewissen Fällen von Arthritis deformans oder bei der in jüngeren Jahren auftretenden Alterskatarakt, dürfte der Begriff der anomalen senilen Involution mit demjenigen der abiotrophischen Erkrankung völlig identisch sein.

Quantitativen Abstufungen der Konstitutionsanomalie entspricht eine Reihe krankhafter Zustände, welche dort beginnt, wo die Konstitutionsanomalie allein so hochgradig ist, um ohne jeden weiteren ätiologischen Faktor zur Erkrankung zu führen, und dort aufhört, wo die Konstitutionsanomalie nichts weiter bedeutet als eine Begünstigung und Förderung der Ausbildung des krankhaften Zustandes, dessen Bedingungskomplex jedoch größtenteils auf exogenen Faktoren basiert.

Kontinuierliche Übergänge führen also von den abiotrophischen Erkrankungen zu denjenigen mit obligater exogener Auslösung und gleichfalls obligater konstitutioneller Disposition und schließlich jenen mit obligater exogener Auslösung aber fakultativer konstitutioneller Disposition. Ist bei den rein abiotrophischen Erkrankungen die konstitutionelle Beschaffenheit die Ursache, so ist sie bei der zweiten Gruppe die obligate Bedingung, bei der dritten die substituierbare Bedingung. Bedeutete für die abiotrophischen Erkrankungen die normale Funktion schon eine Schädigung, so wird bei Krankheitsformen der zweiten und dritten Gruppe erst die übermäßige Funktion zur Schädigung, sie kann also zu einer Bedingung der Krankheit werden und kann als solche vor allem die Lokalisation und die spezielle Form der Erkrankung neben der Konstitutionsanomalie mit bestimmen. Erkranken also beispielsweise von 100 völlig gesunden, im allgemeinen gleich alten und gleich kräftigen Soldaten unter völlig gleichen äußeren Bedingungen des Felddienstes zwei unter den Erscheinungen einer akuten Herzinsuffizienz, zwei andere unter denen einer schweren Neurasthenie, dann hatten die ersten beiden offenbar ein weniger leistungsfähiges Herz, die letzteren ein weniger leistungsfähiges Zentralnervensystem. Läßt sich für diese individuelle Minderwertigkeit eine konditionelle Ursache, etwa eine vorangegangene Schädigung des Herzens durch eine Infektionskrankheit, eine solche des Nervensystems durch Alkohol oder Syphilis usw. ausschließen, dann wird man mit Notwendigkeit auf eine konstitutionell verminderte Leistungsfähigkeit der betreffenden Organe rekurrieren und wird in dem Vorhandensein irgendwelcher degenerativer Stigmen an den betreffenden Organen und in dem Nachweis einer hereditären Organschwäche eine willkommene, aber nicht unerläßliche Stütze suchen. Die Anomalie der Partialkonstitution des betreffenden Organs bedingte also eine individuelle Disposition zu der bestimmten Erkrankungsform funktioneller Natur.

Neben diesen konstitutionellen Anomalien der funktionellen Leistungsfähigkeit und Widerstandskraft, den „normalen Bildungen mit einem Minus von Lebensenergie" gibt es eine Gruppe, wo morphologische Konstitutionsanomalien eines Organs, Organteils oder Organsystems eine spezifische Krankheitsdisposition schaffen. Hierher gehört beispielsweise die Disposition zu Obstipation bei konstitutionell abnormer Länge des Dickdarms, hierher gehört die Disposition zur akuten Appendicitis bei anomaler Länge des Wurmfortsatzes, die Disposition zur Syringomyelie bei Anomalien des Zentralkanals und seiner Umgebung.

Schließlich kommt die viel allgemeinere und unspezifische Krankheitsbereitschaft in Betracht, welche nahezu jede konstitutionelle Abartung eines Organs mit sich bringt, insofern als das Organ entweder durch diese Abartung selbst von dem durch die phylogenetische Entwicklung allmählich zustande gekommenen Optimum der Beschaffenheit und des Korrelationsverhältnisses der Organe abweicht oder indem die betreffende erkennbare konstitutionelle Anomalie des Organs nur als konkomitierender Indicator einer wesentlicheren und tiefergreifenden aber nicht erkennbaren Abartung sich herausstellt. Diese letztere kann natürlich auch allein, ohne erkennbare Begleiterscheinungen vorliegen. Dadurch wird ein konstitutionell anomales Organ oder Organsystem ganz allgemein zum Locus minoris resistentiae, es wird unter allen Organen ceteris paribus zum optimalen Boden der Wirksamkeit einer Schädigung, es determiniert unter sonst gleichen Bedingungen die Lokalisation einer allgemein wirkenden Noxe, sei sie physikalischer, chemisch-toxischer oder infektiöser Natur, ja es bestimmt unter Umständen den Ort, an welchem sich allgemeine funktionelle Anomalien des Nervensystems manifestieren, es determiniert also die Lokalisation von Organneurosen.

Das alles gilt natürlich nur im allgemeinen und die erforderlichen Bedingungen für das Inkrafttreten dieser Gesetzmäßigkeit, das „ceteris paribus" ist naturgemäß nicht allzu häufig zu erwarten. Es darf auch nicht vergessen werden, daß manche konstitutionelle Anomalien eines Organs unbeschadet der dadurch bedingten allgemeinen Organminderwertigkeit die spezielle Disposition zu bestimmten Erkrankungen geradezu herabsetzen, also gewissermaßen einen Schutz gewähren können. Dies gilt z. B. nach v. Hansemann für die Beziehung zwischen trichterförmig, also infantil gestaltetem Wurmfortsatz und akuter Appendicitis.

Eine Reihe von wahllos herangezogenen Beispielen aus den verschiedensten Gebieten, die sich leicht noch wesentlich vermehren ließen, möge das hier dargelegte, für die Pathologie so bedeutsame Prinzip der konstitutionellen Organminderwertigkeit belegen. Eine 45jährige Dame aus den besten Gesellschaftskreisen mit guter Erziehung ist seit ihrer Jugend dem Alkoholismus in schwerster Form ergeben. Ihre moralische Widerstandskraft ist so gering, daß sie, um sich das notwendige Geld zu beschaffen, Gegenstände versetzt, ja ihre Verwandten bestiehlt. Auch ihr in einer anderen Stadt lebender Bruder ist ein schwerer Alkoholiker, eine Schwester ein schwer psychopathischer Sonderling. Die Mutter dieser Kinder starb mit 60 Jahren an einem Hirntumor. Die Mutter dieser letzteren war ein uneheliches Kind, ein bei der Gesellschaftsklasse der Familie immerhin wertvoller Hinweis auf eine gewisse moralische Hemmungslosigkeit. Es ist wohl fast zwingend, hier eine konstitutionelle Anomalie des Zentralnervensystems zu supponieren, auf deren Grundlage einerseits die funktionellen Psychopathien, andererseits die Entwicklung des Hirntumors zustande kamen. Wenn in einer Familie eine ganze Reihe von Mitgliedern, evtl. auch wiederholt, an rheumatischer Facialislähmung erkranken oder wenn, wie in einer von Mendel[1]) beobachteten Familie, der Vater und zwei Söhne aus ganz geringfügigen verschiedenen Anlässen eine periphere Radialislähmung bekommen, so läßt sich die Annahme einer konstitutionellen Minderwertigkeit und Vulnerabilität des Facialis bzw. Radialis wohl kaum umgehen. Wenn Vater und Vatersbruder eines Paralytikers gleichfalls an Paralyse gelitten haben, wie in einer Beobachtung von Jakob und Kafka[2]), oder wenn sich bei 2 Geschwistern im Alter von 16 bzw. 18 Jahren eine typische juvenile Paralyse entwickelt, neben deren charak-

---

[1]) Mendel, K.: Neurol. Zentralbl. 1920, Nr. 2, S. 58.
[2]) Jakob, A. und V. Kafka: Med. Klinik 1920, Nr. 44, S. 1121.

teristischem histologischen Bild sich der seltene Befund miliarer Gummen der Hirnrinde vorfindet [GRÜTTER[1])], so ist eben eine besondere konstitutionelle Reaktionsweise des Zentralnervensystems mit Notwendigkeit vorauszusetzen. WASSERMANN[2]) hob hervor, daß die Tuberkulose des Zentralnervensystems und speziell die tuberkulöse Meningitis bei Erwachsenen ganz vorwiegend beobachtet wird, wenn eine familiäre Minderwertigkeit des Zentralnervensystems vorliegt, die sich aus schweren Cerebralerkrankungen verschiedener Art bei den Aszendenten erschließen läßt.

Den Augenärzten ist, wie wir oben schon erwähnten, längst bekannt, daß bei Heterochromie der Iris das hellere Auge eine besondere Neigung zeigt, an einer Iridocyclitis zu erkranken. Aber auch ohne das morphologisch erkennbare Stigma der Degeneration, die Pigmentarmut, kann die konstitutionelle Minderwertigkeit dieses Organteils zum Ausdruck kommen. Ich sah eine 48jährige Frau, die seit Jahren, und zwar seit dem Einsetzen ihres Klimakterium praecox, an einer schleichend verlaufenden, den Augenärzten ätiologisch vollkommen unklaren Iridocyclitis am linken Auge leidet; von ihren 6 Geschwistern haben noch 2 die gleiche Erkrankung am linken Auge. FUCHS erzählt von 3 Geschwistern, deren 2 in frühem Kindesalter an einem Gliom der Netzhaut zugrunde gingen, während das jüngste vorderhand nur ein Iris- und Chorioidealkolobom als Stigma seiner Organminderwertigkeit trug.

Wenn C. STEIN[3]) an der Hand sehr lehrreicher Familiengeschichten zeigen konnte, daß selbst die Entstehung einer ganz banalen Otitis media eine besondere individuelle Disposition erfordert, ihr Verlauf von einer solchen in hohem Maße abhängig ist und gar nicht selten Familien zur Beobachtung kommen, in denen Otosklerose, hereditär-degenerative Ertaubung, Taubstummheit und gehäufte, oft malign verlaufende Mittelohreiterungen bei einzelnen Familienmitgliedern alternieren, so liegt die konstitutionelle Organminderwertigkeit auf der Hand. Ich selbst kenne eine Familie, in welcher Mutter und 2 Töchter taubstumm sind, die 3. Tochter seit ihrem 3. Lebensjahre im Anschlusse an eine Scharlachotitis schwerhörig ist. In einer Beobachtung von KAY[4]) handelte es sich um Taubheit dreier Geschwister infolge von kongenitaler Syphilis; bei allen dreien war der Nervus acusticus der elektive Angriffspunkt des Syphilisvirus.

A. W. BAUER[5]) hat von einer gemeinsam mit mir beobachteten Familie Mitteilung gemacht, in welcher durch Generationen eine ganze Reihe von Familienmitgliedern eine totale Leukonychie, also eine Anomalie der Nagelstruktur, zugleich mit multipler Atherombildung an der Kopfhaut aufwies. Zu diesen typischen Zeichen der Organminderwertigkeit des Hautorgans gesellten sich bei den einzelnen Familienmitgliedern in wechselnder Kombination noch allerlei andere degenerative Stigmen, an der Haut vor allem Rutilismus und Epheliden.

Eine klassische Beobachtung, die eine konstitutionelle Minderwertigkeit des Skelettsystems erweist, stammt von RANSOHOFF[6]). Eine Frau von 68 Jahren stirbt an einem Sarkom des Femur. Der eine ihrer Söhne stirbt mit 48 Jahren

---

[1]) GRÜTTER, E.: Zeitschr. f. d. ges. Neurol. u. Psychiatrie Bd. 54, S. 225. 1920.
[2]) WASSERMANN, M.: Wien. med. Presse 1904, Nr. 43, S. 2035.
[3]) STEIN, C.: Zeitschr. f. Ohrenheilk. Bd. 76, S. 66. 1917; Zeitschr. f. angew. Anat. u. Konstitutionslehre Bd. 4, S. 297. 1919. — BAUER, J. und C. STEIN: Vererbung und Konstitution bei Ohrenkrankheiten. Zeitschr. f. angew. Anat. u. Konstitutionslehre Bd. 10, S. 483. 1925.
[4]) KAY, M. B.: Journ. of the Americ. med. assoc. Bd. 74, Nr. 17. 1920; ref. Münch. med. Wochenschr. 1920, Nr. 35, S. 1025.
[5]) BAUER, A. W.: Zeitschr. f. angew. Anat. u. Konstitutionslehre Bd. 5, S. 47. 1919.
[6]) RANSOHOFF, J.: Journ. of the Americ. med. assoc. Bd. 62, I, S. 448. 1914.

gleichfalls an einem Sarkom des Oberschenkelhalses, bei dem zweiten Sohn entwickelt sich seit dem 50. Jahr eine typische Pagetsche Ostitis deformans bis zu
einem Grade, daß ihm das Gehen völlig unmöglich wird. Zwei Schwestern dieser
beiden sind gesund. Eine Tochter des letzterwähnten Patienten mit Pagetscher
Krankheit bekommt hingegen im Alter von 6 Monaten eine spontan enstandene
Fraktur der linken Tibia, worauf das Wachstum des ganzen linken Beines stark
zurückbleibt. Wenn, wie ich das gelegentlich an der Klinik WIDAL in Paris gesehen habe, ein Individuum, das schon Jahre zuvor eine rheumatische Polyarthritis überstanden hat, im Laufe einer Typhusinfektion unter dem seltenen
Bilde des Arthrotyphus erkrankt, so liegt die Annahme einer elektiven Organminderwertigkeit auf der Hand.

Endokarditische Herzklappenfehler kommen nicht selten in gewissen Familien gehäuft vor, gelegentlich alternieren sie mit angeborenen Entwicklungsdefekten des Herzens und der Gefäße bei den Angehörigen einer Familie. Hirn-
blutungen oder Angina pectoris durch prämature Arteriosklerose treffen nicht
selten mehrere Geschwister oder Vater und Söhne im selben Alter.

Das heredo-familiäre Auftreten von Nephropathien (Nephritis, Nephrosen,
Nephrosklerosen) ist weit häufiger, als im allgemeinen angenommen wird. Jeder
Arzt dürfte aus seiner Erfahrung Belege hierfür erbringen können. Besonders
instruktiv ist die Mitteilung PELS, der in 3 Generationen einer Familie 18 Fälle
von chronischer Nephritis in einwandfreier Weise feststellen konnte. Bemerkenswert ist, daß ein Enkelkind, dessen Mutter nephritisch ist, dessen Großmutter
und Urgroßmutter mütterlicherseits an Urämie zugrunde gegangen waren, nach
Varicellen an akuter Nephritis erkrankte, eine Komplikation, die doch sonst zum
mindestens sehr ungewöhnlich ist und in diesem Falle offenbar durch die besondere
konstitutionelle Organminderwertigkeit der Niere zustande kam. Eine eigene
Beobachtung betrifft die Familie eines Kollegen. Seine Mutter war an einer
chronischen Nephritis gestorben, seine Schwester in jungen Jahren einer Schrumpfniere erlegen, er selbst erkrankte im Laufe einer Angina an einer hämorrhagischen
Nephritis. Es ist erwiesen, daß gewisse Familien eine besondere Disposition zur
Scharlachnephritis aufweisen. Übrigens weist schon die Tatsache, daß hämatogene
Nierenerkrankungen regelmäßig beide Nieren gleichzeitig ergreifen, darauf hin,
daß gewisse innere Bedingungen des Organismus und speziell der Nieren hierbei
im Spiele sein müssen.

Wenn 2 Brüder seit Jahren an einer schweren chronischen Bronchitis leiden,
wenn 4 Schwestern an einer Cholelithiasis leiden und der gesunde Sohn der einen
Schwester eine konstitutionelle Hyperbilirubinämie aufweist, wenn sich bei dem
12jährigen Sohn einer mit offenkundigem Hypogenitalismus behafteten Dame
eine hochgradige Hypoplasie seines Genitales feststellen läßt — es handelt sich
durchwegs um eigene Beobachtungen — dann sind dies wertvolle Hinweise auf
die Bedeutung der konstitutionellen Organminderwertigkeit. Eine eingehende
Schilderung der Individuen mit konstitutioneller Minderwertigkeit des Digestions-
apparates, der Magen- und Darmschwächlinge, die auch in gesunden Tagen immer
„diät“ leben und bald über diese, bald über jene Verdauungsstörung aus nichtigsten
Anlässen zu klagen haben, würde allein ein umfangreiches Kapitel füllen.

Eine besondere Rolle kommt der konstitutionellen Organminderwertigkeit
in der Ätiologie der Geschwulstbildungen zu. Die konstitutionelle Disposition
zur Entwicklung von Neoplasmen erstreckt sich in manchen Fällen ganz exquisit
auf bestimmte Organe, welche damit offenbar als minderwertig im Sinne eines
Locus minoris resistentiae stigmatisiert sind[1]). Einen Spezialfall dieser Gesetz-

---

[1]) Vgl. J. BAUER: Zeitschr. f. angew. Anat. u. Konstitutionslehre Bd. 11. 1925.

mäßigkeit haben wir oben bei Erörterung der Organminderwertigkeit des Magens schon kennengelernt. Der zweite Stammbaum zeigt ja unverkennbar die durch die konstitutionelle Minderwertigkeit des Magens bedingte Häufung des Magenkrebses in dieser Familie. WEGELE sah Vater und 4 Kinder an einem Magenkrebs zugrunde gehen. Die familiäre Häufung von Carcinom der Mamma, des Uterus, des Rectums usw. ist gar nicht selten. Selbst Hirntumoren und der an und für sich schon sehr seltene primäre Leberkrebs (HEDINGER) wurde in einer Familie gehäuft beobachtet. ALBU[1]) erwähnt folgende Beobachtung: Eine Frau, die an einem Mammacarcinom zugrunde ging, hatte 2 Töchter. Von diesen starb die eine an einem Uteruscarcinom, die andere hatte ein großes Myoma uteri, das operativ entfernt wurde. Sie hatte 4 Töchter, die sämtlich zwischen dem 30. und 40. Lebensjahre ein Uterusmyom bekamen, die jüngeren Töchter um einige Jahre früher als die älteren. Myomfamilien sind allen Gynäkologen bekannt. Prof. ALEX. FRAENKEL erzählte mir von einem Mediziner mit einem Parotistumor, dessen Bruder er zuvor wegen Speichelsteinen operiert hatte. Die Zahl der hierher gehörigen Beispiele ließe sich ins Unendliche vermehren.

Das, was uns als Heredität von Krankheiten begegnet, ist ja zum großen Teil Folge der ererbten Organminderwertigkeit. Je größer die konstitutionelle Quote im Bedingungskomplex einer Krankheit ist, um so eher und häufiger werden wir ihr bei mehreren Mitgliedern ein und derselben Familie durch Generationen hindurch begegnen und diese konstitutionelle Quote gerade wird in einem Großteil der Fälle durch eine genotypische Organminderwertigkeit repräsentiert. Eine gewisse Vorstellung von dem Ausmaß und der Bedeutung der Heredität bei einzelnen Krankheitsgruppen gibt beifolgende, FLORSCHÜTZ[2]) entlehnte Tabelle. Es starben von den 1829—1878 bei der Gothaer Bank Versicherten, in deren Familie vorgekommen waren:

An	Tuberkulose %	Chronischen Gehirn-, Rückenmarks- und Geisteskrankheiten %	Herzkrankheiten %	Krebs %	Prozente aller unter den Versicherten an diesen Todesursachen Gestorbenen
Tuberkulose	23,7	10,3	10,0	10,5	11,63
Chron. Gehirn-, Rückenmarks- und Geisteskrankheiten . . .	4,0	11,3	6,4	3,4	4,15
Herzkrankheiten	5,0	6,2	12,9	5,1	5,81
Krebs	4,1	7,2	4,2	9,3	5,04

„Die Tabelle lehrt, daß die Sterblichkeit unter den mit Tuberkulose belasteten Versicherten an Tuberkulose doppelt so groß als die Durchschnittssterblichkeit aller Versicherten an Tuberkulose war, daß, nach dem gleichen Maßstab gemessen, die Aussicht, an Geisteskrankheiten zugrunde zu gehen, für den damit Belasteten fast dreimal so groß war, für die mit Herzkrankheiten Belasteten doppelt so groß war, daß also etwas dagewesen sein muß, das bei den Belasteten die Häufung der Todesfälle an denselben Todesursachen bedingte, und dieses ‚Etwas' bezeichnen wir kurzhin als Heredität" (FLORSCHÜTZ) oder für die zwei mittleren Krankheitsgruppen geradewegs als konstitutionelle Organminderwertigkeit.

4. Die konstitutionelle Minderwertigkeit kann sich schließlich auf *bestimmte einheitliche Funktionen* des Organismus bzw. auf alle an der betreffenden Funktion beteiligten Zellkomplexe erstrecken, ohne daß es gerade ein bestimmtes Organ, Gewebe oder Keimblatt wäre, welches als minderwertig angesehen werden könnte. Einige Beispiele mögen das erläutern.

---

[1]) ALBU, A.: Zeitschr. f. angew. Anat. u. Konstitutionslehre Bd. 6, S. 205. 1920.
[2]) FLORSCHÜTZ, G.: Allgemeine Lebensversicherungsmedizin. Berlin: E. S. Mittler 1914.

Man hat wiederholt beobachtet, daß der sog. *renale Diabetes*, der „Diabetes innocens", der keine Stoffwechselstörung, ja überhaupt keine Krankheit darstellt, sondern nur auf einer konstitutionell besonders gesteigerten Durchlässigkeit des Nierenfilters für Traubenzucker beruht, also einfach ein funktionelles Abartungszeichen bedeutet, in ein und derselben Familie mit echtem schweren Diabetes mellitus alterniert. Es ist also die spezifische Durchlässigkeit der Niere für Traubenzucker mit den komplexen Vorgängen des Kohlenhydratstoffwechsels biologisch-funktionell verknüpft und diese biologisch-funktionelle Zusammengehörigkeit aller mit der Aufnahme, Verarbeitung und Eliminierung der Kohlenhydrate betrauten Organe und Organkomplexe kommt offenbar auch in der Pathologie[1]) und speziell in der Konstitutionspathologie zum Ausdruck. Es gibt eine seltene Stoffwechselanomalie, die darin besteht, daß die Fähigkeit des Organismus, linksdrehenden Zucker zu verwerten, eingeschränkt ist. In solchen Fällen von reinem *Lävulosediabetes* muß offenbar eine elektive fermentative Insuffizienz der Körperzellen angenommen werden. Diese Elektivität kann nun aber verschiedene Grade erreichen. Häufiger nämlich als der reine Lävulosediabetes ist seine Kombination mit Diabetes mellitus oder herabgesetzter Assimilationsgrenze auch für andere Zuckerarten. Fast die Hälfte der Fälle von reinem Lävulosediabetes aber haben Verwandte, die an Diabetes mellitus leiden. In solchen Familien besteht somit eine konstitutionelle Insuffizienz der Kohlenhydratverwertung, die bei verschiedenen Mitgliedern in verschiedenen Partialanomalien dissoziiert in Erscheinung tritt. Es ist nun eine Frage des Elektivitätsgrades der konstitutionellen fermentativen Stoffwechselanomalie, ob sie sich bloß auf die Verwertung von Kohlenhydraten beschränkt oder auch auf den Abbau der Eiweißkörper erstreckt. So kann die *Cystinurie*, eine spezifische, in der Konstitution begründete Insuffizienz der Körperzellen das schwefelhaltige Spaltprodukt des Eiweißes, das Cystin, anzugreifen und zu verbrennen, mit schwerem Diabetes mellitus in einer Familie alternieren (Umber und Bürger). Das gleiche Prinzip der konstitutionellen Minderwertigkeit in der Verwertung, im Abbau verschiedener Stoffwechselprodukte ist ja auch maßgebend für die bekannten heredo-familiären Beziehungen zwischen Diabetes mellitus, Gicht und Fettsucht.

Sehr interessant ist es, daß sich in gewissen Fällen eine heredo-familiäre konstitutionelle Minderwertigkeit speziell auf die Wachstums- und Entwicklungsfunktionen des Organismus bzw. auf alle dabei beteiligten Gewebe und Organe erstrecken kann, daß also neben einer anomalen autochthonen Wachstums- und Entwicklungstendenz der Gewebe, wie wir das schon oben als Forderung abgeleitet haben, auch eine konstitutionell anomale Beschaffenheit, eine Minderwertigkeit der das Wachstum und die Entwicklung regulierenden Blutdrüsen angenommen werden muß. So berichtet P. Stewart über einen 20jährigen Mann mit allgemeiner Myoklonie, bei dem mit 14 Jahren das Wachstum sistiert hatte, das Genitale sich zwar entwickelte, die Körperbehaarung jedoch mangelhaft blieb. Eine Schwester des Patienten hatte mit 12 Jahren zu wachsen aufgehört, menstruierte jedoch seit dem 14. Jahre regelmäßig. 5 Geschwister der beiden wurden wegen ihrer abnormen Größe vorzeitig geboren, weitere 7 waren gleichfalls bei der Geburt abnorm groß und starben gleich. Bei Beschreibung eines 21jährigen Riesen von 2,1 m mit typisch eunuchoiden Skelettproportionen, offenen Epiphysen, infantilem Genitale, mangelnder Stammbehaarung, zugleich aber mit akromegalen Symptomen und Opticusstörungen erwähnt Lemos, daß dessen beide Eltern von ganz auffallender Kleinheit waren. Sehr merkwürdig ist eine

---

[1]) Es kann nämlich auch renaler Diabetes mit echter diabetischer Stoffwechselstörung an ein und demselben Individuum kombiniert in Erscheinung treten (Galambos).

Beobachtung ALLARIAS, einen partiellen Riesenwuchs der drei mittleren Finger der rechten Hand eines Zwillingskindes betreffend, dessen Mutter akromegal ist, einen Kropf hat und Erscheinungen einer insuffizienten Schilddrüse darbietet. In einem Falle CUSHINGS bekam eine an Akromegalie erkrankte Frau ein Kind, das schon bei der Geburt überentwickelt und fett war, mit 2 Jahren regelmäßig zu menstruieren begann und mit 6 Jahren sämtliche sekundären Geschlechtscharaktere entwickelt aufwies. KÖHLER sah 2 Schwestern, deren eine einen partiellen Riesenwuchs der beiden ersten Zehen des rechten Fußes aufwies, deren andere ein Zwerg war. ANTON fand bei einem Fall von familiärem Riesenwuchs einen Hypophysentumor und meint, die Gefahr einer späteren geschwulstartigen Degeneration der Hypophyse sei bei solchen familiären Anlagen größer als bei normalen. In der Tat sehen wir in derartigen Fällen mit einer speziell auf die Wachstums- und Entwicklungsfunktion des Organismus sich erstreckenden konstitutionellen Minderwertigkeit eine besondere Erkrankungsfähigkeit gewisser Blutdrüsen, sei es im Sinne einer blastomatösen, wie in dem eben erwähnten Falle ANTONS, oder auch einer tuberkulösen Erkrankung.

In diese Kategorie von konstitutionellen Minderwertigkeiten bestimmter Funktionen gehören auch die Anomalien des Blutgerinnungssystems (Hämophilie und verschiedene Formen von Pseudohämophilie, thrombopenische Purpura), Anomalien der Blutmauserung (hämolytischer Ikterus), es gehören hierher schließlich auch Anomalien in der Bildung von Antikörpern, wie sie beispielsweise als verzögertes Auftreten von Typhusimmunstoffen, speziell Agglutininen bei 2 Kindern einer Familie beschrieben wurden[1]), oder aber die heredo-familiäre konstitutionelle Überempfindlichkeit, die Idiosynkrasie gegen gewisse, bei verschiedenen Familienmitgliedern unter Umständen differente Arzneistoffe, Nahrungsbestandteile oder sonstige chemische Substanzen, die je nach der sonstigen konstitutionellen und konditionellen Verfassung des Individuums verschiedenartige Krankheitsformen zu erzeugen vermag.

Die eben angeführten Beispiele bedürfen einer kurzen Erläuterung. Zunächst die Anomalien des Blutgerinnungssystems. Nach dem charakteristischen klinischen Bilde (Gerinnungshemmung in vitro) und dem nicht weniger typischen Vererbungsmodus (geschlechtsgebunden-recessiv) ist die Annahme wohl als sichergestellt anzusehen, daß ein bestimmtes Hämophilie-Gen bzw. als dessen Paarling ein normales Blutgerinnungs-Gen existieren muß, dessen Realisation in den Gerinnungsverhältnissen des Blutes zum Ausdruck kommt. Da bei der echten Hämophilie die Gerinnungshemmung weder auf einer Störung der Fibrinogen- oder Thrombogenbildung noch auf einem Mangel an Ca-Ionen, sondern auf einem Mangel an Thrombokinase beruht, so erstreckt sich die Wirksamkeit dieses Blutgerinnungs-Gens auf die Bildungsstätten der Thrombokinase (vgl. K. H. BAUER), d. h. also vor allem auf die Blut- und Gefäßendothelzellen, vielfach sogar auf sämtliche Körperzellen. Nun gibt es aber Fälle, die ich als *Pseudo-Hämophilie* bezeichnet habe, weil sie klinisch wie die Hämophilie durch Blutungsneigung (hämorrhagische Diathese) gekennzeichnet sind, deren pathogenetischer Mechanismus und Erbgang aber von der Hämophilie durchaus verschieden ist. Die eine Gruppe beruht auf konstitutionell mangelhafter Fibrinogenbildung, eine andere auf habitueller Kalkverarmung des Blutes, eine dritte auf Anomalien in der Struktur der kleinen Gefäße in bestimmten Gefäßgebieten (abnorme Gefäßdurchlässigkeit), eine vierte ist mit einer insuffizienten Blutplättchenbildung vergesellschaftet (konstitutionelle thrombopenische hämorrhagische Diathese). Nun gibt es Beobachtungen, welche zeigen, daß in gewissen Familien mehrere,

---

[1]) HÜNE und O. BULLE: Münch. med. Wochenschr. 1920, Nr. 35, S. 1011.

das gesamte Blutgerinnungssystem beherrschende Gene gleichzeitig von der Norm abweichen können. Es gibt Übergangs- und Kombinationsformen echter Hämophilie mit thrombopenischer Purpura, es gibt Familien, in denen männliche Mitglieder Hämophilie, weibliche dagegen Purpura aufweisen. Dem gleichen biologischen Zweck, einer einheitlichen Funktion dienende Mechanismen sind auch in ihrer keimplasmatischen Repräsentanz miteinander eng verknüpft. In unserem Falle handelt es sich um den biologisch einheitlichen Zweck einer den physiologischen Bedürfnissen eben angepaßten, sie aber nicht überschreitenden Gefäßdurchlässigkeit, also einer Impermeabilität der Gefäßwände für geformte Zellelemente unter gewöhnlichen Verhältnissen, sowie um den damit zusammenhängenden Zweck der automatischen Blutstillung im Falle einer durch besondere Umstände entstandenen Kontinuitätstrennung der Gefäße. Diesem biologischen Zweck dienen offenbar alle die Gene, welche den Gerinnungsmechanismus des Blutes und den Permeabilitäts- bzw. Widerstandsgrad der Gefäße beherrschen. Daher die biologische und klinische Verwandtschaft der Hämophilie mit den verschiedenen Formen der Pseudohämophilie.

Was das Beispiel der konstitutionellen hämolytischen Anämie bzw. des konstitutionellen hämolytischen Ikterus anlangt, so scheint sich die krankhafte Veranlagung nicht bloß auf die Milzfunktion oder die Erythrocytenbeschaffenheit, sondern, wie ich ausgeführt habe, auf den ganzen bei der Blutmauserung, am Blutumsatz beteiligten Komplex zu erstrecken, indem sie ihn gewissermaßen auf eine abnorme Steigerung und Beschleunigung einstellt. Überall beobachten wir, wie einzelne Gene oder eng zusammengehörige, gekoppelte Genkomplexe in ihrer Auswirkung bestimmte, funktionell einheitliche, aber aus Teilfaktoren zusammengesetzte Vorgänge und Mechanismen umfassen. Ihre abnorme Beschaffenheit bedingt Minderwertigkeit einer bestimmten Körperfunktion.

Eine Reihe von Gesetzmäßigkeiten der Erbbiologie, die für das Verständnis konstitutionell pathologischer Erscheinungen von Bedeutung sind, mögen hier zur Sprache kommen. Wir haben noch keine richtige Vorstellung von der Natur und dem Wirkungsbereich der Gene. Es geht aber schon aus unseren bisherigen Ausführungen hervor, daß nicht nur die Ausbildung und Entwicklung der einzelnen Gewebe und Organe unbeschadet des fundamentalen Prinzips der sog. abhängigen Differenzierung[1]), nicht nur die Entwicklungs und Rückbildungsgeschwindigkeit des Organismus und seiner Teile, sondern auch gewisse chemische und rein funktionelle Eigenschaften des Individuums, ihre genotypische Vertretung besitzen müssen. Wir haben keine Ahnung, wie hoch die Anzahl der vorhandenen Gene annähernd einzuschätzen ist, wir müssen aber annehmen, daß gewisse Gene mehrere, vielleicht eine ganze Reihe von Merkmalen und Eigenschaften des Organismus beeinflussen, daß sie sich also an verschiedensten Stellen und in verschiedenster Weise auswirken können (sog. *pleiotrope Erbanlagen*). Dabei mag es dann geschehen, daß nur ein phänotypischer Effekt dieses Gens oder Genkomplexes, der zufällig gerade in einem leicht erkennbaren Merkmal der äußeren Körperform oder der inneren Organisation besteht, uns auffällt, bzw. bekannt wird, während manche andere unserem Einblick zunächst entzogen bleiben. Wir haben dieses Prinzip schon kennengelernt, als wir von der konstitutionellen Lebensdauer sprachen. Raymond Pearls Mitarbeiter Gonzalez[2]) konnte zeigen, daß ganz bestimmte, in einem bestimmten Chromosom lokalisierbare Gene, deren Vorhandensein gewisse morphologische Merkmale der Körperbeschaffenheit bedingt, zugleich die konstitutionelle Lebensdauer einer Droso-

---

[1]) Vgl. A. Fischel: Roux's Vorträge u. Aufsätze über Entwicklungsmechanik der Organismen, H. 16. 1912.

[2]) Gonzalez: Zitiert auf S. 1047.

philazucht beeinflussen und schon früher hatte MORGAN mit Bezug auf die von ihm
gefundene konstante Beziehung zwischen gewissen äußeren Merkmalen und der
Lebensfähigkeit bzw. Fortpflanzungskraft bei Drosophila gesagt: „It follows
that whatever it is in the germ plasm that produces white eyes also produces
other modifications as well, and modifies not only such superficial things as
color, but also such ‚fundamental‘ things as productivity and viability.“

Es kann aber wohl auch geschehen, daß tief innerlich in die feinste Organisation eingreifende Gene, die sich nicht zugleich auch äußerlich sichtbar manifestieren, uns überhaupt zunächst entgehen und erst durch sorgfältige Beobachtungen, statistische Untersuchungen und richtige Schlußfolgerungen auf-
gespürt werden müssen. Botanische Vererbungsforscher haben uns gelehrt, daß
selbst Merkmale, die durch eine Verschiebung im Entwicklungsablauf, durch
eine Verspätung in der Entfaltung, durch ein offensichtliches „Verirren“ eines
Organs zustande kommen, vor allem ganz bestimmte Dispositionen äußeren
Krankheitsfaktoren gegenüber ihr keimplasmatisches Korrelat besitzen[1]). Die
Kenntnis dieser an Pflanzen gewonnenen und experimentell gesicherten Ergebnisse sind für das Verständnis vieler Fragen aus der menschlichen Konstitutionspathologie ungeheuer wichtig. Die spezifische Empfänglichkeit gewisser Getreidearten gegenüber schädlichen Rostpilzen oder gegenüber Kälteeinwirkung („Aus-
wintern“) kann den einzigen erbbiologischen (genotypischen, konstitutionellen)
Unterschied zweier sonst in allen Punkten gleichen Sippen ausmachen. Diese
bei Pflanzen vorkommende Disposition für Pilzkrankheiten oder für „Erkältung“
mendelt und kann gelegentlich das Vorhandensein mehrerer Erbanlagen zur
Voraussetzung haben, also ein polygenes Merkmal darstellen[1]). So gibt es, wie
NILSSON-EHLE[2]) gezeigt hat, Gerstensorten, welche für das Haferälchen (Hetero-
dera Schachti), einen die Wurzeln schädigenden Wurm aus der Spezies der Nematoden, empfänglich, andere, welche vollkommen immun sind. Diese Unterschiede
in der Disposition einem bestimmten exogenen Krankheitsfaktor gegenüber
sind typisch erblich, kennzeichnen die betreffende Varietät und mendeln. Der
immune Zustand ist dominant, die konstitutionelle Disposition recessiv. In der
Agrikultur kommt der Kenntnis dieser Verhältnisse eine nicht geringe praktische
Bedeutung zu.

Viele Fälle offenkundiger konstitutioneller Krankheitsdisposition beim
Menschen, auch bei obligater Mitwirkung exogener ätiologischer Faktoren
(*Infektionskrankheiten*), werden durch diese Beobachtungen an Pflanzen in einem
ganz neuen Lichte erscheinen[3]). Wenn uns die klinische Erfahrung lehrt, daß die
Darmflora, ja sogar die Scheidenflora eines Individuums gewissermaßen eine
persönliche Note trägt, bis zu einem gewissen Grade ein konstitutionelles Merkmal darstellen kann, dann ist selbstverständlich nicht ein Gen für eine bestimmte
Flora, sondern nur ein Gen für eine bestimmte Beschaffenheit ihrer Herbergs-
stätte zu supponieren.

Von den Wirkungen pleiotroper Erbanlagen sind mitunter schwer zu unterscheiden die Wirkungen *gekoppelter*, d. h. im gleichen Chromosom und möglichst
nahe beieinander lokalisierter Gene. Absolute Konstanz der Korrelation der
beiden oder mehrfachen Merkmale ist dann natürlich entscheidend für Pleiotropie,
Inkonstanz der genotypischen Korrelation spricht für Koppelung der Gene.
So sind beispielsweise alle die verschiedenartigen Manifestationen des Sexual-
gens, die wir unter der Bezeichnung „sekundäre oder akzessorische Geschlechtscharaktere“ zusammenfassen und die an Skelettbau, Hautbeschaffenheit und

---

[1]) CORRENS, C.: Med. Klinik 1920, Nr. 15, S. 372.
[2]) NILSSON-EHLE, H.: Hereditas Bd. 1, S. 1. 1921.
[3]) Vgl. J. BAUER: Beitr. z. Klin. d. Tuberkul. Bd. 59. S. 477. 1924.

Fettansatz ganz ebenso zu beobachten sind wie am Seelenleben, Effekte eines einheitlichen Gens — wir sehen hier von dem protektiven Einfluß der endokrinen Sexualhormone ab — während für die Beziehungen zwischen Skelettdimensionierung und Ausbildungsgrad der Geschlechtsdrüsen (lange Extremitäten — geringe Entwicklung der Keimdrüsen, kurze Extremitäten — kräftige Entwicklung der Keimdrüsen), wiederum ganz abgesehen von den fördernden endokrin-hormonalen Wirkungen, ebenso wohl ein einheitliches pleiotropes Gen wie Koppelung zweier verschiedener Gene in Betracht kommen kann[1]). Es soll übrigens von diesen Beziehungen weiter unten noch die Rede sein. Wenn dagegen Chlorose und enge Blutgefäße, Turmschädel und hämolytischer Ikterus oder, wie in einer von Strebel und Steiger beschriebenen Familie, konstitutionelle Minderwertigkeit des Herzens mit einer Augenmißbildung (Ektopia lentis) sehr häufig zusammen vorkommen, so liegt wohl eine Anomalie mindestens zweier Gene vor. In den beiden ersten Fällen handelt es sich um gekoppelte Gene, welche infolge ihrer topischen oder biochemisch nahen Beziehungen einer gemeinsamen Schädigung mehr oder minder leicht ausgesetzt zu sein scheinen, im letzteren um eine zufällige Kombination mindestens zweier abnormer Erbanlagen in einer Familie.

Eine zweite Gesetzmäßigkeit, der wir schon früher begegnet sind, betrifft die *Rolle der Blutdrüsen* in der Bestimmung der Konstitution. Nicht nur Wachstum, Entwicklung und Rückbildung, sondern eine ganze Reihe verschiedener Körperfunktionen, vor allem Stoffwechselvorgänge im weitesten Sinne des Wortes, stehen unter dem Einfluß endokrin-hormonaler Einwirkungen, welche die erbanlagemäßigen, autochthon-chromosomalen Potenzen fördern oder hemmen. Auch hier wirkt das Blutdrüsensystem als Kondensator und Multiplikator solcher autochthon-chromosomaler Anlagen. Dabei ist die Art der betreffenden endokrin-hormonalen Beeinflussung ihrerseits abhängig von der sog. Partialkonstitution, d. h. der genotypischen Beschaffenheit und von konditionell-paratypisch bedingten Eigenschaften des endokrinen Apparates. Eine konstitutionelle Fettsucht kann in ihrem pathogenetischen Bedingungskomplex mehr oder minder ausgeprägte Züge verschiedenartiger Blutdrüsenanomalien aufweisen, sie kann Zeichen von Hypothyreoidismus, Hypogenitalismus, Hypopituitarismus darbieten, sie kann sie aber auch vollkommen vermissen lassen und durchaus nicht alle Fälle von Hypothyreoidismus, Hypogenitalismus und Hypopituitarismus haben Fettleibigkeit zur Folge. Das Gen oder der Genkomplex für die Fettleibigkeit ist in jeder Körperzelle vorhanden, manifestiert sich aber nur in gewissen Zellgruppen, darunter besonders in den den Fettstoffwechsel in hervorragendem Maße beherrschenden und regulierenden Blutdrüsen.

Der mit der Erbanlage zum Diabetes mellitus Behaftete wird in der überwiegenden Mehrzahl der Fälle ein Pankreaskranker. Die Erbanlage zum Diabetes manifestiert sich eben vor allem in der Beschaffenheit und vitalen Resistenz des innersekretorischen Pankreasanteiles. Wenn wir aber hören, daß die Anlage zum sog. renalen Diabetes, d. h. also zu einer lediglich eine Partialfunktion der Nieren betreffenden Anomalie sehr häufig mit der Anlage zum Diabetes mellitus zusammentrifft, und wenn wir weiter erfahren, daß eine konstitutionelle Veranlagung zur Lävulosurie oder zur Cystinurie, welche beide nichts mit einer Pankreasstörung zu tun haben, mit der Anlage zum Diabetes mellitus sehr häufig vergesellschaftet ist, ja wenn wir uns der auffälligen Zusammenhänge erinnern, welche die im Arthritismus zusammengefaßten verschiedenartigen konstitutionellen Stoffwechselstörungen darbieten, dann erkennen wir wieder die allgemeine Gesetzmäßigkeit, daß funktionell zusammengehörige oder nahe verwandte

---

[1]) Vgl. J. Bauer: Zitiert auf S. 1044.

Mechanismen einer mehr oder minder einheitlichen bzw. zusammengehörigen genotypischen Vertretung unterstehen. Blutdrüsenanomalien sind gewissermaßen interpoliert zwischen Erbanlage und phänotypische Manifestation und wenn es durchaus noch zweifelhaft erscheint, ob alle Fälle von Zuckerharnruhr als Pankreasdiabetes zu betrachten sind, so wird uns die Erkenntnis der hier dargelegten Zusammenhänge das Verständnis ganz wesentlich erleichtern oder eigentlich überhaupt erst ermöglichen.

Die konstitutionelle Überempfindlichkeit in Form von Idiosynkrasie und Anaphylaxie, die Blutgerinnungsfähigkeit, das Blutregenerationsvermögen, die Tätigkeit der Verdauungsorgane u. v. a. unterstehen endokrin-hormonalen Einflüssen. Am eindringlichsten stellt sich dieser Zusammenhang an den gleichfalls schon oben erörterten sog. sekundären oder akzessorischen Geschlechtscharakteren dar, die autochthon-chromosomal präformiert mehr oder weniger ausgesprochen der endokrin-hormonalen Regulation vor allem durch die Keimdrüsen unterstehen. Alle die verschiedenen Formen der Intersexualität, vom echten Hermaphroditismus angefangen über die mannigfachen Grade des Pseudohermaphroditismus bis zur isolierten Gynäkomastie, gewisse Formen von Homosexualität, Behaarungsanomalien u. dgl., sie sind nur zu verstehen aus der Interferenz der allgegenwärtigen autochthonen Sexualgene mit ihrer variierenden Durchschlagskraft, d. h. ihrem variierenden Prävalenzverhältnis, mit den entsprechenden endokrinen Hormonen. Nicht alles, was heute als endokrin bedingt angesehen zu werden pflegt, ist dies wirklich, sehr viel ist autochthon-chromosomal und wenn z. B. EHRSTRÖM[1]) aus der verschiedenen Häufigkeit bestimmter Erkrankungen bei den beiden Geschlechtern auf die Beeinflussung der betreffenden Krankheitsbereitschaft durch Hoden oder Ovarien schließt, so ist dies sicherlich eine oberflächliche Deduktion, es sind nicht nur Hoden und Ovarien, es ist die autochthone Sexualstruktur sämtlicher Körperzellen, welche verschiedene Krankheitsbereitschaften mit sich bringt.

Eine dritte Gesetzmäßigkeit, die am Schlusse dieses Abschnittes zur Sprache kommen soll, ergibt sich aus dem variierenden Prävalenzverhältnis oder der wechselnden Durchschlagskraft zweier Allelomorphen bzw. aus dem Quantitätsverhältnis (vgl. R. GOLDSCHMIDT) abnormer Erbanlagen. Wir haben es soeben bei Erörterung der Intersexe erwähnt und müssen hinzufügen, daß quantitative Abstufungen abnormer Merkmale und Eigenschaften Quantitätsunterschieden krankhafter Gene entsprechen dürften, die in Wechselwirkung mit anderen Erbanlagen und abhängig von konditionellen Einflüssen zur Manifestation kommen. Gewisse krankhafte Erbanlagen bedingen Lebensunfähigkeit, wenn sie in homozygotem Zustande vorhanden sind. Man spricht dann wohl auch von *Letalfaktoren*. Selbstverständlich kann es sich bei nicht geschlechtsgebundenen Erbanlagen nur um dominante handeln. Wiederum sehen wir hier alle Grade von Beeinflussung der Lebensdauer durch gewisse Erbanlagen. Langoder Kurzlebigkeit in Abhängigkeit von bestimmten Genen, wie sie an der Drosophila experimentell erwiesen ist (PEARL, GONZALEZ), extremste Kurzlebigkeit schon im Fötalleben oder gar absolute Entwicklungsverhinderung durch sog. Letalfaktoren.

Sehr schön läßt sich die bis zur Lebensunfähigkeit führende quantitative Wandelbarkeit eines Erbfaktors bzw. Erbanlagenkomplexes an den folgenden Beobachtungen von MOHR und WRIEDT sowie von FELLER verfolgen. MOHR und WRIEDT beobachteten die Resultate einer Verwandtenehe zweier mit Brachyphalangie, einer ausgesprochen dominant mendelnden Anomalie behafteter Individuen. Ein Kind dieser Ehe zeigte gleichfalls Brachyphalangie, ein zweites

---

[1]) EHRSTRÖM, R.: Acta med. scandinav. Suppl. Bd. 3, S. 165. 1922.

hatte aber derart schwere Defekte des ganzen Skelettsystems, daß es im Alter
von einem Jahr starb. Es fehlten ihm u. a. alle Finger und Zehen. Mit Recht
vermuten die Autoren, daß in diesem Falle die dominante krankhafte Erbanlage
homozygot vorhanden gewesen sein dürfte. In einer zweiten Ehe mit einer
normalen Frau hatte derselbe brachyphalange Vater 4 ebensolche und 2 normale
Kinder. Diese Beobachtung wirft ein Streiflicht auf das Wesen der Erbanlagen
überhaupt. Nicht weniger interessant ist von demselben Gesichtspunkt eine
Beobachtung Fellers. Phokomelie linkerseits infolge hochgradigen Defektes
der drei langen Röhrenknochen mit Ausbildung von nur 2 Fingern, Radius-
defekt, Daumendefekt, Syndaktylie zwischen 2. und 3. Finger rechterseits. Die
Eltern dieses mißbildeten Kindes sind Geschwisterkinder, d. h. ihre Väter sind
Brüder. Eine Schwester des Vaters der Mißbildung hat einen doppelten Daumen,
der Sohn eines Bruders des Vaters hat einen rudimentären Unterarm mit Finger-
defekten. Es muß also wohl ein durch die Verwandtenehe homozygot gewordener
krankhafter Erbanlagenkomplex für die schwere Mißbildung verantwortlich
gemacht werden. Eine von Sverdrup[1]) beschriebene Familie mit quantitativ
verschiedenen Graden von Sechsfingerigkeit illustriert gleichfalls das Quantitäts-
moment der Gene. Hierher gehören auch Beobachtungen über Hasenscharte
und Wolfsrachen in einer Familie [Gorn[2])], über Colobom beim Vater und Aniridie
beim Kinde [Velhagen[3])], über rudimentäre *Friedreich*sche Merkmale bei gesunden Gliedern einer *Friedreich*-Familie [Hanhart[4])] u. v. a.

Bei einer langen Reihe von Erbeigenschaften läßt sich die quantitativ differente Wirksamkeit der Gene beobachten. Am deutlichsten vielleicht bei
psychischen Merkmalen, bei bestimmten Begabungen und Talenten, ferner bei
der Rot-Grün-Schwäche, bei bestimmten Sonderformen der Ohrmuschel, bei der
Epidermolysis bullosa u. v. a. Die meisten Leute bekommen erst auf sehr intensive mechanische Reize Blasen an der Haut, z. B. nach langem Rudern oder bei
Schuhdruck, bei den mit Epidermolysis bullosa hereditaria behafteten Individuen
treten die Blasen schon bei sehr geringfügigen und kurzdauernden mechanischen
Reizen auf. Das Hämophilie-Gen stellt einen relativen Letalfaktor dar (K. H.
Bauer), d. h. in homozygotem Zustande bedingt es absolute Lebensunfähigkeit,
in heterozygotem verkürzt es lediglich die Lebensdauer. Da das Hämophilie-Gen
geschlechtsgebunden-recessiven Erbgang hat, so gibt es eben, wie K. H. Bauer
ausgeführt hat, keine hämophilen Frauen, weil das doppelte Quantum des
Hämophilie-Gens, wie es allein bei einer Frau gelegentlich vorkommen könnte,
die Lebensfähigkeit des Keimes ausschließt. Mitunter kann die Entscheidung
schwer fallen, ob verschiedenartige Manifestationen einer Konstitutionsanomalie
Quantitätsunterschieden der abnormalen Gene, Koppelungen mehrerer Gene
oder Manifestationsdifferenzen eines Gens durch Interferenz mit verschiedenen
anderweitigen Erbanlagekombinationen oder mit konditionellen Einwirkungen
zuzuschreiben sind. Wir erinnern nur an die vielfachen und sehr häufigen Kombinationsformen der sog. heredodegenerativen Systemerkrankungen des Zentralnervensystems, wo spastische mit ataktischen Symptomen, Nystagmus, Opticus-
atrophie, Chorea, Athetose, Idiotie usw. miteinander alternieren oder kombiniert
sind. Eine Beobachtung Watermans[5]) aus jüngster Zeit — drei verschiedene
Formen von Muskeldystrophien bei 3 Geschwistern — illustriert diese Verhältnisse
sehr deutlich.

---

[1]) Sverdrup, A.: Journ. of genetics Bd. 12, S. 217. 1922; ref. Kongreß-Zentralbl. f.
inn. Med. Bd. 27, S. 469.
[2]) Gorn, W.: Klin. Wochenschr. 1922, S. 736.
[3]) Velhagen: Münch. med. Wochenschr. 1923, S. 469.
[4]) Hanhart, E.: Schweiz. med. Wochenschr. 1923, S. 139.
[5]) Watermann: Arch. f. orthopäd. Chirurg. Bd. 22, S. 90. 1923.

Systematik der Konstitution.

Die Überschrift „Systematik der Konstitution" könnte zunächst den Verdacht einer contradictio in adjecto wachrufen. Denn Konstitution als Ausdruck für das Individuelle kat' exochen ist es, was sich, abgesehen von dem Ausnahmsfall eineiiger Zwillinge, niemals in der gleichen Weise wiederholt. Es gibt so viele verschiedene Konstitutionen, als es Individuen gibt. RICHARD KOCH drückte das mit den Worten aus: „Nicht erkennbar ist die Individualität, denn dieser Begriff schließt die Erkennbarkeit aus. Erkennbar ist nur, was sich wiederholt. Die Individualität wiederholt sich aber überhaupt nicht." Dieser Schwierigkeit einer rationellen Systembildung begegnen wir aber auch anderwärts im Reiche der belebten Natur und müssen sie zu überwinden versuchen, weil das fiktive System einen notwendigen Behelf unseres Denkens darstellt. Nur müssen wir im Auge behalten, daß eben ein solches System eine Fiktion darstellt, daß es ein künstliches System ist, welches „kein reales Gegenbild des reichen Ganzen geben kann". Nun gibt es zweifellos mehr oder minder sinnfällige und wichtige gemeinsame Merkmale und Züge, Übereinstimmungen gewisser Partialkonstitutionen und Differenzen anderer, die eine Gruppierung sowohl der innerhalb der normalen Variationsbreite sich bewegenden, als auch der ausgesprochen anomalen Gesamtkonstitutionen gestatten.

Die erste Aufgabe einer rationellen Systemisierung der Konstitution muß naturgemäß die Abgrenzung normaler von anomalen, abnormen Konstitutionen sein. Wie sollen wir demnach die *Grenzen des Normalen* abstecken? Will man den Versuch machen, eine „normale Konstitution" zu definieren und „Anomalien der Konstitution" von der Norm abzugrenzen, so muß man sich natürlich darüber klar sein, daß hier wieder nur fiktive Begriffe vorliegen und scharfe Grenzen nicht zu ziehen sind. Das ergibt sich ja zur Genüge schon aus unseren bisherigen Erörterungen. Normal heißt der Durchschnitt; normal ist die Ausbildung eines Merkmals oder einer Eigenschaft, wenn sie dem Mittelwert ihrer Variationskurve entspricht oder ihm nahesteht. Gesetzt den Fall, wir wären über die Variabilität, d. h. also die Streuung σ aller Merkmale und Eigenschaften einer Population genau unterrichtet, so könnten wir uns z. B. dahin einigen, als normal jenen Grad oder jenes Maß der Ausbildung eines Merkmals oder einer Eigenschaft zu bezeichnen, welches bei fluktuierender Variabilität zwischen $\pm 1\,\sigma$, $\pm 1{,}5\,\sigma$ oder $\pm 2\,\sigma$ usw. der Variationskurve gelegen ist. Jenseits dieser Grenzwerte hätten wir es mit „Anomalien" zu tun. Unter der Voraussetzung einer exakt binomialen Variationskurve würden den angeführten Grenzwerten folgende Prozentzahlen der gesamten Population entsprechen: Innerhalb des Spielraumes

$$\pm 1\,\sigma \text{ befinden sich } 68{,}3\%$$
$$\pm 1{,}5\,\sigma \quad „ \qquad „ \quad 86{,}6\%$$
$$\pm 2\,\sigma \quad „ \qquad „ \quad 95{,}5\%$$
$$\pm 3\,\sigma \quad „ \qquad „ \quad 99{,}7\%$$

aller Individuen der Variationsreihe. Für die Fälle von alternativer Variabilität würden wir uns dementsprechend an diese Prozentzahlen statt an σ zu halten haben. Auf diese Weise hätten wir eine gewisse Handhabe, um uns über den Begriff einer Konstitutionsanomalie zu verständigen. Wir könnten also für sämtliche konstitutionellen Merkmale und Eigenschaften, ob nun ihre Variabilität eine bipolare oder unipolare, ob sie fluktuierend-kontinuierlich oder alternativ ist, ob es sich um Grad- oder Klassenvarianten handelt, festsetzen, daß z. B. mindestens 95,5% $(= \pm 2\,\sigma)$ aller Individuen in bezug auf jedes einzelne Merkmal als normal, höchstens 4,5% als anomal zu gelten hätten. Welche Individuen unter diese 4,5% fallen, das könnten wir natürlich erst bestimmen, wenn wir über das Maß der Variabilität des betreffenden Merkmals unterrichtet wären. Wäre bei alternativer Variabilität die Häufigkeit der selteneren Alternative größer als 4,5%, dann könnte in bezug auf dieses Merkmal eben noch nicht von einer Anomalie gesprochen werden. Mein Vorschlag zur Definition der Norm wurde dann auch von Günther angenommen.

Eine andere Fassung des Normbegriffes als die eben entwickelte statistische scheint mir unmöglich. Für Hildebrandt z. B. ist die Norm nicht der typische Durchschnitt, sondern das nie erreichte Ideal, eine platonische Idee. Abgesehen davon, daß wir bezüglich vieler Merkmale und Eigenschaften in Verlegenheit kämen, was wir uns eigentlich in diesem idealistischen Sinne als normal vorzustellen hätten, würden wir praktisch mit diesem Normbegriff nicht arbeiten können. Es ist wohl zweckmäßiger, das als „ideal" zu bezeichnen, was Hildebrandt normal nennt. Grote unterscheidet einen statistischen und einen persönlichen Normbegriff. Dieser bestehe darin, „daß die Lebensäußerungen eines Individuums völlig seinen biologischen Notwendigkeiten, die ihm aus dem Zusammentreffen seiner äußeren Lebenslage mit seinen physiologischen Leistungsmöglichkeiten erwachsen, entsprechen". „Der einzelne Mensch ist das Maß seiner eigenen Normalität." Grote nennt diesen den Lebensanforderungen entsprechenden Zustand auch „Responsivität", das Gegenteil „Irresponsivität". Responsivität ist für Grote gleichbedeutend mit der persönlichen Normalität und mit Gesundheit; Irresponsivität ist Anomalie und Krankheit. Diese Trennung zweier verschiedener Arten von „Normalität" halte ich nicht für zweckmäßig und möchte Grotes Responsivitätsbegriff vom Normbegriff lieber prinzipiell scheiden. Sie haben beide nichts miteinander zu tun und beruhen auf ganz verschiedenen Einteilungsprinzipien.

Es ist selbstverständlich, daß der statistische Normbegriff zunächst nicht etwa das Gesamtindividuum, sondern lediglich ein bestimmtes individuell variierendes Merkmal umfassen kann. Ein Individuum kann konstitutionell abnorm sein in bezug auf ein einziges oder in bezug auf eine ganze Anzahl konstitutioneller Eigenschaften. Gibt es überhaupt Menschen, welche in bezug auf kein einziges Merkmal, keine einzige Eigenschaft eine extreme Variante darstellen, d. h. also abnorm sind? Es gibt gewiß solche Menschen, solche Normalindividuen, nur darf der Arzt aus später zu besprechenden Gründen nicht erstaunt sein. wenn gerade er es mit diesen Exemplaren nur höchst ausnahmsweise zu tun bekommt. Ribbert bezeichnet einen Menschen dann als normal, wenn alle seine „Organe so regelrecht gebaut sind, wie wir es auf Grund allgemein anerkannter wissenschaftlicher Erfahrung als physiologisch kennen, wenn ferner alle diese Organe so funktionieren, wie wir es an ihnen voraussetzen müssen, wenn sie weiterhin alle in voller Harmonie miteinander arbeiten, wenn keine funktionelle Tätigkeit hinter dem Durchschnitt, den wir ebenfalls erfahrungsgemäß abschätzen, wesentlich zurückbleibt oder ihn erheblich überragt. Entspricht ein Mensch diesen Anforderungen, dann können wir ihn normal nennen. Aber eine scharfe Umgrenzung dieser idealen Beschaffenheit ist selbstverständlich unmöglich. Sie ist durch alle nur denkbaren Zwischenstufen mit den Zuständen verbunden, die nicht mehr als normal angesehen werden können"[1].

Von diesen Normalmenschen gibt es also kontinuierliche Übergänge zu jenen Individuen, die in bezug auf eine große Anzahl von konstitutionellen Merkmalen und Eigenschaften extreme Varianten darstellen. Wir hätten somit eine Reihe vor uns vom Normalmenschen über die *extremen Singulärvarianten* zu den *extremen Kollektivvarianten*. Wenn uns derlei extreme Kollektivvarianten ohne

---

[1]) Vgl. auch Geigel, R.: Münch. med. Wochenschr. 1919, Nr. 52, S. 1491.

weiteres als abnorme Konstitutionen in die Augen fallen, so müssen wir uns doch auch darüber klar sein, daß es zwischen ihnen und den extremen Singulärvarianten eine scharfe Grenze nicht gibt. Wir kommen damit zugleich auf die von MARTIUS zuerst geprägten Begriffe der *Gesamtkonstitution* und *Partialkonstitution*. Die Gesamtkonstitution eines Individuums ist eben die Summe sämtlicher Partial- oder Teilkonstitutionen der einzelnen Gewebe und Organe, wobei wir allerdings wieder im Auge behalten müssen, daß diese Teilkonstitutionen in der Regel nicht ganz unabhängig voneinander variieren, sondern meist mehr oder minder innig miteinander korreliert, d. h. in ihren Genen einheitlich oder aneinander gekoppelt sind.

Was von der durchschnittlich häufigsten Beschaffenheit der Spezies, vom Arttypus abweicht, bedeutet folgerichtig eine *Abartung*. Abartung heißt *Degeneration*. Extreme Varianten, die Träger von Konstitutionsanomalien, sind demnach abgeartet, degenerativ, und zwar singulär oder mehr oder minder kollektiv. Gewöhnlich verbindet man nun mit dem Worte Degeneration ein Werturteil, man meint nicht bloß Abartung, sondern Entartung, meint eine gegenüber dem Durchschnittstypus minderwertige, defektuöse Konstitution. Man hat auch, um diesen Unterschied prägnant hervorzuheben, vorgeschlagen, die Abartung ohne Werturteil einfach als Deviation oder als Despeziation zu bezeichnen und Degeneration für den Begriff Entartung zu reservieren. Sind nun wirklich Abartung und Entartung scharf voneinander zu scheidende Begriffe?

Für gewisse Abartungszeichen liegt es auf der Hand, daß sie unmittelbar als solche schon eine Minderwertigkeit beinhalten, wie z. B. Engbrüstigkeit, Hypoplasie des Herzens und der Gefäße, mangelhafte Salzsäureproduktion des Magens, ferner Entwicklungshemmungen, wie Wolfsrachen, Kryptorchismus, Kolobome u. v. a. Nicht nur wegen ihrer direkt deletären Konsequenzen für den mit ihnen behafteten Organismus, sondern vor allem auch aus dem biologischen Grunde, weil das Nichterreichen des physiologischen, rassencharakteristischen Entwicklungsgipfels eine Minderwertigkeit bedeutet, wären diese Merkmale als Entartungszeichen anzusprechen. Ganz anders ist es mit jener großen Zahl extremer Varianten, die keine unmittelbar schädigende Wirkung auf den Organismus ausüben und keine Entwicklungshemmung darstellen, wie Heterochromie der Iris, Schwimmhautbildung, Skaphoidscapula, akzessorische Brustwarzen, Deformitäten der Ohrmuschel, Behaarungsanomalien am Stamm u. v. a. Es ist klar, daß jedes einzelne dieser Abartungszeichen als solches für den Organismus völlig belanglos ist, daß es für den Ablauf der Lebensvorgänge im Organismus zunächst gänzlich irrelevant ist, ob die Scapula ihres Trägers eine konvexe oder konkave innere Begrenzung aufweist, ob sein Ohrläppchen wohlgeformt oder angewachsen ist, oder ob sich unter seiner Brustwarze noch eine akzessorische Mamilla findet oder nicht. Man wird auch begreiflicherweise nur höchst ausnahmsweise einem Menschen begegnen, der nicht das eine oder andere Abartungszeichen aufweist, der nicht bezüglich der einen oder anderen Eigenschaft vom Mittelwert der Spezies erheblich abweicht. Also nicht die betreffende extreme Variante als solche bedeutet da unmittelbar eine Schädigung des Individuums oder eine Minderwertigkeit seiner Konstitution, wohl aber bringt die Häufung solcher Abartungszeichen an einem Individuum, der von mir sog. *Status degenerativus*, der ja der Ausdruck dafür ist, daß sein Träger eine extreme Kollektivvariante darstellt, eine gewisse biologische Inferiorität mit sich, und zwar offenbar aus demselben Grunde, warum extreme Varianten allenthalben in der Natur das Stigma des biologisch Minderwertigen an sich tragen. Überall in der Natur stellt ja der Typus einer Rasse das Ergebnis einer langwierigen Anpassung an die jeweiligen Umwelteinflüsse dar. Er bedeutet also bis zu einem gewissen

Grade ein biologisches Optimum. Abweichungen vom Typus sind demnach Abweichungen von diesem Optimum und daher biologisch minderwertig. Diese letztere Feststellung mag durch einige Beispiele erläutert werden.

Der amerikanische Zoologe Bumpus unterzog sich der Mühe, die nach einem starken Sturm tot aufgefundenen Sperlinge zu sammeln und einer genauen Untersuchung zu unterziehen. Er fand nun, daß diese die abweichendsten Varianten in der größten Frequenz aufwiesen. Die extremen Varianten unter den Sperlingen waren also gegenüber der deletären Wirkung des auf alle Sperlinge mehr oder minder gleichmäßig wirksamen Sturmes am wenigsten widerstandsfähig, sie waren also gegenüber den Vertretern des Typus biologisch minderwertig. Es ist bekannt, wie empfindlich und anfällig die Vollblutrennpferde, also eine künstlich gezüchtete extreme Variante der Spezies, zu sein pflegen. Die reinrassigen, sehr nervösen englischen Foxterriers, gleichfalls eine extreme Variante der Spezies Hund, sind die einzigen Hunde, bei denen sich durch Injektion von Schilddrüsenpreßsaft Erscheinungen der Basedowschen Krankheit erzeugen lassen. Die Zwergrattler, ebenfalls eine extreme Hundevariante, sind die einzigen ihrer Spezies, welche spontan an Alveolarpyorrhöe zu erkranken pflegen. v. Nathusius stellte im landwirtschaftlichen Institut zu Halle folgenden Versuch an. Er ließ von je 2 Ferkeln des gleichen Wurfes vom gewöhnlichen hannoverschen Landschwein und von der hochgezüchteten Kulturrasse der Berkshire-Schweine das eine hungern, bzw. ernährte es mit einem ganz unzureichenden Futterquantum. Es zeigte sich nun, daß das Ferkel dieser Kulturrasse das Hungern viel schlechter vertrug als das andere. Es verkümmerte vollständig, während das hannoversche nur im Wachstum zurückblieb, aber munter war und nicht erkennen ließ, daß es Not litt. Also auch hier eine geringere Widerstandsfähigkeit, eine biologische Minderwertigkeit der extremen Variante der Spezies Schwein. In allen diesen Beispielen mit Ausnahmen des ersten handelt es sich um extreme Kollektivvarianten, die in bestimmten Beziehungen gegenüber dem Typus im Vorteil sind, die also in bezug auf gewisse Eigenschaften Plusvarianten darstellen. Trotzdem stellt sich ihre Minderwertigkeit vom allgemein-biologischen Standpunkt, der hier mit dem medizinisch-klinischen zusammenfällt, klar heraus.

Auch im Pflanzenreich können wir vollkommen entsprechende Beobachtungen machen. So gibt es eine Brennesselrasse, deren Blätter ganzrandig sind und die sich gegenüber der gesägtrandigen Rasse recessiv verhält. Solche ganzrandige, also homozygote Formen sind nun gegenüber Pilzkrankheiten so wenig widerstandsfähig, daß sie durch die natürliche Selektion ausgemerzt werden.

Gehen wir jetzt zu den Verhältnissen beim Menschen über. Wenn die Statistiken der Lebensversicherungsanstalten ergeben, daß Individuen mit besonders geringem Körpergewicht und geringem Bauchumfang der Tuberkulose in besonders hohem Maße zum Opfer fallen[1]), so zeigt dies wiederum die biologische Minderwertigkeit dieser extremen Varianten. Daß es sich aber auch hier nicht bloß um extreme Minusvarianten handeln muß, demonstriert eine große Statistik von Baxter[2]) über die Morbidität von über 330 000 versicherten Individuen: Bei den über 185,42 cm großen Individuen betrug sie 323,8%, während sie bei den unter 154,94 cm großen nur 226,8% ausmachte. Die in dieser hohen Morbidität zum Ausdruck kommende Minderwertigkeit der bezüglich ihrer Körpergröße extremen Plusvarianten ist, wie man angenommen hat, mit deren Lebensfähigkeit nur vereinbar infolge der mannigfaltigen kompensatorischen Einflüsse

---

[1]) Vgl. G. Florschütz: Allgemeine Lebensversicherungsmedizin. Berlin: E. S. Mittler 1914.
[2]) Baxter, zitiert nach Jens Paulsen: Korresp.-Blatt d. dtsch. Ges. f. Anthr., Ethn. u. Urgeschichte Bd. 49, S. 12. 1918.

der Domestikation. Im Naturzustand würden derartige Varianten durch natürliche Auslese eliminiert. Hochwüchsige Astheniker sind durch Tuberkulose bekanntlich besonders gefährdet.

In Schweden überwiegen rassenmäßig die helläugigen Individuen bedeutend über die dunkeläugigen, und zwar unter den Männern noch etwas mehr als unter den Frauen. Eine Untersuchungsreihe von LUNDBORG[1]) ergab nun, daß die Dunkeläugigen — und das sind eben in der schwedischen Population die „extremen Varianten" — in Schweden im allgemeinen eine geringere Lebenstüchtigkeit und größere Sterblichkeit aufweisen als die Hellen. So zeigen die Lungen-sanatorien, aber auch die Gefängnisse, Besserungsanstalten und Taubstummeninstitute einen erheblich größeren Prozentsatz Dunkeläugiger, als dem allgemeinen Häufigkeitsverhältnisse entspricht. Genau das gleiche wurde in Italien und Frankreich für die dort die Minorität bildenden helläugigen Individuen festgestellt. Für die Rothaarigen gilt in Schweden dasselbe wie für die Dunkeläugigen.

Die *Rothaarigkeit* (Rutilismus, Erythrismus) beruht auf der Anwesenheit eines gelösten roten Farbstoffes unbekannter Natur in jeder erdenklichen Kombination mit den körnigen Haarpigmenten. Der Orang-Utan ist durch diese Eigentümlichkeit normalerweise ausgezeichnet. Unter den Menschenrassen findet man bei den stark variierenden einen höheren Prozentsatz an Rothaarigen. So wird unter den Iren 2,7%, unter den Deutschen 1,9% angegeben, während unter den Magyaren und Nordslawen gar keine Rothaarigen vorkommen sollen. Unter den Juden ist die Rothaarigkeit bekanntlich besonders häufig. In manchen Gegenden wurden selbst 4—5% Rothaarige unter den Juden gefunden. Nun läßt die extreme Variante der Rothaarigkeit sehr schön ihre biologische Minderwertigkeit nach verschiedenen Richtungen hin erkennen. Die alten französischen Kliniker haben mehrfach auf die Disposition der Rothaarigen zur Tuberkulose und namentlich zu malignen Formen derselben hingewiesen, sie haben auch ihre geringe Widerstandsfähigkeit gegenüber einer Pneumonie hervorgehoben, und wir können alltäglich die Wahrnehmung machen, daß wir bei rothaarigen, insbesondere rotblonden Kranken mit allerhand ungewöhnlichen Reaktionen und Komplikationen im Verlaufe verschiedener Erkrankungen zu rechnen haben. Auch im Volksglauben schneiden die Rothaarigen schlecht ab, was auf ihre charakterologische Minderwertigkeit hinweist.

Die hier angeführten Beispiele vom Menschen betreffen nur *Singulärvarianten*, d. h. Varianten in bezug auf *ein* Merkmal oder *eine* Eigenschaft. In weit höherem Grade gilt natürlich das Prinzip der biologischen Minderwertigkeit extremer Varianten von den *Kollektivvarianten,* die also in bezug auf eine ganze Reihe von Merkmalen und Eigenschaften an einem der beiden Enden der bipolaren oder an dem einen Ende der unipolaren Variationskurve stehen. Immer und immer wieder können wir die Beobachtung machen, daß der degenerativ veranlagte, also in bezug auf zahlreiche Merkmale und Eigenschaften eine mehr oder minder extreme Variante darstellende Mensch sich bezüglich seiner Morbidität und bezüglich des Verlaufes mancher Krankheiten vielfach anders verhält als der Durchschnittstypus; in der Mehrzahl der Fälle ist er anfälliger, der Verlauf der Krankheit ist schwerer, er selbst kann also mit Rücksicht auf dieses Verhalten als gegenüber dem Durchschnittstypus minderwertig bezeichnet werden. Es ist kein Zweifel, daß wir den Status degenerativus am häufigsten unter gewissen endogenen Geisteskranken, bei Hysterie, Morbus Basedowii, chronischem Gelenkrheumatismus, Ulcus ventriculi, Lebercirrhose, Otosklerose und anderen krank-

---

[1]) LUNDBORG, H.: Svenska läkaresällskapets handl. Bd. 46, H. 2, S. 65. 1920; ref. Kongreß-Zentralbl. f. inn. Med. Bd. 14, S. 497.

haften Zuständen antreffen, zu deren Entstehung ein hohes Maß konstitutioneller Disposition erforderlich ist, und es ist meines Erachtens gar keine andere Deutung dieses Zusammentreffens möglich, als daß eben die abgearteten Menschen, die mehr oder minder extremen Varianten unter ihnen, diese konstitutionelle Disposition in höherem Maße besitzen, also minderwertiger sind als der Durchschnittstypus. Abartung bedeutet hier also wiederum Entartung. Und auch hier ist es gleichgültig, ob es sich um extreme Minus- oder Plusvarianten handelt. An den einseitigen Plusvarianten, den rechnerischen, linguistischen, künstlerischen, rednerischen Genies ist nur zu oft ihre allgemein-biologische Minderwertigkeit zu erkennen, eine Minderwertigkeit, die ihrer kulturellen Bedeutung keinen Abbruch tut. Es kommt eben stets auf den Standpunkt an, von dem aus man ein Werturteil über die Abgearteten fällt. Wir können Jens Paulsen vollkommen beipflichten, wenn er meint, ein und derselbe Zustand — er spricht von Pigmentarmut — könne für die Vererbungswissenschaft eine Verlustmutation, für die Anthropologie eine rassenmäßige Abartung, eine Variation, für die Medizin eine Entartung, Degeneration, für die völkische Politik eine Edelrasse sein.

Vertreter eines *Status degenerativus* sind also im allgemeinen biologisch minderwertig. Wir können das auch so ausdrücken: Das Vorhandensein zahlreicher abnormer Erbanlagen bedeutet eine biologische Minderwertigkeit, d. h. also zugleich — statistisch genommen — eine Verkürzung der Lebensdauer. Wir erinnern nochmals an die oben schon mehrfach erwähnten Drosophilauntersuchungen von Pearl-Gonzalez, die nachweisen konnten, daß gewisse Gene, denen bestimmte äußere Körpermerkmale entsprechen, die Lebensdauer ihrer Träger in regelmäßiger Weise beeinflussen. Ganz analog scheint sich ja auch aus den Untersuchungen von W. Graves sowie von Kollert zu ergeben, daß das rein äußerliche und sicherlich genotypisch bedingte Merkmal eines scaphoiden Schulterblattes mit einer Verringerung der Lebensdauer einhergeht.

Der Status degenerativus ist der weiteste Begriff des konstitutionspathologischen Systems. Er umfaßt die verschiedenartigsten Anomalien der Konstitution und alle engeren Gruppierungen sind nur Unterteilungen dieses Status degenerativus. Die Gruppierung der Konstitutionen kann von verschiedenen Einteilungsprinzipien ausgehen. Es soll zunächst auch eine Gruppierung der innerhalb normaler Variationsbreite sich bewegenden Individuen nach ihrer konstitutionellen Beschaffenheit in den Kreis dieser Erörterung gezogen werden.

Schon der Laie trifft eine Unterscheidung in starke und schwache, in große und kleine, in brünette und blonde, in begabte und unbegabte Menschen und wesentlicher oder brauchbarer ist wohl auch das Einteilungsprinzip nicht, dessen sich die alten Ärzte bedienten. Wunderlich unterschied eine starke, eine reizbare und eine schlaffe Konstitution und subsumierte unter die reizbare die cerebrale, spinale, katarrhalische, biliöse, plethorische, schwächlich-anämische, unter die schlaffe aber die venöse, lymphatische, fette, einfach-asthenische und kretinenartige Konstitution. Die Unterscheidung in Menschen von „straffer oder schlaffer Faser" ist wohl das einzige, was von der alten Konstitutionslehre im Wesen unverändert erhalten blieb und nur in präziserer Fassung auch heute gilt.

Verwendet doch Tandler als Maß der Konstitution den Muskeltonus und unterscheidet hypertonische, normaltonische und hypotonische Menschen, bezeichnet Boticelli als den Maler des Hypotonischen, Michelangelo als den Darsteller des Hypertonischen.

Durch Eppinger und Hess wurde der Zustand des vegetativen Nervensystems zu einem Maß der Konstitution, und wenn sich auch ihre ursprüngliche Einteilung in   agotonische und sympathikotonische Konstitutionen nicht bewährte, so

blieb doch das Kriterium des Erregbarkeitszustandes des vegetativen Nervensystems in seinen verschiedenen Abschnitten ein wertvoller Besitz. Zwischen
der Tandlerschen Gruppierung und derjenigen nach dem Erregbarkeitsgrad des
vegetativen Systems bestehen übrigens gewisse, allerdings nicht absolut konstante Beziehungen, indem der Tonus der quergestreiften Muskulatur vielfach
umgekehrt proportional dem Erregbarkeitsgrad des vegetativen Nervensystems
zu sein pflegt. Am deutlichsten kommt dies während des Schlafes zum Ausdruck
(vgl. J. BAUER).

Stützten sich alle diese Maßstäbe vorwiegend auf funktionelle Eigenschaften,
so baute schon ROKITANSKY und vor allem BENEKE auf anatomischem Funda-
ment. BENEKE kam auf Grund außerordentlich mühevoller exakter Messungen
von Größe und Volum der Organe zu folgender Einteilung: „Im großen und
ganzen lassen sich die Konstitutionsanomalien nach *zwei* ganz verschiedenen
Richtungen trennen. Bei der einen gestaltet sich die Kombination der relativen
Größenverhältnisse der einzelnen anatomischen Apparate derart, daß die
Leistungsfähigkeit und Leistung der ganzen Maschine hinter der normalen
zurückbleibt; bei der anderen derart, daß sie das mittlere Maß derselben überschreitet."

„Was die erste Kombination anbetrifft, so finden wir hier in den typischen
Fällen: ein relativ kleines Herz, ein relativ enges arterielles Gefäßsystem, relativ
große Lungen, eine relativ kleine Leber, einen relativ kurzen Dünndarm. Bei
der entgegengesetzten Kombination dagegen: ein relativ großes Herz, relativ
weite arterielle Gefäße, relativ kleine Lungen, eine relativ große Leber und einen
relativ langen Dünndarm von relativ großer Kapazität."

„Auf dem Grund und Boden der ersten Kombination entwickeln sich die
sog. erethischen Formen des skrofulösen Krankseins, die Osteomyelitiden des
Kindesalters, die skrofulösen (käsigen) Lungenphthisen der Blütejahre, die
chronischen Anämien. Die Individuen bleiben hager. Die Pubertätsentwicklung
ist in der Regel retardiert. Auf dem Grund und Boden der zweiten Kombination
entwickeln sich eine große Anzahl der rachitischen Krankheitsformen, die Hyperplasien des Bindegewebes, die Fettsucht, die atheromatöse Arteriendegeneration,
die Psoriasis, die Carcinome (?)."

In der Mitte zwischen beiden stehen diejenigen Konstitutionen, „welche in
bezug auf die relativen Größenverhältnisse der einzelnen anatomischen Apparate
der Norm entsprechen oder derselben nahekommen. Bei solchen Individuen
handelt es sich, falls sie überhaupt erkranken, um unkonstitutionelle Krankheiten".

Auf Grund anthropometrischer Messungen teilte ACHILLE DE GIOVANNI
die Menschen in 3 große Gruppen: Die eine Gruppe repräsentiert den *Habitus
phthisicus* mit dem langen, schmalen Thorax und der Hypoplasie der Gefäße
und des Herzens, die zweite ist gekennzeichnet durch eine besonders mächtige
Ausbildung des Brustkorbes sowie eine kräftige Muskulatur — es ist gewissermaßen der *Athletenhabitus* — und für die 3. Gruppe schließlich ist die exzessive
Größe des Abdomens charakteristisch, es ist der zu Fettleibigkeit und Gicht
neigende *plethorische Habitus*. Neu auferstanden ist diese Dreiteilung des alten
italienischen Klinikers DE GIOVANNI in dem System KRETSCHMERS, der, offenbar
ohne von jenem Kenntnis zu haben, einen *asthenischen, athletischen* und *pyknischen Habitus* unterscheidet. KRETSCHMER hat bekanntlich zu zeigen versucht,
daß diesen Körperbautypen eine bestimmte seelische Struktur zu entsprechen
pflegt, daß also jene Gene oder Genkomplexe, deren Vorhandensein für die
Entwicklung bestimmter Habitustypen maßgebend sind, gleichzeitig auch das
Seelenleben in bestimmter Weise beeinflussen, sei es, daß es sich da um pleiotrope

einheitliche Gene oder um Koppelung verschiedener Gene handelt. Diese Frage wird ja in dem folgenden Abschnitt von H. Hoffmann eingehend erörtert. Nach Stern-Piper liegen übrigens den drei verschiedenen Habitustypen Rassenformen zugrunde. Dem asthenischen Typus entspricht eine Gruppe der nordischen Rasse, dem plethorisch-pyknischen der Homo alpinus, während der athletische Habitus Beziehungen zur dinarischen und teilweise auch nordischen Rasse aufweist.

Auf sehr sorgfältige und umfangreiche anthropometrische Messungen stützte auch Viola seine Gruppierung in einen *Habitus megalosplanchnicus* oder *apoplecticus* und einen *Habitus mikrosplanchnicus* oder *phthisicus*, eine Einteilung, die vollkommen derjenigen von Rokitansky und Beneke entspricht.

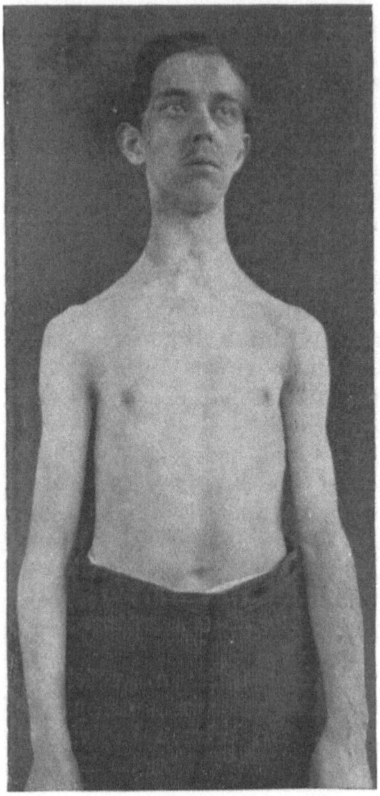

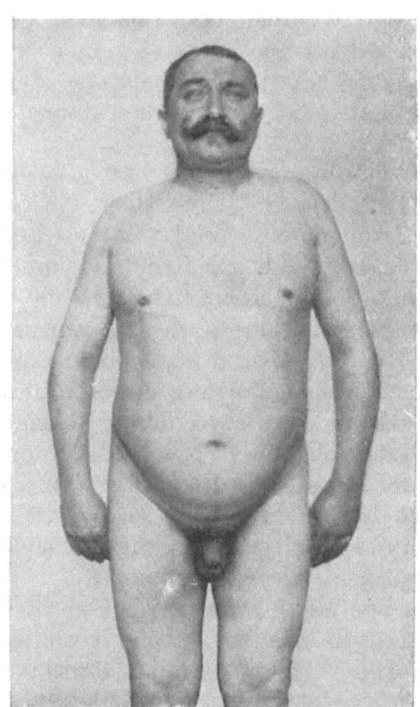

Abb. 154. Asthenischer Habitus.
(Nach Bauer.)

Abb. 155. Arthritischer Habitus.
(Nach Bauer.)

Nach Viola, dem wir hierin vollkommen beipflichten, besteht eine durch alle Übergangsformen zusammenhängende Variantenreihe des konstitutionellen Körperbaues, an deren einem Ende der *Typus mikrosplanchnicus* (= *mikrosomer Typus* wegen der subnormalen Körpermasse; = *Typus makroplasticus, longilineus* oder *Longitypus* wegen des Überwiegens sämtlicher Längen- über die Breitenmaße; = *makroskeler Typus* wegen der übernormalen Extremitätenlänge), an deren anderem Ende der *Typus megalosplanchnicus* (= *megalosomer Typus, Typus euryplasticus, brevilineus, Brachytypus, brachyskeler Typus*) und in deren Mitte der *Typus normosplanchnicus* (= *normosomer Typus, Typus mesoplasticus, normolineus, Normotypus, mesoskeler Typus*) steht. Je mächtiger die Körpermasse, desto geringer ihre Differenzierung, desto mehr überwiegt wie beim Kinde der dem vegetativen Leben dienende Eingeweideapparat (Typus megalosplanchnicus = hypervegetativus nach Pende). Das Gegenstück bildet der Typus mikrosplanchnicus (= hypovegetativus nach PENDE) mit der geringen Körpermasse, ihrer weitgehenden Differenzierung, kleinem Eingeweideraum und langen Extremitäten. PENDE hat dann versucht, gesetzmäßige Beziehungen dieser Variantenreihe zum Funktionszustand des vegetativen Nervensystems und zur Beschaffenheit des Intellektes (vgl. SANTE NACCARATI) nachzuweisen und die konstitutionelle Blutdrüsenformel zum Teil wenigstens für diese individuelle Variabilität der Körperform und Körperorganisation verantwortlich zu machen. Doch scheinen mir diese zunächst noch mehr spekulativen Konstruktionen den wahren und richtigen Kern der Violaschen Lehre eher zu verschleiern.

Dagegen können wir diesen Kern treffend auch dadurch zum Ausdruck bringen, daß wir mit ASCHNER einfach von schmalen, mittleren und breiten Individuen sprechen.

Einen Fortschritt bedeutet die Einteilung SIGAUDS und seiner Schüler CHAILLOU und MAC AULIFFE in 4 Menschentypen, in den Type respiratoire, digestif, musculaire und cerebral und deren Mischformen, eine Einteilung, die sich auf eingehendes Studium der äußeren Körperformen, des Exterieurs, gründet und vielfach auf die Erfahrungen und Beobachtungen des bekannten Pariser Kriminalisten BERTILLON zurückgreift.

Der *Typus respiratorius* ist gekennzeichnet durch eine besondere Entwicklung des Thorax sowie der der Respiration

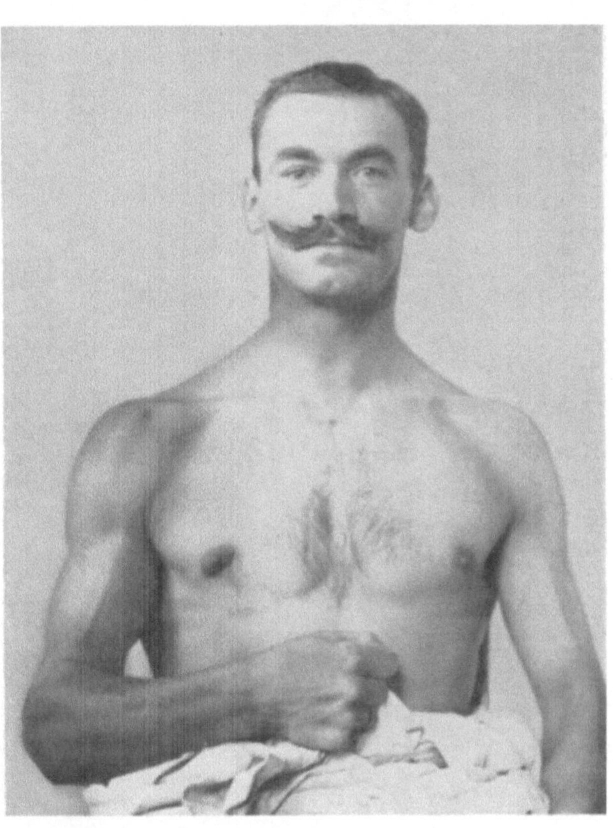

Abb. 156.   Habitus athleticus bei Schizophrenie.
(Nach KRETSCHMER.)

dienenden Abschnitte des Schädels und Gesichtes. Der Thorax ist auffallend lang, die untersten Rippen reichen nahezu bis an die Darmbeinschaufeln heran, der epigastrische Winkel ist spitz, das Abdomen unverhältnismäßig klein, der Hals lang. Die mittlere Gesichtspartie zwischen Nasenwurzel und Nasenbasis ist stark entwickelt, die Nase groß, entweder besonders lang und dann meist gekrümmt oder besonders breit, die Sinus maxillares und frontales sind weit und demgemäß ist auch der Abstand der Processus zygomatici groß, was dem Gesicht oft eine sechseckige Gestalt verleiht. Die Vitalkapazität der Lungen ist auffallend groß. Die Mimik dieser Menschen soll sich namentlich in der mittleren Gesichtspartie abspielen und oft zu dauernden Stigmen daselbst in Gestalt von Falten und Runzeln führen. Die „respiratoires" werden vornehmlich durch Nomadenvölker und Gebirgsbewohner repräsentiert. Die Semiten entsprechen zum großen Teil diesem Typus. Nach Chaillou und Mc Auliffe sollen solche Menschen besonders empfindlich gegen Gerüche und schlechte Luft sein.

Der *Typus digestivus* zeigt das unterste Drittel des Gesichtes besonders mächtig entwickelt, so daß der Abstand zwischen Nasenbasis und Kinn besonders groß ist und durch die weit ausladenden Unterkieferäste eine Pyramidenform

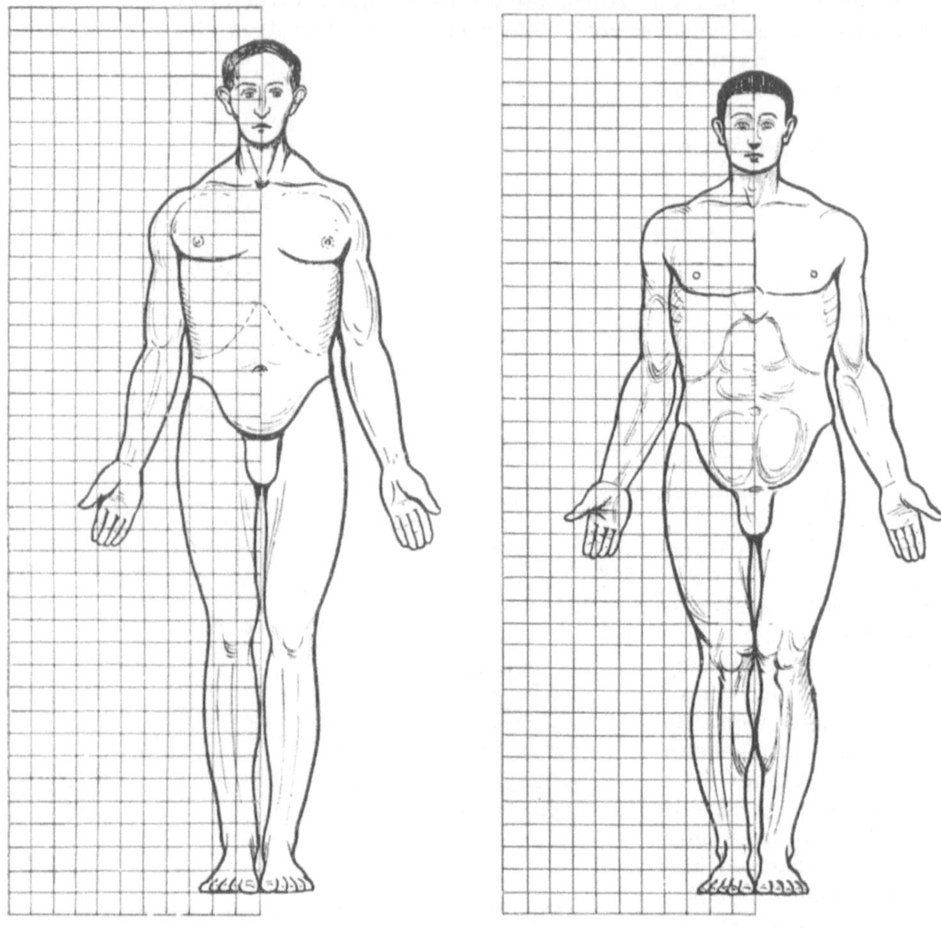

Abb. 157. Typus respiratorius. (Nach Chaillou und Mac Auliffe.)

Abb. 158. Typus digestivus. (Nach Chaillou und Mac Auliffe.)

des Gesichtes mit der Basis am Unterkiefer, der Spitze am Scheitel entsteht. Der Mund ist groß, das Gebiß regelmäßig, gut ausgebildet und erhalten, der Unterkiefer ist vorspringend, die Augen klein und mit fettreichen Lidern versehen. Der Hals ist kurz, der Thorax breit aber sehr kurz, das Abdomen dagegen mächtig entwickelt, meist vorgewölbt, mit Neigung zu Fettansatz in den abhängigen Partien. Der epigastrische Winkel ist stets stumpf, der Nabel steht tief. Die Individuen sind meist fettleibig. Unter den Eskimos ist der digestive Typus besonders häufig.

Beim *Typus muscularis* ist der Schädel harmonisch geformt, meist brachycephal, die 3 Abschnitte des Gesichtes sind an Länge und oft auch an Breite

einander gleich, so daß eine quadratische Form resultiert. Die Ansatzlinie des
Kopfhaares verläuft meist in gerader Linie und bildet zu beiden Seiten einen
rechten Winkel, während sie bei den Digestiven bogenförmig zu sein pflegt und
bei den Cerebralen in der Mitte der Stirn einen stumpfen und zu beiden Seiten
je einen spitzen Winkel formiert. Die Augenbrauen stehen tief, bilden eine fast
gerade Linie und sind lang, wie überhaupt die Körperbehaarung und speziell

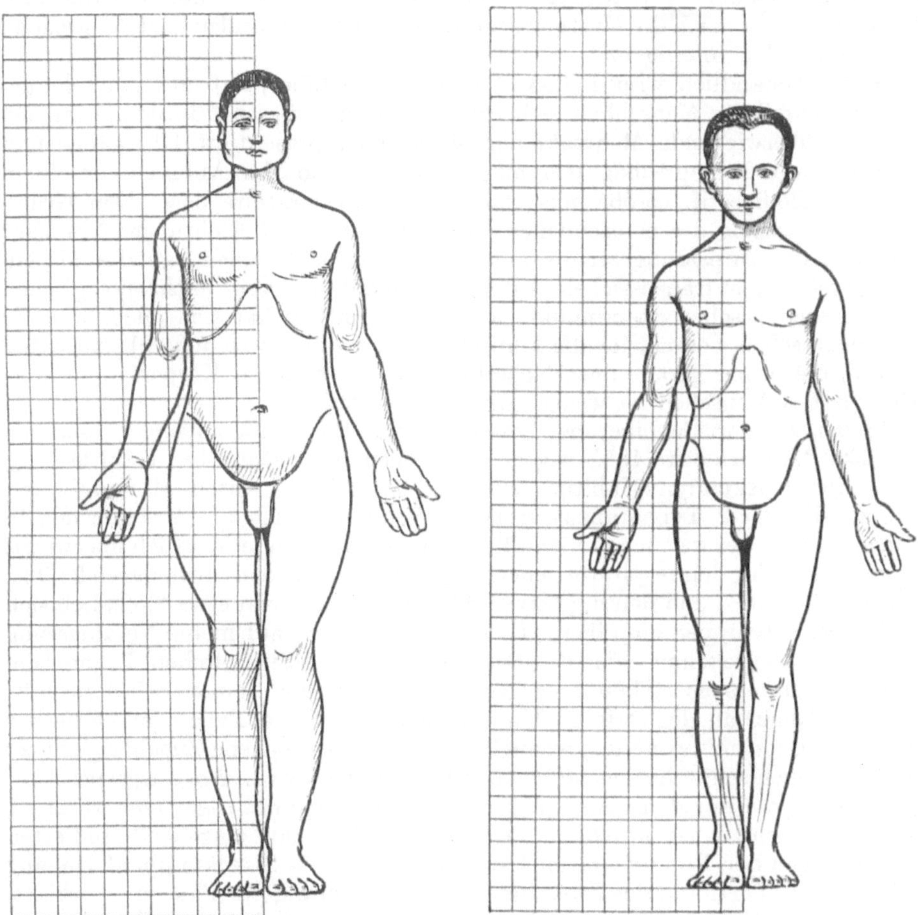

Abb. 159. Typus muscularis. (Nach
CHAILLOU und MAC AULIFFE.)

Abb. 160. Typus cerebralis. (Nach
CHAILLOU und MAC AULIFFE.)

der Bartwuchs besonders kräftig entwickelt zu sein pflegt. Der Rumpf ist gleichfalls ebenmäßig geformt, Thorax und Abdomen von entsprechenden Proportionen,
das Abdomen nicht vorragend, der epigastrische Winkel von mittlerer Größe,
die Schultern breit und hoch. An den Extremitäten ist die scharfe Modellierung
der Muskelbäuche und Sehnen bemerkenswert. Dem muskulären Typus begegnet
man bei Athleten, sehr häufig auch bei Verbrechern. Er entspricht übrigens
dem klassischen Ideal der griechischen Schönheit. CHAILLOU und MAC AULIFFE
unterscheiden 2 Untertypen, einen langen und einen kurzen Type musculaire.

Der *Typus cerebralis* schließlich ist charakterisiert durch eine in einem gewissen Mißverhältnis zu der zarten grazilen Gestalt stehende Schädelgröße, durch

eine auffallend starke Ausbildung des Stirnabschnittes des Gesichtes derart, daß das Gesicht die Form einer mit der Spitze nach abwärts gerichteten Pyramide gewinnt, durch den oben schon näher bezeichneten Haaransatz, die im Bogen verlaufenden Augenbrauen, die großen lebhaften Augen und großen Ohrmuscheln. Die Extremitäten sind kurz und namentlich die Füße klein. Ist den Muskulären die Betätigung ihrer Muskulatur ein Bedürfnis, so können die Cerebralen psychischer bzw. cerebraler Erregungen nicht entraten, zu denen übrigens die französischen Autoren auch die Masturbation zählen. Die Cerebralen sind vorwiegend die Vertreter der Intelligenz.

Selbstverständlich wissen Sigaud und seine Schüler, daß nur ein sehr geringer Bruchteil der Menschheit sich zwanglos in eine dieser Rubriken einreihen läßt. Die überwiegende Mehrzahl der Menschen repräsentiert Übergänge und Mischformen und so sprechen denn auch Chaillou und Mac Auliffe von einem Type musculodigestif, cérébromusculaire, cérébrorespiratoire usw. Den Grund der Differenzierung des menschlichen Körpers nach den 4 Richtungen hin sieht Sigaud in der Anpassung an die äußeren Lebensbedingungen, an das Milieu. Dieses System der französischen Autoren ist nicht nur vom anthropologischen und rein theoretischen Standpunkte aus interessant, es hat sich auch, wie wir später noch sehen werden, für die klinische Konstitutionsforschung als fruchtbar erwiesen, die bisher gerade das Nächstliegende, die äußeren Körperformen, das Exterieur des Menschen so wenig auszunutzen wußte.

In der Wiener Bevölkerung, soweit sie die Poliklinik aufsucht, fand ich unter 2000 Männern etwa 18%, welche den reinen respiratorischen Habitus, 9%, welche den muskulären Habitus repräsentieren; 3,9% waren als cerebraler, 3,8% als digestiver Typus anzusprechen. Wenn wir auch die Mischformen in Betracht ziehen, bei welchen der eine Typus mehr oder minder deutlich überwiegt, so ergeben sich für den respiratorischen Typus 43,1%, für den muskulären 23,9%, den cerebralen 18% und den digestiven 6,6%. Der Rest von etwa 8,5% ließ sich in keine der 4 Gruppen einreihen. H. Zweig, der dann auf meine Veranlassung am gleichen Menschenmaterial die Beziehungen der 4 Sigaudschen Typen zum Lebensalter untersuchte, konnte gegenüber Sigaud und seinen Schülern feststellen, daß man an der strikten Umwandelbarkeit der 4 Typen im Laufe des Lebens nicht festhalten könne, wenngleich die ausgesprochene Zugehörigkeit zu einem von ihnen schon im jugendlichen Alter manifest wird. Am ausgesprochensten ist dabei die mit dem Alter progrediente Zunahme des digestiven Habitus, welche sich offenbar hauptsächlich durch die von Brugsch eingehend studierten Veränderungen der Rumpfform im Laufe des Lebens — Streckung und Hebung der Rippen, Höhertreten des Zwerchfells, Fetteinlagerung am Bauche — erklärt. Den anlagegemäßen Longi- und Brachytypus halten Viola und Fici für unwandelbar und unabhängig von den Veränderungen des Alters. Das dürfte nach dem Gesagten wohl auch nur zum Teile zutreffend sein (vgl. auch Bondi). Interessant ist das von Viola für die oberitalienische Bevölkerung angegebene Häufigkeitsverhältnis: Typus normosplanchnicus 47,7%, mikrosplanchnicus 24,3%, megalosplanchnicus 28%. Zur Klassifizierung des weiblichen Habitus halte ich die Sigaudsche Einteilung für ungeeignet. Coerper hat sie kürzlich für Kinder des Schulalters, R. Lederer[1]) auch für Säuglinge angewendet und ausgebaut.

Dagegen erscheint mir die *Verteilung des subcutanen Fettpolsters* als sehr charakteristisches Merkmal des weiblichen Habitus. Der häufigste Typus des erwachsenen Weibes zeigt den hauptsächlichsten Fettansatz an den Darmbeinkämmen, in der Unterbauchgegend, am Gesäß, an den Lenden, bei einem zweiten

---

1) Lederer, R.: Kinderheilkunde. In „Konstitutionspathologie in den medizinischen Spezialwissenschaften", Heft 1. Herausgeg. von J. Bauer. Berlin: Julius Springer 1924.

sehen wir den vorzugsweisen oder sogar alleinigen Fettansatz in der Gegend der
Trochanteren — diesen Typus kann man als „Reithosentypus" bezeichnen —
ferner gibt es eine Gruppe von Frauen mit der Fettlokalisation an Armen und
Nacken, am Rücken und an den Brüsten bei schlanker, relativ fettarmer unterer
Körperhälfte, ferner einen Typus mit oft gewaltigen Fettmassen an Ober- und
Unterschenkeln bei relativer Fettarmut des Stammes und der oberen Extremitäten
sowie schließlich einen Typus mit unverhältnismäßig stark entwickeltem Fett
in den Brüsten oder aber in der Gesäßgegend. Diese letzte Form ist als Steato-
pygie bei gewissen Negerrassen die Norm. Das Maßgebende für diese Gruppierung
ist lediglich die Lokalisation des Fettpolsters, nicht dessen Stärke.

Das Sigaudsche System hat sich auch für die Klinik fruchtbar erwiesen.
Ich konnte feststellen, daß der respiratorische, weniger ausgesprochen auch der
cerebrale Typus zur Lungentuberkulose, der muskuläre und digestive Habitus
dagegen zu syphilitischen Aortenerkrankungen und Nierenkrankheiten, der
muskuläre Typus überdies zu „Rheumatismus" in seinen verschiedenen Formen
(Neuralgien, Myalgien, Arthralgien) disponiert. Katarrhe der oberen Luftwege
sowie nervöse und konstitutionelle Herzstörungen findet man gleichfalls häufiger
bei muskulären Individuen, während Neurastheniker und Hysteriker überwiegend
cerebrale Typen darstellen.

Wir können die bisher besprochenen Versuche einer Systemisierung der
Konstitutionen in folgender schematischen Tabelle zusammenfassen, wobei
natürlich eine vollkommene Deckung der untereinander angeführten Typen
gar nicht zu erwarten ist. So kann z. B. ein Typus respiratorius unter Umständen, namentlich wenn er gleichzeitig Züge des muskulären Typus aufweist,
dem Muskeltonus nach sich als hypertonisch erweisen.

SIGAUD	Typ. respiratorius T. cerebralis	T. muscularis	T. digestivus
DE GIOVANNI	Hab. phthisicus	H. athleticus	H. plethoricus
KRETSCHMER	H. asthenicus	H. athleticus	H. pyknicus
ROKITANSKY- BENEKE-VIOLA	H. { asthenicus / phthisicus / mikrosplanchnicus / longilineus		H. { quadratus / arthriticus / apoplecticus / megalosplanchnicus / brevilineus
ASCHNER	Longitypus schmal		Brachytypus breit
TANDLER	hypotonisch		hypertonisch

Es fehlt nicht an zahlreichen Versuchen, die individuelle Körperverfassung
und vorzugsweise den Habitus zahlenmäßig zu fixieren und zu charakterisieren.
Man hat eine ganze Reihe von sog. Indices konstruiert, die alle darauf hinaus-
laufen, uns ein zahlenmäßiges Bild vom Habitus, vor allem also von dem Verhältnis der Längen- zu der Breitendimension des Körpers, von der relativen
Körpermasse, zum Teil auch von den Größen- und Lageverhältnissen innerer
Organe zu vermitteln. Die einfachste „*Konstitutionsformel*" stellt etwa jene von
BROCA dar, derzufolge ein normaler Mensch soviel Kilogramm schwer sei, als
er Zentimeter über 100 groß ist. Abweichungen nach oben oder unten ermöglichen
eine gewisse Vorstellung von der Habitusanomalie. Für Männer soll diese Formel
nach OEDER in 97% der Fälle zutreffen, wofern statt der Körpergröße die doppelte Entfernung vom Scheitel zur Symphysenmitte (= proportionale Länge)
gesetzt wird, für Frauen hat OEDER eine eigene Formel angegeben, die in etwa
99% aller Fälle stimmen soll. Das weibliche Normalgewicht

$$G = \frac{(Pl - 100) + \dfrac{Pl \cdot Br}{240}}{2}, \text{ wobei } Pl \text{ die proportionale Länge}$$

(doppelte Distanz vom Scheitel zur Symphysenmitte) und *Br* den mittleren Brustumfang, gemessen in der Höhe der Mammae bei tiefster Ein- und Ausatmung, bedeutet. Die Oedersche Formel ist eigentlich eine modifizierte Kombination der Brocaschen und Bornhardtschen Formel, welch letztere besagt, daß

$$\text{das Gewicht} = \frac{\text{Länge} \cdot \text{mittlerer Brustumfang}}{240}.$$

Bornhardts Formel soll übrigens nach umfassenden Untersuchungen von Gray und Mayall an gesunden amerikanischen Soldaten von einer ganzen Reihe verschiedener Indices der Wirklichkeit am besten entsprechen. Hauptmann hat nach einer Mitteilung von F. Fischer folgende sehr brauchbare Formel angegeben: $^3/_4 L + A + 15 = Br + Ba$, wobei L die Körperlänge, A das Alter, Br den Brustumfang bei Ausatmung und Ba den Bauchumfang bedeutet. Die „Formzahl" $F = (Br + Ba) - (^3/_4 L + A + 15)$ und besagt, ob ein Individuum normal stark entwickelt ($F = 0$), zu mager (F negativ) oder zu dick ist (F positiv). Aufschläge bis ± 20 sollen jedoch noch nicht in das Gebiet des Pathologischen gehören. Diese Formel soll auch für das halbwüchsige Alter Geltung haben.

Ein brauchbares Maß der Längen-Breitenentwicklung liefert das Verhältnis der halben Körperlänge zum Brustumfang: $\frac{L}{2} : Br$. Normalerweise ist dieses Verhältnis nach de Giovanni $= 1$. Kaup nennt es den Index von Erismann, da dieser es in ausgedehntestem Maße zu statistischen Untersuchungen in Anwendung gezogen hat. Quetelet berechnete das Zentimetergewicht, d. h. das Verhältnis $G : L$ (Gewicht durch Länge), welches das Gewicht der mittleren Querschnittsscheibe des Körpers von 1 cm Höhe oder die Fläche dieser Scheibe in Quadratzentimeter ausdrückt. Der Livische Index lautet: $\dfrac{100 \sqrt[3]{\text{Gewicht}}}{\text{Länge}}$, der in jüngster Zeit sehr viel in Anwendung gezogene „Index der Körperfülle" von Rohrer: $\dfrac{100 \cdot \text{Gewicht}}{(\text{Länge})^3}$. Als Normalwerte des Rohrerschen Index werden von Berliner Werte zwischen 125 und 175 angegeben. In jüngster Zeit hat Rohrer neben seinem Index der Körperfülle noch einen „Index des Ernährungszustandes" zur Anwendung empfohlen, in dem statt der dritten Potenz der Körperlänge das Produkt aus Körperlänge · Körperbreite (Schulterbreite oder Mittelwert aus Schulter- und Cristalbreite) · Körpertiefe (Sagittaldurchmesser des Brustkorbes oder Mittelwert aus diesem und dem sagittalen Beckendurchmesser) steht. Der Becher-Lenhoffsche Index $= \dfrac{100 \cdot \text{distantia jugulopubica}}{\text{circumferentia abdominis minima}}.$ Ein Wert über 75 wird als charakteristisch für den asthenischen Habitus angesehen. Der Pirquetsche Index („Pelidisi") $= \sqrt[3]{\dfrac{10 \cdot P}{Si}}$, wobei P (pondus) das Gewicht, Si die Sitzhöhe bedeutet. Dieser Index kann bei Fettleibigen 105 erreichen, bei Mageren unter 90 absinken (vgl. R. Wagner).

Man hat den Grenzwert für die *Fettleibigkeit* in jener Zahl von Kilogrammen des Körpergewichtes erblicken wollen, die größer ist als die Hälfte der in Zentimetern ausgedrückten Körperlänge, oder man hat denjenigen fett genannt, dessen Bauchumfang den Brustumfang bei der Einatmung übertrifft. Wenn man von der Körperlänge die Zahl des Brustumfanges und des Körpergewichtes abzieht, so bleibt ein individuell verschiedener Rest, dessen Größe einen Maßstab für die Fettleibigkeit, aber auch für den Habitus im allgemeinen darstellt (Pignet,

Seyffarth). Florschütz empfiehlt folgende Formel: $C = \dfrac{L}{2\,B - L}$, wobei L die Körperlänge, B den Bauchumfang bedeutet; ist C kleiner als 5, so besteht Fettleibigkeit, deren Grad um so höher ist, je kleiner L wird. Man kann übrigens die Dicke des subcutanen Fettpolsters nach Oeder auch direkt messen, indem man eine Hautfalte samt Fettpolster emporhebt und mit dem Tasterzirkel ihre Basisbreite bestimmt. Dieses Maß entspricht der doppelten subcutanen Fettschichte und der doppelten Dicke von Epidermis und Cutis, welche durchschnittlich etwa 1 mm beträgt. Die Dicke des Fettpolsters d ist somit in Millimetern angegeben $d = \dfrac{n - 2}{2}$.

Sperks Index für das Normalgewicht lautet $\dfrac{2\,G}{L \cdot Si \cdot Br} = 1$, wobei, wie ich hinzufügen möchte, in dem Produkt aus Länge, Sitzhöhe und Brustumfang hinter die ersten 3 Ziffern ein Dezimalpunkt zu setzen ist. Während Sperk Halsumfang und Schultergürtelumfang als Muskulaturmaß, Circumferentia abdominis minima als Fettmaß sowie Unterarmumfang als Knochenmaß in ein Koordinatensystem einträgt und so für jede Körperbeschaffenheit ihr charakteristisches Polygon erhält, errechnet Ederer aus diesen Maßen sowie der Länge und dem Körpergewicht einen Index für das spezifische Volumen, d. h. für das Volumen der Gewichtseinheit des Körpers. Hoher Index bedeutet wenig dichte Körpermasse, also reichliches Fettgewebe, niedriger Index entspricht einer dichten Körpermasse, also relativ viel Knochen und Muskulatur. Der Wert dieser Maße scheint mir allerdings recht problematisch zu sein. Knud Faber führt zur Beurteilung der Thoraxform den „epigastrischen Index" ein $= \dfrac{a \cdot 100}{b}$, wobei b die Entfernung vom Nabel zum Ansatz des Schwertfortsatzes und a die in der Mitte dieser Entfernung gemessene Querdistanz der Rippenbogen bedeutet.

Röntgenologisch feststellbare Maße der Herzgröße und Gefäßweite wurden in die „Konstitutionsformeln" von Brugsch u. a. aufgenommen. Brugsch charakterisiert ein Individuum nach seiner Körpergröße, seinem relativen (proportionellen) Brustumfang, sowie seiner Horz- und Gefäßrelation, d. h. dem Verhältnis des Herzvolumens zum Rumpfvolumen bzw. der Gefäßbandbreite zum Transversaldurchmesser des Herzens. Für die wenigstens approximative radiologische Bestimmung der Herz- und Gefäßrelation hat Brugsch die nötigen Anhaltspunkte gegeben. Männer mit einem proportionellen Brustumfang unter 50 bezeichnet Brugsch als engbrüstig, zwischen 50—55 als normalbrüstig, über 55 als breitbrüstig. Beträgt die Herzrelation mehr als $\dfrac{1}{33}$, so handelt es sich um ein zu großes, beträgt sie weniger als etwa $\dfrac{1}{50}$, so liegt ein zu kleines Herz vor. Als Normalwerte für die Gefäßrelation sollen die Zahlen zwischen $\dfrac{1}{1,75} - \dfrac{1}{2,0}$ gelten. Ein Wert, der kleiner[1]) ist als $\dfrac{1}{2,0}$, betrifft ausgesprochen enge Gefäße, wofern nicht etwa eine Herzvergrößerung besteht. So wäre die Körperverfassung[2]) eines Individuums in folgender Formel (nach Brugsch modifiziert) gegeben: $X =$ Geschlecht, Alter, Größe, prop. Brustumfang, Herzrelation, Gefäßrelation.

---

[1]) Nicht, wie Brugsch irrtümlicherweise sagt, „größer".
[2]) Körperverfassung und nicht, wie Brugsch sagt, Habitus, da nach seinen eigenen Untersuchungen keine unmittelbaren Beziehungen zwischen Herz und Habitus bestehen.

Die Bestimmungen des proportionellen Brustumfangs und des Rohrerschen Index bieten zusammen nach Berliner das brauchbarste Maß zur Beurteilung des individuellen Habitus.

Die Untersuchungen von Brugsch und seinen Mitarbeitern haben ergeben, daß die langwüchsigen Menschen viel häufiger engbrüstig, die kleinen häufiger weitbrüstig zu sein pflegen, daß die proportionelle Rumpflänge keine Beziehung zur Längen- oder Breitenentwicklung aufweist, daß die Engbrüstigen mehr Neigung zu Untergewichten, die Weitbrüstigen zu Übernormalgewichten zeigen, sowie daß das relative Herzvolum (im Verhältnis zum Rumpfvolum) keinen Zusammenhang mit der Längen- oder Breitenentwicklung des Körpers erkennen läßt, also überhaupt nicht den Habitus als solchen charakterisiert. Bemerkenswert ist die Feststellung von Brugsch, daß sich der engbrüstige Typus in einem Drittel der Fälle zum normalbrüstigen in der Zeit von 25 zu 35 Jahren entwickelt, ebenso wie der normalbrüstige im höheren Alter zum weitbrüstigen (pathologischen Emphysemtypus) werden kann. Diese Wachstums- und Entwicklungsvorgänge haben wir ja oben auch in erster Linie für die Altersverschiebung der Sigaudschen Typen verantwortlich gemacht.

Noch verwickelter sind die auch gewisse funktionelle Größen wie Vitalkapazität, Ausatmungsluft, Dauer des Atemanhaltens oder den Grundumsatz berücksichtigenden „Konstitutionsformeln" englischer Forscher (vgl. Dreyer, White, Heald, Marage).

Daß zur Beurteilung evolutiver Konstitutionsanomalien die Kenntnis der Gesetzmäßigkeiten des Wachstums und der Abhängigkeit der einzelnen Körpermaße und Indices vom Lebensalter erforderlich ist, erscheint selbstverständlich. Es sei diesbezüglich auf die Darstellungen von Weissenberg, Friedenthal, Stratz und Biedl verwiesen.

Man kann eine Gruppierung der Konstitutionen nach der „*individuellen Blutdrüsenformel*" vornehmen, d. h. nach der individuell verschiedenen funktionellen Einstellung der einzelnen Anteile des endokrinen Apparates. Selbstverständlich ist da nur von konstitutionellen Differenzen der Blutdrüsenaktivität die Rede. Auf diese Weise lassen sich etwa folgende Konstitutionstypen auseinanderhalten:

1. *Die hypothyreotische Konstitution* oder das hypothyreotische Temperament wird von meist kleineren, stämmigen, kurz- und dickhalsigen, phlegmatischen Individuen repräsentiert mit Neigung zu Fettleibigkeit, Haarausfall, rheumatoiden und neuralgischen Beschwerden, Erfrierungen der Extremitäten, prämaturer Atherosklerose und anderen senilen Involutionserscheinungen. Diese Menschen sind wenig lebhaft und regsam, interesselos, häufig schlafsüchtig, ermüdbar, klagen über Kältegefühl, besonders in Händen und Füßen, haben stets eine niedrige Körpertemperatur und Neigung zu mehr oder minder ausgesprochenen, indolenten, vorübergehenden und derben Hautschwellungen besonders im Gesicht und hier vor allem an den Augenlidern, leiden an Obstipation und sollen nach Hertoghe und ·anderen französischen Autoren einen Defekt des äußeren Drittels der Augenbrauen als charakteristisches Symptom aufweisen. Die dicken, plumpen Finger sind häufig steif, die Handrücken rundlich gepolstert. Frauen leiden oft an profusen und langdauernden Menstruationsblutungen, die jedoch ohne dysmenorrhoische Beschwerden verlaufen und in verhältnismäßig frühem Alter einsetzen. Kinder verraten ihre hypothyreotische Konstitution durch Zurückbleiben im Wachstum (Hemmung der Knochenkernbildung), in der physischen und psychischen Entwicklung, durch geistige Trägheit und Unaufmerksamkeit, durch eine pastöse und trockene Beschaffenheit der Haut. Dazu kommt eine wulstige Beschaffenheit der Lippen, eine dicke, plumpe Zunge

und eine kurze, tiefgesattelte Stumpfnase. Die Zahnstellung dieser Individuen ist meist eine sehr unregelmäßige, insbesondere pflegen die oberen Eckzähne aus der Reihe disloziert zu sein. Als weitere Kennzeichen hypothyreoider Konstitution werden von ENGELBACH angeführt eine auffallende Körpergröße und hohes Körpergewicht bei der Geburt sowie mangelhafte Heilungstendenz der Nabelwunde. Jedes Kind, bei dem nicht am Ende des 6. Lebensmonates der erste Zahn zum Vorschein kommt, das mit 12—14 Monaten noch nicht allein stehen und einige Schritte machen sowie einsilbige Worte sprechen kann, erscheint diesem Autor auf eine Schilddrüseninsuffizienz verdächtig. Der Grundumsatz des Stoffwechsels ist bei hypothyreotischen Individuen herabgesetzt, da die Blasebalgwirkung der Schilddrüse auf den Stoffwechsel vermindert ist, ebenso ist die Anpassungsfähigkeit des Energieumsatzes an habituelle Überernährung herabgesetzt; statt wie normalerweise zu Luxuskonsumption kommt es zu Fettansatz[1]). Gegen Sauerstoffmangel sind Hypothyreosen weniger empfindlich als Normale[2]). Die Kohlenhydrattoleranz ist bei Schilddrüseninsuffizienz erhöht, die Harnmenge meist herabgesetzt. Gegen Infektionen sind Individuen von hypothyreotischer Konstitution schlechter gewappnet als Normale, weil die fördernde Wirkung der Schilddrüse auf die Bildung der Immunkörper herabgesetzt ist. Dieses mehr oder weniger vollständige Bild kennzeichnet somit den hypothyreotischen Charakter, es wäre aber verfehlt, einzelne außerordentlich vieldeutige Symptome, wie Obstipation, Menorrhagien, Neigung zu Migräne, zu prämaturer Atherosklerose, zu chronischen Dermatosen u. dgl. für sich allein ohne weiteres auf eine Hypothyreose zurückzuführen, wie dies allerdings nicht selten zu geschehen pflegt.

2. Die *thyreotoxische Konstitution* oder das hyperthyreotische Temperament stellt das Gegenstück der eben besprochenen Konstitutionsform dar. Wir können sie annehmen bei eher großen, mageren, nervösen und reizbaren Menschen mit feuchter Haut, Neigung zu Schweißen, Tachykardie und Diarrhöen, bei Menschen mit lebhaftem Stoffwechsel, mit großen, glänzenden Augen und weiten Lidspalten, mit häufig während eines angeregten Gespräches über den oberen Cornealrand ruckweise sich retrahierenden Oberlidern, bei den Menschen mit lebhaftem Temperament und unstetem Wesen, die bei geringfügigsten Anlässen Temperatursteigerungen bekommen und trotz reichlicher Nahrungsaufnahme stets mehr oder minder mager bleiben (konstitutionelle Magersucht). Solche Menschen sind mehr hitze- als kälteempfindlich und sollen nach Angabe französischer Autoren stark entwickelte Augenbrauen besitzen. Regelmäßig zeigen sie eine, wenn auch nur leichte parenchymatöse Vergrößerung ihrer Schilddrüse, der Grundumsatz ist gesteigert, die Kohlenhydrattoleranz herabgesetzt, die Erregbarkeit des animalischen und vegetativen Nervensystems erhöht, die durch Phlorrhizin erzeugte Glykosurie oft vermehrt[3]).

Es ist klar, daß eine entsprechende konstitutionelle Einstellung der Schilddrüse, sei es im Sinne der Unter- oder Überfunktion, ein ganzes Menschenleben lang bestehen kann, ohne jemals unmittelbar mit dem Begriff der Gesundheit unvereinbar zu werden. Es ist aber ebenso offenkundig, daß sich bei solchen Individuen unter gewissen Umständen besonders leicht ausgesprochene Krankheitserscheinungen einstellen können, daß sie also eine konstitutionelle Disposition

---

[1]) ECKSTEIN, E. und E. GRAFE: Hoppe-Seylers Zeitschr. f. physiol. Chem. Bd. 107, S. 73. 1919. — GRAFE, E.: Zentralbl. f. inn. Med. 1919, S. 489.
[2]) ASHER, L.: Beiträge zur Physiologie der Drüsen, Nr. 44. DURAN, M.: Biochem. Zeitschr. Bd. 106, S. 254. 1920.
[3]) Vgl. L. R. GROTE: Verhandl. d. 33. Kongr. d. dtsch. Ges. f. inn. Med. 1921, S. 291. — BAUER, J. und F. KERTI: Klin. Wochenschr. 1923, Nr. 20, S. 927.

einerseits zum Myxödem in seinen verschiedenen Graden, andererseits zur Thyreotoxikose in ihren verschiedenen klinischen und symptomatologischen Formen besitzen. Ein sehr häufiges Schicksal thyreotoxischer Konstitutionen ist z. B. eine gelegentliche paroxystische Steigerung der charakteristischen Erscheinungen, ein Manifestwerden der der Konstitutionsanomalie eigenen Neigungen. Das sind die Fälle, welche R. Stern als *Basedowoide* bezeichnet hat.

Von *thyreolabiler Konstitution* (instabilité thyréoidienne nach Lévi und Rothschild) dürfen wir sprechen, wenn wir Zeichen von Hypothyreoidismus und Thyreotoxikose gelegentlich an ein und demselben Individuum sukzessiv oder sogar simultan im Rahmen seiner Konstitution beobachten können, und stellen uns dabei einen Zustand besonderer konstitutioneller Labilität, Veränderlichkeit, Reizbarkeit und Erschöpfbarkeit der Schilddrüsenfunktion vor. Vielfach mögen allerdings derartige Kombinationen von Symptomen mit individuellen Differenzen der Erfolgsorgane zusammenhängen. Zum Bilde dieser thyreolabilen Konstitutionen gehört auch die Eigentümlichkeit auffallend großer Schwankungen des Körpergewichtes. Solche Menschen nehmen leicht und rasch an Gewicht zu, um ebenso leicht und rasch wieder abzunehmen. Diese zum großen Teil mit Änderungen des Wassergehaltes und Quellungszustandes der Gewebe zusammenhängende Eigentümlichkeit hat zur Folge, daß die Physiognomie solcher Leute außerordentlich veränderlich ist.

3. Die *hypoparathyreotische Konstitution.* Bei Menschen, in deren endokrinem System die Epithelkörperchen mit einem relativen Defizit eingestellt sind, werden wir eine erhöhte Erregbarkeit des animalen und vegetativen Nervensystems, vor allem aber eine gesteigerte mechanische (Chvosteks Facialisphänomen) und elektrische (Erbsches Phänomen) Reizbarkeit der peripheren Nerven erwarten. Die Assimilationsgrenze für Traubenzucker ist herabgesetzt. In der Jugend kommt eine solche Konstitution in der sog. *spasmophilen Diathese* zum Ausdruck, in der Neigung zu tetanoiden und tetanischen Anfällen, zu eklamptischen Paroxysmen und Laryngospasmen. Als wertvolle Stütze für die Diagnose der hypoparathyreotischen Konstitution wird man den Nachweis von Zahnschmelzhypoplasien, Kataraktbildungen, einer überstandenen schweren Rachitis, einer Anomalie des Kalkstoffwechsels im Sinne einer Kalkverarmung des Organismus, evtl. die Feststellung von Tetanie in der Familie des Betreffenden heranziehen. Hypoparathyreotische Konstitutionen sind zur Entstehung einer Tetanie disponiert, welche sich also bei ihnen leichter als bei anderen Individuen unter dem Einfluß der Schwangerschaft und Lactation, gewisser chronischer Magen-Darmaffektionen, Infektionen, Intoxikationen usw. entwickelt. Sie sind auch ceteris paribus disponiert zur Entwicklung einer Epilepsie sowie eines Asthma bronchiale.

4. *Die hyperpituitäre (akromegaloide) Konstitution.* Auf diese hochgewachsenen, grobknochigen Menschen mit mächtigem Unterkiefer, starken Arcus supraciliares, weiten pneumatischen Räumen des Schädels, großer, plumper Nase, dicken, wulstigen Lippen und tatzenartigen Extremitäten haben wir oben schon hingewiesen und zugleich die Schwierigkeit, ja Unmöglichkeit hervorgehoben, zu unterscheiden, ob dieser eigenartige Habitus auf einer konstitutionellen, absolut oder relativ zu intensiven Tätigkeit des Hypophysenvorderlappens oder aber auf einer autochthonen Besonderheit des Skelettes und der übrigen beteiligten Gewebe beruht. Vielleicht werden sich aus Stoffwechseluntersuchungen entsprechende Kriterien gewinnen lassen. Herabgesetzte Kohlenhydrattoleranz und hoher endogener Harnsäurewert[1]) dürften die Annahme einer hyperpituitären

---

[1]) Vgl. W. Falta: Die Erkrankungen der Blutdrüsen. Berlin: Julius Springer 1913.

Konstitution stützen. Mitunter sieht man einzelne Erscheinungen der hyperpituitären Konstitution, wie die tatzenartige Plumpheit der Hände und Füße
im Pubertätsalter vorübergehend auftreten und im Laufe der weiteren Entwicklung wieder schwinden. Es handelt sich bei diesem von mir als *„Pubertäts-
akromegaloidie"* bezeichneten Zustand um eine
konstitutionell begründete Wachstumsinkongru-
enz, wie wir sie auch sonst z. B. beim „Pubertäts-
eunuchoidismus" oder der Cardiopathia adoles-
centium beobachten können.

5. Die *hypogenitale Konstitution* ist in erster
Linie charakterisiert durch eine Hypoplasie der
Geschlechtsorgane und mangelhafte oder vollkommen fehlende Ausbildung der übrigen Geschlechtscharaktere. Diese Hypoplasie kann
sehr verschiedene Grade erreichen, sie kann

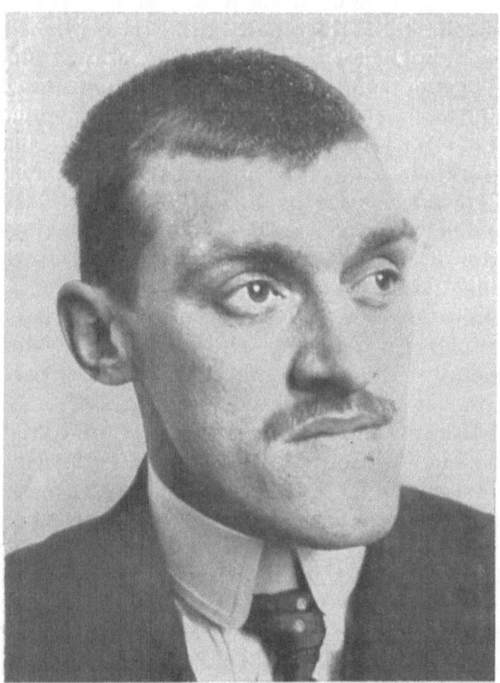

Abb. 161. Akromegaloider Habitus.

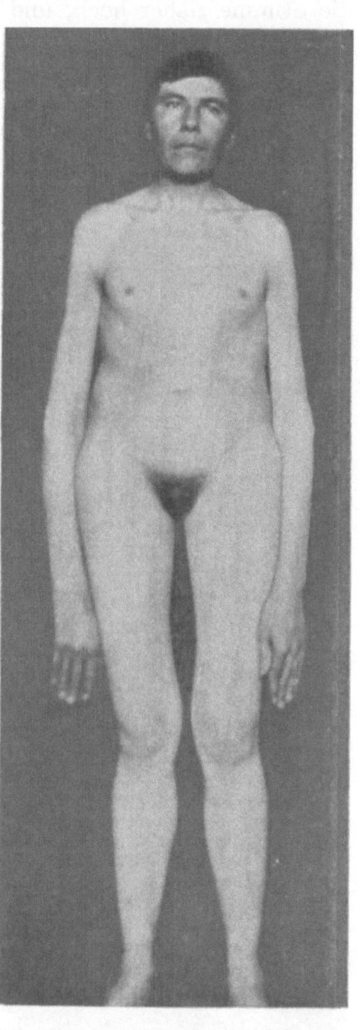

Abb. 162. Eunuchoider Hochwuchs.
(Nach Tandler und Gross.)

morphologisch und funktionell ausgesprochen sein oder es können Dissoziationen
dieser Unterwertigkeit vorkommen. So kann bei ausgesprochenster Hypoplasie
des Genitales Libido oder Potenz erhalten sein und umgekehrt kann der funktionelle Defekt ohne grob morphologische Hypoplasie bestehen. Die Hypoplasie
kann bald mehr die Hoden, bald mehr den Penis betreffen. Die gleichen
Dissoziationen kommen auch beim weiblichen Geschlechte vor. Die Verwischung
der übrigen Geschlechtscharaktere kommt in folgenden Merkmalen des Habitus
zum Ausdruck: Die Stamm- und Extremitätenbehaarung ist äußerst spärlich
oder fehlt ganz, ad pubem und in axilla sind nur wenige oder gar keine Haare
vorhanden, dagegen ist das Kopfhaar männlicher Eunuchoide meist besonders

reichlich entwickelt, statt des normalen Bartwuchses kommt es bei älteren Eunuchoiden zur Ausbildung des aus einzelnen isolierten Härchen bestehenden sog. Altweiberbartes. Die Haut ist zart, samtartig, blaß, bisweilen fahlgelb, die Muskulatur schlaff und schlecht entwickelt, der Kehlkopf bleibt unentwickelt, die Stimme daher hoch, und das Becken nimmt eine asexuelle Zwischenform an. Die Gesichtshaut ist oft eigentümlich gerunzelt und verleiht dem Individuum ein ausgesprochen älteres, ja greisenhaftes Aussehen. Man spricht daher auch von einem Geroderma.

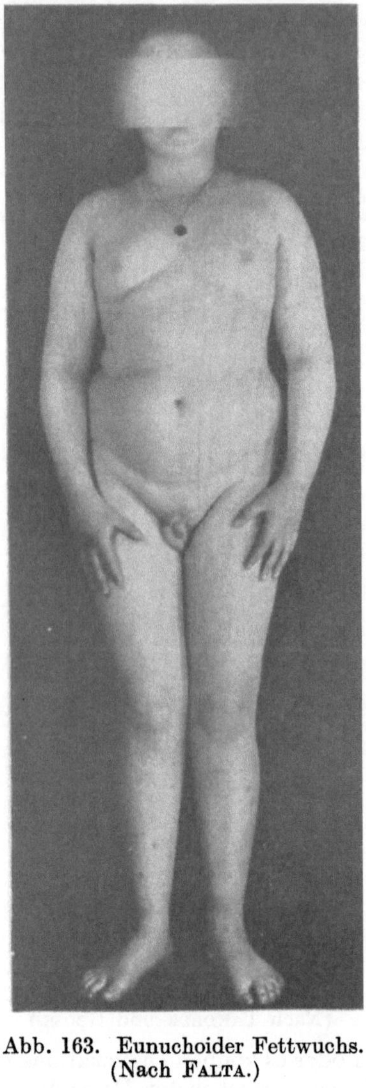

Im übrigen tritt, wie schon oben bemerkt, der Hypogenitalismus in zwei ganz verschiedenen Habitusformen in Erscheinung. Der sog. *eunuchoide Fettwuchs* nach Tandler und Gross ist gekennzeichnet durch eine mehr oder minder stark ausgebildete Fettanhäufung am Unterbauch bzw. Mons pubis, an den Hüften, Brüsten und Oberschenkeln. Namentlich die über die Leistenbeugen und Schamfuge überhängende reichliche Fettmasse in der Bauchhaut ist eine sehr charakteristische Erscheinung, die übrigens auch bei dem einen Typus alternder Individuen zu beobachten ist. Der sog. *eunuchoide Hochwuchs* nach Tandler und Gross zeigt bei Offenbleiben der Epiphysenfugen und dadurch ungehemmtem Längenwachstum der langen Röhrenknochen auffallend lange Extremitäten, derart, daß die Unterlänge (Distanz Symphyse — Fußsohle) die Oberlänge (Distanz Scheitel — Symphyse) übertrifft und die Spannweite der ausgestreckten Arme größer ist als die Körperhöhe. Man nennt die charakteristische Lokalisation des subcutanen Fettpolsters beim ersteren Typus die *eunuchoide Fettverteilung*, die charakteristische Dimensionierung des Skelettes beim zweiten Typus die *eunuchoiden Skelettproportionen*.

Sehr interessant ist es, zu verfolgen, von welchen konstitutionellen Momenten es abhängt, ob ein primärer Hypogenitalismus unter dem Bilde des eunuchoiden Hochwuchses oder unter jenem des Fettwuchses in Erscheinung tritt. Man hat zumeist wohl den Zustand der Hypophyse hierfür verantwortlich gemacht, die sich bei den Hochwüchsigen in einem aktiveren

Abb. 163. Eunuchoider Fettwuchs. (Nach Falta.)

Zustand befinden sollte als bei den Fettwüchsigen. Wenigstens scheint das gesteigerteLängenwachstum eine ausgiebige Hypophysentätigkeit vorauszusetzen.

Indessen bedarf diese Anschauung einer wesentlichen Modifikation und Ergänzung. Wie ich[1]) gezeigt habe, finden sich nämlich eunuchoide Skelettproportionen nicht bloß bei Hochwüchsigen, sondern gar nicht selten bei hypopituitären Zwergen mit konsekutivem Hypogenitalismus, ferner bei gesunden, sonst

---

[1]) Vgl. J. Bauer: Med. Klinik 1923, Nr. 13; Wien. biol. Ges. 1923, 18. Juni, Klin. Wochenschr. 1923, S. 1781; Endocrinology Bd. 8, Nr. 3, S. 297. 1924.

normalen Individuen vor der Pubertätszeit, wo also keineswegs ein bei offenen Epiphysenfugen länger mögliches und anhaltendes Wachstum der Röhrenknochen die Ursache für die disproportionale Extremitätenlänge abgeben kann. Auch als Rassenmerkmal kommen unverhältnismäßig lange Extremitäten bei gewissen Negerstämmen vor, deren Pubertät dabei schon frühzeitig einsetzt. Die Ursache der disproportionalen Extremitätenlänge kann also in gewissen Fällen kaum anders als autochthon-chromosomal bedingt sein, wobei allerdings eine Insuffizienz der innersekretorischen Keimdrüsenanteile diese eunuchoide Skelettproportionierung protektiv fördert. Anders wäre ja die eunuchoide Skelettproportionierung bei Frühkastraten, aber auch bei einem mit Gumma der Hypophyse behafteten Zwerg, also bei konditionellen Vegetationsanomalien nicht zu erklären.

Das genaue Gegenstück sind übrigens die kurzen Extremitäten der chondrodystrophischen Zwerge und Chondrohypoplasten, welche so häufig mehr oder minder ausgesprochene Zeichen von Hypergenitalismus erkennen lassen. Nicht der Hypergenitalismus macht die Extremitätenkürze, sondern beide sind einander sicherlich koordiniert. Auch hier finden wir als Gegenstück der Neger das Verhalten der Japaner — frühzeitiger Abschluß des Längenwachstums und erst weit späterer Eintritt der Pubertät. Einerseits scheinen also die Anlagen für disproportional lange Extremitäten und Hypogenitalismus ebenso wie die Anlagen für disproportional kurze Extremitäten und Hypergenitalismus korreliert, gekoppelt zu sein, andererseits muß aber auch dem Keimdrüsenhormon ein hemmender Einfluß auf das enchondrale Längenwachstum der Röhrenknochen zugeschrieben werden (vgl. Abb. 164 und 165). Der vom Funktionszustand der Keimdrüsen abhängige Zeitpunkt des Epiphysenschlusses ist also keinesfalls allein maßgebend für die relative Extremitätenlänge. Wiederum sehen wir hier die Interferenz autochthon-chromosomaler Potenzen, der erbanlagemäßigen chromosomalen Längenwachstumstendenz der Röhrenknochen mit protektiven Einwirkungen seitens der Blutdrüsen.

Sehr instruktiv zeigt die Bedeutung der Gesamtkonstitution für die Entwicklung des klinischen Symptomenbildes ein von KISCH mitgeteilter Fall von Eunuchoidismus. Der 16jährige Knabe bietet das Aussehen eines vollkommen erwachsenen, ungewöhnlich großen und fettleibigen Mannes. Er ist 1,76 m hoch gegenüber 1,59 m der Norm und wiegt 121 kg gegenüber 49,67 kg der Norm. Die Mammae sind stark entwickelt, die Hoden hypoplastisch, der Penis minimal wie der eines 1jährigen Kindes. Stammbehaarung, Libido, Erektionsfähigkeit fehlt. Es handelt sich also um eine Kombination von eunuchoidem Fett- und Hochwuchs. Was nun die mit dem Hypogenitalismus trotz der mindestens suffizienten Hypophysentätigkeit verbundene hochgradige Fettsucht verständlich macht, ist die exquisite hereditäre Belastung im Sinne einer konstitutionellen Adipositas. Beide Eltern sind fettleibig und in der Familie finden sich auch sonst zahlreiche Fälle von allgemeiner Adiposität. Analoge Beobachtungen sind keineswegs selten. Auch Misch- und Übergangsformen zwischen hochwüchsigem und fettwüchsigem Eunuchoidismus sind öfters zu sehen.

Von ENGELBACH werden noch als Kriterien des Hypogenitalismus angeführt die auffallende Größe der mittleren oberen Schneidezähne bei besonderer Kleinheit oder völligem Fehlen der seitlichen oberen Schneidezähne, ferner die besondere Zartheit des Handgelenks und die Länge der schmalen, spitzen Finger sowie ein besonders rasches Wachstum in der Pubertätszeit. Keines dieser Symptome ist aber meinen Beobachtungen zufolge charakteristisch oder halbwegs verläßlich. Zur Pubertätszeit kann übrigens auch vorübergehend das Bild des eunuchoiden Hoch- oder Fettwuchses in Erscheinung treten als sog. *Pubertäts-*

eunuchoidismus, der sich im Laufe der weiteren Entwicklung wieder ausgleicht. Beim weiblichen Geschlecht sind die charakteristischen Umformungen des Habitus durch primären Hypogenitalismus selten und kaum so ausgesprochen wie beim Manne. Am charakteristischesten ist jedenfalls noch die eunuchoide Dimensionierung des Skelettes. Die Menses treten, wenn überhaupt, verspätet auf, sind von kurzer Dauer und gering, verlaufen mit dysmenorrhoischen Beschwerden und pflegen im Laufe der Jahre immer seltener und spärlicher zu werden.

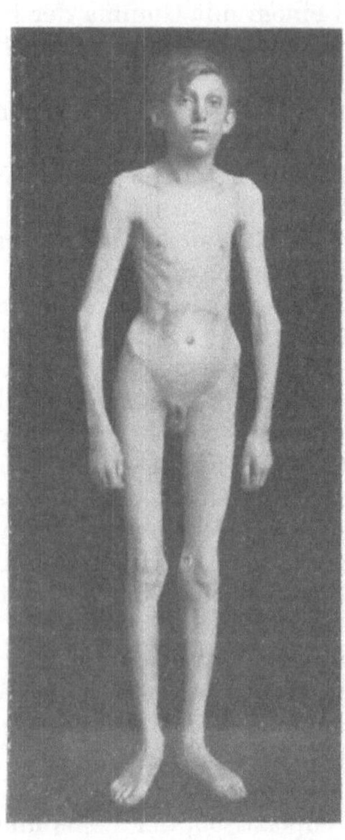

Abb. 164   14 jähriger Knabe mit Hypogenitalismus und eunuchoiden Skelettproportionen.

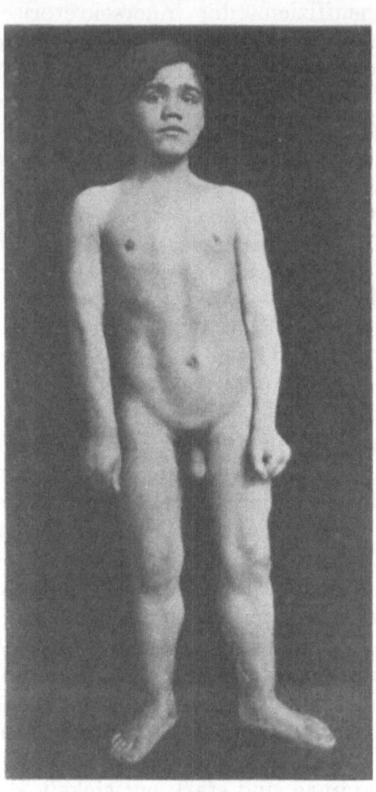

Abb. 165. 14 jähriger Knabe mit frühzeitig entwickeltem, großem Genitale und chondrohypoplastischen Skelettproportionen. Beginnende Erbsche Muskeldystrophie mit Pseudohypertrophie.

6. Die *hypopituitäre Konstitution*. Da eine Unterfunktion der Hypophyse, und zwar ihres Vorderlappens eine Atrophie bzw. Hypotrophie der Geschlechtsdrüse mit sich bringt, so deckt sich der Symptomenkomplex des Hypopituitarismus mit sekundärem Hypogenitalismus weitgehend mit jenem des primären Hypogenitalismus, d. h. dessen fettwüchsigen Typus. Die Kleinheit und funktionelle Insuffizienz der Geschlechtsorgane, die mangelhafte Ausbildung der übrigen Geschlechtsmerkmale, vor allem die mangelhafte Stammbehaarung, sowie die eunuchoide Fettverteilung und das Geroderma sind auch beim Hypopituitarismus anzutreffen. Wird das relative Defizit der Hypophyse schon in der Kindheit wirksam, dann gibt uns die definitive Körpergröße einen differentialdiagnostischen Anhaltspunkt. Minderwuchs oder Zwergwuchs bei hypo-

plastischem Genitale kann außer durch eine allgemeine, chromosomale Entwicklungs- oder Wachstumshemmung nur bei insuffizienter Hypophysentätigkeit zustande kommen, denn Hypogenitalismus allein führt durch Verzögerung des Epiphysenschlusses und Förderung des Längenwachstums der Röhrenknochen ceteris paribus zu Hochwuchs. Erhöhte Kohlenhydrattoleranz sowie niedriger endogener Purinwert und verschleppte Ausscheidung zugeführten Purins (FALTA) dürften differentialdiagnostisch zugunsten eines hypopituitären gegenüber einem primären hypogenitalen Zustand verwertbar sein. Es kann allerdings auch bei Hypopituitarismus die Kohlenhydrattoleranz herabgesetzt sein. Dazu kommt Hypothermie und niedriger arterieller Blutdruck. ENGELBACH führt noch an das auffällig frühzeitige Auftreten der ersten Zähne (noch vor dem 6. Monat), die gute Auffassungsgabe und den Ehrgeiz solcher Kinder in der Schule, die Neigung zu hartnäckiger Migräne meist mit Augensymptomen, und die geringe Empfänglichkeit gegen banale Infektionen der oberen Luftwege.

7. Die *hypergenitale Konstitution* ist dadurch gekennzeichnet, daß bei ihr die innersekretorische Geschlechtsdrüsentätigkeit mit einem gewissen Überschuß eingestellt ist. Die besonders starke Ausprägung der Geschlechtscharaktere und die besondere Aktivität in sexueller Hinsicht sind keine verläßlichen Anhaltspunkte, um eine hypergenitale Konstitution zu diagnostizieren, weil die ersteren, wie oben bemerkt, nicht allein vom Funktionszustand der Geschlechtsdrüsen, sondern, abgesehen von der erbanlagemäßigen chromosomalen Beschaffenheit, auch von jenem anderer Blutdrüsen (Nebennierenrinde, Zirbeldrüse) abhängig sind, und weil die sexuelle Aktivität viel zu sehr mit konditionellen Einflüssen, mit dem Milieu und der Gewohnheit, aber auch mit der primären Erregbarkeit gewisser Nervenzentren zusammenhängt. So kann man z. B. bei kastrierten Frauen gelegentlich noch Jahre nach der Kastration eine unerträglich gesteigerte Libido beobachten.

Tritt der Hypergenitalismus schon im Kindesalter in Erscheinung, so führt er zu dem Syndrom der *Frühreife*, der *Pubertas praecox*, mit vorzeitiger und übermäßiger Entwicklung des Genitales und der übrigen Geschlechtscharaktere, der vorzeitigen Funktionsfähigkeit der Geschlechtsorgane mit der überstürzten Entwicklung des ganzen Organismus und prämaturem Epiphysenschluß an den einzelnen Skeletteilen. Es ist klar, daß solche Individuen zunächst ihren Altersgenossen in ihrer Körpergröße vorauseilen, später infolge des prämaturen Epiphysenschlusses hinter ihnen wesentlich zurückbleiben können (NEURATH). So resultieren die kurzbeinigen, muskelstarken, hypertonischen Individuen mit bei Männern gut entwickelter Stammbehaarung und damit kontrastierender Neigung zu Glatzenbildung. Frühreife allein ist nicht beweisend für primären Hypergenitalismus, sie kann auch von primären Anomalien der *Zirbeldrüse* und der *Nebennierenrinde* herstammen, ja wahrscheinlich auch bloß auf einer chromosomal-autochthonen Anomalie des Gesamtorganismus beruhen. So sah ich an der Klinik PIRQUET zwei Brüder, die beide mit etwa 3 Jahren die ausgesprochenen Zeichen der vorzeitigen Geschlechtsreife, jedoch keinerlei Symptome einer Zirbelaffektion aufwiesen[1]). Die Differenzierung der einzelnen Formen ist schwierig und oft unmöglich. Die *suprarenale Frühreife*, welche auf einer Überfunktion der Nebennierenrinde beruht, geht mit der Ausbildung einer mächtigen Körperbehaarung einher, welches Syndrom von APERT mit dem Namen „*Hirsutismus*" belegt wurde. Die starke Behaarung zeigt dabei stets virilen Typus, und auch sonst finden sich bei dieser Form der Frühreife heterologe bzw. da es sich fast stets um weibliche Individuen handelt, virile Geschlechts-

---

[1]) Vgl. K. KRABBE: Encéphale Bd. 17, S. 281, 437 u. 496. 1922; ref. Kongreß-Zentralbl. f. inn. Med. Bd. 26, S. 544.

merkmale. Übrigens wurde ja auch in Fällen von Pseudohermaphroditismus nicht selten eine beträchtliche Hyperplasie der Nebennierenrinde beobachtet. Eine besonders auffällige Entwicklung des Seelenlebens, also eine psychische Frühreife, findet sich namentlich in Fällen von primären Zirbeldrüsenanomalien.

8. Die *hyposuprarenale Konstitution* ist jene konstitutionelle Blutdrüseneinstellung, bei der die Nebennierenfunktion relativ insuffizient erscheint. Sie wird gekennzeichnet durch habituelle Hypotension bei kleinem, schwachem Puls, niedrigem Blutzuckerspiegel, stark herabgesetzte Phlorrhizinglykosurie, Hypotonie der Muskulatur, allgemeine Kraftlosigkeit und Ermüdbarkeit, Neigung zu Hypothermie und Bradykardie. Naturgemäß sind Individuen mit einer derartigen Konstitution in erster Linie durch jene Zustände gefährdet, welche normalerweise mit einem Mehrverbrauch an Adrenalin verbunden sind oder eine Schädigung der Nebennieren zu verursachen pflegen. Dahin gehören also größere Muskelanstrengungen, der Geburtsakt, epileptische und eklamptische Anfälle einerseits, akute und chronische Infektionsprozesse, wie vor allem Scharlach, Diphtherie, Typhus, Tuberkulose u. a., sowie chemische Giftwirkungen verschiedener Art, insbesondere auch Chloroformnarkose und Salvarsan andererseits.

Erstreckte sich die im vorangehenden besprochene Systemisierung auch auf sämtliche im Bereiche der Norm gelegenen Konstitutionsformen, so betreffen die folgenden Gruppen von Haus aus bloß anomale Konstitutionen.

Status thymolymphaticus (A. Paltauf). Diese allgemeine Konstitutionsanomalie ist charakterisiert durch das Vorhandensein einer über das normale Maß weit hinaus vergrößerten Thymusdrüse und eine generelle Hyperplasie des lymphatischen Gewebes, also durch eine Hyperplasie der Lymphdrüsen, der Tonsillen, der Zungen- und Rachenfollikel, der Lymphfollikel der Darmschleimhaut und der Milz. Auch im Herzmuskel, ja im Gehirn[1]) können Wucherungen lymphatischen Gewebes vorkommen. Die ganz abwegige Reaktionsweise solcher Individuen auf verschiedene Einflüsse, vor allem das Vorkommen sonst nicht genügend motivierbarer plötzlicher Todesfälle nach manchen geringfügigen äußeren Einwirkungen rechtfertigte es offenbar, das Syndrom der Hyperplasie von Thymus und lymphatischem Gewebe als besonderen Typus anomaler konstitutioneller Körperbeschaffenheit hinzustellen.

Die Lehre A. Paltaufs wurde zur Grundlage einer immensen Zahl von Untersuchungen und Forschungen. Es stellte sich bald heraus, daß mit den beiden Kriterien der Hyperplasie des Thymus und lymphatischen Gewebes der Gesamtbefund an konstitutionellen Anomalien bei diesem Zustand nicht erschöpft war. Man fand, daß sich um diese Hauptmerkmale in variabler Zahl und Intensität eine ganze Reihe weiterer, teils anatomisch, teils schon klinisch feststellbarer konstitutioneller Abweichungen von der Norm gruppiert, daß eine regelwidrige Enge der Aorta und des Gefäßsystems, eine Hypoplasie des Genitales, eine solche des chromaffinen Systems, daß partielle Infantilismen und Bildungsfehler verschiedenster Art, kurz die mannigfachsten konstitutionellen Anomalien morphologischer oder funktioneller Natur das Syndrom des Paltaufschen Status thymolymphaticus zu ergänzen und komplizieren pflegen (Ortner, Bartel, Wiesel, v. Neusser, Kolisko u. a.).

Status hypoplasticus (Bartel). Dies veranlaßte Bartel, den Status thymolymphaticus als Teilerscheinung einer viel umfassenderen Konstitutionsanomalie anzusehen, die er als „*hypoplastische Konstitution*" oder „*Status hypoplasticus*"

---

[1]) Vgl. K. Löwenthal: Jahrb. f. Kinderheilk. Bd. 93, S. 1. 1920.

bezeichnete. Galten für BARTEL die Paltaufschen Kriterien zunächst als unerläßliche Teilsymptome, die jeweils wechselnden übrigen Anomalien als „Nebenbefunde" der hypoplastischen Konstitution, so verschob sich der Standpunkt allmählich dahin, daß auch die Hyperplasie des Thymus und lymphatischen Gewebes nicht mehr als konstant und obligat, sondern nur mehr als häufigste und wichtigste Symptome der hypoplastischen Konstitution angesehen wurden. Aber auch eine Dissoziation der Hauptkriterien wurde festgestellt und ein Status thymicus von einem Status lymphaticus strenge geschieden. Eine weitere Komplikation kam hinzu, als BARTEL und STEIN das „atrophische Stadium" des Lymphatismus beschrieben und zeigten, daß kontinuierliche Übergänge von stark hyperplastischen Lymphdrüsen des jugendlichen Alters zu atrophischen, fibrösen, sklerosierten Drüsen des jenseits der Pubertät stehenden Alters vorkommen, als BARTEL dieselbe Neigung zu Bindegewebsproliferation in Gemeinschaft mit HERRMANN für die Ovarien, als KYRLE sie auch für die Hoden und v. WIESNER für die Arterien lymphatischer Individuen nachwies.

Nun kommt noch die Schwierigkeit, den konstitutionellen Status lymphaticus von gewissen in früher Jugend oder auch später akquirierten, durch Infektionsprozesse hervorgerufenen Hyperplasien des lymphatischen Gewebes abzugrenzen. Die Schwierigkeit ist dadurch gegeben, daß einerseits die Hyperplasie auch bei Status lymphaticus nicht immer eine generelle zu sein braucht, zumal anderwärts schon das atrophische Stadium bestehen kann, daß andererseits aber auch der konstitutionelle Lymphatismus, wie KOLISKO angibt, erst um das 5.—6. Jahr manifest zu werden pflegt. Daß der Status thymolymphaticus gelegentlich auch schon am Neugeborenen festzustellen sein kann (SCHRIDDE, SCHIRMER), tut nichts zur Sache. So unterscheiden BARTEL, WIESEL und FALTA einen primären und einen sekundären Lymphatismus oder, wie ich sagen möchte, einen rein konstitutionellen und einen kombinierten konstitutionell-konditionellen Lymphatismus, denn auch die Entwicklung eines sekundären Lymphatismus unter dem Einfluß äußerer Schädlichkeiten setzt offenbar eine anomale konstitutionelle Beschaffenheit des lymphatischen Apparates voraus.

So wurde aus dem Status thymolymphaticus der Status hypoplasticus als Bezeichnung für einen Zustand von Hypoplasie, von mangelhafter, minderwertiger Ausbildung verschiedener Organe und Organsysteme mit Neigung zu bindegewebigem Ersatz der leicht atrophierenden Parenchymbestandteile und von vornherein stärkerer Ausbildung der ebenfalls minder leistungsfähigen natürlichen Schutzvorrichtungen des lymphatischen Apparates (vgl. WIESEL). Die alte Benekesche Lehre von der allgemeinen Neigung zu Bindegewebshyperplasie wurde wieder hervorgeholt und der in der französischen Literatur in anderem Zusammenhange aber in gleichem Sinne gebräuchliche Terminus „*Bindegewebsdiathese*" oder „*fibröse Diathese*" als dynamisches Korrelat dem gewissermaßen statischen Begriff des Status hypoplasticus zugeordnet (BARTEL, WIESEL).

So wenig an der Bedeutung eines mangelhaft involvierten, tatsächlich hyperplastischen Thymus für die Gesamtkonstitution gezweifelt werden kann, so sehr scheint heute die ganze Frage des Status lymphaticus oder Lymphatismus einer Revision bedürftig. Die Erfahrungen des Krieges haben nämlich gezeigt, daß bei plötzlich aus voller Gesundheit durch Verletzungen verstorbenen Individuen die „Hyperplasie" der lymphatischen Apparate außerordentlich häufig vorkommt, daß also vielleicht dieser Zustand die Norm darstellt, während der bisher als normal angesehene Befund einer durch die jeweils tödliche Erkrankung bedingten Involution des lymphatischen Apparates entsprechen dürfte. Die Befunde von „Lymphatismus" an Selbstmördern, also sonst gesunden, plötzlich verstorbenen Individuen, erfahren damit eine andere Deutung, als sie ihnen bisher gegeben wurde. Diese Dinge sind aber, wie gesagt, heute noch unklar und nicht spruchreif.

Für die klinische Diagnose eines Status thymolymphaticus muß stets der Nachweis der vergrößerten Thymusdrüse das Hauptkriterium bilden. Eine solche läßt sich ausschließlich durch eine sachgemäße Perkussion halbwegs sicher erbringen. Findet man bei mittelstarker oder leiser Perkussion im 1. und 2. Intercostalraum, von der Seite gegen die Mittellinie zu fortschreitend, eine mehr oder minder ausgesprochene Schalldämpfung 1—3 Querfinger breit linkerseits neben dem Sternum, eine Dämpfung, die auf der rechten Seite parasternal fehlt und sich vom 1. Intercostalraum nach abwärts bis in die relative Herzdämpfung verfolgen läßt, in welche sie unmittelbar übergeht, so ist die Annahme eines hyperplastischen Thymus gerechtfertigt, wenn das Vorhandensein einer substernalen Struma, einer erheblichen Vergrößerung der mediastinalen Lymphdrüsen oder einer sonstigen Geschwulst im Mediastinum ausgeschlossen oder zum mindesten für höchst unwahrscheinlich erklärt werden kann. Mit Röntgen läßt sich eine hyperplastische Thymusdrüse nicht immer zur Anschauung bringen, selbst wenn sie perkutorisch deutlich nachzuweisen ist. Der Befund eines hyperplastischen lymphatischen Rachenringes, vor allem hyperplastische Lymphfollikel am Zungengrund, der durch Betasten oder mittels Kehlkopfspiegels erhoben werden kann, ferner der Nachweis einer auch sonst degenerativen Konstitution wird die Diagnose eines Status thymolymphaticus weiter stützen. Der Habitus erwachsener Träger des Status thymolymphaticus ist nicht charakteristisch. Es sind nicht immer nur pastös und blaß aussehende, aber rüstig gebaute Menschen mit gut entwickeltem Fettpolster, welche diese Konstitutionsanomalie besitzen. Welche Rolle dem Hormon der vergrößerten Thymusdrüse zuzuschreiben ist, erscheint heute noch recht unklar. Vielleicht werden die bereits inaugurierten Versuche, die vergrößerte Thymusdrüse bei Status thymolymphaticus zu reduzieren[1]), uns in dieser Hinsicht bald weiterbringen.

Asthenische Konstitution (Stiller). Für die Abgrenzung dieser Gruppe anomaler Konstitutionen sind vorwiegend morphologische Kriterien, in erster Linie solche des Habitus maßgebend. Die Astheniker sind in der Regel hochgewachsen, hager, dolichocephal, haben meist eine schmale und lange Nase, einen ausgesprochen langen Hals, einen langen, schmalen und flachen Brustkorb mit enger oberer Brustapertur, vorspringendem 2. Rippenring, spitzem epigastrischen Winkel, freier 10. Rippe, herabhängenden Schultern und flügelförmig abstehenden Schulterblättern. Ihre Wirbelsäule ist im cervicodorsalen Anteil leicht kyphotisch gekrümmt, die Extremitäten sind lang, die Muskulatur schwach und ausgesprochen hypotonisch, was besonders deutlich an der leichten Ptose der Augenlider ersichtlich ist, die dem Gesicht einen müden, schläfrigen Ausdruck verleiht. Das Zwerchfell steht tief, das Herz ist klein und steil gestellt, die Baucheingeweide ptotisch. Zu diesem Habitus gesellen sich noch verschiedenartige degenerative Stigmen, vor allem aber eine neuropathische Veranlagung mit Übererregbarkeit des vegetativen Nervensystems. Stiller hielt die fluktuierende 10. Rippe, sein „Costalstigma“, für das Hauptkriterium der generellen Konstitutionsanomalie; um dieses Stigma sollten sich die übrigen Erscheinungen gruppieren. Das war entschieden verfehlt. Die freie 10. Rippe ist eine klinisch gar nicht sonderlich wertvolle, weil häufige Variante wie viele andere auch, sie kommt wohl häufiger an asthenisch konfigurierten Thoraces vor als an breiten, kurzen, gewölbten, mehr aber nicht. Nach Tandler ist die Manifestationszeit der asthenischen Konstitution das 10. Lebensjahr.

---

[1]) Vgl. B. O. Pribram: Arch. f. klin. Chirurg. Bd. 114, S. 202. 1920.

Was die Beziehung des asthenischen Habitus zu den Sigaudschen Typen anlangt, so fallen die Astheniker in die Gruppe des Type respiratoire oder cérébral. BRUGSCH hat angenommen, daß sich jede asthenische Anlage in der Jugend durch entsprechende Übung und Kräftigung der Muskulatur überwinden lasse. Wenn wir auch zugeben müssen, daß der physiologische Umbau des Habitus, wie ihn das Lebensalter mit sich bringt, der wachsende Fettansatz, die Zunahme des epigastrischen Winkels durch Hebung der Rippen, dadurch Breiter- und Kürzerwerden des Thorax, Größerwerden des Abdomens und Höherrücken des Zwerchfells von konditionellen Momenten mit abhängig sein kann, so können wir uns doch der Anschauung von BRUGSCH nicht anschließen, wenn wir uns erinnern, daß in gewissen sportlich ausreichend tätigen, in besten hygienischen Verhältnissen lebenden Adelsfamilien der asthenische Habitus eine Familieneigentümlichkeit darstellt, oder wenn wir bedenken, daß der asthenische Habitus, wie WENCKEBACH[1]) hervorhob, in gewissen Gegenden, z. B. in Friesland, zu den Rasseneigentümlichkeiten gehört, während er anderwärts, z. B. im Elsaß, nur höchst selten anzutreffen ist.

Die asthenische Konstitutionsanomalie bringt ceteris paribus eine gewisse Disposition zur Spitzentuberkulose der Lunge mit sich. Die Gestalt der Asthenikerlunge, ihre besondere Länge und die daraus sich ergebende große Distanz der Spitzen vom Lungenhilus, also die relative Länge des apikalen Bronchus, dürfte die generelle Disposition der Spitzenteile der Lungen zur Tuberkulose. bei der asthenischen Konstitution erhöhen[2]). Was sonst der asthenische Habitus sehr häufig mit sich bringt, die Neigung zu dyspeptischen Beschwerden, eine gewisse Disposition zur Entwicklung peptischer Magen- und Duodenalgeschwüre, vor allem aber zu allerhand nervösen Krankheitserscheinungen, ist zum großen Teil weniger die Folge der Asthenie als solcher, als vielmehr der sie meistens begleitenden reizbaren Schwäche des Nervensystems, der sog. neuropathischen Konstitutionsanomalie, die als rein funktionelle Abartung der nervösen Zentralorgane vielfach das polymorphe, individuell sehr verschiedene Krankheitsbild aller jener Zustände beherrscht und beeinflußt, welche sich auf der Basis degenerativer Konstitution. zu entwickeln pflegen.

Andererseits scheint die asthenische Konstitution auch gewisse Vorteile mit sich zu bringen. Von Gicht, Fettsucht und Diabetes, schweren chronischen Gelenkrheumatismen, chronischen Nephropathien und degenerativen Herz- und Gefäßkrankheiten pflegen Astheniker verschont zu werden. Auch das primäre Emphysem und chronische Dermatosen sind bei Asthenikern selten anzutreffen. Fast nie gehen in unserer Population, wie. STILLER hervorhebt, die Astheniker an plötzlichem Herz- oder Hirntod zugrunde, und nur selten haben sie unter schwerer Atherosklerose und Angina pectoris zu leiden. Diese relative Immunität der Astheniker bringt es auch mit sich, daß, wenn sie in der Jugendzeit den ihnen drohenden Gefahren glücklich entgangen sind, die Astheniker ein hohes Alter erreichen können und in der absteigenden Lebensphase jedenfalls oft besser daran sind als die Gruppe der vierschrötigen, gedrungenen, muskulösadiposen, von Jugend auf robusten Individuen[3]).

Exsudative Diathese (CZERNY). Die Abgrenzung der *exsudativen Diathese* als eines besonderen Typus abwegiger Körperverfassung geht von pathologisch-anatomischen und pathologisch-physiologischen Gesichtspunkten aus. Sie fußt auf dem gemeinsamen Merkmal der auffälligen Neigung zu oberflächlichen Ent-

---

[1]) WENKEBACH, K. F.: Wien. klin. Wochenschr. 1918, Nr. 14, S. 379.
[2]) Vgl. J. BAUER: Zeitschr. f. angew. Anat. u. Konstitutionslehre Bd. 6, S. 92. 1920; Med. Klinik 1921, Nr. 35.
[3]) Vgl. B. STILLER: Zeitschr. f. angew. Anat. u. Konstitutionslehre Bd. 6, S. 48. 1920.

zündungen mit starker exsudativer und proliferativer Reaktion unter der Einwirkung gewisser de norma meist belangloser exogener Schädigungen und manifestiert sich somit in der Neigung zu rezidivierenden und chronischen Katarrhen der oberen Luftwege mit konsekutiver Hyperplasie des adenoiden Gewebes und der regionären Lymphdrüsen, in der Neigung zu Augenkatarrhen, zu Gneis, Milchschorf, Intertrigo, Prurigo, Ekzemen, im späteren Alter und bei Erwachsenen besonders in der Disposition zu Heuschnupfen, Bronchialasthma, Colica mucosa und membranacea. Die exsudative Diathese ist durch eine besondere Eigentümlichkeit des Stoffwechsels gekennzeichnet. Bei exsudativen Kindern läßt sich nämlich eine besondere Labilität der Wasserbindung feststellen (R. Lederer). Das rasche Hinaufschnellen und ebenso rasche Absinken des Wassergehaltes in den Geweben und speziell im Blut, aber auch eine analoge Labilität des Salzbindungsvermögens sind charakteristische Merkmale der exsudativen Diathese. Auch eine Erhöhung des Calorienumsatzes mit Steigerung der Wärmebildung wurde festgestellt und Anomalien der Hautcapillaren mit Hilfe des Hautmikroskops beobachtet. Auch die exsudative Diathese oder wenigstens ihre Manifestationen im Kindesalter sind von konditionellen Momenten, von Ernährungsbedingungen mit abhängig, eine Feststellung Czernys, deren praktische Bedeutung auf der Hand liegt. Vorläufer der Czernyschen exsudativen Diathese war übrigens die Diathesis inflammatoria, die entzündliche Diathese älterer Autoren.

Die neuropsychopathische Konstitution. Dieser Konstitutionsanomalie entspricht neben eventuellen qualitativen Besonderheiten namentlich psychischer Funktionen, in erster Linie eine Übererregbarkeit und besondere Reizbarkeit der gesamten nervösen Apparate, die je nach den individuellen Verhältnissen einmal mehr das animale, ein andermal mehr das vegetative Nervensystem betrifft, einmal mehr das sympathische, ein andermal mehr das parasympathische, einmal diesen, ein andermal jenen Abschnitt der beiden vegetativen Systeme und schließlich einmal mehr die efferenten motorisch-sekretorischen Apparate zentral oder peripher, ein andermal mehr die afferenten, receptorischen oder endlich die trophischen Anteile des Systems bevorzugt. Eine strenge Differenzierung ist hier wohl nur selten möglich, von einem Gegensatz, einem wechselseitigen Sichausschließen der einzelnen Formen kann unter keinen Umständen die Rede sein, immer bleibt das alle die genannten Varianten einigende Band die Übererregbarkeit oder, wie wir, einer althergebrachten richtigen Auffassung folgend, sagen dürfen, die „reizbare Schwäche" des gesamten Nervensystems. Ererbte Organschwäche (z. B. des Herzens, des Magen-Darmtraktes usw.), Rassen- und Stammeseigentümlichkeiten, Lebensalter (Pubertät, Klimakterium), konditionelle Momente wie Beruf und Beschäftigung (geistige Überarbeitung z. B.) oder überstandene und latente organische Erkrankungen (z. B. tuberkulöse Lungenspitzenaffektion, Ulcus ventriculi, Herzklappenfehler usw.) determinieren einerseits den Spezialtypus der neuropathischen Konstitutionsanomalie, andererseits die Art und Form einer auf diesem konstitutionellen Terrain durch äußere Umstände hervorgerufenen oder spontan entstandenen funktionellen Nervenerkrankung (Neurasthenie, Hysterie, Organneurosen).

Neuropath ist der konstitutionell Anomale, gleichviel ob er krank ist oder sein Lebenlang gesund bleibt. Neurastheniker ist derjenige Neuropath, der sich krank fühlt. Der Neuropath verhält sich zum Neurastheniker wie der Engbrüstige zum Schwindsüchtigen.

Steigerung der tiefen Reflexe, Herabsetzung oder sonstige Anomalien der Schleimhaut- und Hautreflexe, erhöhte Ansprechbarkeit des Vagus und Sympathicus auf direkte mechanische, reflektorische und pharmakodynamische

Reize, also vor allem auch erhöhte Erregbarkeit der Vasomotoren und Labilität des Herzrhythmus, sind die wertvollsten objektiven Hilfsmittel zur Agnoszierung der neuropathischen Konstitution. Für den Erfahrenen ist sie allerdings meist schon aus dem Gesamteindruck der Persönlichkeit, aus dem unruhigen, inadäquat affektgeleiteten, wenig objektiven Wesen zu erkennen. Die Kenntnis und richtige Einschätzung der neuropsychopathischen Konstitution ist klinisch von der allergrößten Wichtigkeit.

Ein überaus großer Teil aller hilfesuchenden Kranken hat unter den direkten Folgeerscheinungen dieser Konstitutionsanomalie zu leiden, bei einem noch größeren wird die Symptomatologie anderweitiger krankhafter Prozesse durch diese Konstitutionsanomalie beeinflußt und umgestaltet. Wenn ein Mensch mit einer kompensierten Mitralinsuffizienz über Herzklopfen klagt, so beruht die Annahme eines unmittelbaren Kausalnexus nicht selten auf einem Kurzschluß; nicht der kompensierte Klappendefekt, sondern eine gleichzeitig vorhandene Übererregbarkeit des Herznervensystems und eine Herabsetzung der Reizschwelle für die spezifische Empfindung des Herzklopfens pflegt in derartigen Fällen die Ursache der Beschwerden zu sein. Sehen wir doch oft genug inkompensierte Herzklappenfehler mit dilatiertem Herzmuskel und schwerer Arrhythmie, die über alles andere, nur nicht über Herzklopfen klagen. Menschen mit Achlorhydrie des Magens, mit Gastroptose, Atonie des Magens oder der Därme, mit hochgradiger Coloptose oder allerhand anderen objektiven Befunden im Bereiche ihrer Abdominalorgane leiden in der Regel gar nicht durch die unmittelbaren Konsequenzen dieser Anomalien, sondern meist durch ihre neuropsychopathische Konstitution, welche in entsprechender Wechselwirkung mit der betreffenden Organanomalie das ebenso charakteristische als wechselvolle Krankheitsbild der nervösen, psychogenen Dyspepsie entstehen läßt. Die in solchen Fällen immer wiederkehrende Klage über hartnäckige Appetitlosigkeit scheint mir die neuropsychogene Natur solcher Dyspepsien besonders eklatant zu erweisen und als führendes Symptom die Diagnose zu fördern.

Die intellektuellen Plusvarianten, vor allem aber Künstler zeigen meistens die Zeichen neuropsychopathischer Konstitution. Schließlich darf nicht unerwähnt bleiben, daß auch die die Neuropathie charakterisierende reizbare Schwäche des Nervensystems nicht immer nur Ausdruck einer Konstitutionsanomalie sein muß, daß sie vielmehr auch durch konditionelle Momente, wie schwere psychische und physische Traumen, oder langdauernde erschöpfende Erkrankungen, allerdings vorübergehend, erworben werden kann.

Arthritismus (Herpetismus). Als *Arthritismus* oder *Herpetismus* — die Engländer sagen auch *Lithämie* — bezeichnen französische Autoren jene vererbbare Körperverfassung, welche man offenkundig zur Erklärung der unbestreibaren Tatsache supponieren muß, daß gewisse Erkrankungen wie Gicht, Fettsucht, Diabetes, Konkrementbildung in Gallen- und Harnwegen, prämature Atherosklerose, Rheumatismus, Neuralgien, Migräne, Asthma bronchiale, Ekzeme und andere Dermatosen einerseits bei ein und demselben Individuum mit einer gewissen Vorliebe in variabler Kombination simultan oder sukzessiv aufzutreten und andererseits in mannigfacher Verteilung und Gruppierung die verschiedenen Mitglieder einer Familie heimzusuchen pflegen (BAZIN, LANCERAUX, BOUCHARD u. a.). Individuen von arthritischer Konstitution bieten von einem gewissen Alter ab in der Mehrzahl der Fälle einen Habitus dar, der gewissermaßen dem asthenischen entgegengesetzt ist. Sie sind vierschrötig, fettleibig, haben einen kurzen, dicken Hals, einen kurzen, gewölbten und breiten Brustkorb, eine kräftige und eher hypertonische Muskulatur. Nach dem Gesagten ist übrigens schon ersichtlich, daß der Gegensatz zwischen Arthritismus und

Asthenie sich nicht nur auf die Morphologie des Körpers, insbesondere den Habitus, sondern vor allem auch auf die Morbidität erstreckt.

Für den Arthritismus wurde zuerst der Ausdruck „diathèse fibreuse" geprägt, ein Begriff, der, wie wir sahen, ebenso für den Lymphatismus Geltung hat. Die Grundlage der arthritischen Diathese suchte man aber in primären Anomalien des Stoffwechsels, in einer allgemeinen Retardation der Assimilations- und Dissimilationsprozesse, in einer „*Bradytrophie*" der Gewebe (BOUCHARD), und mit dem Aufblühen der Lehre von der inneren Sekretion glaubte man auch den cellulären Ursprung dieser Stoffwechselanomalie erkannt zu haben und supponierte eine konstitutionelle Insuffizienz der Schilddrüse oder aber pluriglanduläre Anomalien. In Wirklichkeit handelt es sich wohl um einen Komplex korrelierter pathologischer Erbanlagen mit zum Teil ausgesprochener Abhängigkeit ihrer phänotypischen Manifestation von äußeren Einflüssen. Wir bezeichneten ja oben den Arthritismus als eine vererbbare Körperverfassung, um damit zum Ausdruck zu bringen, daß auch konditionellen Momenten, vor allem übermäßiger und fleischreicher Nahrung neben der konstitutionellen Veranlagung eine ursächliche Bedeutung zugesprochen wird.

Nach dem, was wir über Konstitution und Vererbung gehört haben, ist es nur selbstverständlich, daß auch die mehr oder weniger präzise umgrenzten Typen anomaler universeller Körperkonstitution bei mehreren Mitgliedern einer Familie durch mehrere Generationen hindurch zum Vorschein zu kommen pflegen. Über familiär-hereditäres Vorkommen von Status thymolymphaticus ist mehrfach berichtet worden, für die Aufstellung des Arthritismus war die Heredität sogar das Hauptkriterium, und die Vererbbarkeit der Neuropathie, der asthenischen Konstitution, der exsudativen Diathese usw. läßt sich durch die tägliche ärztliche Erfahrung ohne weiteres feststellen.

So bestimmt denn die Zugehörigkeit eines Individuums zu einem oder mehreren der angeführten Gruppenkreise anomaler Körperverfassung bis zu einem gewissen Grade seine Morbidität, sie lenkt die im Anschluß an äußere krankmachende Einflüsse oder auch selbsttätig sich entwickelnden krankhaften Vorgänge nach einer mehr oder minder bestimmten Richtung. Doch sind das meist nur gewisse allgemeine Richtlinien der Morbidität, während deren speziellere Form determiniert wird durch die individuelle Konstellation und Wertigkeit der Organe. Das Prinzip des Locus minoris resistentiae auf Grund einer konditionellen Schädigung oder einer konstitutionell minderwertigen Beschaffenheit eines Organs oder Organsystems (MARTIUS, A. ADLER) ist es, welches die Pathogenese, die Entstehung und das Formenbild der Krankheiten in außerordentlichem Maße beherrscht.

Phänomenologie und Systematik der Konstitution und die dispositionelle Bedeutung der Konstitution auf psychischem Gebiet.

Von

HERMANN HOFFMANN

Tübingen.

Mit 14 Abbildungen.

Zusammenfassende Darstellungen.

BAUER, J.: Die konstitutionelle Disposition zu inneren Krankheiten. 3. Aufl. Berlin: Julius Springer 1924. — BAUER, J.: Vorlesungen über allgemeine Konstitutions- und Vererbungslehre. 2. Aufl. Berlin: Julius Springer 1923. — BAUR, E., E. FISCHER und F. LENZ: Menschliche Erblichkeitslehre. 2. Aufl. München: Verlag Lehmann 1923. — BERZE, J.: Beiträge zur psychiatrischen Erblichkeits- und Konstitutionsforschung. I. Allgemeiner Teil. Zeitschr. f. d. ges. Neurol. u. Psychiatrie Bd. 87, S. 94. 1923. — EWALD, G.: Die Abderhaldensche Reaktion mit besonderer Berücksichtigung ihrer Ergebnisse in der Psychiatrie. Beiheft z. Monatsschr. f. Psychiatrie u. Neurol. 1920. — FISCHER, H.: Die Rolle der inneren Sekretion in den körperlichen Grundlagen für das normale und kranke Seelenleben. Zentralbl. f. d. ges. Neurol. u. Psychiatrie Bd. 34, S. 233. 1923. — GALTON, F.: Genie und Vererbung. Übersetzt von NEURATH. Leipzig 1910. — v. GRUBER, M., und E. RÜDIN: Fortpflanzung, Vererbung, Rassenhygiene. München 1911. — HOFFMANN, H.: Ergebnisse der psychiatrischen Erblichkeitserforschung endogener Psychosen. Zeitschr. f. d. ges. Neurol. u. Psychiatrie (Ref.) Bd. 17. 1919. — HOFFMANN, H.: Vererbung und Seelenleben. Einführung in die psychiatr. Konstitions- und Vererbungslehre. Berlin: Julius Springer 1922. — JOHANNSEN, W.: Elemente der exakten Erblichkeitslehre. Jena 1909. — KAHN, E.: Erbbiologische Einleitung. Handbuch der Psychiatrie (ASCHAFFENBURG) Leipzig u. Wien; Deuticke 1925. — KEHRER-KRETSCHMNR: Die Veranlagung zu seelischen Störungen. Berlin: Julius Springer 1924. — KRETSCHMER, E.: Körperbau und Charakter. 4. Aufl. Berlin: Julius Springer 1925. — RÜDIN, E.: Einige Wege und Ziele der Familienforschung mit Rücksicht auf die Psychiatrie. Zeitschr. f. d. ges. Neurol. u. Psychiatrie Bd. 7, S. 489. 1911. — RÜDIN, E.: Über Vererbung geistiger Störungen. Zeitschr. f. d. ges. Neurol. u. Psychiatrie Bd. 81, S. 459. 1923. — RÜDIN, E.: Der gegenwärtige Stand der Epilepsieforschung. VI. Teil. Genealogisches. Zeitschr. f. d. ges. Neurol. u. Psychiatrie, Bd. 89, S. 368. 1924. — RÜDIN, E.: Erblichkeit und Psychiatrie. Zeitschr. f. d. ges. Neurol. u. Psychiatrie, Bd. 93, S. 502. 1924. — SIEMENS: Einführung in die allgemeine Konstitutions- und Vererbungspathologie. Berlin: Julius Springer 1921. — SOMMER, R.: Familienforschung und Vererbungslehre. 2. Aufl. Leipzig: Barth 1922.

I. Begriffsbestimmung und kurzer historischer Überblick.

Die Gesamtheit der äußeren Merkmale, die Erscheinungsform eines Organismus pflegen wir in der Erbbiologie mit JOHANNSEN[1] als *Erscheinungs-* oder *Phänotypus* zu bezeichnen. Dem Phänotypus stellt JOHANNSEN den Begriff des *Genotypus* gegenüber, der die Gesamtheit der anlagemäßig gegebenen Entfaltungs-

---

[1] JOHANNSEN, W. Elemente der exakten Erblichkeitslehre. Jena 1909.

möglichkeiten umfaßt. Der Genotypus ist „der Inbegriff aller Gene (Keimfaktoren), die grundlegende *Konstitution* des Organismus". Der Phänotypus ist das Produkt aus genotypischer Veranlagung und Milieueinwirkung. Genotypus und Milieu stehen in beständiger wechselseitiger Beziehung zueinander und schaffen so die Eigenart der individuellen Persönlichkeit.

In Anlehnung an diese erbbiologische Erwägungen haben Tandler[1]) und Bauer[2]) einen medizinischen Konstitutionsbegriff aufgestellt, der sich voll und ganz mit dem Genotypus deckt.

Man könnte wohl die Ansicht vertreten, daß dieser rein von der somatischen Seite her gewonnene Konstitutionsbegriff nicht ohne weiteres auch auf psychische Verhältnisse angewendet werden darf. Wir wollen uns jedoch darüber klar sein, daß das Psychische sich nicht vom Biologischen trennen läßt. Wir wissen, daß körperliche Veränderungen psychische Störungen zur Folge haben können, und dürfen mit gutem Recht annehmen, daß die Grundstruktur der psychischen Entfaltung und Entwicklung in der somatischen Konstitution fest verankert ist. Infolgedessen werden wir auch in der Psychologie und Psychiatrie einen Konstitutionsbegriff schaffen, der sich mit der auf somatischem Gebiete üblichen Definition deckt. Wir folgen dabei der Formulierung, in der Kahn[3]) als erster diesen erbbiologisch fundierten Konstitutionsbegriff in die Psychiatrie eingeführt hat: „Die Konstitution eines Organismus ist die Gesamtheit seiner morphologischen, funktionellen und evolutiven Eigenschaften, soweit sie vererbt oder vererbbar, d. h. in seiner genotypischen Struktur verankert sind."

Die Änderungen der Körperverfassung eines Individuums durch bestimmte Milieueinflüsse sind von Tandler als *Kondition* bezeichnet worden. Kahn hat für die Psychiatrie vorgeschlagen, alle Veränderungen des Phänotypus auf äußere Reize, auf Milieueinflüsse im weitesten Sinne unter dem Begriff der *Konstellation* zusammenzufassen und dementsprechend alle durch äußere Einwirkungen gesetzten Eigenschaften *konstellativ* zu nennen. Konstitution und Konstellation sind ideelle Grenzbegriffe. Niemals wird es rein konstitutionelle und rein konstellative Eigenschaften oder Erscheinungskomplexe geben. Beide erwachsen gleichermaßen aus der Wechselwirkung von genotypischer Anlage und Milieu. Doch spielen bei den schlechthin konstitutionell genannten Eigenschaften äußere Momente eine untergeordnete Rolle, ebenso wie wir von konstellativen Eigenschaften nur dann sprechen, wenn sie erst unter der Einwirkung bestimmter äußerer Reize manifest werden konnten.

Die wichtige Frage, ob eine Eigenschaft als konstitutionell angesehen werden muß, läßt sich nach unserer Definition immer nur an Hand der sicher *endogenen* Entstehung und ihrer *erbbiologischen Bedingtheit* entscheiden. Dies wird uns aus leicht verständlichen Gründen oft nur schwer gelingen. Immerhin gibt es einen Ausweg, den wir als heuristisches Prinzip festhalten wollen, „daß wir individuelle Eigenschaften, für die sich ein hereditärer Ursprung nicht nachweisen läßt, per exclusionem dann als konstitutionell ansehen, wenn keine Anhaltspunkte für ihre konditionelle — wir haben zu sagen: konstellative — Entstehung vorliegt" (Kahn, nach J. Bauer).

Der Begriff der Konstitution hat zunächst keinerlei pathologische Bedeutung. Wir reden von einer Totalkonstitution des Organismus und den Partialkon-

---

[1]) Tandler: Konstitution und Rassenhygiene. Zeitschr. f. angew. Anat. u. Konstitutionslehre 1913.

[2]) Bauer, J.: Die konstitutionelle Disposition zu inneren Krankheiten. 3. Aufl. Berlin: Julius Springer 1924. — Bauer J.: Vorlesungen über allgemeine Konstitutions- und Vererbungslehre. 2. Aufl. Berlin: Julius Springer 1923.

[3]) Kahn, E.: Konstitution, Erbbiologie und Psychiatrie. Zeitschr. f. d. ges. Neurol. u. Psychiatrie Bd. 57, S 280. 1920.

stitutionen einzelner Organsysteme. Eine Fülle von konstitutionellen Eigenschaften und Faktoren baut gleich Bausteinen die Gesamtkonstitution auf. Genau so, wie auf somatischem Gebiet bestimmte „normale" Konstitutionstypen in auffallender Korrelation zu konstitutionellen Anomalien und Krankheiten stehen, kennen wir auch in der Psychiatrie charakterologische (Konstitutions-) Typen, die eine bestimmt gerichtete *Disposition* (Krankheitsbereitschaft) aufweisen. Ja wir müssen sogar eine Häufigkeitsbeziehung annehmen zwischen ganz bestimmten Körperbautypen einerseits und charakterologischer Eigenart bzw. konstitutionellen Geisteskrankheiten andererseits; Dinge, die heute im Vordergrunde des psychiatrischen Interesses stehen. Die Lehre von der Konstitution auf psychischem Gebiet steht erst in den Anfängen ihrer Entwicklung. Die Ergebnisse, die heute vorliegen, gehen zum großen Teil auf erbbiologische Forschungen zurück. Und es liegt in unserem Konstitutionsbegriff begründet, daß eine Betrachtung der psychiatrischen Konstitutionslehre nur unter dem Gesichtspunkte der Vererbungslehre erfolgen kann[1]).

Historischer Überblick. Die ersten Ansätze der psychiatrischen Konstitutionsforschung gehen schon auf mehrere Jahrzehnte zurück. Damals war zwar der heutige Konstitutionsbegriff in der Psychiatrie noch nicht geläufig, doch hatten die meisten erbbiologischen Untersuchungen das eine Ziel, die Art der psychotischen Anlage, d. h. die Art der Konstitution bei bestimmten Geisteskrankheiten näher zu erfassen. Jahrzehntelang hat man sich darum gestritten, ob für alle endogenen Psychosen eine gemeinsame unspezifische Anlage anzunehmen sei, oder ob die verschiedenen klinischen Entitäten auf verschiedener, für jede Erkrankung wieder spezifischer Anlagebasis entstünden. Die Vertreter der letzten Anschauung [JUNG[2]), SIOLI[3]), HARBOLLA[4]) und in neuerer Zeit VORSTER[5]), KRAUSS[6]), SCHLUB[7]), ALBRECHT[8]), KRUEGER[9]), JOLLY[10]), LUTHER[11]) u. a.] setzten

---

[1]) Ganz besondere Verdienste um die Förderung der erbbiologischen Forschungsrichtung hat sich E. RÜDIN erworben. Ihm verdanken wir in erster Linie die überaus fruchtbare Entwicklung der psychiatrischen Erblichkeitslehre in den letzten zwei Jahrzehnten. In seiner genealogischen Abteilung der deutschen Forschungsanstalt für Psychiatrie (München) hat er im Laufe der Zeit ein mustergültiges Institut geschaffen, das allen erbbiologischen und konstitutionellen Problemen unserer Zeit in hervorragendem Maße gewachsen ist. Hunderte, ja Tausende von Familientafeln und Stammbäumen sind hier gesammelt; es steht ein Material zur Verfügung, das seinesgleichen sucht, das gewissermaßen nur auf seine Bearbeitung wartet. Ich selbst habe mehrfach erfahren dürfen, wie sehr die von RÜDIN geschaffene Organisation die Forschungsarbeit erleichtert. Daher halte ich es im Interesse der Wissenschaft für geboten, auch an dieser Stelle nachdrücklich auf sein Werk hinzuweisen und es aufs wärmste zu empfehlen.

[2]) JUNG: Untersuchungen über die Erblichkeit der Seelenstörungen. Allg. Zeitschr. f. Psychiatrie u. psych.-gerichtl. Med. Bd. 21, S. 534. 1864.

[3]) SIOLI, E.: Über direkte Vererbung von Geisteskrankheiten. Arch. f. Psychiatrie u. Nervenkrankh. Bd. 16. 1885.

[4]) HARBOLLA: Beitrag zur Frage der direkten Vererbung von Geisteskrankheiten. Dissert. Breslau 1893.

[5]) VORSTER: Über die Vererbung endogener Psychosen. Monatsschr. f. Psychiatrie u. Neurol. Bd. 9. 1901.

[6]) KRAUSS: Über Vererbung von Geisteskrankheiten. Allg. Zeitschr. f. Psychiatrie u. psych.-gerichtl. Med. Bd. 60, S. 224. 1903.

[7]) SCHLUB: Über Geisteskrankheiten bei Geschwistern. Allg. Zeitschr. f. Psychiatrie u. psych.-gerichtl. Med. Bd. 66. 1909.

[8]) ALBRECHT: Gleichartige oder ungleichartige Vererbung der Geisteskrankheiten. Zeitschr. f. d. ges. Neurol. u. Psychiatrie Bd. 11, S. 51. 1912.

[9]) KRUEGER: Zur Frage nach einer vererbbaren Disposition zu Geisteskrankheiten und ihren Gesetzen. Zeitschr. f. d. ges. Neurol. u. Psychiatrie Bd. 24, S. 113. 1914.

[10]) JOLLY, PH.: Die Heredität bei Psychosen. Arch. f. Psychiatrie u. Nervenkrankh. Bd. 52. 1913.

[11]) LUTHER: Erblichkeitsbeziehungen der Psychosen. Zeitschr. f. d. ges. Neurol. u. Psychiatrie Bd. 25. 1914.

sich ein für die *Gleichartigkeit der Vererbung* bei den einzelnen Psychosen. Dagegen stellten vor allem französische und belgische Autoren des vorigen Jahrhunderts [ESQUIROL, MOREAU, MOREL[1]); LEGRAND DU SAULLE[2])] die Lehre vom *Polymorphismus* auf. Sie behaupteten, daß auf Grund einer allgemeinen unspezifischen degenerativen Anlage Geistes- und Nervenkrankheiten sich bei der Vererbung gegenseitig vertreten könnten. Dieser Anschauung schlossen sich auch mehrere deutsche Autoren an (SCHÜLE, KRAFFT-EBING, GRASSMANN, BINSWANGER). Doch hat schon RIES[3]) (1902) die Möglichkeit angedeutet, daß die Erscheinung des Polymorphismus vermutlich durch eine Reihe von verschiedenen Erbfaktoren zu erklären sei.

Die Streitfrage der *Gleichartigkeit* und des *Polymorphismus* war bis in die jüngste Zeit hinein fast beherrschend für alle erbbiologischen Untersuchungen. Es wurde immer wieder nachgeprüft, in wieviel Prozent der Fälle gleichartige endogene Psychosen bei Eltern und Kindern oder bei Geschwistern, in welchem Prozentverhältnis Verschiedenartigkeit nachzuweisen sei; dabei entschieden sich die meisten Untersuchungen im Sinne einer überwiegenden Gleichartigkeit.

Allmählich ging man systematischer zu Werke. Einzelne Autoren legten ihren Untersuchungen eine *bestimmte* endogene Psychose (z. B. man.-depr. Irresein oder Dem. praecox) zugrunde, um in Familien mit gehäuften Psychosen dieser Frage nachzugehen. So sprachen sich VORSTER, PILCZ[4]) (1901), KRAUSS (1903), KALMUS[5]) (1905) und BERGAMASCO[6]) (1908) für die Gleichartigkeit der Vererbung beim *man.-depr. Irresein* aus. VOGT[7]) (1910) beobachtete, daß die Mehrzahl der psychotischen Verwandten in zirkulären Familien ebenfalls an man.-depr. Irresein erkrankt waren. REISS[8]) (1910) stellte sogar in seinen Familien eine auffallende Gleichartigkeit der krankhaften Gemütsveranlagung und auch der speziellen Fom der Gemütserkrankung fest. Auch andere Autoren haben dieser *Ähnlichkeit* von *Verwandtenpsychosen* besonders betont [DAMKÖHLER[9]) 1910 und WITTERMANN[10]) 1913]. Demgegenüber wurde von JOLLY (1913) wieder darauf hingewiesen, daß beim man.-depr. Irresein zwar die Gleichartigkeit der Vererbung zutreffe, daß sich jedoch die einzelnen Unterformen gegenseitig im Erbgang ersetzen könnten. Im Gegensatz hierzu hielt KREICHGAUER[11]) (1909) an einer allgemeinen degenerativen Disposition fest und wandte sich gegen eine spezifische Anlage. Diese Ansicht stützte sich auf die allerdings nicht selten beobachtete Tatsache, daß auch andersartige endogene Störungen in man.-depr. Familien

---

[1]) MOREL: Traité des dégénérescences physiques, morales et intellectuelles de lespèce humaine. Paris 1857.

[2]) LEGRAND DU SAULLE: Erbliche Geistesstörungen. Stuttgart 1874.

[3]) RIES, F.: Vorstellung von Familiengruppen Geisteskranker. Korresp.-Blatt f. Schweiz. Ärzte 1902.

[4]) PILCZ, A.: Beitrag zur Lehre von der Heredität. Arb. a. d. neurol. Inst. d. Wiener Univ. Bd. 15, S. 282. 1909.

[5]) KALMUS: Untersuchungen über erbliche Belastung. Vortrag. Allg. Zeitschr. f. Psychiatrie u. psych.-gerichtl. Med. Bd. 62. 1905.

[6]) BERGAMASCO: Appunti sulla importanza della eredità, specialmente similare della frenosi maniaco-depressiva. Giorn. di psichiatr. clin. e tech. manicom. Bd. 36. 1908.

[7]) VOGT, R.: On arvelighet ved manisk-melankolsk sindsygdom. Ref. v. LUNDBORG im Arch. f. Rassen- u. Gesellschaftsbiologie. 1911.

[8]) REISS, E.: Konstitutionelle Verstimmung und manisch-depressives Irresein. Zeitschr. f. d. ges. Neurol. u. Psychiatrie Bd. 2. 1910.

[9]) DAMKÖHLER: Vererbung von Geisteskrankheiten. Allg. Zeitschr. f. Psychiatrie u. psych.-gerichtl. Med. Bd. 67. 1910.

[10]) WITTERMANN: Psychiatrische Familienforschung. Zeitschr. f. d. ges. Neurol. u. Psychiatrie Bd. 20. 1913.

[11]) KREICHGAUER, R.: Zur Frage der Vererbung von Geisteskrankheiten. Dissert. Freiburg 1909.

auftreten. So konnte z. B. LUTHER (1914) feststellen, daß bei den Kindern von man.-depr. Eltern in 29% der Fälle auch Schizophrenien vorkamen. Diese Beobachtung sprach unbedingt gegen eine *absolute gleichartige Vererbung.* Weitere Untersuchungen von MOLLWEIDE[1]) (1914), RIEBETH[2]) (1916) und RÜDIN[3]) (1916) führten zu dem bemerkenswerten Ergebnis, daß zwar die *Dem. praecox* bei den *Kindern man.-depr. Eltern* nicht selten, daß aber der umgekehrte Modus höchst fraglich sei. RÜDIN glaubte sogar diese Feststellung diagnostisch verwerten zu können. Er vertrat die Ansicht, daß zirkuläre Kinder von schizophrenen Eltern sich so gut wie immer im weiteren Verlauf als Schizophrene entpuppen würden. Außerdem wurde beim man.-depr. Irresein gelegentlich noch die Frage der *Geschlechtsabhängigkeit* berührt. JOLLY (1913) konnte z. B. ein auffallendes Überwiegen des weiblichen Geschlechtes bei zirkulären Psychosen nachweisen. Mehrere andere Autoren haben sich ihm angeschlossen. Doch ist man bis heute nicht zu einem eindeutigen Ergebnis gekommen.

Ganz ähnliche Resultate hatten die Untersuchungen von *Dem.-praecox-Familien.* Ursprünglich war man zweifelhaft, ob die Dem. praecox überhaupt den erblichen Krankheiten zuzurechnen sei. BLEULER und KRAEPELIN vertraten die Ansicht, daß auch Schizophrenien *ohne* hereditäre Anlage möglich seien. Doch hat sich diese Auffassung später mehr im Sinne einer überwiegend hereditären Genese gewandelt. Dazu bedurfte es vor allem der Einsicht — die auf Mendelistischen Ergebnissen fußt —, daß vereinzelt dastehende Erkrankungen, wie sie ja bei der Dem. praecox oft vorkommen, nicht gegen einen hereditären Ursprung sprechen müssen. Auch bei der Dem. praecox fand sich auffallend häufig gleichartige Vererbung [BERZE[4]) 1910]. Doch beobachtete man, wie gesagt, nicht selten man.-depr. Erkrankungen bei den Eltern von Dem.-praecox-kranken Kindern [WOLFSOHN[5]) 1907, SANDY[6]) 1910, RÜDIN 1916] und ferner andersartige, nicht schizophrene Störungen. bei den entfernteren Verwandten.

Im Laufe der Jahre einigte man sich mehr und mehr dahin, daß sowohl dem man.-depr. Irresein als auch der Dem. praecox bestimmte spezifische ,,Dispositionen'' zugrunde liegen müßten, die streng voneinander zu scheiden seien. Auf Grund dieser Erkenntnis sprach BRATZ[7]) (1910) von selbständigen Vererbungs- (oder Konstitutions-) Kreisen des *man.-depr. Irreseins* und der *Dem. praecox,* denen er als dritten noch den Formenkreis der *Epilepsie* an die Seite stellte. Die ungleichartige, d. h. polymorph erscheinende Vererbung wurde dementsprechend endgültig auf zwei oder mehrere Erbanlagen zurückgeführt, die in einer Familie nebeneinander herlaufen.

Das *gehäufte* Auftreten *verschiedenartiger* Psychosen in *einer* Familie — eine Tatsache, die trotz der überwiegenden Gleichartigkeit bestehen blieb — drängte zu allerhand neuen Fragestellungen. Zunächst einmal forschte man nach bestimmten Gesetzmäßigkeiten, nach denen vielleicht der sog. Polymorphismus im Erbgang sich regeln könnte. Man suchte zu ergründen, ob die polymorphe

---

[1]) MOLLWEIDE, K.: Zur Pathogenese der Dementia praecox. Zeitschr. f. d. ges. Neurol. u. Psychiatrie Bd. 22. 1914.

[2]) RIEBETH: Über das Vorkommen von Dementia praecox und manisch-depressivem Irresein bei Geschwistern. Zeitschr. f. d. ges. Neurol. u. Psychiatrie Bd. 31. 1916.

[3]) RÜDIN, E.: Zur Vererbung und Neuentstehung der Dementia praecox. Studien über Vererbung und Entstehung geistiger Störungen. Herausg. von E. Rüdin. Bd. I. Berlin: Julius Springer 1916.

[4]) BERZE, J.: Die hereditären Beziehungen der Dementia praecox. Leipzig u. Wien 1910.

[5]) WOLFSOHN, R.: Die Heredität der Dementia praecox. Allg. Zeitschr. f. Psychiatrie u. psych.-gerichtl. Med. Bd. 64, S. 347. 1907.

[6]) SANDY, C. W.: Studies in heredity with examples. Americ. journ. of insanity Bd. 66, S. 587. 1910.

[7]) BRATZ: Über Vererbung. Vortrag; ref. Neurol. Centralbl. 1910, S. 101.

Vererbung eine bestimmte Erbfolge verschiedener pathologischer Erscheinungen erkennen ließ. Da glaubte nun als erster Morel ein *Gesetz* der *Progressivität* aufstellen zu können, nach dem im Laufe der Generationen eine allmähliche Verschlechterung der Art, eine allmähliche „Degeneration" stattfinden solle. Er beobachtete häufig in der ersten Generation ein nervöses Temperament, moralischen Schwachsinn bzw. Neigung zu Ausschweifungen. In der zweiten folgten dann schwere Neurosen, Alkoholismus und Neigung zu Schlaganfällen, während in der dritten Generation ausgesprochene psychische Störungen, intellektuelle Trägheit, Suicidneigung zutage traten. Die vierte Generation beschloß die Reihe mit meist angeborenen Blödsinnsformen, Mißbildungen, Entwicklungshemmungen aller Art, und damit war dann der Fortpflanzung des durchseuchten Stammes ein Ziel gesetzt. Dieses *Gesetz* der „*fortschreitenden Entartung*", wie man es am besten nennen könnte, erregte zum Teil recht lebhaften Widerspruch. Schon Jung (1864) hatte dem progressiven einen regressiven Vererbungsmodus gegenübergestellt. Und auch nach ihm haben die verschiedensten Autoren immer wieder darauf hingewiesen, daß die fortschreitende Entartung durchaus nicht der häufigere Fall sei, daß daneben immer wieder die erbliche Regeneration ganz energisch zu Worte komme [Mott[1]) und Berze (1910); Wittermann (1913); Krueger (1914); Riebeth (1916)]. Immerhin war in vielen Familien die fortschreitende Entartung augenfällig. Krauss (1903) und Förster[2]) (1907) fanden, daß die Erkrankungen bei den Kindern vielfach früher manifest werden und schwerer verlaufen als bei den Eltern. Für die Dem. praecox wies Mollweide (1914) nach, daß die Psychosen der Eltern oft einen milden, gedehnten paranoiden Verlaufstypus zeigen, während die Kinder rascher der Verblödung anheimfallen. Berze (1910) machte für die Erscheinung der fortschreitenden Entartung einmal das *Zusammentreffen abnormer Charaktere,* ferner das Moment der *Keimschädigung* verantwortlich. Letzteres fiel überhaupt bei den älteren Autoren, wohl mehr noch als heute, stark ins Gewicht. Insbesondere gilt dies für die Dem. praecox. Kraepelin und Pilcz beschuldigten die *Lues* der Eltern, andere wie Kreichgauer, Sandy, Wittermann, Mollweide zogen den *Alkoholismus* der Eltern zur Erklärung heran. Dagegen bestritten Jolly (1913) und Luther (1914) die Bedeutung der Keimschädigung überhaupt. Vor allen Dingen schien ihnen die *Lues* der Eltern eine *zufällige* Erscheinung, die mit der Auslese des Materials aus einer Großstadtbevölkerung zusammenhängen müsse. Was die alkoholische Keimschädigung anbetrifft, so hat Rüdin (1916) darauf hingewiesen, daß die Beziehung des Alkoholismus der Eltern und der Dem. praecox bei den Kindern vermutlich ganz anders zu deuten sei. Er sieht mit Recht in den schweren chronischen Trinkern psychopathisch veranlagte Individuen, die wohl mehr durch ihre Erbkonstitution als durch ihren Alkoholismus für die Schizophrenie der Kinder eine hereditäre Bedeutung haben. Die ganze Frage der fortschreitenden Entartung stand als gesetzmäßige Erscheinung späterhin nicht mehr so sehr im Vordergrund des Interesses. Immerhin blieb eine Frage bis heute Gegenstand lebhafter Diskussionen, die sog. *Anteposition.* Fast alle Untersuchungen kamen zu dem Ergebnis, daß die Erkrankungen sich bei den Kindern im allgemeinen früher manifestieren als bei den Eltern, ebenso bei den jüngeren Geschwistern früher als bei den älteren. Rüdin fand sogar bei schizophrenen Eltern- und Kinderpsychosen eine Differenz von 12 Jahren im Manifestationstermin zu Lasten der Kinder. Er

---

[1]) Mott, F. W.: The Huxley lecture on hereditary aspect of nervous and mental diseases. Brit. med. journ. Bd. 2, S. 1013. 1910.
[2]) Förster, R.: Über die klinischen Formen der Psychosen bei direkter Erblichkeit. Allg. Zeitschr. f. Psychiatrie u. psych.-gerichtl. Med. Bd. 64, S. 176. 1907.

möchte jedoch darin keine Gesetzmäßigkeit erblicken, da die bisherigen Berechnungen meistens einen statistischen Fehler begehen; das ist das völlige Außerachtlassen der im frühen Alter an Dem. praecox erkrankten Individuen, die in der Mehrzahl überhaupt niemals Eltern werden. Erst dann, wenn alle Individuen der Kindergeneration bei einem Vergleich mit sämtlichen Individuen der Elterngeneration (mit und ohne Elterneigenschaften) die Anteposition erkennen lassen, dann sei für ihn eine Gesetzmäßigkeit bewiesen. Eine klare Entscheidung der ganzen Degenerationsfrage konnten die bisherigen Untersuchungen nicht bringen. Man hat den Eindruck, daß bei der Verteidigung der absolut *hoffnungslosen Entartungstheorie* vielfach *gefühlsmäßige* Momente mitgesprochen haben Die biologische Regeneration steht der biologischen Degeneration an Bedeutung wohl kaum nach [s. BUMKE.[1])].

Eine andere, in konstitutioneller Hinsicht viel wichtigere Frage, die ebenfall durch die Häufung ungleichartiger Erkrankungen in einer Familie nahegelegt wurde, betrifft die *konstitutionelle Verwandtschaft* verschiedenartiger *Psychosen*. Man ging von dem berechtigten Gedanken aus, daß ein häufiges hereditäres Zusammentreffen verschiedenartiger Psychosen auf eine innere Zusammengehörigkeit schließen läßt [hereditäre Vicinitätsregel[2])]. Schon VORSTER (1901), der bei den Kindern von Eltern mit *senilen* Erkrankungen überwiegend *Schizophrenien* fand, wies auf eine mögliche Beziehung zwischen frühen und späten Verblödungsprozessen hin. BERZE (1910) hat dann später für die schizophrene „Disposition" einen weiten konstitutionellen Verwandtschaftskreis aufgestellt. Er zählte dazu, ganz ähnlich wie VORSTER, sämtliche *präsenilen* und *senilen Psychosen,* soweit sie *katatonieforme* Symptome aufweisen, ferner aber auch einen großen Teil der sog. *Melancholien des Rückbildungsalters.* Weiterhin sprach er die Vermutung aus, daß der *Alkoholismus* oft sekundär auf der Basis einer latenten schizophrenen „Disposition", nicht selten auch auf dem Boden einer ausgesprochenen Dem. praecox zu entstehen pflege. Die sog. *alkoholischen Psychosen* sind nach seiner Meinung bei näherer Betrachtung oft nichts anderes als *Verblödungsprozesse,* die bei einer Gesamtfärbung im Sinne des Alkoholismus im Grunde doch der *Dem.-praecox-Gruppe* zugehören. Die Zusammengehörigkeit verschiedenartiger Krankheitsbilder erklärt er sich durch die Annahme, daß die Anlage zur Dem. praecox in den verschiedensten *Graden* vorkommt. Neben Fällen, „in denen eine so leicht zu weckende Anlage besteht, daß die ausbrechende Psychose nur endogen begründet zu sein scheint, sehen wir solche, in denen die Anlage nur schwer zu wecken ist, so daß man, wenn der Ausbruch der Psychose doch erfolgt, geradezu an exogene Genese (z. B. Alkoholismus) denken möchte. Unter glücklichen Umständen kann die Anlage wahrscheinlich auch latent bleiben bis ins vorgerückte Alter, ja bis ins Senium." Wir erkennen hier Gedanken, die, wie wir später sehen werden, unserer heutigen Auffassung voll und ganz entsprechen. LUTHER (1914) konnte bis zu einem gewissen Grade die Beobachtungen BERZES bestätigen. Auch er stellte unter den Deszendenten von Eltern mit Psychosen des Rückbildungsalters in 68% der Fälle Schizophrenien fest, desgleichen bei den Kindern von senil Dementen in 69%. Er sträubte sich jedoch gegen die Annahme einer konstitutionellen Beziehung. JOLLY (1913) bestritt sogar die Zugehörigkeit der paranoiden Erkrankungen des höheren Lebensalters zur Dem. praecox, da jene absolut keine einheitliche Gruppe bilden.

---

[1]) BUMKE, O.: Über nervöse Entartung. Berlin 1912.

[2]) „Treten zwei klinische Abnormitäten, die bislang in der Systematik als selbständige Einheiten geführt wurden, besonders häufig in enger hereditärer Nachbarschaft (vicinitas) nebeneinander in einer Familie auf, so ist damit eine biologische Verwandtschaft, die Beteiligung gleicher Konstitutionselemente bewiesen" (HOFFMANN).

Andere Autoren [Riebeth und Elmiger[1])] beschäftigten sich mit den Beziehungen von *Epilepsie* und *Schwachsinn* zur Dem.-praecox-Anlage. Berze und Elmiger (1914) sprachen die Vermutung aus, daß es sich bei manchen Schwachsinnsformen um schizophrene Prozesse des kindlichen Lebensalters handeln könnte. Berze[2]) (1909) stellte ferner die für die damalige Zeit kühne, aber nach heutiger Auffassung ganz berechtigte Behauptung auf, daß manchmal auch zwischen (phänotypisch) zirkulären Erkrankungen und schizophrenieähnlichen Verblödungsprozessen ein konstitutioneller Zusammenhang bestehen könne. Er fand in einer Geschwisterserie nicht weniger als 8 psychotische Glieder, darunter 7 mit teilweise atypischem man.-depr. Irresein und einen progressiven Verblödungsprozeß im Sinne einer Schizophrenie mit auffallend euphorischer Grundstimmung. Er glaubte hier trotz der phänotypischen Verschiedenheit bei allen Fällen eine gleichartige Anlage annehmen zu müssen. Doch sollten nach seiner Meinung gewisse zufällige persönliche Ursachen imstande sein, den Einfluß der ererbten Dispositionen zu verdrängen bzw. zu überstimmen und dadurch verschiedene Psychosen zu schaffen, die dann ihrer Erscheinungsform nach nicht mehr als Glieder ein und desselben Erbkreises betrachtet werden könnten. Sicherlich gibt diese Vermutung für manche Fälle eine sehr einleuchtende theoretische Deutung. Wir werden später noch einmal auf sie zurückkommen müssen. Im großen und ganzen haben sich die Untersuchungen immer nur mit den Verwandtschaftsbeziehungen der schizophrenen Anlage beschäftigt. Mit ihr glaubte man eine ganze Reihe von verschiedenartigen Psychosen genotypisch vereinigen zu müssen. Im Gegensatz hierzu stehen die Arbeiten von Specht[3]), der manche *paranoiden* Erkrankungen mit zirkulärer Belastung zu der *man.-depr. Anlage* zählen möchte.

In engstem Zusammenhang mit den konstitutionellen Beziehungen verschiedenartiger Psychosen wurde von erbbiologischer Seite vereinzelt auch die Frage der *Anlagenkombination* erörtert. Schuppius[4]) (1912) stellte in man.-depr. Familien mehrfach zirkulär verlaufende Psychosen fest, die infolge einer intellektuellen Abschwächung und des lebhaften Hervortretens von Sinnestäuschungen einer Dem. praecox ähnlich zu sein schienen. Er vermutete daher eine gewisse innere Beziehung von Dem. praecox und man.-depr. Irresein. Viel einleuchtender von unserem heutigen Standpunkt aus ist die Ansicht Stranskys[5]), daß es sich in solchen Fällen um larvierte Katatoniker mit einem man.-depr. Einschlag in der Individualanlage handelt. Schon v. Wagner-Jauregg[6]) (1906) hatte für die verschiedenen Formen von Geistesstörungen verschiedene Dispositionen angenommen, „deren mehrere gelegentlich in einem Individuum zusammenfallen können". Pilcz[7]) (1909) betonte vor allem, daß die man.-depr. Anlage für derartige Verbindungen in Betracht komme. Er beobachtete, daß in Familien mit periodischen Psychosen andere an sich nicht

---

[1]) Elmiger: Über schizophrene Heredität. Psychiatr.-neurol. Wochenschr. Jg. 19, S. 31. 1917/18.

[2]) Berze, J.: Die manisch-depressive Familie H. Ein Beitrag zur Hereditätslehre. Monatsschr. f. Psychiatrie u. Neurol. Bd. 26, S. 270. 1909.

[3]) Specht: Über die klinische Kardinalfrage der Paranoia. Zentralbl. f. Nervenheilk. Bd. 31, S. 817. 1908. — Specht: Chron. Manie u. Paranoia. Zentralbl. f. Nervenheilk. u. Psych. 1905.

[4]) Schuppius: Die Erblichkeitsbeziehungen in der Psychiatrie. Zeitschr. f. d. ges. Neurol. u. Psychiatrie Bd. 13, S. 217. 1912.

[5]) Stransky, E.: Das manisch-depressive Irresein. Handbuch d. Psychiatrie (Aschaffenburg). Leipzig u. Wien: Deuticke 1911.

[6]) v. Wagner-Jauregg: Einiges über erbl. Belastung. Wien. klin. Wochenschr. 1906. Nr. 1.

[7]) Pilcz, A.: Zitiert auf S. 1104.

zur Periodizität neigenden Geistesstörungen (z. B. Katatonien) einen exquisit zirkulären oder periodischen Typus erkennen lassen. BERZE[1]) (1910) wies darauf hin, daß man in erster Linie bei diagnostisch unklaren Fällen an eine solche Anlagenkombination denken müsse (zirkulär verlaufende Dem. praecox und Psychosen mit man.-depr. und katatonischen Phasen). RIEBETH (1916) äußerte sich in dem Sinne, daß eine Reihe von periodisch und zirkulär verlaufenden Psychosen zu Unrecht ohne weiteres dem man.-depr. Irresein zugerechnet würden. Bei manchen derartigen Fällen möchte er eine *Mischung* von *zirkulären* und *schizophrenen Anlagen* annehmen, bei der die man.-depr. Komponente nur die Verlaufsart bestimmt, während die schizophrene für den Endausgang ausschlaggebend ist. Damit war die Möglichkeit einer Übergangsform zwischen beiden Konstitutionskreisen zugegeben, und gerade dieses Problem der *Anlagemischung* ist noch heute von ganz besonderer Bedeutung.

Erst relativ spät wandte man bei der erbbiologischen Erforschung der Psychosen die Aufmerksamkeit der erblichen Belastung durch *Psychopathen* und *abnorme Persönlichkeiten* zu. Es fiel die Häufung von *Psychopathen* in psychotischen Familien auf, und zwar stellte man fest, daß die Psychopathen in man.-depr. und schizophrenen Familien ganz erheblich voneinander abweichen. LIPPSCHÜTZ[2]) (1906) hat darauf hingewiesen, daß bei *Melancholien* vor allem *schwerblütige Aszendenten* vorkommen. REISS (1910) konnte diese Beobachtung bestätigen, insbesondere fand er *depressive Typen* mit Neigung zu *ängstlicher Skrupulosität* und *Selbstquälerei*. BERZE (1910) betonte bei Psychopathen in man.-depr. Familien die *Reizbarkeit* und das *gesteigerte Selbstgefühl*. Auch HÜBNER[3]) fiel dieser *selbstbewußt-reizbare* Typus auf. Er stellte ihm außerdem noch den *hilfsbereiten, aufopferungsfähigen hypomanischen* Typus und den *betriebsamen, reizbaren Querulanten* an die Seite. Neben diesen konstitutionell erregten Psychopathen erwähnt er unter den depressiven Temperamenten die *Skrupulösen*, die *Gehemmten* und die *Kleinmütigen*. MEDOW[4]) (1914) konnte ganz ähnliche Beobachtungen machen. Dagegen zeigten die *Psychopathen* in *schizophrenen Familien* ein ganz anderes Bild. SANDY (1910) hat eine Reihe von exzentrischen Typen gefunden. BERZE (1910) weist auf bestimmte charakteristische Einzelheiten hin, wie *Einsichtslosigkeit, Unbelehrbarkeit, Überempfindlichkeit* und *Schrullenhaftigkeit*. Er spricht von intellektuellen Defekten und von der mehr oder weniger ausgesprochenen *paranoiden* oder *verschrobenen* Art dieser „*schizophrenen Psychopathentypen*". Eingehender noch hat MEDOW (1914) diese Frage behandelt. Er fand vor allem *Gemütsarmut, Roheit* und *moralische Minderwertigkeit*. An besonderen Eigentümlichkeiten hebt er hervor: *Habsucht, Geiz, Jähzorn, Aberglaube, Frömmelei, Mißtrauen* bis zu Andeutungen von *Beziehungswahn, Arbeitsscheu, Unstetigkeit* und *Haltlosigkeit*. MEDOW hat auch schon auf die in schizophrenen Familien nicht seltenen *Persönlichkeitsumwandlungen* hingewiesen, die sich auf den verschiedensten Altersstufen vollziehen können, dabei psychologisch absolut unverständlich und uneinfühlbar bleiben. Er führt eine ganze Anzahl von abnormen Persönlichkeiten auf; zum Teil *Gemütsstumpfe*, zum Teil solche, die sich durch eine *erhöhte Reizbarkeit* und *Erregbarkeit* ihres *Affektlebens* (Jähzorn, Leidenschaftlichkeit und Launenhaftigkeit) oder auch durch mannigfache

---

[1]) BERZE, J.: Zitiert auf S. 1105.

[2]) LIPPSCHÜTZ: Die Ätiologie der Melancholie. Monatsschr. f. Psychiatrie u. Neurol. Bd. 18, S. 193. 1906.

[3]) HÜBNER, A. H.: Über die manisch-depressive Anlage und einige ihrer Ausläufer. Arch. f. Psychiatrie u. Nervenkrankh. Bd. 60, H. 2/3.

[4]) MEDOW: Zur Erblichkeitsfrage in der Psychiatrie. Zeitschr. f. d. ges. Neurol. u. Psychiatrie Bd. 26, S. 493. 1914.

„neurasthenisch-neuropathische" Züge auszeichnen. Endlich weist auch Rüdin (1916) auf die erbbiologische Bedeutung dieser Psychopathen in schizophrenen Familien (*Verschrobene, Haltlose, unverbesserliche Kriminelle*) besonders nachdrücklich hin. Es hat sich also im Laufe der Jahre das Bestreben geltend gemacht, nicht nur die Psychosen, sondern auch die nichtpsychotischen Verwandten in die konstitutionelle und erbbiologische Betrachtung einzubeziehen.

Unabhängig von der Frage der *psychopathischen Verwandten* wuchs allmählich eine andere Forschungsrichtung heran, die sich zunächst abseits von der Erbbiologie entwickelt hat, im Grunde genommen aber, wie wir heute wissen, aufs engste mit dem ganzen Konstitutionsproblem zusammenhängt. Das ist die Frage der *präpsychotischen Persönlichkeit* und ihrer Bedeutung für Art und Charakter der endogenen Psychosen. In einer Zeit, da man für die individuelle Seite der Geistesstörungen noch kein rechtes Verständnis besaß, hat Tiling[1]) (1904) als erster den Satz aufgestellt, daß die individuelle Anlage der alleinige formgebende Faktor bei sämtlichen überhaupt auftretenden Psychosen sei. Für ihn gab es wohl zahlreiche auslösende Momente; die Art und Weise aber, in der sich die geistige Störung darstellt, wie sich ihr Verlauf gestaltet, wie sich ihre Symptombilder zusammensetzen, das war nach seiner Ansicht allein von dem Temperament, von der Anlage oder überhaupt von der individuellen Gesamtpersönlichkeit bestimmt. Rein individuelle Faktoren sollten für Form und Verlauf, für den ganzen Charakter der Psychose maßgebend sein. Tilings Anschauungen wurden sehr energisch angegriffen. Mag er auch hinsichtlich der Allgemeingültigkeit seiner Ideen zu weit gegangen sein, so liegt in ihnen doch ein richtiger Kern. Das haben spätere Untersuchungen gezeigt. Gaupp[2]) (1905) konnte z. B. an einem größeren Melancholiematerial nachweisen, daß klimakterielle Verstimmungszustände gelegentlich sehr individuell gefärbt verlaufen. Bei manchen Fällen schien es sich nur um eine *transitorische Steigerung habitueller Verzagtheit* in der Involution zu handeln. Bei Personen mit *hysterisch degenerativer* Veranlagung beobachtete er *querulierende* und *paranoide* Bilder, die ihm gleichermaßen durch den individuellen Charakter begründet zu sein schienen. Soukhanoff[3]) bestätigte ebenfalls diese Beziehungen zwischen persönlicher Veranlagung und Form der Affektpsychosen. Zwei Gruppen glaubte er besonders hervorheben zu können, einmal die *Melancholie* mit *Zwangsvorstellungen* und dann die mit *hysterischen Zügen*. In beiden Fällen schien auch ihm die präpsychotische Persönlichkeit für die psychotische Erscheinungsform wesentlich. Ähnliche Zusammenhänge hat endlich Reiss (1910) für die melancholischen Erkrankungen mit *grüblerischen* und *selbstquälerischen* Zügen zeigen können.

In den folgenden Jahren stand dann vor allem die Art der Veranlagung bei paranoischen Erkrankungen im Vordergrund. Schon Friedmann[4]) (1905) wies darauf hin, daß die Paranoia als pathologische Entwicklung von Persönlichkeiten mit bestimmter Veranlagung aufzufassen sei. Er sprach dabei die Vermutung aus, daß der Grad der abnormen Veranlagung in den heilbaren Fällen ein milderer sei als bei der unheilbaren chronischen Paranoia. Es liegt eine ganze Anzahl von Versuchen vor, diese psychopathische Konstitution näher zu typisieren. Tiling fand bei einer Gruppe von *Paranoikern Hochmut, Eigensinn, Dünkelhaftigkeit, selbstbewußtes Wesen, kampfbereite* und *entschlossene Stimmung*

---

[1]) Tiling: Individuelle Geistesartung und Geistesstörung. München: Bergmann 1904.
[2]) Gaupp, R.: Die Depressionszustände des höheren Lebensalters. Münch. med. Wochenschrift 1905.
[3]) Soukhanoff: Sur les associations psychiques obsédantes de contraste dans les états mélancoliques. Arch. de neurol. Bd. 58.
[4]) Friedmann: Beiträge zur Lehre von der Paranoia. Monatsschr. f. Psychiatrie u. Neurol. Bd. 17. 1905.

und einen *rachsüchtigen nachtragenden Charakter*. Eine andere Gruppe zeichnete sich durch *Ehrgeiz, Hochmut* und *Selbstsicherheit* aus. Eine dritte war durch *hypochondrisch-ängstliche, verzagte, weichliche Grundstimmung* charakterisiert. Beim *Querulantenwahn* hat TILING die Beobachtung gemacht, daß er sich stets aus einer *querulatorisch* veranlagten Persönlichkeit entwickelt. Dieselbe Ansicht haben auch HEILBRONNER[1]) und BONHOEFFER[2]) vertreten. KRAEPELIN nennt als wesentliche Grundsymptome des paranoischen Charakters die *Sehnsucht* nach *Großem* und *Hohem*, ein *geheimes Drängen* nach *kühner Betätigung*, die *feste Überzeugung*, zu etwas *Besonderem* geboren zu sein. GAUPP[3]) (1910) unterscheidet *zwei* verschiedene *Grundtypen* bei der Paranoia. Der eine ist durch *Reizbarkeit, Leidenschaftlichkeit, Empfindlichkeit*, ferner durch *gehobenes Selbstgefühl, vorschnelles* und *verbohrtes Denken* gekennzeichnet. Der andere weist enge Beziehungen zu der von JANET betonten Veranlagung bei *Psychasthenischen* und *Zwangsvorstellungskranken* auf und neigt zu abortiven Erkrankungen. Es sind *gutmütige, bescheidene*, wenig *selbstsichere*, eher *ängstliche, gewissenhafte* und *skrupulöse* Naturen; Menschen mit starker, fast zwangsmäßiger Neigung zur *Selbstkritik*, ohne jede Selbstüberhebung und ohne Kampfstimmung. Sie sind wieder den Persönlichkeiten mit *sensitivem Beziehungswahn* [KRETSCHMER[4]) (1919)] charakterologisch sehr nahe verwandt und stehen in scharfem Kontrast zu den sog. Kampfparanoikern. Endlich hat KLEIST[5]) (1913) einen Typus der sog. *hypoparanoischen Konstitution* aufgestellt, der in seiner Eigenart dem ersten Typus von GAUPP an die Seite zu stellen wäre (erhöhtes Selbstbewußtsein, herrisches eigensinniges Wesen, Empfindlichkeit, Reizbarkeit, Mißtrauen). Er konnte an einer ganzen Reihe von Beispielen nachweisen, daß diese Veranlagung ganz besonders zu einer klimakteriellen Erkrankung, der sog. *Involutionsparanoia*, disponiert, die eigentlich nur eine Steigerung der abnormen Veranlagung darstellt.

Ich habe die Entwicklung dieser Persönlichkeitsforschung nur im groben skizziert. Eine ausführliche Darstellung würde zu weit führen. So konnte ich nur die wichtigsten Untersuchungen berücksichtigen. Wir sehen, daß die Frage der präpsychotischen Anlage in der Psychiatrie erst verhältnismäßig spät, nachdem schon die einzelnen Krankheitsgruppen mehr oder weniger festgelegt waren, die ihr gebührende Beachtung gefunden hat. Es gingen mehrere Jahrzehnte darüber hin, bis endlich die Beziehungen zwischen Persönlichkeit und Psychose anerkannt wurden. Die heutige psychiatrische Konstitutionslehre fußt zum Teil auf dieser Erkenntnis. Sie blieb aber nicht dabei stehen, bestimmte Färbungen psychotischer Zustandsbilder auf die Eigenart der Persönlichkeit zurückzuführen. Sie suchte vielmehr nach strengen Gesetzmäßigkeiten (Häufigkeitsbeziehungen), nach denen bestimmt geartete Charaktere vorwiegend von einer bestimmten Störung ergriffen werden. Dabei fielen die Erfahrungen über die sog. schizophrenen und zirkulären Psychopathen sehr erheblich ins Gewicht. Charakteristisch für die moderne Konstitutionslehre in der Psychiatrie ist überhaupt die Tatsache, daß sie sich nicht mit rein klinischen Beobachtungen begnügt, sondern daneben erbbiologische Forschungen und in jüngster Zeit auch die körperkonstitutionelle Betrachtungsweise (KRETSCHMER) mit heranzieht.

---

[1]) HEILBRONNER: Zwangsvorstellung und Psychose. Zeitschr. f. d. ges. Neurol. u. Psychiatrie Bd. 9, S. 301. 1912.

[2]) BONHOEFFER: Über die Beziehungen der Zwangsvorstellungen zum manisch-depressiven Irresein. Monatsschr. f. Psychiatrie u. Neurol. Bd. 33, S. 354. 1913.

[3]) GAUPP, R.: Über paranoische Veranlagung und abortive Paranoia. Zentralbl. f. Nervenheilk. Bd. 33, S. 65. 1910.

[4]) KRETSCHMER, E.: Der sensitive Beziehungswahn. Berlin: Julius Springer 1919.

[5]) KLEIST, K.: Die Involutionsparanoia. Allg. Zeitschr. f. Psychiatrie u. psych.-gerichtl. Med. Bd. 70, S. 1. 1913.

Wenn wir die heute noch schwebenden Fragestellungen näher ins Auge fassen, so erkennen wir zum Teil die alten Ideen der erbbiologischen Arbeiten wieder. Außer den reinen Vererbungsfragen, die früher in Form der direkten Heredität (man.-depr. Irresein) und der indirekten bzw. kollateralen Belastung (Dem. praecox) behandelt wurden, die heute eine mendelistische Orientierung anstreben, interessieren uns immer noch dieselben Probleme; die *Zusammengehörigkeit verschiedenartiger Psychosen* zu einer gemeinsamen *Gesamtkonstitution*, die *Kombination verschiedener pathalogischer Anlagen* in einem Individuum, die *präpsychotische Veranlagung* und vor allem die Bedeutung der *psychopathischen Verwandten* für die Entstehung bestimmter *psychotischer Konstitutionen*. Mit neuen Untersuchungen sind neue Ideen aufgetaucht, die die früheren Ergebnisse und theoretischen Vermutungen häufig in anderem Licht erscheinen lassen. Vor allem aber ist es gelungen, bestimmte, gut charakterisierte *Konstitutionstypen* abzugrenzen, die uns den festen Halt einer Systematik geben. Damit erst darf die psychiatrische Konstitutionslehre als selbständige Forschungsrichtung gelten.

II. Phänomenologie und Systematik der psychischen Konstitution.

1. Allgemeine Betrachtungen.

Konstitution und Konstellation. Die psychische Veranlagung des Menschen, seine Fähigkeiten und seine affektiven Tendenzen, Intelligenz, Charakter und Temperament, kurz die individuelle Gesamtpersönlichkeit deckt sich nicht ohne weiteres mit dem, was wir als Konstitution festgelegt haben. Fassen wir einmal die charakterologische Entwicklung beim Menschen ins Auge. Sehr häufig wird allerdings der Charakter (oder die Entfaltung bestimmter charakterologischer Eigenschaften) den Weg gehen, der ihm vom Keimplasma vorgeschrieben ist, ohne daß Milieufaktoren eine wesentliche Umbildung und Umformung erzielen. Wir können diese Tatsache vor allem daraus ableiten, daß unter den Kindern ein und des selben Elternpaares trotz ähnlicher äußerer Bedingungen die verschiedenartigsten Charaktertypen zur Ausbildung kommen. Wenn wir uns dann die Ahnentafel und die Seitenverwandtschaft anschauen, so werden wir in den früheren Generationen ganz ähnliche Charaktere finden, obwohl diese kaum unter gleichen oder ähnlichen Bedingungen werden aufgewachsen sein. Wir sehen also einmal Verschiedenheit der Charaktere bei gleichen Umweltsbedingungen, zum anderen Gleichartigkeit bei ganz verschiedenen Milieuverhältnissen. Daraus ziehen wir den Schluß, daß die charakterologische Entfaltung hier die Richtung einschlägt, die vom Erbgut, d. h. genotypisch vorgeschrieben ist, ohne nennenswerte Beeinflussung durch äußere Faktoren, die im individuellen Lebensgang wirksam sind. Wir haben es in diesen Fällen mit Eigenschaften oder Eigenschaftskomplexen zu tun, die eine starke Erblichkeitsvalenz [STERN[1])] besitzen; sie sind genotypisch fest verankert (KAHN) und vermögen in ihrer Entwicklung Außeneinflüssen einen starken Widerstand entgegenzusetzen. Im allgemeinen werden wir bei stark ausgeprägten Charaktereigenschaften, für deren scharfe Betonung wir keine exogene Erklärung feststellen können, diese Ansicht vertreten. Sicherlich auch bei besonders hochstehenden und fein differenzierten Begabungen, die von ihrer genotypischen Wurzel zur Entfaltung getrieben werden, ohne daß die Außenwelt wesentlich ins Gewicht fällt (soweit es sich nicht um die übliche geistige Schulung handelt). Ebenso scheint die Grundstruktur der affektiven Reaktionsform, das Temperament in unserem Sinne konstitutionell zu sein.

---

[1]) STERN, W.: Die menschliche Persönlichkeit. 2. Aufl. Leipzig 1919.

Wir können allerdings häufig ganz auffallende *Temperamentsverschiebungen* beobachten, die mit einer bestimmten Milieuänderung Hand in Hand gehen. Dann tritt wohl eine verständliche, einfühlbare Stimmungsreaktion (z. B. depr. Grundstimmung bei anhaltend trüben Lebenserfahrungen) auf, doch niemals eine Änderung der affektiven Grundpersönlichkeit. Andererseits aber kennen wir eine Unzahl von affektiven Persönlichkeitsumwandlungen, die nicht auf äußere Faktoren zurückgehen und nur in der Keimanlage ihre Ursache haben können. Auch hier gibt es Erscheinungen, die vorwiegend konstitutionell bedingt sind. Wir können all die genannten Eigenschaften, die KAHN „feste Phänotypen" nennt, mit STERN auch als „*Erbeigenschaften*" bezeichnen; es sind Eigenschaften, die sich ohne Rücksicht auf das Milieu im Phänotypus durchsetzen. Diesen Erbeigenschaften wollen wir die sog. *Milieueigenschaften* oder „*ungefestigte Phänotypen*" (KAHN) gegenüberstellen, die nur bei bestimmten äußeren Einwirkungen zur Geltung kommen. Selbstverständlich spielen auch solche Merkmale in dem psychischen Gesamtbild eines Menschen eine Rolle. Ich denke z. B. an die Eigentümlichkeiten, die eine bestimmte Schulung und Erziehung, eine bestimmte Berufsatmosphäre mit sich bringt, oder an die Fähigkeiten, die nur durch eine besondere Lebenssituation realisiert werden; man spricht dann wohl davon, daß ein Mensch dies oder jenes erst mühsam habe lernen müssen. Zwei Möglichkeiten sind theoretisch denkbar: Einmal solche Eigenschaften, die abnorm intensiven und anhaltenden äußeren Reizen ihre Entstehung verdanken, wobei eine Anlage gegeben ist, die nur eine entsprechende Richtungsdisposition enthält, ohne gerade eine starke Manifestationskraft zu besitzen (z. B. mißtrauische Ängstlichkeit bei andauernden schlechten Erfahrungen mit den Nebenmenschen). Wir könnten diesen Fall als „Überspannen" einer an sich relativ schwachen Anlage bezeichnen, die sich nur durch die abnormen Erlebnisse zu einer stark pointierten Eigenschaft entwickelt. Zum anderen müssen wir aber auch solche Erbanlagen mit unqualifizierter Disposition theoretisch zugeben, die sich bei verschiedenen äußeren Bedingungen einmal in dieser, das andere Mal in jener Richtung entfalten können. Ich erinnere etwa an den Einfluß der Verschiedenheit von Beruf und Lebenshaltung auf ähnliche Charaktere. Mir will es jedoch scheinen, als ob diese Möglichkeit keine sehr große Bedeutung hätte. Ich glaube vielmehr, daß in den Fällen einer ausgesprochenen konstellativen Persönlichkeitsentwicklung stets eine bestimmt geartete Disposition anzunehmen ist, die erst durch eine ihr entsprechende Erlebniswirkung aus dem Latenzstadium gelöst wird. Wenn auch die psychische Gesamthaltung eines Menschen sich nur teilweise mit seiner Konstitution deckt, so werden wir doch annehmen dürfen, daß die konstitutionellen Faktoren wesentlich ausschlaggebend sind, mehr als wohl für gewöhnlich zugegeben wird.

STERN faßt einmal seine Anschauungen über diese Frage folgendermaßen zusammen: „Die Erblichkeitsstärke der menschlichen Disposition bildet eine vielfältig abgestufte Reihe, die von ganz äußerlichen, in jeder Generation je nach der Umwelt wandelbaren Merkmalen bis zu dem hartnäckigsten, unter verschiedensten Bedingungen sich wieder durchsetzenden Eigenschaften führt." Ehe wir Genaueres wissen, werden wir uns dieser Auffassung anschließen müssen. Die vornehmste Aufgabe der Konstitutionsforschung muß sein, nicht nur die konstitutionellen von den konstellativen Eigenschaften zu scheiden, sondern auch aus den konstellativen Eigenschaften die Konstitutionskomponenten herauszuschälen. Wir müssen ferner bei der Konstitution auf zweierlei Dinge achten: auf ihre *Art* (*Qualität*) und auf ihre *Valenz* (*Quantität*). Erstere ist, sobald wir einmal festen Boden gewonnen haben, relativ leicht zu fassen. Die Valenz wird sich auf psychischem Gebiet wohl immer nur annähernd bestimmen lassen, da uns jegliche Möglichkeit der Messung fehlt. Immerhin kann uns die Individualforschung, die Betrachtung des individuellen Lebensganges eine mehr oder weniger wahrscheinliche Abschätzung geben. Nehmen wir als Beispiel etwa irgendeine Erkrankung, so pflegen wir in jedem einzelnen Falle die Überlegung anzustellen, inwieweit sich der psychische Gesamtstatus mit den vorhandenen äußeren Momenten in ursächlichen bzw. verständlichen Zusammenhang bringen läßt. Dasselbe gilt natürlich auch für die normale psychische Entwicklung. Je weniger der angebliche äußere Anlaß und die konstellative Wirkung quantitativ und qualitativ aufeinander abgestimmt scheinen, desto gefestigter ist der Phänotypus, desto stärker die Erblichkeitsvalenz, desto größer der konstitutionelle Anteil. Dieses Kriterium bildet ja die Hauptstütze der rein endogenen Auffassung mancher Psychosen. Die hereditären Verhältnisse lassen dann noch ihre erbliche Bedingtheit und damit ihre konstitutionelle (endogen-erbliche) Natur erkennen. Milieu und konstitutionelle Valenz stehen zueinander in einem umgekehrten Quantitätsverhältnis. Dieses relative Verhältnis zwischen endogenen und exogenen Faktoren läßt sich sehr schön an dem Beispiel einer melancholischen Verstimmung zeigen. Wir unterscheiden hier endogene Formen und reaktive, d. h. solche, bei denen die endogene Wurzel nicht die alleinige Ursache zu sein scheint. Beide Phänotypen, gleichartig in der Erscheinungsform, können auf demselben Konstitutionsboden entstehen, dessen Erkrankungstendenz jedoch nach verschiedener Quantität einzuschätzen wäre. Am größten ist die konstitutionelle Valenz dieser Disposition bei den rein endogenen Formen, geringer ist sie bei den reaktiven; und bei letzteren können wir wieder verschiedene Valenzgrade unterscheiden, je nachdem ob geringfügige Anlässe oder starke Einwirkungen notwendig waren, um die konstellative Wirkung hervorzubringen.

Bei einer Reihe von konstellativen Erscheinungsformen wird aber die Individualforschung nicht zur Abschätzung der Konstitutionsvalenz ausreichen. Dies ist *dann* der Fall, wenn für eine bestimmte Charaktereigenschaft oder eine psychische Anomalie nach Lage der Milieuverhältnisse sowohl eine vorwiegend konstitutionelle als auch eine konstellative Entstehung in Betracht kommen könnte; mit anderen Worten, wenn wir die Auswirkung des endogenen Momentes nicht sicher herausheben können. Ein lehrreiches Beispiel [GAUPP[1]] wird diesen Gedankengang näher erläutern. Ein Ehepaar (ernste, moralisch hochstehende Menschen) adoptierte ein wenige Monate altes Kind aus einer recht unerfreulichen Familie (beständiger Unfriede, Stehlen, Betrügen, Trunksucht usw.). Das Kind wurde in den denkbar günstigsten Verhältnissen aufgezogen. Je älter es wurde, desto mehr häuften sich Schlechtigkeiten. Obwohl es nie etwas Böses gesehen hatte, fing es an zu lügen, zu stehlen und zu betrügen nach Herzenslust; hartnäckig trotzte es allen Erziehungseinflüssen, so daß später die Adoption wieder rückgängig gemacht wurde. Der Phänotypus der „moralischen Minderwertigkeit" war hier zweifellos fest in der Konstitution verankert, so daß er sich trotz günstiger Erziehungseinflüsse durchsetzte. Wäre aber dieses Kind im legitimen Elternhause aufgewachsen, so würde man vielleicht geneigt sein, einen besonderen Nachdruck auf die mangelhafte Erziehung, auf das schlechte Vorbild der Eltern zu legen. In diesem Fall sicher zu Unrecht. Da wir jedoch in ähnlichen Fällen nur selten in der Lage sein werden, durch ein derartig interessantes Experiment die konstellativen Milieufaktoren auszuschalten, so kann die wissenschaftliche Frage, ob vorwiegend konstitutionell oder konstellativ, durch die Betrachtung des Einzelfalles vielfach nicht gelöst werden. Nehmen wir aber die Erblichkeitsforschung zu Hilfe, betrachten wir die Aszen-

---

[1] GAUPP, R.: Psychologie des Kindes. 4. Aufl. Teubner 1918.

denz, so können wir oft die Frage der Konstitutionsvalenz wenigstens annähernd entscheiden. Mit großer Wahrscheinlichkeit können wir eine konstellative Entwicklung *dann* ausschließen, wenn wir feststellen, daß der Phänotypus — in unserem Fall die moralische Minderwertigkeit — in der betreffenden Familie mehrfach auch ohne das spezifische Milieu aufgetreten ist, daß er also konstitutionell bedingt und erblich ist.

Einige Beispiele mögen noch zur Erläuterung dienen.

1. Ein mißmutiger, unzufriedener Charakter läßt sich in vielen Fällen als ein Produkt von Erlebnisreaktionen (Unglück, Enttäuschungen) vorstellen, ohne daß man eine sehr starke konstitutionelle Komponente annehmen müßte. Finden wir aber diesen Phänotypus in gleicher oder ähnlicher Form trotz unspezifischer Milieuverhältnisse auch bei anderen Familiengliedern vertreten, so können wir unter solchen Umständen auf eine hohe konstitutionelle Valenz schließen.

2. Wir haben einen schweren Potator vor uns mit starker Affekterregbarkeit und Neigung zu Mißtrauen, der schon von Jugend auf dem Alkoholmißbrauch ergeben war. Wir sind geneigt, diese Eigenschaften dem chronischen Alkoholismus in die Schuhe zu schieben, da er erfahrungsgemäß in diesem Sinne wirken kann. Zeigt nun etwa der Vater dieses Trinkers die gleichen Eigentümlichkeiten *ohne* Potatorium, so wird es sich höchstwahrscheinlich nicht um ein konstellatives (alkohologenes), sondern um ein konstitutionelles Produkt handeln. Sehen wir dann unter den Nachkommen dieses Trinkers wiederum einen ähnlichen charakterologischen Phänotypus, so war man bisher der Meinung, hierfür die Keimschädigung (Konstellation) als wesentliche Ursache anzunehmen. Da wir aber für die charakterologische Eigenart des Trinkers eine hohe konstitutionelle Valenz vermuten konnten, so wird die vorwiegend konstitutionelle Bedingtheit auch bei seinen Nachkommen sehr wahrscheinlich.

Wir werden nach diesen Überlegungen nunmehr folgende Schlußfolgerungen formulieren können:

Stimmen in einem bestimmten Falle die Außenfaktoren und die fragliche konstellative Wirkung qualitativ zusammen (spezifisches Milieu) und läßt sich das quantitative Verhältnis von endogenen und exogenen Faktoren nach Lage der Dinge nicht abschätzen, so können wir eine hohe konstitutionelle Valenz *dann* als sehr wahrscheinlich annehmen, wenn in der Verwandtschaft sich ähnliche *Konstitutionen* (unabhängig von Außenfaktoren) gezeigt haben, wenn es sich also vermutlich um einen erblichen Phänotypus handelt.

Wir sind uns darüber klar, daß die konstitutionelle Valenz auf psychischem Gebiet sich niemals für uns in exakter Form wird fassen lassen; wir können sie aber, wenn auch unter Schwierigkeiten, für die praktische Beurteilung wohl einigermaßen abschätzen. Ihre Bedeutung für die Konstitutions- und Erblichkeitsforschung ist nicht gering zu achten. Wir werden stets die festen und die ungefestigten Phänotypen streng voneinander scheiden müssen, wenn nicht unsere erbbiologischen Ergebnisse Schaden leiden sollen. Insbesondere gilt dies für den Nachweis bestimmter Vererbungsgesetze. Ferner aber hat die Konstitutionsvalenz auch eine praktische Bedeutung. So haben z. B. pathologische Konstitutionen mit hoher Valenz als feste Phänotypen unter Umständen eine größere Durchschlagskraft hinsichtlich der Übertragung auf die Nachkommen. Gleichartige, aber ungefestigte Phänotypen mit geringer konstitutioneller Valenz sind bei denselben Erblichkeitsbedingungen weit weniger gefährlich.

Erbbiologische Persönlichkeitsanalyse. Wenn wir in der Konstitutionslehre bestimmte Typen aufstellen, so gehen wir nicht etwa von dem gesunden Normalmenschen aus. Wir nehmen vielmehr bestimmte Krankheitsdispositionen — auf psychischem Gebiet z. B. die Anlage zu zirkulären und schizophrenen Er-

krankungen — zum Ausgangspunkt einer Klassifikation. Die Konstitutionsforschung betrachtet zunächst die ausgeprägtesten pathologischen Varianten,
die möglichst alle bekannten Merkmale der betr. Konstitutionsanomalie in
klassischer Form in sich vereinigen, ehe sie in das Gebiet der normalen Veranlagung vordringen und die vielfältige Zusammensetzung des sog. gesunden
„Mischmenschen" [KRETSCHMER[1])] untersuchen kann. Dies gilt gleichermaßen
für die körperliche wie für die psychische Konstitution. Und darin ist, wie
KRETSCHMER gezeigt hat, eine grundsätzliche Verschiedenheit zwischen der
Konstitutionslehre und der Rassenforschung gegeben, da letztere immer nur
am gesündesten, mittleren Durchschnitt anknüpft. Wir werden später sehen,
daß die Lehre von der psychischen Konstitution ganz streng nach diesen Gesichtspunkten aufgebaut ist. Auch hier hat man versucht, zunächst auf pathologischem Gebiet festen Fuß zu fassen, um dann von hier aus die normale Veranlagung zu verstehen.

Wenn wir nun eine der bekannten körperlichen Konstitutionsformen in
natura betrachten, so pflegen wir uns nicht nur mit dem augenblicklichen Gesamtbild zu begnügen. Wir interessieren uns vielmehr auch dafür, wann sich die
charakteristischen Erscheinungen herausgebildet haben. Wir hören etwa, daß
früher die Merkmale eines asthenischen Habitus vorherrschten, während jetzt
der Gesamthabitus im wesentlichen apoplektiforme Züge trägt. Vielleicht können
wir gelegentlich auch feststellen, daß ein bestimmter pathologischer Konstitutionstypus, z. B. ein eunuchoider Habitus, nur vorübergehend in der Entwicklungszeit zum Durchbruch kam, um später wieder zu verschwinden. In einem anderen
Falle erkennen wir, daß dieselbe Konstitutionsanomalie sich zu einem Dauer-
typus entwickelt hat. All diese Beobachtungen führen zu der Schlußfolgerung,
die vielleicht allzu wenig beachtet wird, daß das Individuum in seiner biologischen
Existenz keine *konstante Größe* ist. Wir haben in jedem Organismus vielmehr
ein ständig fließendes biologisches Geschehen vor uns, das in seinem Verlauf
vielfachen Wandlungen unterworfen ist, das bei den einzelnen Individuen sich
außerordentlich mannigfaltig gestalten kann. Je mehr wir über die Grenzen
des jeweiligen Zustandes hinausgehen und uns der Betrachtung des individuellen
Entwicklungsganges zuwenden, desto tiefer werden wir in die Feinheiten des
Konstitutionsproblems eindringen.

Fassen wir einmal die psychische Seite dieser *individuellen Entwicklungskurve*[2])
ins Auge. Der wichtigste Markstein in der seelischen Entfaltung eines jeden
Menschen ist seine *Pubertäts-* oder *Reifezeit*. Sie kann unter Umständen bestimmend sein für das ganze spätere Leben, sie kann aber auch nur eine mehr
oder weniger wichtige Übergangsperiode darstellen. Die meisten Menschen
finden sich aus der überschäumenden Unruhe und den bizarren Gegensätzen
dieser Zeit bald wieder zu einem gewissen Gleichgewicht zurück. Bei manchen
jedoch bleibt die Unausgeglichenheit der Pubertät ungeschwächt erhalten; wir
beobachten bei ihnen auch noch im erwachsenen Alter die Neigung zu schwär-
merischen Freundschaften, zu einsamen Träumereien und zu inbrünstiger Begeisterung für weltfremde Ideale. Regungen und Strebungen, die bei dem einen
nach kurzem Aufblühen in sich zusammenfallen, bilden beim anderen Wesen
und Inhalt des endgültigen Charakters. Man könnte in diesem Falle von einer
mangelnden psychischen Ausreifung sprechen, die nach unserer Erfahrung keineswegs mit einem körperlichen Infantilismus Hand in Hand zu gehen braucht.

---

[1]) KRETSCHMER, E.: Konstitution und Rasse. Zeitschr. f. d. ges. Neurol. u. Psychiatrie
Bd. 82, S. 139. 1923.

[2]) HOFFMANN, H.: Die individuelle Entwicklungskurve des Menschen. Berlin: Julius
Springer 1922.

Dieser Abweichung von der Norm ist eine andere an die Seite zu stellen, die sich auf den *zeitlichen Beginn* der *Reifeperiode* bezieht. Für gewöhnlich pflegt sie in der zweiten Hälfte des zweiten Lebensjahrzehntes einzusetzen. Dabei sind körperliche und psychische Pubertät durchaus nicht in absoluter Korrelation aneinander gebunden. Die psychische Pubertät kann ihre eigenen Wege gehen. Gelegentlich tritt sie erst sehr spät in Erscheinung, wie es uns DOSTOJEWSKI als Beispiel zeigt. Von ihm schreibt seine eigene Tochter, daß er mit 20 Jahren ein schüchterner Schuljunge gewesen sei, daß er erst mit 40 Jahren jenen jugendlichen Taumel durchmachte, den fast alle jungen Männer durchleben. Mit 20 Jahren hat er enthaltsam gelebt wie ein Heiliger, mit 40 Jahren beging er Torheiten, die andere in diesem Lebensalter längst überwunden haben. Die Tochter DOSTOJEWSKIS erklärt sich diese eigentümliche Erscheinung durch eine Anomalie in der körperlichen Entwicklung ihres Vaters und weist darauf hin, daß diese merkwürdige Verschiebung der Altersstufen offenbar nicht so selten sei, als man für gewöhnlich glaube. Von größerer psychiatrischer Bedeutung ist die sog. *Pubertas praecox*, das abnorm frühe Einsetzen der psychischen Geschlechtsreife, die dann im Gesamtrahmen der übrigen psychischen Kindlichkeit als eine bizarre Mißbildung wirken muß. Sie spielt bei allen möglichen Spielarten des moralischen Schwachsinns eine Rolle.

Wenn auch die psychische Pubertätsentfaltung noch niemals exakt untersucht und typisiert wurde, so sind wir doch über die bestimmte Eigenart dieser Phase relativ gut orientiert. Ein viel geringeres Interesse hat man im allgemeinen den psychischen Veränderungen in der regressiven Entwicklungsperiode — *Involution* und *Senium* — entgegengebracht. Wir wissen nur, daß bestimmte Charaktereigentümlichkeiten im Alter sich schärfer ausprägen, schroffer hervortreten können. Eine häufige Erscheinung ist es z. B., daß Menschen, die auf der Höhe ihrer Kraft schon zu moroser Gereiztheit und Trübsinnigkeit neigen, sich im Alter zu oft widerwärtigen, unzugänglichen oder gar bösartigen Käuzen entwickeln. Doch kommen auch direkte *Persönlichkeitsumwandlungen* in dieser Periode vor. Vor allem pflegen manche Frauen ihren Charakter in eigentümlicher Weise zu verändern, wenn ihre Genitalfunktion mehr oder weniger erloschen ist. Sie werden nicht selten zänkisch, rechthaberisch, kleinlich und geizig und setzen sich damit in lebhaften Gegensatz zu ihrer früheren Persönlichkeit in der Epoche der funktionssicheren Weiblichkeit. Aus dem holden Mädchen, der liebenden Frau und zärtlichen Mutter ist ein „alter Drache" geworden. Vielfach kann man jedoch auch gerade das Gegenteil beobachten. Man pflegt dann von manchen griesgrämigen, dyscholischen Menschen zu sagen, daß sie im Alter milder, harmonischer und auch wohl fröhlicher geworden sind. Ein klassisches Beispiel für diesen letzten Typus ist der Philosoph SCHOPENHAUER, der, wie MOEBIUS schreibt, im Gegensatz zu früheren Zeiten im Alter heiter und frisch wurde und gelegentlich einen vergnüglichen Humor zeigte. Trübsinn, Angst und hypochondrische Stimmungen waren geschwunden. „Und wie die pessimistische Auffassung seinem Gefühle allmählich fremd wurde, so wurde es auch die idealistische. Je älter er wurde, um so realistischer dachte er."

Eine Erklärung für diese Persönlichkeitsveränderungen speziell in den späteren Lebensepochen sucht der Laie gern in den äußeren Verhältnissen. Es heißt dann wohl, der Betreffende habe hart arbeiten, sich schwer abmühen müssen, so könne er sich ein bißchen Ruhe und Fröhlichkeit im Alter wohl gönnen. Oder aber er habe viel Kummer und Sorge gehabt und sei dadurch im Laufe der Jahre mehr und mehr in eine verbitterte Stimmung hineingetrieben. Sicherlich sind manchmal die äußeren Lebensbedingungen von mitbestimmender Bedeutung, doch findet man in vielen Fällen keine ausreichende psychologische Begründung.

Und ich glaube, daß eine große Anzahl von Wandlungen der Persönlichkeitsstruktur in späteren Jahren mit endogenen Momenten zusammenhängt, und nicht zuletzt werden hier die Involutionsvorgänge als wesentliche Ursachen in Betracht kommen.

Interessanterweise finden wir derartige Wandlungen nicht nur auf *charakterologischem* Gebiet, sondern auch bei den *Begabungsanlagen*. So berichtet z. B. Moebius von auffallenden Rechentalenten bei Kindern, die nur für einige Jahre anhielten. Später unterschieden sich die Betreffenden in ihrer Leistung nicht mehr von ihren Mitschülern. Er spricht davon, daß Talente (oder Gehirnteile), die eine späte Blüte der phylogenetischen Entwicklung darstellen, unter Umständen einem vorzeitigen Senium anheimfallen können. Ganz besonders wichtig ist aber in dieser Hinsicht der *eidetische Anlagetypus von* Jaensch[1]). Unter eidetischer Anlage versteht er die Fähigkeit, unmittelbar oder auch längere Zeit nach Wahrnehmungen Anschauungsbilder (Gedächtnisbilder von sinnlicher Lebhaftigkeit) zu reproduzieren. Sie ist eine Jugendeigentümlichkeit und nimmt mit steigendem Alter ab. Gottheil[2]) kommt auf Grund seiner Untersuchungen über diesen eidetischen Typus zu dem Schluß, daß er zu den regulären Kennzeichen einer gewissen jugendlichen Entwicklungsstufe gehört. Er spricht sogar von einer „eidetischen Entwicklungsphase". In vereinzelten Fällen läßt sich aber die für uns bedeutungsvolle Tatsache nachweisen, daß die eidetische Anlage auch bei Erwachsenen noch erhalten ist. Und so hätten wir ein weiteres Beispiel für unsere Behauptung, daß sich die Eigenart einer früheren Entwicklungsstufe zum Dauercharakter ausbilden kann, wie wir es ganz ähnlich bei den Kennzeichen der psychischen Pubertät gesehen hatten.

Wenn wir nun all diese Beobachtungen von Wandlungen und Verschiebungen der Persönlichkeitsstruktur im individuellen Lebensgang· überschauen, so erkennen wir ohne weiteres, daß die Konstitutionslehre nicht bei der heutigen *statischen* Betrachtungsweise stehenbleiben kann, daß sie im Laufe der Zeit zu einer *dynamischen* Auffassung übergehen muß. Natürlich wird dieser Umschwung sich nur allmählich vollziehen können. Zu diesem Zwecke sind zunächst statistische Untersuchungen notwendig, die sich mit der Norm auf den verschiedensten Altersstufen befassen; dann müssen wir bestimmte Typen der menschlichen Entwicklung aufstellen, nach denen wir die Beurteilung des Abnormen bemessen können. Vorerst liegt die Verwirklichung dieser Ideen noch in weiter Ferne.

Nur ganz kurz möchte ich auf die theoretischen Überlegungen eingehen, ·zu denen unsere Entwicklungsbetrachtung führen muß. Hinter dem Wechsel der phänotypischen Erscheinungen, die wir kennengelernt haben, stehen, so vermuten wir, bestimmte Kräfte, bestimmte Tendenzen und Triebrichtungen, die sich zum Aufbau des Organismus vereinigen. Dabei sei nicht vergessen, daß wir uns von diesen „Kräften" keinerlei greifbare Vorstellungen machen können. Im Zeitalter der „Hormone" pflegt man wohl an die *endokrinen* Drüsen zu denken, die ja zweifellos eine weitgehende Wirkung auf den Gesamtorganismus ausüben können, die auch für die psychische Seite von großer Bedeutung sind. Sie kommen aber nicht allein in Betracht. Sehr wesentlich sind außerdem noch die den *Geweben* selbst innewohnenden *autochtonen Entwicklungsenergien* und

---

[1]) Jaensch, W.: Über psychophysische Konstitutionstypen. Münch. med. Wochenschr. Jg. 68, Nr. 35, S. 1101. 1921. — Jaensch, E. R. und W.: Über die Verbreitung der eidetischen Anlage im Jugendalter. Zeitschr. f. Psychol. u. Physiol. d. Sinnesorg., 1. Abt., Bd. 87, S. 91. 1921.

[2]) Gottheil, E.: Über das latente Sinnengedächtnis der Jugendlichen und seine Aufdeckung. Zeitschr. f. Psychol. u. Physiol. d. Sinnesorg., 1. Abt., Bd. 87, S. 73. 1921.

ferner das *Nervensystem*, das wieder auf die Gewebe sowohl wie auf die Blutdrüsen im Sinne einer bestimmten Regulation einwirkt. Wir wollen uns darüber nicht den Kopf zerbrechen. Bestimmtes wissen wir nicht. Überall finden wir heute nur Ansätze und tastende Versuche. Eins aber ist sicher, daß bestimmte Kräfte oder Energien wirksam sind, die den individuellen Entwicklungsgang des Organismus führen und leiten. Jede Einzelenergie durchläuft wiederum, so können wir uns vorstellen, eine selbständige Entwicklungsreihe, und das Produkt aus sämtlichen Entwicklungsreihen stellt den biologischen Gesamtorganismus dar. Jede Entwicklungsreihe setzt ein, steigt zu einer ihrer Energie entsprechenden Höhe an und fällt einer Erschöpfung und Auflösung anheim; die eine früher, die andere später; die eine mit größerer Energie, die andere nur mit schwacher Kraft. Die einzelnen Reihen laufen nicht in Unabhängigkeit nebeneinander her. Sie stehen zueinander in mehr oder weniger fester Korrelation. Bald werden sie sich in hemmendem, bald in förderndem Sinne beeinflussen. Gelegentlich werden sie sich gegenseitig stören, so daß Regulations- und Gleichgewichtsschwankungen die Folge sind, die zu vorübergehenden oder gar dauernden Krankheitserscheinungen führen können. All diese Kräftebeziehungen könnten durch das quantitative Verhältnis der einzelnen Entwicklungsreihen zueinander bestimmt sein, wie ich es in der kleinen Schrift „Die individuelle Entwicklungskurve des Menschen" angedeutet habe. So etwa mag das Bild aussehen, das wir uns zu unserem Verständnis entwerfen können. Auf lange Zeit hinaus werden wir uns damit zufrieden geben müssen.

Da wir jedoch heute keinesfalls bei diesen rein theoretischen Erwägungen stehenbleiben können, so werden wir nach einer Möglichkeit suchen, um dem vorgesetzten Ziele allmählich näherzurücken. Ein gangbarer Weg ist uns in der *erbbiologischen Persönlichkeitsanalyse* gegeben, die über den Konstitutionstypus hinaus nach *erbbiologisch selbständigen Einzeleigenschaften* bzw. *Eigenschaftskomplexen (bzw. charaktherologischen Strebungen und Tendenzen)* sucht. Ihre Aufgabe, die komplexen phänotypischen Gebilde in ihre Bestandteile (primitive Phänotypen, KAHN) aufzulösen, ist auf psychischem Gebiete gewiß schwierig, doch keineswegs unüberwindbar. Der Gang der Untersuchung ist sogar relativ einfach. Wir nehmen uns bestimmte Persönlichkeitstypen vor, die uns durch eingehende Schilderung gut bekannt sind. Wir vergleichen sie mit ihren Geschwistern und Aszendenten, vor allem mit den beiden Eltern, und sehen zu, wie sie sich aus der Eigenart der verschiedenen Ahnenreihen zusammensetzen, welche Eigenschaften von der Mutter, welche vom Vater stammen usw. Bei einem derartigen Versuch, den ich in der kleinen Schrift „*Über Temperamentsvererbung*"[1]) unternommen habe, konnte ich zeigen, daß sich mit einer gewissen Sicherheit zunächst einmal drei verschiedene erbbiologisch selbständige Eigenschaftskomplexe nachweisen lassen:

1. Die *Gemütsanlage*, die sog. *Gefühlseigenschaften*. Hier unterscheiden wir Gemütskälte und Weichherzigkeit, ferner Empfindsamkeit, Reizbarkeit und Gemütsstumpfheit, wobei die beiden letzteren vermutlich wieder zu einem selbständigen Komplex der „*Affizierbarkeit*" zusammengehören.

2. Die *Lebensgrundstimmung*, die wir auch mit dem Begriff des Vitalgefühls (positiv — negativ) bezeichnen können. Auch hier stehen sich zwei Gegensätze gegenüber: die heiter-fröhliche, gehobene und die depressive, gedämpfte bzw. mißmutige Grundstimmung.

3. Die *Willensveranlagung*, auf der einen Seite Tatkraft und Energie, auf der anderen Willensschwäche und Haltlosigkeit.

---

[1]) HOFFMANN, H.: Über Temperamentsvererbung. München: J. F. Bergmann 1923.

Diese Unterscheidung im Einzelkomplex, für die ich eine erbbiologische, d. h. konstitutionelle Selbständigkeit wahrscheinlich machen konnte, ist vorerst noch außerordentlich roh und bedarf der feineren psychologischen Vertiefung. Doch wenn einmal der Weg gezeigt ist, wird sich dies leicht erreichen lassen. Vor allem werden wir nach weiteren selbständigen primitiven Phänotypen zu suchen haben. Daß diese Betrachtungsweise auch auf pathologischem Gebiete zu fruchtbaren Ergebnissen führen kann, glaube ich an der Analyse eines von J. LANGE[1]) beschriebenen Falles von Paranoia (Bertha Hempel) gezeigt zu haben. Es handelte sich um einen Liebeswahn mit stark expansivem Gepräge, der sich zwanglos auf verschiedene charakterologische Grundtendenzen (starke Erotik, eifersüchtiger Liebesegoismus, zähes Verfolgen des Lebenszieles und Neigung zu träumerischen Phantasiegebilden) zurückführen ließ[2]).

Derartige Teilkomponenten spielen sicherlich bei vielen pathologischen Erscheinungen eine große Rolle. Ich werde darauf im einzelnen später noch zurückkommen. Vor kurzem hat K. SCHNEIDER[3]) in seiner Bearbeitung der Psychopathentypen, allerdings ohne erbbiologische Kontrolle, bestimmte hervorstechende Einzelzüge herausgearbeitet, denen vermutlich eine konstitutionelle Selbständigkeit zukommt. Auch KEHRER[4]) denkt wohl bei seinem Modell einer klinisch experimentellen Pathographie an eine solche Fundierung der „wissenschaftlichen Persönlichkeitskunde". Und EWALD[5]) hat seiner Studie über Temperament und Charakter ganz ähnliche Erwägungen zu Grunde gelegt.

Eine ganze Reihe auch zum Teil *psychologisch* interessanter Fragen wird durch die erbbiologische Persönlichkeitsanalyse aufgerollt. So ließ sich z. B. zeigen, daß Naturen mit zwiespältiger Veranlagung, mit stark antipolar gespannten, gegensätzlichen Tendenzen sich erbbiologisch aus der Kombination verschiedenartiger Aszendenten erklären lassen. Als Beispiel erwähne ich nur jenen Typus von frischen, munteren und natürlichen Menschen, die bei oberflächlicher Betrachtung unkompliziert heiter und lebenslustig erscheinen. Lernt man sie jedoch näher kennen, so offenbart sich eine hyperästhetisch zarte, empfindsame Seele, die wir niemals vermutet hätten. Ängstlich sind sie darauf bedacht, ihr Inneres vor den Menschen zu verbergen. Sie spielen Fremden gegenüber Komödie, sie kompensieren, wie wir zu sagen pflegen, ihre Empfindsamkeit nach außen durch eine Maske. Beide Seiten ihrer Persönlichkeit, die tiefere „echte" sowohl wie die oberflächliche Schicht, sind in den meisten Fällen durch verschiedene erbbiologische Quellen begründet. Besonders auffallend war mir diese Kompensationserscheinung bei einer weiblichen Probandin, die ihre innere Unbeholfenheit und Unsicherheit, ihre „Hemmungen" durch eine Maske kühler stolzer Unnahbarkeit verdeckte. Nach den Hereditätsverhältnissen wurde man direkt zu der Annahme gedrängt, daß vor der väterlichen Schüchternheit gewissermaßen als Fassade das hochgetragene Selbstgefühl der Mutter aufgebaut war. All diese Beispiele, die sich leicht vermehren ließen, führen zu der Auffassung, daß die mannigfachen Kompensationserscheinungen, die wir beim Menschen kennen, nicht Zufallsprodukte sein können, sondern in ihrer Art ebenfalls durch bestimmte Anlagen fundiert sein müssen.

---

[1]) LANGE, J.: Der Fall Bertha Hempel. Zeitschr. f. d. ges. Neurol. u. Psychiatrie Bd. 85, S. 170. 1923.

[2]) HOFFMANN, H.: Erbbiologische Persönlichkeitsanalyse. Zeitschr. f. d. ges. Neurol. u. Psychiatrie Bd. 88, S. 434. 1924

[3]) SCHNEIDER, K.: Die psychopathischen Persönlichkeiten. Handbuch d. Psychiatrie (Aschaffenburg). Leipzig u. Wien: Deuticke 1923.

[4]) KEHRER, F., und FISCHER: Modell einer klinisch-experimentellen Pathographie. Zeitschr. f. d. ges. Neurol. u. Psychiatrie Bd. 85. 1923.

[5]) EWALD, G.: Temperament und Charakter. Berlin: Julius Springer 1924.

Wenn wir von gegensätzlichen Strebungen und Tendenzen einer Persönlichkeit sprechen, so müssen wir uns darüber klar sein, daß diese nicht etwa unverbunden nebeneinander liegen, sondern zu einem einheitlichen Gesamtbild bald mehr, bald weniger fest miteinander verschmolzen sind. Dabei lassen sich oft die einzelnen Komponenten ohne Schwierigkeit herausschälen. Vielfach aber haben sich die Elemente zu einem bestimmten Eigenschaftskomplex verbunden, in dem man nur mit großer Mühe die verschiedenen genetischen Wurzeln aufdecken kann. Einige Beispiele werden dies näher erläutern. Wir haben eine Probandin, die uns durch ihre trocken-lehrhafte und selbstgerechte Art auffällt. In dieser Eigentümlichkeit steckt einmal die musterhaftschwunglose Natur der Mutter, zum anderen das starke, aber durchaus natürliche unkomplizierte Selbstgefühl des Vaters. Beide Eigenschaften haben sich zu einer Neuschöpfung vereinigt, die phänotypisch nicht nur als bloße Summe, sondern als eine eigenartige Verschmelzung erscheint, in der die beiden Bausteine in ihrer gewandelten Form nicht leicht zu erkennen sind. Wir könnten uns auch anders ausdrücken und sagen, die musterhaft-schwunglose Art der Mutter· ist durch das Hinzutreten des natürlichen Selbstgefühls des Vaters nach der lehrhaft-selbstgerechten Seite hin ungestimmt. Ein anderes Beispiel aus dem Hause Hohenzollern. Friedrich Wilhelm I. von Preußen besaß ein Temperament von stürmischer Erregbarkeit und Reizbarkeit; wie es uns auch von seinem Großvater, dem „Großen Kurfürsten" her bekannt ist. Während dieser aber stets nach kurzer Zeit sich zu beherrschen wußte und im Grunde eine maßvolle Gesinnung zeigte, lebte Friedrich Wilhelm I. seine Wut rücksichtslos aus. Sein Jähzorn, der zweifellos vom Großvater ererbt ist, erscheint uns durch das Hinzutreten schroffer Gemütskälte als ein phänotypisch ganz andersartiger Komplex, der sich nicht ohne weiteres mit der Erregbarkeit des „Großen Kurfürsten" auf die gleiche Stufe stellen läßt. REISS[1]) konnte bei Verbrechertypen ganz ähnliche *Verschmelzungsprodukte* wahrscheinlich machen. So glaubte er z. B. in manchem leichtsinnigen Genießer und Heiratsschwindler das lebensfrische, heitere Temperament der *Mutter* und die weiche, etwas sentimentale Eitelkeit eines nach äußeren Ehren strebenden *Vaters* zu erkennen.

Die Auflösung derartiger *Verschmelzungstypen* stellt ein wichtiges Kapitel der psychischen Konstitutionsforschung dar. Wenn wir vorsichtig zu Werke gehen, werden wir nicht zu befürchten brauchen, daß die psychologische „Einfühlung", ohne die wir dabei nicht auskommen können, uns auf die Dauer falsche Wege leiten wird.

Im übrigen zeigt uns die Untersuchung der „Temperamentsvererbung", daß wir über irgendwelche Gesetzmäßigkeiten des Erbgangs heute noch nichts Sicheres aussagen können. Wir kennen Einzeleigenschaften, etwa die heitere oder schwerblütige Grundstimmung, die sich sowohl direkt als auch indirekt vererben können. Wenn auch diese Begriffe sich nicht absolut mit dominant und recessiv decken, so müssen wir doch vermuten, daß die Erblichkeitsverhältnisse wesentlich komplizierter sind, als es einfachen Mendelbeispielen entsprechen würde. Zunächst einmal wissen wir· noch nichts darüber, welche Eigenschaften überhaupt zueinander im Dominanz-Recessivitätsverhältnis stehen, abgesehen davon, daß wir über die erbbiologische Selbständigkeit bestimmter Merkmale noch kein klares Bild haben. Erst dann aber kann es überhaupt möglich sein, den Erbgang nach mendelistischen Gesichtspunkten näher zu untersuchen.

―――――――――

[1]) REISS, E.: Über erbliche Belastung bei Schwerverbrechern. Klin. Wochenschr. Jg. 1. 1922.

Auf lange Zeit hinaus wird uns zunächst die *statische Konstitutionsbetrachtung*, d. h. die Systematik der psychischen Konstitutionstypen, beschäftigen müssen, deren Ausbau unbedingt erforderlich ist, ehe wir endgültig zu feineren analytischen Untersuchungen *dynamischer* Art übergehen können.

2. Spezielle Konstitutionslehre.

A. Die Begabungsanlagen.

Niemand wird bestreiten wollen, daß für die intellektuellen Leistungen eines Menschen die Konstitution, d. h. die ererbten Anlagen von ausschlaggebender Bedeutung sind[1]). Immer wieder beobachtet man im täglichen Leben, daß Eltern ihre guten oder mangelhaften Fähigkeiten auf ihre verschiedenen Kinder übertragen. Oft finden wir die gleiche Form der elterlichen Begabung bei den Kindern wieder, oft sehen wir Kombinationen und Mischungen der elterlichen Intelligenz; manchmal scheint die komplexe Begabungsanlage eines der Eltern in aufspaltender Vererbung auf verschiedene Kinder verteilt. Die Tatsache der Vererbung bestimmter Begabungen ist wohl allgemein anerkannt. Um so merkwürdiger erscheint es uns, daß bisher die Konstitution und Vererbung der Begabung so wenig untersucht wurde. Wir kennen die alte *Schopenhauersche* „Regel" — die aber keine Gesetzmäßigkeit ist —, daß der Wille stets vom Vater, der Intellekt von der Mutter ererbt wird. Sie bildete lange Jahre den Grundstock unseres Wissens. Erst in neuerer Zeit haben einige Autoren eingehende Untersuchungen der Begabungsvererbung vorgenommen. Sie wiesen auf statistischem Wege mit einer gewissen Wahrscheinlichkeit nach, daß *geschlechtsgebundene Erbanlagen* für die Begabung eine Rolle spielen (LENZ). Die bekannteste derartige Untersuchung von PETERS[2]) geht aus von etwa 1000 Kindern, deren Schulzeugnisse mit denen ihrer Eltern verglichen wurden. Die Ergebnisse sind zunächst insofern interessant, als er bei Kindern stark differenter Elternkreuzungen (etwa ein Elter Note I, der andere Note III) vielfach eine deutliche „*Kontrastvererbung*" nachweisen konnte. Ein Kind folgt in der Regel in *allen* Schulleistungen *einem* der Eltern, weniger häufig wird es in einem *Teil* der Leistungen von dem *einen*, in dem anderen von dem *anderen* Elter bestimmt. Die Mischvererbung hat demnach eine geringe Bedeutung. Viel wichtiger noch scheinen die PETERSschen Untersuchungen in konstitutioneller Beziehung, wenn man die Leistungen von Eltern und Kindern nach *Geschlechtern* trennt und nunmehr auf evtl. Ähnlichkeitsbeziehungen zwischen den einzelnen Begabungen achtet. Die größte Ähnlichkeit bestand zwischen Müttern und Töchtern, und zwar war diese um 70% größer als die Ähnlichkeit zwischen Vätern und Söhnen. In der Mitte zwischen diesen beiden Werten hielt sich die Ähnlichkeit zwischen Vätern und Töchtern und die zwischen Müttern und Söhnen, und zwar war jene um 12%, diese um 30% größer als die zwischen Vätern und Söhnen. LENZ hat für diese Unterschiede eine einleuchtende Erklärung gegeben. Er nimmt zwei verschiedene Ursachen an, einmal die Gleichheit bzw. Verschiedenheit der psychischen Geschlechtscharaktere, zum anderen die geschlechtsgebundenen Erbanlagen. Die auffallend große Ähnlichkeit zwischen Müttern und Töchtern wird uns durch die Tatsache verständlich, daß beide stets *eines* der zwei weiblichen Geschlechtschromosomen (X Chromosomen), in denen die geschlechtsgebundenen Erbanlagen lokalisiert sind,

---

[1]) Untersuchungen von Geschwistern (REITER u. OSTHOFF; zitiert nach LENZ; Grundriß der menschl. Erblichkeitslehre. 2. Aufl. München. LEHMANN 1923) und von Zwillingen (GALTON) sprechen gegen eine nennenswerte Bedeutung der Umweltsfaktoren.

[2]) PETERS, W.: Über Vererbung psychischer Fähigkeiten. Fortschr. d. Psychol. Bd. 3, S. 185. 1915.

gemeinsam haben. Als verstärkendes Moment kommt die Gleichheit des Geschlechtes und damit des weiblichen Gesamtcharakters in diesem Falle hinzu. Die verhältnismäßig geringe Ähnlichkeit zwischen Vätern und Söhnen trotz Gleichheit des Geschlechtes ist darin begründet, daß diese niemals ein Geschlechtschromosom gemeinsam haben; letztere Tatsache erweist sich hier als stärker gegenüber der Gleichheit des Geschlechtscharakters. Dieselbe Ursache bewirkt es auch, daß die Ähnlichkeit zwischen Vätern und Töchtern größer ist als die zwischen Vätern und Söhnen; dort ist ein Geschlechtschromosom gemeinsam, hier aber nicht. Diese Deutung von LENZ macht uns die an sich nicht ohne weiteres erklärlichen Zahlenproportionen einigermaßen verständlich. Untersuchungen von HEYMANS und WIERSMA[1]) lassen ebenfalls auf das Vorhandensein gewissen geschlechtsgebundener Begabungsanlagen schließen. Auch sie fanden eine größere Durchschnittsähnlichkeit der Kinder mit ihren Müttern als mit ihrer Vätern; eine Tatsache, die wiederum durch die Eigenart des Chromosomenapparates ihre Erklärung findet. Die Mutter besitzt *zwei*, der Vater aber nur *ein* Geschlechtschromosom, das den Kindern übermittelt werden kann. LENZ vermutet aber mit Recht, daß nur ein Bruchteil der geistigen Anlagen geschlechtsgebunden erblich ist. Wenn nur die Geschlechtschromosomen für die Begabung in Betracht kämen, so könnte ja niemals eine intellektuelle Ähnlichkeit zwischen Vater und Sohn möglich sein. Vor allem aber wollen wir uns darüber klar sein, daß Schulleistungen kaum ein endgültiges Urteil über die Begabung eines Menschen abgeben können. Alle Untersuchungen, die mir bekannt sind, kranken an dem einen Nachteil, daß ihnen allzu grobe und allgemein gehaltene Befunde zugrunde liegen.

Wenn wir einmal spezielle *Einzelbegabungen* ins Auge fassen, sind wir bald mit unseren Kenntnissen am Ende. Eine Ausnahme bilden die Untersuchungen von HAECKER und ZIEHEN[2]) über die Erblichkeit der *musikalischen Begabung*, die mit ungeheurer Gründlichkeit durchgeführt sind. Sie unterscheiden im ganzen *fünf Komponenten* der musikalischen Anlage, die sensorielle, retentive, synthetische, motorische und ideative Begabung.

Die *sensorielle* Komponente bezieht sich auf die Differenzierung und Unterscheidungsfähigkeit der Töne hinsichtlich ihrer Qualität, Intensität und Dauer.

Die *retentive* Komponente umfaßt das Gedächtnis von Tönen, Tonkomplexen bzw. Reihen von Tönen und Tonkomplexen.

Die *synthetische* Komponente wird von anderer Seite auch als *Gestaltswahrnehmung* bezeichnet. Hierfür kommt alles in Betracht, was man als Melodie, Motiv, Thema usw. bezeichnet, einschließlich der sog. *rhythmischen* Gliederung. So hört z. B. der eine leicht, der andere schwer die Melodie aus einer Bachschen Fuge heraus. Im Melodiengedächtnis ist im allgemeinen auch das rhythmische Gedächtnis enthalten (aber nicht umgekehrt).

Unter der *motorischen* Komponente verstehen HAECKER und ZIEHEN die Übertragung des Klangbildes auf Stimme und Instrument, wobei auch wieder die rhythmische Begabung eine selbständige Rolle spielen kann.

In der *ideativen* Komponente endlich haben wir die Fähigkeit der Verknüpfung zwischen Tongebilde und irgendeiner nicht akustischen Idee (Idee des „transzendentalen Heldentums" in *Beethovens* Eroika).

Es hat sich nun gezeigt, daß bei einem Individuum eine oder einzelne Komponenten besonders stark ausgeprägt sein können, während andere dagegen an

---

[1] HEYMANS, G. u. WIERSMA, E.: Beiträge zur speziellen Psychologie auf Grund einer Massenuntersuchung. Zeitschr. f. Psychologie 1906 u. 1907.

[2]) HAECKER, V., und TH. ZIEHEN: Über die Erblichkeit der musikalischen Begabung. Zeitschr. f. Psychol. u. Physiol. d. Sinnesorg., Abt. 1, Bd. 88, S. 265, u. Bd. 90, S. 204. 1922.

Bedeutung erheblich zurücktreten. Bei 13 Fällen wurde z. B. eine gute sensorielle, aber eine schlechte motorische Begabung beobachtet (die umgekehrte Kombination kam nicht vor). Wir finden dann z. B. die Angabe, daß zwar eine gute musikalische Begabung im Hinblick auf Unterschiedsempfindlichkeit und auf Erinnerungsbilder, aber mangelnde Gesangsfähigkeit vorhanden ist. Einmal war schlechtes Singen sogar mit gutem Ton- und Melodiegedächtnis und kompositorischer Begabung verbunden. Das Gedächtnis für Tonhöhe (retentive Komponente), das wir für gewöhnlich als „absolutes Tongedächtnis" bezeichnen, geht durchaus nicht immer mit dem Gedächtnis für Melodien und Akkorde Hand in Hand. Beim absoluten Tongedächtnis kann das Melodiegedächtnis sogar schlecht sein; ebenso häufig ist der umgekehrte Fall. Dabei ist nicht sicher, ob die instrumentelle oder gesangliche Übung bei der Ausbildung des Tongedächtnisses eine Rolle spielt. Einmal finden wir die Angabe, daß das absolute Gehör, das nur im Umfang der Singstimme bestand, als Folge von Übung aufgefaßt wurde. Bei schlechtem Melodiegedächtnis kann die Unterschiedsempfindlichkeit gut sein, während die umgekehrte Kombination nur selten vorkommt. Letzteres ist leicht verständlich, wenn wir uns überlegen, daß beim Melodiegedächtnis auch die synthetische Funktion (Gestaltsauffassung) eine wesentliche Rolle spielt, die unbedingt von der Empfindungsschärfe abhängig ist. Die rhythmische Begabung kann bei hervorragend begabten Musikern fehlen. So gab z. B. eine Berufssängerin an, daß sie nur wenig Sinn für Takt und Rhythmus habe. Häufig ist auch, erklärlicherweise, der Mangel an rhythmischem Gefühl mit schlechtem Melodiegedächtnis verbunden. Andererseits gibt es gute rhythmische Begabungen bei mangelhafter Entwicklung oder gar völligem Fehlen der sensoriellen Komponente. Endlich finden sich hervorragende kompositorische Begabungen (produktive synthetische und ideative Komponente) verknüpft mit schlechtem musikalischen Gedächtnis oder mit schlechter Ausbildung der motorischen Komponente. Die schöpferische musikalische Betätigung ist keineswegs durch die Summe sämtlicher Einzelkomponenten bedingt. Es bedarf dazu auch noch anderer Eigenschaften (reiches Gefühlsleben, rege Phantasie und geistige Gestaltungskraft), die die Begabungsrüstungen in bestimmte produktive Bahnen lenken. Wir sehen, daß die einzelnen Komponenten sich zu verschiedenen Gesamtkomplexen verbinden können. Wichtig wäre es nun, die erbbiologische Selbständigkeit der einzelnen Komponenten durch die Hereditätsforschung noch exakter nachzuweisen, was Haecker und Ziehen zunächst nur bis zu einem gewissen Grade gelingen konnte. Die Untersuchungen über die Erblichkeit der einzelnen Begabungselemente haben eine Fülle von Tatsachen ergeben, die wir hier nicht näher berühren können. Nur ganz kurz möchte ich einige Ergebnisse streifen, die sich auf die *musikalische Gesamtbegabung* beziehen. Haecker und Ziehen konnten feststellen, daß bei musikalischen Eltern schwachmusikalische oder gar unmusikalische Kinder vorkommen, daß aber auch bei unmusikalischen Eltern Nachkommen mit positiver musikalischer Begabung nicht selten sind. Bei überwiegender musikalischer Begabung auf seiten der Mutter finden sich hervorragende Fähigkeiten mehr bei den Söhnen als bei den Töchtern. Weibliche Individuen zeigen selten hervorragende musikalische Begabung, können sie aber, falls sie bei ihnen vorhanden ist, in besonders wirksamer Weise auf das entfaltungsfähigere männliche Geschlecht vererben. Nirgends zeigten sich irgendwelche Erblichkeitsverhältnisse, die sich mit den Mendelschen Regeln nicht vereinigen ließen. Die meisten Erbanlagen, die musikalische Begabung bedingen, scheinen dominant zu sein. Doch kommen daneben anscheinend auch recessive Anlagen vor. Stark positiv belastete Fälle hochwertiger musikalischer Begabung pflegen sich besonders früh zu manifestieren, wie es uns ja von den vielen musikalischen Wunderkindern her bekannt ist. Manchmal tritt aber auch die musikalische Veranlagung erst später, z. B. noch gegen Ende der Pubertät in Erscheinung. Wir sehen hier die früher erwähnten Differenzen in der zeitlichen Entwicklung psychischer Eigenschaften, die wir vielleicht mit Unterschieden der Potenz der Anlagen in Beziehung setzen können. Je hochwertiger die Anlage ist, desto früher drängt sie zur Entfaltung.

Abgesehen von den vielen wertvollen Einzelheiten, die uns die Arbeit von HAECKER und ZIEHEN bietet, läßt sie uns erkennen, welche Schwierigkeiten die Untersuchung *eines* bestimmten Begabungszweiges mit sich bringt. Wir kommen nur dann zum Ziel, wenn uns genaue bis in kleine Einzelheiten analysierte Befunde zur Verfügung stehen. Schon seit langen Zeiten ist uns ja die Tatsache bekannt, daß die „musikalische Begabung" erblich ist. Ich erinnere nur an den berühmten Stammbaum der Familie *Bach*, in der sich die Begabung über 7 Generationen vererbt hat. Auch *Beethoven*, *Mozart* und *Mendelssohn* stammen aus Familien mit hochwertiger musikalischer Begabung. Doch bringt uns die einfache Feststellung der Erblichkeit heute wenig Gewinn. mehr. Wichtiger wäre es, die einzelnen Begabungstypen in diesen Familien miteinander zu vergleichen und sie in ihre einzelnen Anlageelemente aufzulösen. Dies gilt für alle Zweige der Begabung überhaupt. Wir könnten eine ganze Reihe von Familien aufzählen, in denen bestimmte hervorragende geistige Anlagen zu Hause sind. Ich erwähne nur die bekannte Mathematikerfamilie *Bernoulli*, aus der nicht weniger als 8 bedeutende Mathematiker hervorgegangen sind. Auch hervorragende Begabung für Malerei und Plastik kommt ausgesprochen familiär vor. So haben sich unter den Verwandten *Tizians* 9 Maler besonders ausgezeichnet. Ich erinnere ferner an die Kombination von technischer Begabung und Organisationstalent in der Familie *Krupp*, an die ausgesprochen naturwissenschaftliche Begabung in der Familie GMELIN und DARWIN, an die Herrscherbegabung in der Familie von *Karl dem Großen*, *Moritz von Nassau* und nicht zuletzt an die Familie der *Hohenzollern*. GALTON[1]) hat eine ganze Sammlung von hervorragenden Familien zusammengestellt. Er war es auch, der zuerst die Behauptung aufstellte, daß die Befähigung eines Menschen in direktem Verhältnis stehe zu der Zahl seiner befähigten Verwandten. Dies mag bis zu einem gewissen Grade richtig sein. Als Gesetzmäßigkeit darf der Satz zunächst noch nicht gelten. Seine Untersuchungen gingen eben von Familien mit gehäuften Begabungsanlagen aus oder haben zum mindesten diese Familien mehr berücksichtigt als die nicht positiv belasteten Einzelfälle. Man pflegt für gewöhnlich die Begabung nach den Leistungen einzuschätzen. Dies ist jedoch kein sicherer Maßstab. Auch die Durchschnittsintelligenz kann durch Ehrgeiz und zähe Energie zu Ausnahmeleistungen kommen. Andrerseits darf man nicht vergessen, daß auch hervorragende Begabungen möglich sind, ohne daß sie sich in der Öffentlichkeit durchsetzen; entweder weil ihnen das Geltungsbedürfnis fehlt, oder weil es ihnen aus anderen Gründen nicht gelungen ist, sich Geltung zu verschaffen. Nicht jede hervorragende Begabung wird um jeden Preis der Allgemeinheit bekannt. Neben mannigfachen äußeren Momenten müssen eben noch bestimmte andere Anlagemomente (Stetigkeit des Willens, Ehrgeiz usw.) gegeben sein, damit hervorragende Leistungen entstehen können. Wie viele talentierte Anlagen mögen verkümmern, latent bleiben, weil diese Momente fehlen. Nur die „genialen" Anlagen haben vielfach die Eigentümlichkeit, wie wir es z. B. von *Mozart, Beethoven* und *Mendelssohn* wissen, schon in jungen Jahren durch eine erstaunliche Frühreife Aufsehen zu erregen, d. h. sich unbedingt durchzusetzen. Doch auch dies gilt nicht für alle Fälle. Die Unsicherheit ist groß, und bisher sind zwar eine ganze Reihe von

---

[1]) GALTON, F.: Genie und Vererbung. Übersetzt von NEURATH. Leipzig 1910.

interessanten Einzeltatsachen bekannt, ohne daß man doch von einer tieferen wissenschaftlichen Erkenntnis reden könnte. Das Ziel, das wir zunächst anstreben müssen, ist, wie gesagt, die Zerlegung des Gesamtkomplexes „Begabung" in seine konstitutionellen Bausteine unter ständiger Kontrolle der Hereditätsuntersuchung; genau so, wie wir es bei der *erbbiologischen Persönlichkeitsanalyse* für Charakter und Temperament kennengelernt, wie es auch schon Haecker und Ziehen für die musikalische Begabung durchgeführt haben. Mancher Gelehrte verdankt seine ganze Stellung in erster Linie seinem hervorragenden Gedächtnis. Mancher Staatsmann ist nur deshalb zu Ehren und Ansehen gekommen, weil ihm eine tiefgründige Menschenkenntnis und praktischer Blick eigen waren. Manche hervorragenden Industriellen, die sich in ihrer Begabung nicht besonders über den Durchschnitt erheben, haben sich eine bedeutende und einflußreiche Stellung nur durch ihre unermüdliche Arbeitsenergie, durch ihren Machtwillen errungen. Wir können uns denken, zu welch schiefen Ergebnissen wir kommen, wenn wir derartige heterogene Typen als hervorragende Begabungen zu einer gemeinsamen Gruppe zusammenfassen. Hier muß die Feinarbeit einsetzen, an der es bisher noch in jeder Beziehung fehlt. Die einzige analytische, erbbiologische Persönlichkeitsstudie, die diesen Bedingungen genügt, ist die gründliche Untersuchung der Aszendenz von *Goethe* durch Sommer[1]). Er weist darauf hin, daß wir die geniale Anlage bei *Goethe* am ehesten verstehen, wenn wir sie uns in einzelne Komponenten zerlegen. Die künstlerischen Grundfähigkeiten mit dem starken Trieb zu impulsiver Gefühls- und Phantasietätigkeit stammen aus der mütterlichen Familie, in der wir eine Reihe von hervorragenden Künstlern und Gelehrten finden. Mit dieser mütterlichen Grundanlage bildet der mehr rationale und systematisch gerichtete Geist der väterlichen Familie die geniale Synthese. Wenn wir in dieser analytischen Richtung weiter vordringen, werden wir bald zu brauchbaren Resultaten kommen. Dabei sollten wir uns durchaus nicht auf die Genialen zu beschränken, obwohl sich ja hervorragende Eigenschaften und Fähigkeiten immer leichter erkennen und differenzieren lassen. Auch die Durchschnittsbegabung läßt sich bei dieser Aufgabe verwenden. Nur ganz kurz möchte ich auf die Einzeleigenschaften hinweisen, die heute schon mehr oder weniger gut charakterisiert sind. In der experimentellen Psychologie reden wir von bestimmten *Vorstellungstypen*. Wir unterscheiden den visuellen, akustischen und motorischen Typus. Wir kennen bestimmte Begabungen, die aufs engste mit der Eigenart einzelner Sinnesgebiete zusammenhängen. Wir unterscheiden ein *Formen-, Farben-* und *Zahlengedächtnis*. Es gibt verschiedene *Denktypen*. Der eine denkt unwillkürlich vorwiegend in Kontrasten, der andere in Vergleichen. Wir kennen eine *analytische* und eine *synthetisch-kombinatorische* Begabung. Wir sprechen von *rhythmischer Begabung*, von mathematischen und *künstlerischen Talenten* der verschiedensten Gebiete, wobei letztere, wie wir gesehen haben, wieder einen Komplex von Einzelbegabungen darstellen können. Daneben spielen noch andere Momente für die Begabung eine große Rolle, wie Phantasietätigkeit, reiches bzw. geringes Vorstellungsvermögen, rasche bzw. langsame Auffassung, scharfe bzw. unklare Begriffsbildung, die ebenso wie Ehrgeiz, Machtstreben, Geltungsdrang, Energie und auch Konzentrationsfähigkeit, Ablenkbarkeit und Ermüdbarkeit auf bestimmte Eigentümlichkeiten des Charakters und des Temperamentes hinweisen. Es sind also genügend Einzelanlagen bekannt, so daß heute schon der Möglichkeit einer Konstitutionsuntersuchung nichts mehr im Wege stünde. Dabei möchte ich, wie gesagt, größeren Wert drauf legen, zu bestimmten an sich selbständigen Einzelbegabungen vorzudringen, als immer wieder die Erblichkeit bestimmter komplexer Be-

---

[1]) Sommer, R.: Goethe im Lichte der Vererbungslehre. Leipzig: Barth 1908.

gabungen nachzuweisen. Im Zusammenhang hiermit müßten die *konstitutio-*
nellen Unterschiede der Begabung bei den *beiden Geschlechtern* exakt herausgearbeitet werden. Wir wissen, daß das weibliche Geschlecht im allgemeinen
für produktive Geistestätigkeit jeglicher Art weniger begabt ist als der Mann.
Weibliche Genies sind äußerst selten. Trotzdem aber kann man nicht ohne
weiteres sagen, daß das Weib weniger begabt ist als der Mann. Es ist nur, wie
LENZ sich ausdrückt, in anderer Weise begabt. In der Auffassung und im
Gedächtnis ist z. B. das Weib dem Manne zum mindesten ebenbürtig, in der
Begriffsbildung und im klaren, sachlichen Urteil dagegen im Durchschnitt nicht.
Wenn nun auch hochwertige Begabungsanlagen im weiblichen Geschlecht in
vermindertem Grade zur Entfaltung kommen, so können wir jedoch — fast
möchte man sagen — mit einer gewissen Gesetzmäßigkeit feststellen, daß für
die Züchtung talentierter und genialer männlicher Begabungen die weiblichen
mütterlichen Erbmassen von ausschlaggebender Bedeutung sind. Je mehr
die Erbmassen in einer weiblichen Linie hochgezüchtet sind, desto größer ist ihre
Durchschlagskraft. Dies gilt gleichermaßen für die Mütter wie für die Töchter
genialer Persönlichkeiten. Die männlichen Nachkommen derselben bleiben
dagegen in der Regel hinter ihren Vätern an Bedeutung sehr erheblich zurück.
Daher habe ich mir schon des öfteren die Frage vorgelegt, ob es ein Unglück sei,
daß die Genies, wie wir es der Zusammenstellung von REIBMAYR[1]) entnehmen
können, für gewöhnlich im Mannesstamm aussterben, daß sie, soweit sie überhaupt Nachkommen besitzen, nur in der weiblichen Linie fortbestehen? Zweifellos sind doch die latenten hochwertigen Anlagen der Töchter für die Züchtung
der Rasse wichtiger als die oft minderwertigen Begabungen der Söhne.

B. Persönlichkeitstypen und Körperkonstitution.

Es mag merkwürdig erscheinen, daß die Lehre von der *psychischen* Konstitution *körperliche* Eigenschaften und Merkmale in den Kreis ihrer Betrachtungen
einbezieht. Man könnte sagen, daß dies den Rahmen unseres Themas überschreitet. Was hat der Körperbau mit den Charaktereigenschaften, mit dem
Temperament zu tun, mit der Art zu reagieren, zu fühlen und zu handeln? Und
doch bestehen, wie wir sehen werden, zwischen diesen beiden großen Erscheinungs-
komplexen sehr enge biologische Beziehungen. Körperbau und Temperament sind
durch innige feste Korrelation miteinander verbunden. Am ehesten können wir
uns vorstellen, daß dies auf endokrin-humoralem Wege geschieht. Wir sehen z. B.
bei frühzeitigem Ausfall bestimmter endokriner Drüsen Störungen auf beiden
Gebieten. Jugendlicher Schilddrüsenmangel hat einmal eine Abstumpfung des
Temperaments zur Folge und gleichzeitig bewirkt er ein Zurückbleiben des
Körperwachstums in Form des kretinen Zwergwuchses, während andererseits
etwa die frühzeitige Entfernung der Geschlechtsdrüsen ein phlegmatisch-antrieb-
schwaches Temperament und in Zusammenhang damit eunuchoiden Hochwuchs
verursacht. Diese Tatsachen sprechen unbedingt dafür, daß die Beziehungen
zwischen Körperbau und Temperament zum mindesten teilweise auf die endokrinen Drüsen zurückgehen, wenn diese auch niemals als die alleinige Ursache
angesehen werden dürfen.

Die beiden Hauptgruppen der konstitutionellen, endogenen Psychosen geben
uns die Krystallisationspunkte, um die sich die Persönlichkeitstypen gruppieren.
„Das man.-depr. oder zirkuläre Irresein ist uns dabei der krankhafte Repräsen-
tant des großen normalpsychologischen Temperamentskreises der *Zyklothymiker*

---

[1]) REIBMAYR, A.: Die Entwicklungsgeschichte des Talentes und Genies. München:
Lehmann 1903.

(BLEULER spricht von syntonen Typen), während die schizophrenen Psychosen oder die Dem. praecox uns entsprechend die karrikierende Verdeutlichung für den großen normalen Formkreis der *schizothymen Temperamente* liefern" [KRETSCHMER[1])]. Die psychopathischen Grenzzustände zwischen krank und gesund nennen wir alsdann *zykloid* bzw. *schizoid*. Wenn wir von der zyklothymen bzw. schizothymen Gesamtkonstitution sprechen, so fassen wir in diesen Begriffen Psychose und Persönlichkeitstypen zusammen.

Ein dreifaches Band umschlingt die Psychosen und die zu ihnen gehörigen Temperamentstypen. Zunächst sind die Zirkulären in ihrer präpsychotischen Persönlichkeit vorwiegend zyklothym bzw. zykloid, die Schizophrenen meistens schizothym bzw. schizoid veranlagt. Ferner überwiegen in den zirkulären Familien die zyklothymen, bei den nächsten Verwandten der Schizophrenen die schizothymen Temperamente. Und endlich können wir beobachten, daß die beiden Konstitutionskreise sich durch Häufigkeitsbeziehungen zu bestimmten Körperbautypen streng voneinander unterscheiden. Unter den *zirkulären Kranken* und auch unter den *Zyklothymen* tritt eine Körperbauform stärker hervor als andere; der sog. *pyknische Habitus*. Bei den *schizophrenen Kranken* und den *Schizoiden* bzw. *Schizothymen* finden wir dagegen Merkmale der verschiedensten Körperbauformen vertreten, von denen wir den *asthenischen* und *athletischen Typus* als selbständige Gruppen herausheben können. Dazu kommen dann noch mehrere *dysplastische Spezialgruppen*, die zum Teil enge Beziehungen zu bestimmten dysglandulären Körperbauformen haben: der *eunuchoide Hochwuchs*, bestimmte *eunuchoide* und *polyglanduläre Fettwuchsformen*, endlich noch eine Anzahl von *infantilen* und *hypoplastischen* Einzelbildern. Körperbauformen des Gegentypus treffen wir in den beiden Kreisen nur selten. Schon KRETSCHMER und in neuerer Zeit auch SIOLI[2]), KLOTH und MEYER[3]) haben nachgewiesen, daß die Körperbaubeziehungen nicht nur für die Psychotiker, sondern auch für die zyklothymen und schizothymen Persönlichkeiten zutreffen. Umfangreiche experimentalpsychologische Untersuchungen von VAN DER HORST[4]) und KIBLER[5]) führten zu demselben Ergebnis.

Folgende Übersicht gibt die Zahlenverhältnisse wieder, wie sie KRETSCHMER bei seinen ersten Untersuchungen gefunden hat (Tabelle 1).

Tabelle 1.   **Körperbau und seelische Anlage
(nach KRETSCHMER).**

	Zirkuläre	Schizophrene
Asthenisch	4	*81*
Athletisch	3	*31*
Asthenisch-athletisch gemischt .	2	11
Pyknisch	*58*	*2*
Pyknische Mischformen	*14*	3
Dysplatisch	—	*34*
Verwaschene Bilder	4	13

Die Grundzüge der „psychiatrischen" Temperamentslehre, die wir der lebendigen Darstellung KRETSCHMERS verdanken, bilden heute die Basis unserer Konstitutionsforschung. Sie hat nicht nur die klinische Psychiatrie zu neuen

---

[1]) KRETSCHMER, E.: Körperbau und Charakter. 4. Aufl. Berlin: Julius Springer 1925.
[2]) SIOLI und MEYER: Bemerkungen zu Kretschmers Buch: Körperbau und Charakter. Zeitschr. f. d. ges. Neurol. u. Psychiatrie Bd. 80. 1920.
[3]) SIOLI, KLOTH und A. MEYER: Die Lehren Kretschmers über Körperbau und Charakter. (Ref.) Allg. Zeitschr. f. Psychiatrie u. psych.-gerichtl. Med. Bd. 78. 1922.
[4]) VAN DER HORST: Constitutie typen bij Geestes zieken en Gezonden. Zutphen (Holland), Nauta u. Comp. 1924.
[5]) KIBLER: Diss. Tübingen. 1924.

Fragestellungen geführt, sondern auch die angeblich unüberwindbare Kluft zwischen Pathologie und normalpsychologischer Eigenart überbrückt. Ich folge in meiner Darstellung im wesentlichen seiner Schilderung.

Die zyklothymen Persönlichkeiten.

„Die Menschen im Umkreis des man.-depr. Irreseins sind vorwiegend gesellige, gutmütige Menschen, mit denen man auskommen kann, die Spaß verstehen, die das Leben nehmen, wie es ist. Sie geben sich natürlich und offen, man ist bald Freund mit ihnen; sie haben häufig etwas Weiches und Warmes in ihrem Temperament." Es sind ausgesprochene Gemütsmenschen, Naturen mit tief schwingungsfähigem Gemütsleben, mit denen man stets eine gemütliche Fühlung hat. Jeder Stimmungsreiz findet bei ihnen alsbald seine natürliche Resonanz. Die Schwingungsebene ihres Temperaments bewegt sich zwischen den beiden Polen der Heiterkeit und Schwerblütigkeit. In ihren beiden ausgeprägten antipolaren Typen nennen wir sie hypomanische und depressive Temperamente. Oft aber kann man sie weder einfach als hypomanisch noch als depressiv bezeichnen. In vielen Hypomanischen steckt auch eine kleine depressive Komponente und in den meisten Schwerblütigen ein Einschlag von Humor. Dieses Verhältnis, in dem hypomanische und schwerblütige Bestandteile in der zyklothymen Einzelpersönlichkeit zusammenkommen, bezeichnet KRETSCH-MER als *diathetische* oder *Stimmungsproportion*. Die hypomanische und die schwerblütige Hälfte der Zyklothymen können sich ablösen, „sich staffeln" oder „überschichten" in den verschiedensten Mischungsverhältnissen. Ihr Gemütsleben schattiert sich von dem sanguinischen Quecksilbertemperament der Hypomanischen bis zu der tiefen warmherzigen Empfindung der mehr schwerblütigen Naturen in allen Übergängen. Ihr Temperament schwingt zwischen Heiterkeit und Betrübnis in tiefen, weichen und abgerundeten Wellenschlägen, rascher und flüchtiger bei den einen, voller und nachhaltiger bei den anderen. Nur die Mittellage dieser Schwingungen liegt im einen Fall mehr nach dem hypomanischen, im anderen mehr nach dem depressiven Pol zu.

Sie zeigen speziell in der *hypomanischen* Version eine Neigung zu gewisser materieller Gesinnung, zum Lieben, Essen und Trinken, zum natürlichen Hinnehmen aller guten Gaben des Lebens. Alles starr Systematische und Schematische, alles überspannt Fanatische ist ihnen fremd. Sie sind natürlich realistisch eingestellt. Es sind Menschen mit flüssiger, praktischer Energie: tatkräftige Praktiker, temperamentvoll, umtriebig, unternehmend, anpassungsfähig und schlagfertig. Flotte Draufgänger, die oft erstaunliche Erfolge zu verzeichnen haben; oder in ihrer sozial negativen Form oberflächliche, unstete, waghalsige, geschwätzige, heitere Naturen.

Auch unter den *schwerblütigen* Naturen und in den Mittellagen sehen wir stille, behagliche Genießer, oft jedoch finden wir nach dem depressiven Pol zu immer mehr ethische Vertiefung, dabei ein warmes, nicht moralisierendes Verstehen fremder Eigenart. In ihrer bedächtigen, weichen, schwernehmenden Art eignen diese sich weniger zur Führer- und Organisatorenrolle, wir müssen sie vielmehr an geschützter Stelle suchen als solide, gewissenhafte Arbeiter mit ruhigem, praktischem Blick, die sich durch ihre Herzensgüte, durch ihre umgängliche Menschenfreundlichkeit allgemeiner Beliebtheit und Achtung erfreuen. Unter ihnen sind nicht so selten religiöse Menschen; ihre Frömmigkeit aber ist gesund, herzlich, gefühlsmäßig tief erfaßt, frei von Bigotterie und Pedanterie, ohne sentimentale, pharisäische oder scharf moralistische Betonung.

Einige Einzeltypen gibt KRETSCHMER in anschaulichen Bildern wieder. Er schildert den liebenswürdigen, sonnigen, beweglichen Hypomaniker als reinsten

Typus dieses Temperamentes. Ferner den stillvergnügten, behaglichen Lebens-künstler, bei dem schon eine gewisse Schwerfälligkeit und stärkere Ansprech-barkeit für die traurigen Seiten des Lebens durchscheint. Endlich den warm-herzigen, tief empfindenden schwerblütigen Typus, das konstitutionell depressive Temperament. Eine Reihe von Persönlichkeiten, die uns im täglichen Leben immer wieder begegnen, werden wir in ihrer Zu-gehörigkeit zu dieser Tem-peramentsgruppe nun-mehr leicht erkennen können. Alle reinen Zy-klothymen gehen auf in Umwelt und Gegenwart, sie haben ein aufgeschlos-senes, geselliges, gemüt-lich-gutherziges, natür-lich-unmittelbares Wesen, ob sie nun mehr flott unternehmend oder mehr beschaulich behäbig und schwerblütig erscheinen.

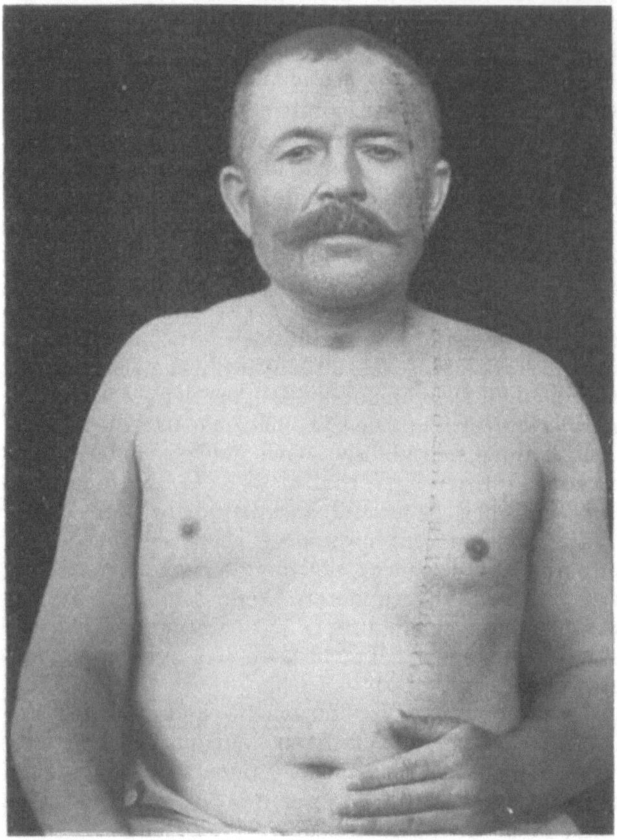

Innerhalb der zyklo-thymen Temperamente gibt es fließende Über-gänge zwischen den Typen mit scharfer Ausprägung der geschilderten Eigen-art, die wir schon als pathologisch (zykloid) zu bezeichnen pflegen, und den normal-psychologi-schen Typen, welche die gleiche psychische Struk-tur in maßvoller, gesunder Prägung besitzen. In dem man.-depr. Irresein, das in erster Linie durch den Wechsel manischer Er-regungen mit unternehmungslustiger Euphorie und melancholischen Ver-stimmungen mit verzagter Leistungsunfähigkeit charakterisiert ist, erkennen wir das Zerrbild der zyklothymen Temperamentsveranlagung, die Karikatur der normalen zyklothymen Eigenart.

Abb. 166. Pyknischer Typus. Frontal. Nach Kretschmer.

Die zyklothymen Varianten. Wie so häufig, wenn wir klare, begriffliche Gruppierungen vornehmen, so müssen wir auch hier erleben, daß die Biologie sich über die Schranken unseres Schemas hinwegsetzt. Nicht immer zeigen die zyklothymen Temperamente das typische Bild, welches von Kretschmer auf rein statistischem Wege gewonnen wurde. Gelegentlich finden wir bei zyklo-thymen Persönlichkeiten andere Eigentümlichkeiten, die sich nicht ohne weiteres in den Rahmen der gegebenen Schilderung einreihen lassen.

Ängstlichkeit und Schüchternheit ist in mäßigem Grade durch die Neigung der depressiven Naturen zu Insuffizienzgefühlen psychologisch verständlich. Sehen wir sie aber auch noch im erwachsenen Alter, in der auffallenden Form von Menschenscheu, von eckiger Steifheit im persönlichen Verkehr, so gehören diese Eigentümlichkeiten nicht mehr der reinen zyklothymen Konstitution an, sondern sind auf andere, wahrscheinlich schizothyme Konstitutionseinschläge zurückzuführen. „Dasselbe gilt von den Fällen, wo die depressive Gewissenhaftig. keit den Charakter des Pedantischen, Engherzigen oder Zwangsmäßigen annimmt, wo die Frömmigkeit ins Systematisch-Grüblerische, der Ideenreichtum in die

Erfinderschrulle und das zornmütige Selbstbewußtsein ins konsequent Querulatorische oder Paranoide übergeht.“ Je mehr bei den konstitutionellen Depressionen sich in das Schwerblütig-Weiche Züge von humorloser Trockenheit, von hypochondrischer Welt- und Menschenfeindlichkeit, von Schärfe, Nervosität und unsteter sprunghafter Laune, von Affektlahmheit, von nörgelnder Unzufriedenheit, zur Schau getragenem grämlichen Pessimismus oder finsterem, verschlossenem Mißmut einmischen, desto mehr entfernen wir uns von der typischen zyklothymen Konstitution. Auch unter den Hypomanischen sind die seltenen notorisch verbummelten und verwahrlosten Typen, die als haltlos, faul, arrogant, unverträglich, querulierend und krakeelend geschildert werden, nicht leicht in die rein zyklothymen Temperamente einzureihen. Häufig haben sich in solchen Fällen fremdartige schizothyme Einschläge in Heredität und Körperbau nachweisen lassen.

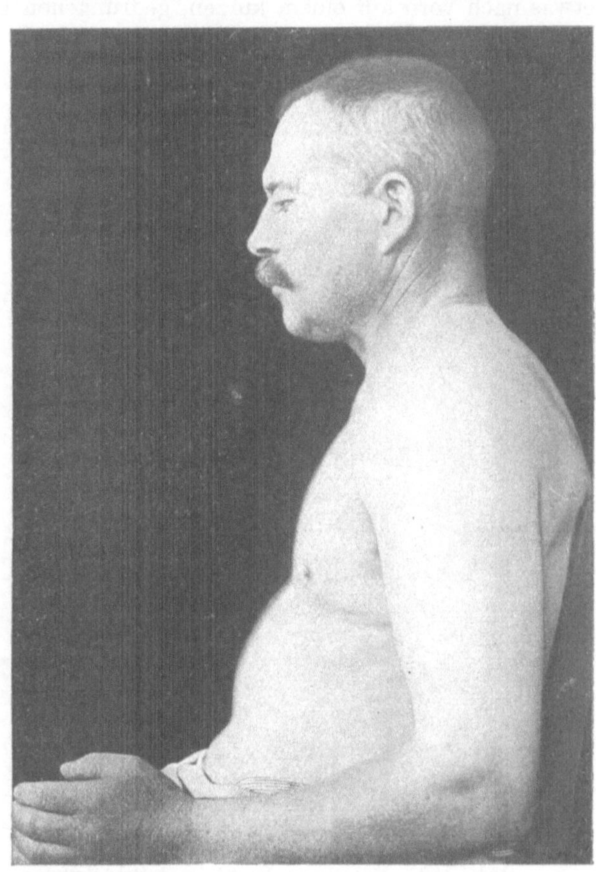

Abb. 167. Pyknischer Typus. Profil. Nach KRETSCHMER.

Der pyknische Habitus.

Der pyknische Typ (s. Abb. 166 u. 167) ist auf der Höhe seiner Ausbildung im mittleren Lebensalter charakterisiert durch eine starke Umfangsentwicklung der Eingeweidehöhlen (Kopf, Brust und Bauch) und die Neigung zum Fettansatz am Stamm, bei mehr graziler Ausbildung des Bewegungsapparates (Schultergürtel und Extremitäten).

Das grobe Eindrucksbild ist bei ausgeprägten Fällen nicht zu verkennen: Kurzgliedrige, rundliche, gedrungene Gestalt mit breitem, weichem Gesicht, frischer Hautfarbe, kurzem Hals, kurzem, tiefem Brustkorb und guter Terminalbehaarung bei früher Glatzenbildung. Ein besonders hervorstechendes

Symptom ist die Brust-Schulter-Proportion, in der die mäßige Schulterbreite einem großen Brustumfang gegenübersteht (36,9 : 94,5); ganz im Gegensatz zu der entsprechenden Proportion bei den Athletikern, wo sich der Brustumfang der mächtig beherrschenden Schulterbreite unterordnet. Der stattliche Brustumfang bei mehr schmalen, zusammengeschobenen Schultern gibt dem Gesamtbild des Rumpfes einen faßförmigen Umriß. Der Kopf sitzt bei den Pyknikern etwas nach vorn auf einem kurzen, gedrungenen Hals auf. Der Hirnschädel ist in den meisten Fällen nieder und tief; die Scheitelkontur flach; das Hinterhaupt gut gerundet. Das Gesicht zeigt harmonische Höhenproportionen zwischen Kinn, Mittelgesicht und Stirn und gute Durchbildung der Einzelformen. Das Profil ist weich und schwach gebogen; die Nase von rundlicher, fleischiger Gestalt (s. Abb. 168). Der Frontalumriß des Gesichtes läßt etwas schematisiert eine flache Fünfeckform oder eine breite Schildform erkennen. Der Knochenbau ist mehr zart, die Muskulatur weich und wenig modelliert. Die Gliedmaßen sind für gewöhnlich zierlich und rundlich; die Hände kurz, breit und weich. Die Pykniker haben durchschnittlich ein weiches, dünnes, zurückweichendes Haupthaar und neigen, wie gesagt, zu frühzeitiger Glatzenbildung, während Bart- und Körperbehaarung für gewöhnlich kräftig entwickelt ist.

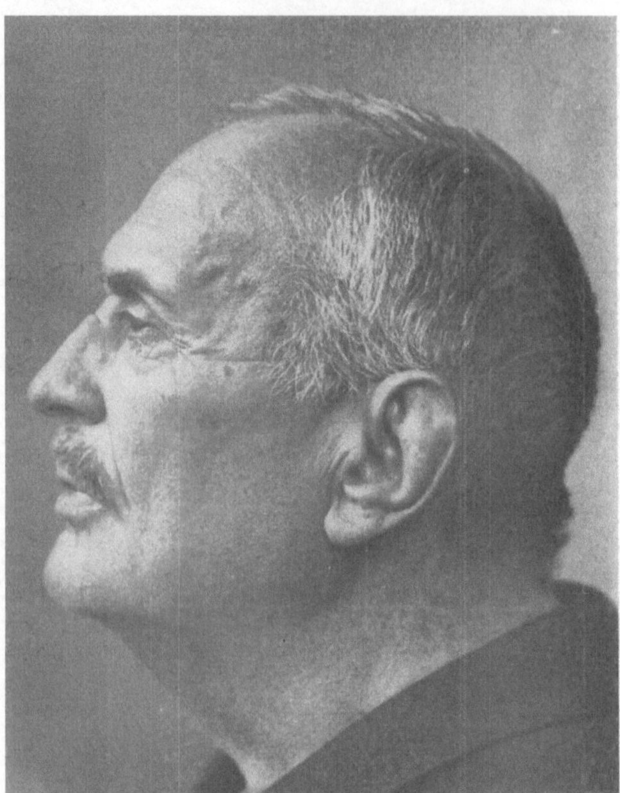

Abb. 168.   Pyknische Profil- und Schädelform.
Nach KRETSCHMER.

Die Hauptkörpermaße des pyknischen Habitus sind aus folgender Tabelle ersichtlich:

Tabelle 2 (nach KRETSCHMER).

Hauptkörpermaße des pyknischen Typs.

	Männer	Frauen		Männer	Frauen
Körpergröße	167,8	156,5	Hüftumfang	92,0	94,2
Gewicht (in kg)	68,0	56,3	Vorderarmumfang	25,5	22,4
Schulterbreite	36,9	34,3	Handumfang	20,7	18,6
Brustumfang	94,5	86,0	Wadenumfang	33,2	31,3
Bauchumfang	88,8	78,7	Beinlänge	87,4	80,5

Die Diagnose kann gelegentlich Schwierigkeiten bereiten, wenn (z. B. bei Schwerarbeitern) ein stärkerer Fettansatz fehlt. Doch ist ja dieser nicht das einzige charakteristische Merkmal; er kann uns sogar bei einseitiger Bewertung irreleiten. Die Erscheinungen des Skelettbaues werden uns dann auf den richtigen Weg führen. Unter Umständen sind auch jugendliche Pykniker nicht leicht zu erkennen, da der pyknische Habitus seine bezeichnende Form meistens erst im reiferen Lebensalter erreicht. Doch sind auch bei ihnen die wesentlichen Maßverhältnisse schon deutlich ausgeprägt. Auch im Greisenalter bleiben die hauptsächlichsten Körperbaustigmen erhalten. Bei Frauen ist der Habitus, dem Geschlechtscharakter entsprechend, ein wenig modifiziert. Der Hauptfettansatz ist bei ihnen vor allem auf Brust und Hüften beschränkt. Sehr junge pyknische Frauen können wegen ihres grazilen Körperbaues, solange noch kein stärkerer Fettansatz vorhanden ist, bei oberflächlicher Betrachtung mit asthenischen verwechselt werden. Doch entscheiden auch hier wieder die Maßverhältnisse und die übrigen Charakteristika des Skelettbaues.

Wenn wir an Hand von Photographien den Entwicklungsgang der Pykniker betrachten, so fällt uns gelegentlich auf, daß einzelne von ihnen in den 20er Jahren noch ganz atypische Körperbauformen (längl. Gesicht und schmalen Körperbau) aufweisen. Erst später treten dann die pyknischen Merkmale klar hervor. Ein Urteil etwa bei jungen Zirkulären nach der negativen Seite hin wäre nur sehr unter Vorbehalt abzugeben. Zum mindesten läßt sich häufig nicht mit Bestimmtheit behaupten, daß ihnen pyknische Einschläge fehlen.

KRETSCHMER betont besonders, daß die Pykniker in der überwiegenden Mehrzahl frei sind von dysglandulären, insbesondere von dysgenitalen Körperbaustigmen. Damit stimmt durchaus überein, daß wir bei ihnen sehr selten sexuelle Triebanomalien feststellen können, die im schizothymen Formkreis eine große Rolle spielen. Der Sexualtrieb ist meist unkompliziert natürlich und lebhaft. Von gynäkologischer Seite [HIRSCH[1])] ist weiterhin nachgewiesen worden, daß unter den Frauen mit dysmenorrhoischen Beschwerden die pyknischen nur einen geringen Prozentsatz ausmachen (2%). Dagegen gehören die meisten Myomkranken dem pyknischen Typus an. O. MÜLLER[2]) hat in neuerer Zeit die vasomotorische Veranlagung der Pykniker untersucht. Er findet hier eine ganz bestimmte Diathese: gerötetes Gesicht bis zur Ausbildung grober weithin sichtbarer Capillaren bzw. venöse Gefäßerweiterungen besonders im Bereich der Wangen und der Nase; capillarmikroskopisch nachweisbare starke Gefäßinjektionen an der Brusthaut; ferner kleine Venektasien in der Gürtelgegend und an den unteren Extremitäten. Dagegen hat der Pykniker an den Extremitätenenden seltener stärkere Capillarveränderungen. Seine Hände sind meist gleichmäßig warm und normal gefärbt. Die peripheren Arterien erscheinen lang, zart und gradlinig, trotzdem aber kommt es sehr häufig zu schweren sklerotischen Veränderungen an Hirn-, Herz- und Nierengefäßen. Bei den Pyknikern finden wir die Mehrzahl der echten Arteriosklerotiker.

Die schizothymen Persönlichkeiten.

Im Gegensatz zu den schlichten unkomplizierten zyklothymen Naturen mit ihrer direkten, natürlichen, durchsichtigen und unverstellten Fühlweise, die von jedermann richtig beurteilt werden, haben die Schizothymen etwas unbestimmt Problematisches. An der Oberfläche schneidend brutal, mürrisch, stumpf oder stachlig ironisch oder molluskenhaft scheu, schallos sich zurückziehend. In der

---

[1]) HIRSCH, M.: Dysmenorrhöe in Beziehung zu Körperbau und Konstitution nebst Ausführungen über Konstitution und Sexualtrieb. Zentralbl. f. Gynäkol. 1923.
[2]) MÜLLER, O.: Die Capillaren der menschlichen Körperoberfläche. Stuttgart: Enke 1922.

Tiefe affektive Stumpfheit, kälteste Seelenlosigkeit oder ein weiches, zartes, überfeines Innenleben. Sie sind autistisch, man kann nicht wissen, was sie fühlen. Sie lassen nicht gern in sich hineinschauen und bieten nur immer ihre psychische Oberfläche dar. Ihre zurückhaltende, verschlossene Art erschwert es außerordentlich, von ihrem Denken und Fühlen ein klares Bild zu bekommen. Guten, zusammenhängenden Aufschluß über ihr psychisches Innenleben können wir vor allem aus den Selbstschilderungen begabter, gebildeter Persönlichkeiten gewinnen. „Die Blüten des schizophrenen Innenlebens kann man nicht an Laien studieren; Könige und Dichter sind gerade gut genug dazu" (KRETSCHMER).

So wie die zyklothymen Temperamente zwischen den Polen heiter und traurig, so liegen die schizothymen Temperamente zwischen den Polen reizbar und stumpf, zwischen psychischer Überempfindlichkeit und seelischer Unempfindlichkeit. Mimosenhaft schüchterne Feinfühligkeit und habituell jähzornige Erregtheit auf der einen, Stumpfheit und verminderte Spontanität auf der anderen Seite. Den Schlüssel zu den schizothymen Temperamenten müssen wir jedoch darin erblicken, daß die meisten Schizothymen nicht entweder überempfindlich oder kühl, sondern überempfindlich und kühl zugleich sind, und zwar in den verschiedensten Mischungsverhältnissen. Wir können eine kontinuierliche Übergangsreihe konstruieren von den extrem empfindsamen, überzarten, beständig verwundeten Mimosennaturen, die „ganz Nerven" sind, bis zu jenen kalten erstarrten, fast leblosen Ruinen der schwersten psychotischen schizophrenen Verblödung. Und doch fühlen wir bei den hyperästhetischen Mimosennaturen oft eine aristokratische Kühle, eine autistische Einengung des Gefühlsvermögens auf einen bestimmten, engumgrenzten Kreis ausgewählter Menschen und Dinge, über deren Grenzen hinaus die affektive Resonanzfähigkeit erloschen ist. Der Schizophrene *Strindberg* sagt von sich: „Ich bin hart wie Eis und doch gefühlvoll bis zur Empfindsamkeit." Ebenso finden wir bei den vorwiegend kalten und affektarmen Temperamenten, sobald wir uns mit ihnen näher befassen, überaus häufig hinter der affektlosen, erstarrten Oberfläche im Innersten einen krampfhaft in sich zurückgezogenen zarten Persönlichkeitskern verwundbarster nervöser Empfindsamkeit. Selbst bei den schizophren psychotischen Typen mit tiefster affektiver Verblödung können wir — so hat BLEULER gezeigt — noch Reste von überempfindlichen verwundbaren Komplexen nachweisen, die noch erhalten blieben und bei Berührung plötzliche, oft erstaunliche Affektäußerungen entladen.

Das Mischungsverhältnis, in dem sich bei den schizothymen Temperamenten die hyperästhetischen mit den anästhetischen Elementen überschichten, nennt KRETSCHMER die *psychästhetische Proportion*. Im Gegensatz zur Stimmungsproportion der Zyklothymen, bei der wir von abgerundeten Wellenschlägen sprachen, pflegt die psychästhetische Proportion sich zu verschieben, d. h. das Verhältnis zwischen den hyperästhetischen und anästhetischen Temperamentsanteilen ändert sich im Laufe des Lebens schubweise, ohne wieder zum Ausgangspunkt zurückzukehren. KRETSCHMER erinnert an die Psychästhesie mancher gesunder Durchschnittsmenschen, die nach einem Höhenpunkt sentimental gefärbter Überschwenglichkeit und Empfindsamkeit der Pubertätsjahre allmählich sich langsam bis zu einer gewissen ruhigen Solidität der Lebensauffassung oder auch bis zu ernüchternd platter und trockener Schwunglosigkeit abzukühlen pflegt. Die Proportionsverschiebung bei den pathologischen Typen und bei den ausgesprochen psychotischen Vertretern dieser Konstitutionsgruppe geht dieser nicht so sehr seltenen Normalentwicklung parallel; sie gibt von dieser wiederum ein verzerrtes Abbild. Oft beobachten wir gerade in der Pubertätszeit bei ursprünglich zarten, scheu nervösen Kindern eine enorm gesteigerte Reizsamkeit im Sinne elegischer Zärtlichkeit oder eines gespreizt überspannten Pathos; allmählich verschiebt sich die Stimmungsproportion nach dem anästhetischen Pol. Wir sehen derartige Menschen später als kühle, schweigsame, trockene Einspänner durchs Leben gehen. In gesteigertem und noch schärfer karrikiertem Maße finden wir die gleiche Verschiebung bei den schizophrenen Psychosen. Nur ein Teil der schizothymen Temperamente geht in seinem Leben den Weg vom ausgesprochen hyperästhetischen bis zum vorwiegend anästhetischen Pol, ein Teil bleibt hyperästhetisch, ein anderer Teil ist schon vorwiegend anästhetisch torpid, wenn er auf die Welt kommt.

Die Affektivität der Schizothymiker, soweit sie psychisch reaktionsfähig geblieben sind, ist meistens abrupt und zackig, unberechenbar und sprunghaft und steht in schroffem Gegensatz zu den vollen abgerundeten Affektkurven der Zyklothymen. Manche Schizothyme neigen zu intrapsychischen Spannungen und krampfhaften Komplexbildungen. Affektbesetzte Vorstellungen wirken oft in krampfhafter Verhaltung unter der Oberfläche, um dann bei harmlosen Vorkommnissen in einer überraschenden Affektexplosion abzureagieren. Mit dieser eigentümlichen Form der springenden Affektivität ist ein weiteres, sehr wichtiges Symptom des schizothymen Formkreises, die Ambivalenz (BLEULER) eng verbunden. Der Schizothymiker steht unter dem Zwange einer alternativen Einstellung seiner Affektivität. Ihm fehlt die Fähigkeit der vermittelnden Billigkeit, des vernünftigen Abwägens und des wohlwollenden affektiven Ausgleichs. Solche Menschen sind entweder schwärmerisch hingerissen von einer Persönlichkeit oder ihr Todfeind. Sie sehen in den Personen ihrer Umgebung entweder Engel oder Teufel, ein drittes Vermittelndes gibt es nicht.

Die Art der sozialen Einstellung entspricht den psychästhetischen Verhältnissen. Die Schizothymen sind entweder absolut ungesellig oder eklektisch gesellig in kleinem geschlossenen Zirkel oder oberflächlich gesellig ohne tieferen seelischen Konnex mit der Umgebung. „Die Abneigung gegen menschlichen Verkehr variiert von der sanftesten Ängstlichkeit, Scheu und Schüchternheit über die ironische Kühle und mürrisch verbohrte Stumpfheit bis zur schneidend brutalen, aktiven Menschenfeindlichkeit." Autistisch, ohne natürlichen Rapport mit den Lebensreizen stehen sie der Außenwelt gegenüber. Die Hyperästhetischen, weil sie das reale Leben als unschön, brutal, lieblos, ja unter Umständen als psychisch schmerzhaft empfinden, die Anästhetischen aus Mangel an affektiver Resonanz für die Umwelt, die für ihr Gefühlsleben ohne Interesse ist. Die aristokratische Salonwelt, die weltentrückte Gelehrtenarbeit, die wirklichkeitsfremde Traum- und Prinzipienwelt, das ist ihr Element.

Außerordentlich wichtig für die schizothyme Persönlichkeit ist die Struktur ihres sexuellen Trieblebens. Schon KRETSCHMER führt aus, daß wir bei den Schizophrenen und auch bei den schizothymen Psychopathen, den sog. „Schizoiden", neben einer allgemeinen Triebschwäche vielfach Mangel an Zielsicherheit und eindeutiger Fixierung der Sexualität beobachten können. Wir finden unter ihnen vielfach homosexuelle Neigungen und andere Perversitäten. KRONFELD[1]) hat in neuerer Zeit in Übereinstimmung mit dieser Beobachtung unter einer großen Anzahl von Sexualpsychopathen, vor allem bei Intersexuellen, schizoide Typen besonders häufig feststellen können. Auch von gynäkologischer Seite ist auf diese Tatsache hingewiesen worden. MATHES[2]) geht sogar so weit, daß er alle Schizoiden als intersexuelle Typen im Sinne GOLDSCHMIDTS[3]) ansprechen möchte. Nach seinen Er-

---

[1]) KRONFELD, G.: Sexualpsychopathologie. Handbuch der Psychiatrie (Aschaffenburg). Leipzig u. Wien 1923.

[2]) MATHES, P.: Die Konstitutionstypen in der Gynäkologie. Klin. Wochenschr. Jg. 2. 1923.

[3]) GOLDSCHMIDT, R.: Die quantitative Grundlage von Vererbung und Artbildung Berlin: Julius Springer 1920.

fahrungen liegt die schizoide Frau bei der Entwicklung ihrer körperlichen und geistigen Persönlichkeit in stetem Kampf mit den disharmonischen Impulsen ihrer zweideutigen bzw. infantilen Sexualität. Jede Entscheidung in sexuellen Fragen (Menstruation, Heirat, Geburt, Ehe, Klimakterium) führt bei ihr zu den schwersten inneren Konflikten. Mit Kretschmer setzt Mathes das abnorme Haften sexueller Kindheitserlebnisse bei schizoiden Neurotikern mit dieser Sexualkonstitution in Beziehung.

In dem Umkreis schizophrener Psychosen, meistens in der näheren Verwandtschaft und auch in der Charakterologie der schizophrenen Psychotiker selbst, finden wir die verschiedenartigsten Formen von schizothymen Persönlichkeiten. Die hyperästhetischen Qualitäten erscheinen empirisch vor allem als zarte Empfindsamkeit, als Feinsinn gegenüber von Natur und Kunst, als Takt und Geschmack im persönlichen Stil, als schwärmerische Zärtlichkeit gegenüber bestimmten Personen, als überleichte Verletzbarkeit durch die alltäglichen Reibungen des Lebens, endlich bei den vergröberten Typen, besonders bei den Postpsychotikern und ihren Äquivalenten als komplexmäßiger Jähzorn. Bei den anästhetischen Qualitäten finden wir schneidende aktive Kälte oder passive Stumpfheit, Intereseneinengung auf abgegrenzte autistische Zonen, „Wurstigkeit" oder unerschütterlichen Gleichmut. Die schizothyme Sprunghaftigkeit ist bald mehr indolente Haltlosigkeit, bald mehr aktive Laune, ihre Zähigkeit zeigt sich charakterologisch in den verschiedensten Varianten: stählerne Energie, störrischer Eigensinn, Pedanterie, Fanatismus, systematische Konsequenz im Denken und Handeln.

Eine Reihe von charakteristischen Persönlichkeiten ließen sich aufzählen. Schüchterne, träumerische, stille Schwärmer; überspannte Phantasten; mürrische, verschrobene, einsiedlerische Sonderlinge; eigensinnige Querköpfe; mystischmetaphysische Prophetentypen; verbohrte paranoische Erfinder; kühle, feinsinnige Aristokraten; pharisäisch bigotte Betschwestern; schroffe, kalte, brutale Egoisten. Ja ein ganzes Heer von eigentümlichen, schrullenhaften, unnatürlichen, verschrobenen und in ihrer anästhetischen Version grauenhaft abstoßenden Typen könnten wir beschreiben, wenn wir allen verschiedenen Ausprägungen der abnormen schizothymen (schizoiden) Charakterologie gerecht werden wollten. Kretschmer gibt einige typische Beispiele. Von den vorwiegend hyperästhetischen Temperamenten schildert er den empfindsam affektlahmen Typus, den feinsinnig-kühlen Aristokratentypus und den patheti chen Idealistentypus, unter den vorwiegend anästhetischen Temperamenten den kalten Despotentypus, den jähzornig-stumpfen Typus und den Typus des zerfahrenen, wursthaften Bummlers und Landstreichers. Bonhöffer[1]) stellt ferner noch den Typus des paranoiden Sektierers und Okkultisten auf, wobei er eine Parallele zieht zwischen dem zu übersinnlichen Wahrnehmungen und Willensbeeinflussungen disponierten Bewußtseinszustande des Okkultisten mit den psychischen Spaltungsvorgängen bei der Schizophrenie. Diesen ausgeprägten abnormen Persönlichkeiten entsprechen bei den normalen Schizothymikern die gleichen Eigenschaften in mehr und mehr abgeschwächter Form.

Es gelingt nur schwer, innerhalb des schizothymen Konstitutionskreises das „Normale" von dem Pathologischen, von dem Psychotischen zu trennen. Die ausgesprochen pathologischen Typen pflegen wir als schizoid zu bezeichnen, sie gehen ohne sichtbare Grenze in die normalen Schizothymiker über. Doch auch die Grenze zwischen den schizophrenen Psychosen und den schizoiden Persönlichkeiten ist vielfach verschwommen. Jeder Mensch verändert sich in der Pubertätszeit. Auch die Schizophrenie fällt vorzugsweise in die Pubertät. Sollen wir nun solche Persönlichkeiten, die sich in dieser Zeit charakterologisch relativ

---

[1]) Bonhoeffer: Inwieweit sind politische, soziale und kulturelle Zustände einer psychopathologischen Betrachtung zugänglich? Klin. Wochenschr. Jg. 2. 1923.

stark verändert haben, von denen, die einen leichten schizophrenen Schub mit abortiver Wahnbildung durchmachten, trennen? In ihrem späteren Entwicklungsgang sind sie oft nicht voneinander zu unterscheiden. Sollen wir sie schon zu den Psychosen rechnen, oder dürfen wir sie trotz der biologischen Persönlichkeitsumwandlung noch zu den abnormen, psychopathischen Typen zählen? Übergangsfälle lassen sich hier unschwer finden, wenn wir auch an der klinischen Scheidung in Schizophrenie und schizoide Temperamente festhalten müssen; wir werden es in den meisten Fällen — jedoch nicht immer — ohne praktische Schwierigkeiten durchführen können.

Der häufigste Entwicklungsgang im schizothymen Konstitutionskreis ist folgender: Entweder besteht schon von Jugend auf eine ausgesprochen schizoide Persönlichkeit, oder sie pflegt sich erst in der Pubertätszeit bei anfänglich anders gearteten Kindern herauszubilden. Gelegentlich bricht der schizoide Phänotypus erst im späteren Lebensalter durch bei Persönlichkeiten, die uns als ursprünglich frisch, vergnügt, gesellig und munter geschildert wurden. Die schizophrene Psychose schließt sich in der Mehrzahl der Fälle an eine schizoide Charakterologie an, oft können wir in einem Falle alle drei Entwicklungsphasen, nichtschizoid—schizoid—schizophren, nachweisen. Präpsychotische und postpsychotische Persönlichkeit bei guter

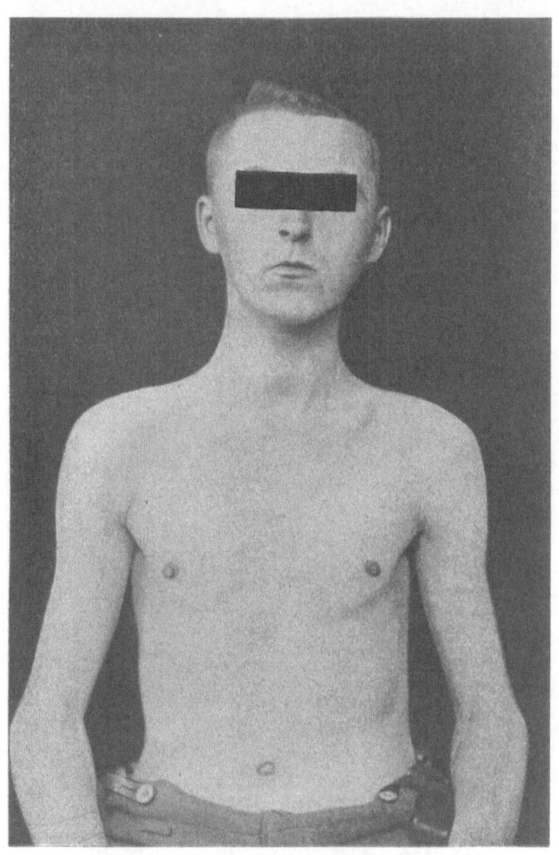

Abb. 169. Asthenischer Habitus. Frontal. Nach KRETSCHMER.

Remission können sich sehr ähnlich sehen. Manchmal gewinnt man bei gewissen Schizoiden den Eindruck, als wenn sie schon vor der Geburt eine schizophrene Psychose durchgemacht hätten.

Es wird nur schwer gelingen, in diese Mannigfaltigkeit der Erscheinungen System und Ordnung zu bringen, so daß der Konstitutionsforscher sich vorläufig mit den komplexen Größen schizoid und schizophren wird begnügen müssen.

Die Körperbautypen der schizothymen Konstitution.

Wir hatten gesehen, daß innerhalb der schizothymen Gesamtkonstitution verschiedene Körperbauformen vertreten sind, unter denen der *asthenische* und *athletische* Habitus als bestimmte, scharf umrissene Gruppen vor uns stehen.

Der asthenische (leptosome) Habitus (s. Abb. 169 u. 170). Der von KRETSCHMER an psychiatrischem Material gewonnene Typus asthenicus deckt sich im wesentlichen mit dem gleichnamigen Typus J. BAUERS in der inneren Medizin. Als Hauptcharakteristikum finden wir, grob gesagt, geringes Dickenwachstum bei durchschnittlich unvermindertem Längenwachstum.

Die Astheniker sind magere, schmalaufgeschossene Leute mit langgezogenem, schmalem, flachem Brustkorb, schmalen Schultern und dünnem fettlosen Bauch. Der Rumpf erinnert daher am ehesten an die Form eines Zylinders. Die Extremitäten wirken schlank und langgezogen. Knochen, Muskeln und Haut sind durchweg grazil, dünn und mager. Auf einem langen dünnen Hals sitzt meistens ein kleiner Kopf auf von hoher oder mehr rundlicher Form. Das Profil zeigt scharfe Linien. Unter einer langen, stark vorspringenden Nase beobachten wir für gewöhnlich einen mehr oder weniger hypoplastischen Unterkiefer. So kommt eine gewisse Ähnlichkeit mit einem „Vogelgesicht" zustande. Wir sprechen auch von einem Winkelprofil, das übrigens auch bei anderen Körperbauformen im schizothymen Formkreis nicht selten ist (s. Abb. 171). Der Frontalumriß des Gesichtes gleicht in ausgeprägten Fällen einer verkürzten Eiform.

Deutliche Unterschiede gegenüber den Pyknikern weisen die Astheniker auch im Behaarungstypus auf. Das Haupthaar ist sehr derb und kräftig. Es

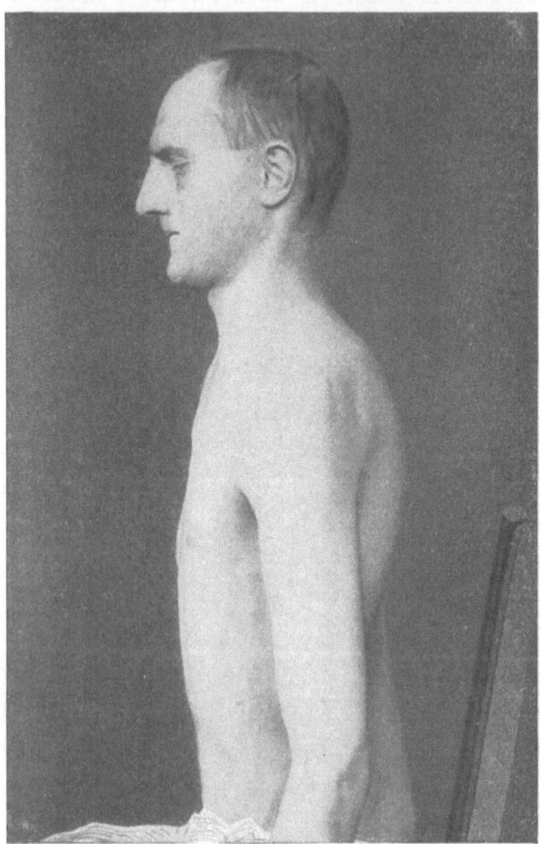

Abb. 170. Asthenischer Typus. Profil. Nach KRETSCHMER.

wächst auffallend weit in die Stirnpartie herein und zeigt nur sehr selten Glatzenneigung. Bart und Terminalbehaarung sind dagegen sehr schwach entwickelt.

Charakteristische Maßbeziehungen sind einmal gegeben durch das Zurückbleiben des Körpergewichtes gegenüber der Körperlänge (50,5 : 168,4), zum anderen durch das Verhältnis von Brustumfang zum Hüftumfang (84,1 : 84,7).

Die Hautkörpermaße gibt Tabelle 3 wieder.

Tabelle 3 (nach KRETSCHMER). Hauptkörpermaße des asthenischen Typs.

	Männer	Frauen		Männer	Frauen
Körpergröße . . .	168,4	153,8	Hüftumfang . . .	84,7	82,2
Gewicht (in kg) . .	50,5	44,4	Vorderarmumfang .	23,5	20,4
Schulterbreite . . .	35,5	32,8	Handumfang . . .	19,7	18,0
Brustumfang . . .	84,1	77,7	Wadenumfang . .	30,0	27,7
Bauchumfang . . .	74,1	67,7	Beinlänge	89,4	79,2

Eine Spielart des asthenischen Typus zeigt breitere Schultern, dabei aber einen brettartig flachen Brustkorb und sehr grazile Schulterknochen. Gelegentlich finden wir dysgenitale Einschläge bei den Asthenikern, Infantilismen, Feminismen (Taillenbildung, vermehrter Beckenumfang, feminine Schamhaargrenze bei Männern) oder auch eunuchoide Überlänge der Extremitäten. Sehr häufig sind Kombinationen zwischen asthenischen und athletischen Körperbaustigmen, wobei entweder beide Erscheinungskomplexe nebeneinanderstehen (z. B. langer, schmaler Brustkorb bei derben Extremitäten, Inkongruenz zwischen Gesicht und Körperbau), oder eine Art Mitteltypus sehnig-schlanker Figur entsteht mit stärkerer Betonung einer der beiden Komponenten.

Der asthenische Typus ist leicht zu diagnostizieren, da er in seinen Grundeigentümlichkeiten durch alle Lebensalter hindurch ziemlich konstant bleibt. Weder schwere körperliche Arbeit, noch kräftige Nahrungszufuhr sind imstande, ihn wesentlich zu modifizieren. Bei

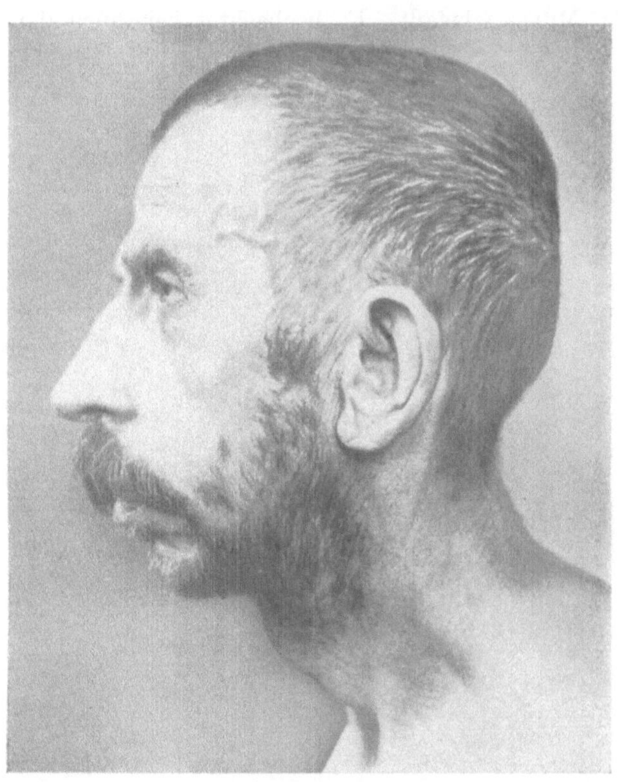

Abb. 171. Kleine asthenische Schädelform. Winkelprofil. Nach KRETSCHMER.

einem Teil der Astheniker fällt uns als wichtiges Symptom ihr frühzeitiges Altern auf. Man findet dann häufig ganz erstaunliche Grade von allgemeinem Fett- und Muskelschwund, die auf schwere chronische Stoffwechselstörungen schließen lassen.

Die asthenischen Frauen gleichen den Männern in allen wesentlichen Punkten; nur sind sie vielfach kleinwüchsig. Normales oder auch gesteigertes Längenwachstum, das bei den Männern die Regel ist, fehlt häufig bei den Frauen, so daß wir sie nicht einfach asthenisch, sondern asthenisch-hypoplastisch[1]) bezeichnen müssen. Außer diesen Differenzen in der Durchschnittsgröße — Frauen 153,8, Männer 168,4 — finden sich jedoch keine nennenswerte Unterschiede.

Von gynäkologischer Seite (MATHES) wurde darauf hingewiesen, daß unter den Asthenikern häufig Triebunsicherheit und infantile Geschlechtlichkeit nachzuweisen sei. Diese Erscheinung geht oft parallel mit bestimmten hypoplastischen Einschlägen (s. u.) und stimmt durchaus mit der psychischen Eigenart der Schizothymen überein. Asthenische Frauen sollen nach Untersuchungen von

---

[1]) *Asthenisch* = gehemmtes Dickenwachstum; *hypoplastisch* = generelle Unterentwicklung von Körper und Körperteilen, besonders auch mit Einschluß des Längenwachstums.

Hirsch in hohem Maße zu dysmenorrhoischen Beschwerden neigen; Hirsch fand unter seinen Patienten 85% mit asthenischem Typus. Kronfeld hat unter seinen Intersexuellen überaus häufig Astheniker gefunden. Doch zeigten sich bei ihnen vielfach eunuchoide Züge, teilweise auch akromegalische und athletische Einschläge. Mit der vasomotorischen Konstitution der Astheniker hat sich O. Müller befaßt. Er beobachtet bei ihnen denselben Symptomenkomplex, den Peritz[1]) als Spasmophilie bezeichnet. Es sind Individuen mit gespannten Arterienrohren, spastischer Scheinanämie des Gesichtes, blauen, kalten, feuchten Händen und erweiterten subpapillären Venenplexus. Die Astheniker sind offenbar für Arteriosklerose nur sehr wenig disponiert, dagegen scheinen nach Untersuchungen von Tscherning[2]) bestimmte Häufigkeitsbeziehungen zum Magenulcus zu bestehen.

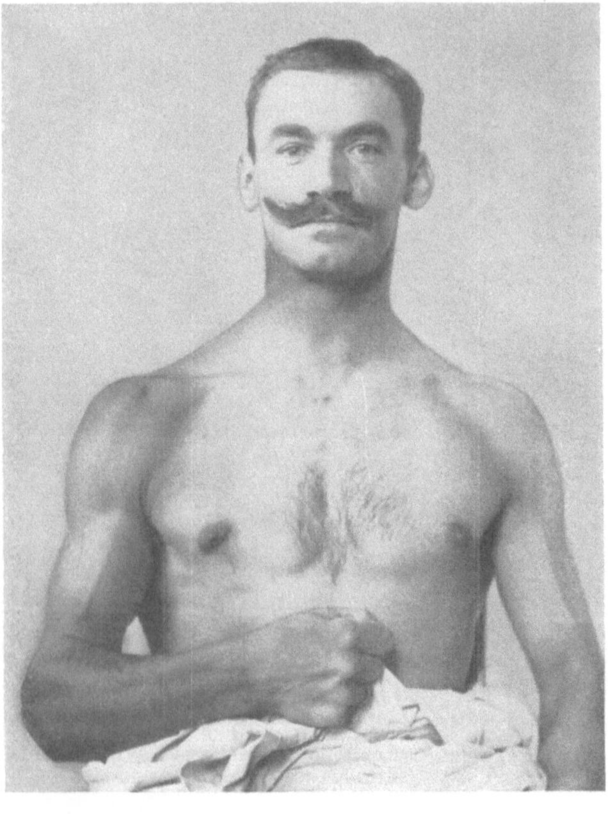

Der athletische (muskuläre) Habitus. Die Athletiker sind schlank und eher langgliedrig. Im Gesamtbild tritt der ausladende muskulöse Schultergürtel besonders stark hervor. Der Brustkorb ist sehr stattlich, der Bauch straff. Die Rumpfform verjüngt sich nach unten, so daß das schmale Becken und die schlanken Beine im Vergleich zu dem hypertrophischen Schultergürtel

Abb. 172. Athletischer Typus. Frontal. Nach Kretschmer.

fast grazil erscheinen. Der Rumpf zeigt infolgedessen einen trapezförmigen Umriß. Der Knochenbau ist derb und grob, vor allem an Schultergürtel und Extremitätenenden. Letztere können in manchen Fällen ans Akromegale anklingen. Unter der elastischen, fettarmen Haut tritt die straffe und feste Muskulatur in plastischem Relief durch (s. Abb. 172). Der Hals ist meistens lang und kräftig. An dem für gewöhnlich derben Hochkopf fällt neben dem relativ hohen Mittelgesicht die allgemein feste und kräftige Modellierung von Kinn und Knochenrelief auf (s. Abb. 173). Der Frontalumriß des Gesichtes neigt zur steilen Eiform.

Die Körpergröße liegt im Mittel über dem Durchschnitt; Längenmaße über 180 cm sind nicht selten.

---

[1]) Peritz, G.: Einführung in die Klinik der inneren Sekretion. Berlin: Karger 1923.

[2]) Tscherning, R.: Über die somatische und psychische Konstitution bei Ulcus ventriculi. Arch. f. Verdauungskrankh. Bd. 31. 1923.

Die Hauptkörpermaße des athletischen Typus sind aus Tabelle 4 ersichtlich.

Tabelle 4 (nach KRETSCHMER).
Hauptkörpermaße des athletischen Typs.

	Männer	Frauen
Körpergröße	170,0	163,1
Gewicht (in kg)	62,9	61,7
Schulterbreite	39,1	37,4
Brustumfang	91,7	86,0
Bauchumfang	79,6	75,1
Hüftumfang	91,5	95,8
Vorderarmumfang	26,2	24,2
Handumfang	21,7	20,0
Wadenumfang	33,1	31,7
Beinlänge	90,9	85,0

Eine bestimmte Variante des athletischen Habitus zeichnet sich durch allgemeine Plumpheit aus. Hier ist dann der oben gekennzeichnete Unterschied zwischen Schulter- und Beckenentwicklung nicht sehr groß; alles ist unschön, massiv und klotzig. Möglicherweise handelt es sich in diesen relativ seltenen Fällen um eine Legierung oder gar um einen biologisch abweichenden Typus. Die Beziehungen der Athletiker zur dysgenitalen Gruppe sind nicht selten. Vor allen Dingen kommt eine Vermischung mit eunuchoidem Hochwuchs vor. Auch feminine Einschläge wurden beobachtet.

Der athletische Typus ist in charakteristischen Fällen leicht zu diagnostizieren. Schon von der Pubertätszeit an tritt er ziemlich klar und eindeutig in Erscheinung. In höherem Lebensalter pflegt die Muskulatur gelegentlich an Umfang abzunehmen und schlaffer zu werden. Doch die Körpermaße lassen auch

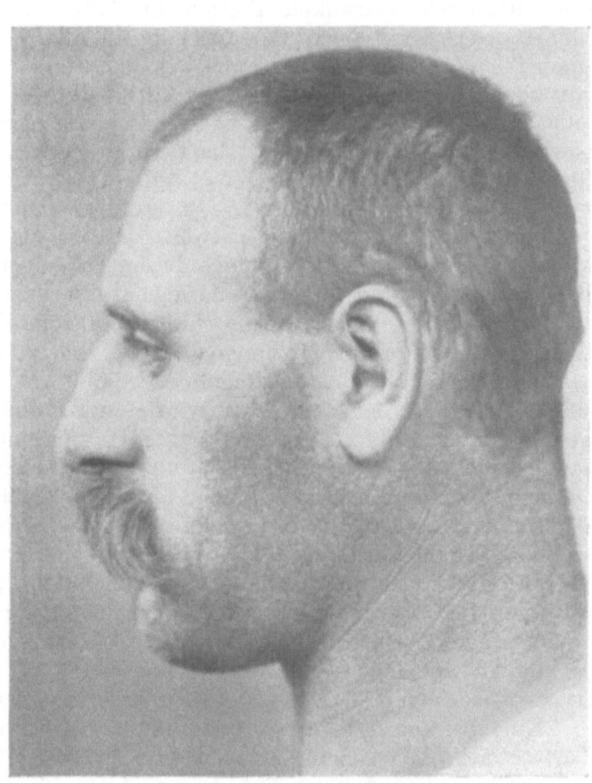

Abb. 173. Derber Hochkopf. Nach KRETSCHMER.

dann noch den Typus gut erkennen. Bei Frauen können wir manchmal einige Abweichungen feststellen, die aber den Gesamthabitus nicht wesentlich verwischen. So sehen wir bei ihnen häufig reichliche Fettentwicklung, doch niemals in dem starken Grade wie bei Pyknikern. Außerdem finden sich gelegentlich ausgeprägte maskuline Einschläge in Körperbau und Gesichtsbildung. Neben der hypertrophischen Entwicklung des Brust-Schulter-Gürtels ist bei

athletischen Frauen oft auch das Becken sehr kräftig entwickelt. Im allgemeinen
macht der Körperbau der athletischen Frauen mehr den Eindruck des Abnormen,
übermäßig Gesteigerten und Massiven als der der athletischen Männer; eine Tatsache, die sich wohl am besten damit erklären läßt, daß unser weibliches Schön-
heitsideal von dem Athletischen erheblich abweicht. Der männliche Athletiker
imponiert im Gegensatz dazu viel weniger als abnorm, da er viel eher dem
künstlerischen Ideal entspricht.

Die dysplastischen Spezialtypen. Unter diesen Begriff fassen wir eine ganze
Reihe der verschiedensten abnormen Körperbauformen zusammen, die offensichtlich auf endokrine Disharmonien hinzuweisen scheinen. Sie machen einen erheblichen Bruchteil der Körperbautypen im schizothymen Konstitutionskreis
aus. Insbesondere scheinen Körperbauformen der dysgenitalen Gruppe eine
gewisse Rolle zu spielen, eine Tatsache, die uns mit den häufigen sexuellen Triebanomalien bei den Schizothymikern gut übereinzustimmen scheint. Wichtig
sind in diesem Zusammenhang auch die gynäkologischen Untersuchungen
von Fränkel[1]) und seinen Schülern Hauck[2]) und Köhler. Fränkel wies bei
Dementia-praecox-kranken Frauen in 72% schwere infantilistische Veränderungen des Genitale nach. Geller[3]) stellte, allerdings an einem kleinen Material,
einen recht erheblichen anatomischen und funktionellen Hypogenitalismus fest
mit kleinen Ovarien und geringer Tätigkeit und Zahl der Follikel. Fränkel
selbst bemerkt, daß in der gynäkologischen Praxis niemals so gehäufte Hypoplasien gefunden werden als bei der Dem. praecox (70—80%). Auch bei normalem
Gesamtkörper ist häufig ein rein lokaler Genitalinfantilismus vorhanden.

Von den dysgenitalen Körperbauformen ist der *eunuchoide Hochwuchs*
besonders wichtig. Er wurde schon bei den Asthenikern und Athletikern erwähnt, die gelegentlich Einschläge dieser Art zeigen. Nach der Umgrenzung von
Tandler-Grosz und Bauer sind die charakteristischen Kennzeichen: Überlänge
der Extremitäten im Verhältnis zur Körpergröße, Verwischung des Geschlechtstypus in den Rumpfproportionen (beim Manne z. B. eine „asexuelle", äußerlich
betrachtet ans Feminine anklingende Beckenform) und endlich die Kümmerlich-
keit der Terminalbehaarung bei kräftigem Kopfhaar. Nicht alle Schizophrenen
weisen die genannten 3 Merkmale auf. Häufig sind nur einzelne Merkmale vorhanden, vielfach in Kombination mit asthenischem oder athletischem Körperbau.
Die meisten Repräsentanten sind übermittelgroß, schmal und aufgeschossen.
Der schmale Brustkorb läuft nicht selten nach unten in eine ganz feminin an-
mutende Taille zusammen, die wiederum in eine stark feminin geschweifte
laterale Hüftkontur übergeht. Die Maßzahl des Beckenumfangs gleicht dann,
entgegen der Norm beim Manne, dem inspiratorischen Maximum des Brustumfangs oder übertrifft es sogar noch. Bei einer ganzen Anzahl von Fällen sind
Anomalien an den Genitalien nachweisbar; z. B. Hodenhypoplasien, derbe
Hyperplasien oder auch Hypoplasien des gesamten Genitalapparates.

Eine besondere Untergruppe bilden die hochwüchsigen Eunuchoiden mit
Turmschädel. Wir sehen hier außerdem eine eigentümliche Gesichtsbildung und
eine merkwürdige Art der Behaarung. Unter dem schmal zulaufenden Bau des
Turmschädels sitzt ein sehr hohes, knochiges Gesicht mit vorspringender, an der
Wurzel scharf eingezogener Stumpfnase. Der Unterkiefer ist hoch und derb.
Schnurrbart und Augenbrauen sind exzessiv stark entwickelt, dazu kommt häufig

---

[1]) Fränkel (Breslau): Diskussionsbemerkung zum Vortrag Geller.
[2]) Hauck: Gynäkologische Untersuchungen bei Schizophrenen. Monatsschr. f. Psychiatrie
u. Neurol. Bd. 27. 1920.
[3]) Geller, Fr.: Über Eierstocksfunktion bei Dementia praecox auf Grund anatomischer
Untersuchungen (Kongreßbericht). Arch. f. Gynäkol. Bd. 120. 1923.

noch ein straffes, buschiges Haupthaar. Die meisten Vertreter sind übermittelgroß und zeigen einen schlecht proportionierten Habitus, der zwischen dem Asthenischen und Athletischen liegt und mancherlei dysgenitale Züge aufweisen kann.

Das *weibliche Eunuchoid* ist als Typus klinisch zu wenig scharf gefaßt, so daß wir hier noch nicht von einer einheitlichen Gruppe reden können. Wenn wir die schizophrenen Frauen zusammenstellen, die durch starke Abweichungen vom weiblichen Geschlechtstypus in den sekundären Charakteren gekennzeichnet sind, so gibt es einige Fälle mit ausgeprägt *maskulinem* Skelett- und Muskelbau. Sie fallen auf durch das starke Mißverhältnis zwischen Schulter- und Beckenbreite, indem wie normalerweise beim Mann die geringe Beckenbreite hinter einer großen Schulterbreite stark zurückbleibt. Einzelne erinnern in der Überlänge der Extremitäten an das männliche Eunuchoid. Gelegentlich kommen athletische (plastisches Muskelrelief), gelegentlich auch asthenische (mager, zartknochig) Einschläge vor. Die Gesichter sind meist hoch und derbknochig. Die Brüste klein und verkümmert, dem maskulinen Typus angenähert. Das Haupthaar meist derb und hereinwachsend, vereinzelt auch reichliche Barthaarentwicklung. In einem Falle konnte KRETSCHMER eine schwere Hypoplasie des ganzen Genitales mit kaum kirschgroßem Uterus nachweisen. Bei den übrigen konnten gynäkologische Untersuchungen nicht vorgenommen werden. Verstreute maskuline Züge lassen sich auch sonst bei vielen weiblichen Schizophrenen feststellen. Vor allem gehen die weiblichen Athletiker fließend in den dysplastischen virilen Typus über.

Der eunuchoide und polyglanduläre Fettwuchs. Ganz vereinzelt kommen bei Schizophrenen schwere atypische Fettwuchsformen vor, die nichts mit dem Pyknischen zu tun haben, die vielmehr auf dysglanduläre Ursachen zurückzugehen scheinen. Der Fettansatz bei den Pyknikern zeigt nur selten exzessive, entstellende Grade und ist an eine bestimmte Lokalisation (Wangen, Hals, Stamm) gebunden. Bei den schizophrenen Körperbautypen finden wir dagegen andere Typen der Fettanlagerung, die sich, wie KRETSCHMER es gezeigt hat, am besten um den eunuchoiden Fettwuchs gruppieren lassen. Einzelstigmen des eunuchoiden Fettwuchses kommen verstreut bei schizophrenen Männern aller Gruppen vor. KRETSCHMER konnte in einem Fall z. B. eine isolierte Fettanlagerung an den Nates beobachten, die die normale männliche Muskel- und Knochenzeichnung erheblich verwischte. Oder findet man kleine halbkugelige Fettansammlungen am Unterbauch, die sich in ihrer bescheidenen Ausdehnung vom pyknischen Fettbauch deutlich unterscheiden. Gelegentlich sehen wir bei ·männlichen Individuen eine als eunuchoid beschriebene Fettablagerung lateral über den Darmbeinkämmen, die den Hüftkonturen eine ausgesprochen feminine Form gibt. In ausgeprägten Fällen erkennen wir Körperbauformen, die dem von TANDLER und GROSZ aufgestellten Typus des allgemein eunuchoiden Fettwuchses entsprechen. Hier ist der Körper von einer gleichmäßig nivellierenden diffusen Fettschicht überzogen, wie wir etwa sonst in jugendlichem Alter das Fett entwickelt finden. Außerdem bestehen Genitalhypoplasien in verschiedenen Graden. Alle Körperformen haben in diesen Fällen etwas Weiches und Rundliches. Bei den stärkeren Graden diffuser Fettsucht bekommt das Körperbaubild dann etwas Plumpes, Massives, Unförmiges. Die charakteristischen Körperbaukonturen sind vollkommen verwischt. Dieser unschöne Gesamteindruck wird durch die mannigfachsten eunuchoiden Mißproportionen des Skelettes noch erhöht. Vereinzelt scheint neben der dysgenitalen eine allgemein dysglanduläre Genese vorzuliegen.

Die *Infantilen* und *Hypoplastischen*. Generelle Hypoplasien, d. h. Figürchen von Puppenformat, sieht man bei Schizophrenen gelegentlich, doch spielen sie praktisch keine große Rolle. Im allgemeinen betreffen die Hypoplasien nur bestimmte Körperteile, mit Vorliebe Mittelgesicht, Becken und Extremitätenenden, vor allem die Hände. Der hypoplastische Gesichtstypus ist zunächst durch kümmerliche, ungenügende Modellierung der prominenten Teile (Nase, Lippe und Kinn) gekennzeichnet. Oft hat es den Anschein, als ob das Mittelgesicht unter der Schädelbasis nicht recht herauskäme. Die Nase ist klein, an der Wurzel tief abgesetzt, entweder mit scharfem Knick oder mit breitem,

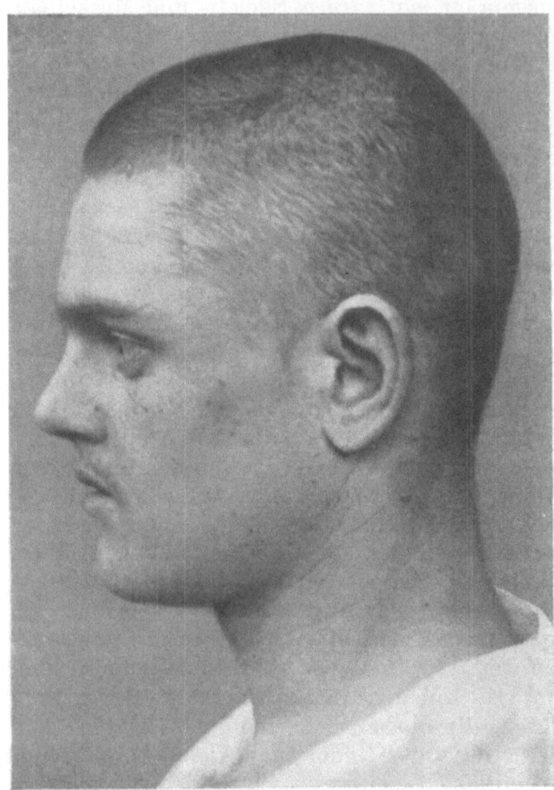

Abb. 174. Hypoplastischer Gesichtstypus. Nach Kretschmer.

flach gequetschtem Sattel. Sie ragt nur sehr wenig hervor. Kümmerlich ist meistens auch die Oberlippe; sie ist in der Mitte wie gerafft, als ob ihre Haut zu kurz wäre. Betrifft die Hypoplasie auch das Untergesicht, so vermissen wir die ausgeprägte Kerbe, die bei gutgebauten Gesichtern die Unterlippe vom Kinn absetzt. Das ganze Profil scheint ausdruckslos, gerade abfallend, von oben bis unten verstrichen (s. Abb. 174). Ein häufiges und charakteristisches Merkmal ist die Erniedrigung der Mittelgesichtshöhe, die das Gesicht besonders unschön und kümmerlich erscheinen läßt. Mit diesem Symptom ist nicht selten ein extremes Längenwachstum der Nase verbunden. Doch unterscheiden sich diese Nasen von den üblichen asthenischen Langnasen. Sie sehen aus, als ob man eine längliche Spitznase durch Druck von vorn auf den Nasenrücken gequetscht hätte. Im Profil herabgezogen mit spitzem Winkel machen sie von vorn einen breiten und plumpen Eindruck. Nase und hypoplastisches Mittelgesicht stehen zueinander in groteskem Mißverhältnis.

Die *Hypoplasie* der *Gliederenden* (Akromikrie) umfaßt die nicht seltene Eigentümlichkeit der distalwärts sich stark verjüngenden Extremitäten. Schon vom Ellenbogen und Knie abwärts fehlt den Gliedern die plastische Modellierung. Die Waden lassen die rechte Wölbung vermissen, so daß die Unterschenkel kegelförmig erscheinen. Hände und Füße sind zart und klein, und zwar betrifft die Verkleinerung alle Dimensionen. Meistens finden sich auch noch andere hypoplastische Stigmen, insbesondere ist der Wuchs meist allgemein klein und kümmerlich. Es bestehen vielfache Übergänge und Kombinationen mit Genitalhypoplasien und allerhand dysglandulären Erscheinungen.

Die *Hypoplasien* des *Rumpfes* betreffen vor allem das Becken. Wir sehen dann eine auffallend schmale Form mit geringer lateraler Konturschweifung. Meistens sind auch mit diesem Merkmal noch andere hypoplastische Stigmen verbunden.

Neben den mannigfachsten Formen von einfachen Hypoplasien beobachten wir häufig ausgesprochene *Infantilismen*. Wir bezeichnen damit nicht nur die Formkleinheit, sondern bestimmte Proportionen der einzelnen Körperpartien zueinander, die z. B. in den morphologischen Einzelheiten der Unterbauch- und Beckengegend kindliche Verhältnisse mehr oder weniger getreu nachahmen; Fälle, in denen nicht nur die Größe, sondern auch die typische Formgebung kindlich ist. Vielfach liegt in der Bezeichnung „infantil" ein subjektives Wert-urteil, das sicherlich meistens den tatsächlichen Verhältnissen gerecht wird. Weniger gefährlich ist es jedoch, ohne Bewertung einfach von Hypoplasie zu reden, wenn wir die infantilen Züge nicht klar demonstrieren und beweisen können.

C. Das manisch-depressive (zirkuläre) Irresein.

Die konstitutionellen Grundlagen des man.-depr. Irreseins — wie überhaupt jeder endogenen Psychose — können nach unserer heutigen Auffassung nicht nur an der Erkrankung selbst gemessen werden. Wir dürfen vielmehr mit Sicherheit annehmen, daß die gesamte individuelle Anlage (präpsychotische Persönlichkeit und Körperbau) nicht minder wichtig ist für die psychotische Erscheinungsform. Ergänzend tritt dann noch die Hereditätsforschung hinzu, die uns über die Qualität der Psychosenanlage und ihre Beziehungen zu anderen krankhaften oder abnormen Erscheinungen wertvolle Aufschlüsse geben kann.

Die *präpsychotische Persönlichkeit* zirkulärer Kranker gehört in der Mehrzahl der Fälle dem *zyklothymen* Temperament an. Dies hat BLEULER[1]) bestätigen können. Und abgesehen von den Forschungen der Tübinger Klinik spricht auch J. LANGE[2]) sich in diesem Sinne aus. Seine Befunde scheinen mir um so wertvoller zu sein, da er sich nicht restlos mit den Zyklothymen und Schizothymen abzu-finden vermag. Doch muß er zugeben, daß allem Anschein nach „die Manisch-Depressiven die einfacheren, durchsichtigeren, weltoffeneren Menschen sind, die sich nicht allzusehr am Leben reiben und über deren Charakter nicht viel zu sagen ist". Er beobachtet ferner, daß mehr als doppelt so häufig ein heiteres oder schwerblütiges Temperament bei den Zirkulären als bei den Schizophrenen angegeben wird. „Lenksame, gutmütige, beliebte, bescheidene, aufopfernde, einfache, hilfsbereite, gleichmäßige, lebhafte, muntere, unterhaltende, liebens-würdige, gesellige Menschen werden durchschnittlich erheblich häufiger unter den Zirkulären als unter den Schizophrenen gefunden." Wir erkennen bei der Mehrzahl der hier aufgeführten Einzelzüge unschwer die Übereinstimmung mit der Schilderung der zyklothymen Temperamente. Andererseits ist wichtig, daß J. LANGE ausgesprochene schizoide Eigentümlichkeiten fast nur bei den Schizo-phrenen gefunden hat. Auch nach GRUHLES[3]) Untersuchungen überwiegen bei den zirkulären Psychosen Persönlichkeitstypen (lebhaft, frech, leichtsinnig, heiter und lenksam, bescheiden, lustig, heiter), die mehr nach der zyklothymen Seite hinneigen. Es kann also heute nicht mehr zweifelhaft sein, daß eine auf-fallende *konstitutionelle Häufigkeitsbeziehung* besteht zwischen *zyklothymer Ver-anlagung* und *man.-depr. Irresein*.

Dieselbe Beobachtung machen wir auch bei dem *körperlichen Habitus*. Seitdem KRETSCHMER die Korrelation zwischen zirkulären Psychosen und

---

[1]) BLEULER, E.: Die Probleme der Schizoidie und Syntonie. Zeitschr. f. d. ges. Neurol. u. Psychiatrie Bd. 78. 1922.

[2]) LANGE, J.: Periodische, zirkuläre und reaktive Erscheinungen bei der Dementia praecox. Zeitschr. f. d. ges. Neurol. u. Psychiatrie Bd. 80, S. 200. 1922.

[3]) GRUHLE, W.: Die ursprüngliche Persönlichkeit schizophren Erkrankter. (Jahres-vers. d. dtsch. Ver. f. Psychiatrie, Jena.) Ref. Zentralbl. f. d. ges. Neurol. u. Psychiatrie Bd. 35, S. 285. 1924.

pyknischem Körperbau zahlenmäßig statistisch nachgewiesen hat (s. o.), ist eine ganze Reihe von Nachuntersuchungen erschienen, die ich in der Tabelle 5 (nach Kretschmer) wiedergebe. Wir ersehen daraus für die zirkulären Erkrankungen die beiden wichtigen Tatsachen:

1. Das starke Vorwiegen der pyknischen gegenüber der asthenisch-athletischen Gruppe.

2. Die verschwindende Seltenheit der Dysplastiker.

Tabelle 5 (nach Kretschmer).

	Kretschmer Tübingen	Beringer[1] Heidelberg	Ewald[2] Erlangen	Sioli[3] Bonn	Olivier[4] Düren	Verciani[5] Lucca	Henckel[6] München	Jakob-Moser[7] Königsberg	van der Horst[8]	Michel-Weeber[9] Graz	Wyrsch[10] Luzern	v. Rohden-Gründle[11] Halle
					Schizophrene							
Asthenisch-athletisch .	} 70,3	—	—	67,4	64,8	59,3	86	54,2	66	74,5	76,0	72,3
Dysplastisch	19,4	20,5	—	9,3	7,2	10,8	11	12,5	—	6,4	8,9	15,5
Pyknisch . .	} 2,9	—	Nur ganz vereinzelt	23,3	23,2	22,9	2	14,9	4	18,4	9,4	6,8
					Zirkuläre							
Asthenisch-athletisch .	} 10,6	—	—	16,6	—	15,2	30,1	8,3	12	25,8	—	12,1
Dysplastisch	—	—	—	—	—	—	—	—	—	0	—	—
Pyknisch . .	{ 84,7	—	Häufig, ungefähr wie Kretschmer	83,3	—	84,5	57,6	87,5	77	74,2	100	84,6

Diese Thesen dürfen heute schon als unbestreitbare Erkenntnis gelten. Kretschmer sagt mit Recht, daß es sich zunächst noch nicht empfiehlt, auf die feineren Einzelheiten der einzelnen Resultate näher einzugehen. In der Auf-

---

[1] Beringer und Düser: Über Schizophrenie und Körperbau. Zeitschr. f. d. ges. Neurol. u. Psychiatrie Bd. 69. 1921.

[2] Ewald, G.: Schizophrenie, Schizoid, Schizothymie. Zeitschr. f. d. ges. Neurol. u. Psychiatrie Bd. 77. 1922.

[3] Sioli, Kloth und A. Meyer: Die Lehren Kretschmers über Körperbau und Charakter. (Ref.) Allg. Zeitschr. f. Psychiatrie u. psych.-gerichtl. Med. Bd. 78. 1922. — Sioli und Meyer: Bemerkungen zu Kretschmers Buch: Körperbau und Charakter. Zeitschr. f. d. ges. Neurol. u. Psychiatrie Bd. 80. 1920.

[4] Olivier: Der Körperbau der Schizophrenen (eine Nachprüfung der Untersuchungen Kretschmers). Zeitschr. f. d. ges. Neurol. u. Psychiatrie Bd. 80. 1922.

[5] Verciani: Contributo alla conoscenza dei rapporti tra struttura corporea e carattere psichico. Estratto dagli atti delle soc. med. Lucchese. Lucca: Giusta 1923.

[6] Henckel, O.: Körperbaustudien an Geisteskranken, I. Körperbaustudien an Schizophrenen. Zeitschr. f. d. ges. Neurol. u. Psychiatrie Bd. 89, S. 82. 1924; Körperbaustudien an Geisteskranken, II. Der Habitus der Zirkulären. Zeitschr. f. d. ges. Neurol. u. Psychiatrie Bd. 92, S. 614. 1924.

[7] Jakob und Moser: Messungen zu Kretschmers Körperbaulehre. Arch. f. Psychiatrie u. Nervenkrankh. 1924.

[8] Horst, van der: Constitutietypen bij Geesteszieken en Gezonden. Zutphen (Holland), Nauta u. Comp. 1924.

[9] Michel u. Weeber: Körperbau und Charakter: Eine Studie zu Kretschmers Forschungen. Arch. f. Psychiatrie u. Nervenkrankh. Bd. 71, S. 265. 1924.

[10] Wyrsch: Beitrag zu Kretschmers Lehre vom Körperbau und Charakter. Zeitschr. f. d. ges. Neurol. u. Psychiatrie Bd. 92, S. 526. 1924.

[11] v. Rohden u. W. Gründle: Über Körperbau und Psychose. Zeitschr. f. d. ges. Neurol. und Psychiatrie Bd. 95, S. 37. 1925.

stellung von absoluten Prozentzahlen ist solange Vorsicht geboten, als wir nicht eine absolut sichere klinische Abgrenzung zwischen man.-depr. und schizophrenem Formkreis besitzen. Darüber bestehen ja heute noch in der Psychiatrie die größten Meinungsverschiedenheiten. So weist KRETSCHMER darauf hin, daß bei einer Durchzählung der man.-depr. Gruppe der Prozentsatz an Pyknikern und pyknischen Mischformen um ungefähr 30% sich verschiebt (von 65 auf 90%), wenn wir die torpiden Melancholien, die stark wahnbildenden Formen usw. weglassen und nur die klassischen Formen berücksichtigen.

Das Fehlen von dysplatischen Typen bei den Zirkulären bezieht sich vor allem auf die dysgenitale Gruppe. Feminine bzw. maskuline Züge, infantile, eunuchoide Einschläge und Genitalhypoplasien sind äußerst selten, ebenso selten wie entsprechende Anomalien des sexuellen Trieblebens.

Um die Unterschiede zwischen dem Körperbau der Zirkulären und Schizophrenen noch mehr zu erhärten, hat KRETSCHMER neuerdings Häufigkeitskurven der wichtigsten Körpermaße aufgestellt. Es wurden von ihm die Gesamtdurchschnittswerte sämtlicher Zirkulärer, denen sämtlicher Schizophrener aus mehreren Jahrgängen gegenübergestellt. Daneben wurden die verschiedenen Lebensalter (unter 30, zwischen 30 und 60, über 60), ferner die Intellektuellen, die Handarbeiter, unter letzteren wieder die Nahrungsmittelgewerbe gesondert behandelt. So gelang es leicht, die zufälligen Momente des Lebensalters, der Ernährungsweise und der Berufstätigkeit auszuschalten. Die Untersuchung umfaßt nicht den gesamten Körperhabitus, sondern beschränkt sich nur auf bestimmte Einzelmaße. Auch bei dieser Betrachtung ergaben sich charakteristische Verschiedenheiten. So zeigte z. B. die Kurve des Kopfumfanges (Abb. 175) bei den Zirkulären ein starkes Überwiegen der großen Maße über 56 cm (71%). Desgleichen waren bei den Zirkulären die größeren Zahlen des Brustumfanges (Abb. 176) auffallend häufig vertreten. Ein Brustumfang von über 90 cm fand sich bei ihnen in 75,3% der Fälle. Bei den Schizophrenen lagen die Verhältnisse umgekehrt. In der Schulterbreite (Abb. 177) waren die Unterschiede zwischen Schizophrenen und Zirkulären nicht sehr wesentlich. Dagegen stellten sich große Differenzen heraus bei der Darstellung des PIGNETschen *Konstitutionsindex* (Abb. 178), bei dem die Summe von Brustumfang und Gewicht von der Körpergröße abgezogen wird, und dadurch ein ungefähres zahlenmäßiges Bild von der größeren oder geringeren *Körperfülle* erzielt werden soll. Voluminöse Körperformen lassen sich bei den Zirkulären in 68,1%, bei den Schizophrenen nur in 18,6% der Fälle feststellen. Umgekehrt sind wenig voluminöse Formen bei den Zirkulären selten (8,5%), häufig dagegen bei den Schizophrenen (58,1%). Wir müssen nach diesen Kurven schließen, daß in der Gesamtmenge der Zirkulären eine große Anzahl von Individuen enthalten sind mit großen Köpfen, weitem Brustkorb bei mäßiger Schulterbreite und stark voluminösem Körperbau. Damit hätten wir auch bei dieser Untersuchung wieder die Hauptmerkmale des pyknischen Typus herausbekommen. Die konstitutionelle Körperfülle der Pykniker tritt am reinsten bei den Kopfarbeitern in Erscheinung, während bei den Handarbeitern das Durchschnittsgewicht durch den Einfluß der körperlichen Arbeit nicht unwesentlich heruntergedrückt wird.

HENCKELL hat eine größere Anzahl von Körpermaßen seiner Zirkulären und Schizophrenen in einer Kurve (s. Abb. 179) zusammengesetzt. Die Basis (Mittelwerte) der Kurve bilden die Körpermaße einer Serie von Münchner Militärschülern (*AB*). Es zeigt sich, daß die Körpermaße der Zirkulären sich erheblich von denen für die Schizophrenen entfernen; sie folgen aber weitgehend der Kurve des pyknischen Habitus. Die Kurve der Zirkulären gibt annähernd ein verkleinertes Abbild derjenigen für den pyknischen Typus.

Abb. 175. Kopfumfang der Zirkulären und Schizophrenen. 142 Fälle ♂ (Zirk. 69, Schiz. 73).

Abb. 176. Brustumfang. 153♂ (Zirk. 73, Schiz. 80).

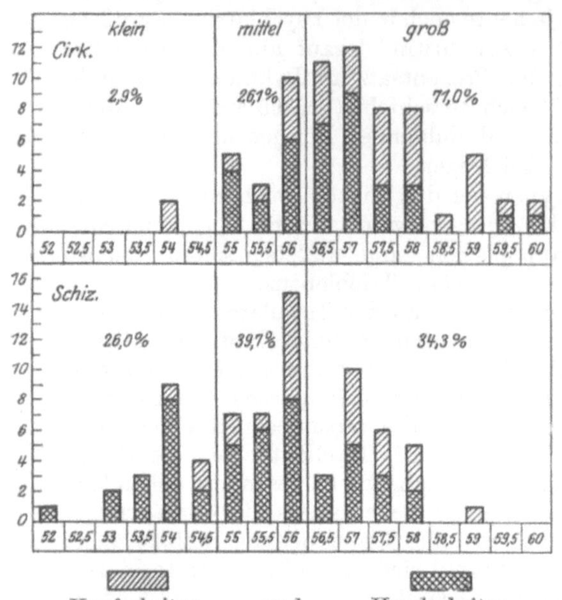

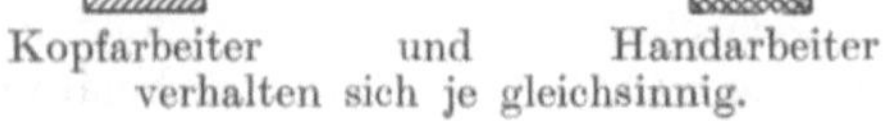

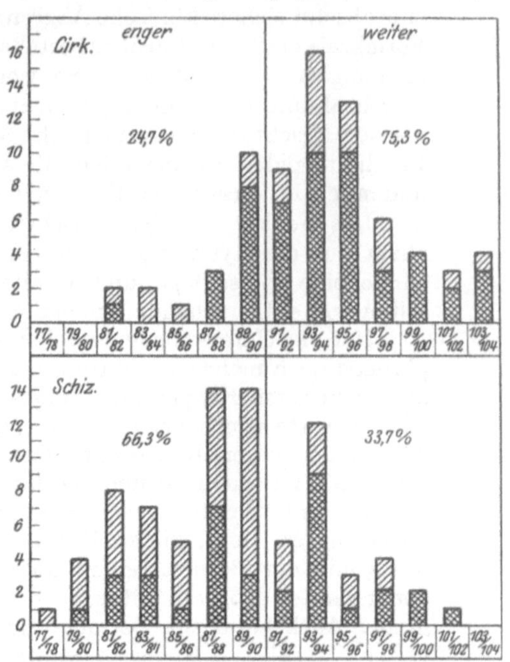

In Abb. 176 und 178 sind die *Jugendlichen* (unter 30 Jahre) schräg schraffiert, die *Älteren* (über 30 Jahre) kreuzschraffiert. *Man sieht, daß die Konstitutionsunterschiede in beiden Lebensaltern* je dieselben sind.

Abb. 177. Schulterbreite. 160♂ (Zirk. 67, Schiz. 93).

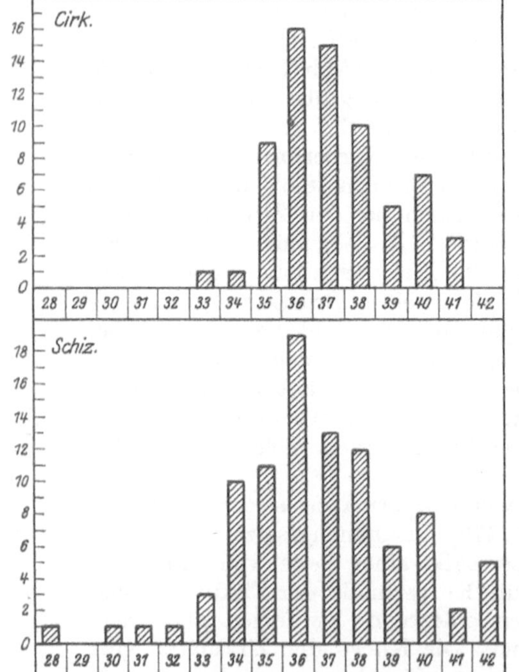

Abb. 178. Pignetscher Index. 90 ♂ (Zirk. 47, Schiz. 44).

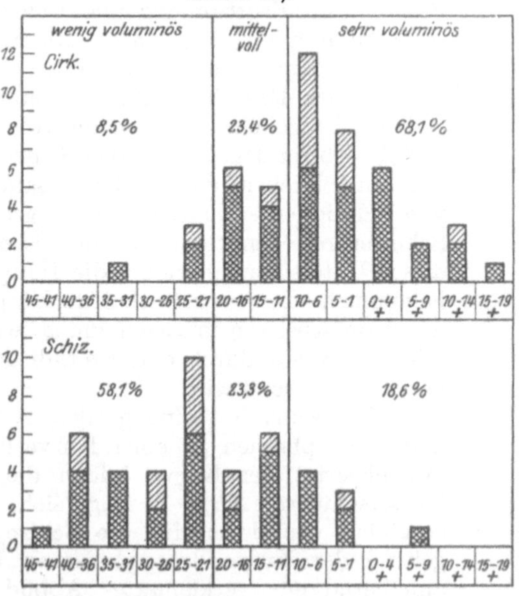

Nach Kehrer-Kretschmer: Die Veranlagung zu seelischen Störungen.

Beide liegen auf der Plusseite der Kurve und laufen einander nahezu parallel. Dagegen halten sich die Kurven der Gesamtzahl der Schizophrenen und der Leptosomen (Astheniker) fast für alle Merkmale auf der Minusseite. So werden auch in dieser Zusammenstellung die Unterschiede recht klar und anschaulich.

Außer der Korrelation zum Körperbau ist uns durch die *Serologie* noch eine andere Möglichkeit gegeben, psychische Erscheinungskomplexe mit bestimmten körperlichen, physiologischen Vorgängen in Beziehung zu setzen. Und gerade neuere Untersuchungen der Abderhaldenschen Reaktion, wie sie in jüngster Zeit

Abb. 179. Gesamtbild der Körpermaße der Zirkulären und Schizophrenen (nach HENCKEL).

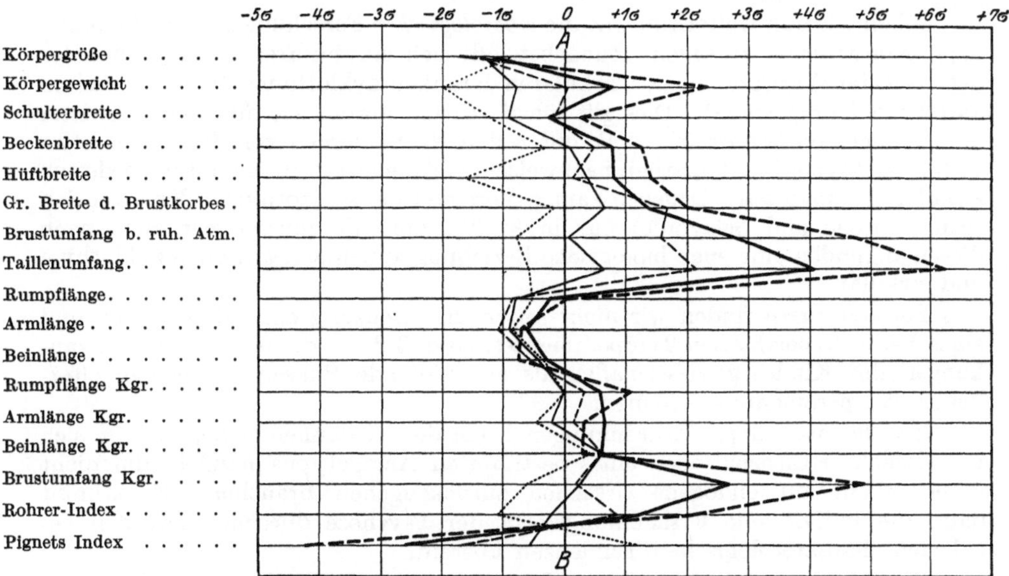

Graphische Darstellung der relativen Abweichungen von den Militärschülern.

von EWALD[1]) vorgenommen wurden, haben uns gezeigt, daß die Serologie für die konstitutionelle Beurteilung endogener Psychosen nicht unwesentlich ist. Wir finden in seiner monographischen Bearbeitung dieses Themas ausführliche Hinweise auf frühere Untersuchungen, die ich hier nicht näher berücksichtigen kann. EWALD faßt seine Beobachtungen an Zirkulären dahin zusammen, daß eine innersekretorische *Schilddrüsenstörung* für die *Manie*, eine *Leberstörung* (sicherlich auch innersekretorischer bzw. cellular-pathologischer Art) für die melancholischen Erkrankungen eine bestimmte Bedeutung haben muß. Er fand nämlich ganz intensive und oft isolierte Reaktionen mit Schilddrüse bei ausgesprochenen Manien, seltener bei Melancholien, dagegen bei diesen, vor allem bei den Angstpsychosen auffallend häufig Leberabbau, auf den zuerst WEGENER hingewiesen hat. Bei zwei konstitutionell Manisch-Depressiven fand er im Intervall Schilddrüsen und Leberabbau kombiniert. Waren die Erkrankungen zu Verwirrtheitszuständen oder schweren Erregungen gesteigert, so zeigte sich im serologischen

---

[1]) EWALD, G.: Zitiert auf S. 1101.

Bild ein starker Abbau eines ganzen Organsystems. Insgesamt ließ sich nur in 60% bei Zirkulären irgendein Organabbau nachweisen. Sehr selten ist der Abbau von Gehirn — Genitale oder von der Trias Gehirn — Genitale — Schilddrüse; letzterer erscheint unter Ausschluß der verworren und erregten Formen so gut wie kaum vorzukommen. Es scheinen demnach *Leber* und *Schilddrüse* in irgendeiner· Beziehung zu den *affektiven Erkrankungen* zu stehen. Wenn auch die Brauchbarkeit der Abderhaldenschen Reaktion in der Psychiatrie heute keineswegs allgemein anerkannt ist, so geben doch die sorgfältigen und kritischen Untersuchungen EWALDS sehr zu denken. Seine Ergebnisse können keine Zufallsprodukte sein, und es wäre sehr zu begrüßen, wenn *Serologie und Konstitutionsforschung sich enger zusammenschließen würden.*

Sehen wir nun weiterhin, was die *erbbiologischen* Forschungen über die man.-depr. Konstitution aussagen. Zunächst läßt sich einwandfrei zeigen, daß unter den nächsten Verwandten der zirkulären Kranken zyklothyme Persönlichkeiten auffallend häufig sind[1]). Dies gilt für die Eltern sowohl wie für die Geschwister und Kinder. So konnte ich z. B. unter den Nachkommen von Zirkulären etwa 70% zyklothyme Psychopathen nachweisen, von denen ein größerer Teil wiederum zirkulär erkrankt war. Dagegen kamen Vertreter der schizothymen Konstitution (Schizophrene und Schizoide) nur in 8—9% vor. So müssen wir auch nach diesen Befunden eine enge biologische Beziehung annehmen zwischen zyklothym und zirkulär.

Bei den *Eltern* finden wir nicht selten die Kreuzung eines depressiven und eines heiter-hyperthymen Temperamentes, so daß dann die man.-depr. Schwankungen des Kindes gewissermaßen als alternierende Phasen der beiden elterlichen Temperamente erscheinen.

Manche man.-depr. Erkrankungen legen den Gedanken nahe, daß es sich um einfache Exacerbationen eines bestimmten Anlagetypus handelt, die nicht immer allein auf endogene Ursachen zurückzugehen brauchen. Es stimmt dann die individuelle Erscheinungsform der Psychose durchaus mit den gegebenen charakterologischen Tendenzen überein.

Eine absolut reine zyklothyme Konstitution ist in zirkulären Familien zwar nicht selten, doch sind vielfach auch andere, vor allem schizothyme, Einschläge beobachtet. Haben wir z. B. die Kreuzung eines zyklothymen und eines schizoiden Elters, so erkennen wir manchmal bei den Kindern eine reinliche Trennung dieser elterlichen Veranlagung, viel häufiger aber kommen Typenmischungen zustande. Dabei kommt es vor, daß die zyklothyme Seite die schizothyme Komponente phänotypisch weitgehend überdeckt, wenn auch dies durchaus nicht immer der Fall ist. Wir sehen dann Persönlichkeiten, die wir oben als zyklothyme Varianten besprochen haben. Erkranken derartige Typen an man.-depr. Irresein, so wirkt sich ihre individuelle Eigenart auch in der Erscheinungsform der Psychose aus. Wir pflegen von schizoiden Einschlägen zu reden. Ich erinnere nur an die nicht seltenen katatoniformen Symptome (katatonisches Intervall), oder an die paranoiden Züge, ferner an die bei agitierten Angstmelancholien häufigen absurden hypochondrischen und nihilistischen Wahnvorstellungen, endlich an den torpiden zu einer allmählichen Erstarrung und affektiven Verflachung führenden Ausgang mancher zirkulären Psychosen. Die Konstitutionsmischung drückt sich meistens auch im Körperbautypus aus. Wir werden auf diese Frage bei den zyklo-schizothymen Mischkonstitutionen noch zurückkommen.

---

[1]) HOFFMANN, H.: Die Nachkommenschaft bei endogenen Psychosen. Studien über Vererbung und Entstehung geistiger Störungen. Herausgeg. von E. Rüdin. Bd. II. Berlin: Julius Springer 1921.

Wenn wir den *Erbgang* des man.-depr. Irreseins betrachten, so zeigen sich uns die verschiedensten Bilder. Zweifellos ist die direkte (dominanzwahrscheinliche) Übertragung über mehrere Generationen recht häufig; dieser Typus trifft übrigens in noch weit höherem Maße für die zyklothymen Temperamente zu. Daneben aber finden wir Stammbäume, die in ihrem Aufbau an den indirekten Typus des rezessiven Erbgangs erinnern. Es kommen sogar Familien vor, die an einen geschlechtsgebundenen Vererbungstypus[1]) denken lassen. Endlich finden wir erbbiologische Verhältnisse, die sich bei keinem der einfachen Mendelbeispiele recht unterbringen lassen. Gelegentlich sehen wir in einer Familie immer die gleiche Form zirkulärer Psychosen, entweder nur Manien oder nur Depressionen (letzteres am häufigsten), oder nur zirkuläre Formen. Dann wieder können in anderen Familien die einzelnen Formen regellos durcheinander spielen. Vermutlich liegt dem Gesamtkomplex des man.-depr. Irreseins keine einheitliche Konstitutionsbasis zugrunde. So müssen wir jedenfalls nach den verschiedenen Erblichkeitsverhältnissen annehmen. Wenn wir etwa mit STRANSKY[2]) — auch KAHN[3]) vertritt eine ähnliche Theorie — einen *zirkulären Reaktionstypus* annehmen, der auf bestimmte Noxen mit der man.-depr. Erscheinungsform reagiert und vielleicht bei den zyklothymen Persönlichkeiten besonders leicht anspricht, so werden wir die verschiedensten endogenen (und auch exogenen) Ursachen in Betracht ziehen müssen. Zwischen Ursache und Reaktionstypus mögen die mannigfachsten quantitativen Beziehungen bestehen können, so daß einmal die Reaktionsbereitschaft sehr stark, im anderen Fall sehr gering sein kann (größerer bzw. geringerer Schwellenwert). Ganz ähnliche Gedanken äußert auch EWALD[4]), der eine quantitative Verschiebung im Gleichgewicht der fördernden und hemmenden Organgruppen annimmt, die auf psychischem Gebiet als manischer bzw. depressiver Symptomenkomplex in Erscheinung tritt. Mag man sich die Dinge theoretisch vorstellen, wie man will, so kommen wir ohne die Annahme verschiedener ätiologischer Faktoren nicht durch. Wir tragen ja schon klinisch diesem Gedanken Rechnung, wenn wir z. B. von Schwangerschafts-, Infektions-, Involutionsdepressionen oder von senilen zirkulären Erkrankungen reden; auch psychologische, nicht erbliche Ursachen scheinen gelegentlich eine nicht unbeträchtliche Rolle zu spielen. Ferner müssen wir annehmen, daß eine gewisse qualitative Affinität zwischen Ursache und Reaktion besteht; denn wir beobachten z. B., daß in einem speziellen Falle wohl die Altersinvolution, nicht aber das Klimakterium eine zirkuläre Psychose manifestiert und umgekehrt.

Als Beispiel der möglichen Genese einer man.-depr. Erkrankung erwähne ich eine Patientin, bei der die normale vom Vater ererbte zyklothyme Natur — vielleicht durch eine bestimmte von der Mutter ererbte Ovarialveranlagung (Mutter unterleibsleidend) bedingt — jedesmal in der Schwangerschaft in Form von depressiven Störungen reagierte. So mögen manche, von der einen Elternseite eingeführte (nicht immer psychische) „degenerative" Momente, die normale stabile zyklothyme Veranlagung des anderen Elters zu einer stärkeren Labilität im Sinne man.-depr. Schwankungen umwandeln. Wir wissen darüber noch nichts Sicheres, die Möglichkeit liegt aber außerordentlich nahe. Umgekehrt kommt neben dieser progressiven häufig auch eine regressive Umwandlung vor. So gibt es Familien,

---

[1]) HOFFMANN, H.: Geschlechtsbegrenzte Vererbung und manisch-depressives Irresein. Zeitschr. f. d. ges. Neurol. u. Psychiatrie Bd. 49. 1919.

[2]) STRANSKY, E.: Zitiert auf S. 1108.

[3]) KAHN, E.: Über die Bedeutung der Erbkonstitution für die Entstehung, den Aufbau und die Systematik der Erscheinungsform des Irreseins. Zeitschr. f. d. ges. Neurol. u. Psychiatrie Bd. 74, S. 68. 1922.

[4]) EWALD, G.: Charakter, Konstitution und Aufbau der manisch-melancholischen Psychosen. Zeitschr. f. d. ges. Neurol. u. Psychiatrie Bd. 71. 1921.

in denen das zirkuläre Irresein im Laufe der Generationen allmählich mehr und mehr verschwindet. Schließlich bleibt nur noch die normale zyklothyme Temperamentsanlage übrig[1]). In Analogie zum vorigen Fall müssen wir hier annehmen, daß durch „gesunde" stabile Erbeinschläge die labile Ansprechbarkeit des Stimmungsapparates beseitigt oder die reaktionsbildenden Noxen überdeckt bzw. ausgeschaltet wurden. Wir können beim zirkulären Irresein die verschiedensten Intensitätsabstufungen beobachten. Und man hat sich die Kumulierung bzw. die Abschwächung der zirkulären Gesamtanlage wohl durch *Homomerie*, d. h. durch eine Anzahl gleichartiger Erbfaktoren erklären wollen, die sich gegenseitig in ihrer Wirkung summieren können. Eine polymere genotypische Ursache mit hemmenden und fördernden Faktoren trifft sicherlich für viele Fälle zu. In manchen Familien, die sich durch eine regelmäßige Gleichförmigkeit der man.-depr. Phänotypen auszeichnen, hat man allerdings den Eindruck, daß es sich um einfache Genotypen handelt, die sich mit einer gewissen stabilen Selbständigkeit, unbeeinflußt von anderen Momenten, im Laufe der Generationen immer wieder durchsetzen.

Die *Belastung* beim man.-depr. Irresein sieht sehr verschieden aus. Eines läßt sich aber mit Bestimmtheit sagen, daß die direkte Belastung mit Geisteskrankheiten bei den Eltern relativ häufig ist. Sünner[2]) fand einen Prozentsatz von 18,92, der andere Anomalien erheblich überragt. In den meisten Fällen sind die belastenden Psychosen wiederum man.-depr. Erkrankungen; Schizophrenien kommen so gut wie niemals vor. Außerdem sind auch, wie oben erwähnt, zykloide Psychopathen (mit und ohne Suicid) nicht selten, doch fehlen darüber zuverlässige Untersuchungen. Rüdin[3]) hat die Belastungsverhältnisse von 650 man.-depr. Probanden eingehend untersucht. Er stellt in ca. 25% der Fälle Psychosen bei den Eltern fest, in ca. 75% waren die Eltern psychosefrei. Es zeigte sich ferner ganz allgemein die Tatsache, daß die Häufigkeit des man.-depr. Irreseins bei den Kindern wächst mit der Zunahme des Auftretens man.-depr. Erkrankungen bei den Eltern. Waren die Eltern nicht man.-depr., so ergaben sich nach der Weinbergschen Berechnung unter den Kindern 7,43% zirkuläre Psychosen. Wenn jedoch eines der Eltern an zirkulärem Irresein litt, stieg diese Proportion auf 23,82% an. Da, wo ein man.-depr. Elternteil eines man.-depr. Probanden mit einem zweiten gesunden Partner nochmals Kinder gezeugt hat, fanden sich bei den Stiefgeschwistern ca. 47% Manisch-Depressive; eine sehr hohe Proportion im Vergleich zur Dem. praecox, wie wir später sehen werden. Rüdin nimmt auf Grund seiner statistischen Berechnung eine Trimerie an mit zwei recessiven und einem dominanten Faktorenpaar. Wenn man daneben meine Untersuchungen an den Kindern von Zirkulären betrachtet, die in dem hohen Prozentsatz von 31,4% wieder zirkuläre Erkrankungen aufweisen, so müssen wir mit dem Vorhandensein eines dominanten Erbfaktors als sehr wahrscheinlich rechnen. Ebenso sicher spielen aber außerdem noch andere Erbfaktoren eine Rolle.

D. Die Dementia praecox (Schizophrenie).

In schroffem Gegensatz zur man.-depr. Konstitution stehen all die Beobachtungen und Tatsachen, die wir mit der konstitutionellen Grundlage der *schizophrenen Erkrankungen* in Zusammenhang bringen.

---

[1]) Hoffmann, H.: Inzuchtergebnisse und manisch-depressives Irresein. Zeitschr. f. d. ges. Neurol. u. Psychiatrie Bd. 57, S. 92. 1920.

[2]) Sünner, T.: Die psychoneurotische erbliche Belastung bei dem manisch-depressiven Irresein auf Grund der Diem-Kollerschen Belastungsberechnung. Zeitschr. f. d. ges. Neurol. u. Psychiatrie Bd. 77, S. 453. 1922.

[3]) Rüdin, E.: Über Vererbung geistiger Störungen. Zeitschr. f. d. ges. Neurol. u. Psychiatrie Bd. 81, S. 459. 1923.

Zunächst zeigt die *präpsychotische Persönlichkeit* ein wesentlich anderes Bild. Es überwiegen die sog. *schizoiden* Psychopathen. BLEULER hat dies mit Nachdruck betont, und die Untersuchungen an der Tübinger Klinik[1]) sprechen durchaus in demselben Sinne. J. LANGE hat ebenfalls in einer eingehenden Untersuchung zu dem Problem Persönlichkeit und schizophrene Psychose Stellung genommen und kommt zu dem gleichen Ergebnis. Die „in sich gekehrten, scheuen, unnahbaren, zurückgezogenen, zurückhaltenden, verschlossenen, abgeschlossenen Persönlichkeiten" sind mehr als dreimal so oft bei den Schizophrenen vertreten im Vergleich zu den Zirkulären. Sonderbare Käuze fand er fast nur bei den Schizophrenen. „Auch solche, die nicht aus der Ruhe zu bringen sind, phlegmatische, langweilige Menschen gehören fast immer der schizophrenen Gruppe an." Erhöhte Reizbarkeit ist ebenfalls bei den Schizophrenen um ein Drittel häufiger als bei den Zirkulären; insbesondere scheinen die im eigentlichen Sinne erregbaren, die jähzornigen, heftigen, besonders aber die ausgesprochen reizbaren Menschen bei den Zirkulären seltener zu sein. Wesentliche Unterschiede ergeben sich weiter, wie J. LANGE schreibt, „wenn man die Eigenschaften aufzählt, die einerseits für einen eigensinnigen, ausgesprochenen *Widerstand* gegen Umwelt und Mitmenschen, auf der anderen Seite für ein kampfloses, stumpfes *Sichbeugen* unter die Mitwelt sprechen. So zählen wir mehr unbedingt verträgliche, folgsame, sanfte, leicht erziehbare, zärtliche, musterhafte, gesittete Menschen unter die Schizophrenen, auf der anderen Seite aber auch erheblich mehr eigensinnige, ehrgeizige, mißtrauische, neidische, weiterhin mehr unverträgliche, rechthaberische, scharfe, rabiate, endlich mehr unfolgsame, schwererziehbare, boshafte, trotzige, widerspenstige, gehässige, unausstehliche, aber auch mehr duckmäuserische Menschen". J. LANGE faßt seine Untersuchung dahin zusammen, daß die Schizophrenen mißwachsene, unharmonische, ungleichmäßige Menschen sind, die weder eine natürliche Affektivität noch ein richtiges Maß von Anpassungsfähigkeit für das Zusammenleben besitzen. Fast bei allen treten ausgesprochene autistische Züge hervor. Auch GRUHLE hat neuerdings darauf hingewiesen, daß die „umweltfeindlichen" Charaktere (1. einsam, launenhaft, reizbar, absonderlich; 2. dickköpfig, abgeschlossen, unzufrieden, bösartig; 3. lenksam, schüchtern, einsam, trübselig) bei den schizophrenen Erkrankungen häufiger sind (ca. 58%) als bei den zirkulären (ca. 39%). Dies Ergebnis ist um so wichtiger, als GRUHLE die schizoiden und zykloiden Typen geflissentlich umgeht. Wenn wir uns aus den von J. LANGE und GRUHLE erwähnten Einzelzügen ein geschlossenes Bild konstruieren wollen, so haben wir eine auffallende Übereinstimmung mit unserer Schilderung der schizothymen bzw. schizoiden Persönlichkeiten. In einzelnen Fällen (9 unter 100) hat nun J. LANGE ausgesprochen zyklothyme Psychopathen bei den schizophrenen Präpsychotikern gefunden. Offenbar handelt es sich hier — dies geht aus der Schilderung J. LANGES nicht ganz klar hervor — um schizophrene Psychosen, bei denen eine zirkuläre Färbung vorlag. Auf diese Frage werden wir bei den Legierungen noch zurückkommen.

Die Häufigkeitsbeziehungen der Schizophrenien zu bestimmten *Körperbautypen* hatten wir früher schon erwähnt. Die Nachuntersuchungen, die nach KRETSCHMERS Beispiel vorgenommen wurden, haben zu ganz ähnlichen Resultaten geführt. Aus der Zusammenstellung (s. Tabelle 5) können wir auch für den schizophrenen Formkreis zwei gesicherte Thesen aufstellen:

1. *Das starke Überwiegen der asthenisch-athletischen über die pyknische Gruppe.*
2. *Die Häufigkeit von Dysplastikern.*

---

[1]) HOFFMANN, H.: Familienpsychosen im schizophrenen Erbkreis. Beihefte zur Monatsschr. f. Psychiatrie u. Neurol. 1925. H. 32.

Insbesondere treten dysgenitale Körperbaustigmen bei den Schizophrenen sehr stark hervor; Infantilismen, Feminismen bzw. Maskulinismen, Eunuchoidismen und Genitalhypoplasien. Die Häufigkeit an Genitalhypoplasien bei schizophrenen Frauen ist ja durch gynäkologische Spezialuntersuchungen mehrfach nachgewiesen worden. Dementsprechend besteht bei den Schizophrenen eine ausgesprochene Neigung zu Triebanomalien, speziell zu Triebschwäche und Onanie. Neben der dysgenitalen Gruppe umfassen die Schizophrenen in erster Linie noch einfache hypoplastische Kümmerformen.

Die in jüngster Zeit von KRETSCHMER vorgenommene Zusammenstellung von Einzelmaßen, die wir schon beim man.-depr. Irresein besprochen haben, führt zu ganz charakteristischen Resultaten (s. Abb. 175—178). Die Schizophrenen stehen bei den großen Kopfumfängen über 56 cm mit ihren 34,3% den Zirkulären (71%) erheblich nach, dagegen sind kleine Kopfumfänge (unter 55 cm) bei den Schizophrenen mit 26,0% vertreten, bei den Zirkulären nur mit 2,9%. Auch bei dem mittleren Kopfumfang (55—56 cm) überragen die Schizophrenen (39,7%) die Zirkulären (26,1%). Einen ähnlichen Unterschied zeigt die Berechnung des Brustumfangs. Teilt man die Zahlen in kleine bzw. in große Brustumfänge ab (unter und über 90 cm), so ist das Verhältnis bei den Schizophrenen 66,3 : 33,7% (ca. $^2/_3$: $^1/_3$), bei den Zirkulären gerade umgekehrt 24,7 : 75,3% (ca. $^1/_4$: $^3/_4$). In der Schulterbreite sind sich beide Gruppen, wie wir schon gesehen hatten, etwa gleich. Ganz besonders deutlich wird aber der Unterschied wieder bei der Berechnung des Körpervolumens nach dem PIGNETschen Konstitutionsindex. Im Gegensatz zu den Zirkulären überwiegen bei den Schizophrenen die wenig voluminösen mit 58% über die voluminösen Körperformen, die nur 18% ausmachen. Stellen wir uns diese Hauptkörpermaße wieder zu dem Gesamttypus zusammen, so sehen wir bei den Schizophrenen eine große Anzahl mit kleinen bzw. mittelgroßen Köpfen, engem Brustkorb, mäßiger Schulterbreite und grazilem, nicht voluminösen Gesamthabitus; d. h. wir finden in der Hauptsache die Grundstruktur des asthenischen Habitus wieder. Bei den Handarbeitern hebt sich gegenüber den Kopfarbeitern das Durchschnittsgewicht der Astheniker durch den Einfluß des muskulären Trainings. In der Kurve von HENCKEL (s. Abb. 179) kommen die Unterschiede gegenüber den Zirkulären sehr gut zum Ausdruck.

Auf die Bedeutung der *cerebralen Anlage* für die Schizophrenie — für die Psychosen überhaupt — hat neuerdings REICHARDT[1]) in seiner Arbeit über die physikalische Hirnuntersuchung hingewiesen. Nach seinen Beobachtungen überwiegen bei den Dem.-praecox-Kranken die kleinen Schädelinnenräume, die wahrscheinlich durch eine Wachstumshemmung des Gehirns bedingt sind. Ferner konnte er ein Parallelgehen zwischen schizophrenen speziell katatonischen Symptomen und hohem spezifischem Gewicht des Schädeldaches feststellen. Durch REICHARDTS Untersuchungen sind zweifellos fruchtbare Richtlinien gegeben, die einer weiteren Bearbeitung wert sind.

Wichtig scheinen mir auch die *serologischen* Ergebnisse der ABDERHALDENschen Reaktion, die sich beträchtlich von denen beim man.-depr. Irresein unterscheiden. EWALD konnte irgendeinen Organabbau in 80% der Fälle nachweisen. Von diesen positiven Reaktionen zeigen etwa 50% die Kombination Gehirn — Genitale und 40% die Trias Gehirn — Genitale — Schilddrüse. Dabei ist zu bemerken, daß dieselben Kombinationen nahezu ebenso oft bei Hysterikern und Psychopathen beobachtet wurden. Der positive Ausfall hat daher keine ausschließliche Beziehung zur Dem. praecox, wohl aber der negative Ausfall, wie wir gehört

---

[1]) REICHARDT: Die Anlageforschung in der Psychiatrie und die sog. physikalische Hirnuntersuchung. Zeitschr. f. d. ges. Neurol. u. Psychiatrie Bd. 84. 1923.

hatten, zum man.-depr. Irresein. Negative Reaktionen fanden sich bei der Dem. praecox vor allem im Endstadium, doch kamen sie auch gelegentlich im Beginn oder im Verlauf der Erkrankung vor. Katatonische und hebephrene Formen zeichneten sich gegenüber den sprachgestörten und wahnbildenden Formen aus durch eine größere Neigung zu serologisch nachweisbaren Fermentprozessen. Die sog. Geschlechtsspezifizität, d. h. der ausschließliche Abbau von Hodenorgan durch Männer, von Ovarsubstanz durch Frauen war meistens, doch nicht in allen Fällen, gewahrt. Es kamen einzelne Fälle vor, in denen das auf Keimdrüse eingestellte Ferment sowohl Hoden wie Ovar abbaute. Um Versuchsfehler konnte es sich nicht handeln. RÖMER[1]) kommt zu ähnlichen Ergebnissen. Wenn auch die Resultate eine präzise Abgrenzung der Dem. praecox gegenüber anderen Störungen vermissen lassen, so hält auch EWALD einen Erfolg auf diesem oder einem ähnlichen Wege nicht für unmöglich.

Endlich verdanken wir noch den *erbbiologischen* Untersuchungen spezifische Kennzeichen für die schizophrene Konstitution. Die schizoiden Typen, die wir bei der Mehrzahl der schizophrenen Präpsychotiker feststellen können, treten auch bei den nächsten Verwandten der Dem.-praecox-Kranken auffallend gehäuft auf. Unter den Kindern von Schizophrenen fand ich neben 9% Dem.-praecox-Erkrankungen 49% abnorme Schizothymiker. Ferner habe ich bei einer Nachprüfung des LUNDBORGschen Materials[2]) bei den Geschwistern von Dem.-praecox-Kranken ca. 80% Schizoide und nur 20% Zyklothyme nachweisen können. Auch bei den Eltern fällt uns die häufige Schizoidie (BLEULER) auf.

Diese zahlenmäßig nachweisbare Ansammlung der schizoiden Typen im engsten Umkreis der schizophrenen Kranken (und bei diesen selbst) und vor allem das viel seltenere Vorkommen derselben im zirkulären Formkreis hat zweifellos eine bestimmte Bedeutung (vgl. hierzu W. STROHMAYER[3]). Und wenn wir später hören, daß die zyklothym-pyknischen Schizophrenen für gewöhnlich Abweichungen in Charakter und Verlauf ihrer Psychosen vom üblichen Typus der Dem. praecox aufweisen, so werden wir um so mehr zu der Annahme geführt, daß in der Schizoidie eine bestimmte Disposition zum klassischen schizophrenen Symptomenkomplex verborgen liegt. Ich erinnere hier an die Äußerung BONHOEFFERS, der auf die Ähnlichkeit des zu übersinnlichen Wahrnehmungen und Willensbeeinflussungen disponierten Bewußtseinszustandes mancher schizoider Sektierer und Okkultisten mit den psychischen Spaltungsvorgängen bei der Schizophrenie hinweist. Auch KAHNS[4]) Untersuchungen und theoretischen Ausführungen zeigen eine ähnliche Gedankenrichtung. Er greift den von POPPER[5]) aufgestellten *schizophrenen Reaktionstypus* auf und setzt ihn als eine spezifische Reaktionsbereitschaft zur schizoid-schizophrenen Gesamtgruppe in Beziehung. KAHN versucht die *schizophrene Anlage* aufzuspalten in zwei Elemente oder besser gesagt in zwei Komplexe, in die *Erbanlage* zu *Schizoid* und andererseits in die *Erbanlage* zur *schizophrenen Prozeßpsychose*, d. h. in die *schizophrene Prozeßanlage*. Der schizophrene Reaktionstypus ist nach seiner Meinung bedingt durch die Erbanlage zu Schizoid und durch eine besondere Reagibilität oder

---

[1]) RÖMER, H.: Kritischer Beitrag zur Serologie der Dementia praecox. Zeitschr. f. d. ges. Neurol. u. Psychiatrie Bd. 78. 1922.

[2]) LUNDBORG, H.: Medizinisch-biologische Familienforschungen innerhalb eines 2232 köpfigen Bauerngeschlechts in Schweden. Jena 1913.

[3]) STROHMAYER, W.: Zur Genealogie der Schizophrenie und des Schizoids. Zeitschr. f. d. ges. Neurol. u. Psychiatrie Bd. 95, S. 194. 1925.

[4]) KAHN, E.: Zur Frage des schizophrenen Reaktionstypus. Zeitschr. f. d. ges. Neurol. u. Psychiatrie Bd. 66, S. 273. 1921.

[5]) POPPER: Der schizophrene Reaktionstypus. Zeitschr. f. d. ges. Neurol. u. Psychiatrie Bd. 62, S. 194. 1920.

Ansprechbarkeit, die ihrerseits durch verschiedene (psychogene, endokrine), gleichfalls genotypisch fundierte Mechanismen gegeben sein kann. Dieser Auffassung möchte ich mich durchaus anschließen. Nur würde ich, vor allem wenn man die Untersuchungen von Storch[1]) über das *archaisch-primitive Denken* bei der Schizophrenie berücksichtigen will, meine Ansicht noch ein wenig anders formulieren. Der *schizophrene Reaktionstypus*, den wir in seiner Manifestation an dem schizophrenen Symptomenkomplex erkennen können, ist in jedem Menschen vorgebildet. Bei den Schizoiden befindet sich dieser Reaktionstypus in einem Zustand erhöhter Reaktionsbereitschaft, d. h. die Schizoiden sind leichter geneigt, auf endogene oder exogene Noxen mit dem schizophrenen Symptomenkomplex anzusprechen. Bei ihnen brechen die archaisch-primitiven Denkmechanismen leichter durch den sog. „logischen Oberbau" durch, als es bei dem „Normalen" oder Nichtschizoiden der Fall ist. Zwischen Reaktionstypus und ursächlicher Noxe können wir genau wie beim zirkulären Irresein die verschiedensten qualitativen und quantitativen Beziehungen annehmen. Wenn wir uns die Dinge so vorstellen, dann ist ohne weiteres klar, daß die letzten Ursachen der Manifestation des schizophrenen Reaktionstypus recht verschiedene sein können. Eine typische progrediente Schizophrenie kann nach dieser Theorie nur dann entstehen, wenn das ursächliche treibende Agens in *dem* Sinne zerstörend gewirkt *hat* oder auf die *Dauer fortwirkt*, daß ein Überschichten des schizophrenen Reaktionstypus nicht mehr möglich ist. Und dieser Verlauf scheint bei den Schizoiden am häufigsten vorzukommen, wenn auch keineswegs ausschließlich. Haben nun einmal Zyklothyme diese erhöhte Bereitschaft des schizophrenen Reaktionstypus, so kommt es auch bei ihnen zu schizophrenen Symptomen. Die vorhandene zyklothyme Anlage hat aber vermutlich, wie wir später sehen werden, eine bestimmte hemmende Wirkung, so daß ihre Psychosen meistens von dem einfach progredienten Typus abweichen.

Stellen wir uns auf den Boden der Kahnschen Theorie, indem wir die schizophrene Anlage in zwei Komponenten aufteilen, so fragen wir uns weiter, was die *erbbiologischen* Untersuchungen dazu sagen. Für die Schizoidie glaubt Kahn[2]) auf Grund der häufigen einfachen direkten Vererbung über mehrere Generationen eine *dominante* Anlage annehmen zu dürfen. Ich muß ihm darin recht geben, wenn auch einzelne Fälle dieser Auffassung zu widersprechen scheinen. Sie fänden in der Möglichkeit der Epistasie (Überdeckung) durch andere Erbeinschläge eine ungezwungene Erklärung. Auf der anderen Seite nimmt Kahn für die Prozeßanlage einen *recessiven* Erbgang an. Um dies zu verstehen, müssen wir etwas weiter ausholen und den Erbgang des Gesamtkomplexes Schizophrenie näher ins Auge fassen. Die Dem. praecox tritt für gewöhnlich als Einzelfall in einer Geschwisterserie auf. Soweit eine Belastung mit Psychosen vorliegt, ist sie meistens indirekt (durch weiter zurückliegende Aszendenten) oder kollateral (durch Glieder der Seitenlinien). Direkte Belastung von seiten der Eltern ist relativ selten. Die belastenden Psychosen sind in der Mehrzahl wiederum Schizophrenien, doch kommen auch andere Psychosen vor, insbesondere zirkuläre Erkrankungen, die sich dann vielfach durch eine eigenartige Färbung von den typischen Formen abheben; bei den Eltern etwa ein Drittel der vorkommenden Psychosen schizophren, ein Drittel klimakterisch, hysterisch usw. [nach Rüdin[3])]. Nehmen wir aber einmal nur die reinen Dem.-praecox-Familien vor,

---

[1]) Storch, A.: Das archaisch-primitive Erleben und Denken der Schizophrenen. Berlin: Julius Springer 1922.

[2]) Kahn, E.: Schizoid und Schizophrenie im Erbgang. Studien über Vererbung und Entstehung geistiger Störungen. Herausg. von E. Rüdin. Bd. IV. Berlin: Julius Springer 1923.

[3]) Rüdin, E.: Zitiert auf S. 1101.

so stellen wir einen ganz charakteristischen Erbgang fest. Rüdin hat als erster hierfür eine exakte Formulierung gegeben. Kontinuierliche Vererbung über zwei Generationen hinaus ist nach seinen Erfahrungen außerordentlich selten; in seinem großen statistischen Material fand sich kein einziger Fall. Die sog. kollaterale Vererbung herrscht vor. Am häufigsten tritt die Dem. praecox bei Kindern Dem.-praecox-freier Eltern auf. Die Nachkommen der Kranken sind nur in einem geringen Prozentsatz wieder schizophren. Die Dem. praecox pflegt meistens in der direkten Linie zu verschwinden, um dann plötzlich aus einem anscheinend Dem.-praecox-freien Zustand der unmittelbaren Aszendenz wieder aufzutauchen. All diese Tatsachen sprechen für einen *recessiven* Erbmodus. Nach seiner statistischen Berechnung des Verhältnisses der Dem.-praecox-Kranken zu den Gesunden in den Probandengeschwisterserien, die nach der Weinbergschen Methode bei dem.-praecox-freien Eltern zu einem Prozentsatz von 4,48% führte, nimmt Rüdin einen dihybriden Kreuzungsmodus an. Zoller[1]) kam bei seinen Berechnungen zu dem gleichen Resultat. Die recessive Auffassung wird auch durch meine Untersuchungen an den Kindern von Dem.-praecox-Kranken gestützt, bei denen in ca. 9% der Fälle schizophrene Erkrankungen zu beobachten waren. Daß recessive Anlagen eine Rolle spielen, scheint also absolut sicher. Dafür sprechen weiterhin auch noch die Rüdinschen Untersuchungen an den Stiefgeschwistern der Probanden, bei denen sowohl Schizophrenien als auch andere Psychosen auffallend wenig gefunden wurden. Diese Seltenheit erklärt sich am einfachsten durch die Annahme, daß die Dem. praecox aus der Kombination von Anlagen *beider* Eltern entsteht, daß aber die zweiten und dritten Ehepartner der doppelt und dreifach verheirateten Eltern der Dem.-praecox-kranken Probanden keine Ergänzung zu den beim ersten Ehepartner vorhandenen Anlageelemente mitbrachten. Derartige Verhältnisse sind nur bei Recessivität denkbar. Die Dem. praecox würde nach der reinen recessiven Auffassung, wenn wir es in der Sprache des Mendelismus ausdrücken wollen, durch Kreuzung zweier recessiver Heterozygoten entstehen, die beide latente Krankheitsanlagen in sich tragen. Das war die frühere Meinung. Anfangs hat man wohl geglaubt, daß die Eigenart der schizoiden Psychopathen auf solch einer heterozygoten (latenten) Anlage beruhen könnte. Wäre dies richtig, so müßten z. B. die Eltern von Schizophrenen stets ausgesprochene Schizoide sein, was sicherlich nicht immer zutrifft. Kahn hat dann auch an seinem Material exakt nachgewiesen, daß offenbar nicht alle Personen, die wir bei Annahme eines recessiven Erbganges als Heterozygoten betrachten müssen, zu den schizoiden Typen gehören. Andererseits aber ist ebenso sicher, daß wir schizoide Typen sehr häufig an einer Position in der Stammtafel treffen, wo sie Träger der heterozygoten Anlage sein müssen. Die nicht schizoiden Heterozygoten sind nun, so müssen wir nach Kahns Theorie annehmen, Träger der Prozeßanlage, die wir aber phänotypisch nicht erkennen können, da sie latent, d. h. in recessiv-heterozygotem Zustand gegeben ist. Die Anlage zu Schizoid ist offensichtlich dominant. Da aber das Schizoid allein keine Schizophrenie hervorrufen kann und ferner sicherlich recessive Erbfaktoren im Erbgang der Schizophrenie wirksam sind, so muß noch eine Prozeßanlage hinzutreten. die vermöge ihrer Recessivität das erbbiologische Gesamtbild der Dem. praecox schafft. Mit dieser Deutung ließe sich auch der an sich sehr auffallende Befund (Kahn) in Einklang bringen, daß konjugale Schizophrenien Dem.-praecox-freie Kinder haben können. Bei dem reinen dihybriden recessiven Modus sollten wir dagegen in diesem Falle stets schizophrene Kinder erwarten, was sehr häufig, aber eben nicht immer zutrifft.

---

[1]) Zoller, E.: Zur Erblichkeitsforschung bei Dementia praecox. Dissert. Marburg 1920.

So hat die in vielen Punkten noch nicht exakt nachweisbare Theorie von Kahn eine große Wahrscheinlichkeit für sich. Kahn weist mit gutem Grund ausdrücklich darauf hin, daß mit den beiden Anlagen Schizoid × Prozeßanlage der Genotypus der Schizophrenie bzw. die Genotypen der schizophrenen Erscheinungsbilder keineswegs erschöpft sind. Er betont vor allem die Möglichkeit, daß manche Unterschiede der schizophrenen Erscheinungsform durch noch andere genotypische Grundlagen bedingt oder mitbedingt sein können. So spielt nach meinen Erfahrungen auch die über das Schizoide bzw. Zyklothyme hinausgehende charakterologische Eigenart eine sehr große Rolle. Endlich ist noch keineswegs entschieden, ob die Anlage zu Schizoid auf der einen und die schizophrene Prozeßanlage auf der anderen Seite — ich möchte lieber von *verschiedenen* Prozeßanlagen sprechen — genotypisch einfach oder komplex konstituiert sind und sich als mono- oder als polyhybride Merkmale auswirken.

Es ist ferner noch die Frage aufgeworfen worden, ob neben der geschilderten reinen schizophrenen Anlage noch andere „degenerative" Momente für die Entstehung der Schizophrenie wesentlich sein können. Als solche kämen einmal *andersartige psychische Störungen* und zweitens die *Keimschädigung* in Betracht. Zur ersten Frage hat Rüdin aus seinem Material folgenden Beitrag geben können. Wenn wir aus den Familien mit Dem.-praecox-Probanden, aber Dem.-praecox-freien Eltern alle diejenigen herausheben, in denen einer der Eltern an einer anderen Geisteskrankheit leidet, so ergibt sich für die Kinder ein Dem.-praecox-Prozentsatz von 8,21%. Diese Proportion übersteigt den oben erwähnten Dem.-praecox-Prozentsatz (4,48%) bei den Kindern Dem.-praecox-freier und überhaupt psychosefreier Eltern um das Doppelte und sogar den Prozentsatz (6,18%) bei den Kindern eines Dem.-praecox-kranken und eines gesunden Elters um etwa ein Drittel. Greifen wir weiterhin die Elternpaare heraus, in denen beide Ehepartner an einer nichtschizophrenen Geistesstörung erkrankt waren, so steigt der Dem.-praecox-Prozentsatz bei den Kindern auf 22,72%. Es ist also die Häufigkeit, mit der die Dem. praecox in einer Geschwisterserie auftritt, in hohem Maße abhängig von der Häufigkeit, mit der andere nichtschizophrene Geisteskrankheiten bei den Eltern auftreten. Rüdin schließt daraus mit Recht, daß das Auftreten anderer Psychosearten bei den Eltern von Dem.-praecox-Kranken nicht etwa eine nebensächliche Begleiterscheinung ist, daß diese vielmehr mit der Erbentstehung der Dem. praecox aufs innigste zusammenhängen müssen. Es mag daher wohl etwas Ähnliches geben wie einen (nach unserer heutigen klinischen Auffassung) *unspezifischen depravierenden Impuls* (Kretschmer), der eine schizophreniebereite Anlage zur Entfaltung bringen kann.

Eine entsprechende Abhängigkeit der Dem.-praecox-Proportion in einer Geschwisterserie besteht auch von der *Trunksucht* der Eltern. Wenn beide Eltern trunksüchtig sind, wächst z. B. der Prozentsatz an auf 15,78%. Damit ist aber nicht ohne weiteres ein Rückschluß gestattet auf die Mitwirkung des Alkoholismus der Aszendenz in der Pathogenese der Schizophrenie. Wie Kahn und vor ihm schon Rüdin nachdrücklich betont haben, ist der Alkoholismus immer, oder so gut wie immer Symptom einer minderwertigen Anlage, häufig sogar Symptom der inneren Spannung und Zerrissenheit einer schizoiden Persönlichkeit. Immerhin muß die *Möglichkeit* der Bedeutung keimschädigender Momente für die Dem. praecox zugegeben werden. Ob wir jemals den exakten Beweis antreten können, bleibt zweifelhaft.

Zum Schluß möchte ich noch kurz auf die Frage der *Anteposition* (s. histor. Überblick) eingehen. Rüdin konnte, wie gesagt, bei seinen Dem. praecox-Familien einen durchschnittlichen Beginn der *elterlichen* Erkrankung im 36,7. Lebensjahr, bei den Kindern im 24,25. Lebensjahr feststellen; das bedeutet eine

Differenz von ca. 12 Jahren. Nach diesen Zahlen, denen ich nach einer noch nicht veröffentlichten Untersuchung ganz ähnliche an die Seite zu stellen habe, muß jedenfalls die Möglichkeit der Anteposition zugegeben werden. Andere Autoren (s. histor. Überblick) haben dieselbe Beobachtung gemacht. Von einer Gesetzmäßigkeit kann jedoch nicht die Rede sein, da wir in vielen Fällen auch den umgekehrten Vorgang beobachten können. Vermutlich hängt die Anteposition vielfach mit der Konvergenz gleichsinniger pathologischer Anlagen zusammen.

E. Legierungen von zyklothymen und schizothymen Konstitutionselementen.

Bei den Varianten der zyklothymen Temperamente haben wir eine Reihe von Persönlichkeitstypen kennengelernt, die in ihrer Eigenart von der reinen zyklothymen Konstitution mehr oder weniger abzuweichen scheinen und schon Übergangsstufen zur schizothymen Charakterologie darstellen. Wir haben darauf hingewiesen, daß in solchen Fällen sich in der Heredität und auch im Körperbau öfters schizothyme (vielfach auch schizophrene) Einschläge gefunden haben, so daß wir *Legierungen* oder *Mischungen* von Elementen beider Konstitutionskreise annehmen müssen. Würden wir uns die Mühe nehmen, eine größere Anzahl von „Normalmenschen" charakterologisch näher zu untersuchen, so könnten wir neben den ausgeprägten reinen Zyklothymen und Schizothymen wohl ein ganzes Heer von Mischtypen feststellen, die Eigenschaften beider Temperamentsgruppen in verschiedensten Kombinationen in sich vereinigen. Man hat gegen die Legierungen manches einzuwenden gehabt. Ich möchte mir ersparen, darauf näher einzugehen, da der Gang der Dinge unserer Auffassung recht gegeben hat. Insbesondere hat auch BLEULER nachdrücklich darauf hingewiesen, daß es unendlich viele Menschen gibt, die die syntone (zyklothyme) und schizothyme „Reaktionsart" in sich vereinigen. Bald tritt, nach seinen Erfahrungen, die eine, bald die andere Komponente mehr in den Vordergrund. Er hat sogar von jeher schon bei vielen akuten Psychosen schizoide und syntone Komponente unterschieden. Es ist sehr leicht, eine Legierung auch erbbiologisch nachzuweisen. Nehmen wir ein Beispiel vor, das KRETSCHMER anführt. Der Vater ist ein typischer Athletiker mit vorwiegend schizothymer Psyche (ernsthaft, pünktlich, gewissenhaft, korrekt und peinlich, dabei sehr gutherzig); die Mutter ist eine ausgesprochene pyknische Zyklothyme (heiter, gesellig, freundlich, gutmütig, sehr gutherzig). Beide sind psychisch gesund. Unter den Kindern finden wir einen Sohn (III), der ein fast getreues Ebenbild der Mutter ist. Ein Sohn (I) mit ursprünglich heiterer, offener Gemütsart und Neigung zur Korpulenz entwickelte sich um das Alter von 30 Jahren zu einem eigenen, abgeschlossenen Sonderling (sehr gewissenhaft) und zeigte dann auch einen typisch athletischen Habitus. Eine Tochter (IV), ähnlich wie dieser Bruder, früher mehr heiter und gesellig, wurde in späteren Jahren (ca. 40) zunehmend schizoider (ernsthaft, verschlossen, hypochondrisch) und erkrankte 5 Jahre später an einer *Schizophrenie*; ihr Körperbau war schwer asthenisch. Endlich ein dritter Sohn (II) (ernsthaft, pedantischer Pflichtenmensch, dabei sehr gutherzig, freundlich und gesellig) stellt psychisch eine komplizierte zyklo-schizothyme Legierung dar; sein Körperbau schlug fast rein nach der asthenischen Seite, während seine Psychose das Bild einer *zirkulären Depression* zeigte. Wenn wir diese Familie unter dem Gesichtswinkel der zyklothymen und schizothymen Konstitution betrachten, so lassen sich mehrere interessante Tatsachen feststellen. Bei der Kreuzung konträrer charakterologischer Typen (schizoid und zyklothym) kommen einerseits Legierungen vor, andererseits kann auch die eine elterliche Familie im Phänotypus allein durchschlagen (Sohn III). Ferner finden sich in derartigen Geschwisterserien nicht selten Repräsentanten beider Psychosegruppen.

Die Legierungen können nun entweder als ein „Nebeneinander" der beiden Konstitutionselemente oder als ein „Nacheinander" derselben auftreten. Für das Nebeneinander ist Sohn II ein charakteristisches Beispiel; ich verweise auch auf unsere Schilderung der zyklothymen Varianten. Bei dem Nacheinander möchte ich noch einen Augenblick verweilen. Es ist schon von verschiedenen Seiten (Bleuler, Kretschmer, Hoffmann) darauf hingewiesen worden, daß sich die zyklothyme (syntone) und die schizothyme Eigenart im Laufe der individuellen Entwicklung gegenseitig ablösen können; derart, daß zunächst im Persönlichkeitsbild mehr die zyklothyme Anlage vorherrscht, während späterhin sich eine vorwiegend schizothyme Färbung durchsetzt, und umgekehrt. Es handelt sich hier um eine bestimmte Änderung der Erscheinungsform, die wir oben bei Sohn I und Tochter IV beobachten konnten. Ich möchte für dies für gewöhnlich allzu wenig beobachtete Phänomen noch einige Beispiele bringen. Bleuler gibt folgende Selbstschilderung: „Nach meiner eigenen Pubertät hat man in der Familie und bei meinen Kameraden oft von einem merkwürdigen Umschlag von der Syntonie meiner Mutter zum Schizoid meines Vaters gesprochen." Ferner erwähnt er einen Knaben, der schon im zweiten Lebensjahr in affektiver Beziehung so schizoid reagierte, daß man Besorgnis für seine Zukunft hegte; er wurde in der Pubertätszeit mehr synton. Ein Bruder desselben zeigte einen ganz extremen Wechsel in umgekehrtem Sinne im 5. Lebensjahr. Die Mutter der beiden war bis gegen die Pubertät vorwiegend autistisch, nachher vorwiegend (leicht) manisch verstimmt, der Vater bis zur Pubertät synton, nachher schizoid. Ein ganz ähnliches Beispiel kann ich aus einer bekannten Familie anführen. Der Sohn eines vorwiegend schizoiden Vaters und einer vorwiegend zyklothymen (syntonen) Mutter war bis zur Pubertätszeit ein scheues, autistisches Kind mit außerordentlich empfindsamer Psyche. Dann setzte ein Umschwung ein, der körperlich mit einer an Dystrophia adiposogenitalis anklingenden vorübergehenden Verfettung einherging. Allmählich kamen mehr zyklothyme Seiten im Persönlichkeitsbild zum Vorschein; die autistische Schüchternheit und Hyperästhesie machte einer derb humoristischen, geselligen Fröhlichkeit Platz. Auch im körperlichen Habitus, der anfänglich schwächlich-asthenisch war, setzten sich nach Ablauf der Pubertät deutlich pyknische Komponenten durch. Bei einem Bruder war der Entwicklungsgang ein umgekehrter. Hier schuf die Pubertät ein vorwiegend schizothym-asthenisches Bild in Psyche und Körperbau bei einem vorher in der Hauptsache syntonen, körperlich wohlgebildeten Knaben. Natürlich verschwindet in diesen Fällen die einmal vorhandene Persönlichkeitsfärbung nicht ganz, aber sie tritt von ihrer Vorherrschaft zurück und wird durch andere Seiten überwuchert. Diese Beispiele ließen sich leicht vermehren. Gerade die Pubertät scheint eine sehr empfindliche Klippe für eine derartige Umschaltung zu sein. *Man weiß nie, was das Einsetzen des sexuellen Trieblebens, der Geschlechtsdrüsenhormone aus einem Organismus macht.* Ganz ähnlich verhält es sich mit der korrespondierenden sensiblen Phase der menschlichen Entwicklung, dem Klimakterium; hier kommen derartige Änderungen der Erscheinungsform, ein Wechsel zwischen Schizoidie und Syntonie (bzw. umgekehrt) ebenfalls vor. Ja sogar anscheinend unabhängig von den Klippen der sexualbiologischen Entwicklungskurve auf beliebiger Altersstufe beobachten wir speziell die sog. „schizoide Persönlichkeitsumwandlung", d. h. die Entwicklung eines vorwiegend zyklothymen Temperamentes (heitere, offene Gemütsart) zur schizoiden Persönlichkeit (Sonderling: menschenscheu, paranoid usw.). Mag nun vielfach, man darf wohl auch sagen, meistens, diese Änderung der Erscheinungsform endogen erbbiologisch bedingt sein, so wollen wir doch auch die Exogenese, insbesondere die psychogene Entstehung nicht vergessen. So spricht BLEULER von einer Dame, die stark schizoid und zugleich stark synton war mit dauernd leicht manischem Charakter. Sie konnte die schizoide Einstellung, die trotz hoher Intelligenz mit starkem Negativismus und mit Absperrungen bis zur Diskussionsunfähigkeit einherging, rasch ausschalten. Sie entsprach dann ganz den „sonnigen Naturen" KRETSCHMERS in Fühlen und Denken und erschien bei dieser Schaltung oft um 1—2 Jahrzehnte jünger. Diese Änderung der Erscheinungsform trat nicht nur spontan bei Anregung in angenehmer Gesellschaft ein, sondern oft nach Bedürfnis durch einen bewußten und gewollten „Ruck", wie sie selbst sich ausdrückte. Eine funktionelle Umschaltung, die in dieser grotesken Art wohl nicht so sehr häufig ist. In einfacherer Form tritt sie uns gerade jetzt im alltäglichen Leben entgegen. Manch heiterer, frohsinniger (vorwiegend zyklothymer) Mensch hat sich unter den drückenden Verhältnissen der Nachkriegszeit zu einem moros-autistischen Griesgram entwickelt. Die durchgreifende Umstellung in den äußeren Verhältnissen zog eine Seite der Persönlichkeit hervor, die wir früher nicht zu bemerken glaubten. Man wird eine ganze Anzahl von derartigen Beispielen finden können, wenn man genau darauf achtet. Allerdings wird es sich bei dieser funktionell bedingten Änderung der Erscheinungsform immer nur um charakterologische (schizoid-syntone) Mischtypen handeln, bei denen beide Komponenten je nach den äußeren Verhältnissen in gleicher Weise leicht ansprechen. Ich möchte gerade diese Frage der funktionellen Umschaltung hier nicht weiter erörtern. Daß ein endogen-erblicher (konstitutioneller) Erscheinungswechsel zwischen Schizoidie und Syntonie vorkommt, steht absolut sicher fest. Wir finden ihn nicht nur auf charakterologischem Gebiet, sondern auch bei den Psychosen, beim man.-depr. Irresein und der Dem. praecox. BLEULER weist auf Schizophrenien mit manischen oder melancholischen Verstimmungen hin, bei denen mit den Jahren der schizophrene Symptomenkomplex gewöhnlich zum auffallenderen wird. Andererseits gibt es nicht selten Fälle von Mischung der beiden Symptomklassen, „die jahrelang mit Recht als schizophren bezeichnet werden und später diesen Charakter bis zur Unkenntlichkeit hinter dem der bloßen Affektpsychosen zurücktreten lassen". Hier können wir eine Reihe von erbbiologischen Beobachtungen anreihen. Zunächst ein Fall von KAHN[1]): Familie „Mann", die nur einen vorübergehenden Erscheinungswechsel erkennen läßt. Der Vater ausgesprochen man.-depressiv; die Mutter ernst, verschlossen, herzlos (schizothym). Die Tochter, eine zyklothyme Persönlichkeit mit lebhafter, eindrucksfähiger Affektivität, litt an leichten zirkulären Schwankungen (bald depressiv, bald unternehmungslustig, erotisch). Daneben traten schwere psychotische Attacken auf von absolut schizophrenem Charakter, die sich aber stets wieder vollständig zurückbildeten. Es fehlte auch nach wiederholten katatonieformen Anfällen eine Persönlichkeitsverschiebung, wie sie für den schizophrenen Formkreis charakteristisch ist. Ganz ähnlich verhielt es sich mit einem hypomanischen Probanden aus meinem Material, der seit seinem 20. Lebensjahr leichte manische und depressive Schwankungen durchmachte. Im Alter von 47 Jahren trat im Verlauf einer manischen Erregung eine mehrmonatige katatoniforme Phase auf, die nach einem hypomanischen Stadium in Genesung überging. Die Mutter litt an periodischen Depressionen, der Bruder des Vaters an einer klassischen Dem. praecox. Diesem nur vorübergehenden Wechsel der Erscheinungsform zwischen zirkulär und schizophren möchte ich noch einen Fall von dauernder Umschaltung an die Seite stellen. Die Tochter eines ausgesprochen man.-depr. Vaters und einer schizophrenen Mutter wurde im Alter von 17 Jahren zum erstenmal psychotisch

[1]) KAHN, E.: Erbbiologisch-klinische Betrachtungen und Versuche. Zeitschr. f. d. ges. Neurol. u. Psychiatrie Bd. 61, S. 264. 1920.

erregt. In den folgenden 15 Jahren traten bei ihr manische und depressive Phasen auf; die manische Erregung fiel nur durch eine nörglerische, gereizt querulatorische Stimmung und durch paranoide Wahnideen als atypisch auf. Erst im Alter von 32 Jahren setzte eine rasch fortschreitende schizophrene Verblödung ein. Das (allerdings etwas atypische) zirkuläre Irresein schloß mit einem schizophrenen Endzustand ab. Auch Kretschmer und neuerdings J. Lange haben ähnliche Fälle erwähnt.

Im Anschluß an diesen letzten Fall — der sich dadurch auszeichnet, daß der Vater zirkulär, die Mutter schizophren war — habe ich früher den Begriff des Dominanzwechsels zur Diskussion gestellt. Das Wesen des Dominanzwechsels besteht darin, daß bei einem Individuum zunächst eine Eigenschaft des einen Elters und später die allelomorphe Eigenschaft des anderen Elters sichtbar wird; mit anderen Worten, von einem genotypischen Gegensatzpaare, das sich aus einem väterlichen und einem mütterlichen Paarling zusammensetzt, dominiert im Phänotypus zunächst der eine Paarling, um dann von dem anderen antagonistischen Paarling in der Dominanz abgelöst zu werden. Wenn wir es auch nicht sicher wissen, so ist es doch äußerst unwahrscheinlich, daß es sich bei den erwähnten Fällen des Wechsels der Erscheinungsform zwischen Schizoidie und Syntonie (zirkulär-schizophren) um einen echten Dominanzwechsel handelt. Mögen auch diese beiden Konstitutionskomplexe in einer Art Antagonismus zueinander stehen, wie Bleuler sich ausdrückt, so kann ihnen wohl kaum ein antagonistisches Anlagepaar im Mendelschen Sinne zugrunde liegen. Der Begriff Dominanzwechsel ist demnach für unsere Fälle irreführend. Ich habe daher den Begriff „*Erscheinungswechsel*" vorgeschlagen; *zyklo-schizothymer Erscheinungswechsel*. Dann bereitet auch der funktionelle Erscheinungswechsel keine Schwierigkeiten. Der Erscheinungswechsel kann dauernd oder vorübergehend sein, auch die Periodizität ist möglich. Der Einfachheit halber würden wir die Umwandlung von Syntonie in Schizoidie als *schizoiden Erscheinungswechsel* bezeichnen (ebenso umgekehrt). Und die Umschaltung einer zirkulären in die schizophrene Psychose würden wir *schizophrenen Erscheinungswechsel* nennen (bzw. umgekehrt). Berze[1]) hat in jüngster Zeit darauf hingewiesen, daß die beschriebenen Phänomene erbbiologisch wohl am ehesten durch einen *Epistasiewechsel* erklärt werden könnten. Wenn ich ihm auch darin recht gebe, daß der Epistasiewechsel für die Entwicklung und Entfaltung des Individuums von großer Bedeutung ist, so möchte ich doch einen exakten erbbiologischen Begriff vermeiden und habe daher die Bezeichnung Erscheinungswechsel gewählt. Er fordert keine bestimmten erbbiologischen Verhältnisse, über die wir in den meisten Fällen noch nichts Sicheres aussagen können. Wenn nun, wie es nicht selten der Fall ist, bei Kindern eine Eigenschaft des *einen Elters* in den Hintergrund tritt bzw. verschwindet und an deren Stelle sich eine Eigenschaft des anderen Elters herausbildet, so möchte ich von einem *parentalen Erscheinungswechsel* reden.

Die Fälle von Erscheinungswechsel bei den Psychosen stellen nur einen kleinen Teil der psychotischen zyklo-schizothymen Legierungen dar. Es gibt selbstverständlich auch ein Nebeneinander zirkulärer und schizophrener Symptomenkomplexe, Psychosen mit gemischter Erscheinungsform. Ich erinnere z. B. an die *paraphrenen Psychosen*, die auf Jahrzehnte hinaus neben der typischen schizophrenen Grundstruktur eine manische bzw. eine depressive Färbung aufweisen. Wir könnten eine ganze Reihe von Zwischenstufen aufzählen, die zirkuläre und schizophrene Symptome in sich vereinigen, ohne daß man in solchen Fällen sich nach der einen oder anderen Seite hin diagnostisch entscheiden könnte.

---

[1]) Berze, J.: Beiträge zur psychiatrischen Erblichkeits- und Konstitutionsforschung. I. Allgemeiner Teil. Zeitschr. f. d. ges. Neurol. u. Psychiatrie Bd. 87, S. 94. 1923.

Ich führe hier auch die häufigen *Involutionsmelancholien* an, bei denen wir die mannigfachsten katatoniformen Züge beobachten können. Wir hatten sie beim zirkulären Irresein schon kurz erwähnt. Dazu gehören z. B. die Melancholien, die sich entweder durch *blind-störrischen Negativismus* oder durch *absurde hypochondrische Wahnideen* von den typischen Depressionen unterscheiden. Eine ähnliche Sonderstellung nehmen ferner die mehr oder weniger *torpiden agitierten Angstmelancholien* ein, die durch ein *stereotypes, monotones, affektloses Jammern* und durch *nihilistische Wahnideen* charakterisiert sind. Gerade diese Formen zirkulärer Psychosen haben bestimmte Erblichkeitsbeziehungen zur Dem. praecox. Sehr häufig findet man bei ihnen schizophrene Nachkommen, und wir müssen annehmen, daß schizothyme oder gar schizophrene Anlageelemente für die eigentümliche Färbung verantwortlich zu machen sind. Wie wir uns die Anlagen solcher Psychosen gemischten Charakters zu denken haben, kann uns heute niemand sagen. Ich vermute, daß es zirkuläre Psychosen gibt, die durch schizoide Persönlichkeitsanlagen einen schizophrenen oder besser katatoniformen Charakter bekommen können, wie umgekehrt schizophrene Psychosen durch zyklothyme Temperamentseinschläge im man.-depr. Sinn gefärbt werden. Diese beiden Psychoseformen können sich dann u. U. sehr ähnlich sehen. Ob Kombinationen der Gesamtanlage zum man.-depr. Irresein mit der Gesamtanlage zur Schizophrenie vorkommen, scheint mir zweifelhaft. Ich glaube eher, daß wir nur mit einer Kombination von Teilanlagen der beiden Psychosen rechnen dürfen. So spricht auch Rüdin davon, daß ein man.-depr. Prozeß schizophrene und ein schizophrener Prozeß man.-depr. Teilanlagen aktivieren, mobilisieren kann.

Sehr häufig zeigen die *Psychosen* mit *gemischter Erscheinungsform* (zirkulärschizophren) auch *gemischte Belastung* mit zirkulären und schizophrenen Psychosen. Außer Smiths[1]) sind auch mir derartige Befunde vielfach begegnet.

Eine wesentliche Förderung des Problems der gemischten Psychosen darf man sich versprechen von einer genauen konstitutionellen Analyse der klinischen Einzelfälle, die *Körperbau, präpsychotische Persönlichkeit* und *Heredität* gleichermaßen berücksichtigt. Mit dieser Methode werden wir endlich auch die Frage entscheiden können, ob wir die vielen eigentümlichen periodisch verlaufenden Psychosen, die ihrer Erscheinungsform nach dem typisch Zirkulären wesensfremd erscheinen, zum zirkulären Irresein, d. h. zur zirkulären Konstitution rechnen dürfen [wie Specht, Kleist, Schröder und Ewald[2]) (autochthone Degenerationspsychosen; Kleist) es tun], oder ob es sich in diesen Fällen um schizophrene Psychosen mit periodischem Verlaufstypus handelt.

Es liegen schon eine Reihe von Konstitutionsuntersuchungen der zykloschizothymen Mischpsychosen vor, die sich eine genauere Analyse zum Ziel gesetzt haben. Mauz[3]) hat vor kurzem an der Tübinger Klinik sämtliche *Schizophrenien* (innerhalb eines bestimmten Zeitraumes) gesammelt, bei denen ein *pyknischer Habitus* diagnostiziert worden war. Es waren etwa 4% des gesamten Schizophreniematerials. Dabei ergab sich die überraschende Tatsache, daß alle 7 Fälle einen ausgesprochen periodischen Verlaufstypus zeigten. Die Psychosen traten in Form von umschriebenen, kurz dauernden Krankheitsfällen auf, zwischen denen immer wieder jahrelange gute Zwischenzeiten lagen; teilweise mit völliger Herstellung der Berufsfähigkeit.

---

[1]) Smith, J. Chr.: Atypiske Psykoser og Heterolog Belastning. Kopenhagen 1924.
[2]) Nach Ewald ist der krankmachende biologische Vorgang bei allen zyklisch und autochthon auftretenden und nicht zur Verblödung führenden Psychosen der gleiche.
[3]) Mauz, F.: Über Schizophrenie mit pyknischem Körperbau. Zeitschr. f. d. ges. Neurol. u. Psychiatrie Bd. 86, S. 96. 1923.

Die Schädigung der Persönlichkeit hielt sich in mäßigen Grenzen und machte auch nach wiederholten Anfällen keine starken Fortschritte. Symptomatisch zeichneten sich diese schizophrenen Psychosen durch eine ungewöhnliche und dauernde Zugänglichkeit, Gutmütigkeit und Lenkbarkeit, vielfach auch durch gewisse hypomanische Einschläge aus. Der Aufbau der Hereditätstafel dieser remittierenden Schizophrenien war äußerst charakteristisch. Meistens fand sich die Anordnung, daß ein Elter pyknisch-zyklothym, der andere asthenisch-schizothym war; letzterer dabei in der Regel degenerativ angekränkelt bzw. mit schizophrenen Psychosen belastet.

Zu einem ähnlichen Resultat führten auch meine Untersuchungen an Familien mit *schizophrenen Erkrankungen* bei *Kindern* und *einem* der *Eltern*, die ich vor kurzem an der Münchener Forschungsanstalt im genealogischen Institut von Rüdin durchgeführt habe. Die ausführliche Bearbeitung des Materials wird später erfolgen[1]).

Ich fand folgende Beziehungen:

1. Remittierende Schizophrenien.

Pyknisch und pyknische Mischformen *14*
Nicht asthenisch. 2
Asthenisch *6*
Nicht pyknisch 3
Athletisch. 1

2. Einfach progrediente Schizophrenien.

Pyknisch und pyknische Mischformen *2*
Nicht asthenisch. *2*
Asthenisch *12*
Nicht pyknisch 2
Fettwuchs . . . . 1?
Infantil. 1

Wir ersehen aus der Zusammenstellung, daß in diesem Material, in dem speziell bei den schizophrenen Eltern der schizophrenen Probanden häufiger periodische Verlaufstypen angetroffen wurden als in einer gewöhnlichen klinischen Auslese, der *pyknische Habitus* zu den *remittierenden*, der *asthenische* zu den *einfach progredienten klassischen Formen* in auffallender *Häufigkeitsbeziehung* steht. Dies wird noch deutlicher, wenn wir die *Pykniker* und *Astheniker* aus beiden Gruppen *für sich* zusammenfassen.

16 Pykniker — 14 remittierend — 2 einfach progredient
18 Astheniker — 5   „   — 13   „   „

Die *Pykniker*, die schizophren erkranken, haben demnach eine überaus *hohe Wahrscheinlichkeit, Remissionen* zu bekommen. Dagegen besitzen die *Astheniker* eine *starke Affinität* zum *typischen Verlauf* der *Schizophrenie*. Dabei ist zu bemerken, daß die *Remissionen* bei den *Asthenikern* fast durchweg *sehr mäßig* zu nennen waren.

Ein ganz entsprechendes Verhältnis ergibt sich bei der Betrachtung der *präpsychotischen Persönlichkeit*:

39 Schizoide . . . . 12 remittierend — 27 einfach progredient.
17 Zyklo-Schizothyme Mischformen 11   „   — 6   „   „
13 Zyklothyme 10   „   — 3   „   „

Die *Schizoiden* besitzen eine *sehr große Wahrscheinlichkeit* — falls sie erkranken —, eine *einfach progrediente Schizophrenie* zu bekommen. Die *Zyklo-*

---

[1]) Hoffmann, H.: Familienpsychosen im schizophrenen Erbkreis. Beihefte zur Monatsschr. f. Psychiatrie u. Neurol. 1925. H. 33.

thymen neigen dagegen in *sehr hohem Prozentsatz* zur *remittierenden Form*. Auch bei den *Mischtypen* ist die Neigung zu *Remissionen größer*.

Bezieht sich diese Berechnung nur auf die periodischen Schizophrenien, so habe ich eine ähnliche Analyse auch bei den Dem.-praecox-Fällen vorgenommen, die eine ausgesprochene *manische* bzw. *depressive* Färbung zeigten. Hier waren bei 15 von 23 Fällen *zyklothyme* bzw. *pyknische* Einschläge nachzuweisen, während die Fälle, denen zirkuläre Bilder fehlten, zu zwei Drittel (30 unter 45) auf dem Boden einer ausgesprochen *schizoiden* Anlage entstanden waren.

Ich bin selbstverständlich weit davon entfernt, jeden periodischen Verlaufstypus oder jeden man.-depr. Symptomenkomplex bei der Schizophrenie auf zyklothyme bzw. pyknische Anlagekomponente zurückzuführen. Aber eine gewisse Häufigkeitsbeziehung ist da, die sehr dafür spricht, daß die „Überkreuzung" derartige ungewöhnliche, dem Zirkulären ähnliche Bilder und Verlaufsformen bei der Schizophrenie machen kann. Man könnte hier an einen gewissen *hemmenden Einfluß* der *zyklothym-pyknischen* Anlage denken.

Ein Gegenstück zu diesen Schizophrenien mit „*überkreuztem*" Körperbau bzw. „*überkreuzter*" präpsychotischer Persönlichkeit sind die *zirkulären Erkrankungen*, die sich durch einen *asthenischen Habitus* auszeichnen. Mauz hat eine Reihe von solchen Fällen gesammelt — das Untersuchungsergebnis wird demnächst veröffentlicht — und bei ihnen zunächst eine durchschnittliche *Erkrankungsdauer* von *$16^1/_2$ Monaten* festgestellt, während diese bei einem Vergleichsmaterial an *pyknischen Zirkulären* nur *$5^1/_2$ Monate* betrug. Ferner zeigte sich, daß bei diesen *asthenischen Zirkulären* gerade solche Bilder häufig waren, die wir als *schizoide Beimischungen* auffassen möchten. Es waren größtenteils *morose, starre, torpide, wenig zugängliche* Formen, zum Teil mit starkem Hervortreten von *paranoiden Zügen* und von *Zwangsvorstellungen*. Die Mehrzahl dieser Fälle ist heute noch ungeheilt in den Anstalten.

Neuerdings hat auch Eyrich[1]) eine Serie von Schizophrenen mit pyknischem Habitus untersucht. Er konnte ebenfalls bestätigen, daß diese in ihrer psychischen Gesamthaltung von der klassischen Dem. praecox deutlich abzugrenzen sind. Bei ihnen geht der Rapport nie verloren. Der Autismus wird nie so stark, daß die Beziehungen zur Außenwelt völlig abgebrochen werden. Sie stehen immer mit einer Seite ihrer Persönlichkeit in der Realität und berücksichtigen deren Forderungen. Auch sind sie in ihren Wahnerlebnissen auf die Wirklichkeit gerichtet. Mataphysisch-kosmische Einschläge fehlen meistens. Sie haben eine ausgesprochen unsichere Einstellung zum Wahn, dessen Widerspruch mit der Wirklichkeit sehr wohl empfunden wird. Daher beobachten wir bei ihnen häufig eine wenig ernste, mehr spielerische Fassung ihrer Wahnstrebungen. Die Stimmungsgrundlage ist meistens hypomanisch oder doch zyklothym in anderer Form.

Besonders charakteristisch ist die Tatsache, daß die pyknischen Schizophrenen sich niemals so ganz in sich abschließen wie die klassischen Dem.-praecox-Kranken. Die gemütliche Teilnahme an der Umgebung bleibt weitestgehend gewahrt. Damit will auch die Beobachtung gut übereinstimmen, daß diese Kranken in ihrer präpsychotischen Veranlagung in der Regel deutliche zyklothyme Züge aufweisen (umgänglich, heiter, gemütlich, gesellig). Doch sind diese Eigentümlichkeiten mit schizoiden Einschlägen gemischt (selbstunsicher, zurückhaltend, empfindsam).

Mauz wird demnächst eine umfassende Darstellung des ganzen Problems der sog. „überkreuzten" Psychosen veröffentlichen. Sein Gedanke geht dahin,

---

[1]) Eyrich: Zur Klinik und Psychopathologie der pyknischen Schizophrenen. Zeitschr. f. d. ges. Neurol. u. Psychiatrie Bd. 97, S. 682. 1925.

alle vorhandenen Möglichkeiten der konstitutionellen Betrachtungsweise (Körperbau, präpsychotische Persönlichkeit, Heredität) für die *prognostische* Beurteilung endogener Psychosen zu Rate zu ziehen und auf diesem Wege zu bestimmten Gesetzmäßigkeiten zu gelangen. Er versucht Beziehungen herzustellen zwischen bestimmten Verlaufstypen und spezifischen konstitutionellen Erscheinungen; ein neuer Weg, der wahrscheinlich zu einer feineren Differenzierung unserer großen Psychosengruppen führen wird.

Zweifellos wird auch die Erbbiologie davon Gewinn haben. Vermutlich gelingt es durch Berücksichtigung aller heute bekannten Konstitutionsfaktoren, die sog. „*polymorphen*" Erbgänge aufzuklären, bei denen sich die verschiedenartigsten Psychosen in direkter Linie gegenseitig ablösen.

F. Die paranoiden Psychosen.

Ganz allgemein läßt sich über die Psychosen mit paranoiden Symptomen sagen, daß sie auffallende konstitutionelle Beziehungen zum schizothymen Formkreis aufweisen. Selbst die *zirkulären Psychosen* mit paranoiden Wahnvorstellungen machen davon keine Ausnahme. Insbesondere bei *paranoiden Involutionsmelancholien* findet man häufig *schizophrene Belastung*, nicht selten sogar *Dem.-praecox-kranke Kinder*. Darauf hat schon vor einigen Jahren Berze[1]) hingewiesen, und ich habe seine Beobachtungen durchaus bestätigen können. Es kann darüber kein Zweifel bestehen, daß das Paranoide der eigentlichen zyklothymen Konstitution wesensfremd ist. In den meisten Fällen wird es sich um schizoide Einschläge handeln. Doch soll damit nicht gesagt sein, daß paranoide Erscheinungen nicht auch einmal auf anderem Konstitutionsboden erwachsen können.

Die *Paraphrenien* wurden schon von jeher in die Gruppe der Schizophrenien einbezogen, trotzdem sie eine gewisse Sonderstellung für sich beanspruchen dürfen. Sie unterscheiden sich von der klassischen Dem. praecox, wie es auch W. Mayer[2]) gezeigt hat, durch die Neigung zu systematisierter Wahnbildung, durch das natürliche, keineswegs autistische Verhalten ihrer Affektivität und durch das Fehlen einer rapiden Progredienz. Auch die *präpsychotische Persönlichkeit* weicht in der Regel von der typischen Dem. praecox ab. Sie zeigt meistens sogar eine ausgesprochene *zyklothyme Färbung*. Der Beginn der Erkrankung fällt vielfach erst in das 4., häufiger sogar noch in das 5. Lebensjahrzehnt. Zirkuläre Symptome im Sinne manischer und depressiver Stimmungsanomalien spielen oft eine nicht unwesentliche Rolle. Ich habe sie bei der Mehrzahl der paraphrenen Erkrankungen feststellen können. Systematische Körperbauuntersuchungen fehlen noch. Mauz hat in einigen Fällen einen relativ reinen *pyknischen Habitus* nachgewiesen. Die erbliche Belastung bleibt jedoch fast durchweg auf schizophrene Erkrankungen beschränkt. Das Natürliche, Gutmütige, Umgängliche, das die Mehrzahl der Paraphrenen vor den echten Schizophrenen auszeichnet, hängt ganz offensichtlich mit der vorwiegend zyklothymen Veranlagung zusammen. Vielleicht ist überhaupt die Eigenart paraphrener Erkrankungen durch die Mischung mit zyklothymen Konstitutionselementen zu erklären, die die schizophrene Anlage nicht zu der ihr sonst eigentümlichen Entfaltung kommen lassen. Andererseits wäre noch möglich, daß es sich um schizophrene Prozesse mit a priori geringerer Intensität handelt. Auffallend bleibt

---

[1]) Berze, J.: Die hereditären Beziehungen der Dementia praecox. Leipzig u. Wien 1910. — Berze, J.: Randbemerkungen zur Heredität- und zur Konstitutionslehre. Jahrb. f. Psychiatrie u. Neurol. Bd. 36. 1914.

[2]) Mayer, W.: Über paraphrene Psychosen. Zeitschr. f. d. ges. Neurol. u. Psychiatrie Bd. 71, S. 187. 1921.

jedoch auch dann noch die häufige hypomanische bzw. depressive Grund-
färbung.

Die systematisierende Tendenz der Wahnbildung, die bei der Paraphrenie
nur eine relativ geringe Rolle spielt, ist in ihrer klassischen Form eines der wesentlichsten Symptome der echten *Paranoia*. Das Wahn*system* wird uns am ehesten
verständlich, wenn wir ihm ein bestimmtes Anlagemoment zugrunde legen,
das sich als *Systematisierungstendenz* auch bei normalen Gedankengängen (philo-
sophisches System) auswirken kann. Mir scheint ohne sie keine echte Paranoia
denkbar. Daneben sind in der Paranoia, wenn wir sie rein von der psychologischen
Seite her betrachten, zweifellos eine Reihe von anderen *Einzelanlagen* enthalten,
die bei jedem Falle in Form einer gewissen „sensiblen Konfliktsstellung" zueinander aufgebaut sind, so daß bei bestimmten äußeren Anlässen die psychische
„Störung" manifest wird. Ich hatte früher schon den Fall von J. LANGE (Bertha
Hempel) erwähnt, der für diese Auffassung eine schöne Illustration gibt. Wir
konnten beobachten, wie sich hier ein *expansiver Liebeswahn* in *verschiedene
Grundtendenzen* (starke Erotie, eifersüchtiger Liebesegoismus, zähes Verfolgen
des Lebenszieles und Neigung zu träumerischen Phantasiegebilden) auflösen läßt. Bei den Verwandten waren dieselben Charakterzüge in gleicher
Form vorhanden. Diese Analyse muß bei den meisten Fällen gelingen.
Wohl bei allen Formen der Kampfparanoia wird starrsinnige Unbeugsam-
keit ein Hauptcharakteristicum der ursprünglichen Persönlichkeit sein. Bei
den Sensitivparanoikern liegt, wie schon der Name sagt, eine sensitive (oft
zwangsneurotische) Veranlagung zugrunde, in der Selbstschädigungstendenzen
einen breiten Raum einnehmen. J. LANGE[1]) nennt als wesentliche Charakte-
ristica für die *präpsychotische Veranlagung* der Paranoiker insgesamt: Affizierbarkeit, Neigung zu Argwohn; Ehrgeiz, Geltungsverlangen; Egoismus und
Mangel an Liebe. Der Paranoiker ist von einem erhöhten Selbstgefühl getragen, dem lebhafte Insuffizienzgefühle gegenüberstehen. Schizoide Abnormitäten sind nach J. LANGE recht häufig (weltfremd, phantastisch,
romantisch, verschroben, exzentrisch, eigen, abergläubisch). Es fehlen unter
den Paranoikern Menschen mit ausgesprochenem Wirklichkeitssinn und Sinn
für Humor. Die Begabung ist meistens gut, jedoch ist das Denken gegenüber
der Norm eigentümlich verändert. Die Paranoiker neigen zu unlogischen
Gedankengängen, zu verschwommenen Begriffen und unkritischem Denken
(trotz aller scheinbaren Logik ihres Wahnsystems). Auffallend sind ferner
die häufigen *Anomalien* der *Sexualkonstitution*, auf die von verschiedenen
Autoren hingewiesen wurde. KRAEPELIN beobachtete nicht selten homosexuelle
Neigungen. KLEIST fand bei der Involutionsparanoia somatische Anzeichen
des anderen Geschlechts. BLEULER spricht von einer schwachen Sexualität
der Paranoiker. Beim sensitiven Beziehungswahn KRETSCHMERS sehen
wir ebenfalls Abweichungen des sexuellen Trieblebens. KEHRER[2]) hat diese
Erfahrungen bestätigen können. Besonderheiten der Sexualkonstitution im
Körperbau, Störungen der sexuellen Entwicklung (Frühreife oder psycho-
sexueller Infantilismus), Störungen der Triebstärke (Frigidität bzw. Hypererotis-
mus), ganz allgemein schiefe, abwegige Einstellungen zum Sexuellen (Prüderie,
Scheu vor allem Sexuellen, ablehnende Einstellung zum anderen Geschlecht;
Scheu, Furcht oder Trotz) waren in seinem Material außerordentlich häufig.
Es handelte sich vielfach um ledige Personen oder um solche, die unglücklich

---

[1]) LANGE, J.: Über die Paranoia und die paranoide Veranlagung. Zeitschr. f. d. ges.
Neurol. u. Psychiatrie Bd. 94, H. 1, S. 85. 1924.

[2]) KEHRER - KRETSCHMER: Die Veranlagung zu seelischen Störungen. Berlin: Julius
Springer 1924.

verheiratet waren. Die Anomalien der sexuellen Konstitution haben wohl eine gewisse ätiologische Bedeutung. Sicherlich ist der konstitutionelle Aufbau der einzelnen Paranoiafälle außerordentlich verschieden. Stets wird es sich um eine unglückliche erbbiologische Kombination handeln. Schon vor mehreren Jahren hat Gaupp[1]) bei dem Paranoiker *Ernst Wagner* eine ähnliche Auffassung geäußert. Er weist auf die Wesenszüge beider Eltern hin, die sich unschwer in dem Kranken wiedererkennen lassen: „das gesteigerte Selbstgefühl, die Einbildung und die Neigung zum Trinken, die Unzufriedenheit mit seinem Schicksal hat er vom Vater, die Neigung zu Verfolgungsvorstellungen, die gesteigerte geschlechtliche Erregbarkeit und die allgemeine Nervenschwäche gibt ihm die Mutter". Hier ist der erbbiologischen Persönlichkeitsanalyse noch viel fruchtbare Arbeit vorbehalten.

Die *erbliche Belastung* bei Paranoiakranken ist häufig schizophren bzw. paraphren. Dies trifft z. B. für den Fall Wagner und auch für die Mehrzahl der von Kehrer bearbeiteten paranoischen Erkrankungen (u. a. Fall Arnold) zu. Daneben hat Kehrer paranoische Erkrankungen festgestellt; eine Tatsache, die auch von J. Lange bestätigt wurde, der nur selten gesicherte schizophrene Belastung beobachten konnte. Ist direkte schizophrene Belastung (in auf- oder absteigender Linie) vorhanden, so haben wir meistens die Erbfolge: Paranoia bei den Eltern; schizophrene Psychose bei den Kindern. Der umgekehrte Erbfall scheint sehr selten zu sein (Kehrer). Zirkuläre Belastung habe ich im Gegensatz zu Specht und Ewald[2]) nicht gefunden. Es muß aber manischen und depressiven Schwankungen die Möglichkeit zuerkannt werden, paranoische Wahnbildungen zu mobilisieren. Für *paranoische Querulanten* hat v. Economo[3]) ebenfalls eine schizophrene Familienanlage nachweisen können. Außerdem fällt auf, daß unter den *Verwandten* der Paranoiker sehr häufig schizoide Typen auftreten; insbesondere eigensinnige, starrköpfige und mißtrauisch-reizbare Sonderlinge. Diese Tatsache hat auch Kehrer hervorgehoben. Die schizothyme Gesamtkonstitution hat demnach sicherlich für die Paranoia eine bestimmte Bedeutung. Ob wir in Analogie zum schizophrenen Genotypus auch eine *Prozeßanlage* für die Paranoia annehmen müssen, läßt sich heute nicht entscheiden. Sicher ist wohl das eine, daß viele Paranoiafälle den Eindruck einer Prozeßpsychose machen; nicht selten tauchen sogar einzelne schizophrenieverdächtige Symptome auf. Bleuler hält die Paranoia für eine ganz chronisch fortschreitende Schizophrenie, die so milde verläuft, daß sie gerade noch zur Wahnbildung ausreicht. J. Lange denkt bei manchen Fällen an die Möglichkeit, daß ein schizophrener Schub die Grundlage schafft für eine paranoische Entwicklung. Im übrigen spricht er von einer „tiefliegenden" Disposition, die vom Charakter unabhängig ist. Sie kann nach seiner Meinung in verschieden starker Ausprägung angelegt sein. Auch Kehrer nimmt an, daß außer dem paranoischen Charakter noch ein anderer Faktor gegeben sein muß, der zu bestimmter Zeit die Entgleisung in die Paranoia bringt. Er ist z. B. der Ansicht, daß aus der paranoiden Anlage eines Elters (die nicht notwendig zu einer Paranoia führen muß) durch eine Defektanlage (Keimschädigung) von der anderen Elternseite bei den Kindern eine Paranoia entstehen kann. Im Gegensatz zu dieser Prozeßtheorie haben andere Autoren (Friedmann, Kraepelin, Gaupp, Kretschmer) in erster Linie die

---

[1]) Gaupp, R.: Zur Psychologie des Massenmordes; Hauptlehrer Wagner von Degerloch. Berlin: Julius Springer 1914.

[2]) Ewald, G.: Paranoia und manisch-depressives Irresein. Zeitschr. f. d. ges. Neurol. u. Psychiatrie Bd. 49, S. 270. 1919.

[3]) v. Economo, C.: Die hereditären Verhältnisse der Paranoia querulans. Jahrb. f. Psychiatrie u. Neurol. Bd. 36. 1914.

psychologische Entwicklung betont. Eine klare Entscheidung dieser Frage ist vielfach wohl überhaupt nicht möglich. Zweifellos gibt es Fälle, denen die Prozeßauffassung und solche, denen die Entwicklungsauffassung am besten gerecht wird.

Endlich noch die *paranoiden Psychosen* des *höheren Lebensalters*; der *präsenile Beeinträchtigungswahn* und die *senile* „*Paranoia*". Bei ihnen fehlen bisher systematische Konstitutionsuntersuchungen. Wir müssen vermutlich mit einer großen konstitutionellen Mannigfaltigkeit rechnen. BLEULER hält *die* Formen, die katatoniforme Symptome aufweisen, für senil gewordene (latente) Schizophrenien. Den präsenilen Beeinträchtigungswahn möchte er ganz und gar der schizophrenen Konstitution zurechnen. Auffallend ist zweifellos, daß sich bei den paranoiden Psychosen des höheren Lebensalters — darauf hat BERZE besonders hingewiesen — sehr häufig schizophrene Belastung findet. Trotzdem aber möchte ich nicht für alle Fälle eine schizophrene Anlage annehmen. Vielmehr vermute ich, daß die verschiedensten schädigenden Ursachen paranoide Symptome aus einer in dieser Richtung disponierten Persönlichkeit herausholen können. Ich möchte auch hier auf die präpsychotische Persönlichkeit größtes Gewicht legen, die auf bestimmte organische Prozesse in paranoischem Sinne reagiert (SEELERT).

G. Die Zwangsneurose.

Die eigentliche „Zwangsvorstellungskrankheit", die *Zwangsneurose*, ist eine Erkrankung auf psychopathischer Grundlage. Ihr Beginn fällt bisweilen schon in die Kindheit, meistens aber erst in das 2. oder 3. Lebensjahrzehnt; oft beginnt sie schleichend, oft plötzlich im Anschluß an ein bestimmtes Erlebnis. Die Vorstellungsinhalte können wechseln; alte können verschwinden, neue dafür auftauchen; es kommen Schwankungen vor, ausgelöst durch ungünstige Milieuverhältnisse. Die Ursache liegt in einer bestimmten „psychasthenischen" Veranlagung, auf die wir noch zurückkommen werden. SCHNEIDER[1]), der über die Arbeiten der letzten 12 Jahre ausführlich referiert, stellt fest, daß Frauen seltener erkranken als Männer, daß häufig gleichartige Störungen in der Familie zu beobachten sind.

Von dieser eigentlichen Zwangsneurose pflegen wir klinisch die Zwangssymptome beim man.-depr. Irresein abzutrennen. Auch in konstitutioneller Beziehung werden wir hier einen Unterschied machen müssen. HEILBRONNER[2]) hält zwar eine Abgrenzung zwischen den periodisch auftretenden Zwangsvorstellungen und der eigentlichen Zwangsneurose für unmöglich. Er möchte für diese beiden Fälle dasselbe Verhältnis postulieren wie etwa zwischen dem einfachen depressiven Temperament und der periodisch depressiven Form des zirkulären Irreseins. In gleichem Sinne haben sich auch BONHOEFFER[3]) und STÖCKER[4]) geäußert. Für den reinen Kliniker mag diese Auffassung genügen. Der Konstitutionsforscher muß sich aber dafür interessieren, ob nicht den phänotypischen Unterschieden zwischen periodischer und dauernder Form auch genotypische Unterschiede entsprechen. Wir müssen wissen, warum in einem Falle die Zwangsanlage sich in Form eines charakterologischen psychopathischen Dauerkomplexes manifestiert, warum in einem anderen Falle eine depressive Schwankung notwendig ist, um die bisher latente Anlage zu phänotypisieren.

Um diesen Fragen näherzutreten, bedarf es zunächst einer erbbiologischen Analyse der Dauerformen, einer Aufspaltung in charakterologische bzw. bio-

---

[1]) SCHNEIDER, KURT: Die Lehre vom Zwangsdenken in den letzten 12 Jahren. Zeitschr. f. d. ges. Neurol. u. Psychiatrie. (Ref.) Bd. 16, S. 113. 1918.   [2]) HEILBRONNER: Zitiert auf S. 1111.   [3]) BONHOEFFER: Zitiert auf S. 1111.   [4]) STÖCKER: Über Genese und klinische Stellung der Zwangsvorstellungen. Zeitschr. f. d. ges. Neurol. u. Psychiatrie Bd. 23, S. 121. 1914.

logische Grundtendenzen; denn die Annahme eines „primitiven" Phänotypus für die Zwangsneurose scheint mir recht unwahrscheinlich. Die Arbeiten, die sich mit diesem Problem beschäftigt haben, stehen ganz vereinzelt da. Neben FREUD hat vor allem STROHMAYER[1]) derartige analytische Versuche unternommen; ich habe die Beobachtungen dieser beiden Autoren durch die Schilderung eines besonders symptomreichen Einzelfalles[2]) ergänzen können. Nach diesen Ergebnissen ist so gut wie sicher, daß den meisten Zwangsneurosen ein bestimmter Persönlichkeitstypus zugrunde liegt; der sog. *zwangsneurotische Charakter*, der durch *Pedanterie, Gewissensangst* und *Skrupulosität* gekennzeichnet ist und zu einer *selbstlos-asketischen* Lebenseinstellung disponiert scheint. Dies ist jedoch nur die eine Seite. Hinter der sensitiven Fassade steckt ein herrschsüchtig-gewalttätiger Persönlichkeitskern, der niemals recht zum Durchbruch kommt, dafür aber um so mehr zu Schuldkomplexen, zu kompensierenden Reuegefühlen und Bußhandlungen (Zwangssymptome) neigt. Dieser stark antipolare Persönlichkeitsaufbau greift vielfach auch auf das sexuelle Gebiet über, wobei nicht sicher ist, welches die ursächlichen Triebkräfte sind. Hier beobachten wir einerseits Abscheu und Prüderie für alles, was nur im entferntesten an sexuelle Dinge erinnert, dementsprechend meistens auch eine auffallend gleichgültige, ja unter Umständen schroff ablehnende Einstellung dem natürlichen Sexualverkehr gegenüber. Andererseits aber eine in der Tiefe wühlende hochgespannte Sexualphantasie, die ungewollt gierig alles „Unanständige und Schmutzige" aufsaugt und sich in allerhand perversen (vor allem masochistischen und sadistischen) Tendenzen ausleben möchte. Dem stellt sich aber wieder die ethische Überempfindlichkeit und Gewissensangst entgegen und sucht sich durch Zwangshandlungen vor der Macht der Triebe zu sichern, das Durchbrechen des „Gemeinen" durch asketische Übungen und Selbstkasteiungen zu verhüten; dabei scheinen letztere wieder masochistischen Lustgewinn zu bringen. Wenn wir uns eingehender mit einer Zwangsneurose beschäftigen, so sehen wir ein ganzes Gewirr von gegensätzlichen Strebungen, das einer rationalen Auflösung einige Schwierigkeiten bereitet. Vielleicht ist die perverse Sexualität notwendig. Etwas Sicheres läßt sich darüber noch nicht sagen. Auffallend bleibt, daß bisher jede ausführliche Analyse sie aufdecken konnte. Zum mindesten ist das eine sicher, daß die Zwangsneurotiker hinsichtlich ihrer Sexualität disharmonisch angelegt sind. Selten wird man Fälle finden, die in dieser Beziehung natürlich und unkompliziert erscheinen.

Die Zwangsneurose ist ein Anlagekomplex, der sich aus bestimmten Elementen zusammensetzt. Ob jedem Fall ein Aufbau zugrunde liegt, wie wir ihn oben geschildert haben, muß zunächst noch zweifelhaft bleiben. Darüber werden uns systematische Untersuchungen bald Klarheit verschaffen. Wiederum möchte ich den größten Wert darauf legen, die einzelnen Komponente auch erbbiologisch nachzuweisen.

Die wenigen erbbiologischen Untersuchungen, die bis heute vorliegen, geben kein ganz einheitliches Bild. PILTZ[3]) hat mehrere Familien mitgeteilt, bei denen in den verschiedensten Generationen ähnliche oder gleichartige Zwangserscheinungen zu beobachten waren. Auch MEGGENDORFER[4]) hat diese Erfahrung ge-

---

[1]) STROHMAYER, W.: Über die Rolle der Sexualität bei der Genese gewisser Zwangsneurosen. Zeitschr. f. d. ges. Neurol. u. Psychiatrie Bd. 45, S. 167. 1919.

[2]) HOFFMANN, H: Die konstitutionelle Struktur und Dynamik der „originären" Zwangsvorstellungsneurose. Zeitschr. f. d. ges. Neurol. u. Psychiatrie Bd. 80, S. 117. 1922.

[3]) PILTZ, J.: Über homologe Heredität bei Zwangsvorstellungen. Zeitschr. f. d. ges. Neurol. u. Psychiatrie Bd. 43, S. 134. 1918.

[4]) MEGGENDORFER: Über spezifische Erblichkeit einer Angst- und Zwangsneurose. Vortrag im ärztl. Verein Hamburg; ref. im Zentralbl. f. d. ges. Neurol. u. Psychiatrie Bd. 30, S. 221. 1922.

macht. Die Belastung mit Psychosen scheint in erster Linie das man.-depr. Irresein zu betreffen. Dies geht aus den Untersuchungen von REISS hervor. Ebenso läßt das Material von LÖWENSTEIN und STÖCKER ein Überwiegen zirkulärer Belastung erkennen. Vereinzelt scheinen auch schizophrene Erkrankungen vorzukommen. Diese einfache Belastungsnotierung kann uns allerdings nicht viel nützen. Wenn wir die Gesichtspunkte der zyklothymen und schizothymen Konstitution anlegen, so handelt es sich zweifellos um eine sehr komplizierte Legierung. Eine gewisse Beziehung zur schizothymen Konstitution ist durch den Körperbau gegeben. Wir finden bei der Zwangsneurose vielfach dysplastische Typen, manchmal sogar mit dysgenitalen Einschlägen. Der asthenische Habitus ist häufig, der pyknische wohl seltener. Auch hier fehlen noch eingehende Untersuchungen, die für die Erfassung der Zwangskonstitution wichtig wären.

Was nun die *Zwangserscheinungen* bei den *Zirkulären* anlangt, so sind sie zweifellos der reinen zyklothymen Konstitution ebenso wesensfremd wie die paranoiden Einschläge. Vielleicht kommen wir hier weiter, wenn wir die Auffassung vertreten, daß ein fertiger, vorgebildeter, aber mehr oder weniger latenter Zwangstypus durch endogen depressive Momente aktiviert wird. Bei den vereinzelten Schizophrenen mit Zwangserscheinungen mag es ähnlich sein. Wir müssen uns aber auch hier über die konstitutionelle Struktur im einzelnen klar werden.

H. Der moralische Schwachsinn (Moral insanity).

Wenn wir die erbbiologischen Verhältnisse des sog. moralischen Schwachsinns betrachten, so erkennen wir eine große Mannigfaltigkeit der Erscheinungen. Bei einer gewissen Gruppe moralischer Idioten, bei den gefühlskalten, rücksichtslos-egoistischen Verbrechertypen finden wir nicht selten schizophrene Belastung. Sie stehen auch in ihrer Eigenart der schizothymen Gesamtkonstitution sehr nahe. Die von JÖRGER[1]) bearbeiteten Familien Zero und Markus, in denen wir gehäufte schizophrene Erkrankungen beobachten können, dürfen als Beispiel für diese schizoide Verbrecheranlage gelten. Nicht selten findet man auch schizophrene Belastung bei jugendlichen Degenerierten, wie ich es an einem kleinen Material der Tübinger Klinik nachweisen konnte. MEGGENDORFER[2]), der eine ganze Sammlung von moralischen Idioten untersuchte, hat ebenfalls den schizoiden Verbrechertypus feststellen können. Er gibt ein scharf umrissenes Bild dieser Gruppe der Gesellschaftsfeinde, die er unter dem Begriff „*Parathymie*" zusammenfaßt. In der Schule können sie in den ersten Jahren als Musterschüler auffallen, später werden sie meistens flüchtig, nachlässig und zerfahren; sie gelten als verschlossen und heimtückisch. Bald zeigen sie vor allem in sexuellen Dingen eine auffallende Frühreife. Junge Mädchen dieser Gruppe lassen sich leicht verführen, suchen dann reichlichen Geschlechtsverkehr und verfallen in der Regel der Prostitution. Manche versagen allmählich in der Schule vollkommen, manche erreichen mit Mühe und Not unter Nachhilfe einen gewissen Abschluß ihrer Bildung. Sie zeigen kein Interesse, keine Neigung zum Studium, und es heißt meistens von ihnen, daß sie gut könnten, wenn sie nur wollten. Gegen Vorgesetzte taktlos und unbotmäßig, gegen die Angehörigen roh und lieblos, sind sie gegen Fremde meist höflich, liebenswürdig und verstehen es, sich in ihre Gunst einzuschmeicheln. Sie tragen stets eine gewisse Eitelkeit und Stutzerhaftigkeit zur Schau und machen den Eindruck gewandter, blasierter Lebemänner. Ohne Rücksicht auf ihre Familie drängen sie in schamloser Weise zur

---

[1]) JÖRGER, J.: Psychiatr. Familiengeschichten. Berlin: Julius Springer 1919.
[2]) MEGGENDORFER: Klinisch-genealogische Untersuchungen über Moral insanity. Zeitschr. f. d. ges. Neurol. u. Psychiatrie Bd. 66, S. 208. 1921.

Befriedigung ihrer niederen Triebe. Ihr ausschweifendes Leben erfordert große finanzielle Mittel, die sie sich skrupellos durch Schuldenmachen, Wechselfälschungen, Betrügereien, Unterschlagungen und Diebstähle verschaffen. Sie scheuen jede geordnete Tätigkeit und führen ein unstetes, leichtsinniges Leben. Sie intrigieren gern und bürden mit großer Unverfrorenheit anderen die Schuld auf an den ihnen zur Last gelegten Handlungen. Es fehlt ihnen jede Kritik, jegliches Gefühl der Scham und Reue für ihr asoziales und unmoralisches Verhalten. Während sie meistens intellektuell gut begabt sind, zeigen sie tiefgreifende gemütliche Defekte. Sie kennen in ihrer selbstgefälligen Eitelkeit nur ihre egoistischen Regungen, die sie rücksichtslos und vielfach in roher, brutaler Weise ausleben. Oft sind sie ohne äußere Veranlassung oder auf unbedeutende Vorkommnisse hin erregt und gereizt, wie überhaupt ihre ganze Affektivität den Charakter des Unbeständigen, Abrupten trägt, ihr Denken und Handeln ziellos und zerfahren erscheint. In den meisten Fällen erweist sich eine Erziehung als völlig erfolglos. Sie treiben allmählich der Verbrecherlaufbahn zu. Nur selten tritt auf der Höhe des Lebens Beruhigung und Umkehr zu nützlicher, sozialer Betätigung ein. — Ähnliche Fälle hat Rinderknecht[1]) als „kriminelle Heboide" geschildert. Auch Reiss[2]) hat sie beobachtet, wenn er auch eine schizophrene Belastung in seinem Zuchthausmaterial nur selten nachweisen konnte. Streichen wir von dem Meggendorferschen Typus Eitelkeit und blasierte Stutzerhaftigkeit ab und geben ihm einen Schuß expansiver Triebhaftigkeit zu, so haben wir den kalten, rohen, absolut gefühllosen Verbrecher, der sich durch nichts von den brutalsten Grausamkeiten abschrecken läßt.

Ob nun die geschilderten Parathymen als „Prozeßerkrankungen" im Sinne der Schizophrenie aufgefaßt werden sollen, wie Meggendorfer es tut, das möchte ich nicht entscheiden. Als wesentlichste Gründe führt er hierfür die häufige kriminelle Umwandlung seiner Fälle in der Pubertätszeit aus ursprünglichen Musterkindern an und ferner die Tatsache, daß die Familienanlage meistens gar keine kriminellen Züge aufwies. Doch scheinen mir diese Gründe nicht ganz stichhaltig. Wichtig ist es für uns, daß fast in allen Fällen indirekte schizophrene Belastung vorlag. — Durch hypomanische Einschläge kann der schizoide Typus des Degenerierten sehr erheblich modifiziert werden. Die moralische Minderwertigkeit bekommt dann einen Zug schelmisch-listiger, man möchte sagen, „lausbübischer" Frechheit, die wir unter gewerbsmäßigen Dieben gelegentlich antreffen können. Sie stehlen vorwiegend aus Liebe zum Handwerk und wohl auch aus Freude am Schabernack. Bei ihnen ist der Gefühlsdefekt nicht so tiefgreifend wie bei den reinen Schizoiden. Doch scheint dieser Typus nicht häufig zu sein.

Von den Parathymen unterscheidet Meggendorfer eine andere Gruppe moralischer Defektzustände, die er mit dem Krankheitsbild der *Affektepilepsie* in Beziehung setzt. Dieser Typus ist durch ein reizbares, boshaftes, schwieriges Wesen charakterisiert. Es sind meist intelligente, aber äußerst unstete und abenteuerlustige Menschen. Schon früh tritt bei ihnen die Neigung zum Übertreiben, Aufschneiden und Schwindeln hervor. Viele produzieren im Zusammenhang mit Gemütsbewegungen epileptiforme Anfälle, die sich oft von den echten epileptischen nicht unterscheiden. Auch andere epileptische Erscheinungen, wie Petit mal, Schwindelanfälle, Wandertrieb, Verstimmungen, kommen bei ihnen vor. Hingegen fehlt ihnen die typische Charakterveränderung der genuinen Epilepsie. Neben den epileptiformen Zuständen sind häufig auch ausgesprochene hysterische Anfälle, „hysterische" Charakteranomalien (theatralisches, intrigantes Wesen)

---

[1]) Rinderknecht, G.: Über kriminelle Heboide. Zeitschr. f. d. ges. Neurol. u. Psychiatrie Bd. 57, S. 35. 1920.
[2]) Reiss, E.: Zitiert auf S. 1121.

zu beobachten; es treten ferner nicht selten „Affektdelirien" und „Affektdämmerzustände" auf.

Die Prognose dieser Kriminellen ist nach MEGGENDORFER im ganzen gut. Die meisten von ihnen sind nach bewegter Verbrecherzeit in den 20er Jahren zu Ruhe und Ordnung zurückgekehrt. Belastung mit Geisteskrankheit fehlte; es fand sich nicht einmal genuine Epilepsie in der Verwandtschaft. Dagegen zeigten sich immer wieder in der Aszendenz und in den Kollateralen erregbare, haltlose Psychopathen, ferner zum Teil ähnliche kriminelle Veranlagungen, Neigung zur Hochstapelei, zum Schuldenmachen, zum Schwindeln und zu Diebereien usw. Einen in mancher Beziehung ähnlichen Typus, der sich vor allem durch *erhöhte gemütliche Reizbarkeit* und *motorische Entladungsbereitschaft* auszeichnet, hat REISS angeführt. Doch fehlte bei seinen Fällen die Neigung zum Schwindeln, auch waren hysterische Erscheinungen nicht vorhanden. Im Gegensatz zu MEGGENDORFER fand aber REISS Belastung mit epileptischen Störungen, von denen allerdings nur ein Teil genuiner Natur zu sein schien. So möchte er dann auf die scharfe Trennung zwischen Affekt- und genuiner Epilepsie, wie sie MEGGENDORFER fordert, verzichten und diesen kriminellen Typus des reizbar-explosiven (epileptoiden) Temperamentes mit der Anlage zu epileptischen oder epilepsieähnlichen Anfällen in Beziehung setzen. Charakteristisch ist auch für diese Veranlagung eine ziemlich konstante direkte Erblichkeit, ähnlich wie bei den Fällen MEGGENDORFERS.

REISS hat mit Recht darauf hingewiesen, daß wir das Problem der Konstitution des moralischen Schwachsinns nicht allein in einer bestimmten biologischen Zugehörigkeit zu den großen klinischen Krankheitsgruppen suchen dürfen. Viel wichtiger scheint der Nachweis *einzelner Charakterzüge* bzw. ihrer *Kombinationen* für die Entwicklung krimineller Typen zu sein. Diese Auffassung stützt er durch eine Reihe einleuchtender Beispiele.

In einzelnen Fällen ließ sich zeigen, wie das *väterliche epileptoide Temperament* in Zusammenhang mit *Haltlosigkeit* von der *Mutterseite* in einer bis dahin unbestraften Familie eine Verbrechergeneration entstehen ließ. Die kriminelle Betätigung bezog sich auf *Eigentumsdelikte* mit *schweren Angriffen* auf *Leib* und *Leben* der Nebenmenschen.

Eine andere Kombination setzte sich aus der *roh-brutalen* und *genußsüchtigen Art* des *Vaters* und einer *eitlen,* zu *phantasievollen Spielereien* neigenden, *selbstüberheblichen Mutter* zusammen. Das Produkt war ein *unverschämter, auffallend roher Einbrecher,* der sich durch *Größenwahn, Eitelkeit* und *krankhafter Schwindelneigung* auszeichnete.

Ein *aufgeregter, jähzorniger, geldgieriger Vater* und eine *gemütlos harte Mutter* — beide unbestraft — zeugten die scheußliche Mischung von *leidenschaftlicher Rachsucht, schlauer Gewinngier* und *kalter Gefühllosigkeit,* die zu überlegtem Meineid aus Habsucht und Rache führte.

Die *schwächliche Gutmütigkeit* des *soliden Vaters* vereinigte sich mit der *größenwahnsinnigen Eitelkeit* der *Mutter* zum Typus des *haltlosen Schwindlers* und *pathologischen Lügners.* Andere Geschwister, teils der väterlichen, teils der mütterlichen Art nachgeschlagen, gingen ebenfalls mehr oder weniger ausgesprochen asoziale Wege.

Ein *unzuverlässiger, reizbar schwieriger* und *verlogener Dieb* und *Landstreicher* setzte sich zusammen aus einer *lügnerischen* und *bettelhaften Mutter* und der *krankhaften Reizbarkeit* und *Unzulänglichkeit* eines *psychopathischen Vaters.*

Endlich noch der Typus des *leichten Genießers* und *Heiratsschwindlers,* der das *lebensfrische* und *heitere mütterliche Temperament* mit der etwas *sentimentalen Eitelkeit* eines nach *äußeren Ehren* strebenden *Vaters* in sich vereinigte.

Dieser wertvolle analytische Versuch — der einzige, der bisher bei Kriminellen vorgenommen wurde — läßt ganz bestimmte Einzeleigenschaften erkennen, die für die Entstehung der Kriminalität als wesentlich in Betracht kommen. An erster Stelle steht *Gemütlosigkeit, Härte, Roheit* und *Brutalität*; *rücksichtsloses Verfolgen egoistischer Triebe* und *Tendenzen* (Genußsucht, Geldgier). Ein zweiter wichtiger Komplex umgreift die *Reizbarkeit* und *Explosivität*. Ferner kommt *Haltlosigkeit, Mangel* an *innerer Festigkeit* und *Willensenergie* als wichtiger Defekt für das Versagen der sozialen Steuerung in Betracht. Endlich scheint ein vierter Eigenschaftskomplex von Bedeutung zu sein, der in *selbstüberheblicher Eitelkeit* und ihrer Befriedigung durch *phantasievolle Schwindeleien* wurzelt. Wenn auch damit die zur Kriminalität disponierenden Grundeigenschaften keineswegs erschöpft sind, so zeigt uns doch die Aufspaltung in selbständige Einzeleigenschaften einen fruchtbaren Weg, den die Erblichkeitsforschung in Zukunft nicht umgehen kann. Dabei kommt für den Gesamtkomplex des moralischen Schwachsinns ein Umstand noch als besonders erschwerend hinzu, daß sich vielfach die Anlage von den Milieubedingungen nur schwer abtrennen läßt. Es darf auch die Kriminalität kein Gradmesser für den konstitutionellen Verbrechertypus sein; oft sind es nur Zufallsmomente, die vor einer Verbrecherlaufbahn schützen. Viele Menschen mit einer kriminellen Anlage mögen durch günstige *Milieubedingungen* vor einer Entfaltung ihrer amoralischen Qualitäten bewahrt werden. Oft mag auch eine anscheinend geringfügige *konstitutionelle* Sicherung eine derartige Entwicklung verhüten. Oft haben wir gar in manchen Fällen eine pathologische moralische Hypertrophie, die durch kompensatorische Hemmung den verbrecherischen Kern zudeckt. An all diese Möglichkeiten muß man denken, wenn man erbbiologische Untersuchungen anstellen will.

Über den Erbgang des moralischen Schwachsinns Vermutungen zu äußern, bleibt zunächst zwecklos, solange wir nicht die erwähnten Gesichtspunkte berücksichtigen. Als interessantes Ergebnis möchte ich noch erwähnen, daß auch Verbrecherfamilien nicht ohne weiteres für alle Zukunft sozial verloren zu sein brauchen. Die Familien Jörgers zeigen in manchen Zweigen sogar eine überraschende *Regeneration*, die auf günstige Keimkombinationen zurückzugehen scheint. Darin liegt doch zweifellos eine weitgehende biologische Korrektionsmöglichkeit der Natur, die von manchen Autoren gern bestritten wird. Andererseits ist natürlich ebenso sicher — H. W. Maier[1]) hat besonders darauf hingewiesen, und dies geht auch aus Jörgers Familien hervor —, daß eine moralisch defekte Persönlichkeit als Ehepartner einen hochwertigen Stamm entweder teilweise oder gar vollständig zugrunde richten kann.

I. Die sexuellen Perversitäten.

Für die Lehre von den sexuellen Perversitäten scheinen mir Untersuchungen Goldschmidts[2]) von grundlegender Bedeutung zu sein. Wir dürfen heute mit gutem Recht annehmen, daß jeder Mensch, ob männlich oder weiblich, die Anlage zur Ausbildung beider Geschlechtstypen in sich trägt, also eine qualitativ bisexuelle Anlage besitzt. Durch das quantitative Überwiegen der einen geschlechtlichen Anlage über die andere kommt der normale eingeschlechtliche Typus zustande. Das quantitative Verhältnis der Geschlechtsfaktoren, so nimmt Goldschmidt an, kann in gewissen Grenzen schwanken, bei denen immer noch ein normaler sexueller Phänotypus entsteht. Wird jedoch diese Grenze nach der einen oder anderen Seite hin überschritten, so resultiert ein bisexueller

---

[1]) Maier, H. W.: Über moralische Idiotie. Journ. f. Psychiatrie u. Neurol. Bd. 13. 1908.
[2]) Goldschmidt: Zitiert auf S. 1135.

Mischtypus. Goldschmidt hat diese einleuchtende Theorie aus seinen Untersuchungen an Schmetterlingen gewonnen. Er hat zu zeigen versucht, wie sie uns die verschiedensten Schattierungen bisexueller Erscheinungsform verständlich macht. Wenn man auch einwenden mag, daß wir seine an Tieren gewonnene Theorie nicht ohne weiteres auf menschliche Verhältnisse anwenden dürfen, so liegt doch eine ähnliche Anschauung sehr nahe. Vor allem gibt sie uns für vieles eine brauchbare Erklärung. Allerdings müssen wir bedenken, daß nicht die Geschlechtsfaktoren bzw. die Geschlechtsdrüsen *allein* für die Ausbildung der Geschlechtscharaktere maßgebend sind. Auch andere endokrine Anlagen spielen hier eine wesentliche Rolle. Es wird daher, wie Kronfeld[1]) mit Recht sagt, das bisexuelle Erklärungsprinzip nicht für *alle* Perversitäten ausreichen.

Beim Menschen erkennen wir sexuelle Abnormitäten vielfach schon im äußeren Habitus an einer Kombination der körperlichen Merkmale beider Geschlechtstypen bei *einem* Individuum; feminine bzw. maskuline Kennzeichen bei entgegengesetzt geschlechtlichem Gesamthabitus. Ferner sehen wir Verbindungen der *psychischen* Sexualcharaktere mit konträren *körperlichen* Sexualtypen. Die wichtigste Form abwegiger Sexualität ist die *homosexuelle Triebrichtung*. Wir können uns in der Triebanlage eine Übergangsreihe konstruieren von der festfundierten *normalen* heterosexuellen Triebrichtung über das Phänomen der *Triebunsicherheit*, die hetero- bzw. homosexuelle Tendenzen entwickeln kann, zur ausgesprochenen *Homorexualität*. Andere Perversitäten (z. B. Sadismus, Masochismus), die in Ansätzen schon im normalen Triebleben enthalten sind — der Sadismus ist zu der stürmischen sexuellen Angriffslust des Mannes, der Masochismus zu der liebenden Hingabe des Weibes in Analogie zu setzen — möchte ich als bestimmte, fest im Charakter wurzelnde Triebanlagen des polymorphen Komplexes der Sexualität auffassen, die nicht immer mit einer bestimmten sexuellen Triebrichtung Hand in Hand zu gehen brauchen. Es ist ein lebhafter Streit darüber entbrannt, ob die Homosexualität als anlagemäßig (Hirschfeld) gegeben oder als ein konstellatives Milieuprodukt (Kraepelin) aufzufassen sei. Gaupp[2]) weist mit Recht darauf hin, daß beide Formen vorkommen, daß aber nicht nur bei der konstitutionellen, sondern auch bei der konstellativen Homosexualität eine abnorme Anlage vorhanden ist. Bei letzterer muß zum mindesten eine „sexuelle Unbestimmtheit des Fühlens, eine abnorm leichte Beeinflußbarkeit des biochemisch uneinheitlich gespeisten Triebes durch zufällige Außenreize" gegeben sein. Bei absolut normaler gefestigter Triebrichtung wären selbst vorübergehende homosexuelle Tendenzen nicht gut denkbar. Für eine abwegige konstitutionelle Genese sprechen auch die (bis heute noch spärlichen) Hereditätsuntersuchungen. So fand z. B. K. Wolff[3]) bei einer großen Anzahl von Abweichungen der Sexualveranlagung familiäres Auftreten. Und W. Wolf[4]) machte an Stammbäumen von Homosexuellen die Beobachtung, daß in der näheren Verwandtschaft psychosexuelle Übergangsformen sehr häufig sind (entweder wieder Homosexuelle oder „partiell Konträre").

Über die konstitutionellen Grundlagen der abnormen Sexualität ist sehr wenig bekannt. Ganz allgemein können wir mit Strohmayer die Ansicht vertreten, daß die sexuellen Perversitäten eine Art von Mischungsfehler bestimmter innersekretorischer, die Sexualität garantierender Produkte darstellen. Eine

---

[1]) Kronfeld: Zitiert auf S. 1135.
[2]) Gaupp, R.: Das Problem der Homosexualität. Klin. Wochenschr. Jg. 1, S. 1033. 1922.
[3]) Wolff, K.: Über den Ursprung der Intersexualität beim Menschen. Arch. f. Frauenk. u. konstitutionelle Forschung Bd. 10, S. 156. 1924.
[4]) Wolf, W.: Erblichkeitsuntersuchungen zum Problem der Homosexualität. Arch. f. Psychiatrie u. Nervenkrankh. Bd. 73, S. 1. 1925.

Unmenge von Fragen sind hier, wie KRONFELD gezeigt hat, noch ungelöst. Wir wissen z. B. noch nichts darüber, inwieweit der psychische Gesamtcharakter eines Menschen von der Sexualanlage abhängig ist, inwieweit auch umgekehrte Beziehungen bestehen, inwieweit etwa die abwegige Sexualität mit einer bestimmten psychopathischen Gesamtverfassung gekoppelt ist; ob sie immer damit korrelativ verknüpft sein muß oder ob eine gewisse Selbständigkeit bei beiden vorhanden sein kann usw.

Eine wesentliche Förderung in der Lehre der abwegigen Sexualkonstitution brachte die Konzeption der schizothymen Konstitution. KRETSCHMER hat darauf hingewiesen, daß wir bei Schizophrenen eine ungleich höhere Zahl von sexuellen Perversionen antreffen als bei Zirkulären. „Die Spielarten des schizophrenen Sexualtriebes gehen von der einfachen Triebschwäche, von den häufigen Infantilismen, den Überspanntheiten und psychophysischen Unausgeglichenheiten über die wiederum sehr häufige Triebunsicherheit mit schillernder, nicht recht zielklarer Sexualeinstellung hinüber bis zu den groben eindeutigen Perversionen." Unter den letzteren ist besonders die Homosexualität in allen Schattierungen und Stufengraden sehr häufig, oft einseitig beherrschend, oft als Nebenkomponente neben heterosexuellen Triebtendenzen. In schizophrenen Familien beobachten wir auch bei nichtpsychotischen Verwandten Homosexualität nicht selten. Dies zeigen Stammbäume von KLÄSI[1]), KRETSCHMER, KRONFELD, PILTZ[2]) und KOHILDER. Überhaupt läßt sich sagen, daß die der schizoid-schizophrenen Gesamt-Sonstitution zugrunde liegende Störung zur homosexuellen Triebanlage und anderen Perversitäten in bestimmter biologischer Beziehung steht (s. auch W. WOLF). Man findet bei den schizoiden Konstitutionstypen (KRONFELD) sehr häufig eine geringe manifeste Libido bis zur völligen Asexualität. „Man findet ferner nicht selten eine Schwäche der Libidofixierung an das Genitale und seine Funktionen. Diese unterstützt das Schillern der libidinösen Manifestationen ins Perverse. Weiterhin finden wir infantile Abbiegungen der Libidofixierung gesteigert nachwirksam und allein persistent; auch hieraus ergeben sich verschiedene perverse Manifestationen des Sexualtriebes."

Diese Affinität wird unterstützt durch die Körperbauuntersuchungen intersexueller Typen, die wir zum Teil schon bei der schizothymen Konstitution kurz erwähnt haben. In erster Linie kommen wir auf die KRONFELDschen Untersuchungen zurück, der unter bestimmten Typen von Intersexuellen, vor allem unter den *Transvestiten*, ganz besonders häufig schizoide Körperbaustigmen feststellte. In der Mehrzahl der Fälle fand er einen asthenischen Habitus, bei dem entweder eunuchoide Züge oder auch hypophysär-akromegaloide und athletische Einschläge bemerkenswert waren. Psychisch zählten sie größtenteils zu den Schizothymen. A. WEIL[3]) kam bei seinen Beobachtungen an etwa 300 Homosexuellen zu einem ganz ähnlichen Ergebnis. Ungefähr 70% von ihnen zeigten einen lang aufgeschossenen asthenischen Körperbau, bei dem auch wieder die Tendenz zu eunuchoiden Proportionen auffiel. Damit stimmen auch die früher erwähnten gynäkologischen Untersuchungen von MATHES (schizothyme Konstitution) gut überein, der bei Frauen mit zielunsicherer und mangelhafter Sexualität fast durchweg asthenisch-hypoplastische Körperbauformen nachweisen konnte.

Daneben kommen zweifellos noch andere Konstitutionstypen für die abnorme Sexualität in Betracht. KRONFELD stellt einen selbständigen Typus mit

---

[1]) KLÄSI, J.: Beitrag z. Differentialdiagnose zw. angeborener u. hysteriform erworbener Homosexualität. Zeitschr. f. d. ges. Neurol. u. Psychiatrie Bd. 52. 1919.

[2]) PILTZ, J.: Homologe Vererbung der Homosexualität. Vortrag; ref. im Zentralbl. f. d. ges. Neurol. u. Psychiatrie Bd. 25. 1921.

[3]) WEIL, A.: Körperbau und psychosexueller Charakter. Fortschr. d. Med. Bd. 40. 1922.

infantilistischen Stigmen auf. „Das präformierte Zusammenwirken der Blutdrüsen führt hierbei zu einer Persistenz kindlicher oder jugendlicher Entwicklungszüge über ihre sonstige Dauer hinaus." Obwohl es sicherlich Perversitäten gibt, die nichts mit der schizothymen Konstitution zu tun haben, so ist doch ihre Abgrenzung heute ungeheuer schwierig, ja fast unmöglich, da eben infantilistische Einschläge auch im Umkreis der Schizophrenie sehr häufig sind. Eine Klärung des ganzen Sexualkonstitutionsproblems wird erst dann gelingen, wenn wir hinsichtlich der Genese eine tiefere Erkenntnis gewonnen haben.

K. Die genuine Epilepsie.

Der klinische Phänotypus *Epilepsie* umfaßt neben der *genuinen* (konstitutionellen) Form auch die konstellativ bedingten Epilepsieerkrankungen, die auf traumatische, infektiöse und toxische Einflüsse zurückgeführt werden. Vermutlich liegen beiden Formen gemeinsame Konstitutionselemente zugrunde. H. Fischer[1]) nimmt eine schon bei gesunden Individuen in gewissen Grenzen schwankende Krampffähigkeit an, die durch alle möglichen Ursachen zur Krampfbereitschaft gesteigert werden kann. Diese wieder weist nach seiner Ansicht bei den verschiedenen Individuen eine in Abstufungen variierende Toleranzgrenze auf hinsichtlich der Anfallssymptome. Vermutlich spielen bei der Aktivierung der Krampfmechanismen, des *epileptischen Reaktionstypus*, innersekretorische Momente eine große Rolle [Fischer, Kahn[2])]. Dies müssen wir annehmen, wenn wir uns folgende Tatsachen vergegenwärtigen. Epithelkörperchenausfall führt z. B. zu neuromuskulärer Übererregbarkeit und zu Krämpfen von tetanischem und elementarem Charakter. Unter Wirkung des Eintrittes der Geschlechtsreife sehen wir dagegen spasmophile und tetanische Symptome gelegentlich von selbst zurücktreten. Fischer schließt daraus auf einen gewissen krampfhemmenden Einfluß der Geschlechtsdrüsen bei der Tetanie, der sich dann auch auf die begleitenden elementaren Krämpfe ausdehnen kann. Dementsprechend ist bei manchen Eunuchoiden eine Steigerung der elektrischen Erregbarkeit vorhanden; auch fand Fischer die Krampffähigkeit bei kastrierten Tieren gesteigert. „Die Beziehungen der Nebennieren zum Krampf kommen in der allgemeinen Wirkung auf die Muskelleistung und in der Herabsetzung der experimentellen Krampffähigkeit nebennierenloser Tiere zum Ausdruck (Fischer)." Einen besonderen morphologisch gekennzeichneten Typus einer konstitutionellen Krampfkrankheit charakterisiert Fischer durch schwache, fast fehlende Terminalbehaarung bei sonst normalen, ja lebhaften Äußerungen der Geschlechtsdrüsenwirkung und auffallender Affektlabilität vom Charakter der Affektepilepsie. Die Besonderheiten des Körperbaus in diesen Fällen sollen darauf hinweisen, daß der normalerweise von der Hypophyse ausgehende Reiz für die Reifungsvorgänge der Körperbehaarung in den Nebennieren nicht voll zur Geltung gekommen sind. Fischer nimmt an, daß die normale korrelative Verbindung zwischen Hypophyse und Nebenniere hier gelockert ist und die dadurch bedingte Reflexlabilität der Nebennieren die erhöhte Krampfbereitschaft hervorruft.

Wir sehen also, daß die verschiedensten endogenen (endokrinen) Momente die Krampffähigkeit zur Krampfbereitschaft ja zur Krampffähigkeit steigern können. Vielfach werden auch exogene Faktoren an dieser Pathogenese beteiligt sein, wenn sie auch bei der konstellativen Epilepsie kaum als ausschließende Ursache angesehen werden dürfen. Sehr interessant ist in dieser Hinsicht die

---

[1]) Fischer, H.: Ergebnisse zur Epilepsiefrage. Zeitschr. f. d. ges. Neurol. u. Psychiatrie Bd. 45. 1920.
[2]) Kahn, E.: Zitiert auf S. 1151.

Beobachtung von Redlich[1]), daß bei Schädelverletzungen im Krieg kein maßgeblicher Unterschied in der Art der Lokalläsion (einschließlich der motorischen Regionen) vorhanden war zwischen solchen Fällen, die an Krämpfen erkrankten, und solchen, die ohne Krämpfe blieben. Diese Tatsache erklärt sich Fischer durch die verschieden große Krampffähigkeit der einzelnen Menschen, die wesentlich und bedeutungsvoll ist für jede exogene Krampfkrankheit. Er vermutet nun, daß eine Gruppe der *temperamentvollen Charaktere*, für die die *Motilität* als Affektventil und Affektregulator große Bedeutung hat — impulsive, leicht erregbare Menschen mit labilem Gefäßsystem und lebhaften Reflexen —, besonders krampffähig und damit sehr stark zur Krampfkrankheit disponiert sind. Wenn diese Annahme richtig ist, so müßten wir derartige Typen in Familien mit Epilepsie besonders häufig finden. Tatsächlich hat denn auch Roemer[2]), der schon vor längerer Zeit diese Frage untersuchte, in zwei großen Zweigen einer Epileptikerfamilie einen Psychopathentypus beobachtet, der der Annahme von Fischer entspricht. Es fand sich hier eine ganze Reihe von Persönlichkeiten mit Neigung zu starker motorischer Erregbarkeit, zu gewalttätigem Jähzorn und periodischer Trunksucht: „Sie wissen im Jähzorn nimmer, was sie tun, und tragen allein die Schuld an den zahlreichen Ehezwistigkeiten, die jeder von ihnen mit dem ruhigen und friedlichen Gatten immer hatte." Die explosive Erregbarkeit dieser Typen trägt einen elementaren, man möchte sagen, organischen Charakter; sie sind ihrer triebartig-elementaren Affektivität hemmungslos ausgeliefert. Man hat bei ihnen das Gefühl einer dauernden hochgradig gereizten inneren Spannung, die bei den geringsten Anlässen jeglicher Art loszuplatzen droht. Diesen, auch wohl sonst als *epileptoid* bezeichneten Typen kommt zweifellos eine enge biologische Zugehörigkeit zur Epilepsie zu. Welche Psychopathen außerdem noch mit der genuinen Epilepsie in Beziehung stehen, läßt sich heute noch nicht sagen. Kretschmer denkt an die Typen, die sich, ganz ähnlich wie manche Epileptiker selbst, durch pedantische Umständlichkeit, Bigotterie und einen gewissen gutmütigen, egozentrischen Optimismus auszeichnen. Sie begegnen uns in epileptischen Familien ebenfalls nicht so sehr selten. F. Minkowska[3]) beschreibt als epileptoid einen ähnlichen Typus, der durch Konservativismus, Bodenständigkeit, zäge Energie, Gutmütigkeit und Pedanterie charakterisiert ist.

Auch von der körperlichen Seite her werden wir der epileptischen Anlage beikommen müssen. Einige Anhaltspunkte sind uns durch Untersuchungen Steiners[4]) gegeben. Er fand in epileptischen Familien auffallend häufig *Linkshändigkeit*. In Linkshänderfamilien treten viel öfter epileptische Erscheinungen auf als bei Rechtshändern; und zwar zählte er in 294 Linkshänderfamilien 4,1% Angehörige mit echter Epilepsie, bei einer gleichen Materialauslese von Rechtshändern zeigte sich nichts von Epilepsie. In ähnlichen Beziehungen scheinen *dysarthrische Sprachstörungen* (Stottern, Stammeln, Lallen, einzelne Lautfehler) und die *Enuresis nocturna* zur Epilepsie zu stehen. Über die Natur dieser konstitutionellen Affinität können wir nur Vermutungen aussprechen. Möglicherweise sind die genannten Erscheinungen der Ausdruck für eine bestimmte Gehirnanlage, die außer anderen Konstitutionselementen im Phänotypus Epilep-

---

[1]) Redlich: Epilepsie und Linkshändigkeit. Arch. f. Psychiatrie u. Nervenkrankh. Bd. 44. 1918. — Redlich: Nochmals Epilepsie und Linkshändigkeit. Arch. f. Psychiatrie u. Nervenkrankh. Bd. 3, S. 250. 1912.

[2]) Römer, H.: Zur Symptomatologie und Genealogie der psychischen Epilepsie und der epileptischen Anlage. Zeitschr. f. d. ges. Neurol. u. Psychiatrie Bd. 67, S. 592. 1910.

[3]) Minkowska, F.: Charakterologische Probleme im Lichte psychiatrischer u. genealogischer Hereditätsforschung. Zeitschr. f. d. ges. Neurol. u. Psychiatrie Bd. 82, S. 199. 1923.

[4]) Steiner: Über die familiäre Anlage zur Epilepsie. Zeitschr. f. d. ges. Neurol. u. Psychiatrie Bd. 23, S. 315. 1914.

sie enthalten ist. Neben der heute fast alles beherrschenden endokrinen Theorie dürfen wir ja, wie REICHARDT mit Recht betont, das Cerebrum nicht vergessen.

Ferner müssen wir in Analogie zur zyklothymen und schizothymen Konstitution an bestimmte *Körperbautypen* denken, mit denen die epileptische Anlage in Korrelation steht. FISCHER[1]) hat darauf als erster hingewiesen. Dysplastische Körperbautypen sind sehr häufig. Dies hat die Epilepsie mit der Dem. praecox gemeinsam. Insbesondere kommen Typen aus der dysgenitalen Gruppe vor, Eunuchoidismen, Infantilismen, Femininismen usw.; teils als geschlossene Komplexe, teils als Einzelsymptome. KRETSCHMER erwähnt einzelne Fälle von dysplastischer Verfettung bei jungen Mädchen in der Pubertätszeit, die häufig mit Genitalhypoplasien und Menstruationsstörungen verbunden sind. Im Verlauf dieser Pubertätsverfettung treten dann die epileptischen Anfälle auf. Ferner beobachten wir vielfach athletische Körperbauformen mit auffallend plastischer Muskelentwicklung. KEHRER weist auf die nicht seltenen Typen mit schwärzlicher Augen-, Haar- und Hautfarbe hin, die an Addison erinnert. HOFMANN[2]) fand ebenfalls Auffälligkeiten auf dem Gebiete der Hauptbeschaffenheit und Pigmentbildung.

Die Erblichkeit der Epilepsie ist schon seit langer Zeit bekannt. Man legte von jeher auf die erbliche Belastung ein großes Gewicht. In konstitutioneller Hinsicht haben all diese Arbeiten keine besondere Bedeutung. Wichtig ist für uns nur, wie es auch SNELL[3]) mit der DIEM-KOLLERschen Methode wieder nachgewiesen hat, daß bei den Verwandten von Epileptikern auffallend häufig *Trunksucht* verzeichnet wird. Neben dem einfachen chronischen Alkoholismus haben DOBNIGG und v. ECONOMO[4]) in epileptischen Familien auch die *Dipsomanie*, die triebhaft periodische Trunksucht, öfters beobachten können. Doch sind für die Dipsomanie offenbar auch noch andere konstitutionelle Beziehungen, z. B. zum zirkulären Formkreis, von Wichtigkeit. Der einfache chronische Alkoholismus betrifft vielfach gerade die *Eltern* der Epileptiker. Diese Tatsache wurde von vielen Autoren so gedeutet, daß die Epilepsie der Kinder durch die *alkoholische Keimschädigung* der Eltern verursacht werde. Andererseits aber könnte der Alkoholismus der Eltern als Ausdruck einer bestimmten psychopathischen Veranlagung aufzufassen sein, die dem epileptischen Formkreis wesenseigentümlich ist. Ein für diese Frage interessantes Ergebnis haben Untersuchungen von WAUSCHKUHN (zit. nach SNELL) gezeigt, die im RÜDINschen Institut an einer Auslese unkomplizierter chronischer Trinker vorgenommen wurden. Unter den Nachkommen dieser Alkoholisten fanden sich Epileptiker (und Schwachsinnige), wenn überhaupt, so doch jedenfalls in verschwindend geringer Zahl. Daraus müssen wir den Schluß ziehen, daß die alkoholische Keimschädigung nur als eine eventuelle Mitursache neben sehr wesentlichen anderen Faktoren für die Epilepsie der Kinder angesehen werden darf. Es ist heute noch nicht abzusehen, in welchem Sinne die Frage der Keimschädigung später einmal entschieden wird. Sie hat wohl kaum die ausschließliche Bedeutung, die man ihr

[1]) FISCHER, H.: Psychopathologie des Eunuchoidismus und dessen Beziehungen zur Epilepsie. Zeitschr. f. d. ges. Neurol. u. Psychiatrie Bd. 50. 1919. — FISCHER, H.: Psychiatrie und innere Sekretion. Allg. Zeitschr. f. Psychiatrie u. psych.-gerichtl. Med. Bd. 79. 1923. (Ref.) — FISCHER, H.: Zitiert auf S. 1177.
[2]) HOFMANN, H.: Zur Frage des epileptischen Konstitutionstypus. Zeitschr. f. d. ges. Neurol. u. Psychiatrie Bd. 94, S. 309. 1924.
[3]) SNELL, O.: Die Belastungsverhältnisse bei der genuinen Epilepsie. Zeitschr. f. d. ges. Neurol. u. Psychiatrie Bd. 70. 1921.
[4]) v. ECONOMO, C. und DOBNIGG: Die hereditäre Belastung der Dipsomanen. Allg. Zeitschr. f. Psychiatrie u. psych.-gerichtl. Med. Bd. 76, S. 381. 1920.

bis heute von mancher Seite zugewiesen hat [s. Rüdin[1])]. Wesentlicher sind zweifellos die konstitutionellen, erbbiologischen Momente in der Pathogenese.

Die Erblichkeitsuntersuchungen geben fast alle, bis auf wenige Ausnahmen, das gleiche Bild. Direkte Übertragung über mehrere Generationen wurde in *einer* Familie von Obernholzer[2]) nachgewiesen, und zwar zeigte sich hier insofern eine allmähliche Regeneration, als nach typischen Krampfepilepsien in der 1. und 2. Generation weiterhin in der 3. Generation vorwiegend periodische Ohnmachten und endlich in der 4. Generation nur noch Kinderkrämpfe vorkamen. Dieser *direkte Erbgang* ist *selten*. Die meisten Stammtafeln, in denen Belastung mit Epilepsie überhaupt vorhanden ist, zeigen einen *indirekten*, vielfach *kollateralen* Vererbungstypus. Damit stimmen die Ergebnisse der Nachkommenuntersuchungen gut überein. Der Prozentsatz epileptischer Kinder von epileptischen Eltern schwankt zwischen 5 und 15% (s. Rüdin). Nach dem vorwiegend indirekten Vererbungstypus, der mit der Dem. praecox eine gewisse Ähnlichkeit hat, läßt sich mit einer gewissen Vorsicht vermuten, daß in der epileptischen Anlage recessive Erbfaktoren enthalten sind (Rüdin). Über die Form der Recessivität (mono-, di- oder polyhybrid) können wir heute nichts Bestimmtes sagen. Nach der statistischen Methode von Weinberg fand Rüdin einen Prozentsatz von 2%, der um etwa die Hälfte hinter der Proportion bei der Dem. praecox zurückbleibt (Epilepsie unter den Kindern von epilepsiefreien Eltern). — Es ist anzunehmen, daß der Epilepsie mehrere verschiedene genotypische Faktoren zugrunde liegen.

Nur ganz kurz möchte ich auf die vereinzelten Beobachtungen hinweisen, die auf eine Kombination der epileptischen Anlage mit anderen Konstitutionskreisen schließen lassen. Vorkastner[3]) hat eine Reihe klinischer Bilder beschrieben, die symptomatisch eine Mischung von epileptischen und schizophrenen Erscheinungen darstellen. Kahn hat dann für solche Fälle die erbbiologischen Wurzeln in Form einer entsprechenden hereditären Belastung nachweisen können. Auch ich habe ähnliche Familien gefunden, die eine schizothym-epileptische Legierung nahelegen. Andererseits scheinen auch Kombinationen mit der zyklothymen Konstitution vorzukommen. Eine systematische Bearbeitung dieses Problems steht noch aus.

L. Der Schwachsinn.

Unter den Begriff des „Schwachsinns" fassen wir alle Zustände mangelnder Verstandesentwicklung zusammen. Wir unterscheiden verschiedene Grade, die sich von dem völligen geistigen Blödsinn (*Idiotie*) über den Schwachsinn mittleren Grades (*Imbezillität*) bis zur leichten geistigen Beschränktheit (*Debilität*) abstufen. Die geistigen Schwächezustände können durch die verschiedensten krankhaften Störungen verursacht werden; in vielen Fällen werden sie rein erblicher, in anderen wesentlich konstellativer Natur sein.

Zu den konstellativen Schwachsinnsformen zählen wir z. B. alle die geistigen Defekte, die durch angeborene Syphilis hervorgerufen werden. Auch die Keimschädigung durch Alkoholismus der Eltern soll in der Ätiologie des Schwachsinns eine Rolle spielen. Ferner sind eine Reihe von Infektionskrankheiten bekannt, die organische Gehirnveränderungen und dadurch ein Zurückbleiben der geistigen Entwicklung zur Folge haben können.

---

[1]) Rüdin, E.: Der gegenwärtige Stand der Epilepsieforschung. IV. Teil. Genealogisches Zeitschr. f. d. ges. Neurol. u. Psychiatrie Bd. 89, S. 368. 1924.

[2]) Obernholzer: Erbgang und Regeneration in einer Epileptikerfamilie. Zeitschr. f. d. ges. Neurol. u. Psychiatrie Bd. 6, S. 105. 1913.

[3]) Vorkastner: Epilepsie und Dem, praecox. Beiheft zur Monatsschr. f. Psychiatrie u. Neurol. 1918, H. 4.

Die Aufgabe der Konstitutionsforschung wird also *darin* zu suchen sein, aus den genetisch verschiedenen Schwachsinnszuständen die konstitutionelle Komponente herauszuschälen und die vorwiegend konstellativen, von den vorwiegend konstitutionellen Formen zu scheiden. GODDARD[1]), ein amerikanischer Forscher, der sich mit der Erblichkeit des Schwachsinns beschäftigt hat, kommt zu dem Ergebnis, daß mindestens zwei Drittel aller Fälle erblich bedingt seien. Dieser Meinung stimmt auch SCHOTT[2]) im großen und ganzen zu. Unzutreffend scheint mir dagegen die an Hilfsschulkindern gewonnene Beobachtung von ELIASSOW[3]), daß dem Einfluß des sozialen Milieus für die Entstehung des Schwachsinns eine nennenswerte Bedeutung zukommen soll. In den betreffenden Familien stand Belastung mit Alkoholismus und Tuberkulose im Vordergrund; psychische Anormalien fanden sich in seinem Material angeblich selten, so Imbezillität in der Aszendenz nur bei 2,8% der Kinder, Geisteskrankheit ebenfalls in 2,8%, Epilepsie bei 5,5% der Fälle. Dieses Ergebnis läßt sich jedoch in keiner Weise wissenschaftlich verwerten, da die erbbiologischen Erhebungen zu oberflächlich gehalten sind. Nach meinen Erfahrungen müßte man bei schwach begabten Kindern einen wesentlich höheren Prozentsatz von zum mindesten leichter geistiger Beschränktheit bei den Eltern finden.

Auf ein wichtiges Moment weist zwar die Untersuchung von ELIASSOW hin, das auch DAVENPORT und WEEKS[4]) bestätigen konnten; nämlich auf die *Beziehung* von *Schwachsinn* und *Epilepsie*. Sie beobachteten in Familien mit geistiger Beschränktheit sehr häufig epileptische Erkrankungen und schlossen daraus, daß zwischen beiden Anomalien eine bestimmte biologische Verwandtschaft bestehen müsse. So fanden sich in 6 Ehen, in denen beide Eltern schwachsinnig waren, 16 schwachsinnige und 5 epileptische Kinder. Umgekehrt stammten von 2 epileptischen Ehegatten 3 epileptische und 1 schwachsinniges Kind. Wir werden zunächst auch dieses Ergebnis mit großer Vorsicht aufnehmen müssen, da wir konstellative Faktoren kennen, die als Ursache für *beide* Anomalien in Betracht kommen könnten (z. B. kongenitale Lues und vielleicht Alkoholismus der Eltern). Trotzdem aber ist mit der Möglichkeit zu rechnen, daß bestimmte für Epilepsie spezifische Erbfaktoren auch für den Phänotypus des Schwachsinns genetische Bedeutung haben. Insbesondere wenn wir uns erinnern, daß manche Schwachsinnsformen in ihrer charakterologischen Struktur den reizbaren epileptoiden Psychopathen gleichen, werden wir derartige Beziehungen im Auge behalten müssen.

Eine ähnliche Vermutung ist vielleicht auch bei den Schwachsinnigen berechtigt, die in *schizophrenen* Familien auftreten. Bei ihnen hat man sogar gelegentlich den Eindruck, daß es sich um schleichende schizophrene Verblödungsprozesse handelt. Als erster hat BERZE darauf hingewiesen, daß die bei der Dem. praecox gefundenen Störungen der Entwicklung zu denen bei der Idiotie vielfach hinüberleiten. Vielleicht gehören die harmlos stumpfsinnigen, affektlahmen und die eigensinnig-starrköpfigen Formen zu der schizothymen Gesamtkonstitution.

Außer diesen beiden Typen werden wir noch andere konstitutionelle Formen des Schwachsinns annehmen müssen, die mit den beiden genannten Konstitutionskreisen nichts zu tun haben.

---

[1]) GODDARD, H.: Heredity of feeble-mindedness. Americ. Breeders magaz. Bd. 1, Nr. 3, S. 165. 1910.

[2]) SCHOTT: Über die Ursachen des Schwachsinns im jugendlichen Alter. Arch. f. Psychiatrie u. Nervenkrankh. Bd. 61, S. 195. 1920.

[3]) ELIASSOW: Erbliche Belastung und Entwicklung bei Hilfsschulkindern. Arch. f. Psychiatrie u. Nervenkrankh. Bd. 56, S. 123. 1916.

[4]) DAVENPORT and WEEKS: A first study of in hereditance in Epilepsy. Journ. of nerv. a. ment. dis. Bd. 38. 1911.

Es fehlt auch hier noch an systematischen Untersuchungen. Sicherlich gibt es eine ganze Reihe von verschiedenen Genotypen, die für den phänotypischen Komplex des „Schwachsinns" von Bedeutung sind. Weiterhin aber ist zu überlegen, daß der geistige Defekt sich nicht in jedem Fall auf alle Begabungsqualitäten beziehen muß. Es sind sogar Schwachsinnige bekannt, die oft erstaunliche einseitige Begabungen aufweisen. Es gilt für den *Schwachsinn* dieselbe Forderung, die wir bei der *geistigen Begabung* aufgestellt haben. Wir müssen den phänotypischen Komplex in einzelne erbbiologische Komponenten auflösen. Dann erst werden auch die Untersuchungen bezüglich des Erbganges einen Erfolg haben können. Heute wissen wir nur so viel, daß der indirekte und auch der direkte Vererbungstypus beim Schwachsinn vorkommt [GODDARD[1])]. LENZ nimmt sowohl recessive als auch dominante Erbanlagen an, die Geistesschwäche zu Folge haben können. Vielleicht spielen auch geschlechtsgebundene Erbanlagen eine Rolle, wie wir es bei den positiven Begabungen mit Recht vermuten konnten. Alles dies sind vorläufig nur Vermutungen. Von bestimmten Gesetzmäßigkeiten kann keine Rede sein. Sehr wichtig für die Frage einer fortschreitenden Entartung ist die Tatsache, daß vielfach angeboren schwachsinnige Elternpaare Kinder mit normaler Intelligenz besitzen [RÜDIN-SENGER, zitiert nach RÜDIN[2])]

III. Praktische Bedeutung der psychiatrischen Konstitutionsforschung.

Werfen wir einen Blick rückwärts, so erkennen wir, daß die psychiatrische Konstitutionslehre heute schon über ein gewisses festes Grundgerüst verfügt. Wir haben bestimmte gut charakterisierte Orientierungspunkte, von denen aus die zukünftige Forschung uns weiterführen kann. Eine Fülle von Problemen und Einzelfragen mußte unbeantwortet bleiben. Doch haben wir die beruhigende Gewißheit, daß ihrer Lösung sich nicht etwa unüberwindliche Schwierigkeiten entgegenstellen. Das ganze Forschungsgebiet steht noch in den Anfängen seiner Entwicklung. Mit einfachen bekannten Methoden kann hier weiterhin viel fruchtbare Arbeit geleistet werden.

Ein wichtiges Kapitel der psychiatrischen Konstitutionslehre haben wir mit gutem Grund beiseite gelassen. Das ist die Art der konstitutionellen Grundlage bei konstellativen Phänotypen. Vorerst ist darüber so wenig, man kann sagen, fast nichts bekannt, was als gesicherte Tatsache gelten könnte. Wir vermuten auf Grund der Erscheinungsform bei manchen Intoxikationspsychosen eine schizophrene Anlage. Dies gilt besonders für die eigentümlichen amentiaartigen Zustandsbilder, die bei infektiösen Erkrankungen und im Wochenbett aufzutreten pflegen. Bei der progressiven Paralyse scheint sich auch das phänotypische Bild nach dem Anlagetypus zu richten. So hat z. B. KALB[3]) für die einfach dementen Formen überwiegend schizophrene, für die depressiven bzw. expansiven Formen man.-depr. Belastung gefunden. Auch sind bei schizoiden Psychopathen, die paralytisch erkranken, schizophrenieähnliche Bilder beobachtet, während bei hypomanischer Veranlagung sich gelegentlich ein deutlicher zirkulärer Anstrich in Zustandsbild und Verlauf bemerkbar

---

[1]) GODDARD, H.: Die Familie Kallikak; übersetzt von Karl Wilker. Beitr. z. Kinderforsch. u. Heilerziehung 1914.
[2]) RÜDIN, E.: Zitiert auf S. 1101.
[3]) KALB, F. W.: Beiträge zur Belastungsfrage bei Paralyse. Zeitschr. f. d. ges. Neurol. u. Psychiatrie Bd. 43, S. 391. 1916.

macht [WILDERMUTH[1])]. Paralysen im Umkreis schizophrener Erkrankungen haben außerordentlich häufig eine katatoniforme Färbung. Darüber hinaus aber suchen wir positive Tatsachen vergeblich. Auch hier wird es leicht sein, die Lücke auszufüllen.

Wenn wir einmal bestimmte Konstitutionskomponenten sicher erfaßt haben, dann erst werden die rein erbbiologischen Untersuchungen zu klaren Ergebnissen führen, dann erst werden wir die Art des Erbgangs in Gesetzmäßigkeiten fassen können. Dies sind die notwendigen Vorbedingungen einer praktischen *rassebiologischen* Auswertung. Vorerst müssen wir uns damit begnügen, ganz allgemeine Richtlinien aufzustellen [RÜDIN[2])].

Das rassenhygienische Ziel läßt sich in zwei Sätzen zusammenfassen:

1. Die vorhandene psychische Degeneration muß wirksam bekämpft werden, damit wir in Zukunft zum mindesten vor einer zunehmenden, fortschreitenden Entartung bewahrt bleiben.

2. Die vorhandenen hochwertigen Anlagen sollen erhalten bleiben und nicht von minderwertigen Keimmassen oder anderen degenerativen Einflüssen (Keimschädigung) aufgezehrt werden.

Relativ einfach sind die Maßnahmen, die zur Verhütung schädigender Keimgifte (Lues, Alkohol usw.) notwendig sind. Viel schwieriger ist die Bekämpfung der genotypischen Entartung. Das radikalste Mittel wäre ein Eheverbot für sämtliche Vertreter aus psychisch entarteten Familien. Vermutlich würde dann aber binnen kurzem das Menschengeschlecht in seiner Existenz untergraben sein. Man würde schon eine schwere Verantwortung für das Lebensglück vieler Menschen auf sich nehmen, wollte man z. B. allen Menschen, die einmal psychotisch waren, ohne weiteres die Ehe verbieten. Immer wieder erleben wir in einzelnen Stämmen eine überraschende Regeneration. Ich erinnere nur an die Ergebnisse der Untersuchungen von KAHN, der bei *Kindern* von *konjugal schizophrenen Eltern* gelegentlich *nicht psychotische* Glieder gefunden hat. Wir haben ferner bei der gleichen Erkrankung, sofern nur ein Elternteil schizophren war, gesehen, daß die Kinder eine relativ geringe Erkrankungswahrscheinlichkeit besitzen. Ferner konnte ich bei ca. 50 erwachsenen Enkeln der Kranken in meinem Material nur einen Fall von Dem. praecox feststellen. Die Nachkommen waren zum Teil sehr begabt. Ein ähnliches Aussterben der Psychosen konnten auch F. u. E. MINKOWSKI[3]) in einer Dem.-praecox-Familie beobachten. Vielfach stellt man zunächst ein Anschwellen, dann ein allmähliches Verschwinden der Psychosen im Laufe der Generationen fest, ohne daß gewaltsame rassen-hygienische Maßnahmen wirksam gewesen sind. Immerhin muß man davor warnen, daß Glieder aus Dem.-praecox-Familien (auch wenn sie selbst psychisch gesund sind) eine Verbindung mit gleichfalls schizophrenen Familien eingehen, da dann die Bedingungen für eine schizophrene Nachkommenschaft allzu günstig sind. Überhaupt darf man unbedenklich die Anschauung vertreten, daß schwer endogen belastete Individuen nur in Familien mit gesunder stabiler psychischer Veranlagung einheiraten sollten. Dies darf auch für die Vertreter aus zirkulären Familien gelten. Handelt es sich um Individuen, die schon geisteskrank waren, so kann man den Kindern von Schizophrenen 10%, denen von Zirkulären etwa 40% Erkrankungswahrscheinlichkeit voraussagen; bei den Epileptikern beträgt

---

[1]) WILDERMUTH, W.: Die Rolle der Konstitution in der Paralyse. Med. Korresp.-Blatt f. Württ. Bd. 92, S. 77. 1922.

[2]) RÜDIN, E.: Über rassenhygienische Familienberatung. Arch. f. Rassen u. Gesellschaftsbiol. Bd. 16, H. 1, S. 162.

[3]) MINKOWSKI, F. und E.: Probleme der Vererbung von Geisteskrankheiten. Schweiz. Arch. f. Neurol. u. Psychiatrie Bd. 12, S. 47. 1923.

sie ebenfalls ca. 10%. Bei den übrigen psychischen Anomalien müssen wir in dieser Frage zunächst schweigen.

Etwas bestimmter können wir uns über die *Begabung* und den *moralischen Schwachsinn* äußern. Hervorragende Begabungen verdanken ihre Entstehung zumeist einer glücklichen Kombination der elterlichen Keimmassen. Der ihnen zugrunde liegende Genotypus wird infolgedessen bei der Keimzellbildung wieder in seine Elemente zerfallen. Die Erhaltung der Begabung hängt also von der Kreuzung dieser Keimzellen mit den Erbmassen des Ehepartners ab. Enthalten auch diese wiederum Anlagen zu hochwertigen geistigen Fähigkeiten, so ist in der folgenden Generation eine erneute günstige Kombination nicht unwahrscheinlich. Bei mäßiger Begabung des Ehepartners ist jedoch eine Verwässerung zu befürchten. Begabte Männer sollten nur mit begabten Frauen aus geistig hochstehenden Familien eine Verbindung eingehen, um mit größtmöglichster Wahrscheinlichkeit ihren Nachkommen gleichwertige geistige Qualitäten zu garantieren. Eine unzweckmäßige Heirat kann bei dem nicht seltenen direkten Vererbungstypus der geistigen Beschränktheit die schwerste Degeneration zur Folge haben.

Ausgeprägten Typen des moralischen Schwachsinns sollte im Interesse der Allgemeinheit auf gesetzlichem Wege jegliche Fortpflanzung unmöglich gemacht werden.

Über derartige allgemeine Schlußfolgerungen können wir mit gutem Gewissen noch nicht hinausgehen. Ich möchte nachdrücklich vor einer pessimistischen Einstellung zum „Entartungsproblem" warnen, das wäre ebenso fehlerhaft wie eine allzu optimistische Beurteilung. Vielleicht werden wir schon in nicht allzu ferner Zeit bei den einzelnen Psychosen feste Erkrankungswahrscheinlichkeiten für die Nachkommenschaft aufstellen können. Es wird sich dann nach meinen Erfahrungen die Tatsache ergeben, daß neben der *Degeneration* die *erbliche Regeneration* eine nicht unwesentliche Rolle spielt.

Sachverzeichnis.